FAIRE ÉQUIPE FACE À LA DOULEUR CHRONIQUE

Un ouvrage conçu pour les patients
et écrit par leurs professionnels de la santé

Laval, Québec, Canada
www.productionsodon.com
lesproductionsodon@videotron.ca

DÉNÉGATION IMPORTANTE DE RESPONSABILITÉ

Il est entendu lors de la vente de cet ouvrage que ni les auteurs ni les traducteurs ne sont responsables des conséquences de toute décision prise conformément à l'information qui y est contenue, ou de toute erreur ou omission; que l'éditeur ne s'engage pas à fournir des services professionnels. L'éditeur, les auteurs et les traducteurs rejettent toute responsabilité envers qui que ce soit, qu'il s'agisse ou non d'un acheteur de cet ouvrage, à l'égard de n'importe quoi et des conséquences de toute action ou omission par qui que soit conformément à tout ou partie du contenu de cet ouvrage.

Le contenu de cet ouvrage est fourni à titre informatif seulement et il ne peut en aucun cas remplacer l'avis d'un professionnel de la santé. Il est recommandé de consulter un professionnel de la santé dès qu'une condition médicale se manifeste.

Catalogage avant publication de Bibliothèque et Archives nationales du Québec et Bibliothèque et Archives Canada

Vedette principale au titre :

Faire équipe face à la douleur chronique : un ouvrage conçu pour les patients et écrit par leurs professionnels de la santé

Comprend des réf. bibliogr.

ISBN 978-0-9810478-0-5

1. Douleur chronique. 2. Douleur chronique - Traitement. 3. Participation des patients. I. O'Donnell-Jasmin, Louise, 1957- . II. Boulanger, Aline, 1959- .

RB127.F34 2010 616'.0472 C2009-940148-7

Éditeur : Les Productions Odon inc.
Conception de la couverture : Katrine Jasmin, Créations DG
Photo de la couverture et des pages intérieures : iStockphoto
Révision linguistique : Line Brochu
Traduction : Louise O'Donnell-Jasmin (chapitres 2, 19, 20, 21, 26, 27, 40, 41, 43, 45, 48, 51, témoignages de Gary Blank, Terry Bremner, Morris K., Janice Sumpton et Helen Tupper); Essentiel plus (chapitres 12, 31 et 42)
Infographie : Katrine Jasmin, Créations DG; Louis-Philippe Verrier, karibü
Correction d'épreuves : Line Brochu; Les Productions Odon inc.

Pour acheter ou distribuer cet ouvrage,
visitez notre site : www.productionsodon.com
Courriel : lesproductionsodon@videotron.ca

Dépôts légaux - 3e trimestre 2010
Bibliothèque nationale du Québec
Bibliothèque nationale du Canada

Imprimé au Canada

Veuillez prendre note que le présent livre a été corrigé à partir du RENOUVO (Réseau pour la nouvelle orthographe du français), selon les règles d'application des recommandations orthographiques. Il est à noter qu'« Aucune des deux graphies [ni l'ancienne ni la nouvelle] ne peut être tenue pour fautive. »

Déclaration précédant les listes du Dictionnaire de l'Académie française (9e édition en cours de publication) dans les fascicules du Journal officiel de la République française depuis le 22 mai 1993.

Source : Office de la langue française, www.renouvo.org/regles.php

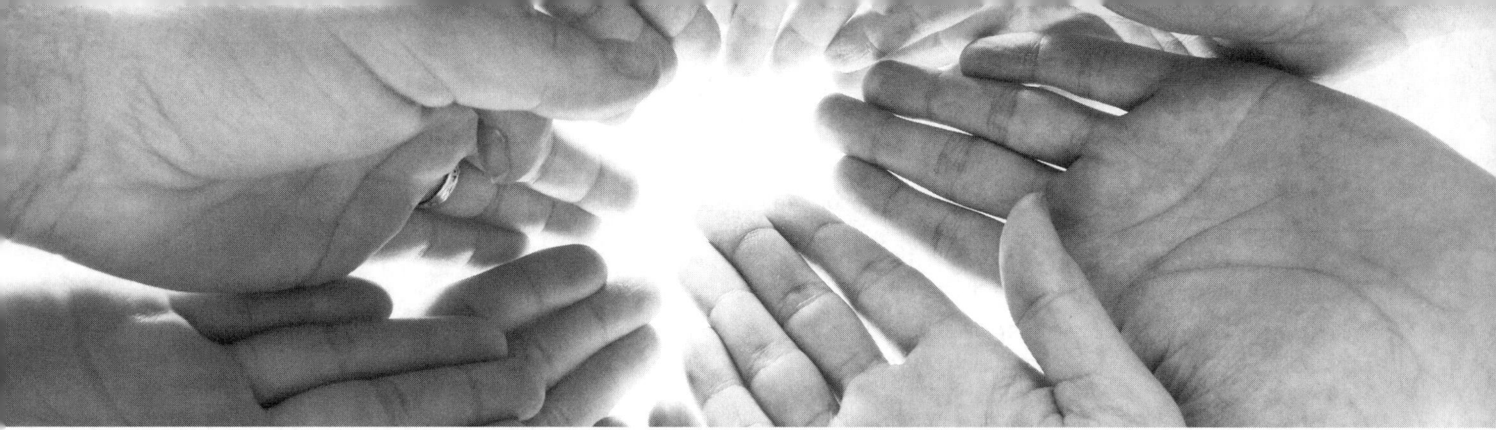

TABLE DES MATIÈRES

PRÉFACE

Dr G. Lorimer Moseley NHMRC Senior Research Fellow
Prince of Wales Medical Research Institute & The University of New South Wales, Sydney, Australie

VOICI « **LE** LIVRE »...

À quelques exceptions près, tout le monde ressent de la douleur. Tous savent que lorsqu'ils ont mal, ils veulent avant tout ne plus avoir mal. En fait, tous savent que plus ils sont mal, plus grand est leur désir de ne plus avoir mal. Cette capacité fondamentale qu'a la douleur de modifier notre comportement est exactement ce qui en fait le mécanisme de protection le plus sophistiqué, efficace et complexe qui soit. La douleur est, en ce sens, notre meilleur allié. Cependant, la douleur peut persister après la guérison des tissus de l'organisme. La douleur peut devenir chronique. Elle peut s'investir de « sa propre volonté ». Elle peut prendre en charge votre vie et vous mener dans une spirale descendante d'invalidité, de dépression et d'angoisse. Comment cela se produit-il? Comment la douleur existe-t-elle en l'absence de blessure? Comment, d'ailleurs, peut-on avoir des blessures sans ressentir de douleur? Ces questions sont d'une importance fondamentale pour 20 % des Occidentaux qui sont actuellement invalidés dans une certaine mesure par un problème de douleur chronique.

Les 40 dernières années de recherche sur la douleur ont apporté beaucoup de réponses à ces questions. La connaissance la plus fondamentale à laquelle nous sommes arrivés est peut-être le fait que l'activité des nerfs qui transmettent les messages de danger à partir des tissus du cerveau, les soi-disant « nocicepteurs », ne sont pas de la douleur, ne suffisent pas à créer la douleur et en fait, ne sont même pas nécessaires à la douleur. En fait, la douleur dépend de l'évaluation que fait le cerveau de tout ce qui pourrait se révéler pertinent pour évaluer le danger pour les tissus du corps. Cela signifie que la douleur est une mesure de la perception du cerveau de la menace pour les tissus, et non pas de la menace réelle pour les tissus. Fait important, ce processus de perception de la menace est inconscient - c'est la douleur qui est la partie consciente, le produit final ou la donnée provenant du cerveau. Il n'est plus défendable de considérer la douleur chronique comme un signe de blessure chronique. Au lieu de cela, nous devons embrasser la véritable complexité de l'homme et tenir compte de toutes les contributions possibles de l'évaluation que fait le cerveau du danger pour les tissus du corps. Ce n'est pas une tâche facile. Assumer que la douleur est tout simplement un message du corps est merveilleusement simpliste, mais c'est, hélas, une erreur fondamentale.

Nous savons que la compréhension de la véritable complexité de la douleur en diminue l'impact. Pensez combien il est tout à fait remarquable que si vous comprenez que la douleur est le résultat d'un processus biologique complexe dans votre cerveau, votre douleur diminue et affecte moins votre vie. Il y existe aussi plusieurs moyens reconnus d'autogestion et de gestion de la douleur. C'est là que des livres comme celui-ci revêtent une importance capitale. En réunissant des experts de plusieurs domaines de la santé liés à la douleur, et en réussissant à les convaincre - plus de 50 d'entre eux - d'écrire un chapitre pour ce livre, l'éditrice de cet ouvrage, Louise O'Donnell-Jasmin, a été en mesure de mettre sur pied une ressource remarquable. Une ressource qui sera utile pour les gens qui souffrent, pour leurs soignants, leurs proches et leurs cliniciens. Je crois qu'il n'y a nulle part ailleurs une couverture plus large de la gestion de la douleur - je n'en ai encore jamais vue. Je pense que ce livre devrait avoir une place de choix dans votre bibliothèque, car il représente « **le livre** » vers lequel on se tourne quand on se sent coincé dans le périple du retour à une vie normale, suite à une incapacité liée à la douleur. Je félicite Louise pour cette réalisation des plus impressionnantes - obtenir des contributions de tant de gens qui sont déjà sollicités jusqu'aux dernières millisecondes de leur horaire clinique ou scientifique de « faire leur part », témoigne de l'importance cruciale de ce livre et de la merveilleuse ténacité de son éditrice.

REMERCIEMENTS

Je remercie tout d'abord Dre Aline Boulanger[1] qui a cru à cet ouvrage dès les premiers moments, a élaboré la première table des matières et m'a référée à de nombreux auteurs. Au travers des difficultés liées à ma condition douloureuse, elle m'a toujours encouragée. Je remercie également Dr Jacques Charest[2] pour son aide dans ma recherche d'auteurs et pour son soutien.

Je tiens à rendre hommage à toutes les personnes qui ont fait partie de mon équipe soignante, de près ou de loin, à celles qui ont cru à ma douleur, aux personnes qui m'ont aimée, même quand j'étais difficile à aimer.

Je dois mon retour à une vie « normale » à l'équipe de l'Unité de gestion de la douleur Alan Edwards de l'Hôpital général de Montréal et en particulier au docteur Yoram Shir et Louise Lamb[3] puis, à Gaston Brosseau, psychologue[4], et à leur foi en moi, sans oublier une extraordinaire physiothérapeute, Diane Racette[5], qui m'a aidée en bâtissant sur mon courage et mon désir de me retrouver. Et toutes ces personnes, bien sûr, ont aussi contribué à guérir mon âme meurtrie par de longues années de douleur, de tristesse et d'isolement...

Je tiens à rendre hommage au nombre impressionnant d'auteurs qui ont consacré un temps précieux à rédiger cet ouvrage, à vulgariser leurs textes pour permettre justement à chacun d'entre nous de comprendre toutes les facettes de la douleur chronique, et à partager leurs connaissances, leur compétence, leur engagement et leur passion du travail clinique. Je rends aussi hommage à toutes les personnes qui ont livré leur témoignage dans cet ouvrage. Je salue leur courage.

Cet ouvrage a été rendu possible par un grand nombre de personnes. Je souligne ici l'excellent travail de Line Brochu[6] qui a soutenu l'édition de l'ouvrage en version française avec ses nombreuses relectures et son regard de « personne atteinte de douleur chronique », une femme remarquable armée d'une étonnante et invincible détermination. Je remercie chaleureusement mes filles : Katrine Jasmin[7] pour le concept visuel de la couverture et des pages intérieures de l'ouvrage et pour sa contribution à la mise en page ainsi qu'Annie Jasmin Pht. et Martine Jasmin qui ont collaboré à la relecture de l'ouvrage.

Je ne me serais jamais rendue jusqu'à cette page sans l'indéfectible soutien de mon conjoint, sans sa foi en moi, sans son appui de toujours. Chaque moment de ma vie est un éloge rendu à son amour pour moi.

Je remercie également les nombreuses personnes chez Pfizer Canada qui ont soutenu ce projet, et dont la contribution financière désintéressée des plus appréciées a permis la traduction anglaise et la première impression des versions française et anglaise de cet ouvrage.

Louise O'Donnell-Jasmin

1. Dre Aline Boulanger M.D., FRCPC, MPH, anesthésiologiste, Directrice de la clinique antidouleur du Centre hospitalier de l'Université de Montréal (CHUM), Directrice de la clinique de la douleur de l'Hôpital du Sacré-Cœur, Montréal, Québec, Canada
2. Dr Jacques Charest Ph. D., psychologue, Rouyn-Noranda, Québec, Canada
3. Dr Yoram Shir M.D., professeur d'anesthésie, Directeur, Unité de gestion de la douleur Alan Edwards, Centre universitaire de santé McGill, Montréal (CUSM), Québec, Canada; Louise Lamb, Inf., Unité de gestion de la douleur Alan Edwards, Centre universitaire de santé McGill (CUSM - Hôpital général de Montréal)
4. Gaston Brosseau, psychologue, Saint-Lambert, Québec, Canada
5. Diane Racette Pht., FCAMPT, MOPPQ, MACP, Physioactif, Laval, Québec, Canada
6. Au moment d'écrire ces lignes, Line Brochu est le secrétaire au conseil d'administration de l'Association québécoise de douleur chronique, Québec, Canada
7. Katrine Jasmin, DEC Graphisme, B.A., Créations DG, Montréal, Québec, Canada http://www.creationsdg.com

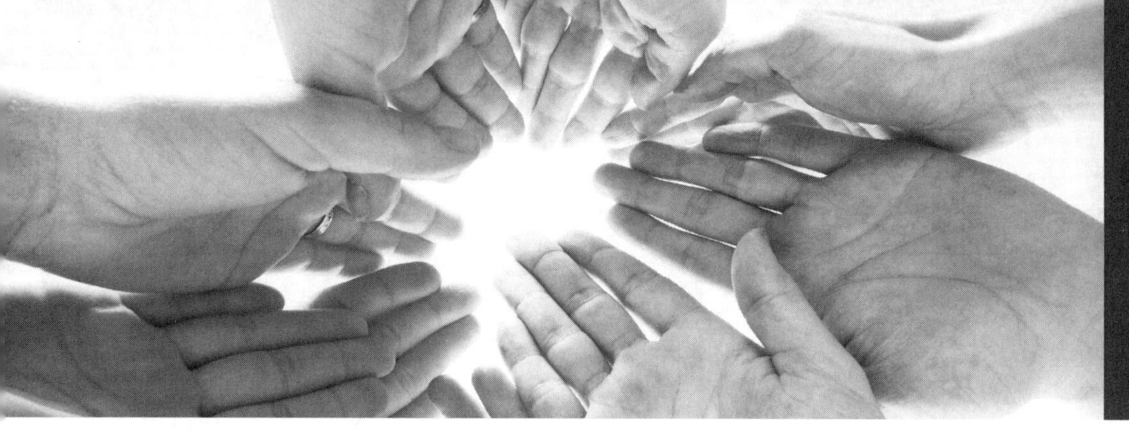

SECTION

1

COMPRENDRE LA DOULEUR CHRONIQUE

CHAPITRE

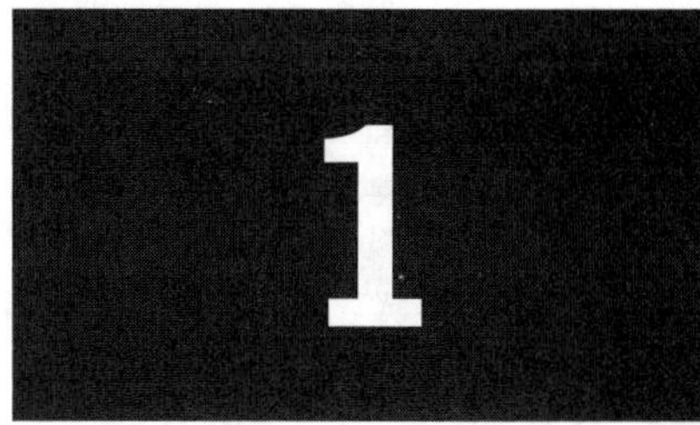

INTRODUCTION

Louise O'Donnell-Jasmin B. Ed., Laval, Québec, Canada

« APPRENDRE DU PASSÉ, VIVRE AU PRÉSENT ET NE JAMAIS ABANDONNER. »

Louis Garneau,
président de Louis Garneau Sports inc., Québec, Canada

1. DEVENIR UN PATIENT EXPERT

Partant du principe que le patient est au cœur de l'équipe soignante, comment outiller le patient pour qu'il puisse être un membre actif de cette équipe, un patient expert? Tant sur les plans social, psychologique, physiologique que spirituel et émotif, le patient peut cheminer vers une reprise de contrôle de son état et de sa vie. Il peut choisir l'autogestion de la douleur et faire équipe avec le personnel soignant dont il s'entoure, ses proches ainsi que d'autres patients vers l'objectif de devenir un patient expert.

Faire équipe face à la douleur chronique **est un ouvrage destiné à soutenir les efforts des personnes atteintes et de leurs proches vers l'autogestion de la douleur chronique. L'éducation face à cette douleur est une des solutions auxquelles l'ouvrage nous ouvre les portes. Cet ouvrage s'adresse également à tous les professionnels de la santé qui désirent s'informer des enjeux et des aspects propres à la douleur chronique, et bénéficier de l'expérience de leurs collègues et des témoignages des patients.**

Le présent ouvrage a des objectifs précis pour ces personnes, outre l'objectif global d'informer et d'éduquer :

- prendre connaissance des étapes d'autogestion de la douleur : la reprise de contrôle tant physique que psychologique, comme individu, membre d'une famille, d'un couple, d'une communauté et d'un milieu de travail;
- prendre connaissance du rôle du patient et du personnel soignant qui l'entoure dans l'environnement actuel du traitement de la douleur chronique;
- prendre connaissance des avantages, des bienfaits, des retombées positives et des responsabilités du patient tenant un rôle actif au sein de l'équipe soignante.

2. PRÉSENTATION DE L'OUVRAGE

Faire équipe face à la douleur chronique est avant tout un ouvrage destiné à donner aux personnes atteintes de toute forme de douleur chronique, un grand nombre d'outils, de pistes de réflexion et de traitements, ainsi qu'à leur fournir de l'information valide sur les aspects physiologiques, psychologiques et sociaux de la douleur. Les proches d'une personne atteinte pourront bénéficier grandement du contenu de cet ouvrage afin de l'encourager à persévérer dans la recherche de solutions à court, à moyen et à long terme, vers le retour à une vie plus active, voire normale.

Chaque chapitre des trois premières sections sera d'un grand intérêt pour les personnes de tout âge qui désirent comprendre la douleur chronique. La **section 1, Comprendre la douleur chronique** présente des chapitres traitant de la dimension biomédicale de différentes conditions douloureuses. La **section 2, Aspects psychologiques et sociaux de la douleur chronique** traite des nombreux aspects qui affectent la vie des personnes atteintes et leurs proches, des thèmes qui sont trop souvent négligés dans le traitement de la douleur. La **section 3, Les grands axes de traitements en douleur chronique** présente une vaste gamme de traitements disponibles tant médicaux que complémentaires et alternatifs.

Les chapitres des **sections 1** à **3** ont été écrits par des professionnels de la santé œuvrant depuis de nombreuses années en douleur chronique.

En les lisant, vous bénéficierez de toute l'expérience, la connaissance, la compétence et la sagesse de leur(s) auteur(s). Se sont joints à eux, à la fin de la **section 3**, deux femmes étonnantes, elles-mêmes atteintes de douleur chronique, qui ont fondé des associations de douleur en Amérique du Nord : Helen Small (*PARC : Promoting Awareness of RSD in Canada*) et Penney Cowan (*American Chronic Pain Association - ACPA*), dont le témoignage éclairé et les solutions énoncées seront des sources d'inspiration et de motivation pour chaque lecteur. La **section 3** présente également le témoignage de Helen Tupper, une femme exceptionnelle qui, avec la Dre Celeste Johnston, a fondé la Coalition canadienne contre la douleur (CCD) en 2002.

Quelle que soit votre condition douloureuse ou celle de votre proche, chaque chapitre offre des informations pertinentes et validées. Que ce soit l'importance de l'activité physique, du soutien de l'équipe soignante ou du rôle participatif de la personne atteinte, chaque chapitre contient des informations qui pourraient changer votre vie, votre attitude face à la douleur, votre niveau de douleur, la conscience de votre rôle et l'importance à accorder à chacun des aspects de la douleur.

Les **sections 4** et **5** présentent des associations de douleur pour les personnes atteintes ou pour les professionnels de la santé. Chacune des associations a sa propre mission, ses objectifs, mais surtout, des bénévoles et des membres qui vivent la douleur chronique au quotidien, et œuvrent sans relâche pour venir en aide à leurs prochains, leurs pairs ou leurs patients. Devenir membre de telles associations est d'une importance capitale pour la représentativité auprès des instances, pour donner une voix et un visage à la douleur chronique. La douleur chronique est un véritable fléau aux proportions épidémiologiques qu'on doit faire connaitre et reconnaitre : la douleur est souvent plus qu'un symptôme, c'est une maladie en soi.

La **section 6** présente d'excellents modèles de programmes d'adaptation ou de réadaptation offerts au Québec. Des modèles similaires sont offerts dans un grand nombre de pays. Des millions de personnes sont atteintes de douleur chronique, et de tels programmes offrent des équipes traitantes et soignantes hors pair qui peuvent les aider et leur apprendre à devenir des patients experts et de bons gestionnaires de leur propre santé. Les exemples québécois sont inspirants et encourageants pour toutes les équipes soignantes à travers le monde. À défaut d'avoir accès à de tels programmes, vous disposerez d'indices importants pour former votre propre équipe soignante.

Des témoignages et des cas sont présentés dans un grand nombre de chapitres et à la fin de plusieurs d'entre eux. La douleur chronique, c'est d'abord et avant tout une condition qui affecte la vie de la personne atteinte, et celle de ses proches, ses amis et ses collègues de travail. Souvent, les personnes atteintes n'expriment pas ce qu'elles vivent par peur d'importuner leurs proches. Pourtant, c'est en communiquant ensemble que nous apprendrons tous à mieux comprendre et accepter ce que ressent chaque personne touchée par la douleur. Aussi, ces témoignages sont en quelque sorte le « lieu de parole » de cet ouvrage.

3. CONTRE TOUTES ATTENTES...

Je n'ai longtemps été que l'ombre de moi-même, fortement médicamentée, aux prises avec une peur immense de la prochaine crise de douleur, enfermée dans un monde que je ne reconnaissais pas et où je ne me reconnaissais plus. La douleur était ma geôlière... La geôlière n'avait qu'à bien se tenir. Elle n'avait rien vu venir lorsque j'ai décidé de reprendre ma vie en main.

Lorsque ce projet d'ouvrage a été conçu, je sortais à peine d'un pénible sevrage à une longue série de médicaments prescrits pour soulager ma douleur chronique. J'étais suivie par un nouveau spécialiste de la douleur qui avait compris, lors de notre premier rendez-vous, mon état d'intoxication dangereux; il m'a sauvée. Après avoir constaté mon triste état physique et psychologique, son tout premier geste à mon égard a été de me préparer une tasse de thé... Six mois plus tard, marchant de nouveau, dans un état nettement plus acceptable, les yeux remplis d'une émotion et d'une reconnaissance sans borne, je lui ai fait cette promesse : j'aiderais les autres personnes atteintes de douleur chronique comme moi.

Cet ouvrage est une des réalisations de cette promesse. J'ai été très active dans le milieu de la douleur chronique au Québec, puis au Canada, comme bénévole au sein d'associations de douleur chronique (Association québécoise de la douleur chronique, Coalition canadienne contre la douleur), porte-parole et conférencière. J'ai parlé et écrit à tant de personnes souffrantes qui tendaient la main.

Cet ouvrage est la meilleure manière que j'ai trouvée pour répondre à tous les appels à l'aide qui n'ont pas été lancés ou reçus, tous les appels qui sont demeurés silencieux, tous les appels à l'aide que tant de personnes atteintes de douleur chronique n'ont plus la force, la foi ou la motivation de lancer. Cet ouvrage est la réponse que j'aurais tant aimé trouver quand j'ai moi-même lancé un appel à l'aide à tout vent, au début de ma traversée du désert de la douleur.

Lorsque ce projet d'ouvrage a été conçu, j'étais atteinte de douleur neuropathique débilitante à la suite d'une intervention dentaire. Alors que vous tenez cet ouvrage entre vos mains, la douleur est maintenant derrière moi. Elle ne prend plus toute la place, et ce, « **contre toutes attentes** ». De nombreux facteurs ont contribué à améliorer ma condition et à m'amener à recommencer à vivre. On ne gagne pas tout seul une lutte aussi intense... Ce dont je suis certaine, c'est que dans un grand nombre de chapitres de cet ouvrage, j'ai retrouvé des solutions que les membres de mon équipe soignante, et souvent mes proches, m'avaient suggérées et celles que j'ai trouvées par essai et erreur.

Je vous invite, par cet ouvrage, à découvrir la formidable force de l'esprit humain dans sa lutte contre la douleur chronique. Une merveilleuse collaboration entre toutes ces personnes a permis à faire de cet ouvrage, le plus important ouvrage publié sur la douleur chronique à ce jour, conçu par une personne atteinte de douleur chronique pour un public composé de personnes atteintes de douleur chronique et leurs proches, et écrit par leurs professionnels de la santé gravitant dans différents milieux touchant à la santé et par des personnes qui vivent avec la douleur au quotidien.

Qui que vous soyez, si vous tenez cet ouvrage entre vos mains, vous faites partie de la solution à la douleur chronique en reconnaissant son existence, en voulant comprendre, en voulant aider, en voulant reprendre votre vie en main. Je vous remercie d'être là.

Ce livre a été écrit pour vous !

CHAPITRE

2

L'ÉVALUATION DE **LA DOULEUR**

Mark A. Ware, MBBS, MRCP (UK), M. Sc.
Professeur adjoint, départements d'anesthésie et de médecine familiale, Université McGill,
Directeur de recherche clinique de l'Unité de gestion de la douleur Alan Edwards, Centre universitaire de santé McGill (CUSM), Montréal, Québec, Canada

RÉSUMÉ

L'évaluation du patient atteint d'une douleur chronique ou un syndrome douloureux est un élément fondamental de la planification des options de gestion de douleur. L'approche du médecin face à un patient atteint de douleur chronique est la même que pour un patient souffrant de tout autre problème médical. L'évaluation clinique comporte deux composantes principales : l'histoire médicale du patient et l'examen physique. Dans le présent chapitre, nous allons décrire ces deux composantes afin de permettre au patient de savoir à quoi s'attendre lors d'un rendez-vous avec un médecin pour une douleur chronique, à quel genre de questions s'attendre et quel type d'évaluation pourrait être exigé.

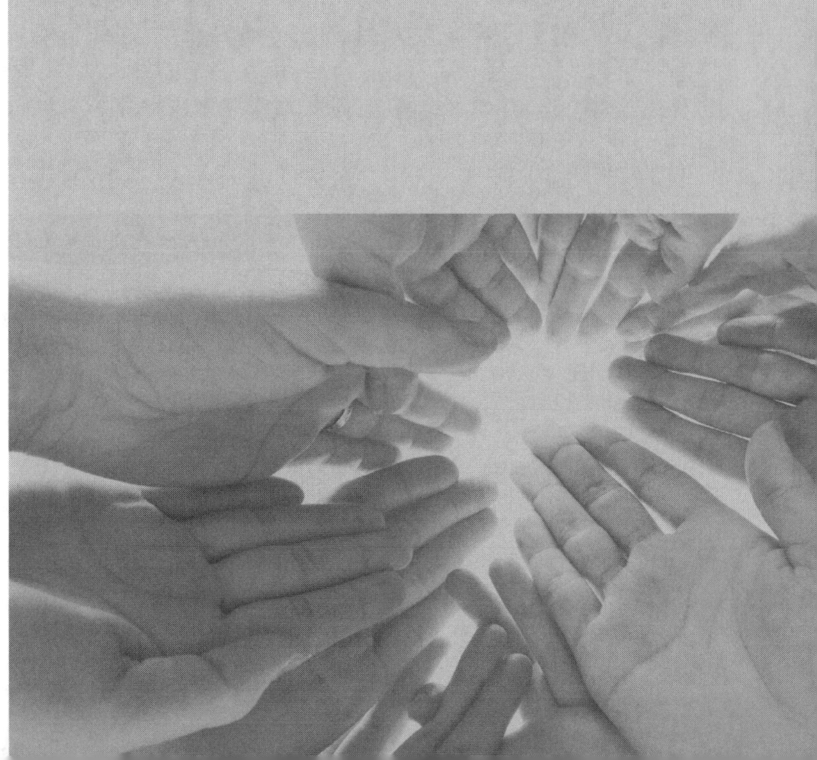

1. INTRODUCTION

Le but de l'évaluation de la douleur est d'arriver à un diagnostic (ou une liste de diagnostics possibles appelés diagnostic différentiel) afin d'évaluer l'impact d'un syndrome douloureux sur la qualité de vie du patient, de déterminer ses objectifs et ses attentes et de commencer la planification d'un plan de traitement. Le traitement de la douleur chronique comprend souvent une gamme d'approches, dont la pharmacologie, la physiothérapie, la psychothérapie et d'autres approches comportementales, comme les sections 2 et 3 de cet ouvrage en témoignent. Il débute toutefois toujours par une bonne évaluation préliminaire de la condition du patient. Voici les différentes composantes de cette évaluation.

2. L'HISTOIRE MÉDICALE

L'histoire médicale est, d'une certaine façon, la « narration » de la douleur du patient, qui tient compte à la fois du passé et du présent. Cette narration faite auprès d'un médecin permet d'obtenir autant de renseignements possibles sur la douleur du patient d'une façon structurée, efficace et productive. C'est non seulement un moyen pour comprendre le type de douleur dont le patient est atteint, mais aussi le type de patient lui-même. L'histoire médicale comporte donc des questions sur les antécédents du patient, sur sa famille, son environnement, son emploi, son alimentation, ses activités, ses états d'esprit et son sommeil. Cette section décrit le type de questions auxquelles le patient peut s'attendre. Le présent chapitre a été rédigé comme si le lecteur était un patient arrivant à son premier rendez-vous avec un médecin spécialiste en douleur.

PARLER DE LA DOULEUR

La première partie de l'évaluation de votre douleur, votre histoire médicale, débute généralement par quelques questions sur votre âge, votre travail et votre situation actuelle. Ces renseignements permettent au médecin d'avoir un bref aperçu de la personne à laquelle il s'adresse. Une fois la communication établie, le médecin vous pose en général une question ouverte vous permettant de parler de votre douleur, telle que « Parlez-moi de votre douleur et dites-moi pourquoi vous êtes venu en consultation aujourd'hui. » En y répondant, vous aurez l'occasion de décrire votre situation. Il est intéressant de planifier la façon de le faire à l'avance afin d'utiliser de manière optimale le temps dont vous disposez pour parler de votre douleur au médecin. Il est important d'avoir le temps de lui faire part de vos préoccupations et de vos questions, tout en tenant compte du fait qu'il dispose d'un laps de temps limité. Il pourrait ne pas pouvoir passer autant de temps qu'il le voudrait pour écouter et noter tous les détails sur votre syndrome de douleur et son évolution.

Les lignes directrices qui suivent vous proposent comment planifier le récit de votre histoire de façon à transmettre le maximum de renseignements de la manière la plus efficace possible. Si l'histoire n'est pas présentée de cette façon, le médecin pourrait vous interrompre ou vous poser des questions spécifiques similaires à celles énumérées au **tableau 1** afin d'obtenir le renseignement requis. Certaines questions spécifiques, et parfois surprenantes concernant la douleur sont présentées au **tableau 1**.

TABLEAU 1 : Questions portant sur la douleur et des exemples

QUESTIONS PORTANT SUR LA DOULEUR ET DES EXEMPLES	
QUESTIONS	EXEMPLES
Apparition de la douleur	Date de l'apparition de la douleur; la douleur est-elle progressive ou soudaine?
Cause de la douleur	Chirurgie, accident, infection, etc.
Qualificatif(s) de la douleur	Continue, variable, épisodique; genre de douleur : lancinante, oppressante, lourde
Circonstances aggravantes et facteurs atténuants	Ce qui fait que la douleur soit moins pire ou pire
Intensité de la douleur	Certains médecins demandent à leurs patients d'évaluer leur douleur avec une échelle de 0 à 10, où 0 n'est aucune douleur et 10 est la pire douleur connue
Localisation de la douleur	La douleur peut être située dans une région et se répandre ou irradier vers une autre région
Progression de la douleur	Est-ce que la douleur est soulagée, s'intensifie ou est stable?

AUTRES ASPECTS DE LA DOULEUR EN LIEN AVEC L'HISTOIRE MÉDICALE

En plus de vous poser des questions sur votre douleur, le médecin vous posera des questions sur d'autres aspects de votre vie, incluant votre environnement familial, par exemple :

- Vivez-vous seul ou avec votre famille?
- Bénéficiez-vous d'une famille qui vous soutient, qui comprend votre douleur et qui peut vous aider dans les tâches quotidiennes?
- Vivez-vous dans un environnement où votre douleur n'est pas bien comprise et où vous vous sentez seul et isolé?

et des questions portant sur votre état d'esprit, par exemple :

- Vous sentez-vous déprimé, en colère, anxieux? Avez-vous peur?

Il est normal pour les patients atteints de douleur chronique d'éprouver des troubles de l'humeur, et il est important de le comprendre dans l'élaboration d'une stratégie de traitement appropriée.

La douleur peut avoir un impact important sur le sommeil. Le médecin pourrait vous poser des questions sur votre hygiène de sommeil, par exemple :

- Combien d'heures dormez-vous habituellement chaque nuit? Est-ce un sommeil de bonne qualité?
- Éprouvez-vous de la difficulté à vous endormir ou vous réveillez-vous pendant la nuit à cause de la douleur ou pour d'autres raisons?
- Vous sentez-vous en forme le matin ou somnolent pendant la journée?

Habituellement, le médecin passe ensuite en revue tous les systèmes du corps en vous posant une série de questions portant sur ce qui pourrait être relié à votre douleur ou à son traitement. Ces questions pourraient, entre autres, porter sur la fonction vésicale (ex. : incontinence), la fonction intestinale (ex. : constipation) ou la fonction sexuelle (ex. : capacité à avoir des érections ou des orgasmes), sur d'autres problèmes neurologiques (ex. : maux de tête ou sensations anormales), et des questions d'ordre rhumatologique (ex. : douleurs articulaires).

3. L'EXAMEN PHYSIQUE

À la suite de l'histoire médicale, le médecin procède habituellement à l'examen physique formel. Cette section décrit à quoi vous attendre dans ce type d'examen et le genre d'information que cherche le médecin.

L'EXAMEN CLINIQUE

L'examen clinique commence la première fois que le médecin voit le patient dans la salle d'attente ou lorsque celui-ci pénètre dans son bureau. Le médecin sera d'abord à la recherche de signes d'invalidité, notamment par l'utilisation que fait le patient d'équipement d'aide tel qu'une canne ou un fauteuil roulant entre autres. Le médecin observe la facilité ou le niveau de difficulté avec lequel le patient effectue des mouvements; il observe son visage et ses mouvements afin de déceler des indices sur son niveau d'inconfort. Il est important que l'attitude générale et le comportement du patient soient compatibles avec les niveaux de douleur et d'invalidité que celui-ci rapporte, puisque la douleur est une expérience subjective dont aucun test ne peut mesurer avec précision le niveau. Le médecin doit pouvoir se fier au niveau de douleur rapporté par le patient. Il est donc extrêmement important que le médecin puisse observer tous les indices supplémentaires portant sur la localisation, l'intensité et l'impact de la douleur.

Cet examen physique implique généralement que le patient expose la région du corps affectée, ce qui implique parfois de se déshabiller complètement et d'enfiler une blouse d'hôpital pour une meilleure accessibilité à la région. Le médecin demande généralement au patient de lui indiquer si la région précise où se situe la douleur (ou toutes autres régions douloureuses) est sensible au toucher, car il doit éliminer la possibilité que le patient ayant une extrême sensibilité au toucher léger soit indisposé lors de l'examen physique : même un toucher léger peut alors être douloureux.

Lorsque la région douloureuse a été examinée, le médecin passe habituellement à un bref examen général physique de la tête, des yeux, des poumons et du cœur. Ces étapes font partie de l'examen physique de routine et donnent un aperçu de la santé physique générale du patient. Le médecin se penchera également sur des aspects plus généraux de la santé, incluant l'obésité ou une perte généralisée de masse musculaire.

Un médecin commence souvent un examen physique plus approfondi en observant les mains du patient. Les mains reflètent son niveau d'activité. Il suffit de penser à la différence entre les mains d'un travailleur agricole et les mains de l'adjoint administratif pour comprendre combien l'apparence des mains reflète le type d'activité quotidienne du patient. Les mains, les poignets et les bras peuvent être examinés pour déceler la présence d'inflammation, de cicatrices ou d'atrophie musculaire, pour vérifier la croissance des poils, des cheveux et des ongles, la circulation sanguine, la sensibilité et les mouvements.

L'examen des mains commence bien un examen physique, car c'est une partie du corps dont nous nous servons le plus souvent pour toucher les autres, et dont l'examen est moins invasif, une pratique utile avant de commencer un examen physique plus approfondi, et parfois plus intime.

Le reste de l'examen physique se divise en plusieurs (5) domaines généraux.

L'EXAMEN NEUROLOGIQUE

L'examen neurologique peut comprendre un examen des nerfs crâniens qui régissent nos fonctions sensorielles comme la vue, l'odorat, le gout et l'ouïe, ainsi que plusieurs fonctions plus centrales des yeux et de la région de la tête et du cou.

L'EXAMEN DU SYSTÈME NERVEUX PÉRIPHÉRIQUE

L'examen du système nerveux périphérique est l'une des parties les plus importantes de l'évaluation de la douleur : on y examine la fonction des nerfs allant de la peau à la moelle épinière, ainsi que le système nerveux central, afin de déterminer la fonction de la moelle épinière qui relaie l'information jusqu'au cerveau.

L'EXAMEN SENSORIEL

L'examen sensoriel implique un examen détaillé de la capacité du patient à détecter des sensations comme un toucher léger, une pression, différentes températures, des vibrations et la douleur. Le **tableau 2** présente les sensations qui sont testées et le type d'équipement utilisé. Ce ne sont pas tous les médecins qui procèderont à un examen détaillé de ce genre, mais il reste qu'il est très utile pour déterminer la région du corps affectée par la douleur ainsi que toutes anomalies sensorielles associées à cette région. De façon générale, il est important pour le médecin d'examiner une région normale de l'organisme afin de tirer des conclusions sur la région anormale où la douleur est ressentie.

L'examen sensoriel détecte les changements dans la façon dont les nerfs relaient l'information de la peau vers le cerveau.

TABLEAU 2 : Exemples de sensations testées et matériel utilisé

EXEMPLES DE SENSATIONS TESTÉES ET MATÉRIEL UTILISÉ	
SENSATION TESTÉE	MATÉRIEL UTILISÉ
Toucher léger	Coton, brosse douce, le bout des doigts
Vibration	Diapason
Pression	Bout des doigts, algésimètre de pression
Température	Objet froid (ex. : côté du diapason, les tubes à essai remplis d'eau chaude/froide)
Aiguille	Cure-dents, aiguille, aiguille spécialisée

L'EXAMEN DE MOTRICITÉ

L'examen de motricité sert à examiner la fonction des nerfs lorsqu'ils relaient l'information du cerveau et de la moelle épinière vers les muscles et les articulations. Par conséquent, il est très important pour le médecin de procéder à un examen du mouvement musculaire actif (les mouvements que le patient exécute lui-même) et passif (les mouvements que le médecin impose aux membres lorsque le patient est totalement détendu). L'examen se termine par un test des réflexes où le médecin frappe une partie du tendon du muscle et observe la réaction du muscle, généralement une secousse ou une contraction. L'examen sensoriel comprendra également un examen général des articulations, y compris les petites articulations des mains et les grosses articulations du corps, comme les épaules, les genoux et les hanches.

L'EXAMEN DE LA COLONNE VERTÉBRALE

L'examen de la colonne vertébrale, du cou à la région lombaire (y compris les fesses), est un examen très complexe et comprend à la fois des composantes neurologiques et musculosquelettiques. Un examen typique de la colonne vertébrale comprend l'inspection de la colonne vertébrale pour vérifier l'alignement au repos et lors de mouvements simples, tels que la flexion vers l'avant, vers l'arrière et des deux côtés. Le médecin peut tâter les muscles le long de la colonne vertébrale pour détecter de l'endolorissement, alors que le patient effectue certains mouvements à sa demande. Il existe plusieurs techniques spécifiques d'examen utilisées dans des conditions précises pour examiner la stabilité de certaines articulations qui ne seront toutefois pas décrites en détail dans ce chapitre : lever la jambe sans la plier, faire une torsion de la colonne vertébrale lorsque couché à plat, placer une main dans le creux du dos en bougeant les jambes, et d'autres tests du même genre.

Le reste de l'examen clinique est généralement axé sur des aspects physiques spécifiques concernant le syndrome particulier de douleur du patient, vu dans son histoire médicale.

4. LES TESTS

Un médecin de première ligne rencontrant un patient atteint de douleur chronique pour la première fois prescrit généralement une série de tests qui ne seraient pas nécessairement exigés par un médecin spécialiste en douleur rencontrant le même patient pour la première fois également. Ces tests et examens ayant souvent été prescrits, parfois même par plusieurs médecins, le médecin spécialiste en douleur ne les exigera pas à nouveau.

L'objectif des examens et des tests est d'explorer davantage la cause possible de la douleur, et parfois d'identifier la région à laquelle appliquer divers traitements. Le **tableau 3** présente l'énumération des genres de test pouvant être prescrits par un médecin lors de l'évaluation d'un patient atteint de douleur chronique. Le médecin doit se poser une question importante lorsqu'il prescrit un test: «Comment le résultat de ce test changera-t-il la façon par laquelle je pourrais gérer ce cas?» Il est également important que le patient se questionne à ce sujet. Les délais peuvent parfois être longs avant de pouvoir passer certains tests, et les traitements ne devraient pas en être retardés pour autant.

TABLEAU 3: Exemples de tests utilisés pour évaluer les patients atteints de douleur chronique

EXEMPLES DE TESTS UTILISÉS POUR ÉVALUER LES PATIENTS ATTEINTS DE DOULEUR CHRONIQUE	
TEST	OBJET
Radiographies	Évaluation de la structure des os et des articulations
Myélogramme	Forme de rayons X où un colorant est injecté dans la moelle épinière afin de constater s'il y a une obstruction du liquide céphalorachidien
Tomodensitométrie (TDM)*	Vue plus détaillée de tissus tels que les disques intervertébraux, les ligaments et les tendons, le cerveau et la moelle épinière
Résonance magnétique (IRM)	Vue très détaillée des tissus, y compris le cerveau et la moelle épinière, les disques, les articulations, etc
Étude des vitesses de conduction nerveuses (VCN)	Tests de rapidité du travail des grands nerfs périphériques
Électromyographie (EMG)	Teste à quel point les nerfs transmettent des messages aux muscles
Étude des seuils de sensibilité quantitatifs (SSQ)	Analyse approfondie du fonctionnement des très petits nerfs périphériques qui détectent les sensations

* Ce test peut exiger l'injection d'un colorant spécial afin de voir des structures plus spécifiques.

Dans une composante supplémentaire de l'évaluation du patient, le médecin peut demander à ce dernier de remplir des questionnaires spécialisés; ceux-ci seront utiles pour sonder plus en profondeur d'autres aspects du bien-être du patient, dont son état psychologique, son attitude face à la douleur et sa fonctionnalité. Ces questionnaires standardisés peuvent faire partie des documents d'évaluation postés au patient, remis au patient dans la salle d'attente ou encore exigés par un médecin pour certains syndromes de douleurs spécifiques. Certains de ces questionnaires sont utiles comme outil de dépistage afin de déterminer le type de douleur que présente un patient. Demandez l'aide de votre médecin si vous éprouvez de la difficulté à remplir ces questionnaires: ils sont non seulement des éléments importants de l'évaluation médicale initiale, mais ils sont également très utiles pour faire le suivi de la réponse du patient au plan de traitement mis de l'avant à son intention.

5. CONCLURE L'ÉVALUATION

Lorsque l'histoire médicale a été complétée et que l'examen physique, les requêtes de tests et d'examens spécifiques ont été finalisés, le patient et le médecin discuteront d'un plan de traitement qui comprendra tout un éventail de thérapies telles que présentées dans cet ouvrage. Le but de ce chapitre était de mieux vous préparer à votre rencontre avec un médecin pour un problème de douleur chronique et vous offrir la possibilité de commencer le processus d'évaluation en connaissant à l'avance le type de questions qu'on vous posera, les tests qui pourraient être exigés, ainsi que vos propres questions à poser au médecin lors de votre rencontre.

RETOURNER LES VIEILLES PIERRES LE LONG DU CHEMIN DE LA DOULEUR...

Terry Bremner, Stillwater Lake, Nouvelle-Écosse, Canada
Coordonnateur national des groupes de soutien, Chronic Pain Association of Canada (CPAC),
Président et animateur de groupe de soutien,
Action Atlantic Pain Group, Chronic Pain Association of Canada (CPAC)

(Voir autre témoignage, page 374.)

Je veux faire abstraction de ma douleur parce qu'elle n'a pas sa place dans ma vie ni dans mon corps.

Je l'ignore en tout temps. Il est difficile de parler de la douleur parce que j'en rejette jusqu'à la pensée depuis si longtemps maintenant. Je vis de la colère : ce n'est pas facile de retourner les vieilles pierres le long du chemin de la douleur...

Si je n'avais pas été malade, j'aurais pu être un meilleur père et un meilleur conseiller. Lorsque le niveau de douleur est trop élevé, je me renferme dans le silence. Je suis incapable de faire ceci et incapable de faire cela. J'ignore à quoi il servirait d'en discuter. Je ne peux pas faire de la lutte au sol avec mes enfants ou jouer au hockey dans la cour avec eux. Je vois les autres parents qui le font, et j'adorerais être capable de le faire aussi.

Lorsque la douleur est intense, je me rappelle que quelque part le long de ce chemin, j'ai déjà ressenti de plus grandes douleurs et je m'en suis sorti. Je me couche et j'essaie d'oublier.

Je n'ai pas beaucoup de patience. Si mes enfants argumentent entre eux ou ne font pas ce qu'on leur dit de faire, je perds facilement mon calme. Je dois me répéter que les choses ne peuvent pas toujours se passer telles que je le voudrais. J'ai appris à ne rien dire, à prendre quelques respirations profondes et à passer au travers. C'est un véritable combat.

Je suis encore capable de sortir et de faire certaines choses. Ce ne sont pas des choses que j'aimais faire avant ou que je voulais faire avant, mais au moins, je suis encore en mesure de prendre part à la société.

Il y a longtemps déjà, j'ai appris à planifier et à suivre ma planification. Maintenant, si j'inscris une planification à mon agenda, je la suis et j'en vois le bout.

C'est parfois difficile pour moi de penser lorsque je retourne les vieilles pierres le long du chemin de la douleur. Je retourne dans le passé parcourir ce chemin, avec tous ses obstacles et ses bons moments. À constater où j'en étais avant et où j'en suis aujourd'hui, je sais que j'ai parcouru un long chemin. Il y a des choses que je ne peux plus faire. Par contre, je peux maintenant faire des choses que je n'aurais jamais pensé être en mesure de faire avant. **Il ne faut jamais dire jamais!**

Rencontre de groupe de soutien

Un jour, mon psychologue m'a proposé de participer à une rencontre d'un groupe de soutien pour les personnes atteintes de douleur chronique. J'étais vraiment renfermé quand je me suis présenté à la réunion. Je me suis dit que je « ferais du temps » et que je partirais à la pause café. « Je ne veux pas être ici. Regardez-moi ce groupe! Je pourrais me tenir avec d'autre sorte de gens. Mais, pourquoi partir puisque la plupart des gens ici connaissent les obstacles et les combats qui sont aussi les miens? »

Je me suis demandé comment je bénéficierais de ces rencontres si je n'y mettais pas du mien. Je me suis donc engagé à participer à l'organisation d'une conférence présentée chaque année par ce groupe. J'ai ainsi réalisé que j'étais capable d'encourager les autres membres du groupe à aider aussi. Les petites tâches se sont réparties entre tous. C'était génial de partager des idées et des histoires avec d'autres personnes qui vivaient les mêmes difficultés quotidiennement. Ce que j'ai appris en tant que membre du groupe de soutien, je ne l'aurais jamais appris autrement : avoir des ressources à offrir aux autres quant aux traitements, aux expériences, aux combats et aux encouragements pour trouver des stratégies d'adaptation. Ma confiance en moi est revenue quand j'ai pu prendre des décisions et travailler avec les autres. Les gens me disent qu'à partir de ce moment là, je me suis ouvert comme une fleur.

J'ai découvert que peu importe notre taille ou notre âge, nous pouvons tous ressentir la douleur et ses symptômes. Plus nous nous donnons de stratégies pour faire face à la douleur quotidienne, meilleure sera notre vie de famille. Faire équipe avec des personnes plus limitées que moi m'encourage à être reconnaissant pour tout ce que j'ai et pour les forces que je peux partager avec tous ceux qui souffrent trop. C'est ma propre médication de « bien-être ».

Apprendre du passé et construire le présent

J'ai accepté ma condition douloureuse comme « bagage ». Nous ne parlons pas ici d'un bien beau bagage : il est égratigné, taché de larmes, une des roues est instable et sa poignée usée est juste à ma taille.

Quand je regarde en arrière, je ne sais pas où j'en serais sans mon épouse. C'est en grande partie grâce à elle que je tiens le coup. Il en va de même pour mes enfants. Il y a tant de semaines et de mois dont je ne me souviens plus.

Maintenant, je suis un père - c'est mon travail. C'est ce que je fais de mon temps et c'est un emploi à temps plein. Je suis un père au foyer. L'autre jour, un de mes fils me disait « Pourquoi ne vas-tu pas au travail comme les autres pères? Tu es toujours à la maison. » Cela fait mal. Comment puis-je lui expliquer la situation alors qu'il n'a que 10 ans?

J'ai commencé à faire du bénévolat pour aider les personnes atteintes de douleur chronique. C'est maintenant ma carrière. Mes enfants voient mon travail de coordonnateur de groupes de soutien comme ma profession. Je pourrais être courtier d'assurances comme avant, mais ma vie a changé. Maintenant, les membres du groupe de soutien se tournent vers moi. C'est ainsi que c'est amorcé le processus de guérison. **J'ai appris du passé et j'ai construit le présent.**

CHAPITRE

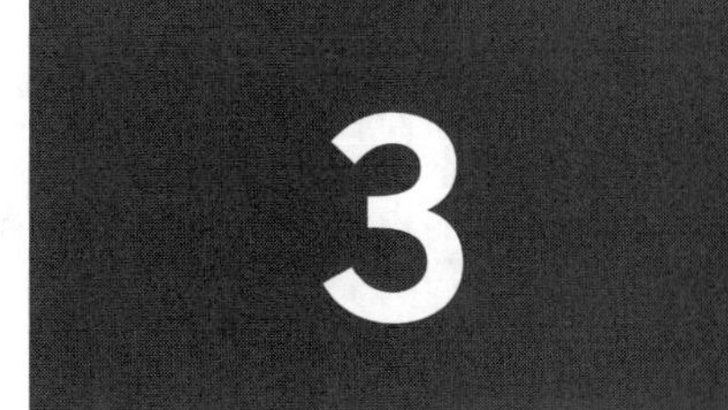

LA DOULEUR **NEUROPATHIQUE**

René Truchon, MD, FRCPC, anesthésiologiste, Centre hospitalier universitaire de Québec (CHUQ), Centre hospitalier de l'Université Laval (CHUL), Québec, Québec, Canada

RÉSUMÉ

Parmi les trois principaux types de la douleur chronique, la douleur neuropathique est celle pour laquelle il y a récemment eu d'énormes développements dans la compréhension des mécanismes en cause et des nouveaux agents pharmacologiques en thérapie de cette douleur.

Nous retiendrons que cette douleur devient auto-entretenue par un désordre du système nerveux impliqué dans la conduction de la douleur, et que c'est maintenant une douleur perpétuée par les nerfs, la moelle épinière et les centres centraux au cerveau.

Lors de l'évaluation, le médecin recherchera des symptômes et des signes qui sont spécifiques de ce type de douleur (brulure au repos, allodynie, etc.). De plus, nous disposons de questionnaires spécifiques pouvant aider à orienter le diagnostic lors de douleur plus complexe.

Finalement, un algorithme spécifique pour le traitement de la douleur neuropathique permet d'orienter la thérapie selon différentes catégories de médicaments qui sont classifiés par paliers selon leurs études d'efficacités spécifiques.

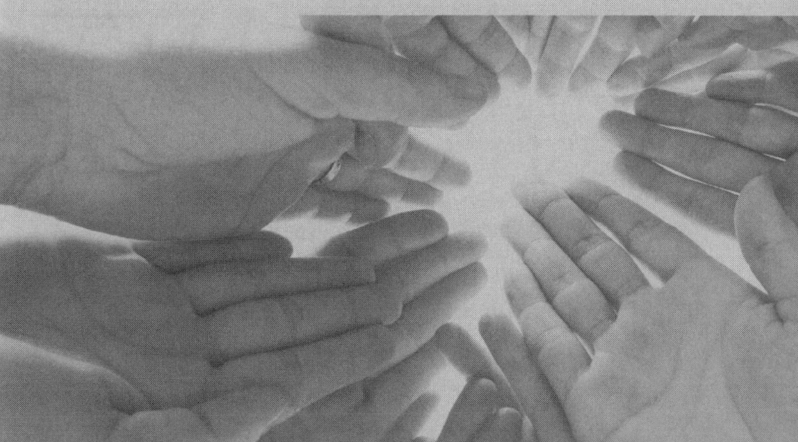

1. GÉNÉRALITÉS

La douleur chronique touche environ un cinquième de la population adulte canadienne, ce qui en fait un fléau plus fréquent que le diabète et l'asthme. Des sondages canadiens récents ont révélé que 5,7 % de la population pédiatrique (moins de 18 ans) souffre de douleur chronique. Quant à la douleur neuropathique, elle atteint 2 à 3 % de la population canadienne, ce qui correspond à près d'un million de Canadiens.

2. DOULEUR NEUROPATHIQUE

La physiopathologie permet de subdiviser grossièrement la douleur en trois types : douleur nociceptive, douleur idiopathique (psychologique) et douleur neuropathique. Les mécanismes en jeu dans la douleur sont complexes et impliquent une multitude de récepteurs et de substances chimiques corporelles. Lorsque le processus douloureux devient chronique, on assiste le plus souvent à une intrication (enchevêtrement, mélange) des différents types de douleur. La douleur neuropathique pure devient alors cliniquement plus rare. Dans ce chapitre, nous traiterons donc uniquement de la composante neuropathique de la douleur chronique.

3. DÉFINITION DE LA DOULEUR NEUROPATHIQUE

La douleur neuropathique résulte d'un problème de fonctionnement du système nerveux à tous les niveaux (cerveau, moelle épinière et nerfs périphériques). Étymologiquement, le terme « neuropathique » est formé de deux racines grecques : neuro (du grec neuron, signifiant nerf et pathique (du grec pathos) signifiant souffrance.

Il est important de comprendre que la douleur neuropathique devenue chronique est indépendante du traumatisme ou du dommage initial qui avait provoqué la douleur et que cette douleur neuropathique est **auto-entretenue** par le système nerveux du patient qui en est atteint.

On comprend alors que l'évolution de ce syndrome douloureux résulte d'un dérèglement du fonctionnement nerveux sans obligatoirement être la conséquence d'une pathologie directe ou d'une pathologie anatomique du système nerveux du patient.

4. PATHOPHYSIOLOGIE

Contrairement à la douleur nociceptive que l'on ressent lorsqu'on se brule ou qu'on se pique et qui est provoquée par le traumatisme d'un tissu, la douleur neuropathique est la conséquence d'un dysfonctionnement du système nerveux à différents sites du corps humain. Elle est maintenue par le système nerveux lui-même alors que le traumatisme ou la lésion douloureuse du départ est guéri. Parmi les changements notables du système nerveux (cerveau, moelle épinière, nerfs) impliqués dans la survenue de cette douleur chronique, on peut citer :

- les décharges spontanées d'influx douloureux provenant des nerfs périphériques et de la moelle épinière, ce qui provoque la perception, par le patient, de microdécharges électriques;
- l'augmentation au niveau des nerfs et de la moelle épinière, de la transmission et de l'amplification des influx nerveux normaux, par exemple celle du toucher; car les signaux sont perçus comme une brulure cutanée au lieu d'un effleurement de la peau (allodynie);
- l'apparition de décharges spontanées d'influx au niveau du centre de coordination de la douleur (thalamus situé au niveau du cerveau peut présenter des phénomènes similaires à ceux observés aux nerfs et à la moelle épinière); ces décharges spontanées d'influx nerveux peuvent être douloureuses par elles-mêmes ou par exagération des messages de douleur provenant des autres régions du corps. De plus, on sait qu'au niveau de la moelle épinière, les mécanismes nerveux qui, chez le sujet sain, bloquent en partie la conduction de la douleur jusqu'au cerveau, sont devenus très faibles ou inexistants chez le patient atteint, ce qui facilite la conduction et la transmission de la douleur au cerveau et au centre de coordination de la douleur. De nombreuses hormones « protectrices » sécrétées dans l'organisme comme l'endorphine, la sérotonine, la noradrénaline et différents neurotransmetteurs, deviennent beaucoup moins efficaces pour diminuer ou bloquer la douleur neuropathique.

Ainsi, afin d'atténuer la douleur neuropathique, le médecin aura recours à des classes différentes de médicaments qui agiront sur des sites variés du système nerveux :

- **au niveau cutané** (ou muqueux) en bloquant le déclenchement spontané de douleur et la conduction des influx douloureux : c'est le mode d'action des anesthésiques locaux comme la Lidocaïne en crème appliquée directement sur la peau de la région touchée;
- **au niveau médullaire** (moelle épinière) et cérébral, en bloquant la transmission de la douleur avec des médicaments antiépileptiques (Prégabalin, Neurontin) ou des antidépresseurs (amitriptyline, venlafaxine, duloxetine) qui modifient l'action de la sérotonine et de la noradrénaline que notre corps produit à la fois aux niveaux périphérique et central avec les médications à action analgésique comme effet principal : opiacé (la morphine, l'hydromorphone, la méthadone), Tramadol, acétaminophène. Nous reverrons un peu plus loin l'algorithme de traitement de la douleur neuropathique, en page 17.

5. SYMPTÔMES

La douleur chronique avec composante neuropathique s'accompagne de signes physiques et de nombreux symptômes chez les patients atteints. Les symptômes les plus fréquents se retrouvent au **tableau 1**. La caractéristique spécifique de la douleur neuropathique est la perception d'une sensation de brulure cutanée ou d'une douleur à type d'élancements continus et spontanés souvent associée à des sensations de picotements ou de décharges électriques dans une région spécifique du corps. D'autres symptomes sont l'**allodynie** (perception douloureuse d'une stimulation normalement non douloureuse comme la sensation d'une douleur au simple toucher à la peau), de l'**hyperalgésie** (douleur plus forte que normalement, par exemple un pincement cutané perçu comme un arrachement de la peau) ou l'**hyperpathie** (sensation forte de douleur qui persiste longtemps après que la source de douleur a cessé). De façon systématique, le médecin recherchera une douleur située dans une région plus éloignée, mais relative à la zone malade (par exemple une douleur à la main droite après une atteinte de l'épaule droite).

S'il y a eu une lésion directe du tissu nerveux (nerf, moelle épinière ou cerveau), le processus de guérison tente de réparer cette lésion dans les semaines ou les mois suivant la blessure. Ainsi, un nerf coupé ou écrasé essaie de se régénérer en formant un bourgeon ou une boule de petites fibres nerveuses qu'on appelle névrome. Les névromes peuvent déclencher, d'une façon automatique, une activité électrique dans le nerf lésé qui se manifeste chez le patient comme une décharge électrique ou une contraction d'un muscle (crampe musculaire). En outre, les névromes provoquent des réponses exagérées au toucher. Le patient décrit une grande sensibilité au toucher et des sensations de picotements spontanés dans la région où se situe le névrome.

Parfois, la composante sympathique du nerf peut être touchée par le dérèglement nerveux provoquant la douleur neuropathique. Le syndrome prend alors le nom de syndrome de douleur régionale complexe.

On retrouve alors des composantes surajoutées de signes et de symptômes que l'on dit être autonomes (système nerveux autonome) et qui se caractérisent par une sensation de forte chaleur ou de froideur dans une région douloureuse ou lésée du corps. Un membre complet peut être concerné et avoir tendance à grossir par œdème (enflure) à présenter des anomalies de sudation (tendance à suer, moiteur, par exemple une paume de main toujours mouillée) ou de la pilosité qui peut être augmentée ou qui peut disparaitre totalement (par exemple la main devient plus poilue). Il existe aussi, très souvent, des variations subites de coloration dans la région douloureuse (par exemple la main malade devient rouge violacé ou totalement blanche et livide).

Cliniquement, lorsque la composante sympathique est importante, on observe qu'un membre ou qu'une région lésée est froide ou chaude, dépilée ou très velue, enflée, moite, avec une raideur des articulations. Ces symptômes et signes s'ajoutent aux sensations de la douleur neuropathique.

Sans traitement spécifique tel qu'un bloc sympathique associé à une physiothérapie intensive, l'atteinte d'un membre par le syndrome de douleur régionale complexe peut rendre ce membre totalement handicapé avec atrophie sévère des muscles, ankylose complète des articulations, enflure des doigts, douleur continuelle. La main concernée peut alors devenir une « patte de coq » si elle est laissée sans traitement intensif. Les centres de traitement de la douleur procèdent à l'évaluation et au traitement pressant de cette condition. (Voir **chapitre 4**.)

TABLEAU 1 : Caractéristiques de la douleur neuropathique

CARACTÉRISTIQUES DE LA DOULEUR NEUROPATHIQUE
Sensation de brulure cutanée
Élancements spontanés et continus
Picotements ou décharges électriques spontanés ou provoqués
Allodynie : Douleur causée par un stimulus non douloureux
Hyperalgésie : Douleur intense perçue alors que le stimulus déclenchant n'était que légèrement douloureux
Hyperpathie : Douleur de longue durée et de forte intensité après la provocation d'une douleur répétitive

6. CAUSES DE DOULEUR NEUROPATHIQUE

Le site d'atteinte du système nerveux permet de diviser la douleur neuropathique en centrale ou périphérique selon que la maladie touche le système nerveux central : cerveau et moelle épinière ou le système nerveux périphérique : les nerfs des membres ou du tronc. Parmi les causes centrales les plus fréquemment rencontrées, on retrouve : l'atteinte vasculaire du cerveau ou de la moelle épinière (après un accident vasculaire cérébral-AVC), le traumatisme ou la section de la moelle épinière, la sclérose en plaques, la maladie de Parkinson, les tumeurs et les infections. Les causes de ces douleurs neuropathiques sont énumérées dans le **tableau 2** suivant.

TABLEAU 2 : Types communs de douleur neuropathique

TYPES COMMUNS DE DOULEUR NEUROPATHIQUE	
CENTRAL	PÉRIPHÉRIQUE
Douleur d'un hémicorps après AVC	Névralgie du trijumeau
Myélopathie reliée au sida	Syndrome douloureux régional complexe
Traumatisme de la moelle épinière	Compression nerveuse au niveau d'un membre
Sclérose en plaques	Atteinte nerveuse par le VIH
Membre fantôme	Neuropathies diabétiques
Maladie de Parkinson	Névralgie postzona
Atteinte de la moelle épinière	Névralgie post-thoracotomie et post-thoracoscopie
	Hernie discale radiculaire
	Neuropathie de chimiothérapie anticancéreuse
	Amputation nerveuse (dans le cadre d'une amputation d'un membre)
	Douleur postmastectomie

7. ÉVALUATION MULTIDIMENSIONNELLE

Lors de la première évaluation du patient présentant une douleur neuropathique, le médecin procède à l'examen approfondi des événements ayant provoqué le problème. En plus de l'évaluation globale et spécialisée du problème, à la recherche de signes cliniques de douleur neuropathique, le médecin peut s'aider d'outils spécifiques et multidimensionnels d'évaluation de la douleur neuropathique.

Parmi les nombreux questionnaires d'évaluation de la douleur chronique, les plus utilisés sont : EVA, McGill, BECK, MPI, BPI, MMPI-2, SIP, etc. Ces questionnaires servent à évaluer l'atteinte fonctionnelle, psychologique et sociale de l'individu souffrant d'une douleur chronique.

ÉVALUATION NEUROPATHIQUE

Nous disposons de questionnaires spécialisés permettant d'évaluer les atteintes de la douleur neuropathique et d'en quantifier l'importance. Les principaux questionnaires dédiés sont : *Neuropathic Pain Scale*, le questionnaire de douleur neuropathique et le DN4 et *Pain Detect*. Ces questionnaires sont scientifiquement validés et permettent, en plus, de suivre l'évolution des traitements appliqués, tant physiques que psychosociaux.

8. TRAITEMENTS DE LA DOULEUR NEUROPATHIQUE

Trois références importantes peuvent être consultées sur les traitements de la douleur neuropathique :

- Consensus canadien et guide thérapeutique selon la Société canadienne de douleur (SCD).
- *Journal of Pain Research Management* 12 :13-21, 2007;
- Consensus québécois et guide thérapeutique de la Société québécoise de la douleur (SQD).

Les traitements de la douleur neuropathique ont trois buts principaux :

1. rendre la douleur minime ou tolérable;
2. améliorer le fonctionnement du corps et de la personne;
3. rendre une qualité de vie meilleure.

Ces objectifs doivent être atteints avec le minimum d'effets secondaires des traitements et des médications utilisés. Toutes les modalités thérapeutiques **devraient s'intégrer** dans les horaires et les plans de traitements du patient en comptant sur sa participation active à la thérapie.

TRAITEMENTS NON PHARMACOLOGIQUES

On classe les traitements non pharmacologiques dans ces catégories :

- les soins physiques, comme la physiothérapie, l'ergothérapie et la kinésiologie;
- la réhabilitation et les soins psychosociaux, tels que les évaluations et les traitements en psychiatrie et en psychologie avec les thérapies individuelles et de groupe;
- l'évaluation des conditions sociales et professionnelles du patient avec les impacts actuels et futurs en fonction de l'évaluation du syndrome de douleur neuropathique.

TRAITEMENT PHARMACOLOGIQUE

Le traitement pharmacologique de la douleur neuropathique se fait selon un algorithme de traitements élaborés par des experts qui se sont réunis en 2007 au Canada et, par la suite, au Québec. Ces algorithmes ont été développés à partir de l'évaluation des protocoles de traitements, des études randomisées et contrôlées et par la revue systématique de l'efficacité thérapeutique des différents agents pharmacologiques.

Le traitement commence par l'utilisation d'un seul agent (dans la classe I). Par la suite, on peut considérer soit d'associer, soit de substituer un deuxième agent pharmacologique. En présence de certains symptômes, on peut proposer des traitements spécifiques comme l'usage d'anesthésique topique (Lidocaïne) ou de crème à base de kétamine comme lors de douleur après zona (post-herpétique).

Lorsque le diagnostic de douleur neuropathique est établi, le premier objectif est de soulager la douleur en suivant la recommandation de l'Algorithme de traitement québécois (voir le **tableau III**, page 18).

Selon le cas, on peut prescrire par exemple un médicament antidépresseur qui entraine un soulagement de la douleur. Parmi les antidépresseurs les plus utilisés, on retrouve la Nortriptyline, l'Amitriptyline, la Désipramine et la Venlafaxine. On peut également ajouter un médicament qui empêche les influx douloureux d'être conduits dans la moelle épinière. D'autres médicaments pouvant être utilisés également en début de traitement comme des médicaments antiépileptiques qui bloquent la douleur par leurs actions sur un récepteur nerveux alpha 2 delta au niveau de la moelle. Lorsque la douleur neuropathique est localisée dans une région précise de la périphérie du corps (par exemple un membre), le médecin peut prescrire des médicaments appliqués directement sur la peau (topique) qui bloqueront la transmission de la douleur par des nerfs à la peau et au membre touché. Pour les patients présentant une douleur sévère et invalidante, de façon concomitante, on administrera un médicament qui inhibe directement la douleur (un analgésique), soit un dérivé de la morphine ou le Tramadol.

Le but de l'ajustement de la médication demeure un soulagement de la douleur avec évaluation par EVA inférieure à 4/10 ou tolérable par le patient.

Ainsi, la médication efficace pour inhiber la douleur consistera fréquemment en une association de plusieurs médicaments des quatre classes de l'algorithme de traitement. Ces médicaments seront ajustés pour obtenir le moins d'effets secondaires avec un soulagement efficace.

9. TRAITEMENTS SPÉCIALISÉS EN CENTRE DE TRAITEMENTS DE LA DOULEUR

Les centres de traitements de la douleur au Québec sont présents dans les grands centres urbains souvent sous la dénomination de Centre de la douleur ou Centre ou Clinique antidouleur. L'avantage de ces centres réside dans la multidisciplinarité et l'interdisciplinarité de l'équipe soignante qui vient en aide au patient atteint de douleur neuropathique. En plus de cette équipe multidisciplinaire, ces centres d'excellence disposent des technologies invasives surspécialisées. Ainsi, ces services en centre antidouleur sont offerts à tous les patients qui ne sont pas traités de façon adéquate par les médications des première et deuxième classes de l'algorithme de traitement, tout en recevant les thérapies physiques et psychologiques pour leur condition.

Les traitements surspécialisés offerts au centre de traitement de la douleur sont plus élaborés à la section 3 de cet ouvrage. Concernant le syndrome de douleur neuropathique, les traitements plus spécifiques seront les blocages du système nerveux sympathique, les blocages nerveux et les neurolyses chimiques ou thermiques, des injections de cortisone par voie épidurale ou près d'une racine nerveuse, et la destruction de petites fibres sensitives ou de névromes par les techniques de radiofréquence. Il peut également proposer la neuromodulation, terme qui regroupe des traitements invasifs qui visent à altérer la perception de la douleur par une stimulation ou une inhibition des voies de conduction nerveuse de la douleur. Schématiquement, la neuromodulation comprend la neurostimulation avec électrodes épidurales et l'inhibition par radiofréquence du ganglion de la racine dorsale du nerf sensitif malade.

De façon spécialisée, les principaux centres de traitements de la douleur peuvent recourir à des programmes spécifiques avec des interventions groupées de plusieurs intervenants (par exemple médecine physique, réhabilitation, psychologie, psychiatrie, anesthésiologie, etc.) afin d'améliorer les dimensions physique, psychologique et sociale de la qualité de vie du patient atteint de douleur neuropathique sévère.

Les variétés de thérapies nécessaires au traitement de la douleur neuropathique sont présentées au **tableau 3** à la page suivante.

TABLEAU 3 : Options de traitements de la douleur chronique neuropathique

OPTIONS DE TRAITEMENTS DE LA DOULEUR CHRONIQUE NEUROPATHIQUE	
PHYSIQUE	
Activités physiques normales	
Natation, exercices de physiothérapie, ergothérapie passive et active	
Étirements (stretching)	
Conditionnement	
Perte de poids	
Massage et acuponcture	
TENS	
Réhabilitation physique	
Rééducation physique	
PSYCHOLOGIQUE	**INTERVENTIONS INVASIVES**
Psychothérapie	Stéroïdes
Gestion et réduction du stress	Infiltrations
Thérapie comportementale	Bloc sympathique
Thérapies cognitives	Blocs nerveux et plexiques
Thérapie au miroir	Épidurales thérapeutiques
Reprogrammation	Rhizotomie spécifique par radiofréquence ou cryothérapie
Thérapie individuelle et de groupes spécifiques	Implantation de stimulation spinale, centrale et périphérique
Thérapie familiale	Perfusion rachidienne d'opiacés en circuit fermé
	Chirurgie de décompression nerveuse
PHARMACOLOGIQUE	
Protocole pharmacolocanadien et québécois de traitement de la douleur neuropathique	

BUTS DE LA MEILLEURE THÉRAPIE

Les buts de la meilleure thérapie pour les patients atteints de douleur neuropathique sont les suivants :

- la plus grande évidence d'efficacité;
- la plus facilement disponible;
- la moins onéreuse;
- celle qui entraine le moins d'effets secondaires ou néfastes;
- la thérapie la moins douloureuse.

10. ALGORITHME DE TRAITEMENT DE LA DOULEUR NEUROPATHIQUE *

La **figure 1** ci-dessous présente l'algorithme de traitement de la douleur neuropathique tel qu'il a été établi après consensus par le forum québécois spécial.

Des médicaments de première, deuxième, troisième et quatrième lignes y sont proposés. Une fois le diagnostic établi, il est habituellement recommandé de prescrire un agent de première ligne en monothérapie. Lorsque la douleur est intense, les opioïdes ou le tramadol à courte durée d'action peuvent être associés aux médicaments de première ligne pour permettre de mieux soulager le patient en attendant que la titration des agents de première ligne soit complétée. Si toutefois la douleur est moins intense, les opioïdes ou le tramadol peuvent être utilisés en deuxième ligne en monothérapie ou en association.

En général, l'agent de première ligne est prescrit à petite dose, que l'on augmente graduellement en fonction de la réaction et des effets indésirables. Si le premier agent choisi se révèle inefficace à des doses thérapeutiques ou est mal toléré par le patient, il convient de le substituer par un autre agent de première ligne d'une autre classe.

Si ces médicaments n'apportent qu'un soulagement partiel, il est justifié de les associer à un deuxième agent proposé en première ligne et dont le site d'action est différent. Si l'ajout du nouvel agent ne procure pas de soulagement, il convient de le sevrer et de poursuivre le traitement à l'aide des agents de deuxième, de troisième, puis de quatrième ligne. La **figure 1** et les **tableaux III, IV** et **V** présentent respectivement l'algorithme de traitements suggérés, les indications et contre-indications, les couts, les précautions, les effets indésirables, la posologie et la liste des médicaments non couverts par le régime d'assurance maladie du Québec (RAMQ).

(NDLR : Les **tableaux IV** et **V** de l'Algorithme de traitement de la douleur neuropathique ont été présentés dans la deuxième partie de cet article, la semaine suivante, soit dans l'édition du 14 mai 2008.)

FIGURE 1 : Algorithme de traitement de la douleur neuropathique

1re ligne	2e ligne	3e ligne	4e ligne
Gabapentinoïdes Prégabaline Gabapentine **Antidépresseurs tricycliques ou tétracycliques** $^{\alpha}$ *Amines tertiaires :* Amitriptyline Clomipramine Imipramine *Amines secondaires :* Nortriptyline Désipramine *Tétracyclique :* Maprolitine **Anesthésique local** Lidocaïne topique à 10 % $^{\beta}$	**IRSN** $^{\chi}$ Venlafaxine Duloxétine **Cannabinoïdes** Dronabinol Nabilone THC/CBD par voie buccale	**ISRS** Citalopram Paroxétine **Autre antidépresseur** Bupropion **Autres anticonvulsivants** Topiramate Carbamazépine Lévétiracétam Lamotrigine	Méthadone Kétamine Mexilétine Baclofène Clonidine Clonazépam **À déconseiller :** Mépéridine Phénytoïne

Opioïdes ou tramadol

Utiliser les courtes actions en 1re ligne en association avec les autres agents de 1re ligne en présence des situations suivantes : • soulagement rapide pendant la titration des agents de 1re ligne (jusqu'à la posologie efficace); • épisodes d'exacerbation grave de la douleur; • douleur neuropathique aigüe; • douleur neuropathique liée au cancer	Utiliser en 2e ligne en monothérapie ou en association (lorsqu'une utilisation à long terme est envisagée, favoriser l'administration d'agents à longue durée d'action).

LÉGENDE : Figure 1 et Tableau III

ECG: électrocardiogramme
IMAO: inhibiteurs de monoamine oxydase
Intervalle QT: se mesure entre le début de l'onde Q et la fin de l'onde T dans le cycle électrique du cœur
IRSN: inhibiteurs de la recapture de sérotonine et de la noradrénaline
ISRS: inhibiteur sélectif de la recapture de sérotonine
MPOC: maladie pulmonaire obstructive chronique
SNC: système nerveux central
THC/CNB: tétrahydrocannabinol/cannabinol

FIGURE 1 (suite) : **Algorithme de traitements de la douleur neuropathique**

α Indiqués en première ligne chez les patients âgés de moins de 60 ans. Chez les patients âgés de 60 ans et plus, éviter les amines tertiaires de la classe des tricycliques en raison de leurs effets anticholinergiques. La nortriptyline et la désipramine peuvent leur être prescrites avec précaution, à faible dose.

β Indiqués en cas de douleur périphérique et d'allodynie. Ne pas appliquer sur une surface excédant 300 cm^2 (soit l'équivalent d'une demi-feuille) en raison des dangers liés à l'absorption systémique. La lidocaïne peut être utilisée en association avec toutes les classes de médicaments. Toutefois, les associations les plus fréquemment citées dans la documentation médicale sont lidocaïne et anticonvulsivants, et lidocaïne et antidépresseurs.

χ Il n'y a pas d'avantage à prescrire les IRSN si les antidépresseurs tricycliques ou tétracycliques administrés à des doses optimales se sont révélés inefficaces. Toutefois, les IRSN sont indiqués en première intention en présence d'une dépression majeure, d'une intolérance aux antidépresseurs tricycliques et tétracycliques, ou d'une contre-indication à l'usage de ces derniers.

Cas particuliers

- **Insuffisance rénale :** éviter ou ajuster la posologie à la baisse des médicaments dont l'élimination est principalement rénale (p. ex. gabapentinoïdes, IRSN, tramadol, lévétiracétam, topiramate) ou dont les métabolites actifs sont excrétés par les reins (p. ex. morphine).
- **Obésité/diabète :** le topiramate peut se révéler un agent intéressant grâce à une perte de poids potentielle.

TABLEAU III : **Les médicaments contre la douleur neuropathique** | Première ligne

MÉDICAMENTS	INDICATIONS OFFICIELLES	PRÉCAUTIONS
PREMIÈRE LIGNE		
Gabapentinoïdes Prégabaline	➜ Douleur neuropathique associée à la neuropathie diabétique périphérique ou aux névralgies postherpétiques et douleur neuropathique d'origine centrale chez l'adulte ➜ Traitement adjuvant de l'épilepsie	*Effets de classe :* Ajuster la dose en présence d'insuffisance rénale Prudence si insuffisance cardiaque de classe III ou IV
Gabapentine	➜ Les solutions antiacides nuisent à l'absorption de la gabapentine	
Antidépresseurs tricycliques (ADT) ou tétracycliques Amitriptyline Clomipramine Imipramine Nortriptyline Désipramine Maprolitine	Dépression	*Effets de classe :* Troubles cardiaques, effets centraux, glaucome, risque suicidaire, vision brouillée, rétention urinaire, bouche sèche Possibilité de syndrome sérotoninergique si associés à certains autres antidépresseurs ou au tramadol
Crème topique Lidocaïne à 10 %		Peau lésée, inflammatoire; entraine une pénétration cutanée accrue
Opiacés Oxycodone Morphine Hydromorphone Fentanyl Codéine	Soulagement de la douleur	*Effets de classe :* Antécédents de toxicomanie, MPOC, apnée du sommeil, risque suicidaire, insuffisance rénale (principalement pour la morphine)
Analgésique opiacé Tramadol	Analgésique	Ajuster la dose en présence d'insuffisance rénale Possibilité de syndrome sérotoninergique et de convulsions si associé à certains antidépresseurs Il faut tenir compte de la dose totale d'acétaminophène chez les patients qui en consomment et à qui on prescrit du Tramacet (tramadol et acétaminophène)

* Tous les médicaments sont contre-indiqués en présence de signes d'hypersensibilité au principe actif ou à tout autre ingrédient ou en cas de grossesse et d'allaitement.
Toutefois, les antidépresseurs tricycliques semblent être plus surs que les autres options chez la femme enceinte.

** Cout d'une posologie moyenne selon la liste de février 2008 de la RAMQ ou le cout d'acquisition du pharmacien communautaire (ne comprenant pas les honoraires du pharmacien).

$ = moins de 50 $ par mois; **$$**: entre 50 et 100 $ par mois; **$$$**: plus de 100 $ par mois

(Suite du tableau à la page suivante)

TABLEAU III (suite): Les médicaments contre la douleur neuropathique | Première ligne

CONTRE-INDICATIONS*	EFFETS INDÉSIRABLES	INTERACTIONS MÉDICAMENTEUSES	COUT**
PREMIÈRE LIGNE			
	Effets de classe: Étourdissements, somnolence, oedème périphérique, confusion, bouche sèche, vision trouble, ataxie, céphalée, nausées, gain pondéral, myoclonies, dystonie, astérixis	→ Aucune connue	$$-$$$
Effets de classe: Bloc de branche gauche, bifasciculaire, intervalle QT prolongé, maladie ischémique modérée ou grave (la prise concomitante d'antiarythmiques de classe I élève le risque de décès), insuffisance cardiaque, infarctus récent, glaucome à angle étroit	*Effets de classe:* Centraux: fatigue, sédation, baisse de la vigilance, confusion, anxiété Périphériques: vision trouble, constipation, dysurie, tremblements, gain pondéral, hypotension, dysfonctionnement sexuel	*Effets de classe:* • Interactions médicamenteuses nombreuses, antiarythmiques de classe I a, flumazénil, IMAO, pimozide • L'association avec le bupropion diminue le seuil de convulsion • Le risque d'hypotension orthostatique augmente si on associe les ADT avec la clonidine	$-$$
	Risque de toxicité aux anesthésiques locaux si utilisée sur une grande surface		$-$$$
	Effets de classe: Nausées, vomissements, somnolence, étourdissements, constipation, diaphorèse, prurit, myoclonies, dépression respiratoire, hyperalgésie aux opioïdes, hypogonadisme	La codéine et l'oxycodone sont métabolisés en partie par le CYP405 2D6 Le fentanyl est métabolisé par le CYP450 3A4	Autres: $-$$$
Contre-indiqué en association avec un IMAO. Les formulations à libération lente sont contre-indiquées chez les patients souffrant d'une grave insuffisance rénale. Pour les formulations à courte durée d'action, ne pas dépasser 2 comprimés aux 12 h si la ClCr < 30 mL/min	Étourdissements, nausées, vomissements, constipation, somnolence	Le tramadol est métabolisé en partie par le CYP450 2D6 Demi-vie moindre en association avec un inducteur du CYP 3A4	$$$

TABLEAU III (suite) : Les médicaments contre la douleur neuropathique | Deuxième ligne, Troisième ligne

MÉDICAMENTS	INDICATIONS OFFICIELLES	PRÉCAUTIONS
DEUXIÈME LIGNE		
IRSN Venlafaxine	➜ Dépression, anxiété généralisée, anxiété sociale, trouble panique	➜ Ajustement des doses requis en présence d'insuffisance rénale
Duloxétine	➜ Trouble dépressif majeur, douleur associée à une neuropathie diabétique périphérique	➜ Une élévation de la concentration des enzymes hépatiques a été rapportée. Ajustement des doses requis en présence d'insuffisance rénale
Cannabinoïdes Dronabinol	➜ Nausées et vomissements induits par la chimiothérapie et anorexie (sida)	*Effets de classe :* Hypotension, effets sur le SNC, antécédents psychiatriques
Nabilone	➜ Nausées et vomissements induits par la chimiothérapie	
THC/CBD par voie buccale	➜ Traitement de la douleur chez les patients atteints de sclérose en plaques et de cancer	Note : les tests urinaires sont positifs pour le cannabis chez les patients consommant le dronabinol et le THC/CBD par voie buccale
TROISIÈME LIGNE		
ISRS Citalopram Paroxétine	Citalopram et paroxétine : dépression, trouble obsessionnel compulsif, trouble panique, phobie sociale, anxiété généralisée, état de stress posttraumatique	La paroxétine doit être utilisée de façon prudente chez les patients insuffisants hépatiques ou rénaux
Autres antidépresseurs Bupropion	Bupropion : dépression, cessation tabagique	
Autres anticonvulsivants Carbamazépine	➜ Épilepsie, névralgie du trijumeau, traitement de la manie aigüe, prévention des troubles bipolaires	Lamotrigine : allergies, effets centraux, réaction cutanée, y compris le syndrome de Stevens-Johnson
Topiramate Lévétiracétam	➜ Épilepsie, migraine ➜ Traitement adjuvant de l'épilepsie	Carbamazépine : hépatite, syndrome de Stevens-Johnson, suppression de la moelle osseuse Exercer une surveillance clinique étroite et faire des épreuves de laboratoire tout au long du traitement
Lamotrigine	➜ Épilepsie	

TABLEAU III (suite) : **Les médicaments contre la douleur neuropathique** | Deuxième ligne, Troisième ligne

CONTRE-INDICATIONS*	EFFETS INDÉSIRABLES	INTERACTIONS MÉDICAMENTEUSES	COUT**
DEUXIÈME LIGNE			
➜Contre-indiquée en association avec un IMAO	➜Céphalée, nausées, sédation, sudation, dysfonctionnement sexuel, hypertension artérielle, convulsions	*Effets de classe :* • Interactions médicamenteuses nombreuses : phénothiazines, triptans, antiarythmiques de classe I a, dropéridol, flécaïnide, pimozide, sibutramine, sotalol, stimulants/anorexigènes	\$\$-\$\$\$
➜Contre-indiquée chez les patients atteints d'une maladie du foie provoquant une insuffisance hépatique et chez les patients dont la consommation d'alcool est substantielle. Contre-indiquée en association avec un IMAO	➜Nausées, étourdissements, céphalée, constipation, fatigue, somnolence		\$\$-\$\$\$
Effets de classe : Allergie à la marijuana, antécédents de trouble psychotique	*Effets de classe :* Baisse de la concentration, hypotension, bouche sèche, étourdissements ➜Irritation buccale	*Effets de classe :* Potentialisent les effets sédatifs des autres dépresseurs du SNC	\$-\$\$
TROISIÈME LIGNE			
Bupropion : troubles convulsifs, trouble de l'alimentation, sevrage de l'alcool ou de sédatifs	Étourdissements, somnolence, effets anticholinergiques, nausées, céphalée	• Citalopram, paroxétine et bupropion : IMAO au cours des 14 jours précédents • Citalopram et paroxétine : pimozide • Paroxétine et bupropion : thioridazine • L'association du bupropion avec les antidépresseurs tricycliques abaisse le seuil de convulsion	\$\$ \$\$ \$
Carbamazépine : maladie hépatique, antécédents de porphyrie intermittente aigüe, troubles sanguins graves, antécédents d'insuffisance de la moelle osseuse	*Effets de classe*: Nausées, fatigue, somnolence	• Prise d'un IMAO au cours des 14 jours précédents ou des 14 prochains jours (effet de classe) • Carbamazépine : IMAO. Associée à de nombreuses autres interactions médicamenteuses. Avant de prescrire un autre médicament, il est suggéré de vérifier dans un ouvrage de référence ou de consulter un pharmacien • Lamotrigine : carbamazépine, oxcarbazépine, phénytoïne, acide valproïque	\$ \$\$\$ \$\$\$ \$\$\$

(Suite du tableau à la page suivante)

* Tous les médicaments sont contre-indiqués en présence de signes d'hypersensibilité au principe actif ou à tout autre ingrédient ou en cas de grossesse et d'allaitement.
Toutefois, les antidépresseurs tricycliques semblent être plus surs que les autres options chez la femme enceinte.

** Cout d'une posologie moyenne selon la liste de février 2008 de la RAMQ ou le cout d'acquisition du pharmacien communautaire (ne comprenant pas les honoraires du pharmacien).

\$ = moins de 50 \$ par mois; **\$\$** : entre 50 et 100 \$ par mois; **\$\$\$** : plus de 100 \$ par mois

TABLEAU III (suite) : Les médicaments contre la douleur neuropathique | Quatrième ligne

MÉDICAMENTS	INDICATIONS OFFICIELLES	PRÉCAUTIONS
QUATRIÈME LIGNE		
Opioïde et bloqueur NMDA Méthadone	Abus de drogues, analgésique	Les équivalences équianalgésiques ne sont pas linéaires avec les autres opioïdes, elles varient en fonction de la posologie utilisée
Bloqueurs R-NMDA Kétamine	Anesthésique pour les interventions diagnostiques et chirurgicales	Effets centraux dissociatifs
Action GABAergique Clonazépam	→ Troubles convulsifs	
Baclofène	→ Spasticité causée par la sclérose en plaques ou une maladie médullaire	→ Lors du sevrage, la dose doit être diminuée progressivement à raison de 5-10 mg par semaine
Agonistes alpha-adrénergiques et antiarythmiques Clonidine	→ Hypertension artérielle	→ Une évaluation du risque d'hypotension orthostatique est suggérée au moment de la prescription de la clonidine
Tizanidine	→ Spasticité	→ La fonction hépatique peut être atteinte par la prise de tizanidine. Des bilans sanguins doivent être faits à 1, 3 et 6 mois
Mexilétine	→ Arythmies	→ Un ECG, et éventuellement une consultation en cardiologie, est suggéré avant de débuter la mexilétine

TABLEAU III (suite) : Les médicaments contre la douleur neuropathique | Quatrième ligne

CONTRE-INDICATIONS*	EFFETS INDÉSIRABLES	INTERACTIONS MÉDICAMENTEUSES	COUT**
QUATRIÈME LIGNE			
	Voir opioïdes	Interactions médicamenteuses possibles avec plusieurs agents, principalement ceux métabolisés par le CYP450 3A4	$-$$
Patients ayant des antécédents cardiovasculaires	Somnolence, hallucinations	Potentialise l'action de certains bloqueurs neuromusculaires	$$-$$$
➜ Glaucome à angle fermé aigu, maladie hépatique importante, myasthénie grave, trouble respiratoire grave	➜ Somnolence, dépendance	*Effets de classe :* Potentialisent les effets des autres dépresseurs du SNC	$
	➜ Somnolence, étourdissements, faiblesse, céphalée, constipation, vertige, ataxie, hypotension		$
➜ Patient souffrant de bradycardie grave secondaire à un dysfonctionnement sinusal ou à un bloc auriculoventriculaire (BAV)	*Effets de classe :* Hypotension orthostatique Mexilétine : arythmies	➜ IMAO, mirtazapine, tizanidine	$
		➜ Fluvoxamine, cyclofloxacine	$-$$
		➜ Clozapine, flécaïnide, pimozide, tizanidine, antidépresseurs tricycliques	$$-$$$

* Tous les médicaments sont contre-indiqués en présence de signes d'hypersensibilité au principe actif ou à tout autre ingrédient ou en cas de grossesse et d'allaitement.
Toutefois, les antidépresseurs tricycliques semblent être plus surs que les autres options chez la femme enceinte.

** Cout d'une posologie moyenne selon la liste de février 2008 de la RAMQ ou le cout d'acquisition du pharmacien communautaire (ne comprenant pas les honoraires du pharmacien).

$ = moins de 50 $ par mois; **$$** : entre 50 et 100 $ par mois; **$$$** : plus de 100 $ par mois

MA VIE AVEC LA DOULEUR CHRONIQUE!

Line Brochu, C. Adm., Québec, Québec, Canada

J'avais neuf ans, j'avais des douleurs abdominales depuis quelque temps, mais j'allais quand même à l'école. Un jour où j'avais trop de douleur pour y aller, je me suis retrouvée avec ma sœur à la maison, car celle-ci avait la varicelle. Comme de jeunes enfants, on se chicanait un peu, c'est alors qu'en après-midi ma mère me dit: «ce soir nous allons chez le médecin, et si tu n'as rien, tu retournes à l'école demain matin». Je savais que j'avais des douleurs, mais je me demandais bien si j'avais quelque chose qui allait le démontrer. J'avais des craintes... Je ne pouvais pas retourner à l'école.

Comme ma mère l'avait dit, le soir même, nous allions voir le médecin et je suis entrée à l'hôpital immédiatement. Le médecin a demandé à ma mère si j'avais mes menstruations, car il croyait que j'étais enceinte à cause de la présence d'une bosse grosse comme la tête d'un enfant dans mon abdomen. Le diagnostic final a été «ganglioneurome (tumeur bénigne) abdominal envahissant». Normalement, le ganglioneurome s'enlève facilement avec la chirurgie, mais généralement, il ne peut l'être à cause de la complexité du système nerveux.

Je demeurais en région, j'ai été opérée une première fois et immédiatement après l'intervention chirurgicale, le chirurgien a dit à mes parents qu'il me donnait trois mois à vivre, si je me réveillais. J'ai réussi à sortir de l'hôpital, on a fêté mon 10e anniversaire. Toutes mes compagnes de classe étaient venues me saluer et avaient apporté des souvenirs. Le lendemain, j'entrais à l'hôpital Ste-Justine (Montréal, Québec) pour trois mois. Un chirurgien-pédiatre a réussi à enlever la partie du ganglioneurome qui allait vers le foie, il avait travaillé sept heures pour moi. Je me souviens encore lorsque je me suis réveillée, j'étais dans une petite salle avec une infirmière, il était venu voir comment j'allais. Il était habillé en habit, comme tous les dimanches d'ailleurs. Il m'a suivie jusqu'à l'âge de 21 ans et il m'a revue à 33 ans, pour me référer à un autre chirurgien. J'ai été hospitalisée tous les ans de 9 à 21 ans. Par la suite, j'ai été traitée en externe, mais au travers des suivis externes, j'ai eu d'autres hospitalisations et interventions chirurgicales.

Il n'y a pas que les médecins qui peuvent nous aider. Nous pouvons travailler à l'autogestion de notre douleur. Lorsque je suis retournée à l'école, l'année suivant ma deuxième intervention chirurgicale, on m'avait autorisée à m'absenter de l'école le mercredi. Je ne me suis jamais servie de cette permission. Je voulais être comme les autres. J'ai toujours voulu être comme les autres. Je crois que c'est ce qui m'a permise de passer au travers mes souffrances. Il faut observer les enfants, ils savent qu'ils sont malades, mais ils font comme s'ils ne l'étaient pas.

Même après les nombreuses interventions chirurgicales, je vis toujours avec le même problème. Le ganglioneurome envahit l'abdomen, une bonne partie de la colonne vertébrale et il pénètre dans le plexus sacré, endroit où tous les nerfs se trouvent au bas de la colonne vertébrale. Il pénètre à l'intérieur et les racines des nerfs deviennent très douloureuses. Ce n'est qu'avec des infiltrations et une forte médication, une excellente docteure de famille et un excellent anesthésiste que j'ai réussi à diminuer mes douleurs. Même si les chirurgiens ont réussi à enlever quelques morceaux du ganglioneurome deux fois sur six, il revenait plus fort que jamais et il changeait de direction.

Depuis 1964, j'en ai connu des souffrances, et à force de souffrir, le moral finit par se révolter lui aussi. C'est pourquoi, il y a une dizaine d'années environ, j'ai fait une dépression majeure. J'ai dû rencontrer des psychiatres et des psychologues qui m'ont également aidée à passer au travers. Lorsque la souffrance morale s'en mêle, nous pensons qu'il n'y a plus d'espoir, mais il y en a toujours. J'ai souvent pensé que c'était la fin, mais je revenais sur mes pieds avec une infiltration et une nouvelle médication.

C'est toujours à recommencer, mais il ne faut pas se décourager. Nous devons toujours garder espoir, car il y a des jours meilleurs et on doit faire confiance en la vie. La recherche, les médecins, les spécialistes ainsi que les grandes firmes pharmaceutiques font de très grands progrès. Nous devons penser à ces personnes qui travaillent tous les jours pour nous, et par le fait même, nous encourager, même si ce n'est que pour quelques heures.

Les infiltrations viennent en première place pour combattre ma douleur chronique, puis suit la médication. Lorsqu'au début, on m'a prescrit des anxiolytiques et des antidépresseurs, je n'étais pas très contente. Mais j'ai lu beaucoup et j'ai appris que ça faisait partie de l'arsenal médicamenteux qui travaille contre la douleur. Il est certain que plusieurs médicaments donnent des effets secondaires, mais c'est par des essais et erreurs que le meilleur médicament sera trouvé. Il ne faut pas se décourager si dans quelques mois ou quelques années, ce médicament n'agit plus de la même façon, car il y en aura d'autres, soyez-en assurés. Par ailleurs, il est certain que lorsqu'on change de médicament, on doit composer avec ses effets secondaires. Cependant, même si un médicament peut produire divers effets secondaires, ça ne veut pas dire que je vais ressentir ces effets.

À part les médicaments, j'ai pris ma vie en main, j'ai fait des thérapies, des thérapies avec hypnose, du yoga, de la marche, de la méditation, de la relaxation, de la détente, de l'acuponcture, etc. Pour moi, la détente peut être une source de beaucoup de bienfaits. Pour ma part, j'ai depuis une dizaine d'années la chance d'avoir un médecin de famille extraordinaire. C'est mon chef d'orchestre, qui voit à faire le pont entre moi et les spécialistes. Le médecin de famille c'est la personne qui fait la coordination avec les autres professions telles la physiothérapie, l'ergothérapie, la psychologie, etc. Je trouve essentiel d'avoir ce chef d'orchestre, mais ça n'a pas toujours été comme ça. Je sais que ce n'est pas donné à tout le monde d'avoir un bon chef d'orchestre. Faire partie de l'équipe soignante est important pour moi. Je sais ce qui me fait du bien et que mon expérience peut servir à d'autres.

Depuis plusieurs années déjà, j'aide d'autres personnes atteintes de douleur chronique. Je fais partie de l'Association québécoise de la douleur chronique en tant que secrétaire du conseil d'administration et membre fondatrice. Cela a été la meilleure façon que j'aie trouvée pour venir en aide aux autres.

En terminant, il faut que je mentionne que les personnes atteintes de douleur chronique trouvent souvent difficile, c'est de se faire répondre bêtement. On m'en parle souvent. Nous savons tous que ce n'est pas facile de toujours garder le sourire, que le personnel hospitalier vit aussi ses problèmes, mais lorsque nous devons aller régulièrement dans les hôpitaux et que nous nous faisons répondre bêtement, c'est comme si tout s'écroulait! Les larmes montent facilement à nos yeux... et nous sommes encore plus démunis.

CHAPITRE

4

LES SYNDROMES DOULOUREUX **RÉGIONAUX COMPLEXES (SDRC)**

Dat-Nhut Nguyen, M.D., anesthésiologiste
Josée Boucher, T.R.P.Centre de Santé et des Services Sociaux de Rouyn-Noranda, Rouyn-Noranda, Québec, Canada.

http://maladieschroniques@uqat.ca

Relu par Harry F. L. Pollett M.D., FRCPC , Directeur, Pollett Pain Services, North Side General Hospital, Sydney-Nord, Nouvelle-Écosse,
Directeur, Cape Breton Island Pain Clinic, Cape Breton, Nouvelle-Écosse, Canada

RÉSUMÉ

Une des maladies les plus douloureuses vues dans nos cliniques s'appelle le SDRC, le syndrome douloureux régional complexe. Avec le développement des neurosciences récentes, les chercheurs ont mis au point des traitements plus efficaces pour cette maladie encore mystérieuse. Dans ce chapitre, nous vous proposons un aperçu des connaissances médicales actuelles, ainsi qu'une description de programme de traitement à notre centre hospitalier, (Centre de Santé et des Services Sociaux de Rouyn-Noranda, Rouyn-Noranda, Québec, Canada).

1. INTRODUCTION

Le syndrome douloureux régional complexe ou SDRC était, jusqu'à tout récemment, une maladie (pathologie) très peu connue. Celui-ci peut être provoqué par un traumatisme, une fracture, un infarctus... il arrive même parfois qu'aucune cause ne puisse être déterminée. Cette pathologie a porté différents noms à différentes époques, et ce, dans différents pays (algodystrophie, dystrophie sympathique réflexe, maladie de Sudeck, causalgie, syndrome épaule-main). Ainsi, afin de simplifier la nomenclature et favoriser l'établissement de diagnostics plus uniformes, un panel de spécialistes de l'*International Association for the Study of Pain (IASP)* a établi en 1993 une série de critères diagnostiques et arrêté son choix sur un seul nom : le **syndrome douloureux régional complexe**. Jusqu'à cette époque, c'était une maladie qu'on disait très grave, rare et mystérieuse. Heureusement, depuis les années 2000, les nouvelles recherches et l'avancement de nos connaissances dans le domaine nous permettent de mieux comprendre ce syndrome et ses traitements.

Dans ce chapitre, nous allons explorer les données les plus récentes sur le SDRC tout en utilisant une perspective axée sur la réhabilitation et l'autonomie des patients.

Plus spécifiquement, nous allons décrire dans les prochaines sections :
- les symptômes du SDRC et ce que la science actuelle comprend de ces symptômes;
- le traitement par imagerie et la rééducation sensitive;
- les traitements médicaux visant à encourager la rééducation.

ATTENTION :
S'il vous prend l'envie de fureter sur ce sujet sur Internet (surtout dans les sites des groupes de soutien en SDRC (*Complex Regional Pain Syndrome* ou *CRPS* en anglais) et sur le site *YouTube*), il est possible que vous soyez choqués de voir une perspective beaucoup plus pessimiste et axée sur des traitements passifs peu efficaces.

FIGURE 1 : SDRC de la main gauche

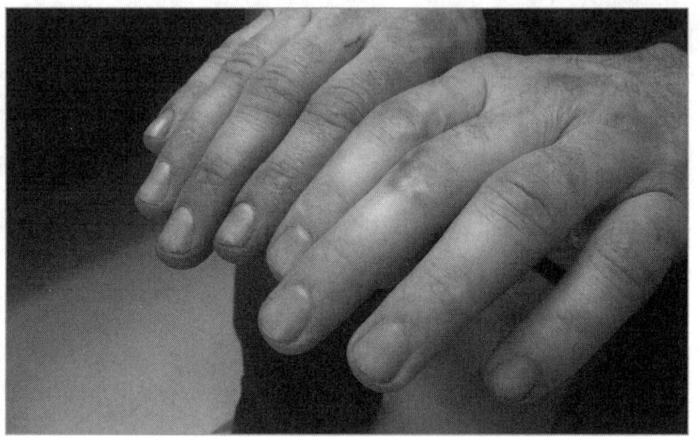

2. SIGNES ET SYMPTÔMES

Le SDRC se définit entre autres comme « une condition douloureuse secondaire à un traumatisme, le plus souvent à une extrémité, dont les manifestations cliniques et la durée sont **disproportionnées** par rapport à l'agression initiale ».

Nous voudrions attirer votre attention sur le terme « disproportionné » utilisé dans la définition. Pour mieux illustrer nos propos, nous pouvons citer comme exemple qu'on prévoit qu'une entorse simple de la cheville fasse mal au point de limiter la marche pour quelques jours à une semaine. Mais si après deux semaines la douleur augmente, c'est disproportionné. Le travail des professionnels est alors de détecter les complications possibles et de les traiter : infection, fracture, rupture de tendons. Malheureusement, 1 à 2 personnes sur 1000 n'auront aucune infection, fracture ou rupture tendineuse; ils auront développé le SDRC[1].

La douleur est le symptôme prédominant dans le SDRC :
- douleur au repos, continuelle, profonde;
- la peau est sensible, le frôlement d'un tissu sur la peau est douloureux (allodynie);
- les petits mouvements simples deviennent douloureux;
- la douleur atteint d'autres parties qui étaient intactes au départ : par exemple le patient avait une blessure au pouce, mais progressivement, les autres doigts de la main deviennent douloureux et raides;
- la douleur peut être de type brulure, décharge électrique, multiples aiguilles, élancements, fourmillements; le membre atteint peut devenir très sensible à la température. La sensation d'« un peu froid » peut être ressentie comme « douloureusement glacée » (hyperalgésie thermique).

Ces manifestations sont probablement reliées à des changements importants au niveau du système nerveux. Des changements dans la transmission de l'information douloureuse, certes, mais aussi dans la transmission des informations reliées au contrôle de la température, au contrôle des mouvements et à la sensibilité tactile fine (par exemple reconnaitre le type de tissu au toucher). Des changements importants sont également observés dans les zones d'intégration des informations, de planification des mouvements et de reconnaissance de notre propre corps.

Ces changements dans le système nerveux produisent également des symptômes inhabituels, tellement différents des symptômes des autres maladies douloureuses que les patients passent quelquefois pour des menteurs, des simulateurs :
- sentir que le membre atteint est très enflé alors que le membre n'est que visiblement peu enflé;
- sentir que le membre est plus long, plus court, plus gros, plus petit, qu'il ne l'est en réalité;
- avoir de la difficulté à imaginer un mouvement simple du membre atteint (ou imaginer que le mouvement fait mal);
- sentir que le membre atteint ne lui appartient pas (le patient en parle en disant « cette main », « cette chose » plutôt que « ma main »);
- perdre la sensibilité fine et sentir des engourdissements, des picotements, des fourmillements et/ou des douleurs dans des parties du corps non blessées lors de l'accident initial (quelquefois dans tout le bras dans un SDRC de la main, quelquefois même au visage ou à tout l'hémicorps);
- développer des tremblements, des raideurs, des postures anormales du membre atteint, surtout durant les mouvements volontaires et lors d'épisodes de stress. Ces anomalies du mouvement diminuent avec la distraction, la relaxation.

FIGURE 2 : Le patient SE SENT comme si sa main atteinte était déformée et enflée, bien qu'elle n'apparaisse pas comme telle. Il sent difficilement ses doigts, et quelquefois les confond.

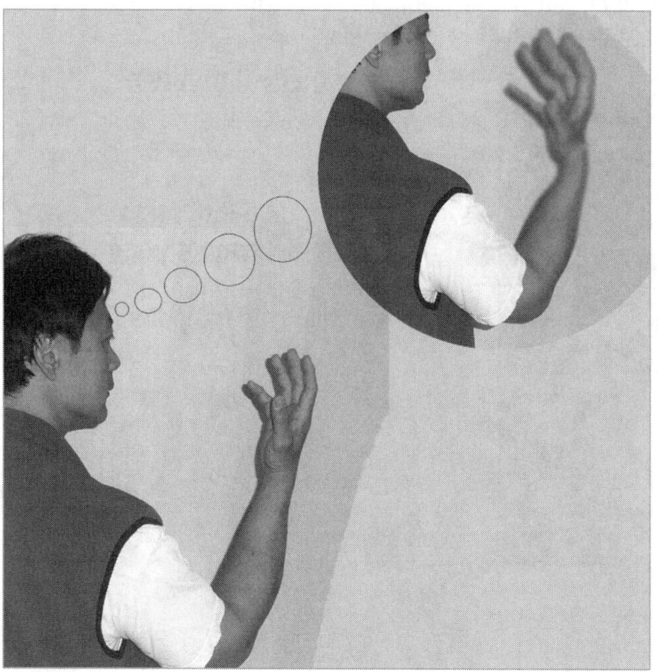

FIGURE 3 : Inflammation neurogénique et désordres du système nerveux sympathique

INFLAMMATION NEUROGÉNIQUE

À chaque blessure, l'inflammation est un processus normal qui protège la partie blessée et qui amène le renfort des cellules réparatrices pour produire la guérison. Malheureusement, dans certaines maladies (dont le SDRC), ce processus se dérègle. « Neurogénique » veut dire que l'inflammation n'est pas produite par l'infection, le cancer, l'arthrite, mais par un dérèglement du système nerveux qui régule l'inflammation.

SYSTÈME SYMPATHIQUE

Notre système nerveux contrôle plusieurs fonctions reliées au maintien de l'homéostasie du corps, c'est-à-dire, garder la température, l'eau, le sucre dans le sang, etc. stables, grâce, entre autre, au système sympathique. Ce dernier aide à réguler la température de la peau, la transpiration, la circulation sanguine. Ce système a aussi pour fonction de préparer notre corps au stress pour faire face à des dangers extérieurs.

Les patients avec un SDRC présentent également différents signes et symptômes reliés à l'inflammation neurogénique et des désordres du système nerveux sympathique :

- rougeur, chaleur, œdème (c.-à-d. enflure) qui s'étend au-delà de la partie blessée initialement;
- ou, à l'opposé, coloration bleutée, mauve ou blanche de la peau, accompagnée de froideur. Quelquefois, cette froideur peut même alterner avec des épisodes de rougeur, de chaleur, d'œdème. Ces symptômes, chaud, froid, rouge, mauve, bleu, marbré sont souvent fluctuants. Ils augmentent et diminuent au cours de la journée, des semaines et des mois. Ils augmentent souvent quand le patient fait des activités douloureuses, quand ce dernier dépasse certaines limites;
- la sudation peut devenir anormale, soit augmentée, soit diminuée, dans la partie atteinte ou même au-delà;
- dans la région atteinte, la peau, les ongles, les poils peuvent devenir secs, minces, irréguliers, craquelés, fragiles. Les tissus sous la peau peuvent aussi devenir indurés, épaissis, moins souples.

En plus des symptômes spécifiques mentionnés précédemment, les patients présentent des symptômes communs à la plupart des douleurs chroniques :

- trouble du sommeil;
- stress relié aux difficultés à faire les tâches domestiques quotidiennes;
- stress relié à l'emploi, aux litiges possibles avec les organismes payeurs;
- stress relié à l'incertitude causée par la maladie, à la difficulté à trouver les ressources pour se faire soigner;
- stress relié à la douleur continuelle, mais surtout relié au manque de moyens pour la contrôler;
- effets secondaires importants de la médication (surtout quand les médicaments utilisés sont à doses élevées);
- troubles familiaux et personnels inévitables, suite aux pertes importantes, qui nécessitent des ajustements difficiles;
- troubles psychologiques (anxiété, dépression, colère, etc.) qui surviennent souvent quand le stress devient trop élevé.

3. TRAITEMENTS

Comme la cause exacte de la maladie est inconnue, la science ne peut offrir, même en 2009, de traitement spécifique visant à guérir le SDRC.

Jusqu'à récemment, la médecine avait peu de traitements efficaces et la majorité des patients diagnostiqués restaient avec des douleurs et des handicaps sévères dans les activités de la vie quotidienne.

Depuis le début des années 2000, les études nous font toutefois comprendre que faire des exercices en provoquant à répétition la douleur active la *NEUROMATRICE DE LA DOULEUR*[2]. Voir **figure 4**, page suivante.

FIGURE 4 : Neuromatrice de la douleur

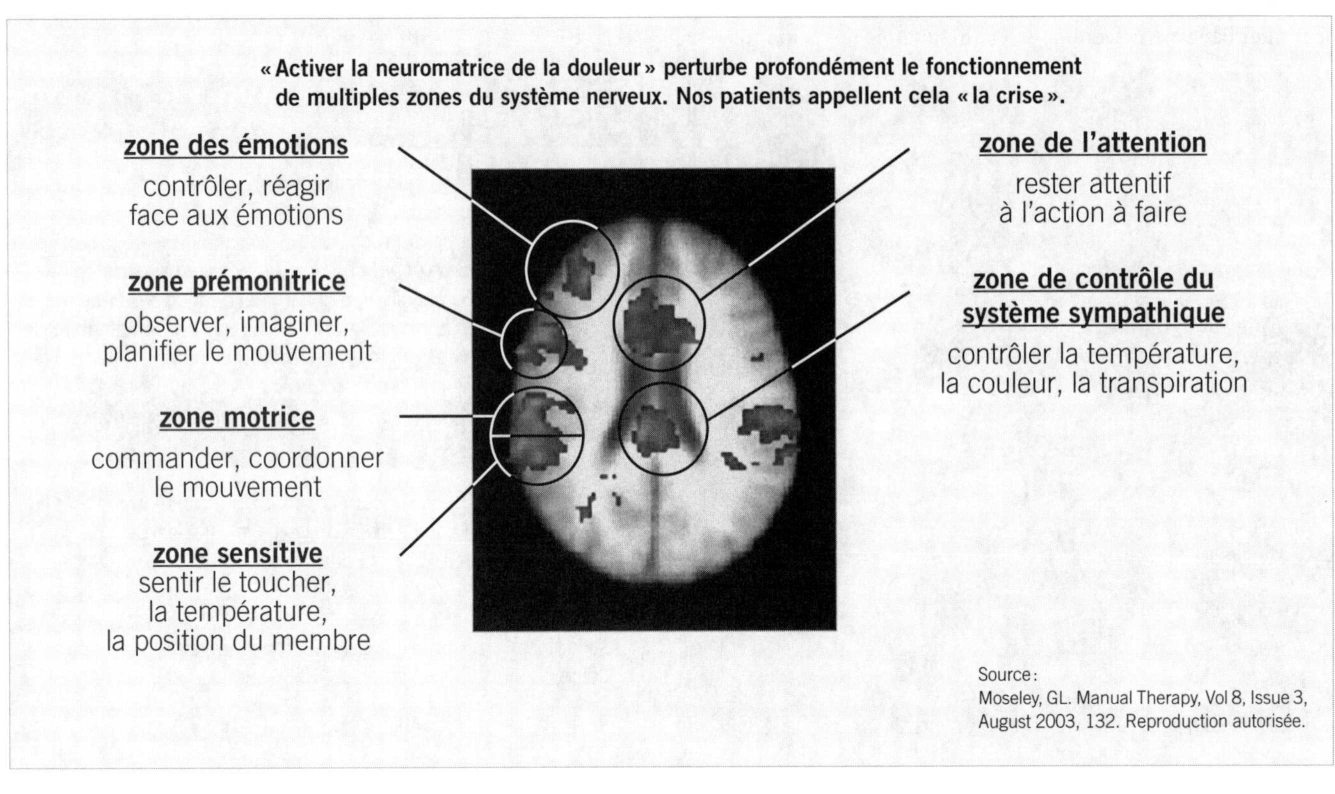

Source :
Moseley, GL. Manual Therapy, Vol 8, Issue 3, August 2003, 132. Reproduction autorisée.

Et nous comprenons mieux aujourd'hui la spirale de détérioration dans le SDRC **(figure 5)**.

FIGURE 5 : La spirale de détérioration dans le SDRC

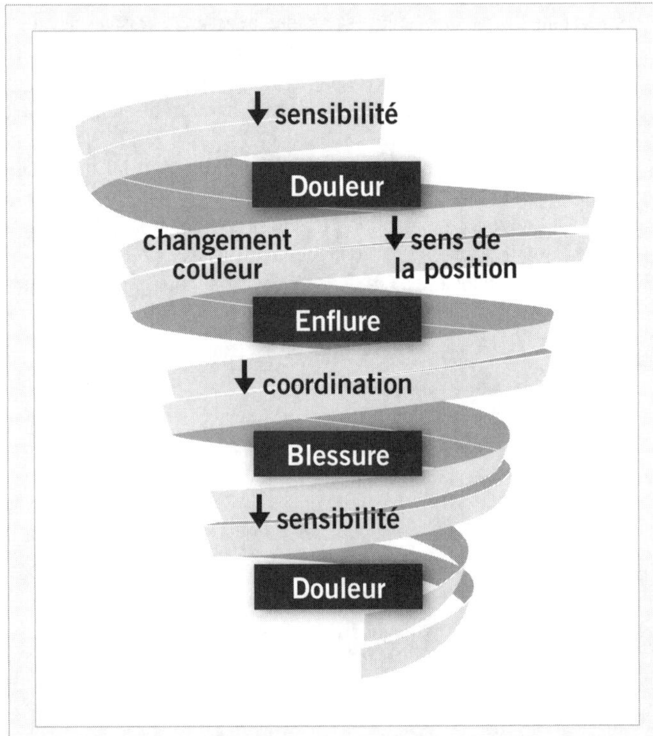

Le patient continue à « pousser » dans des exercices trop exigeants pour la condition (ou se fait pousser), ce qui provoque beaucoup de douleur.

La douleur entraine enflure, changement de coloration, changement de température et des perturbations du système nerveux (engourdissements, perte de sensations, mouvements imprécis, sens de la position perturbé, etc.). À leur tour, ces perturbations amènent de l'imprécision dans les gestes qui provoquent d'autres blessures, d'autres douleurs.

Et le cercle vicieux recommence.

Ce qui a amené les chercheurs Moseley[3] et Pleger[4] à concevoir un traitement visant à réhabiliter ces perturbations, traitement basé sur des exercices quotidiens.

Ce traitement suit trois principes importants:

- rééduquer par étapes chacune des fonctions altérées par le SDRC par des exercices quotidiens;
- pour ne pas provoquer de crise (douleur, enflure, chaleur, rougeur, froideur), le patient doit franchir les étapes lentement, patiemment, une étape à la fois. Il est important de suivre un traitement à la fois, un programme d'exercices planifié par une personne à la fois (pour éviter les explications contradictoires et les exercices qui vont dans des directions différentes);
- la personne atteinte doit aussi apprendre à être patiente dans sa vie quotidienne, à ne pas provoquer de « crise » en dehors du programme d'exercices (il serait illogique de consacrer 20 minutes par jour à imaginer des mouvements sans bouger pour ne pas provoquer de crise, et aller transporter du bois pendant 2 heures et déclencher une crise de douleur, enflure, etc.).

Ces techniques ont révolutionné le traitement du SDRC. Au fur et à mesure que le patient récupère la sensibilité fine, la capacité d'imaginer le mouvement et la capacité de bouger, la douleur diminue, l'enflure disparait et la température du membre se normalise.

Ce programme a été implanté dans notre centre hospitalier depuis 2004. Il est également disponible dans certains hôpitaux (sous les noms de programme de réhabilitation par imagerie PRI, imagerie motrice, thérapie au miroir, «*graded motor imagery*»). Aujourd'hui, avec un programme d'exercices réguliers, la majorité des patients retrouvent une bonne qualité de vie. La plupart retournent au travail avec des ajustements nécessaires. Malheureusement, une minorité des patients restent avec un handicap sévère et doivent prendre des médicaments à long terme pour stabiliser leur condition.

Un des inconvénients de ce programme est qu'il est encore méconnu par plusieurs professionnels de la santé. Il se peut que vous éprouviez des difficultés lors du suivi avec certains professionnels qui vous ordonnent d'endurer plus de douleur, de dépasser vos limites, d'être de plus en plus actif tout de suite.

TRAITEMENTS PAR IMAGERIE ET PAR RÉAPPRENTISSAGE DE LA SENSIBILITÉ

Dans cette section, nous décrirons les principes et des exemples d'exercices utilisés dans le programme de réhabilitation. Pour une description complète et pour obtenir les outils disponibles (CD, DVD, photos, protocoles), nous vous suggérons de consulter notre site internet (http://maladieschroniques@uqat.ca).

Nous divisons le traitement en six phases.

PHASE 1 : Reconnaitre droite gauche, rééducation sensorielle, SANS DOULEUR (environ deux semaines)

C'est l'étape cruciale. L'objectif premier de cette phase est d'apprendre à gérer les exercices et la vie quotidienne dans le but de minimiser les « crises ».

Exercices d'imagerie

Reconnaitre droite gauche, soit avec le CD, soit avec un jeu de cartes (les deux versions sont disponibles sur notre site Internet). Vous vous exercez à identifier si la main (ou le pied) présentée est droite ou gauche. L'exercice vise à activer la zone prémotrice (zone de planification du mouvement) qui doit tourner, manipuler l'image de votre propre main dans votre schéma corporel pour identifier chaque image présentée. L'exercice est commencé quelques minutes à la fois au début, trois fois par jour. Puis, si c'est confortable, vous augmentez lentement jusqu'à 10 minutes, 3 fois par jour, 6 jours par semaine. Durant tout le programme, il est important d'être attentif aux signes de douleur, changements de couleur, d'enflure, de détérioration. Ces signes sont vos guides pour diminuer, ajuster la durée ou la difficulté des exercices.

Les mains (ou pieds) doivent rester immobiles pendant que vous vous exercez à identifier la gauche et la droite.

Si vous utilisez le jeu de cartes, manipulez les cartes avec votre main saine.

Si certaines images provoquent des difficultés particulières, poursuivez l'exercice, mais en laissant tomber les images « problématiques ». Après quelques séances, tentez à nouveau les images « problématiques ».

Exercices pour améliorer le sens du toucher et de la température

Dans le SDRC, le système nerveux, lors des « crises » douloureuses, a tendance à « se déconnecter » du membre atteint. Pour renverser cette tendance, vous utilisez de la ouate, un pinceau doux, du tissu ou juste la chaleur de votre main pour stimuler délicatement, sans douleur, la peau du membre atteint. Le but est de porter attention à ces sensations pour rééduquer le système nerveux.

Pour rééduquer le sens de la température, l'exercice consiste à placer deux bacs d'eau devant vous, un avec de l'eau tiède un peu chaude, l'autre avec de l'eau tiède un peu fraîche. Il s'agit de tremper le membre atteint alternativement dans les bacs et de porter attention à réapprendre à discerner les changements de température.

PHASE 1 (SUITE) : Reconnaitre droite gauche, rééducation sensorielle, SANS DOULEUR (environ deux semaines)

Apprendre à gérer les activités de la vie quotidienne de façon à minimiser les « crises »

Avez-vous déjà vu un animal (chien, chat) avec une patte blessée? Il amène la patte blessée près du corps et n'utilise plus du tout ce membre durant la convalescence de celui-ci. Cette stratégie efficace est plus difficile à appliquer chez l'humain. Apprendre à fonctionner dans sa propre vie quotidienne (marcher, faire l'épicerie, la cuisine, se laver, etc.) sans provoquer la douleur, la crise, est un défi important. À ce propos, nous vous suggérons de lire et intégrer le **chapitre 23**. Les médicaments analgésiques (antidouleur) peuvent être une aide utile pour certains patients à court terme.

FIGURE 6 : Exemples d'exercices pour améliorer la sensibilité

Progressez en gardant les yeux fermés.

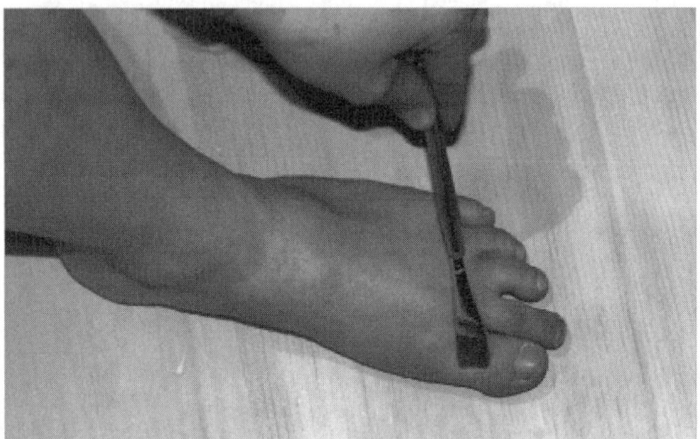

Réapprendre à sentir le toucher avec un pinceau

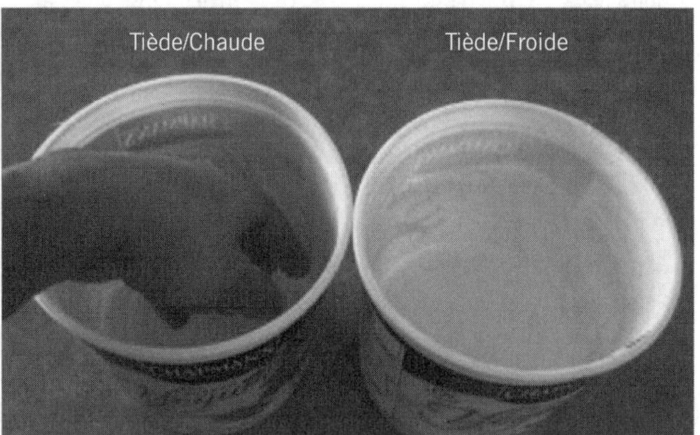

Réapprendre le sens de la température

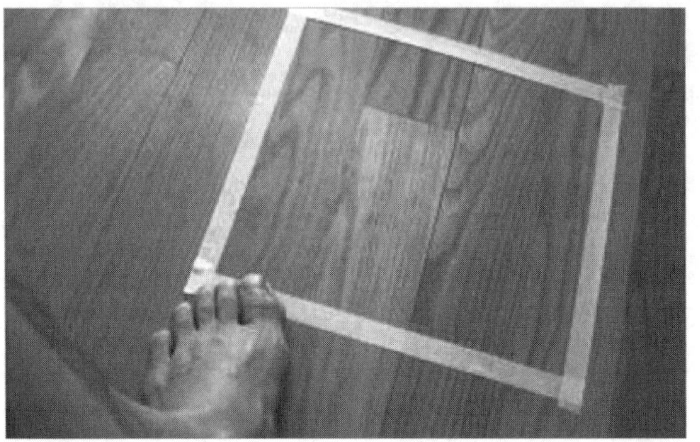

Suivre le ruban collant sur le plancher

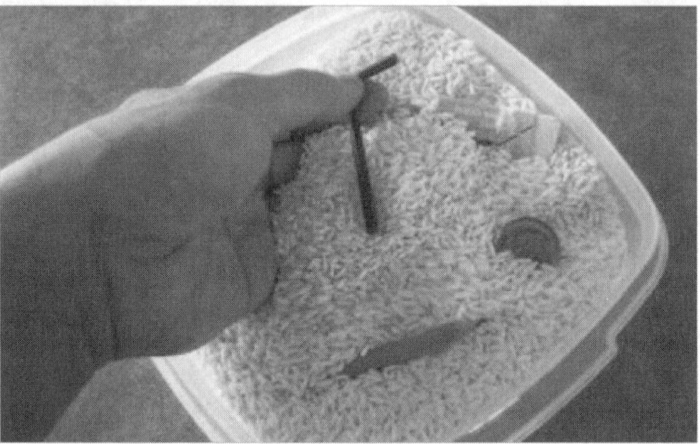

Chercher des objets dans un bac de riz

PHASE 2 : Réapprendre à préparer, à imaginer des mouvements simultanés des deux mains (ou deux pieds) au miroir, à améliorer le toucher fin, précis, distinguer des petites différences de température SANS DOULEUR (environ deux semaines)

Préparer le mouvement

Nous vous proposons une expérience : prenez un moment tranquille, debout (ou assis), fermez les yeux, prenez le temps d'être en équilibre, et sentez votre poids au milieu de vos pieds (ou vos fesses). Quand vous êtes prêt, amenez vos deux bras devant vous. Sentez que votre poids se déplace légèrement vers l'arrière (vers les talons ou le coccyx). Faites-le plusieurs fois pour bien sentir le déplacement du centre de gravité.

Maintenant, imaginez que vous amenez vos deux bras devant vous sans les bouger. Et vous sentez probablement que votre poids se déplace légèrement à l'arrière aussi.

Cette expérience illustre un mécanisme essentiel : juste avant d'initier un mouvement, notre système nerveux doit construire la séquence du mouvement, déplacer le centre de gravité, placer les articulations de support et les stabiliser. Tout ce travail est fait à notre insu par la zone prémotrice dans notre cerveau pour réapprendre à préparer le mouvement adéquatement cette zone est altérée dans le SDRC. Dans la phase 2, vous allez imaginer le mouvement SANS BOUGER, justement pour activer la zone prémotrice, pour réapprendre à préparer le mouvement adéquatement.

Exercices d'imagerie

Placez un miroir stable entre les deux mains (ou les deux pieds) de façon à cacher la main (ou le pied) atteinte. Durant l'exercice, vous vous positionnez de façon à voir votre main saine et le reflet de la main saine (qui crée l'illusion de voir la main atteinte).

L'exercice consiste à imaginer des mouvements **simultanés** des deux mains (ou pieds). Sur la **figure 7**, le patient regarde des exemples de mouvements qui apparaissent sur l'ordinateur. Pour utiliser le même logiciel, vous pouvez télécharger le CD du site Internet. L'exercice se fait aussi avec des cartes d'images (également disponibles sur le site Internet).

L'objectif est de faire l'exercice 10 minutes, 3 fois par jour, 6 jours par semaine, pendant 2 semaines. Cela demande patience et persévérance.

FIGURE 7 : Positionnement pour les exercices au miroir

Positionnement (phases 2, 3 et 4)

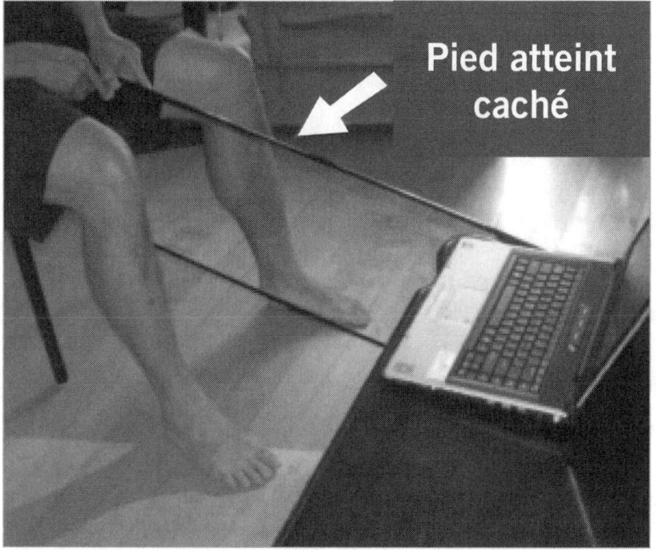

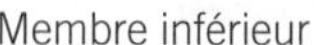
Membre inférieur

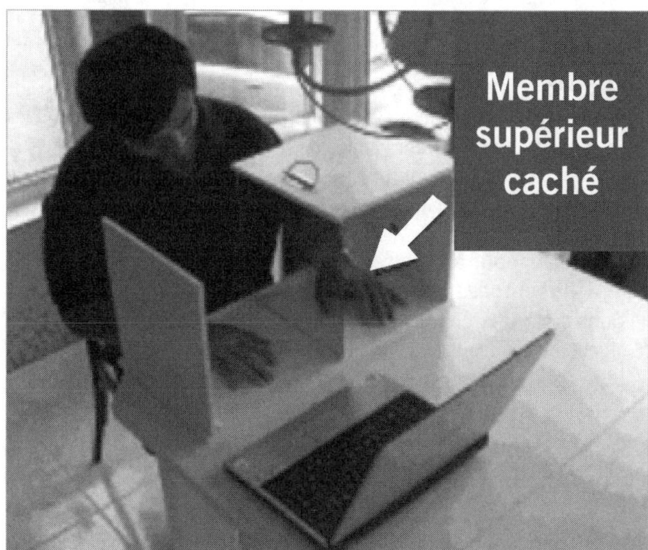

Membre supérieur

Exercices pour améliorer le sens du toucher et de la température

Ce sont les mêmes exercices que la **phase 1**. Vous progressez lentement en stimulant la peau avec des pinceaux à poils un peu plus durs (ou une brosse à dents), du tissu plus rude.

Pour progresser dans la rééducation du sens de la température, utiliser des bacs d'eau dont les températures sont de plus en plus rapprochées.

Pour rééduquer le sens de la position, les yeux fermés, utiliser l'index de la main saine pour aller toucher délicatement chacun des doigts de la main atteinte (ou chaque orteil du pied atteint). Si quelqu'un de votre entourage peut vous aider, vous lui demandez de toucher délicatement vos doigts (ou vos orteils) et vous avez à discerner sans regarder quels doigts ou orteils sont touchés.

Apprendre à gérer les activités de la vie quotidienne

Gérer de plus en plus ses activités pour ne pas déclencher de crises nécessite de négocier, de déléguer, de refuser certaines tâches. Nous vous suggérons de poursuivre l'intégration du chapitre 24.

À la fin de la **phase 2**, la douleur au repos est habituellement bien contrôlée. Les exercices d'imagerie sont confortables et ne déclenchent aucun symptôme. Finalement, les épisodes de changements de couleur, d'enflure sont significativement diminués.

PHASE 3 : Mouvement côté sain, SANS DOULEUR (environ une à deux semaines)

Exercices d'imagerie

Même installation que l'exercice au miroir de la **phase 2**. Il s'agit de commencer les mouvements avec le côté sain seulement en observant l'image de votre main saine dans le miroir. Lentement, doucement.

Pour certains patients, l'exercice d'imagerie de la **phase 3** est particulièrement facile (c-à-d. aucun inconfort, aucune augmentation des symptômes), ils passent alors aussitôt à l'exercice d'imagerie de la **phase 4**.

Exercices pour améliorer le sens du toucher et de la température

Mêmes exercices qu'à la **phase 2**, progressez lentement et surement.

Un autre exercice consiste à disposer différents objets sur la table et apprendre à les reconnaitre au toucher, sans regarder. (Pour un pied atteint, il s'agit de reconnaitre au toucher pied nu différents types de surface : bois, tapis, caoutchouc, etc.).

Apprendre à gérer les activités de la vie quotidienne

Mêmes tâches qu'à la **phase 2**, progressez lentement et surement.

DANGER : Le piège serait de vouloir tout reprendre votre vie normale d'un coup parce que vous allez mieux.

PHASE 4 : Réapprendre à faire des mouvements simultanés des deux mains (ou deux pieds) au miroir, réapprendre des gestes fins, précis, SANS DOULEUR (environ deux à quatre semaines)

Exercices d'imagerie

Même installation que l'exercice au miroir des **phases 2** et **3**. Il s'agit de commencer les mouvements simultanés avec les deux mains (ou les deux pieds) en observant l'image de votre main saine dans le miroir.

L'objectif est : lenteur, précision, confort. La force et la souplesse seront pour la prochaine phase.

Exercices pour améliorer le sens du toucher et de la température

Dans cette phase, vous commencez à manipuler des petits objets légers (ballon de plage, verre de polystyrène, gros morceaux de casse-tête, etc.). Puis, progressez vers des exercices qui demandent plus d'habileté (empiler des cubes les yeux fermés, casse-tête de quatre morceaux les yeux fermés, etc.) Pour un SDRC du pied, l'exercice est d'explorer différentes façons de transférer un peu de poids sur le pied atteint SANS provoquer de douleur.

L'objectif est : lenteur, précision, confort. La force et la souplesse seront analysées dans la prochaine phase.

Bacs d'eau : Une fois que vous réussissez à discerner les petites différences de température, la prochaine étape est d'apprendre à votre membre à gérer des contrastes plus importants; il s'agit de placer un bac d'eau un peu froide et un bac d'eau un peu chaude, et de tremper le membre alternativement dans les bacs. À mesure que les contrastes sont plus confortables, augmentez les écarts de température.

Apprendre à gérer les activités de la vie quotidienne

À cette étape, plusieurs patients sont tentés d'augmenter rapidement leur niveau d'activités, et ils s'empirent à chaque fois. Il est très important de continuer d'avancer très lentement et prudemment.

PHASE 5 : Réapprendre à refaire les gestes de tous les jours avec fluidité et précision

Habituellement, après la **phase 4**, la douleur est bien contrôlée, les « crises » sont plus espacées et vous pouvez faire des petits mouvements avec le membre atteint confortablement. Dans la **phase 5**, le programme d'exercice vise à :

- réapprendre la séquence, le rythme et la coordination « normale » des gestes de la vie quotidienne. « Normale » veut dire que le geste est souple, fluide, sans accrochage, sans craquement, confortable, facile et efficace. Cela peut être réapprendre à balancer les bras durant la marche ou réapprendre à soulever un objet de façon fluide et efficace. Un exemple d'exercice se trouve au **chapitre 23**;
- augmenter progressivement la force musculaire, la souplesse des articulations par des exercices « conventionnels » (mises en charge, petits haltères, étirements, exercices aérobiques doux);
- quand les gestes de la vie quotidienne sont devenus faciles, il s'agit de réapprendre les gestes que vous feriez (ou faites) au travail. Il est important de respecter les règles de biomécanique et d'ergonomie vues au **chapitre 24**.

Exercices d'imagerie

Les exercices d'imagerie sont normalement terminés, mais si certains exercices restent difficiles et/ou qu'une crise importante est survenue, il est important de reprendre les exercices d'imagerie en respectant l'ordre des phases (1, puis 2, 3, 4). La vitesse de progression d'une phase à l'autre est ajustée selon la réussite des exercices.

PHASE 6 : Gérer la rechute

Carole avait passé avec succès à travers le programme de traitement par imagerie et rééducation sensitive. Elle avait repris son travail et sa vie habituelle. Environ un an après, elle me rappelle et me raconte qu'elle a construit son patio et que les symptômes de SDRC sont réapparus. Elle a ressorti son CD et recommencé son programme de traitement depuis le début. En une semaine, son bras est redevenu fonctionnel.

Presque tous les patients avec un SDRC vont connaitre une rechute. Pour un certain temps, le système nerveux semble rester « fragile ». Les altérations du système nerveux ont tendance à réapparaitre : à l'occasion d'une blessure, d'un travail exténuant, d'une chirurgie. Certains patients doivent continuer à porter attention aux gestes qu'ils font avec le membre atteint. D'autres continuent à faire des exercices, des jeux pour améliorer l'habileté et la précision.

En cas de rechute, il s'agit de reprendre le programme depuis le début :

- exercices d'imagerie;
- exercices pour améliorer le sens du toucher et de la température;
- gérer les activités de la vie quotidienne.

La vitesse de progression d'une phase à l'autre est ajustée selon la réussite des exercices et selon l'évolution de vos symptômes.

N'oubliez pas : lenteur et douceur.

TRAITEMENTS MÉDICAUX VISANT À ENCOURAGER LE PROGRAMME DE RÉÉDUCATION

Pour encourager le programme de rééducation, différents moyens médicaux peuvent être utilisés. Ces moyens sont surtout utiles à court terme. À long terme, ils peuvent causer des complications.

Médicaments pour la douleur (voir chapitre 30)

- **Gabapentin et prégabaline** : sont de la classe des médicaments contre l'épilepsie et sont utiles pour contrôler la douleur;
- **Acétaminophène** : est un analgésique faible avec très peu d'effets secondaires;
- **Anti-inflammatoires** (naprosen, ibuprofène, etc.) : sont aussi des analgésiques faibles. À cause des effets secondaires, évitez de les prendre pendant plus de trois semaines.
- **Opioïdes** (narcotiques, morphine, codéine, hydromorphone, oxycodone, etc.) : sont des analgésiques puissants, avec des effets secondaires de somnolence et surtout, de constipation. Les formulations longue durée (ex. : morphine contin, hydromorph contin, oxycontin, duragésic, etc.) sont particulièrement utiles pour ce type de douleur continuelle;
- **Amytriptiline** (de la classe des antidépresseurs) : à petite dose, aide à mieux dormir.

- Votre médecin peut parfois vous proposer des médicaments utilisés pour traiter l'ostéoporose (déminéralisation des os).
- Rarement, quand l'enflure, la rougeur sont très importantes, un court traitement à la cortisone peut-être utilisé (une à quatre semaines).
- Certains patients peuvent bénéficier de blocs sympathiques et de blocs veineux. Il s'agit de techniques dans lesquelles l'anesthésiologiste, avec une ou plusieurs aiguilles, injecte des médicaments pour bloquer temporairement les nerfs sympathiques du membre atteint. Ces techniques sont répétées 6 à 10 fois et soulagent temporairement la douleur et l'enflure chez certains patients.

Autres traitements

- **Sympathectomies** : Il s'agit de techniques dans lesquelles l'anesthésiologiste ou le chirurgien détruit les nerfs sympathiques du membre atteint. L'efficacité des sympathectomies n'a jamais été prouvée, et ces interventions peuvent amener beaucoup de complications (sensations fantômes, douleurs augmentées).

Une petite minorité de patients évoluent moins bien : le programme de réhabilitation ne progresse pas et la douleur est importante malgré le traitement. Ces patients vont rester avec des handicaps sévères et des médicaments à long terme seront nécessaires pour contrôler la douleur.

Quelques rares patients reçoivent des traitements palliatifs invasifs pour contrôler la douleur.

Les neurostimulateurs et les cathéters épiduraux sont des cathéters (petits tuyaux) de silicone que le neurochirurgien ou l'anesthésiologiste implante près de la moelle épinière (Voir **chapitre 34**). Ce sont les moyens médicaux les plus puissants pour bloquer les signaux de douleur, mais aussi les plus dangereux.

4. CONCLUSION

Dans ce chapitre, nous avons exploré le SDRC, une maladie douloureuse avec des symptômes inhabituels dont la cause exacte est encore à découvrir. Notre objectif était également de vous aider à mieux comprendre et utiliser le traitement le plus efficace jusqu'à aujourd'hui :

- gérer vos activités pour ne pas déclencher de « crise » ;
- rééduquer les altérations du système nerveux par des exercices progressifs;
- réapprendre à faire les gestes de la vie quotidienne et du travail sans déclencher de « crise ».

Il est impossible de décrire tous les détails du programme et les outils dans ce chapitre. Nous vous suggérons donc de visiter notre site internet au **http://maladieschroniques@uqat.ca**

Malheureusement, le chemin de la réhabilitation est parsemé d'embuches : l'incompréhension de certains professionnels, de certains organismes payeurs, l'absence de ressources et d'aide. Il y aura des moments de colère, de révolte et de découragement. Il y aura d'autres moments où vous aurez envie d'aller beaucoup plus vite, de sauter des étapes. Notre expérience avec les patients SDRC est : trois pas en avant, deux en arrière, puis trois pas en avant, un en arrière… et c'est normal.

Le chemin nécessite courage, persévérance et patience. **Heureusement, l'amélioration est définitivement possible et atteignable.**

RÉFÉRENCES

1. De Mos M (2008). Medical history and the onset of Complex Regional Pain Syndrome (CRPS) Pain. 139, p. 458-466
2. Moseley G.L. (2003). A pain neuromatrix approach to patients with chronic pain. Manual Therapy (2003) 8(3), p. 130-140
3. Moseley G.L. (2004). Graded motor imagery is effective for long-standing complex regional pain syndrome : a randomised controlled trial. Pain 108 (2004), p. 192-198
4. Burkhard Pleger, MD (2005). Sensorimotor Returning in Complex Regional Pain Syndrome Parallels Pain Reduction. Annals of Neurology Vol. 57 No 3, p. 425-428

CHAPITRE

LA FIBROMYALGIE : **AVOIR TOUJOURS MAL!**

Pierre Arsenault Ph.D., M.D., CPI, Sherbrooke, Québec, Canada
Alain Béland B. Sc., M.D., FRCPc, anesthésiologiste, Roberval, Québec, Canada

RÉSUMÉ

La fibromyalgie est l'une des conditions cliniques douloureuses la plus méconnue dans les milieux cliniques. L'augmentation du nombre de patients atteints de cette condition soulève de nombreuses questions et doit obliger la communauté scientifique ainsi que les instances politiques à se pencher sur elle afin d'en identifier les causes, les mécanismes et les traitements. Pour certains patients qui en souffrent, les conséquences psychosociales peuvent être nombreuses : isolement, incompréhension, stigmatisation, abandon, divorce, éviction du travail, etc. À la douleur physique s'ajoute la douleur émotionnelle et parfois même de profonds questionnements existentiels : pourquoi tant de douleur?

Pour la société, en présence des cas extrêmes, les pertes sont inestimables : absentéisme au travail, perturbations des activités familiales et des tâches domestiques, multiplication des consultations et examens, sans oublier les couts astronomiques qu'ils engendrent.

Grâce aux récentes percées scientifiques, de nouvelles hypothèses ont vu le jour au cours des dernières années et permettent d'espérer des traitements efficaces dans un avenir non trop éloigné. Ce chapitre fera une revue des connaissances actuelles sur les mécanismes identifiés à ce jour pour expliquer ce syndrome, sur les hypothèses étiologiques et sur les traitements.

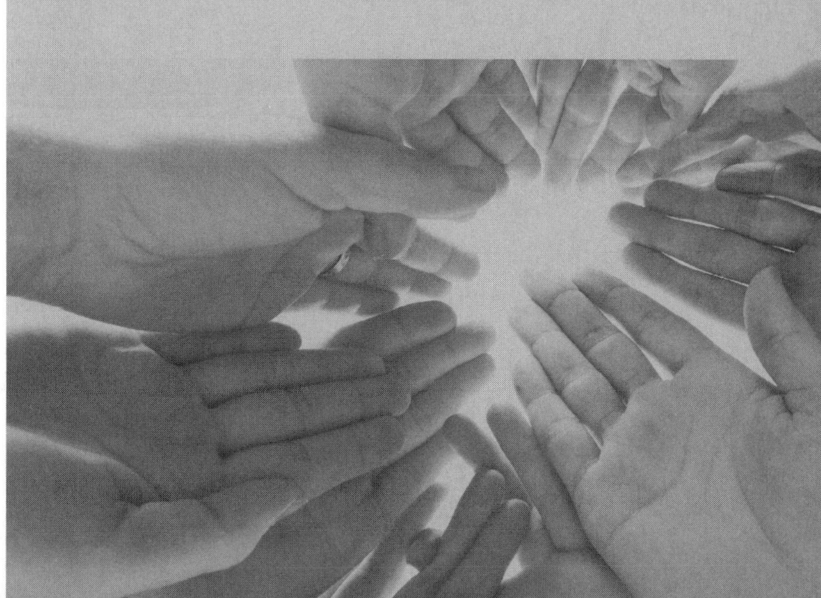

1. LA FIBROMYALGIE : QU'EST-CE AU JUSTE?

La fibromyalgie est un syndrome clinique caractérisé par des douleurs diffuses, touchant les quatre cadrans du corps (**figure 1**) et qui se vit quotidiennement 24 h sur 24. Cette douleur doit avoir existé depuis au moins trois mois de manière ininterrompue pour être reconnue comme telle. Le niveau de cette douleur est variable, mais généralement élevé, allant de l'hyperalgésie (réponse augmentée de douleur à un stimulus douloureux) à l'allodynie (douleur évoquée par une stimulation normalement non douloureuse). Elle fluctue selon les stress physiologiques et émotionnels. Elle se ressent surtout dans les muscles, les articulations et la peau, mais s'accompagne également souvent de douleurs viscérales (par exemple à l'intestin et à la vessie) et parfois de migraine. Elle se répercute dans le sommeil et amène un état de fatigue intense dès le lever le matin (**figure 2**). Elle n'empêche pas de bouger, de marcher et de faire parfois des activités plus intenses, mais elle mène à une fatigabilité musculaire précoce et à une résistance physique diminuée. À ces manifestations cliniques se greffe une diversité de symptômes qui varient d'un patient à l'autre, en quantité, en qualité et en intensité. Il est donc difficile de cloisonner les personnes atteintes de fibromyalgie en un seul groupe. Certains auteurs évoquent d'ailleurs l'existence potentielle de sous-groupes (de Souza JB et coll 2009 a,b, Müller W et coll 2007, Giesecke T et coll 2003, Rehm SE et coll 2010). Il serait à notre avis plus à propos de parler d'un « continuum » dans la sévérité des manifestations cliniques que de sous-groupes précis (**figure 3**, page 37). Ce continuum explique d'ailleurs pourquoi les personnes atteintes de fibromyalgie ne devraient pas se comparer entre elles. Même si elles peuvent se ressembler à certains égards, elles n'ont pas les mêmes seuils de tolérance à la douleur, les mêmes constellations de symptômes ni même les mêmes réponses aux traitements.

FIGURE 1 : Douleur pancorporelle du fibromyalgique

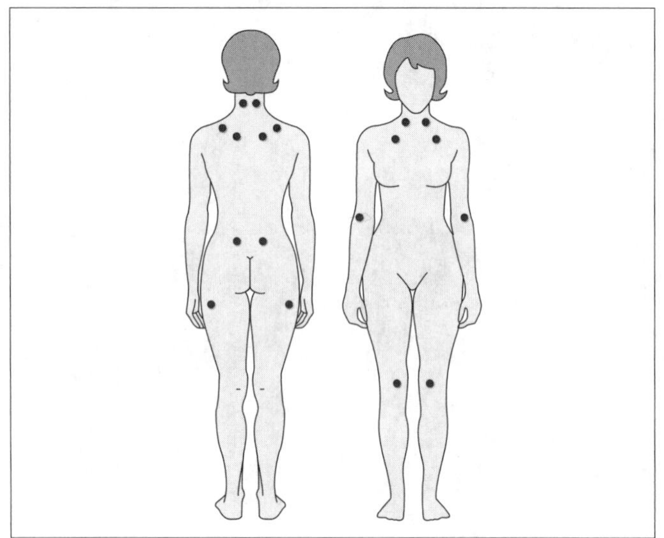

La douleur atteint les quatre cadrans du corps (membres supérieurs et inférieurs, tronc et régions paraspinales). Des points spécifiques (18 points tendres) sont plus sensibles que dans la population générale (points rouges).

FIGURE 2 : Répercussions de la douleur fibromyalgique sur différentes sphères de l'activité humaine

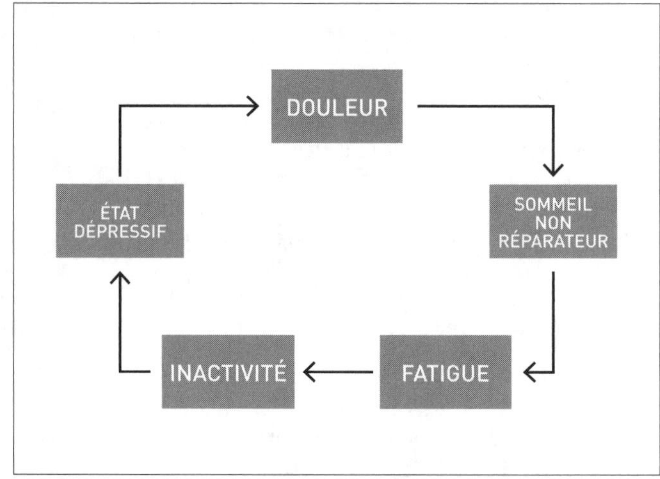

La douleur perturbe le sommeil. Un sommeil déficient perturbe les réparations tissulaires et augmente la fatigue. La fatigue diminue la motivation et la capacité d'initier un programme d'activités physiques. L'inactivité, associée ou non à la perte de fonction sociale, engendre parfois des états dépressifs. Ces derniers agissent sur les seuils de douleur.

2. CE QUE LA FIBROMYALGIE N'EST PAS

La fibromyalgie n'est pas une douleur musculaire due à de la « fibrose ». Le mot « fibromyalgie » (fibromyalgie) est un terme mal choisi. Presque toutes les études faites sur des biopsies musculaires n'ont jamais pu confirmer une anomalie structurale propre aux personnes atteintes de fibromyalgie. Les anomalies identifiées au niveau des fibres musculaires et du collagène (présent dans les fibres musculaires) sont également observées chez des individus en santé mais sédentaires (Arsenault P et coll 2007).

La fibromyalgie n'est pas de la dépression comme certains cliniciens ont bien voulu le laisser croire. Il est vrai qu'un nombre significatif de fibromyalgiques (40 % environ) développeront un état dépressif tôt ou tard au cours de leur vie, mais cela ne doit pas nous amener à conclure que fibromyalgie rime avec dépression.

La fibromyalgie ne doit pas être confondue avec d'autres diagnostics psychiatriques comme la psychosomatisation. Selon le DSM-IV (le guide des diagnostics psychiatriques), la psychosomatisation est l'expression dans le corps physique de perturbations psychologiques. Même s'il est vrai que la plupart des fibromyalgiques sont soumis à d'importants stress psychologiques, cela ne signifie pas pour autant que les symptômes physiques qu'ils rapportent ne sont pas réels dans le corps! Les récents travaux de Goffaux et coll. (2007) démontrent clairement que des phénomènes physiologiques francs sont perturbés au niveau de la moelle épinière chez les fibromyalgiques.

La fibromyalgie n'est pas un trouble de personnalité. Toutes les études qui ont vérifié cette hypothèse sont venues aux mêmes conclusions : il n'existe pas de « personnalité fibromyalgique » ni de pathologie de la personnalité, mais simplement des traits de personnalité plus fréquents. La tendance à l'anxiété et la tendance au catastrophisme font partie des quelques traits les plus fréquemment identifiés. Lorsque présent, il est important de les identifier, car leurs conséquences ne sauraient être sous-estimées (**figure 4**, p. 38). En effet, la catastrophisation a pour effet d'encourager l'hypervigilance et d'entrainer les patients dans une spirale qui ne fait qu'amplifier les symptômes.

FIGURE 3 : Continuums de présentations cliniques dans la fibromyalgie (modèles théoriques)

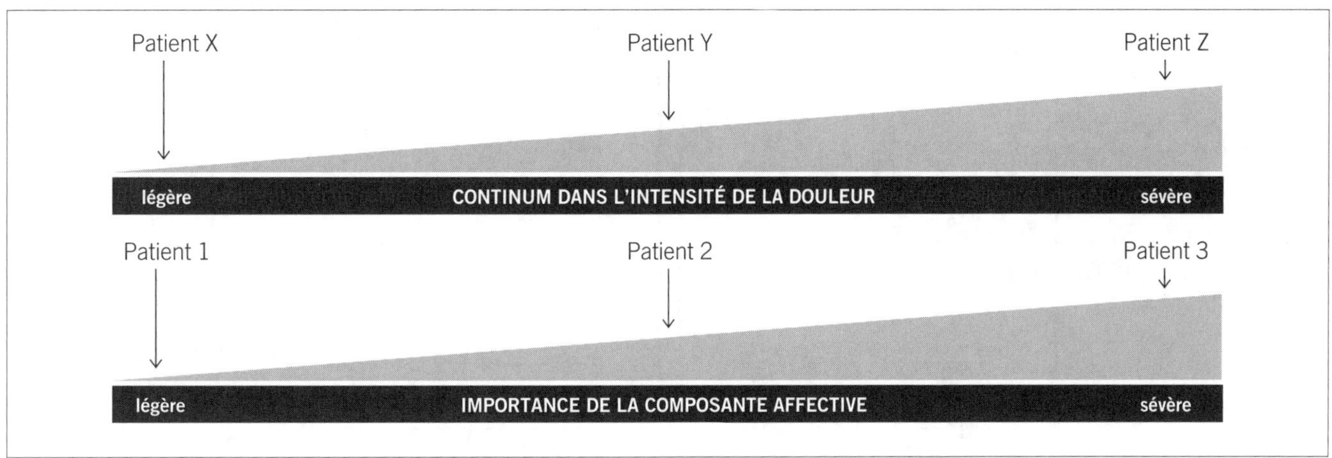

Les profils de trois patients (X, Y, et Z) sont indiqués dans le continuum d'intensité de douleur. Ceux de trois autres patients (patients 1, 2 et 3) permettent d'apprécier l'importance des composantes physiologiques et psychologiques dans la douleur. Les positions respectives de ces patients ne sont pas nécessairement fixes dans le temps, mais des déplacements bilatéraux sont possibles.

FIGURE 4 : Deux directions dans l'expérience de la douleur : celle de la dépression et l'invalidité et celle du rétablissement

ALGORITHME

Deux expériences distinctes de la douleur

Dans la voie de gauche, le patient s'installe dans une boucle où la douleur est amplifiée par la peur, le catastrophique, l'inactivité et l'évitement. Il en résulte fréquemment un état dépressif et un sentiment d'invalidité. À l'inverse, lorsque la peur est bien maitrisée (voie de droite), l'exposition aux mouvements et aux activités est facilitée et le rétablissement, favorisé.

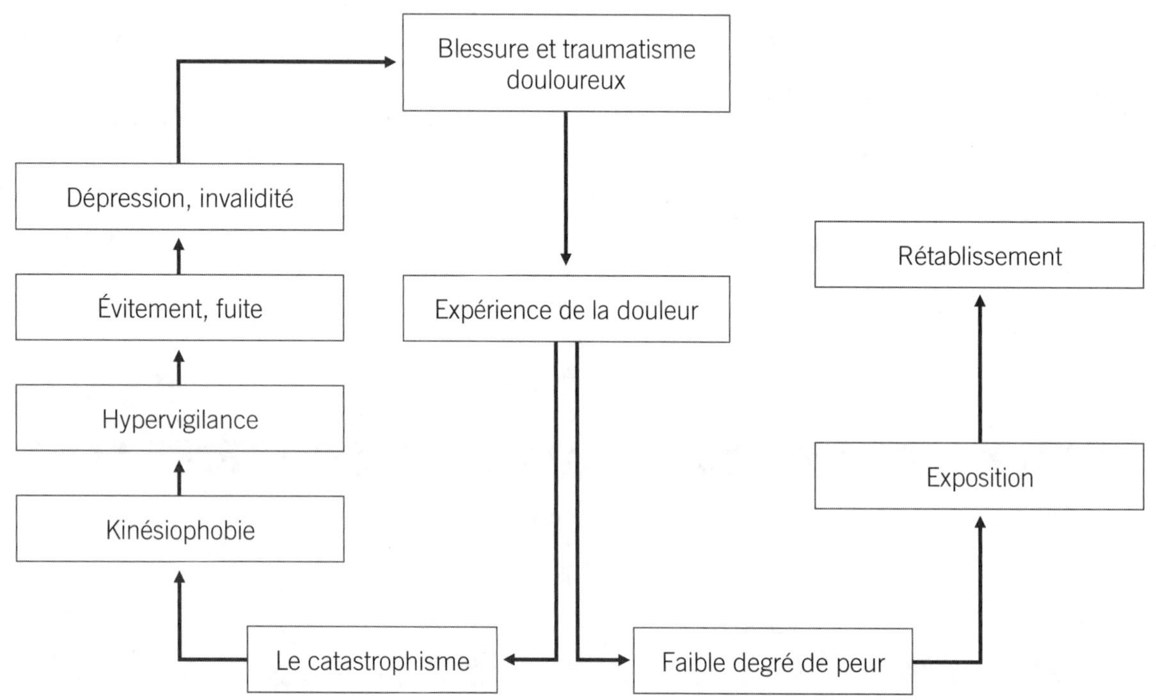

Traduit de : Vlaeyen JWS, Kole-Snijders AMJ, Boeren RGB, van EEK H. Fear of movement/(re)injury in chronic low back pain and its relation to behavior performance. PAIN 1995 Sept.; 62 (3) : 363-372. Reproduction autorisée avec la permission de International Association for the Study of Pain® (IASP®). Cette figure ne peut pas être reproduite sans la permission et pour toute autre utilisation.

3. LES HYPOTHÈSES ACTUELLES POUR EXPLIQUER LA FIBROMYALGIE

AUGMENTATION DE LA DOULEUR : LORSQUE L'ACCÉLÉRATEUR EST COINCÉ !

Les patients atteints de fibromyalgie rapportent souvent **une amplification de leurs impressions sensorielles** (sensibilité tactile, odeur, audition, gout, olfaction). Cette amplification varie selon les patients autant en termes de modalité que d'intensité. Il n'est pas rare d'entendre un fibromyalgique affirmer avoir ressenti plus de douleur dans tout son corps en respirant par exemple l'odeur d'un produit de nettoyage ou le parfum de la caissière au magasin. Des phénomènes semblables sont également rapportés chez des victimes d'accident vasculaire cérébral (Taylor JB 2008). Cette hypersensibilité est également tactile. La petite tape d'encouragement sur l'épaule et la solide poignée de main de salutations sont souvent chez les fibromyalgiques des sources de douleur importantes à la grande surprise de l'initiateur.
L'hyperexcitabilité de la peau, des muscles et d'autres structures, si périphérique puisse-t-elle paraitre, découle pourtant de modifications physiologiques et biochimiques au niveau du système nerveux central. C'est notamment la moelle épinière et le cerveau qui coordonnent et régularisent les informations contenues dans la douleur. S'intéressant aux activités de ces centres, des chercheurs ont identifié récemment des anomalies pour chacun de ces centres qui permettent de comprendre un peu plus ce phénomène d'amplification perceptuelle de la douleur.

Anomalies dans l'activité des centres supérieurs

L'une des anomalies les plus récemment identifiées est celle de l'atrophie au niveau de la substance grise cérébrale. Une équipe de chercheurs de l'Université McGill a en effet démontré que la perte de substance grise est accélérée chez les patients fibromyalgiques lorsque comparée à des sujets en santé (Kuchinad A et coll. 2007). Il est possible que des perturbations de certaines fonctions cognitives (concentration et mémoire surtout) rapportées par des fibromyalgiques soient en lien avec cette atrophie corticale. Par contre, cette découverte n'est pas propre à la fibromyalgie puisqu'elle s'observe également chez les patients souffrants de dépression majeure et aussi chez ceux qui souffrent d'importantes douleurs de la hanche (Dotson VM et coll 2009, Frodi TS et coll. 2008, Rodriguez-Raecke R et coll. 2009). Il est d'ailleurs réconfortant de savoir que lorsque la douleur (ou la dépression) est contrôlée dans ces populations de patients, la substance grise recouvre ses propriétés initiales (Rodriguez-Raecke R et coll. 2009). Il ne s'agit donc pas de dégénérescence à proprement parler, mais d'un phénomène de « plasticité cérébrale » ou le cerveau réorganise lui-même sa propre structure sous certaines conditions (Begley S 2008, Doidge N 2007).

D'autres équipes de chercheurs ont par ailleurs démontré que la circulation sanguine au niveau des centres impliqués dans la gestion des émotions (thalamus, noyaux gris centraux) était diminuée chez les fibromyalgiques (Kwiatek R et coll 2000, Chen JJ et coll. 2007). Cette hypovascularisation pourrait aussi atteindre le cortex cérébral (et donc la substance grise) et expliquer le phénomène déjà décrit au paragraphe précédent.

Ce phénomène contribue aussi à la compréhension d'observations courantes en présence de fibromyalgiques : états dépressifs, palpitations, étourdissements aux changements de position, trouble du sommeil, hypersudation, etc. Car, en effet, le thalamus est au centre d'un ensemble extraordinaire de fonctions sensitives et motrices tout en collaborant étroitement avec d'autres structures nerveuses cérébrales telles que l'hypothalamus et l'hypophyse, lesquelles sont impliquées auprès des deux principaux systèmes de contrôle de l'équilibre interne du corps : le système nerveux autonome (qui inclut les systèmes nerveux sympathique et parasympathique) et le système endocrinien (qui concerne différentes hormones dont l'hormone de croissance, l'hormone thyroïdienne ou thyroxine, les hormones surrénaliennes incluant la cortisone, etc.).

Anomalie dans l'activité de la moelle épinière

Chez les modèles animaux de douleurs diffuses, il a maintes fois été démontré que la moelle épinière subit des transformations structurales et chimiques. Certaines cellules nerveuses s'atrophient tandis que d'autres se multiplient ou se modifient de manière aberrante (D'Mello R et Dickenson AH 2008, Ikeda H et coll. 2009, Inoue K et Tsuda M 2009). Les activités de certaines substances excitatrices ainsi que de leur(s) récepteur(s) deviennent de plus en plus importantes. C'est le cas du glutamate et de l'un de ses récepteurs surnommé le « récepteur NMDA » (pour N-Méthyl-D-Aspartate).

Chez les fibromyalgiques, il est bien sûr impossible de confirmer directement de telles observations pour une raison évidente : l'inaccessibilité du tissu nerveux au risque de séquelles permanentes. Toutefois, par des moyens indirects, des chercheurs ont su démontrer qu'un phénomène identique devait exister chez les fibromyalgiques. Le blocage des récepteurs NMDA par exemple (par la kétamine injectée près de la moelle épinière) apportait des soulagements très significatifs de la douleur. Le recours à des approches inspirées de principes psychophysiques (sommation temporelle de la douleur) a aussi conduit aux mêmes conclusions (Price DD et coll. 2002, Staud R et coll. 2007).

LA DOULEUR QUI N'EST PLUS FREINÉE : UNE DYSFONCTION DES MÉCANISMES ENDOGÈNES D'INHIBITION

Le corps humain est constitué de mécanismes qui s'opposent et qui maintiennent un état d'équilibre interne. Les exemples sont nombreux. L'insuline et le glucagon s'opposent et s'équilibrent pour ajuster les niveaux sanguins du glucose. Les systèmes nerveux sympathique et parasympathique (appelés le « système nerveux autonome » parce qu'ils fonctionnent dans le corps de manière autonome et sans qu'ils sollicitent la conscience) agissent de manière synchrone et leurs effets sont opposés. La douleur n'est pas en reste. La nature a pourvu autant à des mécanismes qui favorisent la douleur (aux fins de protection contre d'éventuelles blessures dangereuses) qu'à d'autres qui cherchent à la neutraliser. Ces derniers portent le nom de « contrôles inhibiteurs diffus nociceptifs » ou CIDN. Ils ne sont connus que depuis la fin des années '70 (Besson JM et coll. 1975). On croit de plus en plus que systèmes « accélérateurs » et « inhibiteurs » sont en constant équilibre chez la personne en santé mais que le patient fibromyalgique souffre d'un déséquilibre au niveau de ces deux mécanismes (**figure 5**). Ce déséquilibre pourrait être provoqué soit par une augmentation des informations de douleur qui sont envoyées au cerveau soit/et par une diminution de la réponse des mécanismes normalement impliqués pour neutraliser ces informations, les CIDN.

FIGURE 5 : Modèle théorique expliquant la douleur «fibromyalgique»

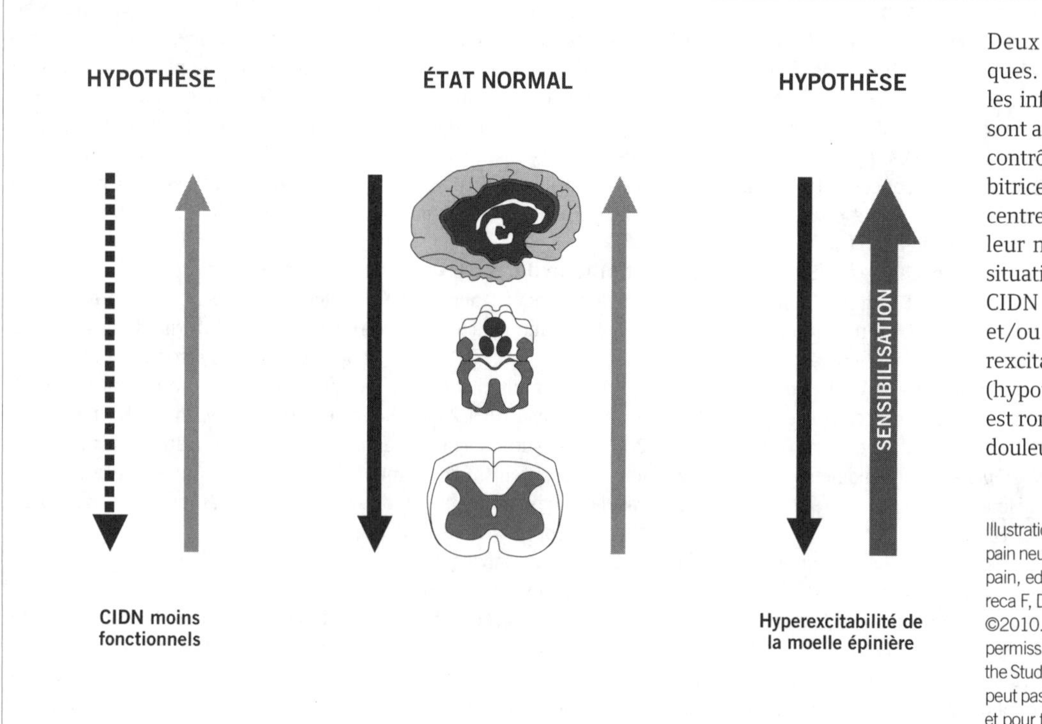

Deux mécanismes hypothétiques. Au centre, l'état normal, les informations de douleur qui sont acheminées au cerveau sont contrôlées par des réponses inhibitrices équivalentes venant des centres supérieurs. Aucune douleur n'est perceptible. Dans la situation d'une dysfonction des CIDN (hypothèse de gauche), et/ou en présence d'une hyperexcitation de la moelle épinière (hypothèse de droite), l'équilibre est rompu et les informations de douleur prédominent.

Illustration au centre: Marchand S. Applied pain neurophysiology from Pharmacology of pain, edited by Beaulieu P, Lussier D, Porreca F, Dichenson AH, IASP Press, Seattle, ©2010. Reproduction autorisée avec la permission de International Association for the Study of Pain® (IASP®). Cette figure ne peut pas être reproduite sans la permission et pour toute autre utilisation.

Les CIDN sont situés juste au sommet de la moelle épinière cervicale (sous les centres nerveux du cerveau) dans une région qu'on appelle le tronc cérébral. Ils produisent des substances chimiques qui freinent la douleur; notamment la sérotonine, la noradrénaline et la dopamine. Les niveaux circulants (du liquide qui baigne le système nerveux central ou liquide céphalorachidien, ou encore du sang lui-même) de ces substances sont presque systématiquement diminués chez les fibromyalgiques (Russell IJ et coll. 1992, Russell IJ 1998). La baisse de ces substances dans les liquides biologiques est le reflet de baisses de concentration au niveau du système nerveux lui-même. Le déficit de certaines ou plusieurs de ces substances ne peut que perturber les fonctions inhibitrices du système nerveux central. Enfin, de récentes études également inspirées de principes psychophysiques ont aussi confirmé l'incapacité des systèmes inhibiteurs centraux à diminuer la douleur des patients fibromyalgiques (Julien N et coll. 2005, Goffaux P et coll. 2009).

Si nous devions caricaturer la situation vécue par les fibromyalgiques à la lumière des découvertes faites au cours des dernières années, nous dirions que la douleur du fibromyalgique est comme la vitesse incontrôlable d'une voiture : l'accélérateur est coincé et les freins ne fonctionnent plus adéquatement!

4. LES HYPOTHÈSES ÉTIOLOGIQUES

L'homme est un être animé de raison. Il cherche à comprendre les phénomènes qui le concerne lui et son environnement. Quand il ne comprend pas, il devient anxieux, inquiet, et se met à la recherche d'explications. Dans le cas de la fibromyalgie, les explications complètes et précises sont toujours attendues. On n'a toujours pas identifié l'ensemble des anomalies du système nerveux aux niveaux cellulaires et infracellulaires, une étape importante si l'on veut un jour offrir un traitement spécifique, plus ciblé. Et comme si cela n'était pas suffisant, le fibromyalgique doit aussi rencontrer la résistance de certains professionnels qui éprouvent encore des doutes devant l'existence d'une telle problématique clinique. Il est donc tout aussi important de faire le point sur la connaissance des causes qui pourraient être impliquées dans la fibromyalgie. Toutefois, il faut d'ores et déjà admettre que les causes évoquées dans ce chapitre ne sont que des possibilités. Aucune preuve scientifique solide n'a jamais établi que l'une ou l'autre hypothèse soit la bonne. D'ailleurs, lors de questionnaires autoadministrés chez plus de 55 % des patients, aucune cause n'est identifiable.

Un terrain génétique

Lorsque les familles de patients fibromyalgiques sont étudiées, les chercheurs n'identifient jamais plus de 10 % des descendants de première ligne qui sont atteints de fibromyalgie (Arsenault P et coll. 2007, Stisi S et coll. 2008, Williams DA et Clauw DJ 2009, Bradley LA 2009). Cette observation confirme donc que la fibromyalgie ne se transmet pas que par un seul gène. Elle ne suit donc pas le mode de transmission décrit par Gregor Mendel (gène récessif, gène dominant). Si un bagage génétique est impliqué, il doit comprendre plusieurs gènes et suit donc le mode de transmission dit « polygénique ».

À ce jour, quelques gènes potentiels ont présenté des anomalies qui semblent propres à la population fibromyalgique. Ces gènes sont en relation avec les neurotransmetteurs déjà cités précédemment et qui sont impliqués dans l'inhibition de la douleur (sérotonine, noradrénaline et dopamine).

Un premier gène, qui semble impliqué, participe à la production d'une enzyme impliquée dans la transformation de la dopamine et de la noradrénaline, la COMT (Carbamyl-O-Methyl-Transferase). Un deuxième gène (le 5HTTPR) est impliqué auprès d'une protéine transporteuse de la sérotonine. Un troisième (le DRD3Ser9Gly), récemment découvert, est en relation avec une fonction dopaminergique. Un dernier, le 5HTR2A joue aussi un rôle dans le métabolisme de la sérotonine. D'autres gènes s'ajouteront peut-être à cette liste puisque les travaux génétiques sur la fibromyalgie n'en sont qu'à leurs débuts (Cohen H et coll. 2009, Potvin S et coll. 2009, Tander B et coll. 2008).

Une blessure physique

Nombreux sont les patients fibromyalgiques qui prétendent avoir développé un état fibromyalgique suite à un accident ou à une blessure corporelle significative. D'autres rapportent des blessures légères, mais répétitives. Les blessures de la colonne cervicale et en particulier « le coup de lapin » sont parmi les plus fréquemment identifiées à ce jour (Buskila D et Neumann L 2000, Banic B et coll. 2004, McLean SA et coll. 2005). La preuve d'un lien direct reste néanmoins à faire puisque les récentes études ne corroborent toujours pas cette association causale (Shir Y et coll. 2006, Tishler M et coll. 2010).

Quand l'histoire de leur douleur est questionnée, nombreux fibromyalgiques rapportent un évènement traumatique initial et une blessure localisée. Cette blessure a soit résisté aux interventions thérapeutiques offertes ou a tardé à être traitée. Le phénomène est également rapporté par des divers spécialistes (dentiste, gynécologue, gastroentérologue, etc.). Il apparait de plus en plus évident que, chez certains individus, la douleur non soulagée devient rapidement une menace pour le système nerveux central et un risque important de sensibilisation voire de chronicisation.

Une infection

Quelques tableaux « fibromyalgiques » sont apparus suite à des états infectieux. Chez ces patients, les caractéristiques cliniques de la fibromyalgie ne diffèrent pas de celles observées en présence d'autres étiologies soupçonnées. Parmi les infectieux potentiels identifiés, il y a : des infections virales (parvovirus, virus Epstein-Barr, virus de l'hépatite B, virus de l'hépatite C, VIH, etc.), des infections bactériennes (mycoplasma, chlamydia, etc.) et des infections parasitaires (maladie de Lyme notamment). Les chercheurs s'interrogent toujours sur la possibilité que, chez ces patients, le système immunitaire ait subi certains dérèglements suite au passage de telles infections. Puisque de nombreuses cellules de l'immunité sont ancrées dans les structures nerveuses (en particulier les cellules gliales), certains auteurs croient que ce sont elles, par leurs propres hormones, qui stimulent et rendent le système nerveux hyperexcitable (Inoue K et coll. 2009, Vallejo R et coll. 2010). Chez les rongeurs, lorsque des facteurs immunitaires tels que l'interleukine-6 (un produit de cellules immunitaires) sont administrés, des états de douleur apparaissent et ressemblent à bien des égards à ceux rencontrés chez les fibromyalgiques (Dina OA et coll. 2008).

Une blessure « émotionnelle »

Dans les milieux cliniques, une certaine proportion de fibromyalgiques nient tout traumatisme physique, mais confirment d'importants stress émotionnels à l'un ou plusieurs moments de leur vie. Parmi les stress émotionnels les plus documentés on retrouve : les abus sexuels durant l'enfance ou l'adolescence, les pertes importantes (décès de parents, etc.), la dépression majeure (unique ou récurrente), etc. La science ne permet pas encore de comprendre toutes les répercussions de telles blessures sur le système nerveux central, mais il est maintenant établi que le vécu sensoriel et émotionnel restructure le cerveau favorablement ou défavorablement (Begley S 2006, Doidge N 2008). L'un des revers de la plasticité cérébrale peut donc être la douleur.

Des anomalies du sommeil

Puisque les fibromyalgiques rapportent un sommeil non réparateur et une fatigue diurne importante, nombreux sont les cliniciens qui attribuent aux anomalies du sommeil la responsabilité du développement de l'état douloureux. Dans différents modèles de recherche, il a été démontré que d'importantes perturbations du sommeil augmentent la perception de la douleur induite expérimentalement (Lavigne GJ 2010). Le docteur Moldofsky (1975), l'un des défenseurs de cette hypothèse, a d'ailleurs été le premier à montrer que dans la phase de sommeil profond (phase d'ondes deltas ou phase IV), on retrouve chez les fibromyalgiques des ondes alpha (ondes d'éveils). Or, c'est dans la phase profonde du sommeil que sont libérées les substances chimiques réparatrices des tissus, notamment des muscles. Ces substances incluent l'hormone de croissance et le facteur de croissance insulinique type 1 (ILGF-1). Ces déficiences pourraient être responsables de multiples modifications tant au niveau des muscles que des structures cérébrales, et conduire au tableau douloureux des fibromyalgiques.

5. APPROCHES DIAGNOSTIQUES

Il n'existe pas à l'heure actuelle de méthode diagnostique infaillible pour affirmer l'existence d'une fibromyalgie. On ne connait aucun marqueur sanguin ou urinaire qui attesterait son existence. Il en est de même du côté des tests radiologiques. Il existe bien certaines substances dont les niveaux semblent modifiés dans la fibromyalgie (augmentation de la substance P dans le liquide céphalorachidien (LCR), augmentation du facteur de croissance nerveuse ou NGF dans le sang, diminution du facteur de croissance insulinique ou ILGF-1 dans le sang et le LCR, baisse des niveaux de sérotonine et de noradrénaline du LCR, etc.), mais aucune n'est vérifiable dans les laboratoires d'hôpitaux. De plus, il n'y a encore aucune certitude que de telles variations chimiques soient exclusivement présentent chez les fibromyalgiques.

Le diagnostic repose donc sur les symptômes rapportés par les patients, sur l'examen physique et sur certains tests sanguins qui permettent d'exclure d'autres conditions médicales associées à de la douleur (troubles thyroïdiens, diabète, lupus érythémateux, arthrite rhumatoïde, etc.). En général, le diagnostic est établi par le simple questionnaire et l'examen physique et les examens sanguins peuvent souvent être omis.

Critères diagnostiques au questionnaire médical

Les critères requis pour considérer le diagnostic de fibromyalgie incluent des douleurs diffuses dans les quatre cadrans du corps ainsi qu'au niveau du squelette axial (**figure 1,** p. 36) et des douleurs constantes depuis au moins trois mois. Des douleurs qui viennent et disparaissent ne pourraient être donc retenues pour établir le diagnostic.

La fibromyalgie est souvent accompagnée d'autres symptômes cliniques tels que douleurs abdominales (intestinales ou vésicales), céphalée, troubles de la concentration et de la mémoire (le fameux « brouillage fibromyalgique » ou « *fibro fog* »), décoloration blanchâtre et douleur des extrémités au froid (phénomène de « Raynaud », etc.). Bien que ces symptômes ne soient pas nécessaires au diagnostic, ils sont très fréquents chez les fibromyalgiques.

Critères au niveau de l'examen clinique

Lors de l'examen clinique, le médecin procède à une évaluation physique minutieuse de son patient. Il s'assure qu'il n'existe aucun signe clinique évocateur d'une autre maladie qui expliquerait la douleur de son patient (par exemple des articulations inflammées et des épaississements des membranes synoviales pour l'arthrite rhumatoïde, une augmentation du volume de la glande thyroïde dans un cas d'hypothyroïdie, des perturbations des réflexes, etc.).

Puis, il procèdera à l'étude de la sensibilité de différents points tendres (18 endroits spécifiques de la musculature). En appliquant, avec son pouce, une pression n'excédant pas 4 kg par cm^2 de surface (jusqu'à décoloration blanchâtre du nid de l'ongle) sur chacun des points tendres, le clinicien établit un compte des points douloureux. L'Association de rhumatologie américaine a établi à 11 sur 18 le nombre de points requis pour confirmer le diagnostic. Bien que cet examen soit encore réalisé en clinique, sa pertinence est actuellement remise en question (Baldry P 2007, Harth M et Nielson WR 2007, Wilke WS 2009). Les cliniciens sont donc en attente de nouvelles directives pour confirmer le diagnostic d'une fibromyalgie.

Les laboratoires sanguins

Les analyses qui sont demandées en cas de doute pour éliminer d'autres maladies que la fibromyalgie sont les suivantes : la formule sanguine complète (décomptes des différents types de cellules du sang), la vitesse de sédimentation des globules rouges et le dosage des protéines C-réactives (ces dernières confirment la présence ou non d'inflammation), la glycémie (pour éliminer du diabète), la TSH (hormone thyrostimuline qui s'élève dans le sang en situation d'hypothyroïdie), le facteur rhumatoïde (qui pourrait s'exprimer en présence d'une arthrite rhumatoïde).

Le praticien complète généralement le bilan par l'évaluation des minéraux (sodium, potassium, calcium, phosphore), des enzymes hépatiques (AST, ALT), par le dosage de la créatine kinase (CK), une enzyme musculaire, et par une vérification de la fonction rénale (dosage de la créatinine sanguine, de l'urée, et par l'analyse des urines).

Bien que toutes ces étapes diagnostiques sont toujours recommandées lors des consultations médicales, le diagnostic de fibromyalgie est parfois facilement identifiable au simple questionnaire médical. Il n'est pas recommandé de procéder aux évaluations sanguines et radiologiques répétitives si la situation clinique des patients reste stable. Par contre, il faut éviter d'attribuer à la fibromyalgie tous les maux de la terre et de négliger d'investiguer de nouveaux symptômes évoquant de potentiels risques (saignements, fièvre, perte de poids importante, douleur inhabituelle et importante, etc.)! Le fibromyalgique peut souffrir de nouvelles affections cliniques comme tout autre patient, et il doit en discuter avec son médecin quel que soit l'accueil qu'il reçoit.

6. APPROCHES THÉRAPEUTIQUES

LES APPROCHES PHARMACOLOGIQUES

Stimuler le système qui freine la douleur

Pendant plusieurs années, le traitement pharmacologique de la fibromyalgie a reposé sur le recours aux antidépresseurs dits « tricycliques » (en raison de leur structure moléculaire faite de trois cycles) et aux relaxants musculaires. Les quelques essais cliniques étant concentrés autour de ces molécules, les options thérapeutiques étaient plutôt restreintes. L'amélioration de la condition clinique des patients ainsi traités suggérait qu'une fois la composante « dépressive » ciblée et traitée, la douleur pouvait être contrôlée.

Au cours des dernières années, grâce aux nouvelles connaissances sur la fibromyalgie (sensibilisation centrale et dysfonction de l'inhibition), de nouvelles avenues ont été explorées (Arsenault P et Potvin S 2007, Arsenault P et Thiffault R 2010a,b).

En ciblant les neurotransmetteurs impliqués dans l'inhibition de la douleur, des essais thérapeutiques ont été réalisés au moyen d'agonistes pharmacologiques pour imiter (ou optimiser) les CIDN (le fameux système de freinage naturel interne). Le rationnel étant qu'une augmentation de la sérotonine ou de la noradrénaline dans le système nerveux central pourrait contribuer à optimiser les mécanismes d'inhibition de la douleur (**figure 6,** p. 43).

FIGURE 6 : Modèle théorique du « manque d'inhibition endogène » (dysfonction des CIDN) dans la fibromyalgie et quelques-uns de ses médicaments

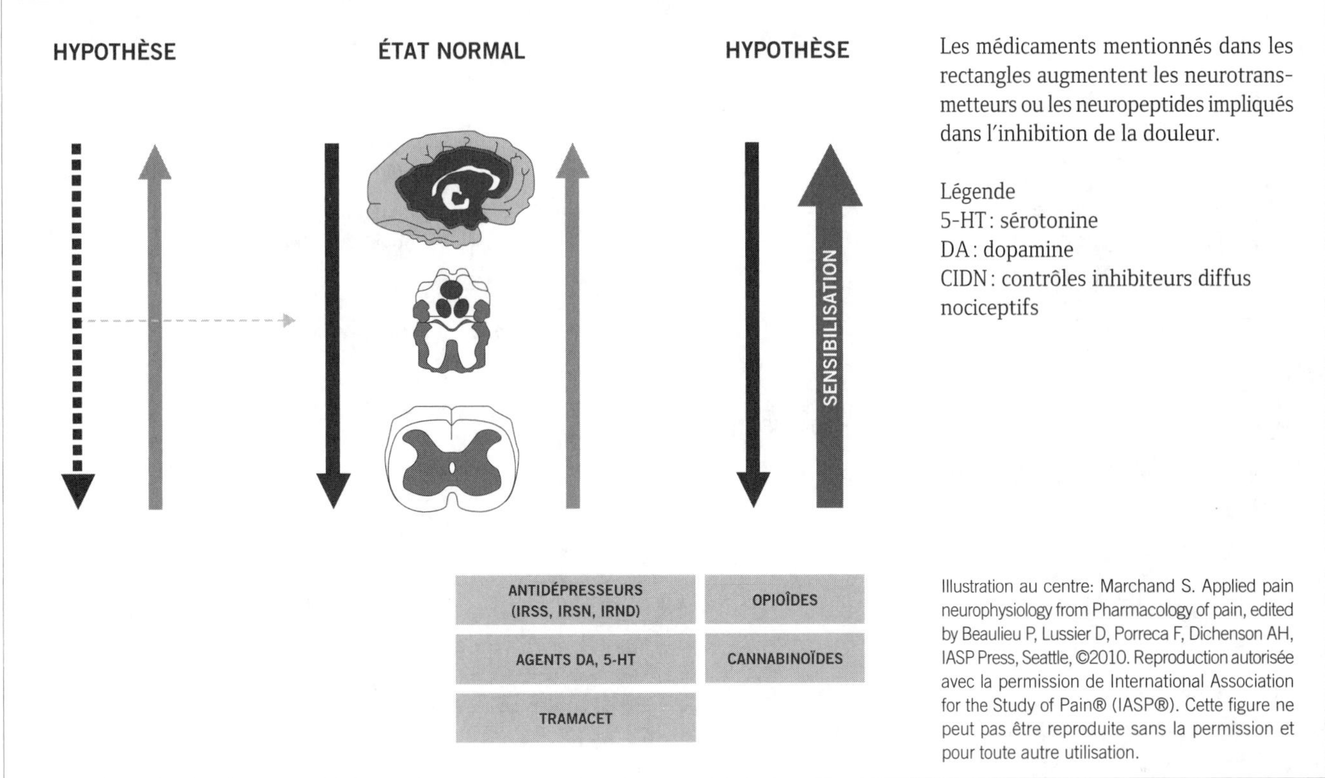

Pour augmenter les niveaux de sérotonine ou de noradrénaline, il faut recourir aux antidépresseurs appartenant à l'une ou l'autre des classes suivantes : les inhibiteurs spécifiques de recapture de la sérotonine (ISRS), les inhibiteurs de la recapture de sérotonine et de noradrénaline (IRSN) et les inhibiteurs de la recapture de la noradrénaline et de la dopamine (IRND). Les options thérapeutiques potentielles sont présentées dans la **figure 7** (page 45) et le **tableau 1** (page 44). De tous ces inhibiteurs de recapture, le seul qui, selon Santé Canada, est indiqué officiellement pour le traitement de la fibromyalgie, est la duloxétine. La venlafaxine qui agit sur les mêmes neurotransmetteurs (sérotonine et noradrénaline), mais à des doses élevées, a fait l'objet d'études « ouvertes », mais pas encore d'essais cliniques scientifiquement solides. Pour ce qui est de tous les autres antidépresseurs, en particulier les inhibiteurs de la recapture de sérotonine, seuls le citalopram, la paroxétine et la fluoxétine semblent démontrer certaines vertus analgésiques pour les fibromyalgiques.

TABLEAU 1 : Médicaments susceptibles d'optimiser l'activité de «freinage» dans la réponse à la douleur chez les fibromyalgiques et leurs effets secondaires

Médicament	Posologie (intiale - maximale)	Effets indésirables	
Inhibiteurs sélectifs du recaptage de la sérotonine (ISRS)			
Fluoxétine	• 10 mg – 40 mg (1 f.p.j.)	• Anxiété et nervosité • Diminution de l'appétit • Diarrhée • Fatigue ou faiblesse • Céphalées	• Nausées • Somnolence • Hyperhidrose • Tremblements • Trouble du sommeil
Citalopram	• 10 mg – 40 mg (1 f.p.j.)	• Fatigue • Somnolence • Sécheresse de la bouche • Hyperhidrose • Tremblements	• Céphalées • Vertiges • Troubles du sommeil • Nausées et vomissements • Diarrhée
Inhibiteurs sélectifs du recaptage de la noradrénaline (ISRN)			
Duloxétine	• 30 mg – 120 mg (1 f.p.j.)	• Nausées • Sécheresse de la bouche • Constipation • Diminution de l'appétit	• Fatigue • Somnolence • Sudation
Venlafaxine	• 37,5 mg – 300 mg (1 f.p.j.)	• Céphalées • Nausées • Étourdissements	• Sécheresse de la bouche • Baisse de la libido • Hyperhidrose
Autres antidépresseurs			
Bupropion	• 100 mg – 300 mg (1 f.p.j.)	• Sécheresse de la bouche • Nausées et vomissements • Douleur abdominale	• Constipation • Insomnie • Céphalées
Cannabinoïdes			
Nabilone	• 0,25 mg – 5 mg (de 1 f.p.j. au coucher à 2 f.p.j.)	• Maladresse • Céphalées • Sécheresse de la bouche	• Somnolence • Étourdissements
Agonistes des récepteurs dopaminergiques			
Pramipexole	• 0,25 mg – 5 mg (de 1 f.p.j au coucher à 2 f.p.j.)	• Nausées • Hallucinations • Étourdissements • Somnolence	• Céphalées • Confusion • Faiblesse • Constipation

Légende
f.p.j. : fois par jour

Arsenault P, Thiffault R. La fibromyalgie II - Aider le système nerveux à «appliquer les freins». *Le Médecin du Québec* 2010; 45 (4) : 65-7 © FMOQ. Reproduction autorisée.

Une autre option pour stimuler le freinage, moins populaire et sujette à la controverse, est le recours aux opioïdes (les morphiniques en quelque sorte) et aux cannabinoïdes (des molécules qui ressemblent au cannabis). Le système nerveux central étant lui-même producteur d'endorphine et de cannabinoïdes, la logique voudrait qu'en administrant l'une/ou l'autre de ces substances, on potentialise le pouvoir « freineur » de l'organisme. Malheureusement, les preuves scientifiques devant appuyer une telle conduite sont pauvres voire manquantes. Il n'existe qu'une publication pour montrer les effets analgésiques des cannabinoïdes (en particulier la nabilone) et les rapports d'efficacité des opioïdes sont anecdotiques. De plus, dans le cas de ces derniers, certains cliniciens évoquent les complications potentielles lors d'utilisation à long terme : tolérance, escalade de dose, dépendance, baisse des hormones sexuelles et même la possibilité de provoquer une réaction inverse à celle recherchée, une augmentation des douleurs (appelée « hyperalgésie induite » par les opioïdes). Les cliniciens ont donc tendance à n'avoir recours aux opioïdes qu'en cas de douleur extrême et qui échappe au contrôle des autres molécules analgésiques.

Malgré ces connaissances, il est étonnant de constater que les Européens ont recours depuis plus de 20 ans, et avec de bons succès, à une médication qui exerce des activités « sérotoninergiques », « noradrénergiques » et opioïdes. Il s'agit du tramadol.

Diminuer l'excitation du système nerveux central : relâcher l'accélérateur

Les molécules qui exercent une action stabilisatrice (ou tranquillisante) sur le système nerveux central appartiennent principalement à cinq classes de médicaments : les anticonvulsivants, les antidépresseurs « tricycliques » et « tétracycliques », les antiarythmiques et les bloqueurs des récepteurs NMDA (N-méthyl-D-Aspartate) (**figure 7**, **tableau 2 et 3**, page 46 et 47). Malgré le potentiel stabilisateur des opioïdes et des cannabinoïdes, on a plutôt tendance à les considérer comme des agents agissant surtout sur le système de freinage plutôt que sur le réseau nerveux qui apporte les stimulations douloureuses au cerveau.

FIGURE 7 : Modèle théorique de « l'hyperexcitabilité du système nerveux central » dans la fibromyalgie et quelques uns de ses médicaments

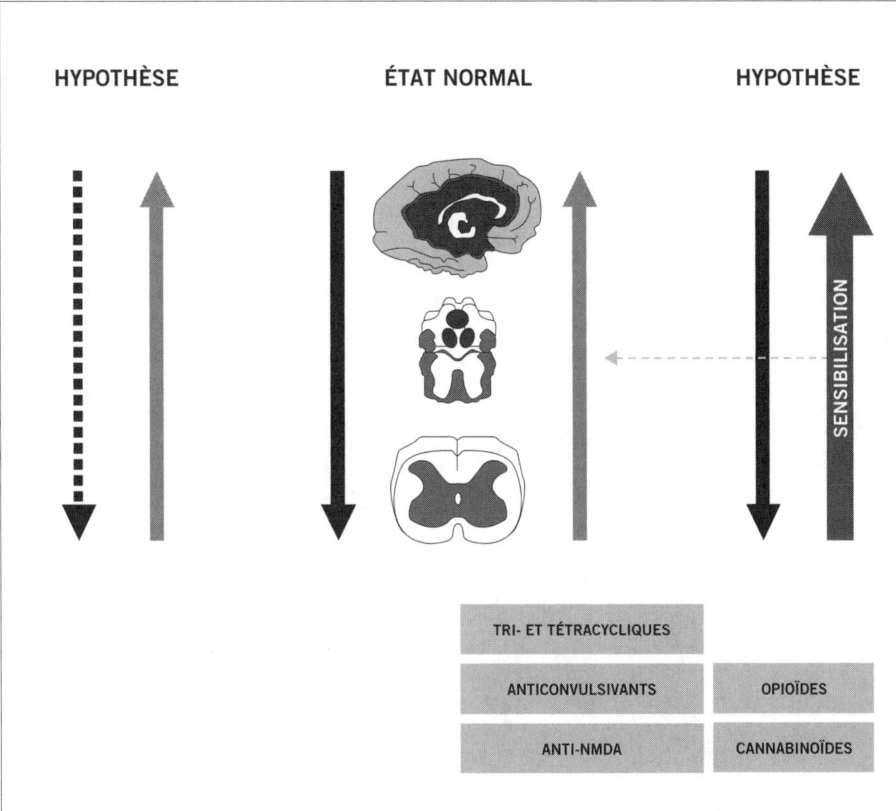

Les médicaments mentionnés dans les rectangles agissent en stabilisant les neurones conduisant l'information de douleur vers le cerveau. Parmi les mécanismes d'action des médicaments, on retrouve :

1) stabilisation par blocage de récepteurs excitateurs de type NMDA (N-méthyl-D-Aspartate);

2) blocage par augmentation des neurotransmetteurs stabilisateurs (Gaba : acide gama-aminobutyrique et Gly : Glycine;

3) blocage de l'activité d'un acide aminé excitateur (Glu : glutamate).

Illustration au centre: Marchand S. Applied pain neurophysiology from Pharmacology of pain, edited by Beaulieu P, Lussier D, Porreca F, Dichenson AH, IASP Press, Seattle, ©2010. Reproduction autorisée avec la permission de International Association for the Study of Pain® (IASP®). Cette figure ne peut pas être reproduite sans la permission et pour toute autre utilisation.

TABLEAU 2 : Anticonvulsivants utilisés dans le traitement de la fibromyalgie et leurs effets secondaires

ANTICONVULSIVANTS UTILISÉS DANS LE TRAITEMENT DE LA FIBROMYALGIE ET LEURS EFFETS SECONDAIRES			
Médicament	**Posologie** **• Initiale** **• Habituelle** **• Maximale**	**Effets indésirables les plus fréquents**	**Précautions**
Prégabaline	• 25 mg au coucher • 75 mg, 2 f.p.j. • 300 mg, 2 f.p.j.	• Étourdissements • Somnolence • Gain pondéral • Œdème périphérique • Infections	En cas : • d'insuffisance cardiaque de classe III ou IV • d'insuffisance rénale • de prise concomitante de thiazolidinediones
Gabapentine	• 100 mg au coucher • 300 mg, 3 f.p.j. + 600 mg au coucher • 3600 mg par jour, à raison de 3 f.p.j ou 4 f.p.j.	• Somnolence • Vertiges • d'insuffisance cardiaque • Vision trouble • Crampes musculaires • Œdème périphérique • Tremblements • Fatigue et faiblesse	En cas : • d'insuffisance cardiaque de classe III ou IV • d'insuffisance rénale
Topiramate	• 25 mg au coucher • 50 mg – 100 mg, 2 f.p.j. • 200 mg, 2 f.p.j.	• Paresthésies distales des membres • Vertiges et étourdissements • Somnolence • Asthénie • Anorexie • Troubles neuropsychiques divers • (anxiété, etc.) • Flou visuel (réversible) • Acidose métabolique	Augmentation du risque en cas : • d'acidose métabolique à trou non anionique • de lithiase urinaire En cas : • d'insuffisance rénale ou hépatique
Lamotrigine	• 25 mg • 50 mg – 100 mg • 100 mg, 2 f.p.j.	• Somnolence • Étourdissements • Vertiges • Ataxie • Asthénie • Céphalées • Flou visuel (réversible) • Diplopie • Éruptions cutanées	• Dose initale de 25 mg à augmenter très lentement • En cas d'insuffisance rénale • Cas de syndrome de Stevens-Johnson signalés (vigilance requise)
Lévétiracétam	• 250 mg au coucher • 500 mg, 2 f.p.j. • 1500 mg, 2 f.p.j.	• Somnolence • Asthénie • Vomissements • Céphalées • Symptômes urinaires • Ataxie • Faiblesse • Étourdissements • Infections • Anomalie de la pensée • Amnésie • Anxiété	• En cas d'insuffisance rénale • Risque de diminution du nombre des diverses lignées cellulaires sanguines (vérifier la formule sanguine)

Légende
f.p.j. : fois par jour

Arsenault P, Thiffault R. La fibromyalgie - Aider le système nerveux à « lever le pied ». *Le Médecin du Québec* 2010; 45 (3) : 61-4

TABLEAU 3 : Antidépresseurs tricycliques et tétracycliques utilisés dans le traitement de la fibromyalgie et leurs effets secondaires

ANTIDÉPRESSEURS TRICYCLIQUES ET TÉTRACYCLIQUES UTILISÉS DANS LE TRAITEMENT DE LA FIBROMYALGIE ET LEURS EFFETS SECONDAIRES			
Médicament	**Posologie** **• Initiale** **• Habituelle** **• Maximale**	**Effets indésirables les plus fréquents**	**Précautions**
Amitriptyline	• 10 mg au coucher • 25 mg – 50 mg au coucher • 300 mg au coucher	• Somnolence • Sécheresse des muqueuses • Étourdissements • Hypotension orthostatique	À éviter en cas : • de glaucome • de prostatisme • d'arythmie
Désipramine	• 10 mg au coucher • 25 mg – 50 mg • 300 mg	• Somnolence • Sécheresse des muqueuses • Constipation • Étourdissements • Hypotension orthostatique	À éviter en cas : • de glaucome • de prostatisme • d'arythmie
Mirtazapine	• 15 mg au coucher • 15 mg – 30 mg au coucher • 30 mg – 45 mg au coucher	• Somnolence • Augmentation de l'appétit • Gain pondéral • Sécheresse de la bouche • Constipation • Asthénie • Étourdissements	• En cas d'insuffisance rénale ou hépatique • Prudence en présence d'arythmie
Trazodone	• 25 mg au coucher • 50 mg – 100 mg par jour, à raison de 2 f.p.j. • 400 mg par jour, à raison de 2 f.p.j. ou 3 f.p.j.	• Somnolence • Étourdissements • Sécheresse de la bouche • Céphalées • Flou visuel • Nausées ou vomissements • Fatigue • Constipation	À éviter en cas : • de glaucome • de prostatisme • d'arythmie

Légende
f.p.j. : fois par jour

Arsenault P, Thiffault R. La fibromyalgie - Aider le système nerveux à « lever le pied ». *Le Médecin du Québec* 2010; 45 (3) : 61-4 © FMOQ. Reproduction autorisée.

Les anticonvulsivants ont la propriété de diminuer les réactions au niveau des neurones qui mènent à la conduction du message nerveux (ou « influx nerveux »). Pour simplifier, mentionnons que cette « stabilisation neuronale » peut se faire par différents mécanismes d'action au niveau cellulaire et que les anticonvulsivants sont classés selon le ou les mécanismes qu'ils utilisent (**figure 8**).

Les anticonvulsivants arrivent à stabiliser les neurones du système nerveux central, soit en bloquant les canaux ioniques (calciques ou sodiques), soit en augmentant le taux de certains neuropeptides inhibiteurs (acide gamma-aminobutyrique ou GABA et glycine ou GLY) ou enfin en inhibant la transmission glutamatergique (le glutamate étant un acide aminé excitateur). Les mécanismes d'action des médicaments sont illustrés sur cette figure.

FIGURE 8 : Mécanismes d'action des anticonvulsivants

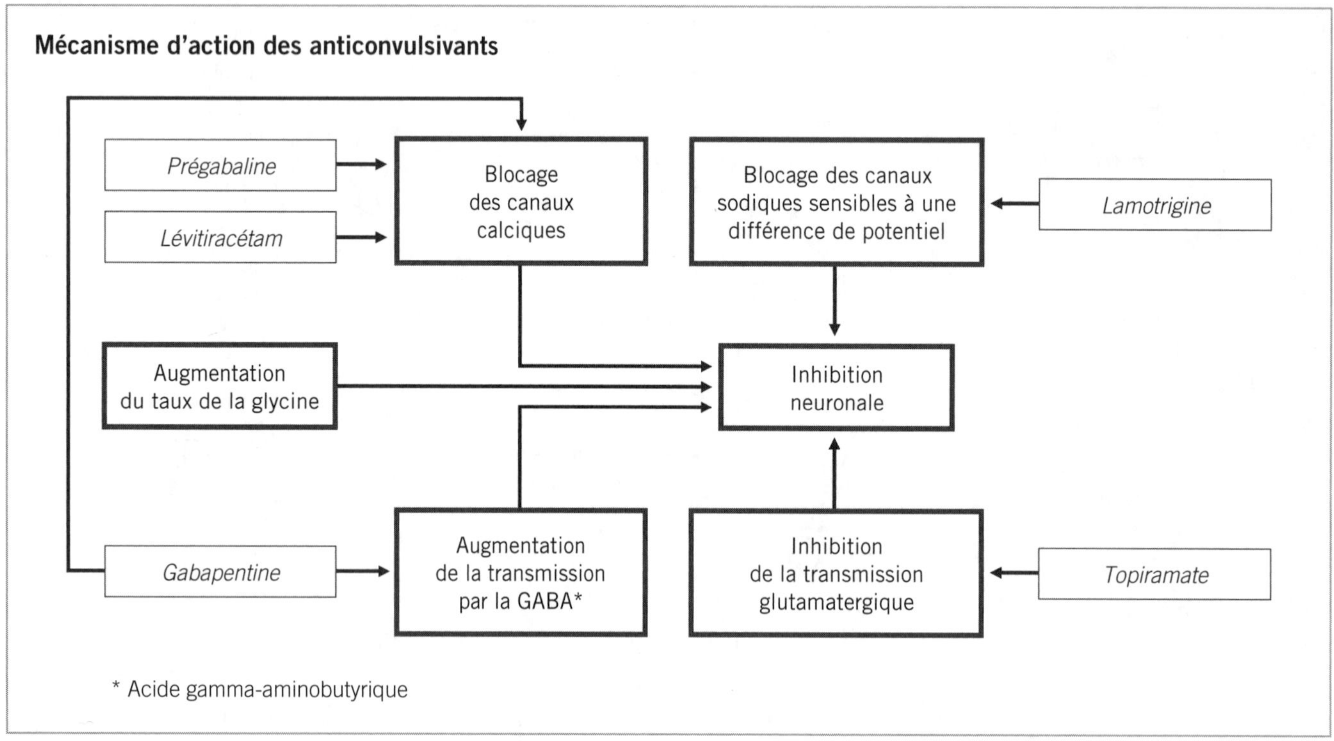

Arsenault P, Thiffault R. La fibromyalgie - Aider le système nerveux à « lever le pied ». *Le Médecin du Québec* 2010; 45 (3) : 61-4 © FMOQ. Reproduction autorisée.

Parmi les anticonvulsivants fréquemment utilisés dans la fibromyalgie, il y a la prégabaline et la gabapentine (des « gabapentenoïdes »), le topiramate et le lamotrigine. De toutes ces substances, la seule qui a été reconnue par les organismes canadiens de surveillance (Santé Canada) est la prégabaline. Les propriétés antalgiques, anxiolytiques et sédatives de la prégabaline en font une des armes de choix dans le traitement de la fibromyalgie.

Les antidépresseurs « tricycliques » (amitryptiline, nortryptiline) sont sans hésitation les plus vieilles molécules utilisées pour soulager la douleur fibromyalgique. Ce sont elles qui ont fait l'objet du plus grand nombre d'études cliniques. Malheureusement, elles ne sont pas dépourvues d'effets secondaires (sécheresse buccale, constipation, rétention urinaire, etc.) et sont à éviter en présence de glaucome, de trouble urinaire et d'arythmie cardiaque. Les « tétracycliques » (mirtazapine »), apparus au début des années 2000, ont des effets semblables aux tricycliques et ont un profil d'effets secondaires apparenté. Ils n'ont fait l'objet que de rares études mais sont parfois utilisés par certains cliniciens sur une base empirique.

Les antiarythmiques, intéressants sur la base « théorique », n'ont pas d'intérêt dans le traitement de la fibromyalgie actuellement. Les effets secondaires de ces médicaments et leurs contre-indications (**figure 6**, page 43) limitent beaucoup leur utilisation. De plus, il n'existe que de rares rapports scientifiques sur leurs effets chez les fibromyalgiques.

Les antagonistes des récepteurs NMDA incluent des molécules dont les plus fréquemment mentionnées sont la kétamine, la méthadone et le dextrometorphan (présent dans les sirops pour la toux!). Pour bloquer les récepteurs NMDA au moyen du dextrometorphan, il en faudrait des quantités telles que les sujets ne seraient pas capables d'en tolérer les effets secondaires. On ne les utilise donc pas. Quand à la kétamine, elle bloque très bien les récepteurs NMDA, mais au prix d'une sédation importante et d'un risque d'hallucinations. Il n'y a pas de publication qui supporte son utilisation en fibromyalgie. Enfin, la méthadone, qui exerce des activités anti-NMDA, mais également « opioïdes », n'a jamais été évaluée dans des essais thérapeutiques et pourrait présenter les inconvénients qui ont déjà été expliqués précédemment.

LES APPROCHES NON PHARMACOLOGIQUES

Les approches non pharmacologiques constituent l'ensemble des méthodes d'intervention sans utilisation de médicaments. Parmi ces approches, certaines sont couramment prescrites par les médecins et d'autres appartiennent au vaste champ des approches dites « alternatives et complémentaires » (pour médecines alternatives et complémentaires - MAC). Les approches non pharmacologiques qui n'appartiennent pas aux MAC et qui sont les plus utilisées pour traiter la fibromyalgie appartiennent à deux grandes catégories : les approches physiques et la psychothérapie.

Les approches physiques

L'une des plus grandes certitudes quand il est question d'aider les fibromyalgiques est le bénéfice qu'apporte l'exercice physique. Les références aux bienfaits de l'exercice se comptent par centaines dans la littérature scientifique. La preuve n'est plus à faire. Mais quel type d'exercices doit-on prioriser? La réponse est simple : viser des exercices aérobiques à moyen ou à long terme! Pour y parvenir, il faut user de prudence et de patience. Après plusieurs mois d'inactivité, pourquoi soumettre le corps à des demandes énergétiques auxquelles il n'a plus l'habitude de répondre? Il est recommandé de choisir une activité physique que l'on aime et d'établir un programme sur plusieurs mois qui permettra d'augmenter lentement la cadence. Certains patients choisiront la marche par exemple, d'abord quelques minutes par jour, puis en progressant, atteindront 30 à 40 minutes de marche rapide au bout de 3 à 6 mois (ou encore même de course!). Il est important de mentionner que des rechutes sont possibles et qu'il ne faut pas se décourager. Certaines journées seront plus difficiles que d'autres. Il y aura des reculs et des avancées. Mais ultimement, les bénéfices seront au rendez-vous! L'exercice physique améliore la circulation générale, stimule la production de plusieurs hormones, augmente le système de freinage naturel, améliore la qualité du sommeil, agit comme antidépresseur, et exerce de nombreuses autres activités bénéfiques qu'il serait trop long d'énumérer ici.

Parmi les autres approches physiques non classées parmi les MAC, on retrouve aussi la physiothérapie et l'ergothérapie. Il est de notre avis que ces approches ne devraient être utilisées que dans des buts bien précis : fournir un programme d'exercices adaptés à la condition clinique des patients et fournir des outils de départ pour la «mise en marche» de tels programmes. Il est inutile de chercher à traiter une structure musculosquelettique spécifique à moins qu'elle soit, bien sûr, porteuse d'une blessure surajoutée. Les fibromyalgiques ne seront jamais en «chaise roulante» à moins d'avoir une autre maladie ou un autre handicap, ou à moins de le désirer.

La psychothérapie

Les fibromyalgiques sont souvent surpris de recevoir de leur médecin une référence pour rencontrer un psychologue ou un intervenant en santé mentale. Ils ont souvent l'impression que leur médecin considère leur mal soit « imaginaire », soit créé par leur psychique. En réalité, la grande majorité de ces références a souvent pour but de mettre en lumière de fausses croyances, de mauvaises manières de gérer la douleur sur les plans cognitif et/ou émotionnel, voire même sur le plan des relations sociales. Elles cherchent également à fournir aux patients des outils « psychologiques » pour rencontrer la douleur dans ses périodes les plus intenses. Les innombrables publications sur la douleur de la dernière décennie ont clairement démontré que la perception de la douleur et sa « gestion » passent inévitablement par des mécanismes cérébraux et psychiques et qu'il est possible d'atténuer la douleur par certaines activités du domaine du « mental ». L'approche psychothérapeutique la plus étudiée est celle de la thérapie cognitivocomportementale (Thieme K et Gracely RH 2009, Häuser W et coll. 2010). Cette approche s'est avérée très efficace pour plusieurs fibromyalgiques.

7. CONCLUSION

La fibromyalgie a fait couler beaucoup d'encre et remplie de nombreuses pages web au cours des dernières années. Si nombreuses de ces sources d'informations sont appuyées par des sources de références fiables, d'autres reposent sur de simples rapports de cas isolés et doivent être interprétées avec prudence. Les données présentées dans cet article sont celles qui prévalent à ce moment-ci de l'évolution de nos connaissances et sont appuyées par d'excellentes preuves scientifiques. Les recherches, de plus en plus nombreuses à travers le monde, feront avancées progressivement nos manières de percevoir ce syndrome et préciseront les meilleures approches pour le contrer. Des équipes de recherche distribuées aux quatre coins de la planète travaillent à comprendre ce qui survient chez le fibromyalgique, « des interactions cellulaires aux interactions sociales ». Pour l'instant, seule la succession d'essais et d'erreurs permettent d'identifier la ou les approches les mieux adaptées pour soulager un patient donné. Les interventions pluridisciplinaires offrent l'avantage de s'adresser aux différentes dimensions de l'expérience humaine. Elles sont donc privilégiées. Lorsque des marqueurs biologiques seront identifiés, il deviendra plus facile de cibler plus précisément les interventions efficaces. Grâce au courage et à la patience des patients et des cliniciens, il est de notre avis que la fibromyalgie sera un jour vaincue!

RÉFÉRENCES

- Arsenault P, Marchand S. Synthèse des mécanismes impliqués dans un syndrome douloureux complexe : la fibromyalgie. Douleur et Analgésie 20(4) : 200-212. 2007.
- Arsenault P, Potvin S. Interventions pharmacologiques chez le patient fibromyalgique : par ou commencer? Douleur et Analgésie 20(4) : 227- 233. 2007.
- Arsenault P, Thiffault R. La fibromyalgie : aider le système nerveux à « Lever le pied ». Le Médecin du Québec 45(3) : 61-64. 2010a.
- Arsenault, P, Thiffault R. La fibromyalgie-II. Aider le système nerveux à « appliquer les freins ». Le Médecin du Québec 45(4) : 65-67. 2010b.
- Baldry P. Large tender areas, not discrete points, observed in patients with fibromyalgia. Acupunct Med 25(4) : 203. 2007.
- Banic B, Petersen-Felix S, Andersen OK, Radanov BP, Villiger PM, Arendt-Nielsen L, Curatolo M. Evidence for spinal cord hypersensitivity in chronic pain after whiplash injury and in fibromyalgia. Pain 107(1-2) : 7-15. 2004.
- Begley Sharon. Entrainer votre cerveau. Transformer votre cerveau. Ariane Edition Inc. 2008.
- Besson JM, Guibaud G, Le Bars D. Descending inhibitory influences exerted by the brain stem upon the activities of dorsal horn lamina V cells induced by intra-arterial injection of bradykinin into the limbs. J Physiol 248(3) : 725-739. 1975.
- Bradley LA. Pathophysiology of fibromyalgia . Am J Med 122(12 Suppl) : S22-S30. 2009.
- Buskila D, Neumann L. Musculoskeletal injury as a trigger for fibromyalgia/posttraumatic fibromyalgia. Curr Rheumatol Rep 2(2) : 104-108. 2000.
- Chen JJ, Wang JY, Chang YM, Su SY, Chang CT, Sun SS, Kao CH, Lee CC. Regional cerebral blood flow between primary and concomitant fibromyalgia patients : a possible way to differentiate concomitant fibromyalgia from the primary disease. Scan J Rheumatol 36(3) : 226-232. 2007.
- Cohen H, Neumann L, Glazer Y, Ebstein RP, Buskila D. The relationship between a common catechol-O-methyltransferase (COMT) polymorphism val(158) met and fibromyalgia. Clin Exp Rheumatol 27(5 Suppl 56) : S51-S56. 2009.
- de Souza JB, Potvin S, Goffaux P, Charest J, Marchand S. The deficit of pain inhibition in fibromyalgia is more pronounced in patients with comorbid depressive symptoms. Clin J Pain 25(2) : 123-127. 2009a.
- de Souza JB, Goffaux P, Julien N, Potvin S, Charest J, Marchand S. Fibromyalgia subgroups : profiling distinct subgroups using the Fibromyalgia Impact Questionnaire. A preliminary study. Rheumatol Int 29(5) : 509-515. 2009b.
- Dina OA, Green PG, Levine JD. Role of interleukin-6 in chronic muscle hyperalgesic priming. Neuroscience 152(2) : 521-525. 2008.
- D'Mello R, Dickenson AH. Spinal cord mechanism of pain. Br J Anaesth 101(1) : 8-16. 2008.
- Doidge Norman. Les étonnants pouvoirs de transformation du cerveau. Guérir grâce à la neuroplasticité. Edition Belfond. 2007.
- Dotson VM, Davatzikos C, Kraut MA, Resnick SM. Depressive symptoms and brain volumes in older adults : a longitudinal magnetic resonance imaging study. J Psychiatry neurosci 3495) : 367-375. 2009.
- Frodi TS, Koutsouleris N, Bottlender R, Born C, Jäger M, Scupin I, Reiser M, Möller HJ, Meisenzahi EM. Depression-related variation in brain morphology over 3 years : effect of stress? Arch Gen Psychiatry 65(10) : 1156-1165. 2008.
- Giesecke T, Williams DA, Harris RE, Cupps TR, Tian X, Tian TX, Gracely RH, Clauw DJ. Subgrouping of fibromyalgia patients on the basis of pressure-pain thresholds and psychological factors. Arthritis Rheum 48(10) : 2916-2922. 2003.
- Goffaux P, Redmond WJ, Rainville P, Marchand S. Descending analgesia- when the spine echoes what the brain expects. Pain 130(1-2) : 137-143. 2007.
- Hart M, Nielson WR. The fibromyalgia tender points : use them or lose them? A brief review of the controversy. J Rheumatol 34(5) : 914-922. 2007
- Häuser W, Thieme K, Turk DC. Guidelines on the management of fibromyalgia syndrome - a systematic review. Eur J Pain 14(1) : 5-10. 2010.
- Ikeda H, Kiritoshi T, Murase K. Synaptic plasticity in the spinal dorsal horn. Neurosci Res 64(2) : 133-136.2009.
- Inoue K, Tsuda M. Microglia and neuropathic pain. Glia 57(14) : 1469-1479. 2009.
- Julien N, Goffaux P, Arsenault P, Marchand S. Widespread pain in fibromyalgia is related to a deficit of endogenous pain inhibition. Pain 114(1-2) : 295-302. 2005.
- Kuchinad A, Schweinhardt P, Seminowicz DA, Wood PB, Chizh BA, Bushnell MC. Accelerated brain gray matter loss in fibromyalgia patients : premature aging of the brain? J Neurosci 27(15) : 4004-4007. 2007.
- Kwiatek R, Barnden L, Tedman R, Jarrett R, Chew J, Rowe C, Pile K. Regional cerebral blood flow in fibromyalgia : single-photon-emission computed tomography evidence of reduction in the pontine tegmentum and thalami. Arthritis Rheum 43(12) : 2823-2833. 2000.
- Lavigne GJ. Effect of sleep restriction on pain perception : towards greater attention! Pain 148(1) : 6-7. 2010.
- Marchand S. Applied pain neurophysiology from Pharmacology of pain, edited by Beaulieu P, Lussier D, Porreca F, Dichenson AH, IASP Press, Seattle, ©2010.
- McLean SA, Clauw DJ, Abelson JL, Liberzon I. The development of persistent pain and psychological morbidity after motor vehicle collision : integrating the potential role of stress response systems into a biopsychosocial model. Psychosom Med 67(5) : 783-790. 2005.
- Moldofsky H, Scarisbrick P, England R, Smythe H. Musculoskeletal symptoms and non-REM sleep disturbance in patients with «fibrositis syndrome» and healthy subjects. Psychosom med 37(4) : 341-351. 1975.
- Müller W, Schneider M, Joos T, Hsu HY, Stratz T. Subgroups of fibromyalgia. Schmerz 21(5) : 424-429. 2007.
- Potvin S, Larouche A, Normand E, de Souza JB, Gaumond I, Grignon S, Marchand S. DRD3 Ser9Gly polymorphism is related to thermal pain perception and modulation in chronic widespread pain patients and healthy controls. J Pain 10(9) : 969-975. 2009.
- Price DD, Staud R, Robinson ME, Mauderli AP, Cannon R, Vierck CJ. Enhanced temporal summation of second pain and its central modulation in fibromyalgia patients. Pain 99(1-2) : 49-59. 2002.
- Rehm SE, Koroschetz J, Gockel U, Brosz M, Freynhagen R, Tölle TR, Baron R. A cross-sectional survey of 3035 patients with fibromyalgia : subgroups of patients with typical comorbidities and sensory symptom profiles. Rheumatology (Oxford) Mar 17 2010. (Impression à venir).
- Rodriguez-Raecke R, Niemeier A, Lhle K, Ruether W, May A. Brain matter decrease in chronic pain is the consequence and not the cause of pain. J Neurosci 29(44) : 13746-13750. 2009.

- Russell IJ. Advances in fibromyalgia : possible role for central neurochemicals. Am J Med Sci 315(6) : 377-384. 1998.
- Russell IJ, Vaeroy H, Javors M, Nyberg F. Cerebrospinal biogenic amine metabolites in fibromyalgia/fibrositis syndrome and rheumatoid arthritis. Arthritis Rheum 35(5) : 550-556. 1992.
- Shir Y, Pereira JX, Fitcharles MA. Whiplash and fibromyalgia : an ever-widening gap. J Rheumatol 33(6) : 1045-1047. 2006.
- Staud R, Koo E, Robinson ME, Price DD. Temporal summation of second pain and its maintenance are useful for characterizing widespread central sensitization of fibromyalgia patients. J Pain 8(11) : 893-901. 2007
- Tander B, Gunes S, Boke O, Alayli G, Kara N, Bagci H, Canturk F. Polymorphisms of the serotonin-2A receptor and catechol-O-methyltransferas genes : a study on fibromyalgia susceptibility. Rheumatol Int 28(7) : 685-691. 2008.
- Taylor JB. Voyage au-delà de mon cerveau. Une neuro-anatomiste victime d'un accident cérébral raconte ses incroyables découvertes. JC Lattès Ed. 2008.
- Thieme K, Gracely RH. Are psychological treatments effective for fibromyalgia pain? Curr Rheumatol Rep 11(6) : 443-450. 2009
- Tishler M, Levy O, Amit-Vazina M. Can fibromyalgia be associated with whiplash injury : A 3-year follow-up study. Rheumatol 2010 (impression à venir).
- Vallejo R, Tilley DM, Vogel L, Benyamin R. The Role of Glia and the Immune System in the Development and Maintenance of Neuropathic Pain. Pain Pract 2010. (Impression à venir.)
- Vlaeyen JWS, Kole-Snijders AMJ, Boeren RGB, van EEK H. Fear of movement/(re)injury in low back pain and its relation to behavioral performance. PAIN 1995 Sept; 62(3): 363-372.
- Wilke WS. New developments in the diagnosis of fibromyalgia syndrome : say goodbye to tender points? Cleve Clin J Med 76(6) : 345-352. 2009.
- Williams DA, Clauw DJ. Understanding fibromyalgia : lessons from the broader pain research community. J Pain 10(8) : 777-791. 2009.

CHAPITRE

6

LA FIBROMYALGIE : UNE HISTOIRE À LIRE AUX ENFANTS

Christine Fogl, Montréal, Québec, Canada (Illustrations)
Lucie Bouvrette Leblanc, B. Sc. Erg., MAP (candidate), Montréal, Québec, Canada (Texte)

RÉSUMÉ

La fibromyalgie affecte de 2 à 5 % de la population. La majorité, environ 80 %, sont des femmes.

Les principaux symptômes de la fibromyalgie sont la douleur, la fatigue et les troubles du sommeil. Il y a également plusieurs autres symptômes pouvant être associés à la fibromyalgie. **Cette histoire a été écrite dans le but d'informer leurs enfants sur le syndrome de fibromyalgie.**

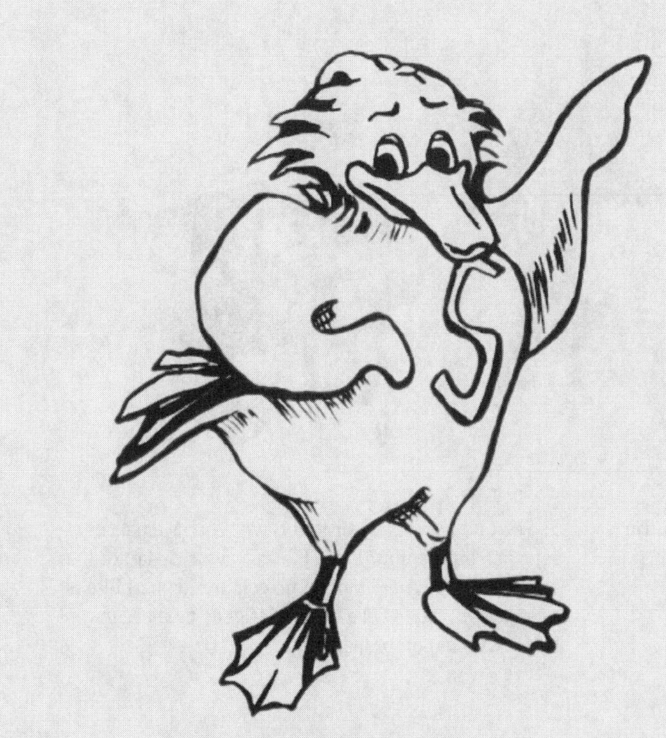

LA FIBROMYALGIE
PAR
Superduck

Claudia - Bonjour Rick!

Rick - Bonjour Claudia!

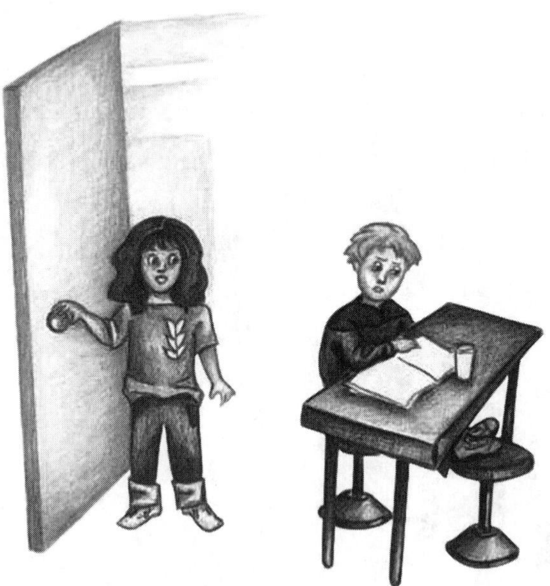

Claudia - Est-ce que je peux venir jouer avec toi? Maman ne se sent pas bien aujourd'hui. Elle dit avoir de la douleur et se sentir fatiguée. Moi, je ne comprends pas! Elle ne s'est pas fait mal, et elle se sent fatiguée même le matin! Est-ce que tu comprends, toi?

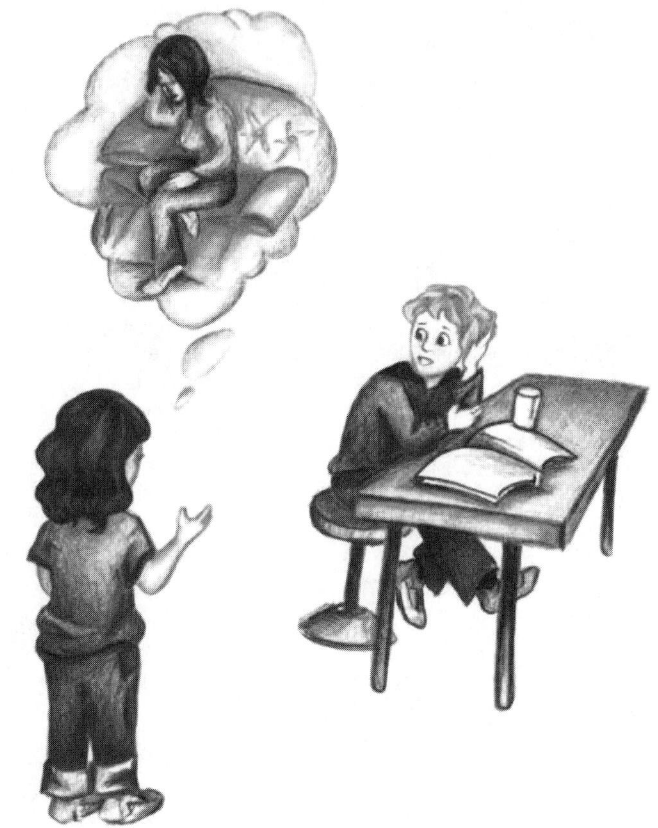

Rick - Maman m'a dit qu'elle a la fibromyalgie.

Claudia - Mais je ne sais pas c'est quoi, la fibromyalgie!

Rick - Moi non plus je ne sais pas ce qu'est la fibromyalgie.

Claudia - Nous pouvons peut-être demander à Superduck!

Rick - Superduck? Mais qui est Superduck?

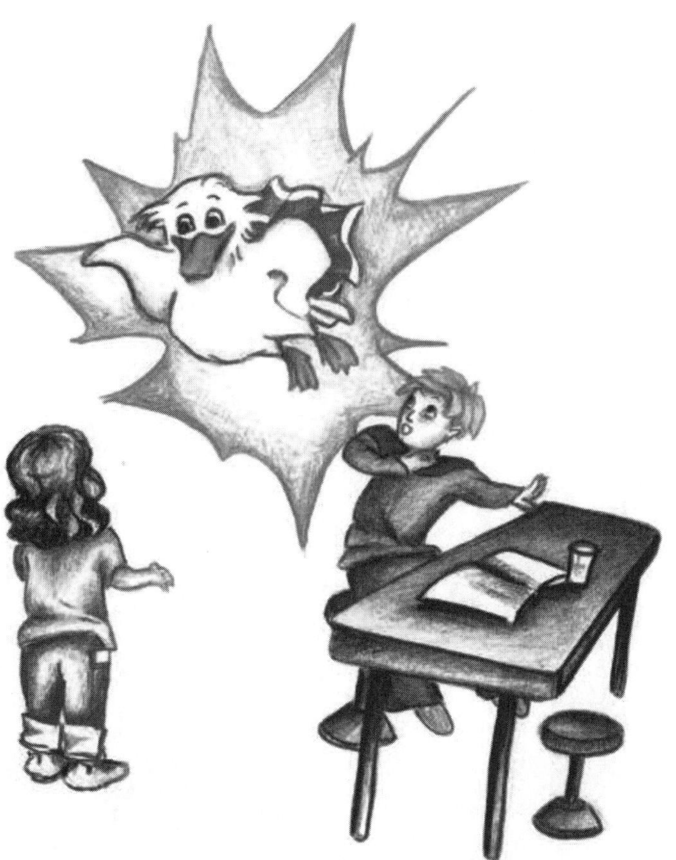

Superduck - Superduck à la rescousse! COIN! COIN!
- Je me présente! Je suis Superduck, le canard magique! Avec ma cape magique, j'apparais lorsque vous avez une question! Dites-moi, quelle est votre question? Coin! Coin!

Rick - Notre maman a la fibromyalgie, et nous aimerions savoir ce que c'est.

Superduck - Certainement! Coin! Coin! Les personnes avec de la fibromyalgie ont souvent de la douleur, de la fatigue et des troubles du sommeil. Ces symptômes peuvent varier d'une journée à l'autre et d'une personne à l'autre.

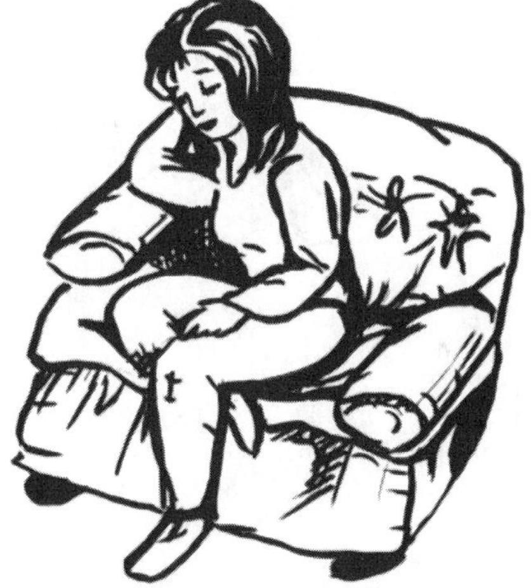

Rick - Cela veut dire, Superduck, qu'une personne qui a la fibromyalgie va ressentir de la douleur et de la fatigue, et va moins bien dormir!

Superduck - Oui, Rick!

Rick - Cela explique pourquoi maman est souvent fatiguée...

Superduck - Tu as raison, Rick. Chez les personnes ayant la fibromyalgie, la fatigue est souvent associée à un manque de sommeil profond. Si on dort légèrement la nuit, on se sentira fatigué le lendemain matin. Une personne qui est fatiguée aura plus de difficulté à se concentrer, et son niveau de fatigue peut affecter son humeur.

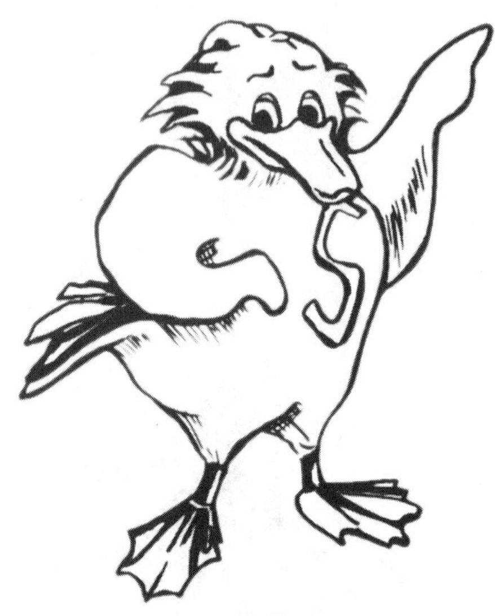

Claudia - Dis-moi Superduck, est-ce que nous pouvons faire quelque chose pour aider maman?

Superduck - Certainement! Il est tout d'abord très important de se parler. Vous ne pouvez pas deviner ce dont votre maman a besoin, et elle doit également connaitre vos besoins. Parfois, elle peut avoir besoin d'un peu d'aide pour mettre la table, laver la vaisselle ou faire le ménage. C'est important de demander à maman comment vous pouvez l'aider. D'autres fois, c'est peut-être vous qui avez besoin d'aide ou de parler à maman. Maman a également besoin de temps pour elle-même avant d'aller se coucher, où elle pourra commencer à relaxer. Cela l'aidera à mieux dormir.

Maman doit également prendre des pauses de façon régulière afin de «recharger ses batteries». Si maman vous dit qu'elle a besoin d'une pause, mais que vous vous aimeriez jouer avec elle, il faut respecter le fait qu'elle a besoin d'une pause. Elle pourra peut-être venir jouer avec vous après sa pause ou à un autre moment. Vous pouvez aussi demander à papa, un ami, une amie ou votre frère ou sœur de jouer avec vous.

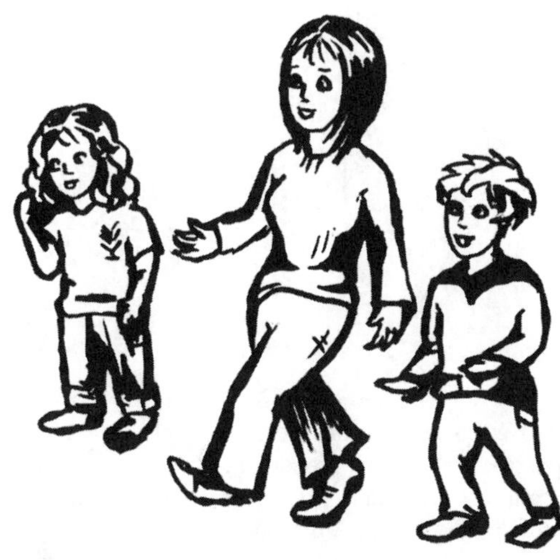

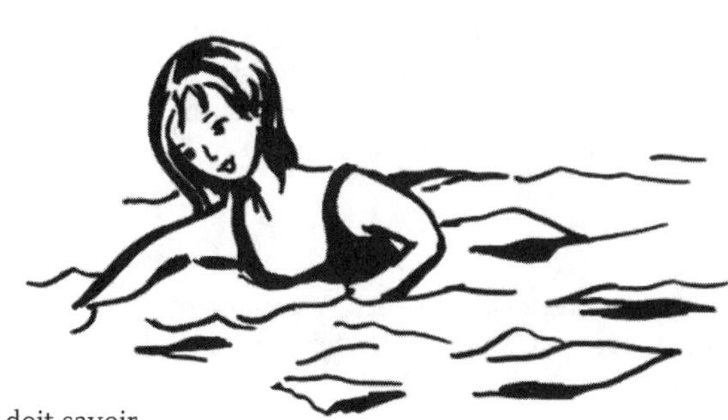

Superduck - Un autre aspect très important que maman doit savoir est que l'exercice est un bon moyen pour l'aider à se sentir mieux. Par exemple vous pouvez aller prendre une marche ou allez nager avec elle.

Claudia - Qu'est-ce que maman peut faire pour aller mieux?

Superduck - Les éléments suivants sont également importants pour aider maman à mieux se sentir.

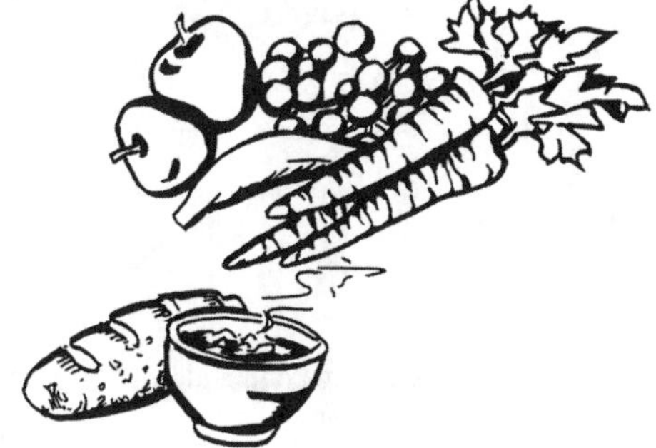

1. L'alimentation: Il est important de bien manger. Les fruits et les légumes sont des aliments santé. Toi, est-ce que tu connais d'autres aliments santé?
2. La gestion de son niveau d'énergie: Il est important de planifier, de prioriser, de maintenir une bonne posture et de prendre des pauses de façon régulière.
3. La gestion du stress: Il est important de gérer son stress. La gestion du stress aide à gérer la douleur et à améliorer le sommeil.
4. Vous souvenez-vous les enfants? Je vous ai mentionné un autre moyen. Lequel c'était? C'était l'exercice!
5. Il faut également avoir une bonne routine avant d'aller se coucher: aller se coucher à la même heure tous les soirs, ne pas prendre de café, de thé ou de chocolat en soirée, garder un calepin sur la table de nuit pour écrire les choses que nous ne voulons pas oublier une fois couché… et relaxer.

Superduck - Il existe différentes techniques de relaxation. Je vais vous montrer la technique de relaxation par la respiration. Regarde, Claudia! Tu peux inspirer profondément par le nez et expirer tranquillement par la bouche.

Claudia - Comme ceci, Superduck?

Superduck - Exactement, Claudia! Tu es bonne! Toi, Rick, es-tu capable de prendre de grandes respirations par le nez et expirer tranquillement par la bouche?

Rick - Comme cela?

Superduck - C'est parfait, Rick! Votre maman peut également utiliser cette technique de relaxation si elle le désire.

Claudia - Je vais lui dire et lui montrer comment faire.

Superduck - Il y a également d'autres façons de se relaxer. Par exemple prendre un bain, prendre une marche dans le bois, écouter de la musique, rire, faire des activités plaisantes, etc. Vous, que faites-vous pour relaxer?

Claudia - Moi, j'aime dessiner.

Rick - Moi, j'aime faire du bricolage.

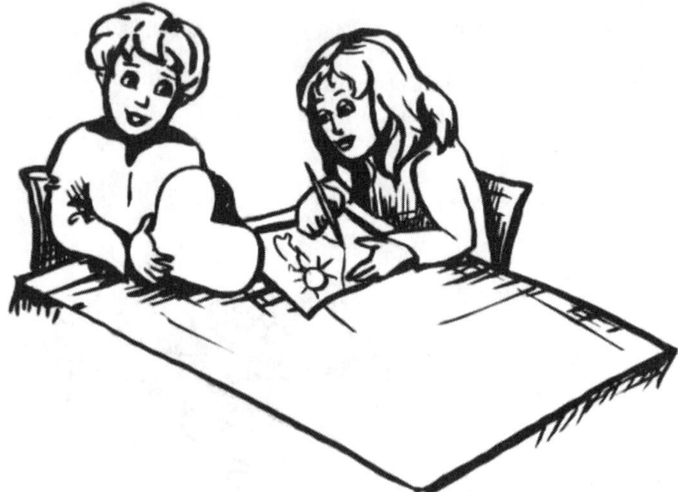

Superduck - Vous pouvez demander à votre maman comment elle aime relaxer.

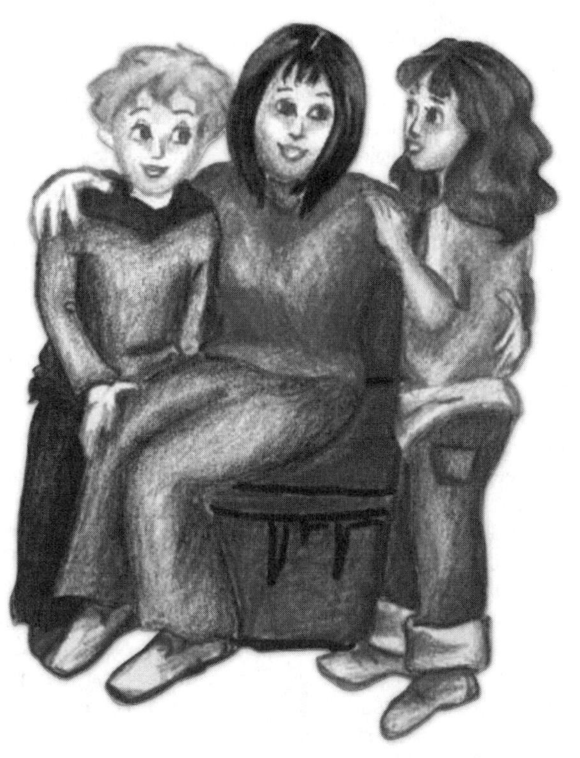

Claudia - Mais, Superduck, lorsque nous nous sentons impuissants et que nous ressentons toutes sortes d'émotions parce que notre maman ne va pas bien, qu'est-ce que nous pouvons faire?

Superduck - L'important, c'est d'exprimer ses émotions et de se faire plaisir. Vous pouvez faire des dessins et écrire des poèmes pour exprimer vos émotions. Vous pouvez également chanter ou faire des activités sportives qui vous font plaisir. Il est bien important de ne pas garder ses émotions à l'intérieur. Il faut parler de ce que vous ressentez.

Est-ce que vous comprenez mieux ce qu'est la fibromyalgie?

Claudia - Oui, Superduck! C'est une maladie que maman doit gérer tous les jours. Parfois elle va avoir des hauts et parfois des bas.

Rick - Mais c'est important d'en parler et d'exprimer nos émotions.

Superduck - Exactement, les enfants! Il ne faut surtout pas oublier le plus important!

Rick - C'est quoi, Superduck?

Superduck - Votre maman vous aime!

Claudia - Oui, c'est vrai Superduck!

Rick - Nous aussi nous aimons notre maman!

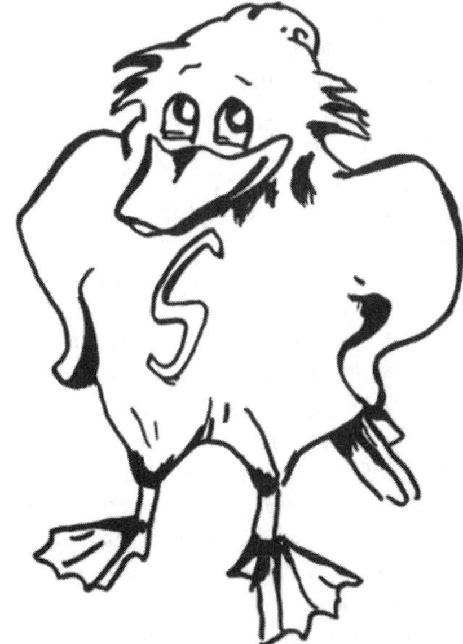

Superduck - Souvenez-vous que la fibromyalgie n'affectera pas l'amour que votre maman a pour vous!

À la prochaine, les enfants!

MON HISTOIRE

Helen Tupper, Dartmouth, Nouvelle-Écosse, Canada

Helen Tupper a été membre de la *North American Chronic Pain Association of Canada (NACPAC)* en 1993, puis en a été la présidente de 1998 à 2001. Helen Tupper et Céleste Johnston (alors présidente de la Société canadienne de la douleur) ont ensuite fondé la Coalition canadienne contre la douleur (CCD) en 2002. Helen Tupper en a assumé la présidence de 2004 à 2008, et a soutenu l'association comme présidente sortante pour deux années par la suite. Helen Tupper donne des conférences à des associations ou lors de symposium, à l'occasion.

(Voir autre témoignage, page 76.)

Je travaillais comme infirmière lorsqu'un soir, j'ai été blessée en levant un patient tombé de son lit. Ce devait être le début du reste de ma vie. Elle n'a plus jamais été la même. J'ai été hospitalisée pendant deux semaines, espérant que le repos forcé apporterait des améliorations à ma condition. Ce ne fut pas le cas : j'ai dû subir une discotomie. Je travaillais depuis un peu moins de deux ans quand la blessure est survenue. Ce n'était certes pas ce que j'avais prévu dans mon esprit idéaliste à 23 ans.

J'ai assez bien récupéré suite à la chirurgie, et ce, sans douleur. Nous avons ensuite déménagé dans une autre ville, puis en Nouvelle-Écosse. J'ai eu un enfant. L'accouchement a été pénible. J'ai ressenti une douleur aigüe dans la jambe droite lors de l'accouchement et par la suite. La douleur a duré plusieurs semaines et est progressivement devenue lancinante, puis moins aigüe. Je vis avec cette douleur depuis ce jour, à intensité variable. À cause de ces difficultés et pour en éviter de nouvelles, nous avons donc décidé d'adopter notre second enfant. Nous avions deux bambins de moins de deux ans et j'ai été très occupée au cours des années qui ont suivi. Je garde le souvenir de journées teintées d'une vive douleur. Il était difficile de me pencher et de prendre les enfants dans mes bras. Les douleurs au dos et à la jambe en ont été grandement affectées. J'ai consulté quelques médecins qui m'ont dit que j'avais juste besoin d'apprendre à vivre avec la douleur... et de trouver un passetemps pour m'en distraire! S'occuper des enfants et de la maison prenant tout mon temps et toute mon énergie, je me demande à quoi ils pensaient en me suggérant de me trouver un passetemps. Ce commentaire m'a vraiment mise en colère parce que je sentais qu'ils ne prenaient pas ma douleur au sérieux et me percevaient comme une râleuse pleurnicharde. C'était en 1971, alors qu'on savait peu de choses sur la douleur chronique. J'ai continué comme j'ai pu, mais c'était bien souvent très difficile.

Par la suite, j'ai été blessée au dos à nouveau lors du transfert de la table d'opération à la civière après une chirurgie abdominale. À partir de ce moment-là, j'ai dû apprendre à devenir ma propre défenseure. J'ai finalement pu recommencer à nager et faire de l'exercice plusieurs fois par semaine, ce qui m'aidait à renforcer mon dos et mes jambes, et soulageait ma douleur. L'avenir semblait meilleur! En 1975, nous avons fait une collision frontale avec un camion. Les enfants et mon mari s'en sont sortis indemnes, mais j'ai eu une luxation de la clavicule et un coup de fouet que j'ai ressenti dans mon cou et au bas du dos. Suite à l'accident, mes douleurs au dos ont beaucoup augmenté, et j'avais un mal de tête constant. Mes articulations étaient toutes très douloureuses, et j'avais mal partout. Mon médecin m'a fait passer des radiographies, et on n'a rien trouvé d'anormal. Il m'a référée à un physiothérapeute qui m'a suivie pendant des semaines. Tant que j'avais des traitements de physiothérapie, j'allais mieux. Dès que je les cessais, la douleur revenait avec force. J'avais eu du mal à fonctionner, je ne pouvais plus aller au gymnase faire des exercices : ils m'occasionnaient trop de douleur. J'ai reçu des injections de stéroïdes dans le nerf occipital du cou, et mes maux de tête ont temporairement été soulagés pour revenir environ trois mois plus tard. Finalement, mon médecin m'a admise à l'hôpital pour sept semaines, où j'ai eu de la physiothérapie, de l'hydrothérapie et du repos. Mes enfants ont été placés dans une famille pendant ce temps. Ce furent sept semaines très longues, solitaires et terrifiantes. Au bout du compte, mon médecin m'a suggéré de voir un psychiatre. J'ai accepté de le faire, car j'aurais fait n'importe quoi pour me débarrasser de la douleur.

Le psychiatre m'a trouvée dépressive et m'a suggéré de prendre de la médication pour me soulager. Je lui ai répondu que je n'allais pas prendre d'antidépresseurs parce que je savais que si on pouvait soulager ma douleur, la dépression s'en irait d'elle-même.

Je suis retournée à la maison, faire de mon mieux. Mon mari travaillait très fort au sein de sa propre entreprise pour se bâtir une clientèle. J'avais besoin d'aide pour le ménage et pour m'occuper des enfants. J'étais souvent couchée. Je détestais cela et je me sentais coupable de ne pas pouvoir faire ma part pour m'occuper de la maison et des enfants.

Un an plus tard, à Toronto, j'ai reçu un diagnostic de fibromyalgie. À ma connaissance, j'étais la première personne de la Nouvelle-Écosse à recevoir un tel diagnostic. J'avais la confirmation maintenant que quelque chose n'allait pas et que tout n'était pas que « dans ma tête ». Cependant, on m'a dit qu'il n'y avait pas de guérison ni de traitements disponibles. On était en 1977. Je suis retournée en Nouvelle-Écosse, ravie d'avoir un diagnostic et de le montrer à mon médecin pour lui prouver que je n'étais pas folle et que je n'avais pas imaginé mes symptômes. Il était presque aussi excité que moi, parce qu'il se souciait vraiment de moi et voulait savoir de quoi je souffrais. Il a ensuite écrit un article sur cette « nouvelle » condition dans une revue médicale.

Cependant, tout n'était pas résolu. J'ai dû accepter qu'il n'y eût ni remède ni traitement. Je devais trouver le moyen de m'aider moi-même.

Mon médecin m'a référée à une clinique de la douleur récemment ouverte, où j'ai été bien reçue. J'ai été traitée avec de l'acuponcture et j'ai pu éventuellement recommencer à faire de l'exercice. J'ai tenté de retrouver un équilibre à ma vie et m'occuper de moi-même à la fois. Mes douleurs au dos et à la jambe se sont ensuite aggravées, ainsi que les douleurs dues à la fibromyalgie.

Mes enfants ont appris à devenir très autonomes, ce qui a été une bonne chose la plupart du temps. Je me sentais coupable de ne pas pouvoir passer plus de temps avec eux et de faire plus de choses avec eux comme skier et patiner, comme les autres mères. Ils ont également développé une attitude bienveillante à mon égard et m'ont aidée dans la maison avec les tâches que je ne pouvais pas accomplir à cause de la douleur et de l'inconfort. Mon mari était aux petits soins avec moi. Ma maladie leur a enseigné que tout le monde ne bénéficiait pas d'une bonne santé, et ils étaient très reconnaissants pour la santé et la liberté d'action qu'ils avaient. Mes enfants ont tout simplement accepté la situation.

En 1980, j'ai subi une fusion vertébrale, et suis revenue à la maison 10 jours plus tard. Mes enfants étaient adolescents et m'aidaient beaucoup. Plusieurs amis sont venus m'aider. Peu à peu, je me suis renforcée. Trois mois plus tard, mon chirurgien m'a dit qu'il voulait que je marche neuf kilomètres par jour. Je l'ai fait et je me sentais très bien. Je croyais être guérie, et que toute la douleur était derrière moi. Cependant je n'ai pas été aussi chanceuse!

Au bout de 18 mois, la douleur est revenue dans ma jambe droite. Peu à peu, le mal de dos est revenu, mais différent qu'avant la chirurgie. Ma fibromyalgie était toujours là et c'était parfois horrible. La pire douleur était dans mon torse et mes côtes, comme si j'étais prise dans un étau. La douleur drainait mon énergie. Certains jours, je ne pouvais presque rien faire. J'essayais toujours de m'assoir à table avec ma famille le soir pour manger et partager notre journée. J'essayais d'avoir des choses intéressantes à raconter parce que je ne voulais pas parler de ma douleur ou de mes incapacités. J'ai tenté de tout cacher, même à ma famille. À la clinique de douleur, j'ai reçu des traitements d'acuponcture et de physiothérapie qui m'ont aidée une fois de plus.

En 1986, en vacances, je me suis blessée à nouveau au dos et à la jambe en tombant d'une chaise de jardin. La douleur était atroce. J'ai été hospitalisée et suis retournée en clinique de douleur. J'ai reçu 12 séries de blocs nerveux au dos. Les blocs m'ont soulagée un certain temps et je me sentais mieux. Il y avait encore les douleurs de fibromyalgie, mais le mal de dos semblait moins prononcé. À la 13e série de blocs, le médecin a touché le canal rachidien par accident. J'ai eu des maux de tête horribles. Le correctif (*blood patch*) a eu des effets secondaires horribles qui ont duré cinq mois.

J'ai ensuite appris que je souffrais maintenant d'arachnoïdite au dos. Ma douleur au dos indiquait que l'inflammation continuait d'affecter la dure-mère et s'étendait tout le long de mon dos. Je souffrais donc maintenant d'une opération mal réussie au dos, de fibromyalgie due à l'accident de voiture, d'arachnoïdite suite aux myélogrammes, et de douleurs sciatiques à cause des dommages à ma colonne vertébrale. Qu'est-ce qui n'allait pas avec moi? C'est au choix!

Certains des médecins que j'ai vus ne comprennent pas ou ne croient pas que la fibromyalgie était aussi pénible que je le disais. En fait, certains médecins ne croient pas que la condition existe. J'ai rencontré de nombreux types de médecins au cours des années, et ceux qui ne vous croient pas ou pensent que vous avez tout inventé sont ceux avec lesquels il est vraiment très difficile d'être poli. Quelques fois, je me demande pourquoi je devais être polie avec eux alors qu'ils ne l'étaient pas avec moi. Toutefois, au cours des 18 dernières années, j'ai eu un excellent médecin de famille qui comprend la douleur et la fibromyalgie, et que je vive avec les deux conditions.

CHAPITRE

MIGRAINE ET CÉPHALÉE **QUOTIDIENNE CHRONIQUE**

Stéphanie Jacques, M.D., FRCPC, neurologue, Rouyn-Noranda, Québec, Canada

RÉSUMÉ

D'une maladie épisodique, la migraine est maintenant considérée comme une maladie chronique qui peut induire des changements cérébraux et physiques. Les comorbidités sont multiples, compliquant tant le diagnostic que le traitement. Le traitement de ces autres affections doit faire aussi partie du traitement de la migraine chronique. Il est plus efficace lorsque le patient devient l'expert de sa maladie. Il doit bien comprendre la physiopathologie afin de travailler à sa guérison de concert avec son médecin.

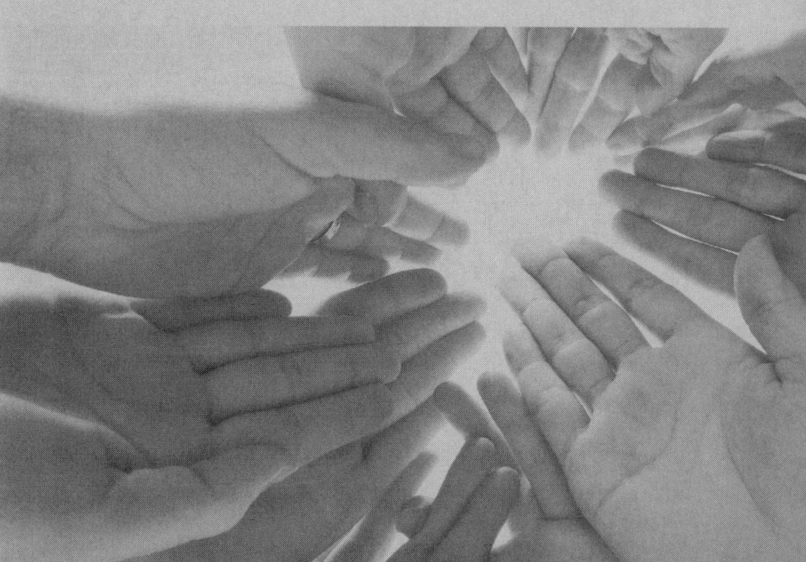

1. INTRODUCTION

La migraine est une maladie particulière. Le plus souvent, elle ne se manifeste pas. Elle apparait brusquement au pire moment et terrasse sa victime durant quelques heures à plusieurs jours. Le temps s'arrête. La victime ne fonctionne plus.

Pour la plupart des gens, cette maladie invisible est incompréhensible. Comment un mal de tête peut-il empêcher une personne de fonctionner? Pire encore, comment peut-on avoir mal à la tête tous les jours? Comment peut-on se laisser aller comme ça? Il faut simplement faire un effort et se relever!

Selon l'Organisation mondiale de la santé, la migraine est la 19e cause de perte d'années de qualité de vie. La migraine se situe au 8e rang si on ne considère que les maladies neuropsychiatriques. La céphalée quotidienne perturbe les relations familiales, sociales et le travail. Puisque 4 % des adultes et 2 % des enfants souffrent de céphalées quotidiennes, il s'agit d'une affection qu'il est important de traiter le mieux possible.

Le présent chapitre couvrira les nouvelles découvertes et hypothèses concernant la céphalée chronique dont les facteurs de risque et le mécanisme de chronicisation. Aussi ce chapitre couvrira brièvement les moyens de contrôle et de traitement de cette maladie.

2. MIGRAINE, UN CONCEPT EN ÉVOLUTION

Depuis les années 2000, le concept de la migraine a évolué. D'une maladie épisodique distincte des autres formes plus chroniques de céphalées, la migraine est maintenant considérée comme une maladie chronique dont les manifestations sont épisodiques et qui, chez certaines personnes, peut être progressive. Cette façon de concevoir la migraine souligne l'importance de reconnaitre les facteurs de risque d'évolution et de chronicisation de cette maladie.

Les facteurs de risque doivent être identifiés avant l'installation de la céphalée quotidienne. Les conditions associées doivent être traitées pour maximiser les chances de rémission.

3. MÉCANISME DE LA DOULEUR ET HYPOTHÈSES CONCERNANT LA CHRONICISATION DE LA MIGRAINE

La migraine chronique est en fait une migraine épisodique transformée. Il y a une augmentation progressive de la fréquence des attaques douloureuses. Puis, la personne vivra plus de jours douloureux que de jours sans douleur. Cette transformation se fait de façon insidieuse jusqu'à ce que la personne constate qu'elle fonctionne mal au quotidien. Ce n'est souvent qu'à ce moment que la personne consultera et parfois plusieurs années de douleur se seront déjà écoulées.

Des changements neurologiques se seront alors déjà produits. Une diminution des seuils de sensibilité se manifestera par une sensibilité anormale de la peau au toucher, l'allodynie. Il y aura aussi une modification des circuits cérébraux de la douleur. Dans certains cas, il y aura des changements anatomiques du cerveau sous forme de petits AVC, des anomalies de la matière blanche et des dépôts de fer dans la région périacqueducale du tronc cérébral. Ces trouvailles suggèrent que les attaques répétées de migraines sont associées à des dommages neuronaux qui mèneront à une modulation anormale de la douleur et par conséquent, une résistance au traitement.

La migraine chronique a aussi des conséquences systémiques. Les gens qui en souffrent ont un risque accru de maladies vasculaires cardiaques. Ceci est peut-être en lien avec l'état inflammatoire induit par la migraine chronique. Il semble aussi y avoir un risque génétique commun à la migraine chronique, à l'hypertension et à la dyslipidémie. Les modifications physiologiques dues à la migraine semblent donc plus étendues qu'on le croyait. Par contre, ces domaines de recherche ne sont que peu avancés et la prudence est de mise avant d'en déduire des applications cliniques.

4. DÉMOGRAPHIE

Les femmes sont plus sujettes aux céphalées chroniques que les hommes par un facteur de 2 pour 1. Il en est de même chez les adolescents. Un statut socioéconomique bas est un facteur de risque et de mauvais pronostic. Finalement, les gens mariés sont moins à risque de céphalées chroniques.

5. DIFFÉRENCE SELON LE TEMPS D'ÉVOLUTION ET L'ÂGE DE LA PERSONNE : ENFANCE, ADOLESCENCE, ÂGE ADULTE ET ÂGE AVANCÉ

Avec la chronicisation de la migraine, on remarque un changement dans ses manifestations. Les symptômes associés tels que les nausées, les vomissements, la sensibilité à la lumière et au bruit sont moins fréquents. Les douleurs ressemblent aux céphalées de tension. Plusieurs patients se plaignent de douleurs au cou et auront déjà consulté à cet effet, sans succès. Chez les adolescents, il y aura plus souvent des crises migraineuses prolongées entrecoupées de journées sans symptôme. Chez les adultes, les épisodes de migraines typiques seront nettement moins fréquents. Une autre différence importante de la population adulte est l'utilisation de plus de médicaments en vente libre. Par conséquent, la céphalée médicamenteuse est plus fréquente chez ce groupe.

6. LES COMORBIDITÉS DE LA CÉPHALÉE CHRONIQUE

Les comorbidités sont des conditions associées à une maladie sans nécessairement en être la cause. L'obésité, le ronflement, les troubles du sommeil, les blessures à la tête et au cou, les douleurs chroniques, les événements majeurs de vie, le tabagisme, la caféine et l'abus de médicaments analgésiques sont les comorbidités retrouvées dans les études épidémiologiques.
Toutes ces comorbidités ne sont pas nécessairement modifiables et dans certains cas, leur contrôle n'amènera pas nécessairement d'amélioration de la douleur.

OBÉSITÉ

Un indice de masse corporelle supérieure à 30 augmente de 5 fois le risque de céphalée chronique. Cependant, aucune étude n'a encore démontré que la perte de poids améliore les chances de rémission. D'un autre côté, la perte de poids contribue à diminuer le ronflement et à améliorer le sommeil; ces deux facteurs ayant un impact sur la céphalée chronique.

RONFLEMENT

Cette affection augmente le risque de céphalée chronique par un facteur de 3. Ce risque est indépendant des facteurs de risque de ronflement tel que l'obésité, l'apnée du sommeil, l'âge ou le sexe.

Le contrôle du ronflement débute par l'arrêt du tabagisme, la réduction de la consommation d'alcool ou tout médicament sédatif ou relaxant musculaire. Une réduction de poids même minime peut aussi faire la différence.

L'apnée du sommeil doit être dépistée chez les patients à risque. Pour les gens souffrant d'apnée du sommeil, un appareil à pression positive sera nécessaire.

Des appareils dentaires sont aussi parfois utilisés chez les gens ayant une anatomie particulière des voies respiratoires supérieures. Le changement de position de sommeil est utile pour les gens qui ne ronflent que sur le dos. On vérifiera aussi la présence d'allergie pouvant causer une obstruction nasale.

INSOMNIE ET TROUBLES DU SOMMEIL

L'insomnie affecte deux tiers des gens atteints de céphalée. L'insomnie initiale est définie par plus de 30 minutes d'éveil au lit avant de s'endormir ou encore un éveil suivant moins de 30 minutes de sommeil. Ce type d'insomnie est fréquent chez les gens souffrant de troubles anxieux.

L'insomnie terminale, soit l'incapacité de se rendormir suivant un éveil au petit matin, est associée aux troubles de l'humeur. Le dépistage de l'anxiété et des troubles de l'humeur doit faire partie de l'investigation initiale de l'insomnie et doit faire partie du questionnaire pour les céphalées chroniques.

Le syndrome des jambes sans repos où la personne ressent un besoin irrésistible de bouger au moment de l'endormissement constitue aussi une cause fréquente de trouble de sommeil. Cette affection est souvent décrite comme des douleurs aux jambes, mais il s'agit plutôt d'un inconfort indéfinissable. Le syndrome des jambes sans repos a une incidence génétique et est associé aux douleurs secondaires aux maladies des nerfs périphériques comme on en retrouve chez les diabétiques. Avec le syndrome des jambes sans repos, il y aura à la fois de l'insomnie initiale et des difficultés à se rendormir en cas d'éveil nocturne. Le simple traitement avec des agonistes dopaminergiques soulage aisément ces malaises et le dépistage de cette affection commune est important.

LES DOULEURS CHRONIQUES

Les études épidémiologiques démontrent que les personnes souffrant de céphalées quotidiennes chroniques sont quatre fois plus à risque de souffrir d'autres syndromes douloureux. Le processus de sensibilisation centrale est commun aux deux conditions et en explique probablement l'association.

BLESSURES AU COU ET DE LA TÊTE

On évalue que 20 % des hommes souffrant de céphalées chroniques rapportent un accident au cou ou à la tête au cours de la dernière année. Chez les femmes, ce lien n'est pas significatif. De façon intéressante, l'histoire de blessure au cou ou à la tête à n'importe quel moment de la vie est aussi un facteur de risque pour le développement des céphalées chroniques. Cependant dans mon expérience clinique, très peu de patients obtiennent une rémission de leurs symptômes par la massothérapie, la physiothérapie ou tout autre traitement ciblé au cou.

ÉVÉNEMENTS MAJEURS DE VIE

On entend par événement majeur de vie un déménagement, le décès d'une personne proche, le changement de statut de couple, et la persistance d'un facteur stressant quotidien comme des difficultés au travail ou à la maison. Chez les adolescents, les stress familiaux font partie des facteurs de risque de céphalées chroniques.

ABUS DE MÉDICAMENTS ANALGÉSIQUES

Les céphalées quotidiennes induites par l'abus de médicaments se produisent habituellement lorsque la consommation de médicaments est de plus de trois jours par semaine. La quantité totale de médicaments semble moins en cause que la chronicité de la prise de médicaments.

Autrement dit, le nombre de jours de prise de médicament est plus important que la quantité totale dans une semaine. On suggère donc de limiter la prise à trois jours par semaine ce qui est malheureusement difficile dans un contexte de douleur chronique. Les médicaments les plus fréquemment en cause sont l'acétaminophène, les triptans et les opiacés. Il est rare cependant que seul l'arrêt de la médication plus de huit semaines guérisse complètement la céphalée chronique. Il semble qu'à la base, il y ait d'autres facteurs associés.

CAFÉINE ET TABAGISME

Bien que la caféine soit la seule substance dont un essai randomisé contrôlé ait démontré que son retrait cause une céphalée, son usage chronique semble avoir une modeste association avec les céphalées chroniques. Dans ma pratique, je suggère donc aux patients qui boivent plusieurs tasses de café par jour d'en réduire leur consommation sans toutefois la cesser complètement. Quelques études ont également établi un lien entre la céphalée chronique et le tabagisme. La cessation tabagique a peut-être un impact sur la chronicité du syndrome douloureux.

7. LE TRAITEMENT DES CÉPHALÉES CHRONIQUES

Le traitement des céphalées chroniques commence donc par une recherche minutieuse de tous les précipitants et facteurs associés à la maladie. Dans ma pratique, je recherche systématiquement les troubles anxieux, les troubles de l'humeur et l'abus de médicaments analgésiques.

Je traite agressivement les troubles psychiatriques, car il est rare que les patients que je soigne obtiennent rémission sans le contrôle de ces affections. Je remarque cette tendance, peu importe si le trouble de l'humeur a induit la douleur ou si c'est l'inverse.

Souvent, les troubles de sommeil associés se corrigent alors d'eux-mêmes et l'impact de la céphalée sur la concentration et la fatigue est alors moindre. J'applique ensuite les algorithmes classiques de traitement des céphalées chroniques. Bien entendu, les changements d'habitudes de vie doivent aussi être appliqués. Je suggère de commencer soit par le facteur le plus souffrant ou encore l'habitude qui sera la plus facile à modifier, et ce, selon le choix et la personnalité du patient.

8. CONCLUSION

La céphalée chronique est une maladie insidieuse. Elle se développe sur plusieurs années et prend de multiples formes. Les comorbidités sont multiples, compliquant tant le diagnostic que le traitement. La douleur est réelle et empêche le fonctionnement de la personne.

Avec l'expérience, je constate que le traitement est plus efficace lorsque le patient devient l'expert de sa maladie. Je passe beaucoup de temps à expliquer la physiopathologie et les mécanismes d'apparition de la douleur. Le patient me guide alors dans son traitement et nous formons une équipe traitante qui planifie ensemble les étapes thérapeutiques. Malheureusement, cette pratique n'est pas toujours applicable dans tous les cabinets et le patient doit alors avoir recours à des livres pouvant l'éclairer sur sa maladie.

RÉFÉRENCES

- Lipton RB, Pan J. Is migraine a progressive brain disease? JAMA 2004 Jan 28; 291(4): 493-4.
- Bradley LA, PhD. Pathophysiologic mechanisms of fibromyalgia and its related disorders. J Clin Psychiatry 2008; 69 Suppl 2 : 6-13.
- Penzien Donald B., Phd, et Jeannetta C. Rains, PhD ; Richard B. Lipton, MD, Editors. The Chronification of Headaches : Mechanism, Risk Factors and Behavioral Strategies Aimed at Primary and Secondary Prevention of Chronic Headache. Headache 2008, Vol 48, no 1, 1-58.

CHAPITRE

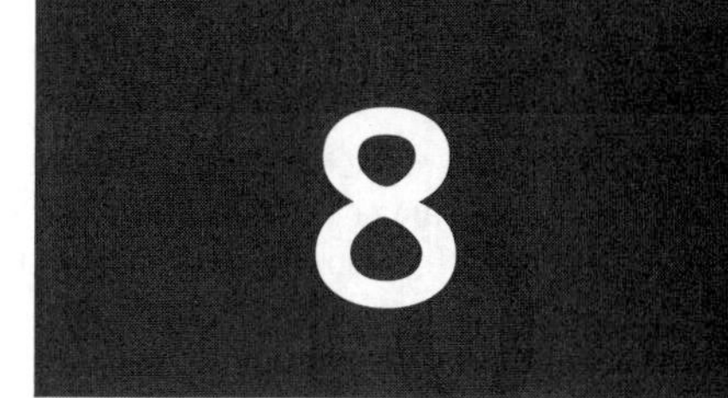

LOMBALGIE **CHRONIQUE**

LA PRISE EN CHARGE MULTIFACTORIELLE DES PATIENTS LOMBALGIQUES PAR DÉGÉNÉRESCENCE RACHIDIENNE : LES FACTEURS PSYCHOSOCIAUX PRÉDICTIFS DE LA CHRONICISATION ET DE LA QUALITÉ DE VIE DES LOMBALGIQUES, MOYENS D'ÉVALUATION ET PROTOCOLE

Benoît Lavignolle M.D., PhD., Bordeaux, France

RÉSUMÉ

Selon l'analyse des études épidémiologiques, la lombalgie a une prévalence et une incidence élevées avec une augmentation exponentielle pseudo-épidémique mal expliquée (4 fois plus importante en 20 ans). Donc, il importe de s'interroger sur d'autres facteurs que les seuls facteurs médicaux. Le cout médico-socioéconomique (direct et indirect) de la lombalgie est considérable. C'est la première cause d'invalidité chez les individus de moins de 45 ans et la première cause d'arrêt de travail.

La lombalgie est multifactorielle et nécessite l'évaluation des facteurs physiques, psychosociaux, professionnels et médicolégaux et la proposition d'une prise en charge précoce des lombalgiques.

Une étude prospective de psychologie clinique (KOLECK–MAZAUX) a eu pour objectifs de détecter les facteurs psychosociaux prédictifs chez les patients à haut risque de passage à la chronicité et quatre stratégies transactionnelles ont été isolées avec des facteurs prédisposant significatifs.

L'évaluation de la lombalgie doit être globale : physique, fonctionnelle et psychologique et doit inclure :
l'examen physique médical, l'évaluation de la douleur, l'évaluation psychologique, l'évaluation socioprofessionnelle, l'évaluation médicolégale, l'évaluation musculaire quantifiée.

En lombalgie, on constate souvent, chez l'individu qui en est atteint, une perte du capital musculaire conduisant à une baisse de performance (force maximale et endurance) et une désadaptation cardiovasculaire à l'effort. Le syndrome de déconditionnement physique est global. Il existe souvent, chez cet individu, une crainte de bouger avec un contrôle moteur inadapté qui pérennise les symptômes.

Pour le protocole de prise en charge, nous privilégions la multidisciplinarité et un programme multifactoriel (JR CHENARD, J. CHAREST, S. MARCHAND) dont les modalités et les résultats sont rapportés.

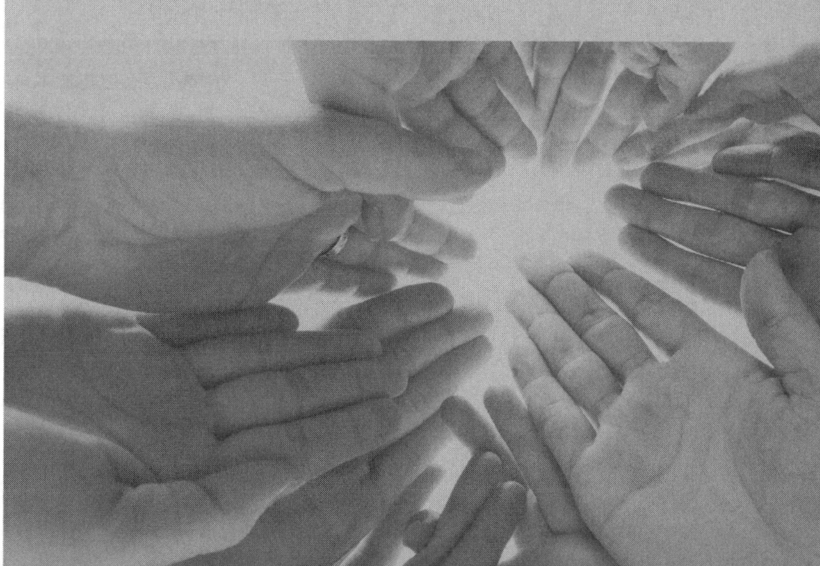

1. ÉPIDÉMIOLOGIE ET COUTS DE LA LOMBALGIE CHRONIQUE

Avec une incidence cumulée de 70 % et une prévalence annuelle de 35 % en moyenne, la lombalgie est un facteur de douleur chronique invalidante et de qualité de vie médiocre dans la population adulte et un désastre de santé publique au 20e et au 21e siècle avec des couts médicosociaux multipliés par 5 depuis 30 ans (Waddell G 1998). Le temps joue un rôle majeur, car la lombalgie aigüe et subaigüe évolue favorablement dans 80 à 90 % des cas quel que soit le traitement (Andersson GBJ 1999). La lombalgie dite commune n'a pas d'étiologie et la douleur lombaire est non spécifique dans 99 % des cas avec impossibilité d'identifier de façon certaine les structures anatomiques responsables (*Quebec Task Force 1987*).

PORTRAIT DE LA SITUATION

- La lombalgie chronique définie au-delà de 3 mois (Duquesnoy 1994) est la source la plus importante d'invalidité et de dépenses. De 7 à 10 % des patients chroniques au-delà de 3 mois représentent 75 % des couts médicosociaux (Rossignol M 1988, Maezel 2002).
- Il faut rajouter à cela les couts indirects de la lombalgie : indemnités journalières, pension d'invalidité, perte de production et d'emploi (Valat 1998, Van Tulder 1995, Underwood 1998, Bolten 1998, Waddell 1998).
- L'arrêt de travail touche seulement 5 à 10 % des personnes atteintes de lombalgie chronique avec une durée inférieure à 7 jours pour la majorité et avec 6 à 10 % d'entre elles qui réclament des soins.
- La probabilité de reprise du travail est de 50 % à 6 mois et inférieure à 10 % au bout de 2 ans (Waddell 1998). Les recommandations actuelles sont de maintenir actifs les personnes atteintes de lombalgie chronique en phase aigüe et subaigüe (Anaes 2000).
- Les couts directs représentent 5 % des dépenses de santé et sont dépendants du système de santé de chaque pays : ils sont de l'ordre de 1,4 milliard d'euros en France, équivalent en Grande Bretagne et en Hollande, et multiplié par 4 aux États-Unis d'Amérique. On estime que 75 % des couts sont liés aux absences prolongées et soins médicaux des personnes atteintes de lombalgie chronique.
- Les conséquences socioéconomiques en maladie sont les suivantes : 7 % d'arrêt de travail, 12 millions de journées perdues, une fréquence d'arrêt de travail de plus de 30 jours chez 11 % des femmes et 22 % des hommes, 10 % des consultations (2e rang), 3 % des prescriptions, 9 % des actes d'imagerie, 30 % des actes de kinésithérapie, 3e rang de cause d'invalidité en général et 1e rang pour les sujets de moins de 45 ans.
- Les conséquences économiques en accident du travail sont de 13 % des accidents de travail en général avec un arrêt de 33 jours en moyenne, une perte annuelle de 3 600 000 de journées de travail et un indice d'incapacité permanente partielle de (IPP) moyenne faible entre 5 et 8 %.
- Les couts indirects en France sont de 4,5 milliards d'euros. La prévention de la chronicisation est importante, et il faut rechercher quand et pourquoi la condition de la personne atteinte de lombalgie devient chronique. Certains auteurs insistent sur la prise en charge précoce dés le premier mois (Atlas SJ 1996).

Au total, on constate une prévalence et une incidence élevées avec une augmentation exponentielle pseudo-épidémique mal expliquée (quadruplées en 20 ans). Il importe donc de s'interroger sur d'autres facteurs que seulement les facteurs médicaux en lombalgie chronique. On constate également un cout médico-socioéconomique considérable (direct et indirect) de l'ordre de 6 milliards d'euros par an en France, dont 75 % du cout total est lié à seulement 7 à 10 % des patients atteints de lombalgie.

La lombalgie est la première cause d'invalidité chez les moins de 45 ans et la première cause d'arrêt de travail, à savoir 3,6 millions de journées par année. Une réduction du nombre de personnes atteintes de lombalgie chronique de l'ordre de 1 % entrainerait une économie de 100 millions d'euros.

Les objectifs actuels sont du système de santé en France sont de :

- détecter les patients à haut risque de passage à la chronicité;
- valider et évaluer les modalités thérapeutiques.

Les modalités sont de développer des index pour évaluer les facteurs physiques, psychosociaux professionnels et médicolégaux et de proposer une prise en charge précoce des personnes atteintes de lombalgie dés la cinquième semaine de l'apparition de la condition.

2. FACTEURS DE RISQUES

La lombalgie est un processus complexe multifactoriel qui dépend de facteurs somatiques, psychologiques et environnementaux, si bien que l'approche médicale classique linéaire échoue souvent pour éviter l'évolution chronique. Waddell (1987) propose un modèle biopsychosocial face à la lombalgie chronique.

LES FACTEURS SOMATIQUES

En France, la médecine somatique signifie médecine physique.

Les facteurs somatiques ont été très bien analysés en lombalgie chronique et ne sont pas déterminants.

Une condition physique passable et une force musculaire du tronc inadaptée à l'effort sont plutôt des conséquences chez la personne atteinte de lombalgie chronique que la cause. L'entrainement physique a l'intérêt de prévenir les récidives de lombalgie, mais n'est pas un facteur prédictif d'absence de chronicisation (Cady 1979, Leino 1993). Pour le sportif de haut niveau, la fréquence de lombalgie est deux fois plus grande par rapport aux non-sportifs.

Il n'existe aucune relation directe entre la lombalgie chronique et la pathologie dégénérative du rachis observée en imagerie (Carragee 2005) (Notre colonne vertébrale commence à dégénérer à partir de 30 ans environ... mais, pour la majorité d'entre nous, n'entraine pas de douleur.). Chez l'adolescent avec des microtraumatismes rachidiens répétés ou des surdoses de sport en période prépubertaire (Balagué 1988 , Salminen 1992, Sward L 1992, Erikentalo 1995, Kujala 1996, Troussier 1997), il existe une fréquence de lombalgies de l'ordre de 42 % à 58 %. La prévalence de lombalgie chronique chez l'adolescent est de 3 % (Taimela 1997). De nombreuses personnes atteintes de lombalgie chronique à l'âge adulte en étaient déjà atteintes à l'âge de 15 ans (Salminen 1999), d'où l'importance de la prévention primaire en milieu scolaire et sportif.

LES FACTEURS PROFESSIONNELS

Les facteurs de risque d'ordre professionnels pour la lombalgie sont présents chez les personnes qui effectuent un travail physique pénible, qui doivent conserver pendant une période prolongée des postures avec contraintes et sont exposés aux vibrations. Certains facteurs professionnels sont associés entre la lombalgie et la monotonie d'un travail répétitif et stressant, et peu valorisant, l'insatisfaction du poste de travail, le travail précaire, un bas niveau de qualification, de faibles revenus, les mauvaises relations avec les collègues et la hiérarchie en milieu de travail. Ces facteurs professionnels sont associés à un fort pourcentage de lombalgie chronique (Waddell 2000).

LES FACTEURS PSYCHOSOCIAUX

Les facteurs psychosociaux sont peu importants dans la lombalgie aigüe, mais jouent un rôle majeur dans la lombalgie chronique (Truchon 2000). La revue de la littérature montre que les facteurs psychosociaux ont une influence supérieure sur l'incapacité lombaire par rapport aux facteurs biomécaniques et médicaux (Carragee 2005, Linton 2000, Waddell 1998).

Dans l'analyse des facteurs sociaux on retrouve l'influence familiale, une classe sociale défavorisée, un faible niveau de formation et une mauvaise intégration professionnelle (Pope MH 1989 , Symonds TL 1996 , Vällfors 1985, Waddell 2000). Les litiges médicolégaux aggravent l'incapacité et font augmenter le risque de chronicisation. Les index CESD (Center for Epidemiologic Studies Depression Scale) ou BDI (Beck Depression Index) ont une bonne valeur prédictive des patients insatisfaits de la chirurgie pour une lombalgie (Sorensen 1987, Schade 1999, Hoffmann 1993, Junge 1995, De Groot 1997, Coskin 2000, Hagg 2003).

LES FACTEURS PSYCHOLOGIQUES

L'anxiété et la dépression sont les facteurs psychologiques les plus communs à la lombalgie. (Polatin 1993, Kessler 1996, Schermelleh-Engel 1997, Clauw 1999, Epping-jordan 1998, Fisher 1998, Pincus 2002, Duplan 2005, Lequesne 1973, Marty 1952, Deburge Anne 1998).

Il y a très peu de personnes atteintes de maladie mentale parmi celles atteintes de lombalgie - le traitement psychiatrique n'est nécessaire que dans 5 % des cas - avec une prise en charge plutôt en psychologie de la santé pour obtenir une évaluation de l'organisation cognitive et émotionnelle.

Les facteurs cognitifs de la douleur avec la crainte de bouger et un ajustement psychologique faible à la douleur ou l'inaptitude à faire face à la douleur (*coping*) sont liés à la douleur et à l'incapacité physique chez les individus à la douleur et à l'incapacité avec un niveau A d'évidence (Linton 2000).

La crainte de bouger ou kinésiophobie est associée à l'évolution chronique de la lombalgie (Fritz 2001, Gatchel 1995, George 2003).

Le catastrophisme et le fatalisme passif « espoir/prière » sont associés aux aspects négatifs de la lombalgie chronique - intensité de la douleur, incapacité physique et état émotionnel fragile - alors que la restructuration cognitive et le contrôle de la douleur sont associés à une évolution favorable de la lombalgie chronique (Tuttle 1991, Dozois 1996, Kröner-Herwig 1996, Lin et Ward 1996, Robinson 1997, Mc Craken 1998, Riley 1999, Hyathornthwaite 1998, Lewandowski 2004). Toutes ces études sont cependant rétrospectives et croisées.

Dans les études prospectives, le catastrophisme et la crainte de bouger sont les facteurs prédictifs les plus importants de la douleur et l'incapacité d'une personne atteinte de lombalgie (Hasembring 1994, Burton 1995, Klenerman 1995, Linton et Hallden1998, Picavet 2002). L'ajustement psychologique passif à la douleur ou *« coping »* (Potter et Jones 1992), l'espoir/prière (Burton 1995) et l'autoperception de l'évolution de la douleur et de l'incapacité physique (Hazard 1997, Linton et Hallden 1998) sont des facteurs prédictifs de l'incapacité après une année d'évolution.

Ces études considèrent le niveau de la douleur de la personne atteinte et les critères fonctionnels (incapacité, retour au travail, qualité de vie), mais les relations entre les critères fonctionnels et émotionnels ont été peu étudiées.

3. L'ÉTUDE PROSPECTIVE DE PSYCHOLOGIE CLINIQUE (KOLECK, MAZAUX 2006) AU CENTRE HOSPITALIER UNIVERSITAIRE DE BORDEAUX (FRANCE)

PRÉSENTATION DE L'ÉTUDE

L'étude prospective de psychologie clinique (Koleck, Mazaux 2006) au Centre hospitalier universitaire de Bordeaux (France) a eu pour objectif d'identifier les interactions émotionnelles et fonctionnelles chez les personnes atteintes de lombalgie aigüe qui évoluent vers la chronicité. Une année après le premier épisode de lombalgie, 67 % des 99 patients avaient vu leur état s'améliorer et 33 % d'entre elles souffraient de douleur chronique.

Au cours de cette étude, les patients ont été soumis à des questionnaires d'évaluation initiale et final, soit des questionnaires psychologiques et fonctionnels.

Voir annexe 1, page 72.

RÉSULTATS DE L'ÉTUDE

L'étude n'a pas été notée de différence entre les deux groupes de patients atteints de lombalgie chronique ou non chronique, sur le niveau d'anxiété et de dépression, cependant deux facteurs de non ajustement (70,8 % de la variance totale) ont été trouvés chez les patients chroniques :

- le non-ajustement fonctionnel (37,5 %);
- le non-ajustement émotionnel (33,3 %).

La question a été de savoir comment les patients atteints de lombalgie réagissent à la douleur.

Quatre stratégies transactionnelles sont en corrélation avec des facteurs prédisposant significatifs (sexe, nombre d'enfants, niveau de formation, revenus, surplus de poids, activités réduites, qualité de vie médiocre, antécédents de lombalgie avant deux ans, traumatisme depuis plus d'un an, terrain anxieux, terrain dépressif, lieu de contrôle et satisfaction au travail) :

- **la distraction/prière** (DP) (20 %) : l'attente du destin, le fatalisme, l'attitude non rationnelle, le patient qui focalise son attention sur autre chose que la douleur, l'ajustement à la douleur en priant, la dépendance, l'hypokinésie, la stratégie d'évitement, la peur de bouger, les revenus faibles, l'insatisfaction au travail, les antécédents de lombalgie;
- **l'impuissance/désespoir** (ID) (17,4 %) : les émotions négatives, l'anxiété et la dépression caractérisées, le catastrophisme, la dramatisation, aucun espoir de guérison, une qualité de vie très détériorée, des revenus élevés;
- **la restructuration cognitive** (RC) (15,3 %) : la réinterprétation de la douleur, l'ignorance, le stoïcisme, la négation de la douleur, une qualité de vie conservée, un contrôle externe, l'hyperactivité;
- **le contrôle perçu** (CP) (13,7%) : le contrôle de la perception de la douleur, l'attribution d'une cause médicale, des soins actifs et une excellente participation du patient, un bon niveau de formation et d'intégration, une excellente qualité de vie.

La DP et l'ID ont une évolution chronique et correspondent au non-ajustement psychologique face à la lombalgie. La DP correspond au non-ajustement fonctionnel et l'ID correspond au non-ajustement émotionnel. La RC et le CP ont une évolution satisfaisante sans chronicisation.

CONCLUSIONS DE L'ÉTUDE

La lombalgie est donc un problème multifactoriel, et les études multidimensionnelles confirment que l'évolution chronique peut être prédite par l'analyse des paramètres somatiques et psychosociaux (Hasembring 1994). Les programmes de traitement physique ou psychologique isolés comme la thérapie cognitivocomportementale sont voués à l'échec pour prévenir la lombalgie chronique. Les programmes de restauration fonctionnelle sont maintenant reconnus, car ils réduisent l'incapacité en augmentant les capacités physiques (Brady 1994, Curtis 1994 , Mayer 1994). Simultanément, ils assurent un appui psychologique par une stratégie cognitive d'ajustement à la douleur (*coping*) par rapport au groupe de contrôle réduisant le catastrophisme et la crainte de bouger (hypokinésie) (Chaory 2004, Jousset 2004, Kole-Snidjers 1999, Spinhoven 2004).

4. MOYENS D'ÉVALUATION ET PROTOCOLES

Étude randomisée :
Une étude randomisée est l'étude d'un nouveau traitement où les participants sont répartis de façon aléatoire dans un groupe témoin et un groupe expérimental.

Plus de 25 000 études ont été publiées sur les traitements de la lombalgie chronique et seulement 1000 études sont randomisées (voir définition ci-dessus) ou contrôlées. La plupart des traitements médicaux et chirurgicaux recommandés dans la phase aigüe de la lombalgie sont inefficaces chez les personnes atteintes de lombalgie chronique. Il y a de fortes preuves dans les lombalgies chroniques (niveau A) que les traitements manuels, l'entrainement du dos et les traitements multidisciplinaires physiques et psychologiques utilisant des thérapies cognitivocomportementales sont efficaces pour soulager la douleur (Nachemson, Van Tulder, Goossens, Waddell 2000).

MOYENS D'ÉVALUATION

Voir annexe 2, page 72.

L'évaluation du patient lombalgique doit être globale, physique, fonctionnelle et psychologique et comprendre différentes évaluations ou différents examens : **l'examen somatique médical de routine, l'évaluation psychologique, de la douleur, de la qualité de vie, socioprofessionnelle, médicolégale et musculaire.**

Au total, chez la personne atteinte de lombalgie, il y a souvent une perte du capital musculaire conduisant à une baisse de performance (force maximale et endurance), et une désadaptation cardiovasculaire à l'effort. Il existe une anomalie de perception de l'effort avec un recrutement anarchique des groupes musculaires surtout du groupe périphérique par déficience du groupe axial. Le syndrome de déconditionnement physique est à la fois musculaire et central (gestuel et proprioceptif) avec des conséquences sur les mouvements professionnels. Il existe souvent une kinésiophobie (peur du mouvement) et un contrôle moteur inadapté qui pérennise les symptômes.

PROGRAMME MULTIFACTORIEL

L'inclusion d'une personne atteinte de lombalgie chronique dans un programme multifactoriel repose sur un contrat avec un patient motivé en raison des investissements importants mis en jeu pour le déroulement du programme. Il faut récuser les rares patients psychiatriques ou incapables d'accepter les contraintes liées à la vie en groupe et dans la cadre d'un centre de réadaptation, ou dans l'attente d'un reclassement ou de mise en invalidité. L'évaluation est malgré tout un biais de sélection, car il persiste des patients où la prise en charge est impossible et vouée à l'échec, compte tenu du poids des facteurs psychosociaux.

La multidisciplinarité dans la prise en charge des participants au programme multifactoriel est observée quand plusieurs professionnels de santé de compétences différentes s'occupent d'un même problème médical avec comme objectifs une amélioration continue la qualité des soins et de la satisfaction des patients, un bénéfice pour les professionnels de santé et une économie dans le domaine de la santé publique.

Il existe plusieurs centres en France et ailleurs dans le monde où travaillent des équipes multidisciplinaires assez comparables (médecin physique ou rhumatologue compétent dans la prise en charge des affections du rachis, psychiatre ou psychologue, kinésithérapeute, ergothérapeute, psychomotricien, diététicien, assistant ou assistante sociale) avec des contacts fréquents avec le médecin du travail, le médecin-conseil et la Commission technique d'orientation et de reclassement professionnel (COTOREP) en France et son équivalent dans d'autres pays.

Les objectifs du programme multifactoriel sont le contrôle et la gestion de la douleur, l'amélioration des capacités fonctionnelles, la correction des troubles psychologiques et d'ajustement cognitif à la douleur et la réinsertion socioprofessionnelle.

Le programme s'étend sur quatre à cinq semaines et comprend :

- la prise en charge de la douleur, le traitement médicamenteux et non médicamenteux;
- en rééducation, en balnéothérapie, en posture, le stretching et les renforcements;
- en ergothérapie, la gestuelle quotidienne et professionnelle;
- en psychologie, le traitement antidépresseur, la reformulation des problèmes existentiels, la gestion du stress, la thérapie comportementale et la relaxation;
- la pédagogie, la diététique, l'ergonomie et l'école du dos;
- la formation professionnelle et le reclassement.

La coordination de l'équipe multifactorielle se fait lors de réunions de synthèse avec évaluation des progrès physiques et amélioration du comportement psychologique. La quantification objective n'est pas toujours évidente. Le post programme comprend le suivi social, médical, psychologique et le suivi de l'autoentretien physique.

RÉSULTATS DE LA PRISE EN CHARGE MULTIFACTORIELLE

Dans la majorité des études publiées sur le reconditionnement à l'effort, un effet favorable est rapporté (Alaranta 1994, Frost 1995, Hazard 1989, Järviloski 1993, Lindström 1992, Manniche 1990, Mannion 1999, Mayer 1994) avec un retour au travail plus rapide, une amélioration de la mobilité et de la force musculaire à 3 mois, à 6 mois et à 1 an après la prise en charge multifactorielle, une amélioration subjective des capacités physiques et de la capacité cardiovasculaire.

Le type de programme physique influe peu sur le résultat, que ce soit en isométrique, en dynamique ou en isocinétique. L'important, sur le plan physique, est le gain en flexibilité, en force musculaire et en endurance, et sur le plan psychologique, l'amélioration de l'ajustement cognitif à la douleur par les stratégies d'adaptation cognitive ou comportementale (*coping*).

Dans une série de 194 patients revus un an après leur complétion d'un programme multifactoriel au Centre de réadaptation de la Tour de Gassies (Ravaud, de Mounico 2001) à Bruges (Bordeaux, France) l'EVA est diminuée en moyenne de 50 à 30 mm. La qualité de vie des personnes atteintes de lombalgie chronique s'est améliorée de 50 % pour la vie quotidienne, de 60 % pour la vie professionnelle, de 80 % pour la sociabilité et de 70 % pour la dépression ou l'anxiété. On note que 85 % des patients poursuivent un entretien physique et 77 % ont repris un travail. Une étude longitudinale prospective plus orientée vers les aspects psychosociaux (Koleck et Gouverneur 2005) avec une évaluation de l'image du corps (Bruchon-Sweitzer), des stratégies d'adaptation ou comportementales cognitives (Rosentiel), des stratégies d'adaptation comportementales (Jensen), l'EVA, le *DALLAS Pain Questionnaire* ou *DRAD* et le SF 36 ou MOS en version courte, confirment l'effet bénéfique sur le plan physique et psychologique de cette prise en charge globale multifactorielle et multidisciplinaire.

5. CONCLUSION

La prise en charge multifactorielle des personnes atteintes de lombalgie chronique est lourde et nécessite l'intervention d'équipes multifactorielles entrainées pour les désinvalider. Le but est de démédicaliser, de dédramatiser, de responsabiliser et de motiver les personnes qui participent à leur autoréeducation. Si on n'utilise pas notre dos, on se déconditionne. On citera ici Waltzlavick qui dit : « La situation est sans espoir, mais elle n'est pas grave. » ("*The situation is hopeless, but not serious*".) Les activités de la vie quotidienne et le travail sont bénéfiques pour les personnes atteintes de lombalgie chronique ("*Use it or loose it*". T. Mayer).

Les principes du réentrainement à l'effort sont applicables à la majorité des personnes atteintes de lombalgie chronique. Pour les patients limites ou exclus du programme de réadaptation, il est possible de proposer un programme adapté et allégé avec des objectifs limités, visant au moins l'amélioration de la qualité de vie si le travail ne peut être repris. La prise en charge conjointe psychosociale et physique, doit être précoce pour prévenir le passage à la chronicité.

Pour favoriser la chronicisation d'un patient souffrant d'une lombalgie professionnelle, il suffit de garder les vieilles habitudes qui préconisent un arrêt de travail prolongé, le repos, de médicaliser son état de santé alors qu'il ne présente pas de signes objectifs, de prescrire un traitement à long terme et passif, au pire prescrire des morphiniques, et d'éviter de prendre contact avec le lieu du travail (Nordin , Abenhaïm, Rossignol, Bortz, Buckwalter).

Le handicap permanent est un mauvais choix, aussi bien pour la personne atteinte de lombalgie chronique que pour les dispensateurs de soins et la société. Il faut favoriser la promotion des services auxiliaires des individus n'appartenant pas nécessairement à la médecine traditionnelle, mais plutôt de type environnemental et lié à la situation psychosociale et professionnelle du patient.

ANNEXE 1

Les questionnaires psychologiques

Les questionnaires psychologiques utilisés dans le cadre de cette étude portaient sur le terrain psychologique prédisposant et l'état transactionnel portant sur l'anxiété (STAI de Spielberger 1983), la dépression (CESD de Radloff 1977), le lieu de contrôle (LCS de Lunpkin 1985), la satisfaction au travail, l'état social (PSSS) et l'ajustement psychologique à la douleur ou aptitude à y faire face (*coping*) (CSQ de Rosentiel et Keefe 1983).

Les questionnaires fonctionnels

Les questionnaires fonctionnels utilisés dans le cadre de cette étude sont l'EVA, la qualité de vie (MOS version courte du SF 36 de Ware et Scherbourne 1992), la limitation fonctionnelle (NHP de Bucquet 1990), la durée d'arrêt de travail et le nombre de consultations. L'analyse des régressions multiples a été faite à partir de l'ensemble des données sur logiciel SPSS.

ANNEXE 2

Les moyens d'évaluation en lombalgie

- **l'examen somatique (physique) médical** de routine ostéoarticulaire et neurologique avec examen du dossier en imagerie, dossier souvent volumineux, recherche des contre-indications médicales au reconditionnement physique (cardiovasculaire);
- **l'évaluation psychologique :** évaluation de la composante anxieuse, la composante dépressive, les stratégies adaptatives avec les questionnaires sur l'anxiété (STAI de Spielberger 1983), la dépression (CESD de Radloff 1977), le lieu de contrôle (LCS de Lunpkin 1985), la satisfaction au travail, l'état social (PSSS) et l'ajustement psychologique à la douleur ou l'aptitude à y faire face (*coping*) (CSQ de Rosentiel, Keefe 1983);
- **l'évaluation de la douleur :** l'EVA, le Dessin de la douleur et l'incapacité EIFEL Québec (Échelle d'incapacité fonctionnelle d'évaluation des lombalgiques du Québec);
- **pour la qualité de vie :** le *Dallas pain questionnaire* (*DRAD*) ou SF36 en version courte MOS, le *Nottingham Health Profile* (*NHP*) pour l'évaluation de la santé perceptuelle avec le concept de santé associé à la morbidité réelle, objective et ressentie;
- **l'évaluation socioprofessionnelle** (niveau de formation, statut familial, importance des contraintes mécaniques au poste de travail, niveau de satisfaction au travail);
- **l'évaluation médicolégale** (contexte d'accident du travail, conflit médicolégal);

- **l'évaluation musculaire** reste la base du programme de restauration fonctionnelle du rachis ou de reconditionnement physique du rachis :
  - extensibilité musculaire : mesure doigt-sol;
  - mobilité globale du rachis (goniomètre, rachimètre, goniomètre électronique);
  - mesure de force isométrique : endurance fléchisseuse (Ito, Querido) de valeurs normales : femme= 1,5 mn et homme= 3 mn, endurance améliorée (Biering-Sorensen) de valeurs normales = 2 mn;
  - mesure de force isocinétique; force concentrique et excentrique des fléchisseurs et extenseurs en fonction de la vitesse de déplacement du tronc de 30°/s ,60° /s 90°/s et de 120°/s et rapport extenseur/fléchisseur;
  - il existe des variations intermachines (6 appareils) entre 0 et 3,8%, et les machines évaluent en station debout ou en station assise;
  - les valeurs moyennes de force isocinétique concentrique en fonction de l'âge (de 20 à 45 ans) avec des variations entre homme et femme : 60% et en fonction de l'âge avec une diminution de 30 à 40% après 30 ans (Langrana 1984, Matheson 1992, Mandell 1993, Mayer 1995, Salanon 1998) :

30° /s : F (flexion) :	130 Nm	E (extension) :	190 Nm rapport E/F = 150%
60°/s : F (flexion) :	200 Nm	E (extension) :	240 Nm rapport E/F =140%
90°/s : F (flexion) :	130 Nm	E (extension) :	160 Nm rapport E/F = 110%

(seules les valeurs < 120° /s seraient isocinétiques)

Chez la majorité des personnes atteintes de lombalgie chronique testées, la diminution de force est en moyenne de 40% pour les extenseurs et 20% pour les fléchisseurs et le rapport extenseur/fléchisseurs inverse. La baisse de force est d'autant plus importante que les vitesses de réalisation sont élevées. Les inconvénients de ces tests sont la reproductibilité variable d'un appareil à l'autre, le cout des machines, le temps du test (1 heure), le nombre de paramètres, une analyse globale des extenseurs, des fléchisseurs ou des rotateurs sans discriminations.

Il y a une distinction actuelle du rôle des muscles axiaux (multidius, psoas, transverse, droits) et périphériques du tronc (longissimus, ilio-costal, obliques, carré des lombes) (Danneels 2000). Le groupe axial a un rôle dans la statique du rachis et le groupe périphérique dans la dynamique.

Il est donc possible de faire des mesures isométriques simples avec le test de Biering-Sorensen pour les tests de Querido- Ito pour les fléchisseurs. L'EMG intégré au cours du test dynamique (Sivhonen) montre une surutilisation des extenseurs périphériques du tronc au cours du mouvement de flexion avec absence du phénomène de relaxation et au cours du test de fatigue, le multifidus et le grand fessier et les muscles axiaux se fatiguent plus vite.

Le test d'endurance est l'aptitude des patients à soulever des charges avec 4 levées de charge en 20 secondes (du sol à une table haute de 50 cm, avec ajout de 5 kg pour les hommes et 2,5 kg pour les femmes. La charge maximale soulevée se situe normalement entre 45 et 55% du poids.

BIBLIOGRAPHIE (pour les sous-chapitres 1, 2 et 3)

- ANDERSSON, GBJ. Epidemiological features of chronic low back pain, Lancet, [s.I], [s.n], 1999, 354, 581-585.
- BALAGUE F., G. Dutoit et M. Walburger. Low back pain in school children an epidemiologic study, Scand J Rehab Med, 1988, 20 : 175-179.
- BALAGUE F., M. Nordin, ML Skovron et al. Non specific low back pain among school children; a field survey with analysis of some associated factors. J. Spinal Disord, 1994, 7 : 374-379.
- BRADY S, Mayer T. et RJ Gatchel. Physical progress and residual impairment quantification after functional restoration. Part II : Isokinetic trunk strength, Spine, 1994, 19(4) : 395-400.
- BUCQUET, D. et al. The french version of Nottingham Health Profile. A comparison of items weights with of the source version. Soc Sci med, 1990, 30 (7) : 829-835.
- BURTON, AK et al. Psychosocial predictors of outcome in acute and subchronic low back trouble, Spine, 1995, 20 (6) : 722-728.
- CADY, L., D. Bischoff et E. O'Connell, Strength and fitness and subsequent back injuries in firefighters. Journal of Occupational Medicine, 1979, 21 : 269-272.
- CARRAGEE EJ, T. Alamin, JL Miller et al. Discographic, MRI and psychosocial determinants of low back pain disability and remission : a prospective study in subjects with persistent back pain. [s.I], The Spine Journal, 2005, 5 : 24-35.
- CHAORY, K., M. Revel, S. Poiraudeau et al. Impact of functional restoration programs on fears , avoidance and beliefs in chronic low back pain patients. [s.I], Ann Readapt Med Phys, 2004, 47(3) : 93-97.
- CLAUW, DJ et al. Pain sensitivity as a correlate of clinical status in individuals with chronic low back pain. [s.I], Spine, 1999, 24 (19) : 2036-2041.
- CHENARD, JR, J. Charest, B. Lavignolle et S. Marchand. Lombalgies chroniques : du modèle médical au paradigme multifactoriel. [s.I], Sciences et comportement, 1988, 18 : 250-281.
- CHENARD, JR, B. Lavignolle et J. Charest. Lombalgie, dix étapes sur les chemins de la guérison. [s.I], Masson, 1991.
- CHAREST J., JR Chenard, B. Lavignolle et S. Marchand. Lombalgie : école interactionnelle du dos. [s.I], Masson, 1996.
- COSKUN E., T. Suzer et O. Topuz et al. Relationship between epidural fibrosis pain, disability and psychological factors after lumbar disc surgery. [s.I], Spine, 2000, 9 : 218-223.
- CURTIS L., T. Mayer et RJ Gatchel. Physical progress and residual impairment quantification after functional restauration. Part III : Isokinetic and isoinertial lift capacity. [s.I], Spine, 1994, 19 (4) : 401-405.
- DEBURGE, Anne. Approche du traitement psychodynamique de la lombalgie par un analyste. [s.I], Cahier de la SOFCOT : lombalgies et lombosciatiques, Expansion Scientifique, [s.d]
- DE GROOT, K., S. Boecke, H. Dozois, DKA et al. A predictive utility of CSQ in low back pain : individual vs composite measures. [s.I], Pain, 1996, 66 : 171-180.

- DUPLAN, B., B. Lavignolle, M. Rossignol, B. Troussier et JF Roche. Lombalgies chroniques et écoles du dos, Aix-les-Bains, Table ronde 4011, semaine de Rhumatologie. Rhumatologie, 1994, (4§), (8): 209-256.
- DUPLAN, B., A. Lambert., P. Bernard, A. Martin et JF Roche. Prise en charge multidisciplinaire des lombalgiques chroniques. Rhumatologie, 1994, 46 (8): 215-220.
- DUPLAN, B. La douleur: un affect à partager. Contribution à l'étude du mal au dos, à la métapsychologie de l'affect. Master humanités et sciences humaines « psychologie clinique », 2005, Université Lumière, Lyon 2.
- DUQUESNOY, B. Définition de la lombalgie chronique. Rev Rhum, 1994, 61 (4 bis), 9-10.
- EPPING-JORDAN, JE et al. Transition to chronic pain in men with low back pain: predictive relationships among pain intensity, disability and depressive symptoms. Health Psychol, 1998, 17 (5): 421-427.
- FISHER, K. et M. Johnston. Emotional distress and control cognitions as mediators of the impact of chronic pain on disability. Br J Health Psycho, 1998, 3: 225-236.
- FRITZ, JM, SZ George et A. Delitto. The role of fear-avoidance beliefs in acute low back pain: relationships with current and future disability and work status. Pain, 2001, 94 (1): 7-15.
- GATCHEL, RJ , PB Polatin et TG Mayer. The dominant role of psychosocial risk factors in the development of chronic back pain disability. Spine, 1995, 20 (24): 2702-2709.
- GEORGE, S.Z, JM Fritz et al. The effect of fear-avoidance based physical therapy intervention for patients with acute low back pain: results of a randomized trial. Spine, 2003, 28, 23: 2551-2560.
- HAGG, O., P. Fritzell, L. Ekselius et al. A predictors of outcome in fusion surgery for chronic back pain. A report from the Swedish Lumbar. Spine Eur, Spine, 2003, 12: 22-33.
- HASEMBRING M. et al. Risk factors of chronicity in lumbar disc patients. A prospective investigation of biologic, psychological and social predictors of therapy outcome. Spine, 1994, 19, 24: 2759-2765.
- HAZARD, RG et al. Early prediction of chronic disability after occupational low back injury. Spine, 1996, 21: 945-951.
- HOFFMAN, RM, KJ Wheeler et RA Deyo. Surgery for herniated lumbar discs: a literature synthesis. J Gen Intern Med 1993, 8: 487-496.
- HYATHORNTHWAITE, JA et al. Pain coping strategies predict perceived control over pain. Pain, 1998, 77: 33-39.
- KESSLER, M. et al. Depressive symptoms and disability in acute and chronic back pain patients. Int J Behav Med, 1996, 3,2: 91-103.
- JUNGE, A, M. Frolich, S. Ahrens et al. Predictors of bad and good outcome of lumbar spine surgery. Spine,1996, 21: 1056-1065.
- JOUSSET, N., S. Fanello, L. Bontoux et al. Effects of functional restauration versus 3 hours per week of physical therapy: a randomized controlled study. Spine, 2004, 29, 5: 487-493.
- KLENERMAN, L. et al. The prediction of chronicity in patients with an acute attack of low back pain in a general pratice setting. Spine, 1995, 20, 4: 478-484.
- KOLE-SNIDJERS, AM et al. Chronic low back pain: what does cognitive coping skills training add to operant behavioral treatment? Results of randomize clinical trial. J Consult Clin, 1999, 67, 6: 931-934.
- KOLECK, M. Rôle de certains facteurs psychosociaux dans le profil évolutif des lombalgies communes. In: Bruchon-Schweitzer M, Quintard B ed., Personnalité et maladies, Dunod, Paris, 2001.
- KOLECK, M. Rôle de certains facteurs psychosociaux dans l'évolution des lombalgies communes: Étude semi-prospective en psychologie de la santé. Thèse Doctorat Psychologie, 2000, Université Bordeaux, France.
- KOLECK M., JM Mazaux, N. Rascle et M. Bruchon-Schweitzer. Psychosocial factors and coping strategies as predictors of chronic evolution and quality of life in patients with low back pain: a prospective study. European Journal of Pain, 2006, 10: 1-11.
- KRÖNER-HERWIG, B. et al. Predicting subjective disability in chronic pain patients. Int J Behav Med, 1996, 31, 1, 30-40.
- KUJALA, UM, S. Taimela, M. Erikentalo et al. Low back pain in adolescent athletes. Med. Sci Sports Exerc 1996, 28, 2, 165-170.
- LEQUESNE, M. ret M. Gourevitch. Le préalable psychiatrique à l'indication d'arthrodèse lombaire. Rev Rhum, 1973, 29: 1-7.
- LEWANDOWSKI, W. Psychological factors in chronic pain: a worthwhile undertaking for nursing? Arch Psychiatr Nurs, 2004, 18, 3: 97-105.
- LIN, CC et SE Ward. Perceived self-efficacy and outcome expectancies in coping with chronic low back pain. Res Nurs Health, 1996, 19, 199-310.
- LINTON, SJ et K. Hallden. Can we screen for problematic back pain? A screening questionnaire for predicting outcome in acute and subacute back pain. Clin J Pain, 1998, 14, 209-215.
- LINTON, SJ. A review of psychological risk factors in back and neck pain. Spine 2000, 25, 9, 1148-1156.
- LUMPKIN, JR. Validity of a brief Locus of Control Scale for survey research. Psychol Rep, 1985, 57, 655-659.
- MAEZEL, A., L. Li . The economic burden of low back pain; a review of studies published between 1996 and 2001. Best Pract Res Clin Rhumatol, 2002, 16 (1), 23-30.
- MARTY, P. et M. Fain, Contribution à l'étude des rachialgiques. Évolution Psychiatrique, 1952, 1, 95-121.
- MAYER, T., J. Tabor, E. Bovasso et al. Physical progress and residual impairment quantification after functional restauration, Part I, Lumbar mobility. Spine, 1994, 19, 4, 389-394.
- McCRAKEN, LM et al. Coping with pain produced by physical activity in persons with chronic back pain: immediate assessment following a specific pain event. Behav Med, 1998, 24, 29-34.
- PICAVET, HS et al. Pain catastrophizing and kinesiophobia: predictors of chronic low back pain, Am J Epidemiol, 2002; 156, 11, 1028-1034.
- PINCUS T., AK Burton, S. Vogel et al. A systematic review of psychological factors as predictors of chronicity/disability in prospective cohorts of low back pain. Spine, 2002, 27, 5, 109-120.
- POLATIN PB et al. Psychiatric illness and chronic low back pain.: the mind and the spine –Which goes first? Spine, 1993, 18,1, 66-71.
- POPE, MH. Risk indicators in low back pain. Ann Med 1989; 21, 387-392.
- Quebec task force on spinal disorders. Spine 1987, 12, 1-59.
- Groupe de travail québecois sur les aspects cliniques des affections vertébrales chez les travailleurs. Rev clinique et expérimentale, 1987, 10, 1-57.
- RADLOFF, LS. The CES-D Scale, a self-report depression scale for research in the general population. Applied Psychological measurement, 1977, 1, 385-401.
- LEINO, PL. Does leisure time physical prevent low back disorders? Spine, 1993, 18, 863-871.
- RILEY, JL et al, Empirical subgroups of the Coping Strategies Questionnaire – Revised: A multisample study. Clin J Pain, 1999, 15, 11-116.
- ROBINSON, ME et al. The Coping Strategies Questionnaire: a large sample, item level factor analysis. Clin J Pain, 1997; 13, 43-49.
- Rossignol M., S. Suissa et L. Abenhaim. Working disability due to occupational back pain: three-year follow of 2300 compensated workers in Quebec. J Occup Med. 1988; 30: 502-505.

- ROSENTIEL, AK et FJ Keefe. The use of coping strategies in chronic low back pain patients: relationship to patient characteristics and current adjustment. Pain, 1983, 17, 33-44.
- SALMINEN, J., M. Erikentalo, M. Laine et al. Low back pain in the young. A prospective three-year follow-up study of subjects with and without low back pain. Spine, 1995, 20, 2101-2108.
- SALMINEN, J., M. Erikentalo, J. Pentti et al. Recurrent low back pain and early disc degeneration in the young. Spine, 1999, 24, 13, 1316-1321.
- SCHADE, V., N. Semmer, C. Main et al. The impact of clinical, morphological, psychosocial and work-related factors on the outcome of lumbar discectomy. Pain, 1999, 80, 239-249.
- SCHERMELLEH-ENGEL, K. et al. Perceived competence and trait anxiety as determinants of pain coping strategies. Person Indiv Diff, 1997, 22, 1, 1-10.
- SORENSEN, LV, O. Mors et O. Skovlund. A prospective study of the importance of psychological and social factors for the outcome after surgery in patients with slipped disk operated upon for the first time. Acta Neurochir, 1987, 88, 119-125 .
- SPIELBERGER, CD et al. Manual for the State-Trait Inventory (STAI) Form Y. Palo Alto. Consulting Psychologists Press,1983.
- BRUCHON-SCHWEITZER M. et cal. L'inventaire anxiété-trait et d'anxiété-état: adaptation française et validation du STAI –Y de Spielberger. Paris, Éditions du Centre de Psychologie Appliquée, 1993.
- SPINHOVEN, P. et al. Pain coping strategies in a Dutch population of chronic low back pain patients. Pain, 1989, 45, 29-24.
- SPINHOVEN, P. et al. Catastrophizing and internal pain control as mediators of outcome in a multidisciplinary treatment of chronic low back pain. Eur J Pain, 2004, 8, 3, 211-219.
- SWARD, L. The thoracolumbar spine in young elite athletes, Current concepts on the effects of physical training. Sports med, 1992, 13, 5, 357-364.
- SYMONDS, TL, AK Burton, KM Tillotson et al. Do attitudes and beliefs influence work loss due to low back trouble. Occup Med, 1996, 46, 1, 25-32.
- TROUSSIER, B., F. Balagué et X. Phelip. Lombalgies non spécifiques de l'enfant et de l'adolescent: facteurs de risque. Rev Rhum, 1998, 65, 49-57.
- TRUCHON, M. et L. Fillion, Biopsychosocial determinants of chronic disability and low back pain: a review. J Occup Rehabil, 2000, 10, 2, 117-142.
- TUTTLE, DH et al. Empirical dimensions of copping in chronic pain patients: a factorial analysis. Rehabilitation Psychology, 1991, 36, 3, 179-188.
- VÄLLFORS, B. Acute, Subacute and chronic low back pain: clinical symptoms, absenteeism and working environment. Scand J Rehab Med, 1985, 11, 1-98.
- WADDELL, G., H. Waddell. A review of social influences on neck and back pain and disability, In: Neck and back pain, The scientific evidence, chapter 2, 13-55. Nachemson A., Jonsson E., Lipincott, Willimas & Wilkin ed. 2000.
- Waddell G. The back pain revolution. Churchill Livingstone, ed.,1998, 438 pages.
- Ware, JE, CD Scherbourne, The MOS 36-item Short-Form Health survey (SF36), Conceptual framework and item selection. Med Care, 1992, 2, 30, 473-483.

BIBLIOGRAPHIE (pour le sous-chapitre 4)

- ABENHAÏM, L., M. ROSSIGNOL et S. SCOTTS. The prognostic consequences in the making of the initial medical diagnosis of work-related back injuries. Spine 1995, 20, 791-795.
- ALARANTA, H. et al. Intensive physical and psychosocial training program for patients with chronic low back pain, A controlled clinical trial. Spine, 1994, 19, 1339-1349.
- COLLE, F., S. POIRAUDEAU et M. REVEL. Exercices physiques et lombalgies chroniques: à la recherche de l'évidence. Ann Readaptation Med Phys, 2001, 44, 393-6.
- BENDIX, AF, T. BENDIX et al. Functionnal restoration for chronic low back pain, Two-year follow-up of two randomized clinical trials. Spine, 1998, 23, 717-725.
- DANNEELS, LA, GG VANDERSTRAETEN, DC CAMBIER et al. CT imaging of trink muscles in chronic, Low back pain patients and healthy control subjects. Eur Spine J, 2000, 9, 266-272.
- FROST, H. et al. Randomised controlled trial for evaluation of fitness programme for patients with chronic low back pain. Br Med J, 1995, 310, 151-154.
- HAZARD, RG et al. Functionnal restoration with behavioral support, A one-year prospective study of patients with chronic low back pain. Spine, 1989, 14, 157-161.
- JÄRVILOSKI, AA et al. Outcome of two multimodal back treatment programs with and without intensive physical training. J Spinal Disord, 1993, 6, 93-98.
- LINDSTRÖM, I. et al. Mobility, strength and fitness after a graded activity program for patients with subacute low back pain. Spine, 1992, 17, 641-649.
- MANNION, A.F., L. KASER, E. WEBER et al. Influence of age and duration of symptoms on fibre type distribution and size of back muscles in chronic low back pain patients. Eur Spine J, 2000, 9, 273-281.
- MANNICHE C. et al. Intensive dynamic back exercises for chronic low back pain: a clinical trial. Pain, 1991, 47, 53-63.
- MANNION, A.F. et al. A randomized clinical trial of three active therapies for chronic low back pain. Spine, 1999, 24, 2435-2448.
- MAYER, T, V. MOONEY et R. GATCHEL. Contemporary conservative care for painful spinal disorders, Phildelphia, Lea & Fibiger ed., 1991.
- MAYER, T. Physical progress and residual impairment quantification after functional restoration, Part II: isokinetic trunk strength. Spine, 1994, 19, 395-400.
- NORDIN, M. Restauration fonctionnelle et reconditionnement musculaire. Revue de Médecine vertébrale 2001, 3, 4-9 (60 références).
- RAVAUD, C. et R. De MUNICO. Une approche interdisciplinaire de la lombalgie chronique: expérience de la Tour de Gassies, résultats à un an. Ann Readaptation Med Phys, 2001, 44, 395.
- SALANON, L. Évaluation des valeurs normales au niveau du rachis lombaire par la méthode isocinétique. Thèse, 1998, Université libre de Bruxelles–Erasme, (88 références).
- SIVHONEN, T. et al. Averaged surface EMG in testing back function. Electromyogr Clin Neurophysiol, 1988, 28, 335-339.
- SIVHONEN, T. Exercise therapy effects on functional radiographic findings and segmental electromyographic activity in lumbar spine instability. Arch Phys med Rehab, 1993, 74, 933-939.
- VAN TULDER, MW, M. GOOSSENS, G. WADDELL et A. NACHEMSON. Conservative treatment of chronic back pain. In: A. NACHEMSON, E. JONSSON. Lippincott Williams & Wilkins ed., 2000, Neck and back pain, the scientific evidence of causes, diagnosis and treatment.

MON HISTOIRE

Helen Tupper, Dartmouth, Nouvelle-Écosse, Canada

Helen Tupper a été membre de la *North American Chronic Pain Association of Canada (NACPAC)* en 1993, puis en a été la présidente de 1998 à 2001. Helen Tupper et Céleste Johnston (alors présidente de la Société canadienne de la douleur) ont ensuite fondé la Coalition canadienne contre la douleur (CCD) en 2002. Helen Tupper en a assumé la présidence de 2004 à 2008, et a soutenu l'association comme présidente sortante pour deux années par la suite. Helen Tupper donne des conférences à des associations ou lors de symposium, à l'occasion.

(Voir autre témoignage, page 60.)

J'ai appris beaucoup sur la douleur, les médecins et les infirmières au cours des années. C'est triste à dire, mais pas beaucoup de choses ont changé en ce qui concerne certains infirmiers et infirmières. Il y en a qui prennent le temps d'apprendre et de participer à des ateliers et à des conférences et essayent d'éduquer les autres. Mais comme avec toute autre profession, il y aura toujours ceux qui ne s'en soucient pas.

Ma douleur ne partira jamais. Le jour où je l'ai accepté et que j'ai réalisé que c'était à long terme, j'ai compris que je pouvais me rendre la vie facile ou difficile. Nous avons tous des choix à faire et j'ai choisi d'essayer de tirer le meilleur de la situation. Je ne voulais pas devenir une femme geignarde et négative que les gens évitent. Je voulais que mes amis continuent à en être, et j'ai donc essayé de ne pas me plaindre ou même de parler de ma douleur. J'essayais de ne pas déranger mon mari non plus, mais il me connait si bien, qu'il lui suffit de me regarder pour savoir quel genre de journée j'ai eu. Il me soutient encore après 42 ans, et nous avons eu la chance de bien des manières. Mon fils m'a dit quand il avait à peu près dix ans lorsqu'un jour, en rentrant à pied de l'école, il a décidé qu'il ne pouvait être soit heureux, soit triste. Il aimait mieux être heureux, alors il a pris la décision d'être heureux. J'ai essayé d'adopter la même attitude. Je crois que lorsque nous sommes tristes ou déprimés, on rend notre entourage triste aussi. La tristesse déteint sur les gens, et ce n'est pas une bonne chose. Mais le bonheur déteint également sur les autres, et c'est une bonne chose. Même si nous souffrons, nous pouvons encore contribuer à faire du bien autour de nous, mais peut-être pas de la manière dont nous pensions toutefois le faire. C'est par contre ainsi pour la plupart des gens, qu'ils aient ou non de la douleur.

Nous devons être nos propres défenseurs, car nul ne connait mieux nos problèmes que nous. Nous devons apprendre à nous expliquer, et ne pas nous plaindre tout en le faisant. Les médecins entendent un grand nombre de plaintes. Nous pouvons nous exprimer sur la douleur sans être négatifs tout le temps. Quand elle est horrible, je crois alors que nous sommes autorisés à en parler. Nous avons alors besoin d'aide et donc nous devons en demander.

Voici ce que j'ai appris. Acceptez que la douleur chronique soit toujours là, pour le reste de votre vie. Apprenez à vivre du mieux que vous le pouvez malgré sa présence. Reposez-vous quand vous en ressentez le besoin, et vous devrez sans doute le faire chaque jour. Abandonnez l'idée que vous pouvez faire ce que tout le monde peut faire : vous ne le pouvez pas. La douleur chronique limite nos capacités, mais ne les supprime pas. Apprenez simplement à travailler avec ce que vous avez et à faire vos tâches en plusieurs étapes. Étalez-les sur plusieurs jours au lieu de quelques heures. Apprenez à détourner votre attention en vous intéressant à autre chose. Je ne parle pas d'un loisir, mais d'une activité que vous aimez faire et qui pourrait tenir votre esprit bien à distance de la douleur. Les deux choses que j'aime faire sont de peindre et de faire du collimage, mais je ne peux en faire que pour un temps limité parce que la douleur prend le relais. J'ai dû apprendre à doser mes efforts, et j'apprends encore ce que je peux et ne pas faire. Je finis encore parfois sur le dos parce que j'en ai trop fait, mais la plupart du temps, la douleur redescend et je peux y faire face à nouveau.

Essayez de trouver un médecin qui vous traite avec bonté et compassion, et qui vous comprend. Certains médecins ne comprennent pas, et si vous tombez sur l'un d'eux, trouvez-en un autre. Vous avez le choix de trouver le bon médecin pour vous. Rappelez-vous toutefois d'essayer de ne pas trop vous plaindre, parce qu'ils sont fatigués d'entendre la même chose tout le temps. Plaignez-vous quand ça va vraiment mal.

Si vous avez un conjoint ou partenaire, faites-lui savoir si vous avez beaucoup de douleur, et dites-leur que vous devez aller vous étendre un moment. C'est bien mieux que de se pousser, de devenir grincheux et ne pas être en mesure de continuer ce que vous avez commencé à faire. Ils ont à vivre avec nous, alors essayons de nous rendre sympathiques, plutôt que grincheux et malheureux. Ça déteint.

Essayez de ne pas être dur avec vous-même. Quand la douleur survient et que vous trouvez vraiment difficile de continuer ce que vous êtes en train de faire, ne vous en faites pas, et n'essayez pas de pousser malgré tout. Il est peut-être temps de vous arrêter et de vous reposer. Il n'y a rien de mal à cela. Se reposer donne à notre corps le temps de contrôler la douleur, et on peut alors fonctionner beaucoup mieux. Ce ne sont pas simplement des platitudes, ça fonctionne.

Une dernière chose : personne ne mérite la douleur, et personne en particulier ne doit souffrir. Ça arrive et ceux qui ont mal doivent apprendre à y faire face. Ne vous blâmez pas et ne blâmez pas les autres, ça n'aidera pas. Lorsqu'une porte se ferme, une autre porte s'ouvre. Parfois, notre souffrance nous permet de voir les choses que nous ne voyions pas auparavant ou nous n'aurions jamais pu voir si nous n'avions pas de douleur et si nous n'avions pas ralenti. Gardez les yeux ouverts et soyez attentifs. Encouragez ceux qui souffrent de douleur chronique, surtout si elles en souffrent depuis aussi longtemps que vous. C'est aidant d'entendre parler des autres personnes qui vivent avec la douleur. Et rappelez-vous que la douleur ne nous tuera pas; elle testera juste toujours votre patience. Tirez le meilleur de la vie si vous le pouvez et essayez de vous prendre en main en ne laissant pas la douleur prendre le dessus.

Je prends encore des opiacés, et j'ai accepté que j'en prendrais probablement pour le reste de ma vie. Je ne peux pas faire les choses que je voudrais faire, mais j'ai adapté ma vie pour en faire autant que possible entre les périodes de repos et les mauvais moments. J'ai toujours des livres à côté de mon lit pour quand je dois me reposer. J'aime lire et cela aide vraiment à passer le temps.

Choisissez vos activités préférées et éliminez celles qui ne vous intéressent pas vraiment. Si vous pouvez vous permettre d'avoir de l'aide pour vos tâches ménagères, alors faites-le. Économisez votre énergie pour des choses plus importantes. Si vous ne pouvez pas vous le permettre, n'essayez pas de tout faire en un seul jour. Faites-le par étapes pour ne pas avoir à passer les jours suivants au lit. Essayez de vous rappeler que si la douleur chronique fait mal et change votre vie, elle n'est pas obligée de la détruire. Le vieux cliché de « faire de la citronnade avec des citrons » s'applique vraiment ici. Apprenez à transformer les tâches difficiles en tâches réalisables.

N'abandonnez pas.

CHAPITRE

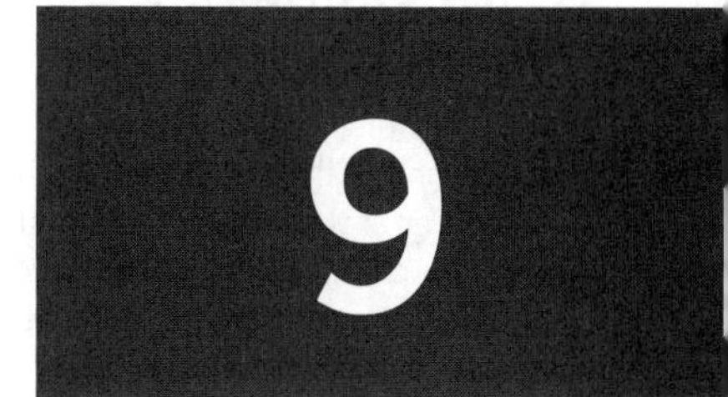

LE RÔLE DU DENTISTE DANS LES **DOULEURS OROFACIALES CHRONIQUES**

Jean-Paul Goulet DDS, MSD, FRCD (c), Québec, Québec, Canada
Professeur titulaire, spécialiste en médecine buccale,
Faculté de médecine dentaire, Université Laval, Québec, Canada

RÉSUMÉ

La région orofaciale n'est pas en reste des autres parties du corps lorsqu'il est question de douleur chronique. Elle s'y manifeste de plusieurs façons sous différents visages. Certains patients vont éprouver des sensations de brulures dans la bouche, d'autres des maux de dents ou encore des douleurs au visage et à la mâchoire avec les inconvénients que cela entraine dans la vie de tous les jours. Le défi consiste à mettre le doigt sur la cause et malgré les avancées scientifiques, il arrive qu'on soit sans réponse ou solution définitive. Cette section aborde les douleurs orofaciales chroniques les plus communes afin que les personnes qui en sont atteintes puissent mieux connaitre le mal qui les tenaille. Des repères leur permettront de bien comprendre leur condition afin d'éviter les actions futiles et en arriver à tirer le meilleur profit des approches thérapeutiques qu'offre l'état actuelle des connaissances.

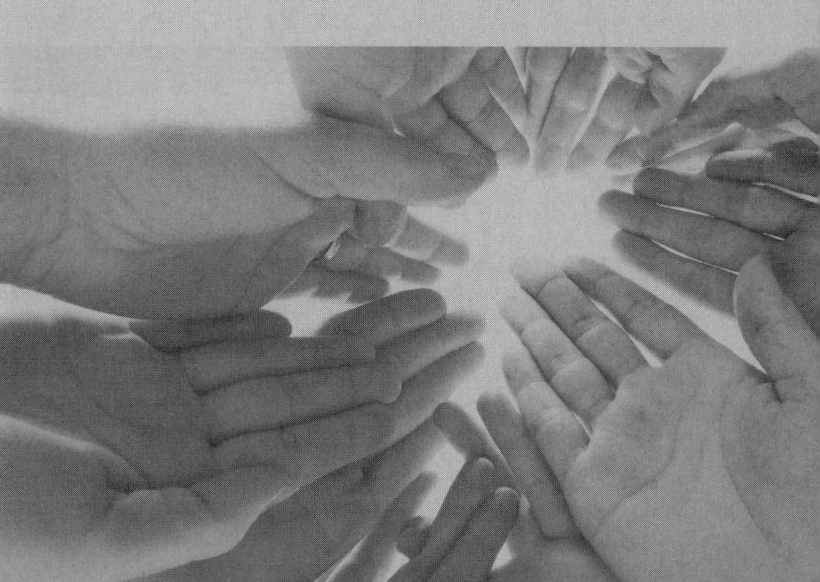

1. INTRODUCTION

La région orofaciale n'est pas en reste des autres parties du corps lorsqu'il est question de douleur chronique. Elle peut s'y manifester de plusieurs façons. Certains patients vont éprouver des sensations de brulure dans la bouche, d'autres des maux de dents ou encore des douleurs au visage et à la mâchoire sans oublier la constellation de symptômes secondaires accompagnant souvent la douleur chronique. Étant le centre de plusieurs fonctions étroitement liées aux plaisirs de la vie et à la communication, on porte à la région orofaciale une attention plutôt spéciale d'autant plus qu'elle offre une multitude de points de départ comme source de douleur, en débutant par la dentition et les sinus. Bien des douleurs seront éphémères, mais celles qui deviennent chroniques génèrent leur part d'angoisse et d'inquiétude qui les accompagnent, et dès lors, les composantes cognitives, affectives et motivationnelles vont donner une dimension bien personnelle à cette expérience désagréable, qui du reste demeure subjective.

2. PRÉSENTATION DE L'HISTOIRE DE TROIS PERSONNES ATTEINTES DE DOULEUR OROFACIALE CHRONIQUE

De façon à bien mettre en contexte le sujet de ce chapitre, il m'apparait intéressant de partager tout d'abord l'histoire de quelques patients qui ont déjà consulté pour une douleur orofaciale (DOF) chronique. Ceci afin de mieux apprécier ce qu'ont en commun une majorité de personnes aux prises avec de tels problèmes. Par la suite, l'attention sera dirigée vers les DOF chroniques les plus souvent rencontrées en clinique de sorte que les personnes qui en sont atteintes en arrivent à mieux comprendre leur condition et à prendre les meilleures décisions, tout en évitant les gestes inutiles.

LE CAS DE MADAME Y

Madame Y, de la génération des « baby boomers », se présente en consultation en déclarant comme raison de sa démarche « J'ai des malaises dans la bouche et je ne peux dire si ce sont les dents ou la gencive ; j'ai de la douleur à l'oreille gauche et j'entends des craquements, mais plus souvent à gauche. » Elle poursuit en précisant que ses malaises et ses douleurs ont débuté il y a un an « suite à une opération aux sinus » pour une pression à l'oreille gauche accompagnée d'une sensation d'oreille bouchée à gauche. L'opération s'est bien déroulée, et la pression ainsi que la sensation d'oreille bouchée ont disparu, mais la douleur persiste toujours. Par contre, depuis cette intervention, elle ne sent plus sa mâchoire « pareille ». La façon dont ses dents ferment ensemble est inconfortable. De plus, ses dents du haut lui font mal et elle ressent une pression qui change de place sur sa gencive. Le spécialiste l'ayant opéré en otorhinolaryngologie confirme que les sinus sont dans un état normal et il n'y a rien à l'oreille pour expliquer les symptômes résiduels. D'ailleurs, il lui recommande de voir son dentiste puisqu'à ses yeux, il s'agit « d'un problème d'occlusion dentaire ». *Madame Y* voit son dentiste qui lui signifie, suite à l'examen clinique et radiographique des mâchoires, que tout est normal, mais qu'une plaque occlusale (orthèse dentaire) pourrait la soulager, ses symptômes étant possiblement en lien avec du serrement et du grincement de dents. Elle est dirigée vers un chirurgien buccal et maxillo-facial qui lui prescrit un relaxant musculaire à prendre le soir au coucher. Trop de somnolence au réveil le lendemain l'amène à arrêter la médication. Son dentiste lui fabrique alors une plaque occlusale qu'elle porte durant son sommeil pendant environ six semaines, ce qui aide à atténuer un peu la douleur. *Madame Y* consulte ensuite un physiothérapeute puis un ostéopathe de qui elle reçoit des traitements pour « des tensions vertébrales cervicales ». Ces traitements n'ont aucun effet bénéfique sur les douleurs à l'oreille et aux dents. Elle recommence alors à porter sa plaque occlusale de façon plus régulière la nuit ainsi que le jour lorsqu'elle en a l'occasion. Après quelques semaines, elle constate que la douleur aux dents diminue lorsqu'elle porte sa plaque occlusale le jour. Ceci n'a toutefois aucune incidence sur la douleur à l'oreille. Toujours à la recherche d'une solution, *madame Y* voit une auriculothérapeute. Un premier traitement avec « des aimants sur le bord de l'oreille » mène à la disparition complète de la douleur durant quelques jours. Au deuxième traitement, la douleur est revenue et persiste. Devant ces échecs, *madame Y* se demande vraiment si ce n'est pas son occlusion qui serait à blâmer pour ses symptômes.

LE CAS DE MADAME Z

Cette fois, il s'agit de *madame Z*, retraitée depuis quelques années et référée par son dentiste pour de la « douleur à la gencive, à l'oreille et à l'œil du côté droit » dont l'apparition sans cause apparente remonte à trois ans. La douleur, décrite comme « un mal de dents qui monte vers l'oreille puis vers l'arcade sourcilière », est lancinante et trouve son épicentre là où était une région édentée à la mâchoire inférieure droite. Au point de départ, l'oreille lui faisait très mal et son œil droit semblait constamment « mouillé ». Elle a consulté son médecin qui lui a fait passer un SCAN cérébral, examen qui s'est avéré dans les limites de la normalité. Elle a par la suite vu un otorhinolaryngologiste (ORL) qui a conclu à un examen normal de l'oreille. Voyant l'espace édenté à la mandibule, l'ORL lui a signifié que ses symptômes étaient probablement reliés au manque de dents postérieures, ce qui avait comme conséquence de mener à un trouble à l'articulation tempo-

LE CAS DE MADAME Z (SUITE)

romandibulaire (ATM) avec douleur référée à l'oreille. *Madame Z* a vu son dentiste qui a réhabilité l'espace édenté inférieur droit avec la mise en place de couronnes implantoportées. Le traitement est terminé depuis deux ans et la patiente n'a vu aucun changement dans son état. On a réexaminé la région où siège la douleur et repris des radiographies sans noter aucune anomalie. La douleur avec laquelle elle doit composer tous les jours n'a aucun caractère pulsatile, de battement ou de décharge électrique. La douleur est rémittente (vient et part) et généralement présente le soir au coucher, mais elle ne la réveille pas la nuit. *Madame Z* peut mastiquer du côté de la douleur et cela n'y change rien. Se serrer les dents ensemble, presser ou bien se frotter la joue la soulage un peu. Deux séances de traitement avec un orthothérapeute ont été suivies en chaque occasion par des absences de douleur d'une durée de trois ou quatre jours après quoi la douleur revient comme avant. Son médecin lui a proposé de prendre un antidépresseur pour soulager la douleur, ce que *madame Z* a refusé puisqu'elle ne se disait pas du tout déprimée et ne voyait pas comment un antidépresseur pouvait l'aider.

LE CAS DE MADAME B

Cette troisième histoire est celle de *madame B*, une patiente au début de la cinquantaine, qui, au moment de la consultation, se plaint de « sensations de brulure dans la bouche » depuis maintenant un an et demi. Elle se souvient que ces sensations ont commencé lors d'un voyage, et ce, sans raison apparente. Au cours de la première année, les brulures venaient puis disparaissaient après une ou deux semaines, pour ensuite revenir. D'une fois à l'autre, les périodes d'absence de sensations de brulure étaient variables, mais depuis les six derniers mois, les brulures n'ont plus cessé. Elles débutent quelques heures après le réveil, vont atteindre un plateau et durent le soir jusqu'au coucher. Les brulures intéressent la langue, le palais et l'intérieur des lèvres. Lorsqu'elle mange ou boit, elle n'a aucune brulure. Aussi, elle a toujours une bouteille d'eau glacée à sa portée et elle boit souvent.

CE QUE RÉVÈLENT LES CAS DE MESDAMES Y, Z ET B

Ces trois histoires ont en commun un certain nombre de points pouvant servir de référence à une majorité de personnes atteintes de DOF chroniques. Peu importe le contexte et les circonstances, il faut reconnaitre que la douleur demeure une expérience subjective personnelle et qu'elle est présente sur la foi de ce que dit et ressent le patient. Il est juste de parler ici de douleur chronique puisque dans chacun des cas la douleur persiste depuis au moins trois mois. Une douleur chronique peut être « continuelle », donc présente en tout temps, ou « rémittente », c'est-à-dire revenir constamment après une période d'absence pouvant durer des jours, des semaines. Au début, les brulures de *madame B* étaient donc rémittentes et bien qu'elles soient maintenant continuelles, elles peuvent redevenir rémittentes. Que la douleur soit continuelle ou rémittente, l'intensité peut demeurer la même ou varier au fil du temps avec des pointes de plus forte intensité et des moments d'accalmie.

Comme en fait foi l'itinéraire de *mesdames Y et Z*, les patients avec une DOF chronique sont susceptibles de consulter plusieurs intervenants. Ce n'est pas étonnant puisque la région orofaciale est fort complexe et comprend plusieurs organes avec des fonctions spécialisées. On n'a qu'à penser aux yeux, aux oreilles, au nez, à la gorge, aux sinus, au cou, aux vaisseaux sanguins et aux autres structures intracrâniennes qui s'ajoutent à celles de la cavité buccale et des mâchoires. L'innervation de toutes ces structures est non seulement riche, mais complexe et leur proximité devient une source fréquente de douleur projetée ou référée. Ainsi, l'expertise de différents spécialistes est souvent requise pour tenter d'élucider le point de départ d'une douleur considérant le nombre de conditions susceptibles d'affecter l'une ou l'autre d'entre elles. La coexistence de plusieurs conditions doit aussi être prise en compte.

Autant pour *madame Y* que pour *madame Z*, on montre du doigt l'occlusion dentaire comme étant possiblement responsable des DOF rebelles après avoir conclu, du reste, que tous les examens et toutes les investigations s'étaient avérés dans les limites de la normalité. Malheureusement, l'occlusion dentaire est trop souvent le bouc émissaire désigné à tort lorsqu'on ne trouve aucune cause à la présence d'une DOF chronique. Ce faisant, on laisse sous-entendre que le problème d'occlusion mène à un désordre temporomandibulaire (DTM) par le biais d'effets délétères sur les muscles masticateurs et/ou les articulations temporomandibulaires (ATM) qui sont alors la source d'une DOF chronique. Les défenseurs de ces écoles de pensée font écho à la dimension verticale de l'occlusion, la malposition des condyles articulaires et de la mâchoire inférieure (mandibule), aux dysharmonies occlusales et au déséquilibre neuromusculaire des muscles masticateurs pour justifier des traitements de réhabilitation non seulement fort complexe, mais aussi très couteux. Les patients souffrant de DOF chronique doivent comprendre que ce genre de traitement n'est définitivement pas une solution à leur problème puisqu'il n'existe aucune évidence scientifique établissant un lien de causalité entre les malocclusions dentaires et les DOF chroniques associées à un DTM. L'efficacité des traitements orientés vers la recherche d'une occlusion stéréotypée ou un repositionnement de la mandibule et des condyles n'a jamais été démontrée par des études cliniques contrôlées. Il ne faut pas non plus conclure que le soulagement qui accompagne le port d'une plaque occlusale signifie que l'occlusion est en cause. Il y a bien plus à penser pour expliquer un tel soulagement d'autant plus que les DOF chroniques associées aux DTM affectent aussi des sujets avec une occlusion normale et ces derniers répondent souvent favorablement au port d'une plaque occlusale.

L'histoire de *madame B* trouve un terrain commun avec celle de *madame Z* dans le fait qu'aucun événement particulier n'a entouré l'apparition des douleurs, ce qui est plutôt à l'opposé des expériences passées qu'on peut avoir vécues. Lorsqu'une DOF survient, on parvient généralement à faire un lien avec soit une infection des voies aérodigestives supérieures, un problème buccodentaire, un quelconque traumatisme au visage ou une intervention récente chez son dentiste. Un délai raisonnable exigeant parfois l'appui d'un traitement suffit pour que s'amorcent les mécanismes de guérison menant finalement à une pleine récupération. Par contre, lorsqu'une douleur revient sans cesse ou persiste en devenant de plus en plus accablante, on devient préoccupé, désemparé si l'on n'y trouve aucune explication valable. Un tel scénario s'écarte du modèle traditionnel de la douleur jouant un rôle biologique protecteur, celle faisant office de signal d'alarme à la suite d'une blessure ou d'un quelconque dommage corporel. Il faut cependant voir la douleur chronique à laquelle on ne peut attribuer de rôle biologique protecteur comme la conséquence d'un dérèglement des voies de transmission, de modulation et de perception de la douleur qui fait entrer en jeu le fonctionnement et l'interaction entre le système nerveux périphérique et le système nerveux central. Ainsi, à défaut de pouvoir mettre le doigt sur la cause qui permettrait d'enrayer une douleur chronique, on cherche ce qui peut la moduler pour mieux comprendre les mécanismes en vue d'intervenir à ce niveau via diverses stratégies. Les maux de tête tels que les céphalées de tension et les migraines illustrent bien le concept de « douleur chronique dénudée de rôle biologique » dont les mécanismes et évènements menant à la douleur sont mieux connus que les causes elles-mêmes.

Le cas de *mesdames Y, Z et B* sont de bons exemples de DOF chronique dénudée de tout rôle biologique protecteur pour l'organisme. Le cas de *madame Y*, se distingue par le fait qu'un lien temporel est plausible entre l'intervention aux sinus et l'inconfort à la mâchoire et la douleur aux dents. On peut présumer que la cause est iatrogénique et en lien avec un traumatisme aux trajets nerveux responsables de l'innervation des dents supérieures postérieures qui serait survenue lors de l'intervention aux sinus maxillaires.

Parmi les DOF chroniques, ce sont les douleurs musculosquelettiques et spécifiquement celles associées aux désordres temporomandibulaires, dont il sera question plus loin, qui sont la raison qui pousse le plus souvent un patient à consulter. Par contre, *mesdames Y, Z et B* ont des DOF neuropathiques sur la base des examens et des investigations diagnostiques. C'est la deuxième cause la plus fréquente de DOF chronique. Le syndrome de brulure de bouche et l'odontalgie atypique appartiennent à ce groupe et seront aussi abordés plus à fond plus loin. Les DOF neuropathiques restent souvent inexpliquées, mais la plupart reconnaissent qu'elles sont associées à une forme de dysfonctionnement du système nerveux auxquels s'ajoutent d'autres facteurs y prédisposant. Elles sont donc souvent sans cause identifiable (c.-à-d. idiopathiques), mais elles peuvent aussi survenir par traumatisme ou compression d'un trajet nerveux, à la suite d'un accident ou d'une procédure chirurgicale. Le traitement des DOF neuropathiques est avant tout pharmacologique, et il s'apparente à ceux préconisés pour les douleurs neuropathiques observées dans d'autres régions du corps. Comme toutes douleurs chroniques, une prise en charge simultanée sur le plan psychologique est souvent souhaitable considérant l'effet délétère de telles douleurs sur le plan émotif et personnel, à mesure que le temps s'écoule depuis l'apparition de la douleur, ou que les traitements ne donnent lieu à aucune amélioration. Enfin, il y a d'autres types de DOF chroniques que l'on rencontre plus rarement en clinique, comme, entre autres, les algies vasculaires de la face (forme de migraine), qui doivent aussi être prises en considération lorsqu'un patient consulte avec une DOF chronique.

3. COMMENT LE PATIENT EST APPELÉ À CONTRIBUER À LA DÉMARCHE DIAGNOSTIQUE

La douleur en tant qu'expérience subjective désagréable ne peut être appréciée qu'à travers ce que le patient communique à l'intervenant. Dès cet instant, l'intervenant peut mieux comprendre l'état de souffrance du patient. L'histoire de la douleur qu'éprouve le patient demeure un des principaux éléments de la démarche diagnostique, d'où l'importance qu'il faut accorder aux questions posées par l'intervenant lors de l'entrevue.

D'entrée de jeu, la première question va concerner le site de la douleur, une information qui servira à orienter l'examen clinique dont le but consiste à établir si la source, c'est-à-dire ce qui est à l'origine de la douleur, se trouve vraiment sur le site où la douleur est ressentie par le patient. Le fait qu'une douleur soit bien localisée ou plutôt diffuse va aussi aider l'intervenant. Vérifier la concordance entre le site et la source de la douleur trouve toute sa signification au moment du diagnostic et du traitement. Par exemple, un patient peut avoir mal aux dents du maxillaire supérieur sans que celles-ci ne soient en cause s'il souffre d'une sinusite maxillaire. Le traitement de la sinusite permettra à la douleur aux dents de se résorber et non l'inverse. Bien souvent la douleur n'est pas seulement confinée à la région immédiate correspondante à sa source, mais elle peut s'étendre bien au-delà et parfois être projetée à des structures distantes. Un bel exemple est celui des patients souffrant d'angine de poitrine. Ces derniers éprouvent le plus souvent des douleurs rétrosternales se projetant au bras, mais il arrive que la douleur soit référée et seulement ressentie à la mâchoire inférieure. Voilà une douleur d'origine cardiaque projetée à un site anatomique, la mâchoire, n'ayant vraiment rien à voir avec la cause.

Cela illustre bien pourquoi il faut éviter le piège de s'en tenir uniquement au site de la douleur. L'information se rapportant à l'apparition, au caractère particulier s'il en est un, à l'intensité, la durée, les absences, les plages horaires, ce qui la déclenche, l'aggrave ou la soulage, aussi bien que son effet sur le sommeil, est fort utile à l'intervenant.

L'impact que la douleur a sur les activités du patient et sa qualité de vie en général est un autre aspect important à explorer. De nombreux chercheurs ont démontré que la douleur chronique avait des effets délétères sur l'humeur, l'attitude, le comportement et le sommeil. Hormis l'inquiétude, c'est généralement parce que la douleur est plus soutenue, fréquente et sévère que le patient finit par consulter. Mais la douleur interfère alors avec les activités quotidiennes, le travail, les loisirs et la relation avec les proches (conjoints, enfants, parents, amis). Être au fait de ces changements permet d'ajuster en conséquence le plan d'intervention pour favoriser un retour à la normale.

4. DOULEUR CHRONIQUE À LA MÂCHOIRE ET AUX ARTICULATIONS ATTRIBUÉE À UN DÉSORDRE TEMPOROMANDIBULAIRE

Les désordres temporomandibulaires (DTM) sont une cause fréquente de dysfonction de l'appareil masticateur, de douleur au visage et à la mâchoire. La douleur associée à ces désordres montre une fréquence de 10 à 12 % dans la population québécoise adulte avec une importante prédominance féminine chez les 20 à 45 ans. Pour plusieurs, il y aura une résolution spontanée des symptômes, mais environ la moitié des sujets recherche un traitement en raison d'une douleur modérée à intense qui interfère avec leur qualité de vie.

Les DTM sont des désordres musculosquelettiques comme on en rencontre dans d'autres parties du corps, et ils regroupent un ensemble de conditions plutôt hétérogènes, ayant comme point de départ les muscles masticateurs, principalement ceux activés lors de la fermeture, et les articulations de la mâchoire, à savoir les articulations temporomandibulaires (ATM) et ses principaux constituants (ligaments, capsule, disque articulaire, condyle, éminence). De tous les DTM, c'est la douleur myofasciale des muscles masticateurs qui est la cause la plus fréquente de douleur musculosquelettique chronique des mâchoires, puis viennent parmi les DTM articulaires, les arthralgies en provenance des ATM. On gardera à l'esprit que ces douleurs en provenance des muscles ou des articulations sont majorées par la fonction masticatoire et un patient peut présenter plus d'une condition, ce qui complique le diagnostic et le traitement.

La douleur myofasciale des muscles masticateurs (DMMM) apparait souvent de façon insidieuse et sans raison apparente d'un seul côté du visage. Étant d'abord épisodique, elle peut le demeurer ou devenir quotidienne et persistante. Avec le temps, le patient voit apparaitre sensiblement les mêmes douleurs du côté opposé, quoique souvent elles soient plus atténuées. L'intensité de la douleur tend à augmenter à mesure que la journée avance et elle est modulée à la hausse par la fonction mandibulaire. La douleur est sourde, profonde et lancinante limitant ainsi la mastication et l'ouverture de bouche. Il arrive que la DMMM se projette aux dents, à l'ATM et s'étende finalement au-delà des muscles masticateurs qui en sont la source. D'autres symptômes moins spécifiques sont fréquemment rapportés : maux de tête, sensations d'oreilles bouchées, acouphènes, vertiges, maux de cou, sensations d'enflure. Le diagnostic repose sur l'histoire et la mise en évidence à l'examen clinique de douleur à la palpation d'un ou plusieurs muscles de la mastication qu'on ne peut attribuer à d'autres conditions, par exemple la fibromyalgie, et qui reproduit essentiellement la douleur dont le patient se plaint.

La douleur aux ATM est relativement bien localisée juste en avant ou dans l'oreille. Elle est souvent plus exquise et vive que la douleur myofasciale. Souvent les patients ont l'impression de faire une otite, ce qui explique une visite initiale chez le médecin ou l'ORL. Tout comme les douleurs myofasciales, elles sont aggravées par la fonction manducatrice, les bâillements et autres formes d'hyperextension lors de l'ouverture de bouche. Les patients évitent généralement d'ouvrir grand, de manger des aliments qui nécessitent une mastication active et peuvent même être suffisamment gênés au point de s'abstenir de chanter ou de jouer un instrument de musique (ex. : violon; saxophone). Ceux qui ont tendance à mâcher de la gomme ne peuvent le faire sans s'exposer à avoir plus de douleur. La douleur aux ATM peut être idiopathique, le résultat d'un déplacement ou d'un blocage du disque articulaire, d'une ostéoarthrite, d'une arthrite rhumatoïde ou autre maladie auto-immune des tissus conjonctifs. Hormis l'histoire et l'examen clinique, le diagnostic des douleurs aux ATM repose sur l'imagerie et le bilan médical.

Il existe encore beaucoup de controverses entourant les causes et les traitements des douleurs chroniques associées aux DTM. L'hypothèse d'un déséquilibre occlusal entrainant des douleurs musculaires et articulaires justifiant une approche mécaniste par des traitements de réhabilitation de l'occlusion a été infirmée plus d'une fois par des études. Malgré tout, plusieurs continuent d'offrir ces thérapies, et lorsque les résultats attendus ne sont pas au rendez-vous ou face à une rechute, ces patients deviennent des candidats à se faire proposer, sans justification valable, des traitements encore plus invasifs allant jusqu'à une intervention chirurgicale aux ATM. Force est d'admettre que toutes les questions qui demeurent sans réponse au sujet de l'étiologie des douleurs chroniques associées aux DTM profitent aux tenants des approches mécanistes, d'autant plus que quels que soient les traitements préconisés, les études montrent un taux de succès moyen de l'ordre de 70 %.

Le consensus actuel est qu'il existe une combinaison de facteurs alliant des particularités biologiques — où entre en jeu le dysfonctionnement des systèmes de régulation de la douleur — génétiques, comportementales, émotionnelles et sociales qui constituent un modèle biopsychosocial valable et réaliste pour expliquer la chronicisation des douleurs de DTM que l'on ne peut attribuer à aucune condition médicale sous-jacente. Contrairement aux théories mécanistes, le modèle biopsychosocial s'éloigne des interventions biomécaniques centrées sur l'occlusion et la position de la mâchoire pour mettre à profit les stratégies utilisées en médecine physique et comportementale. Les traitements se veulent conservateurs, réversibles et non invasifs, centrés sur la personne et ses capacités d'adaptation, pour une prise en charge de la douleur et de l'impotence fonctionnelle. Il s'agit d'une approche orientée sur la gestion plutôt que sur la guérison, ce qui est plus réaliste lorsqu'on aborde la douleur chronique.

Selon la nature des facteurs favorisant, déclenchant et d'entretien (ex. : serrement et grincement de dents, manies, traumatisme, tension émotionnelle, anxiété, dépression, facteurs hormonaux, condition médicale sous-jacente, etc.), la thérapie verra d'abord à éduquer le patient et à lui faire prendre conscience des attitudes nocives à éviter, puis à modifier le régime alimentaire pour moins solliciter temporairement les muscles et les articulations. Le traitement est ensuite individualisé selon le diagnostic qui a été porté en alliant gestion du stress et approche comportementale, médication (anti-inflammatoire, myorelaxant, antidépresseur), physiothérapie (chaleur, froid, exercices de mobilisation mandibulaire), plaque occlusale et infiltration de points gâchettes. Enfin, il n'y a pas vraiment de consensus sur l'utilisation de la toxine botulinique (Botox) pour le traitement des douleurs myofasciales rebelles. Certains patients voient leur douleur s'atténuer et parfois disparaitre complètement. Pour d'autres, la douleur revient graduellement.

5. DOULEUR CHRONIQUE AUX DENTS

L'adage dit qu'il n'y a rien de pire qu'un mal de dents, et heureusement le dentiste est là pour y remédier rapidement en faisant le traitement approprié s'il s'agit d'une carie, d'une obturation défectueuse, d'un abcès dentaire, du déchaussement d'une dent. Il y a cependant des patients qui se plaignent de douleur constante à une dent qui autrement ne présente aucun problème. L'examen clinique et radiographique est négatif, il n'y a ni carie ou obturation défectueuse. Le contact des dents opposées sur la dent qui fait mal est normal tout comme les tests permettant de vérifier si le nerf de cette dent est intact. Des patients exaspérés auront fait extraire leur dent en raison de l'échec de tous les traitements visant à éliminer leur douleur. Paradoxalement, le patient continue d'avoir mal là où était la dent, et ce, même si la gencive a bien guéri, d'où le terme parfois utilisé de « douleur dentaire fantôme ».

Un certain nombre de conditions mérite d'être pris en compte dans le diagnostic d'une douleur en provenance d'une dent lorsque l'examen ne révèle rien de particulier. Par exemple, la névralgie du trijumeau communément appelée « tic douloureux » peut se manifester par une douleur aux dents, mais celle-ci aura un caractère (décharge électrique) et un décours temporel bien particuliers. La douleur de la névralgie du trijumeau vient par crises successives qui sont entrecoupées d'accalmies complètes de durée variable. Chez un patient avec une douleur dentaire continuelle pour laquelle on ne trouve aucune cause apparente, un diagnostic d'odontalgie atypique idiopathique (OAI) est fort probable après avoir éliminé la possibilité d'une douleur référée et celle d'une fracture radiculaire. Le site, le caractère, l'histoire et l'évolution de la douleur peuvent tôt faire soupçonner la présence d'une OAI. Précisons que le terme « odontalgie » réfère à une douleur dentaire. « Idiopathique » signifie que la cause de cette douleur est indéterminée. L'OAI est une condition frustrante pour ceux et celles qui en souffrent tout comme pour le dentiste appelé à investiguer de tel cas.

6. ODONTALGIE ATYPIQUE IDIOPATHIQUE (OAI)

L'OAI se rencontre surtout chez les plus de quarante ans et les femmes sont plus affectées que les hommes. Les dents le plus souvent concernées sont celles du haut (maxillaire supérieur) et plus spécifiquement les prémolaires et molaires. La douleur est décrite comme lancinante et continuelle du matin au soir avec des moments où elle est pire. Certains patients évitent de manger du côté douloureux en raison d'une majoration de la douleur à la pression lors de la mastication, ou encore parce que la gencive autour de la dent est plus sensible. Le patient associe souvent l'apparition de la douleur à un traitement dentaire. La douleur étant bien localisée peut laisser croire à une cause dentaire en lien avec une inflammation, une infection du nerf ou une fêlure radiculaire, ce qui finalement n'est pas le cas, mais peut mener à des traitements (reprise d'obturation, traitement de canal, apectomie, extraction) qui au bout du compte vont s'avérer inutiles. Le fait qu'un traitement soit parfois suivi d'une courte période de soulagement donne de faux espoirs et incite à poursuivre avec des procédures souvent plus effractives. Mais la douleur finit par revenir, et souvent ce sont les dents adjacentes qui commencent à faire mal. Il faut alors comprendre qu'on peut avoir une douleur persistante en provenance d'une dent sans que cette dernière en soit la cause et et dans ces circonstances, aucune intervention sur la dent douloureuse est en mesure de solutionner le problème. D'ailleurs toutes interventions comportent sa part de risques, et il arrive que de telles douleurs soient majorées après un traitement effractif.

L'OAI est un type de douleur neuropathique. Son traitement fait appel à la prise de médicaments et la plupart des patients vont en tirer profit. Les médicaments le plus souvent utilisés sont les antidépresseurs tricycliques à de faibles doses et certains stabilisateurs de la conduction nerveuse. Mises à part les contre-indications d'ordre médical, il n'y a pas vraiment de règle quant au choix de l'un ou l'autre de ces médicaments. La réponse des patients au traitement pharmacologique est variable, et c'est pourquoi il faut en faire l'essai durant quelques semaines et augmenter progressivement la dose journalière avant de porter un jugement définitif sur leur efficacité. La question la plus souvent posée en regard du traitement pharmacologique est « Vais-je avoir à prendre le médicament indéfiniment? ». Plusieurs facteurs entrent ici en ligne de compte, mais généralement une fois que la douleur est bien contrôlée par la médication durant un certain temps, on commence à réduire graduellement la dose dans le but d'éventuellement en arrêter la prise. Si à un moment ou l'autre la douleur revient, on ajuste la médication au plus petit dosage possible qui permet d'obtenir le soulagement désiré.

7. DOULEUR CHRONIQUE DES MUQUEUSES ORALES

On a tous eu un jour ou l'autre, un ou des ulcères dans la bouche soit à l'intérieur des lèvres, des joues ou sous la langue. Bien peu de conditions se manifestant de la sorte vont donner lieu à des douleurs chroniques. C'est plutôt une sensation de brulure persistante qui est le plus souvent responsable d'une douleur chronique dans la bouche en provenance des muqueuses (cf. cas de *madame B*).

Plusieurs raisons peuvent expliquer une sensation de brulure dans la bouche, la première étant l'ingestion d'un met épicé, une expérience éphémère où le plaisir du délice fait momentanément place au désagrément. On compose finalement bien avec ce genre de situations. Imaginons la présence de telles sensations depuis des semaines, des mois, voire même des années, chez des personnes où l'on ne trouve aucune cause, après avoir fait tous les examens et les investigations qui s'imposent. C'est précisément dans ces circonstances qu'on en arrive à établir, ni plus ni moins par exclusion, un diagnostic de « syndrome de brulure de bouche » (SBB).

8. LE SYNDROME DE BRULURE DE BOUCHE

Les sensations de brulure rencontrées dans le SBB ne sont pas vraiment différentes de celles causées par certaines lésions des muqueuses orales, la prise de certains médicaments, un hypofonctionnement des glandes salivaires ou un problème médical. Il en va ainsi de l'importance de voir son dentiste pour subir un examen minutieux de la cavité buccale et plus spécialement des endroits où sont ressenties les brulures. C'est la seule façon de s'assurer que les muqueuses orales, qui sont le siège de ces brulures, ont une apparence normale et sont bien lubrifiées par une production adéquate de salive. Les patients qui craignent la présence d'un cancer buccal seront alors rassurés. Par la même occasion, la révision de l'état de santé du patient va permettre d'évaluer la contribution possible d'un problème médical et celle de la prise d'un médicament. Cette démarche est souvent confiée à un dentiste spécialiste en médecine buccale ou pathologie buccale qui procède alors, en concertation avec le médecin du patient s'il y lieu, aux investigations qui permettront de réfuter ou de confirmer les soupçons qu'un problème médical est potentiellement à la source des brulures de bouche. Le dentiste généraliste est en mesure de diriger le patient vers l'un de ces spécialistes dont on peut retrouver la liste sur le site internet de l'Ordre des dentistes du Québec (www.odq.qc.ca).

Les personnes aux prises avec un SBB éprouvent des sensations de brulure, le plus souvent à la partie antérieure de la langue, mais les bords latéraux de la langue, la partie antérieure du palais, l'intérieur des lèvres et des joues peuvent aussi être affectés. De plus, les patients auront souvent comme symptômes accompagnateurs une impression de bouche sèche et un gout altéré. Ce syndrome plutôt rare chez les hommes s'observe chez les femmes principalement dans les années qui précèdent ou suivent l'arrivée de la ménopause. L'apparition est plutôt soudaine et sans raison apparente bien que rétrospectivement, certains évènements sont pointés du doigt comme élément déclencheur, mais souvent, il s'agit de pures coïncidences.

Lorsque questionnés sur la fréquence de leur brulure de bouche, 9 patients sur 10 avec une SBB affirment en avoir tous les jours, et pour une majorité, les brulures débutent dès le réveil pour persister le reste de la journée. Pour d'autres, elles apparaissent plus tard après le réveil de façon graduelle et atteignent leur point de sévérité maximale en soirée. Environ le tiers des patients continuent d'éprouver des symptômes la nuit, et il va sans dire que certains éprouvent des difficultés à trouver le sommeil. Quant à l'intensité des brulures, elle est souvent atténuée en mangeant, en buvant et lorsque l'attention du patient est détournée. Elle est par ailleurs amplifiée par des aliments épicés, des breuvages acidulés. Chez les patients portant une prothèse supérieure, les brulures au palais deviennent de moins en moins tolérables au fur et à mesure que la journée avance. Le fait d'enlever la prothèse procure un certain soulagement, mais ne fait pas disparaitre les brulures.

Dès qu'un patient est informé que tout est normal dans sa bouche, deux questions lui viennent à l'esprit : « Se peut-il que ce soit dans ma tête et donc imaginaire? » et « Vais-je avoir de telles sensations le restant de mes jours? ». Malgré l'absence de signes cliniques, les sensations de brulure sont bien réelles et non le fruit de l'imagination du patient. Certains désordres psychiatriques peuvent s'accompagner de douleurs orofaciales, mais celles-ci seront plutôt vagues, diffuses et non spécifiques. Les études populationnelles n'ont pas montré que les patients avec un SBB étaient plus enclins à avoir des troubles psychiatriques. L'inquiétude quant à la durée anticipée du SBB est bien légitime face à l'inconfort généré par de telles sensations. Un bon nombre de patients voient leur SBB s'atténuer et voire même disparaitre à l'intérieur de de quelques années. Il y a aussi des cas de rémission spontanée qui surviennent peu de temps après l'apparition. Comme on le verra, les patients avec un SBB peuvent généralement bénéficier de traitements pharmacologiques de soutien en mesure de les aider.

La communauté scientifique ne ménage pas les efforts pour élucider le pourquoi et le comment du SBB. L'un des mécanismes proposé serait une interaction anormale entre les influx générés par les branches de deux nerfs crâniens, l'une responsable des sensations gustatives de la langue (la branche chorda tympani de la VIIe paire crânienne) et l'autre de la douleur (la branche linguale de la Ve paire crânienne. Ainsi, une voie s'ouvrirait à une intensification des sensations douloureuses via les récepteurs responsables des sensations de brulure. La plus récente hypothèse suggère que les changements hormonaux liés à la ménopause diminueraient l'effet neuroprotecteur des stéroïdes endogènes avec comme conséquence, la dégénérescence de fibres nerveuses de petits calibres. Ces changements pourraient aussi expliquer la sensation de sécheresse de la bouche et les altérations du gout souvent rencontrées dans le SBB.

L'approche thérapeutique du SBB consiste dans un premier temps à éviter tout ce qui est susceptible de rendre les brulures plus insoutenables. D'abord, augmenter la prise de liquide en évitant les breuvages acides ou astringents. Le mieux consiste à bien s'hydrater avec de l'eau pour atténuer l'impression de sécheresse de la bouche. Si un hypofonctionnement des glandes salivaires est documenté à l'aide de tests appropriés, un médicament peut être prescrit pour stimuler la production de salive. Concernant les brulures du SBB, le traitement demeure symptomatique (il n'y a aucune cure) et il repose principalement sur la prise de médicaments. Ceux en usage vont des antidépresseurs de premières générations utilisés à des doses faibles pour leur effet antidouleur, aux anticonvulsivants en passant par les anxiolytiques et autres médicaments réputés agir sur des récepteurs impliqués dans la modulation du message douloureux. Plus récemment, l'utilisation d'antioxydant semble avoir eu des effets bénéfiques chez certains patients. Il faut retenir que la réponse à ces traitements varie passablement d'un patient à l'autre et face à un effet mitigé ou un échec après avoir bien ajusté les doses du médicament, il est raisonnable de faire l'essai d'une autre molécule. Enfin, il est important que les patients avec un SBB comprennent bien leur condition et n'hésitent pas à rencontrer un psychologue s'ils ont peu de soutien de leur entourage, tendance au découragement et peu d'activités sociales.

9. CONCLUSION

Comme le lecteur a pu s'en rendre compte, la problématique des douleurs orofaciales chroniques est complexe. Il est facile de s'y perdre en conjoncture puisqu'on est loin d'avoir compris tous les mécanismes donnant lieu à de telle douleur en l'absence de causes structurelles ou physiques proprement dit. Malgré les limites que nous impose la science, il existe des traitements pharmacologiques, des stratégies cognitives et comportementales pour aider les personnes atteintes de douleur orofaciale chronique à atténuer leur souffrance au quotidien. Il importe pour ces personnes de ne pas commencer un traitement sans avoir vu au préalable un dentiste généraliste ou spécialiste apte à évaluer les structures de la cavité buccale, les muscles et les articulations de la mâchoire. Enfin, il faut s'abstenir de penser que la guérison d'une douleur chronique n'a de salut qu'à travers une intervention physique lorsqu'il est question de la cavité buccale et des mâchoires. Cette conception oublie malheureusement de prendre en compte les dimensions affectives et émotives de la douleur chronique lorsque vient le temps de choisir une approche thérapeutique.

DOULEUR MA GEÔLIÈRE

Louise O'Donnell-Jasmin, Laval, Québec, Canada

(Voir autre témoignage, p. 266 et 328. Voir chapitre 1, p. 3.)

Préambule

«Je n'ai pas de temps à perdre», c'était ma ligne de conduite avant. Maintenant, je me donne le droit de perdre du temps. Il n'y a plus d'urgence. J'ai vécu ma survie, je vis maintenant ma vie nouvelle. J'ai vécu la proximité de la mort déjà tant de fois que je ne m'oriente plus que sur la vie.

Prendre le chemin du retour à la santé et au bonheur est devenue ma priorité. Je me suis tournée encore une fois vers l'amour, l'amour à donner, à offrir, à m'offrir. Faire plaisir aux autres, poser des gestes pleins d'amour pour les miens, tout faire pour qu'ils se sentent choyés, aimés, bouleversés d'amour. Me faire plaisir avec les activités qui étaient à ma portée pendant les pires années de douleur est un apprentissage que j'ai dû faire. Ma vie avait toujours tourné autour des personnes que j'aimais, à mon propre détriment bien souvent. J'ai appris à me sentir vivante à nouveau: rêver, m'émouvoir, planifier, dessiner, remplir des cahiers d'idées et de découpures. Des gestes tout simples qui meublaient mes journées de solitude et d'isolement. Puis, un jour, j'ai été capable de recommencer à écrire, écrire sur la traversée du désert de la douleur. J'ai écrit jusqu'à ce que je sente que je prenais à nouveau ma place dans la vie de chaque jour, que j'écrivais exactement ce que je ressentais quand c'était trop pénible à dire de vive voix

Le texte ***Douleur, ma geôlière*** *a été écrit suite à un épisode particulièrement difficile dans ma traversée de la douleur. Je ne savais pas que j'y trouverais la clé de ma prison de douleur, celle que je rêvais de trouver sans le dire. La vie nous réserve parfois d'extraordinaires surprises...*

Douleur, ma geôlière

La douleur, ma geôlière, m'avait tout pris. Toute ma vie et mes trésors, tout ce que j'étais. J'avais été dépossédée par elle. Elle m'avait laissée là, sans frontière ni limite à ma douleur, sans issue à l'enfer intérieur, dans un monde qui ne me reconnaissait plus. Son emprise était tellement totale sur moi, qu'on a cru que je ne m'en sortirais jamais. Tant de personnes ont fait leur deuil de moi, dès les premiers mois. Peu à peu, la douleur a pénétré sous ma peau comme une brulure profonde. Chaque opportunité qu'avait la douleur d'embarquer à bord d'une nouvelle partie de ma liberté, puis de mon existence, elle le faisait.

Ma personnalité était devenue douleur. Mes paroles étaient douleur. Mon existence même était douleur. L'humanité est une mince pellicule dont l'esprit enveloppe le corps. Dans mes paroxysmes de douleur, je n'étais plus humaine. Je n'étais qu'un corps qui avait capitulé, violé par la douleur. Mon désir animal de survie prenait-il le dessus sur mon désir tellement humain de ne plus souffrir? Ma volonté de continuer à vivre m'avait fuie. Je n'ai été qu'un corps pendant de longs mois, de longues années. Je marchais aux côtés de mon corps de morte-vivante. Mon humanité faisait surface du creux du maelström de ma vie, une main se tendait vers les miens, pour toucher leur amour encore, encore un peu, pas encore assez...

Comment la douleur se fait-elle geôlière? En bâtissant des murs autour de nous, à partir de nos plus grandes forces autant que de nos faiblesses. Les premières expériences de cet emprisonnement sont la solitude, l'isolement, le doute, leur peur de se reconnaitre dans notre maladie, la confrontation avec la peur de mourir que tant d'entre nous tente de faire taire.

Il y a tant de questions à poser... Qui étais-je avant? Je ne m'en souviens plus. Qui suis-je devenue? Pourquoi moi? Comment mes proches font-ils pour tolérer mes humeurs, mes noirceurs, mes crises de douleur? Pourquoi tant d'ignorance face à cette maladie? Pourquoi cette vie gâchée, cet avenir déraciné, ces amitiés éteintes, pourquoi tant de douleur? Vient un jour où l'on doit arrêter de se poser des questions et se tourner vers soi-même pour trouver un nouveau sens à notre vie. D'où l'immense difficulté de faire précisément ce pas.

La douleur a longtemps fait partie de mon corps. J'ai vécu avec ma tortionnaire, ma geôlière. Car la douleur n'était pas extérieure à moi. Elle était un produit de mon cerveau déprogrammé qui avait désappris à la combattre. Quelle pensée horrifiante : j'avais créé la bête qui m'agressait, j'avais inventé ma prison et ma geôlière, car mon cerveau n'avait pas pu résister longtemps à son emprise.

La douleur avait jadis transformé tout ce que j'aimais en pierres, et ces pierres étaient devenues ma prison. Mais j'avais toujours cultivé mon rêve de m'en sortir. Et finalement, d'autres se sont joints à moi. J'ai trouvé le gout de revivre et d'oublier, un peu plus à chaque jour, les horreurs de la douleur. Et enfin, j'ai trouvé les clefs. Et je m'en suis sortie.

Et si cela vous arrivait, à vous... Vos repères habituels n'existeront plus. Vous voudrez vivre comme avant, vivre tout simplement, mais vous ne le pourrez plus. Qui seriez-vous sans votre travail? Qui seriez-vous lorsque vous ne pourrez plus tolérer la douleur alors que vous n'aurez pas le choix de la tolérer? Que feriez-vous? Qu'en serait-il de vos lendemains?

Tant des nôtres sont perdus dans la douleur. Tout ensemble, nous pouvons rejoindre les personnes isolées dans leur prison de douleur. Nous pourrons un jour ouvrir chaque porte, et tenir la geôlière à distance. C'est ensemble qu'on peut y arriver.

CHAPITRE

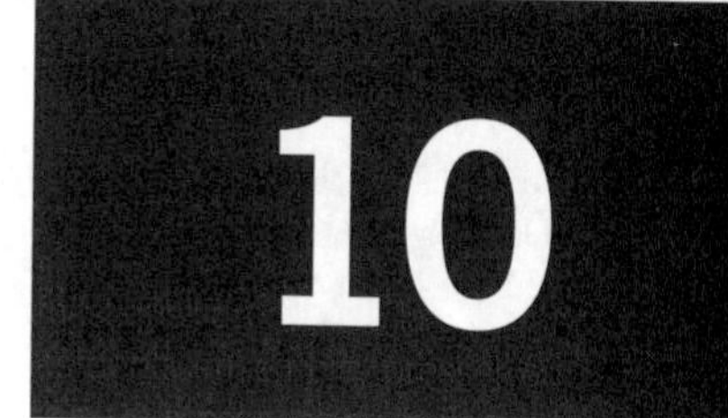

LE RÔLE DU DENTISTE EN **DOULEUR OROFACIALE**

Éric Lessard DMD, FAAHD, Montréal, Québec, Canada
Fellow American Academy of Orofacial Pain, Diplomate American Board of Orofacial Pain,
Diplomate American Board of Oral Medicine, Diplomate American Board of
Special Care Dentistry, Assistant professeur, université McGill, Faculté de médecine dentaire
Centre universitaire de santé McGill (CUSM) - Hôpital général de Montréal, Montréal, Québec, Canada

RÉSUMÉ

Malgré le fait que les gens manifestent souvent une peur des dentistes, ces derniers sont appelés à travailler continuellement à soulager la douleur. Comme on peut se l'imaginer, les dentistes sont impliqués surtout dans la douleur buccale et maxillofaciale. Certains dentistes spécialistes dans une discipline appelée médecine buccale ont une formation spécifique à reconnaitre et traiter les douleurs chroniques et aigües de la sphère orofaciale. Une des pires souffrances que l'humain peut endurer se manifeste dans le visage, la névralgie du trijumeau. Cette entité ainsi que plusieurs autres seront discutés dans ce chapitre.

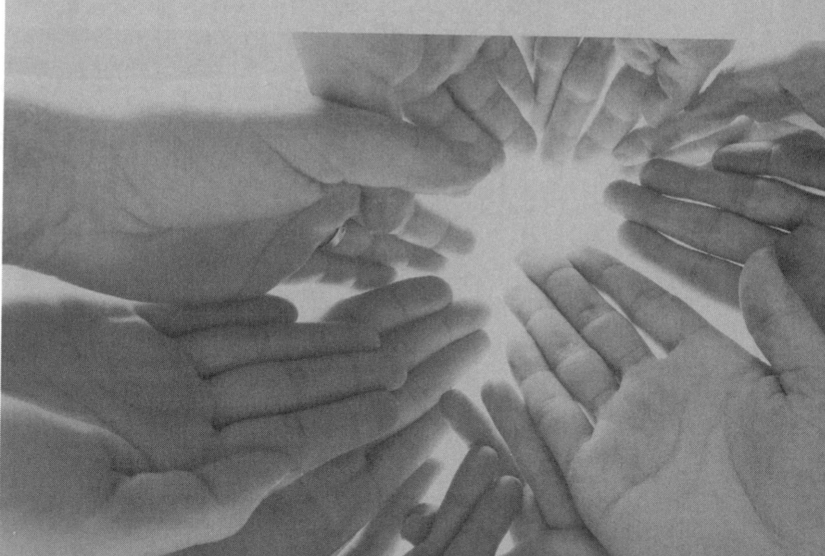

1. INTRODUCTION

Il m'est arrivé de rencontrer des individus ayant des douleurs à d'autres endroits. Une question que je demande à ces patients est la suivante : si je pouvais enlever une douleur aujourd'hui, laquelle choisiriez-vous? Sans hésiter, ils me répondent la douleur de la bouche et du visage. Comme il y a peu d'experts dans ce type de douleur, les patients ont le temps de souffrir longtemps avant d'en venir à consulter un professionnel pouvant les aider. La formation des étudiants en médecine dentaire en Amérique du Nord a drastiquement changé en mieux au fil des ans. Le Québec ne fait pas exception. Nous avons mis l'accent sur l'amélioration des connaissances médicales en gardant l'accent sur la bouche et le complexe maxillofacial et ceci inclut la douleur. La tendance est donc d'améliorer les capacités des dentistes de demain à diagnostiquer et à gérer les douleurs de la bouche et de la face.

2. AMPLEUR DU PROBLÈME

Qui n'a pas déjà eu ou a encore de la douleur quelque part dans le visage? D'après une étude par Lipton, 22 % de la population en général a eu une sensation douloureuse dans une région de la face ou de la tête dans les six mois précédant l'étude[1]. Ceci représente un problème socio-démographique majeur puisqu'il en résulte de l'absentéisme au travail et beaucoup de visites chez les professionnels de la santé engendrant ainsi une facture élevée pour un système comme le nôtre. Mis à part l'aspect financier du problème, la souffrance des gens est légendaire et mérite toute notre attention.

3. PHYSIOLOGIE DE LA TRANSMISSION DE LA DOULEUR PAR LE SYSTÈME TRIGÉMINAL[2-3]

L'innervation de la tête et du visage est très complexe. Le nerf trijumeau est le cinquième des 12 nerfs crâniens provenant du tronc cérébral à la partie supérieure du cerveau. Le trijumeau est celui responsable de l'innervation sensitive de toutes les structures de la face, de la bouche, d'une partie de l'oreille jusqu'au-dessus de la tête. Les structures périphériques sont « connectées » à une première fibre nerveuse appelée fibre de premier ordre (**figure 1**). Cette fibre chemine pour se connecter à une autre fibre dans le système nerveux central, la fibre de second ordre. Cette deuxième fibre monte ensuite vers les centres supérieurs. Donc, l'information douloureuse part de la périphérie via la fibre de premier ordre, passe à la fibre de second ordre et va ensuite vers les centres supérieurs pour être modulée et analysée.

FIGURE 1 : Voies neuronales de la douleur

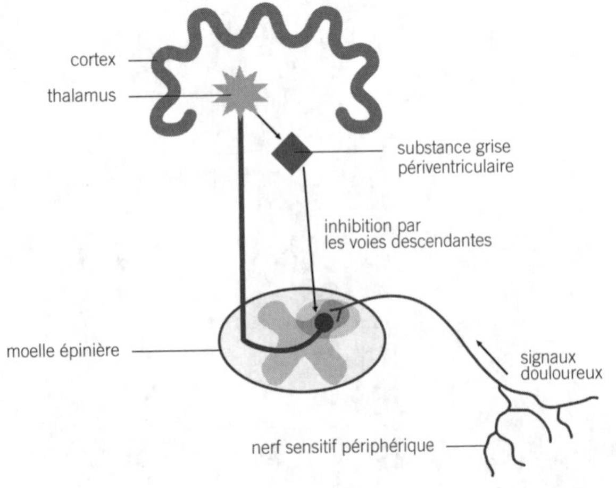

Il existe deux types de fibre sensitive de premier ordre principal, les fibres C et A delta (Aδ). La grande différence entre les deux est la présence d'un matériau isolant, la myéline. Cette substance sert d'isolant à la fibre permettant la transmission de l'information plus rapidement. Les fibres Aδ sont myélinisées alors que les fibres C ne le sont pas. Une autre différence faisant en sorte que les fibres Aδ transmettent l'information plus vite est qu'elles sont de plus gros calibres. Ceci me mène à dire que les fibres de premier ordre du système trigéminé sont majoritairement de type Aδ faisant en sorte que la douleur dans ce système voyage plus rapidement qu'ailleurs dans le corps.

Après le neurone de second ordre, l'information fait un relais dans une structure appelée le thalamus pour ensuite se diriger vers le cortex somatosensoriel, où la douleur est perçue (caractère, intensité, localisation), et vers le système limbique, où la composante cognitive, comportementale et émotionnelle est ressentie. On en conclut donc que la douleur a, en plus de la sensation elle-même, une composante émotive ou psychologique. Cette dernière sera un élément très important à considérer lorsque nous parlerons de traitement.

La douleur est modulée lors de son passage à travers le système. Un système très efficace est le système descendant inhibiteur. Ce système prend son origine dans des structures du système limbique et, via une structure appelée substance grise périaqueductale, descend à la connexion neurone de premier ordre et de second ordre pour activer un interneurone qui est responsable de libérer des endorphines (opiacés fabriqués par le neurone lui-même). Il y a deux substances importantes pour activer l'interneurone, des neurotransmetteurs du nom de noradrénaline et sérotonine. Cette notion sera importante lors de la discussion des options thérapeutiques pharmacologiques.

Un des problèmes au centre de la difficulté à traiter les douleurs chroniques, incluant les douleurs orofaciales, est la notion d'hypersensibilisation centrale. Ce phénomène extrêmement complexe peut être résumé en quelques lignes et mérite d'être souligné. Lorsque le neurone de second ordre est bombardé de message douloureux durant une période prolongée, ce neurone devient hypersensible et son seuil pour activation se voit abaissé. Il acquiert même la capacité de transmettre une information sans contribution de la périphérie. Ceci entraine une activité neuronale spontanée, un élargissement du champ de réception et des références de douleur à des endroits différents de la source de la douleur. On peut comprendre que ceci doit être évité à tout prix, car la douleur s'en trouve ainsi consolidée. Une étude a démontré que nous commençons à voir des manifestations d'hypersensibilisation centrale après deux semaines de douleur[4]. C'est un mythe qu'endurer la douleur mène éventuellement à une diminution de la douleur perçue parce qu'on s'habitue. Endurer la douleur n'est pas souhaitable, mais comme celle-ci constitue un phénomène subjectif, un simple inconfort ne requérant pas de traitement pour un individu peut être une douleur insupportable pour un autre. Ceci doit, de toute évidence, être pris en considération.

4. CONTRIBUTION DU COU

Il est maintenant connu qu'il existe une interaction dynamique entre les structures du cou et les structures orofaciales. Les fibres nociceptives des structures profondes région C1-C2 ont des connexions dans le noyau sensitif du nerf trijumeau et vice versa pour la corne dorsale de la moelle épinière au niveau C1-C2. Alors, lorsqu'on traite une douleur musculosquelettique maxillofaciale, on doit tenir compte de cette contribution cervicale. Important dans l'historique de la douleur sont les accidents de véhicules motorisés (surtout avec coup de lapin), le type de travail et la présence ou non d'un poste ergonomique. Parfois, la douleur peut disparaitre seulement avec des modifications de la position au travail[5].

5. LA DÉMARCHE DIAGNOSTIQUE[1-3]

La procédure de cueillette de données chez un patient souffrant de douleur orofaciale ne diffère que très peu des autres douleurs. Puisque ceci a déjà été discuté dans d'autres sections de cet ouvrage, je vais m'en tenir à des notions de base. Les notions de localisation, d'intensité, d'évolution avec le temps, de circonstances d'apparition, de caractéristiques, d'éléments d'aggravation et de soulagement restent les mêmes que pour les autres douleurs. Une chose importante à noter est la notion de parafonction. Celles-ci sont des habitudes qui mènent à la surcharge des structures de l'appareil masticatoire et incluent par exemple la mastication de gomme, le mordillement des joues et des lèvres, l'action de se ronger les ongles ou les cuticules (onychophagie), de grincer des dents (bruxisme) et de serrer les dents.

Le but de cette démarche diagnostique est de classer la douleur du sujet dans une des trois catégories suivantes :

- les douleurs musculosquelettiques;
- les douleurs neurovasculaires; et
- les douleurs neuropathiques.

L'approche diagnostique peut inclure de l'imagerie pour évaluer des structures de l'articulation temporomandibulaire, du crâne, du massif facial ou du cerveau. Habituellement, pour visualiser les tissus calcifiés comme les os, on aura recours à la radiographie conventionnelle et à la tomodensitométrie. Pour voir les tissus mous, on a plutôt recours à la résonance magnétique. La grosse différence entre ces modalités est que pour voir les os, on utilise les rayons X alors que pour voir les tissus mous, on utilise un champ magnétique. Donc, la résonance magnétique n'utilise pas de radiation.

LA DÉMARCHE DIAGNOSTIQUE POUR LES DOULEURS MUSCULOSQUELETTIQUES (DYSFONCTIONS TEMPOROMANDIBULAIRES)[1-3, 6-8]

La démarche diagnostique pour les douleurs musculosquelettiques (dysfonctions temporomandibulaires) sera présentée en deux volets, soit : les dérangements internes capsulaires et les douleurs musculaires proprement dites.

LA DÉMARCHE DIAGNOSTIQUE POUR LES DÉRANGEMENTS INTERNES CAPSULAIRES

La démarche diagnostique pour les dérangements internes capsulaires sera vue pour la capsulite/synovite et les déplacements discaux.

La capsulite/synovite

La capsulite/synovite est une inflammation de la capsule articulaire. Cette condition peut provenir d'un processus chronique comme dans le cas d'arthrite/parafonctions ou d'un phénomène aigu tel un traumatisme à l'articulation (coup au visage).

La douleur de la capsulite/synovite est habituellement décrite comme une pression perçante dans la région juste en avant du tragus de l'oreille. La douleur peut être continue ou intermittente et augmente avec la fonction de parler, mastiquer ou bailler. Il peut y avoir de l'enflure ou non, il y a habituellement une restriction de l'ouverture de la bouche.

À l'examen, la palpation de l'articulation génère de la douleur aigüe qui peut même provoquer le retrait de la personne. Si la cause de la capsulite est une arthrite, on entendra du crépitement à l'auscultation de l'articulation temporomandibulaire.

Le traitement de la capsulite/synovite inclut les anti-inflammatoires non stéroïdiens comme ibuprofène, naproxen et diclofénac. On recommande aussi une diète molle pour mettre l'articulation au repos et, surtout, cesser les parafonctions. En présence d'œdème, on recommande d'appliquer de la glace. Parfois, des exercices doux pour maintenir la mobilité des structures et la fluidité du liquide synovial seront recommandés par le dentiste. La capsulite/synovite rentre dans l'ordre facilement si la personne atteinte suit les recommandations du praticien à la lettre. Si la condition est bien installée à cause d'un phénomène arthritique, une procédure comme l'arthrocentèse peut être considérée. Celle-ci consiste à introduire une aiguille d'entrée et une aiguille de sortie dans l'articulation pour faire circuler une solution saline. Le passage de la solution nettoie les produits inflammatoires et permet l'administration d'un corticostéroïde à longue action. Cette intervention peut être répétée plusieurs fois dans une année, mais le corticostéroïde ne peut être administré plus que deux fois l'an[10].

Les déplacements discaux

Le disque articulaire peut se déplacer vers n'importe quelle direction. Cependant, dans la forte majorité des cas, il se déplace vers l'avant et vers l'intérieur[6]. Or, lorsque le condyle se déplace vers l'avant pour ouvrir la bouche, il vient en contact avec la partie arrière du disque, ce dernier constitue donc un obstacle (partiel ou total) au passage du condyle. En continuant le mouvement d'ouverture, si le disque n'est pas trop déplacé vers l'avant et permet le passage du condyle, ce dernier va glisser d'un coup sous le disque en faisant un bruit tel un clic articulaire ou un «craquement». À ce moment, la mandibule dévie du côté du clic, mais revient vers le centre. Dans le cas où le disque est trop déplacé vers l'avant et le condyle ne peut pas passer, on a une restriction de l'ouverture de la bouche et une disparition du «craquement». La cause exacte du déplacement fait l'objet de débat dans la littérature. Certains disent que les parafonctions en sont responsables en augmentant la charge articulaire et en tirant les structures vers l'avant (ronger les ongles). D'autres disent que la position des dents joue un rôle prédominant et suggèrent des interventions comme l'orthodontie, le meulage de contacts des dents ou la mise en bouche de couronnes. Ils utilisent des appareils d'analyse qui ne font pas l'unanimité dans le monde scientifique. Ces dernières techniques ne sont pas supportées par la science au moment de la rédaction de ce texte. Les gens se retrouvent avec des factures de plusieurs milliers de dollars sans trouver de soulagement malgré que certains patients soient soulagés par ces traitements[6, 8, 12]. Il existe cependant des traitements non invasifs beaucoup moins dispendieux où on retrouve un très haut taux de succès[13]. Une autre cause rapportée est une augmentation de la viscosité du liquide synovial comme résultat des parafonctions.

Les déplacements discaux sont souvent accompagnés de douleur habituellement décrite comme une pression qui augmente avec la fonction. La douleur disparait éventuellement et les déplacements discaux sont, à long terme, rarement la cause des douleurs articulaires[6, 8, 12].

Le traitement des déplacements discaux sans douleur inclut des recommandations préventives comme restreindre l'ouverture dans une zone de confort, cesser les parafonctions et éviter le plus possible les traumatismes aux structures articulaires (arts martiaux, boxe, sports de contact) en employant un protecteur buccal. À noter que dans le cas des structures responsables de maintenir le disque articulaire en place, lorsque les ligaments ont été étirés, l'élongation des ligaments est irréversible. Chez l'adulte, les ligaments perdent leur élasticité et restent donc allongés.

Dans les cas de déplacement discal sans réduction (le disque ne revient pas en position) avec restriction d'ouverture, un physiothérapeute expérimenté pourra pallier au problème dans la forte majorité des cas. Les patients récupèrent ainsi leur amplitude d'ouverture du départ à peu de chose près. Une capsulite peut accompagner le déplacement discal. Le traitement de cette condition est discuté plus haut.

LA DÉMARCHE DIAGNOSTIQUE POUR LES DOULEURS MUSCULAIRES

La démarche diagnostique pour les douleurs musculaires sera vue pour les douleurs myogéniques.

Les douleurs myogéniques

Les douleurs myogéniques sont des douleurs d'origine musculaire. Elles sont plus résistantes aux traitements que les douleurs articulaires. Les muscles de la mastication sont les plus souvent atteints et incluent les temporaux, les masséters et les ptérygoïdiens. La douleur est habituellement décrite comme une pression, une tension ou une pesanteur accompagnée d'une sensation de faiblesse ou de fatigue durant la fonction de parler ou manger. La douleur peut être perçue des deux côtés, mais est habituellement seulement d'un côté. De toute évidence, la fonction augmente la douleur et nuit à la mastication significativement. Ces douleurs sont habituellement reliées à la surcharge impliquant une contraction prolongée des fibres musculaires et menant à la production de déchets métaboliques qui s'accumulent dans le muscle[14].

Les formes de douleurs musculaires les plus fréquentes sont les myalgies de surcharge et les douleurs dites myofasciales. Les deux conditions sont similaires quant à la présentation sauf que la deuxième implique la présence de points gâchettes. Ces points sont des points hyperirritables dans un faisceau musculaire. Ce sont des fibres contractées en permanence très tendues qui génèrent une forte douleur à la palpation; elles sont associées à des modèles de référence caractéristiques selon le muscle impliqué. Ces douleurs myofasciales sont continues ou intermittentes, mais persistantes. Les douleurs myofasciales impliquent la présence d'hypersensibilisation centrale comme discuté plus haut[14].

La prévalence (pourcentage de patients souffrant d'une maladie dans une population donnée) des douleurs myofasciales au visage varie de 4 à 19 %[15]. Les gens en général ne réalisent pas que les muscles de la mastication peuvent être chroniquement surchargés, car ces muscles sont dans le visage. Il semble qu'on fait ces actions par automatisme sans vraiment nous en rendre compte. La littérature est partagée quant au rôle des habitudes parafonctionnelles comme facteur causal des dysfonctions temporomandibulaires (DTM) mais, en pratique, il semble que l'arrêt de ces habitudes contribuent à une certaine amélioration des symptômes[16, 17]. Il est donc sage de se rendre compte de ces habitudes et se concentrer à cesser les parafonctions. Si vous avez de la douleur ailleurs, vous avez plus de chance de développer une DTM selon une étude publiée par John[18].

LES DYSFONCTIONS TEMPOROMANDIBULAIRES (DTM) ET LES TROUBLES DE L'HUMEUR

Plusieurs études ont démontré un lien entre la douleur en général et les troubles de l'humeur (anxiété et dépression). Ceci est aussi très vrai pour les dysfonctions temporomandibulaires (DTM). La présence de stresseurs traumatiques comme être attaqué, un accident de la route grave, la mort d'un être cher, être témoin d'un meurtre ou d'une guerre, sont autant de facteurs de risque de développer une DTM dans le futur[19]. La présence d'un syndrome posttraumatique constitue également un facteur de risque[20]. On peut comprendre que la douleur n'est pas nécessairement causée par ces conditions, mais la table est mise pour le déclenchement d'une douleur par la surcharge d'un muscle par exemple. Il semble que c'est la combinaison qui est problématique.

Or, lorsque le praticien recommande le patient en psychologie de la douleur, ceci n'implique pas que la douleur du patient est imaginaire, mais plutôt que cette intervention fait partie inhérente de la gestion globale de la douleur selon un modèle appelé biopsychosocial. Dans ce modèle, on approche la douleur en tenant compte de la cause biologique dans le contexte psychosocial de la personne[1-3].

LA DOULEUR ET LE SOMMEIL[21]

Une hygiène du sommeil est une condition *sine qua non* pour l'amélioration de la douleur. Une personne dont le sommeil est altéré souffre beaucoup plus et beaucoup plus longtemps qu'une autre personne dans les mêmes conditions. Les travaux pionniers du Dr Gilles Lavigne de l'Université de Montréal (Québec, Canada) ont contribué énormément à notre compréhension du lien qui existe entre la douleur et le sommeil. Il semble que le stress et l'anxiété mènent à de l'hypervigilance, et ceci causerait une altération des cycles normaux du sommeil. Cette altération de la qualité du sommeil mènerait à une diminution du seuil de la douleur. Améliorer le sommeil constitue donc une étape critique dans la gestion de la douleur. Une étude du sommeil pour déterminer la cause du trouble de sommeil peut être indiquée. Cette étude peut confirmer une parafonction de bruxisme ou apnée du sommeil par exemple. L'apnée du sommeil peut mener à des problèmes majeurs de santé incluant l'hypertension, une augmentation du risque de maladie cardiaque et d'accident vasculaire cérébral.

TRAITEMENT[1-3, 6-8]

Tel que mentionné plus haut, l'approche thérapeutique pour les douleurs orofaciales doit être globale et suit le modèle biopsychosocial. D'un point de vue physique, des agents pharmacologiques peuvent être prescrits à la personne atteinte par son dentiste tels les relaxants musculaires et les anti-inflammatoires.

En présence de douleurs orofaciales, il est important pour la personne atteinte de cesser toutes les parafonctions et les conscientiser. Voici quelques recommandations pouvant l'aider :

- une diète molle;
- appliquer de la chaleur sur les muscles;
- garder la mâchoire dans un état de relaxation avec un espace entre les dents du haut et du bas; et
- cesser les parafonctions.

Il est important de déterminer s'il y a des parafonctions de sommeil chez la personne atteinte, car si c'est le cas, son dentiste pourra lui fabriquer un appareil à porter durant son sommeil appelé plaque occlusale. Cet appareil maintient un espace entre les dents agissant ainsi comme protecteur contre l'usure prématurée des dents. On pense aussi que la plaque pourrait mener à une relaxation des muscles de la mastication, mais ceci n'a pas pu être démontré dans les études cliniques. Le mécanisme d'action de ces appareils est encore inconnu, cependant, plusieurs patients rapportent un bénéfice. Ceci est non invasif, il est donc raisonnable de les recommander[22].

Dans le cas de l'occlusion dentaire (la façon dont les dents du haut contactent les dents du bas), s'il existe un glissement entre le premier contact dentaire à la fermeture de la bouche et la position de la mandibule où les contacts sont au maximum, ceci peut constituer un facteur contributif d'instabilité et peut nécessiter une analyse plus approfondie.

L'aide d'un physiothérapeute expérimenté dans le traitement du cou et du massif facial peut être très efficace. Le physiothérapeute proposera, outre le traitement, un programme d'exercices pour relâcher les muscles tendus et diminuer les douleurs.

En ce qui concerne le sommeil, il doit être optimisé et la personne doit se réveiller le plus reposée possible. La position du sommeil est aussi importante. Une personne qui se couche sur le ventre met un stress sur la mandibule et sur le cou en général. Sa position de sommeil doit être modifiée pour un sommeil sur le dos ou sur un des côtés, si son statut médical le permet. Il est évident que dans les cas de problème de dos, la personne aura de la difficulté à dormir sur le dos. Il lui faudra vérifier avec son médecin traitant pour confirmer la meilleure position de sommeil. Le médecin pourra, s'il en juge la nécessité, lui prescrire des médicaments tels zopiclone ou trazodone pour l'aider à dormir. Personne n'aime prendre des médicaments, c'est pourquoi il faut se demander si la douleur est préférable à la prise de médicament pour favoriser le sommeil. Une chose est sure, un sommeil altéré mènera à une perpétuation de la douleur chez la majorité des patients[21].

L'aspect psychosocial comprend une psychothérapie, la thérapie cognitivocomportementale semble particulièrement efficace, avec une attention particulière sur l'acquisition de techniques de gestion du stress. Il est important de comprendre que ceci ne signifie en aucun temps que la douleur est le fruit de l'imagination de la personne, mais plutôt un facteur de perpétuation qui doit être adressé si on veut réduire la douleur au minimum. Le thérapeute doit être familier avec la gestion de la douleur chronique[1-3, 6-8].

6. LES DOULEURS NEUROPATHIQUES

Comme il a déjà été décrit ailleurs dans cet ouvrage, une neuropathie constitue, selon la définition de l'*International Association for the Study of Pain* (*IASP*), une altération en structure ou en fonction d'un nerf périphérique ou central. Ceci peut mener à des symptômes dits négatifs (perte de sensation dans le champ de réception du nerf) ou positifs (fourmillement, douleur). La douleur neuropathique est habituellement décrite comme une brulure ou des décharges électriques. L'intensité de la douleur est variable selon les individus atteints. On divise ces douleurs en troubles épisodiques et continus.

LES DOULEURS NEUROPATHIQUES ÉPISODIQUES

Les douleurs neuropathiques épisodiques du visage les plus courantes sont la névralgie du trijumeau et la névralgie occipitale.

La névralgie du trijumeau[1-3, 6-8]

La douleur générée par la névralgie du trijumeau est une des pires souffrances qu'un être humain puisse ressentir. À l'époque du Moyen Âge, les personnes qui en étaient atteintes se suicidaient ou étaient brulées vives, soupçonnées d'être « possédées du démon » lors d'épisodes de crise de douleur. La découverte d'un médicament en 1953, la carbamazépine, a dramatiquement amélioré la qualité de vie des personnes atteintes de cette maladie, et sera discutée un peu plus loin.

Le patient typique est âgé de plus de 50 ans (la névralgie du trijumeau peut se produire à tous les âges), et 90 % des cas sont reliés à la compression de la racine nerveuse du nerf trijumeau par un vaisseau sanguin. Cette forme est dite classique. Dans les autres cas, la névralgie du trijumeau est le symptôme d'une autre maladie et est dite symptomatique. Les maladies associées peuvent être une tumeur, un anévrisme ou une maladie démyélinisante comme la sclérose en plaques.

Dans la névralgie du trijumeau, la douleur est dans le visage et suit un trajet correspondant à une ou plusieurs des trois branches du nerf. La douleur est seulement d'un côté (la sclérose en plaques peut donner de la névralgie des deux côtés), perçue comme des décharges électriques ou comme des douleurs perçantes, très vives et d'une extrême intensité. Il est très rare que les personnes qui en sont atteintes aient des déficits sensitifs dans le visage ou la bouche, sauf dans le cas de névralgies symptomatiques. La durée des attaques varie de quelques secondes à deux ou trois minutes. Les épisodes sont provoqués par la stimulation de régions appelées zones gâchettes qui peuvent se trouver à n'importe quel endroit sur le territoire du nerf affecté. Donc, l'action de se brosser les dents, de manger ou de parler, le toucher ou même un léger coup de vent sur le visage peut provoquer la douleur.

Le traitement pharmacologique ou chirurgical de la névralgie du trijumeau

Le traitement pharmacologique consiste en la prescription de médicaments classés dans les antiépileptiques comme la carbamazépine (Tégrétol®), l'oxcarbazépine (Trileptal®), le gabapentin (Neurontin®) et le prégabalin (Lyrica®). Ces médicaments comportent des effets secondaires dont la présence varie selon les individus. Ceux-ci incluent, mais ne sont pas limités, à des difficultés de concentration, des troubles de la mémoire, une éruption cutanée, de l'œdème périphérique, un gain de poids, une céphalée ou des étourdissements. On doit garder à l'esprit qu'après un certain nombre d'années, les médicaments cessent d'être efficaces; ils doivent être changés périodiquement[9, 23, 24].

Le traitement chirurgical comprend les options suivantes[24] : la décompression microvasculaire, la radiochirurgie avec gammaknife, la rhizotomie par thermolésion, la rhizotomie partielle, la microcompression par ballon et la cryothérapie. (Voir **chapitre 34**.)

La décompression microvasculaire consiste à mettre une petite éponge de téflon entre le vaisseau sanguin et la racine du trijumeau décomprimant ainsi le nerf. Cette technique est très efficace avec un taux de succès de 93 % et un taux de complications neurologiques de 1 à 10 %[25]. Le neurochirurgien fait une ouverture à l'arrière du crâne sous anesthésie générale pour se rendre à l'endroit où est situé le nerf. Selon notre expérience, l'intervention requiert une hospitalisation d'environ cinq jours et une convalescence d'environ quatre semaines. Les complications possibles incluent une fuite de liquide céphalorachidien, un accident vasculaire cérébral, une paralysie faciale, une augmentation de la douleur, une perte de sensation, une hémorragie, une infection et la mort (0,3 %)[26].

La radiochirurgie avec gammaknife consiste en l'administration de radiothérapie au nerf l'empêchant ainsi de fonctionner. L'effet n'est pas instantané; il se passe habituellement plusieurs semaines avant de ressentir un bénéfice. Le seul endroit au Québec où on peut avoir cette intervention est au Centre hospitalier universitaire de Sherbrooke. Les effets secondaires comprennent une perte de sensation et la possibilité de tumeur au cerveau à long terme. Ceci constitue une alternative intéressante pour les patients qui ne sont pas candidats pour la chirurgie de décompression à cause d'un risque de complication trop grand.

La rhizotomie par thermolésion consiste en la destruction du nerf par radiofréquence; très efficace, elle a un taux d'arrêt de la douleur immédiat chez 90 % des patients. Cependant, 27 % des cas ont une récidive de leur douleur; pour la majorité c'est une perte de sensibilité (ce qui peut être aussi pire que la douleur elle-même) et une augmentation ou transformation de la douleur.

La rhizotomie partielle consiste en une section partielle (20-70 %) chirurgicale du nerf trijumeau. Cette technique est indiquée si la décompression microvasculaire et la radiochirurgie avec gammaknife ont été un échec. Le taux de succès varie de 48 à 86 %. Le taux de récidive de la douleur à un an est de 17 à 42 % et de 2 % par année par la suite. Les déficits sensitifs majeurs se situent autour de 18 %. Les autres complications possibles incluent accident vasculaire, fuite de liquide céphalorachidien et surdité.

La microcompression par ballon est une technique consiste en l'insertion d'un microcathéter et l'insuffler lentement afin de comprimer le ganglion du nerf pour le rendre non fonctionnel. Ceci est plus facile à réaliser que la radiofréquence et a un taux de succès similaire de 95 %. Le taux de récidive à 5 ans est de 20 à 30 %. Les complications possibles sont l'hémorragie et la vision double, cette dernière est habituellement temporaire et dure moins de cinq mois. Cette option est à considérer surtout si le patient est trop âgé pour une décompression microvasculaire.

La cryothérapie est une technique qui consiste à exposer de façon chirurgicale la branche périphérique du trijumeau en cause et de geler ce nerf directement avec la cryosonde. Cette procédure est temporaire et peut être répétée au besoin pour donner au patient une période de temps sans douleur dans le but qu'il prenne une décision sur ce qu'il veut faire comme traitement définitif. Le taux de succès est excellent, à peu près 100 %, mais le soulagement est d'une durée moyenne de 6 à 12 mois. Il y a une possibilité que la douleur se déplace pour nuire à un autre nerf.

Ces techniques sont les plus pratiquées, si le lecteur désire en savoir plus, il doit consulter son médecin et neurochirurgien.

La névralgie occipitale[1]

La névralgie occipitale est une douleur ressentie à l'arrière de la tête. Elle est fortement liée à la posture. La douleur est perçue comme une pression à la partie arrière de la tête avec des décharges électriques occasionnelles. Certaines personnes vont aussi sentir du fourmillement et de la douleur lorsqu'elles se coiffent les cheveux. La cause de la douleur est une compression musculaire du nerf occipital, à sa sortie à la base du crâne. Le traitement consiste en une rééducation posturale incluant l'obtention d'un poste de travail ergonomique, les anti-inflammatoires, les antiépileptiques, les blocs anesthésiques avec ou sans cortisone, les injections de BOTOX®[25] et, ultimement, l'implantation d'un neurostimulateur. Le résultat de ces thérapies est très bon et durable.

LES DOULEURS NEUROPATHIQUES CONTINUES

Les douleurs neuropathiques continues les plus courantes sont l'odontalgie atypique ou douleur de déafférentation, le névrome traumatique, la névralgie post-herpétique et la stomatopyrose (syndrome de la bouche qui brule).

L'odontalgie atypique ou douleur de déafférentation[1-3, 26]

L'odontalgie atypique ou douleur de déafférentation a beaucoup changé d'appellation. Les experts ont de la difficulté à s'entendre définitivement sur un nom. C'est une douleur fantôme qui survient suite à des traitements dentaires ou suite à un traumatisme aux structures dento-osseuses. Si la région ou la dent était douloureuse avant l'intervention, les risques augmentent. Le patient typique est âgé de plus de 50 ans et décrit la douleur comme une pression qui peut avoir une composante de brulure et de pulsation. La douleur est continuelle et présente depuis plus de quatre mois. L'intensité de la douleur varie de modérée à sévère et l'anesthésie locale de la région n'élimine pas complètement la douleur. La douleur est la conséquence d'un traumatisme à un nerf pendant un traitement dentaire. La douleur cause ainsi une hypersensibilisation du système nerveux central. La douleur est habituellement persistante et peut durer jusqu'à plusieurs années.

Les traitements pour l'odontalgie atypique incluent les agents médicamenteux comme les antidépresseurs tricycliques, les inhibiteurs sélectifs de la noradrénaline et les antiépileptiques. Il est important de cesser tous les traitements dentaires électifs jusqu'à ce que la douleur soit contrôlée, car les procédures additionnelles multiplient les chances d'augmentation et d'irradiation de la douleur.

Le névrome traumatique[1-3, 27]

Le névrome traumatique consiste en une petite masse de tissus nerveux périphérique qui survient suite à la section d'un nerf. Cette lésion est très instable et se décrit comme une sensation de brulure avec pulsation et petit choc, lorsque provoquée par le toucher ou la pression de la zone affectée. Toute procédure chirurgicale est susceptible de causer cette condition. Le traitement pour le névrome traumatique inclut des injections de cortisone et des options pharmacologiques telles les antidépresseurs.

La névralgie post-herpétique[1-3, 28]

La névralgie post-herpétique est une douleur continue suite à un épisode de réactivation des virus herpès simplex et varicella-zoster (le zona). Le virus, en se réactivant, détruit les terminaisons nerveuses dans la peau et cause une anomalie de fonctionnement. La douleur se décrit comme une brulure avec des élancements. Les personnes qui en sont atteintes présentent des déficits sensitifs se limitant à la branche du nerf trijumeau qui a été affectée par la maladie. La névralgie post-herpétique est très difficile à soigner. Elle peut répondre aux agents anesthésiques topiques et aux antidépresseurs. Les facteurs de risque pour le développement de cette douleur sont la sévérité des lésions, la sévérité de la douleur au moment où les douleurs étaient présentes et l'âge avancé de la personne.

La stomatopyrose (syndrome de la bouche qui brule) [1-3, 29, 30]

La stomatopyrose (syndrome de la bouche qui brule) est relativement fréquente et atteint 0,6 à 15 % de la population. La vaste majorité des sujets sont des femmes dans l'âge de la ménopause. Les symptômes incluent une sensation de brulure qui est presqu'absente au réveil, qui commence peu de temps après le déjeuner et qui atteint un maximum en fin de journée. Il n'y a habituellement pas présence de lésions orales. La condition peut être associée à une altération du gout ou une sensation de bouche sèche. Ce qui est important à souligner, c'est que la sècheresse est subjective, car la sécrétion salivaire est normale à l'examen. Tous les tissus de la bouche peuvent être affectés, mais la partie avant et les deux côtés de la langue sont de loin les régions les plus souvent touchées par la condition. À l'examen, le dentiste est incapable de mettre en évidence une cause pour la stomatopyrose L'événement déclenchant de cette condition peut être un traitement dentaire, la mise en bouche de nouvelles prothèses dentaires, un évènement psychologique intense, des maladies comme le syndrome de Sjogren et le diabète ou, simplement, aucune cause identifiable. La cause exacte est inconnue, mais il semble qu'une dysfonction du gout soit à l'origine du problème.

Le traitement de la stomatopyrose consiste à rassurer la personne atteinte et lui expliquer que cette condition est bénigne. Les options pharmacologiques incluent les benzodiazépines, les antidépresseurs et les antiépileptiques. Les options non médicamenteuses sont la thérapie chez un psychologue spécialisé dans le traitement de la douleur ou un acuponcteur.

L'application de capsaïcine (ingrédient actif dans le piment jalapeno) peut également être envisagée. La douleur a tendance à persister, varie d'un individu à l'autre, mais peut durer des années.

7. CONCLUSION

Ce chapitre a présenté une description sommaire des désordres orofaciaux et nomme les traitements et les praticiens, notamment le dentiste, qui peuvent venir en aide aux personnes qui en sont atteintes. La douleur nous amenant à modifier notre façon de penser, il est important de se rappeler que la pensée catastrophique mène à une augmentation et une perpétuation de la douleur.

Voilà pourquoi il est important de garder à l'esprit la composante psychologique de la douleur, trop souvent oubliée par les professionnels de la santé et ignorée ou niée par les patients. Les résultats thérapeutiques sont de loin beaucoup favorables lorsqu'on traite la douleur de façon globale. Les personnes atteintes ont l'option de se faire traiter dans les centres de la douleur des différents hôpitaux québécois, l'avantage majeur étant la gestion multidisciplinaire de la douleur.

Toutes les conditions décrites dans ce chapitre sont susceptibles de référer la douleur dans les dents ou dans les structures avoisinantes. De toute évidence, la première chose que le dentiste doit faire est de trouver une cause buccodentaire pour la douleur avec les différents tests et moyens diagnostics qui s'offrent à lui. Si cette cause est éliminée, il faut chercher ailleurs, car faire un traitement sans diagnostic risque d'entrainer des traitements qui ne s'avéraient pas nécessaires et qui, potentiellement, pourraient même provoquer une augmentation ou une consolidation de la douleur.

RÉFÉRENCES

1. DE LEEUW, Reny. Orofacial Pain: Guidelines for Assessment, Diagnosis, and Management, 4e edition, Quintessence
2. SHARAV, Yair, and Rafael Benoliel. Orofacial Pain and Headache. Mosby, 2008
3. LUND, James P, Gilles J. Lavigne, Ronald Dubner, and Barry J, Sessle. Orofacial Pain: From Basic Science to Clinical Management. 2nd edition, quintessence, 2008
4. JUHL, GI, P. Svensson, SE Norholt and TS Jensen. Long-lasting mechanical sensitization following third molar surgery. J Orofac Pain. 2006 Winter; 20(1):59-73
5. HU T, J.W., K.-Q. Sun, H. Vernon, and B.J. Sessle. Craniofacial inputs to upper cervical dorsal horn: Implications for somatosensory information processing, Brain Research 1044 (2005) 93-106
6. LASKIN, DM, CS Greene, and WL Hylander. Temporomandibular Disorders: An Evidence-Based Approach to Diagnosis and Treatment, Quintessence, 2007
7. OKESON, JP. Management of Temporomandibular Disorders and Occlusion, 6e edition, Mosby
8. MURPHY, E. Managing Orofacial Pain in Practice, Quintessentials of Dental Practice, 2008
9. ZAKRZEWSKA, Joanna M. and S. D. Harrison, Assessment and Management of Orofacial Pain, Elsevier
10. ÖNDER, ME, HH Tüz, D. Kocyigit and RS. Kisnisci, Long-term results of arthrocentesis in degenerative, Oral Surg Oral Med Oral Pathol Oral Radiol Endod 2009;107:e1-e5
11. MANOLOPOULOS, L, PV Vlastarakos, I LG Giotakis, A. Loizos, and TP Nikolopoulos. Myofascial pain syndromes in the maxillofacial area: a common but underdiagnosed cause of head and neck pain, Int. J. Oral Maxillofac. Surg. 2008; 37:975–984
12. GONZALEZ, YM, CS Greene, and ND Mohl, Technological Devices in the Diagnosis of Temporomandibular Disorders, Oral Maxillofacial Surg Clin N Am 20 (2008) 211–220
13. TRUELOVE, E, KH Huggins, L. Manc L, and SF Dworkin. The efficacy of traditional, low-cost and nonsplint therapies for temporomandibular disorder: A randomized controlled trial, J Am Dent Assoc 2006;137;1099-1107
14. TRAVELL, JG, and DG Simmons. Myofascial Pain and Dysfunction: The Trigger Point Manual, vol.1, Lippincott Williams & Wilkins, 1998
15. ARKLUND, S, and A. Wänman, Incidence and prevalence of myofascial pain in the jaw-face region. A one-year prospective study on dental students, Acta Odontol Scand. 2008 Apr; 66(2):113-21
16. MIYAKE, R, R. Ohkubo, J. Takehara, and M. Morita. Oral parafunctions and association with symptoms of temporomandibular disorders in Japanese university students, J Oral Rehabil. 2004 Jun; 31(6):518-23
17. VAN SELMS, MK, F. Lobbezoo, CM Visscher, and M. Naeije. Myofascial temporomandibular disorder pain, parafunctions and psychological stress J Oral Rehabil. 2008 Jan; 35(1):45-52
18. JOHN, MT, DL Miglioretti, L. LeResche, M. Von Korff, and CW Critchlow. Widespread pain as a risk factor for dysfunctional temporomandibular disorder pain. Pain. 2003 Apr; 102(3):257-63
19. DE LEEUW, R., E. Bertoli, JE Schmidt, and CR Carlson. Prevalence of traumatic stressors in patients with temporomandibular disorders, Journal of Oral & Maxillofacial Surgery. 63(1):42-50, 2005 Jan
20. DE LEEUW, R. E. Bertoli, JE Schmidt and CR Carlson. Prevalence of post-traumatic stress disorder symptoms in orofacial pain patients, Oral Surg Oral Med Oral Pathol Oral Radiol Endod 2005;99:558-68
21. LAVIGNE, G, BJ Sessle, M. Choiniere, and P. Soja. Sleep and Pain. Seattle, Wash: International Association for the Study of Pain; 2007
22. DAO, T.T., and GJ Lavigne, Oral Splints: the Crutches for Temporomandibular Disorders and Bruxism? Critical Reviews in Oral Biology & Medicine, Jan 1998; vol. 9: pp. 345-361
23. GRONSETH, G., G. Cruccu, J. Alksne, C. Argoff, M. Brainin, K. Burchiel, T. Nurmikko, and J. M. Zakrzewska. Practice Parameter: The diagnostic evaluation and treatment of trigeminal neuralgia (an evidence-based review): Report of the Quality Standards Subcommittee of the American Academy of Neurology and the European Federation of Neurological Societies, Neurology 2008;71;1183-1190
24. KATSUHIRO, Toda. Operative treatment of trigeminal neuralgia: review of current techniques, Oral Surg Oral Med Oral Pathol Oral Radiol Endod 2008;106:788-805
25. OLSON, S, L. Atkinson, and M. Weidmann, Microvascular decompression for trigeminal neuralgia: recurrences and complications, Journal of Clinical Neuroscience (2005) 12(7), 787–789
26. TAYLOR, M, S. Silva, and C. Cottrell. Botulinum toxin type-A (BOTOX) in the treatment of occipital neuralgia: a pilot study. Headache 2008;48:1476-1481
27. RAM, S, A. Teruel, SKS Kumar, and G. Clark. Clinical Characteristics and Diagnosis of Atypical Odontalgia: Implications for Dentists, J Am Dent Assoc 2009;140;223-228
28. RASMUSSEN, OC, Painful traumatic: neuromas in the oral cavity, oral surg oral med oral path, Volume 49, Number 3, March, 1980
29. FIELDS, HL, M. Rowbotham, and R. Baron. Postherpetic Neuralgia: Irritable Nociceptors and Deafferentation, Neurobiology of Disease 5, 209–227 (1998)
30. KLASSER, GD, DJ. Fischer, and JB Epstein. Burning Mouth Syndrome: Recognition, Understanding, and Management, Oral Maxillofacial Surg Clin N Am 20 (2008) 255–271
31. ABETZ LM and NW Savage. Burning mouth syndrome and psychological disorders, Australian Dental Journal 2009; 54:84–93

CHAPITRE

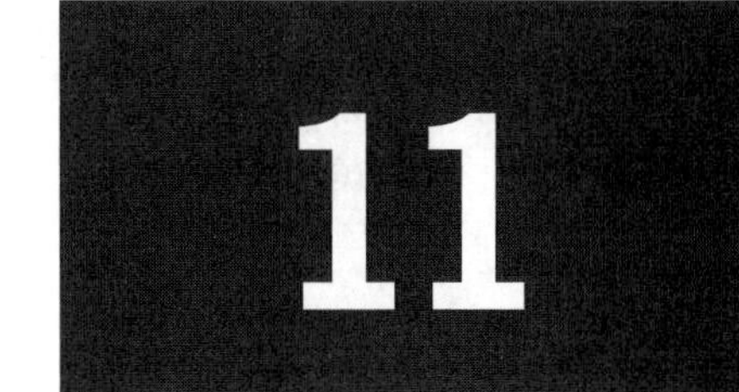

COMPRENDRE ET GÉRER L'INTERACTION ENTRE LE SOMMEIL ET LA DOULEUR : **UN GUIDE À L'INTENTION DU DENTISTE**

Maryse Brousseau, DMD, M. Sc., Montréal, Québec, Canada,
Christiane Manzini, Montréal, Québec, Canada,
Norman Thie, B. Sc., M. Sc., DDS, Diplomate ABOP, Fellow AAOM, Edmonton, Alberta, Canada,
Gilles Lavigne, DMD, M. Sc., FRCD(C), Montréal, Québec, Canada

SOMMAIRE

La douleur est un symptôme qui, on le sait, perturbe de nombreux aspects de la vie physique et psychologique normale – y compris le travail, les activités sociales et le sommeil. Dans l'exercice quotidien de leur profession, les dentistes généralistes et spécialistes ont souvent à traiter des problèmes liés à la douleur, car leurs patients recherchent des traitements qui améliorent à la fois leur santé buccodentaire et leur bien-être général. Les problèmes temporomandibulaires sont un bon exemple d'une affection dentaire qui occasionne de la douleur; il s'agit par ailleurs d'une des sources les plus fréquentes de douleur buccofaciale chronique et elle a certains points en commun avec les maux de dos, en termes d'intensité, de persistance et d'effets psychosociaux. Le présent article vise à informer et à aider les dentistes généralistes et spécialistes qui se préoccupent de la qualité du sommeil de leurs patients souffrant de douleur buccofaciale.

Mots clés MeSH :
facial pain/complications; sleep/physiology; temporomandibular joint disorders/physiopathology

Reproduit avec la permission de l'Association dentaire canadienne.
Publié par J Can Dent Assoc 2003; 69(7) :437–42.
Cet article a fait l'objet d'une révision par des pairs.

Note de l'édition : Bien que cet article s'adresse aux professionnels de la santé, la personne atteinte de douleur chronique et ses proches y trouveront d'importantes informations sur les liens entre le sommeil et la douleur. Le médecin traitant est toutefois la meilleure personne pour juger du traitement à prescrire.

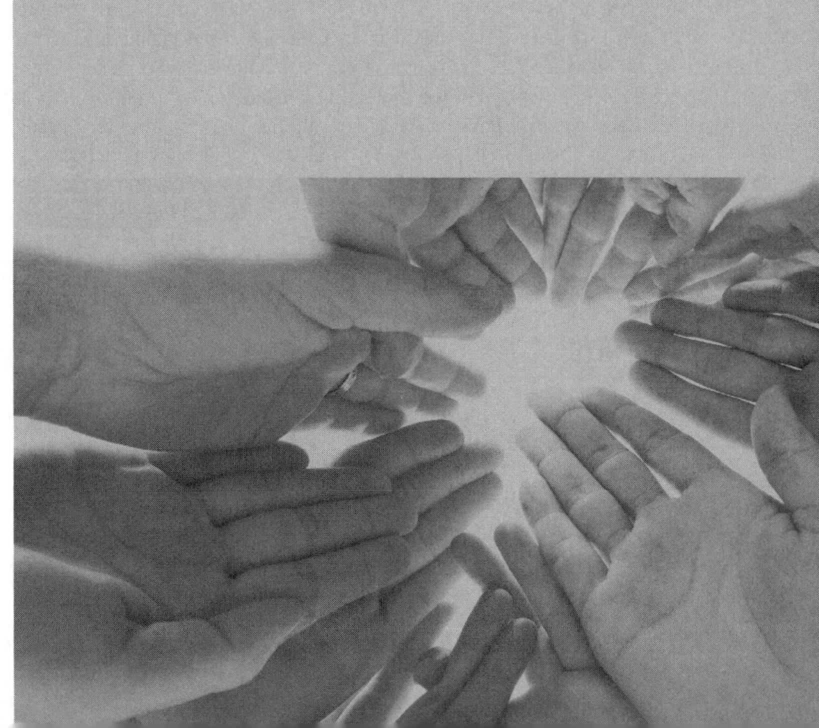

La douleur perturbe de nombreux aspects de la vie physique et psychologique (y compris le sommeil) et les problèmes buccodentaires, comme les troubles temporomandibulaires, sont souvent la cause de douleur chronique qui altère la structure du sommeil. Le présent article vise à informer et à aider les dentistes généralistes et spécialistes qui se préoccupent de la qualité du sommeil de leurs patients souffrant de douleur buccofaciale.

1. DOULEUR

La douleur donne lieu à des états comportementaux qui permettent à la personne consciente de réagir à des menaces nocives. Elle se caractérise par l'intégration d'expériences sensorielles (p. ex., intensité), émotionnelles (p. ex., désagrément) et motivationnelles (p. ex., instinct de survie)[1]. Les aspects cognitivocomportementaux de la perception de la douleur sont complexes, et les cliniciens doivent tenir compte de cette complexité lorsqu'ils traitent des patients qui souffrent. À titre d'exemple, lorsqu'un clinicien interroge un patient en vue de soulager une douleur chronique, il lui demande de comparer la douleur qu'il ressent actuellement aux sensations qui l'avaient incité à consulter le clinicien la fois précédente. Or, on sait que le souvenir d'une douleur chronique augmente l'intensité de la douleur présente, et ceci risque de compliquer l'interprétation des signes et des symptômes de la douleur pour le clinicien[2].

Il arrive souvent qu'une douleur musculosquelettique s'accompagne d'insomnie et de fatigue[3–6]. Des études d'imagerie cérébrale ont révélé que les aires du cerveau qui sont liées aux émotions (p. ex., le cortex cingulaire, le cortex préfrontal et l'hypothalamus) jouent un rôle direct dans la perception de la douleur et que le nombre de sites de liaison des opioïdes dans le cerveau (p. ex., la morphine naturelle produite par le cerveau, désignée endorphine) pourrait être moins élevé chez les sujets qui éprouvent les douleurs les plus intenses[6,7]. Ces observations pourraient donc expliquer, en partie du moins, la grande variabilité dans la perception de la douleur et l'efficacité des analgésiques. De plus, on a récemment redécouvert que l'effet placébo influait de façon importante sur le comportement et la déclaration de la douleur, ainsi que sur la prise de médicaments[8,9].

Environ 15 % de la population en général et plus de 50 % des personnes âgées se plaignent de douleur. Cependant, à mesure qu'une personne vieillit, la perception de la douleur demeure constante, voire diminue[10,11]. Fait intéressant à souligner, même si les personnes âgées prennent plus de médicaments (à cause d'une prévalence accrue de diverses maladies et affections), elles sont en général mieux en mesure que les personnes d'âge moyen de composer avec les effets de la douleur sur leur qualité de vie[12,13]. Cette capacité pourrait s'expliquer du fait que les patients plus âgés acceptent et reconnaissent que la douleur est un désagrément qui va de pair avec l'âge, tandis que les patients plus jeunes craignent peut-être que la douleur menace leur capacité de profiter de la vie et leur productivité.

Si une personne consciente interprète un stimulus sensitif potentiellement nocif comme étant douloureux, elle réagira en conséquence afin de protéger l'intégrité corporelle et l'homéostasie physiologique. En état de non-conscience (p. ex., sous anesthésie générale ou hypnose et aussi, dans une certaine mesure, durant le sommeil), le cerveau conserve sa capacité de déceler les stimulus douloureux et conserve donc une certaine réactivité protectrice[14]. Le traitement des stimulus de la douleur, depuis la périphérie vers le cerveau et plus particulièrement vers le cortex, fait intervenir une série complexe de réactions. Il y a d'abord activation de récepteurs spécifiques (p. ex., les terminaisons nerveuses libres), puis les neurones-relais dans la moelle épinière et le thalamus et, finalement, l'information sur le stimulus nocif atteint les aires motrices et émotionnelles du cerveau. La perception de la douleur active également le système nerveux autonome, réaction qui se manifeste par une accélération de la fréquence cardiaque et de la respiration et aussi souvent par la sudation. Une élévation du taux de cyclooxygénase-2, souvent observée en périphérie, a aussi été décelée récemment dans les neurones spinaux et cérébraux, ce qui laisse croire que les analgésiques (p. ex., le rofécoxib et le célécoxib) n'agissent pas exclusivement en périphérie[15,16]. Enfin, la découverte plus récente d'une troisième cyclooxygénase dans le coeur et le cerveau laisse entrevoir une meilleure compréhension pour l'analgésique de type acétaminophène[17].

La douleur peut être aigüe et passagère ou, au contraire, être chronique et persistante (plus de 1 à 6 mois, selon l'état). La douleur aigüe est fréquente après une chirurgie dentaire et un traitement d'endodontie. La douleur chronique, qui peut durer des années, nuit souvent à la qualité de vie et peut persister longtemps après que la blessure semble avoir été guérie. Elle est aussi souvent associée à des modifications permanentes dans les processus faisant intervenir le système nerveux central, par exemple la surexpression chimique causée par une activation de gènes spécifiques à la douleur et à l'inflammation; l'absence de dégradation enzymatique des substances chimiques algiques (p. ex., médiateurs de l'inflammation ou de la douleur); l'hyperactivité nerveuse associée à des connexions aberrantes (p. ex., des nerfs ou des cellules de la moelle épinière qui ne réagissent normalement qu'au toucher et qui réagissent maintenant à la douleur) ou un nerf dentaire endommagé qui émerge (c.-à.-d., bourgeonne) et entre anormalement en contact avec des os, des muqueuses, un ligament parodontal, des vaisseaux sanguins et d'autres tissus[15,16].

2. SOMMEIL

Le sommeil est un processus régulier à l'intérieur d'un cycle de 24 heures; les humains ont en général 16 heures d'éveil et 8 heures de sommeil. Le sommeil se divise en deux phases principales, soit le sommeil lent ou sans mouvement oculaires rapides (sommeil non-MOR) – lequel se caractérise par une succession de périodes de sommeil léger [stades 1 et 2 du sommeil non-MOR] et de sommeil profond [stades 3 et 4 du sommeil non-MOR, qui contribuent à la fonction réparatrice du sommeil]) – et le sommeil paradoxal (MOR) qui s'accompagne d'une atonie et d'une paralysie musculaires. Les humains rêvent durant diverses phases du sommeil, mais les rêves sont en général plus réels, créatifs et fantastiques durant le sommeil MOR. Chez les patients qui ressentent une douleur chronique, les rêves peuvent en outre inclure des expériences douloureuses oniriques qui émanent de plusieurs régions du corps, y compris de la tête et du cou[18,19]. On peut donc encourager ces patients à tenir un journal de leurs rêves (en leur indiquant comment éviter d'en faire une interprétation excessive), car ceci peut les aider à comprendre les causes (p. ex., un traumatisme) et les conséquences (p. ex., altération de l'humeur, rôle familial, évitement d'activités sociales) de la douleur.

Le sommeil est un état comportemental et physiologique qui résiste habituellement aux stimulus externes non significatifs[20]. Dans la population en général, la proportion souffrant d'insomnie (qu'il s'agisse d'une difficulté à s'endormir ou à se rendormir) augmente de 20 %, chez les personnes de 15 à 24 ans, à 36 % après l'âge de 75 ans. L'anxiété est un important facteur qui contribue à l'insomnie et aux troubles du sommeil[21,22], et les patients souffrant de douleur chronique présentent un risque d'insomnie élevé[22–24].

Près de deux patients sur trois qui ressentent une douleur aigüe se plaignent de troubles du sommeil[22,24]. Cependant, des études réalisées auprès de brulés ou de patients souffrant de douleur chronique font état d'effets bidirectionnels, à savoir qu'une nuit marquée par une difficulté à dormir peut être suivie d'une douleur plus intense le lendemain et, vice-versa, une journée marquée par une vive douleur est souvent suivie d'une mauvaise nuit de sommeil[25,26].

En général, le pourcentage de temps que dure chaque stade du sommeil varie peu entre les sujets atteints de douleur chronique et les sujets témoins. Cependant, chez les patients souffrant de douleur chronique ou ayant de la difficulté à dormir, le sommeil est souvent plus fragmenté que chez un adulte en santé « normal » (c.-à-d., la période globale de sommeil est divisée en plusieurs brèves périodes). Ce sommeil fragmenté se caractérise par des changements subtils, incluant de fréquents microréveils (d'une durée de 3 à 10 secondes et marqués par une activitation transitoire du cerveau, du coeur et des muscles), des périodes de réveil (activations de plus de 10 à 15 secondes et possibilité d'états de conscience), des changements dans les stades du sommeil (p. ex., passage d'un sommeil profond à un sommeil plus léger), des mouvements du corps ou une combinaison de ces manifestations. Ces changements subtils peuvent se manifester en blocs, se répétant toutes les 20 à 40 secondes, et être accompagnés d'ondes corticales rapides alpha (connues sous le nom d'intrusions d'ondes alpha) et d'une augmentation de la fréquence cardiaque et du tonus musculaire. Ensemble, ces changements forment ce qu'on appelle un patron alternant cyclique du sommeil (*cyclic alternating pattern*, en anglais), lequel peut causer de la difficulté à dormir s'il survient trop souvent[27,28]. Fait intéressant à souligner, un récent rapport révèle que la diminution de la fréquence cardiaque, qui survient normalement durant les phases du sommeil réparateur plus profond (c.-à-d., les phases 3 et 4 du sommeil non-MOR)[29], est absente chez les patients souffrant de fibromyalgie. Donc, si le cerveau est trop actif durant le sommeil (c.-à-d.,fréquence excessive des patrons alternants cycliques), et que la fréquence cardiaque durant la nuit se compare à la fréquence diurne, le sommeil risque d'être non réparateur, ce qui pourrait expliquer les troubles du sommeil, la fatigue diurne, le manque de concentration, les troubles de la mémoire et le risque accru d'accidents d'automobiles et d'accidents du travail[30–33]. Ces observations pourraient aussi expliquer le lien entre les troubles du sommeil et d'autres manifestations de la douleur, notamment la fatigue et l'irritabilité, et elles méritent qu'on en tienne compte dans la planification des recherches fondamentales et dans l'évaluation clinique des stratégies de traitement de la douleur.

La douleur perçue en état d'inconscience ou de non-réponse, par exemple durant le sommeil ou sous anesthésie générale, est qualifiée de nociception[34]. Durant le sommeil, la nociception demeure active pour protéger l'intégrité du corps. Durant le sommeil léger (stades 1 et 2 du sommeil non-MOR) et le sommeil MOR, l'organisme peut réagir rapidement à des stimulus externes significatifs (p. ex., la sonnerie du téléphone, un système d'alarme ou les pleurs d'un bébé)[35,36]. Cependant, durant le sommeil profond (phases 3 et 4 du sommeil non-MOR), cette faculté de réponse est partiellement supprimée pour préserver la continuité du sommeil. Pour mieux comprendre comment le cerveau traite l'information sensorielle sur la douleur qui lui est transmise, les auteurs ont observé en laboratoire de jeunes sujets en santé, afin de comparer les effets de l'injection intramusculaire de solutions salines nocives hypertoniques avec le salin témoin et la stimulation vibrotactile comme deuxième témoin non invasif durant le sommeil. Les patients éprouvant de la douleur ont été exclus de ces études, car il aurait été difficile de distinguer les variables liées à la fragmentation du sommeil des effets des médicaments, de l'altération de l'humeur, des troubles du sommeil et d'autres facteurs. Les résultats obtenus indiquent que la stimulation expérimentale de la douleur a provoqué des périodes de réveil et des modifications dans tous les stades du sommeil, y compris durant le sommeil profond et le sommeil MOR – habituellement moins sensibles[37]. Ces nouvelles données laissent croire que les stratégies de prise en charge devraient cibler toutes les phases du sommeil, et ce afin d'optimiser la qualité du sommeil. D'autres études sont actuellement en cours pour déterminer si ces réactions peuvent expliquer les troubles du sommeil, la fatigue (p. ex., sommeil peu réparateur) et la baisse de la fonction cognitive dont se plaignent les patients souffrant de douleur chronique[38].

3. LIGNES DIRECTRICES POUR LA GESTION CLINIQUE

Quatre étapes sont proposées pour l'évaluation et le traitement des troubles du sommeil chez les patients souffrant de douleur chronique (voir ce qui suit et le **tableau 1**). Le traitement de la douleur et des troubles du sommeil peut inclure le recours à des stratégies comportementales, avec ou sans médicaments, lesquelles améliorent le sommeil en réduisant les microréveils ou l'activation des patrons alternants cycliques et diminuent de ce fait l'activation cardiaque persistante par le système autonome (p. ex., stratégies améliorant l'activité parasympathique durant le sommeil profond). Par ailleurs, comme une meilleure qualité de vie est importante pour tous les patients, on considère qu'il est nécessaire d'éviter les effets de la somnolence sur les fonctions cognitives importantes (p. ex., la mémoire et la conduite automobile). Cet article ne traite pas de l'utilisation des appareils buccaux et des traitements physiques (p. ex., physiothérapie, chiropraxie) pour réduire la douleur buccofaciale, car ces sujets ont fait l'objet d'articles de synthèse récents[39,40].

ÉTAPE 1 : ÉVALUATION DES TROUBLES PRIMAIRES DU SOMMEIL

Avant d'envisager une approche pharmacologique, il est important d'obtenir un tableau complet des habitudes de sommeil du patient et de déterminer si la personne souffre d'un trouble primaire du sommeil (p. ex., trouble lié à la respiration comme le ronflement ou l'apnée, mouvements involontaires des membres, bruxisme durant le sommeil ou insomnie). Un questionnaire[41] de dépistage peut s'avérer un outil utile à cette fin. Si vous soupçonnez un trouble primaire du sommeil, le patient doit être dirigé vers son médecin de famille en vue d'une consultation possible dans un centre du sommeil.

ÉTAPES 2 ET 3 : HYGIÈNE DU SOMMEIL ET STRATÉGIES COGNITIVOCOMPORTEMENTALES

Si le patient ne semble pas souffrir d'un trouble primaire du sommeil, examinez son hygiène du sommeil. Pour ce faire, interrogez le patient sur l'environnement dans lequel il dort, par exemple demandez-lui si un bébé dort dans la même chambre, si la chambre fait également office de bureau (avec ou sans ordinateur) et s'il y a beaucoup de bruit causé par la circulation automobile. Pour un sommeil optimal, la chambre doit être une « oasis » calme, et non un lieu de travail et de négociations. Demandez également au patient s'il a un rythme quotidien régulier (c.-à-d., un cycle veille-sommeil régulier de 24 heures, autant la semaine que la fin de semaine). Vous devez également évaluer les aspects liés au style de vie, y compris les habitudes en soirée (p. ex., apport de caféine, consommation d'alcool ou de tabac ou activité physique intense en fin de soirée). De telles habitudes sont à déconseiller, car le temps précédant le sommeil devrait être réservé à la relaxation.

Plusieurs techniques comportementales et techniques de relaxation bien définies s'offrent pour gérer le stress, en regard de ses liens avec le sommeil et la douleur[42–44]. Ces techniques incluent la relaxation musculaire par étapes (relaxation progressive des principaux groupes musculaires), la méditation, l'entrainement mental et l'hypnose. Bien que les techniques de relaxation diffèrent quant à leur approche philosophique, elles comportent deux volets principaux communs, soit : la répétition d'une activité précise, par exemple des mots, des sons, des prières, des phrases, des sensations corporelles ou une activité musculaire, et une attitude passive à l'égard des pensées perturbatrices, ce qui devrait favoriser un retour à la concentration. Ces techniques visent à déclencher une série commune de changements physiologiques, par exemple une diminution de l'activité métabolique,de la fréquence cardiaque et du tonus musculaire.

Les méthodes de relaxation exigent une formation, de la motivation et un entrainement quotidien; elles devraient cependant donner des résultats à long terme, si le patient en observe les règles. À noter que le patient doit souvent faire appel aux services professionnels d'un psychologue ou d'un physiothérapeute durant les premières phases du traitement, pour apprendre à bien le maitriser.

Les techniques de méditation ne comportent pas de volet « suggestion »; la personne apprend plutôt à subir passivement un processus corporel, un mot ou un stimulus. La méditation « consciente » a pour but d'amener la personne à prendre conscience, sans porter de jugement, des sensations corporelles et des activités mentales de l'instant présent.

Les techniques médicales d'hypnose consistent à induire un état d'attention sélective, où le sujet fait abstraction de ses pensées. Cette technique est souvent combinée à l'entrainement mental. Le patient peut aussi apprendre l'autohypnose, une technique de relaxation qui consiste à diriger ses pensées vers des sujets agréables. La « sensibilité à l'hypnose » et la « suggestibilité » varient considérablement d'une personne à une autre, mais les raisons de ces différences demeurent imprécises.

Contrôle des stimulus et hygiène du sommeil

L'amélioration de la qualité du sommeil, par la modification de l'hygiène du sommeil, est bénéfique pour bon nombre de patients. On peut par exemple recommander au patient de se mettre au lit uniquement lorsqu'il s'endort, de se lever lorsqu'il est incapable de dormir, de se lever à la même heure tous les matins et de ne faire que de brèves siestes durant le jour (des siestes d'au plus 20 à 30 minutes, avant 15 h, ne devraient pas nuire sensiblement à la nuit de sommeil). Les patients doivent aussi éviter les boissons qui contiennent de la caféine après le souper, s'abstenir de fumer avant de se coucher ou lorsqu'ils se réveillent durant la nuit et aussi réduire, voire carrément éviter, la consommation d'alcool en soirée. Enfin, les patients devraient aussi éviter les activités physiques intenses avant le coucher et réduire au minimum le bruit, la lumière et les températures extrêmes dans la chambre[45].

Stratégies cognitives

La thérapie cognitivocomportementale vise à amener le patient à se défaire de ses pensées négatives et de ses attitudes dysfonctionnelles, pour privilégier des pensées, des émotions et des actions adaptatives saines. On rappelle aux patients qu'ils doivent se fixer des attentes réalistes et éviter d'imputer tous leurs problèmes à l'insomnie. Les patients devraient aussi éviter les attitudes dramatiques (sensation négative exagérée à l'égard d'une expérience vécue) après une mauvaise nuit de sommeil[46].

ÉTAPE 4 : INTERVENTIONS PHARMACOLOGIQUES

Si le patient souffre toujours de troubles du sommeil durant, ou après, avoir essayé les étapes 1 à 3, le dentiste peut, en consultation avec un médecin, envisager une pharmacothérapie.

Stratégies pharmacologiques pour traiter des troubles légers et de courte durée

Parmi les substances pharmacologiques disponibles, des analgésiques peuvent être administrés seuls ou avec un léger relaxant musculaire, en soirée (voir **tableau 1**). Une faible dose de cyclobenzaprine ou de clonazépam, prise en soirée, seule ou avec un analgésique (p. ex., de l'acétaminophène ou de l'ibuprofène), peut favoriser la relaxation musculaire, réduire la douleur et produire une légère sédation. Des hypnotiques – comme le zaleplon, le triazolam, le témazépam et la zopiclone – peuvent aussi être utiles pendant de courtes périodes, mais ils ne sont pas recommandés pour les patients très jeunes ou âgés. En présence de troubles du sommeil liés à la respiration (p. ex., l'apnée du sommeil), privilégier le zaleplon ou la zopiclone. Dans les cas réfractaires, le médecin peut prescrire une faible dose d'amitriptyline (en augmentant progressivement la dose), de trazodone ou de néfazodone, avant le coucher. Ces médicaments peuvent aussi avoir pour effets d'améliorer l'humeur et de modifier la sensation de douleur. La gabapentine, la codéine et la morphine sont parfois prescrites pour soulager une douleur intense, mais il faut savoir que ces médicaments nuisent parfois à la qualité du sommeil. Par ailleurs, les inhibiteurs spécifiques du recaptage de la sérotonine, comme la fluoxétine, la sertraline et la paroxétine, doivent être prescrits avec prudence, car ces médicaments peuvent déclencher des mouvements durant le sommeil ou les exacerber, y compris les mouvements involontaires des membres et le bruxisme. Enfin, les médicaments qui agissent sur le coeur, et qui sont utilisés pour soulager la douleur (p. ex., le propranolol), sont associés à un risque accru d'apnée du sommeil et de cauchemars[47].

Produits « naturels » et à base d'herbes médicinales

Les herbes médicinales sont largement utilisées pour traiter la douleur et favoriser le sommeil, mais dans la plupart des cas, leurs bienfaits sont peu documentés. Parmi les herbes utilisées à cette fin, mentionnons l'herbe de Saint-Jean (dépression), la valériane (sédation et sommeil)[48,49], la lavande (sommeil)[49,50], le kava (anxiété et sommeil)[51], le sulfate de glucosamine (arthrite)[52,53] et même le cannabis. Étant donné la popularité croissante de ces produits, les dentistes devraient demander à leurs patients s'ils en utilisent avant d'envisager la prescription d'un médicament plus traditionnel; la combinaison pourrait entrainer un effet sédatif additif ou causer une interaction médicamenteuse nocive[48]. De fait, la plupart des médicaments naturels peuvent interagir avec les médicaments traditionnels.

TABLEAU I : Étapes du traitement des troubles du sommeil chez les patients souffrant de douleur buccofaciale

ÉTAPES DU TRAITEMENT DES TROUBLES DU SOMMEIL CHEZ LES PATIENTS SOUFFRANT DE DOULEUR BUCCOFACIALE	
ÉTAPE DE L'ÉVALUATION ET DU TRAITEMENT	**COMMENTAIRES**
Étape 1 Évaluation des troubles primaires du sommeil	Exemples : insomnie, troubles du sommeil liés à la respiration, ronflement primaire, fatigue ou somnolence diurnes. Consulter un médecin, au besoin.
Étape 2 Revue de l'hygiène du sommeil	Évaluer : • l'environnement où dort la personne (p. ex., chambre sombre, fraiche et calme) • le cycle veille-sommeil (p. ex., régularité de l'heure du coucher et du réveil) • les habitudes de vie (p. ex., activité physique intense, consommation de tabac ou d'alcool, en soirée)
Étape 3[a] Stratégies cognitivocomportementales	Exemples : établir des routines régulières favorisant la relaxation en soirée, éviter d'apporter du travail à la maison, éviter les discussions intenses ou troublantes en soirée
Étape 4[a,b] Interventions pharmacologiques[c]	**Thérapie à court terme** Analgésique, pris seul ou avec un relaxant musculaire, en soirée : • ibuprofène (Advil[c], Motrin), acide acétylsalicylique (ASA; Aspirin) ou acétaminophène (Tylenol) • acétaminophène avec chlorzoxazone (Tylenol contre les douleurs musculaires) • méthocarbamol avec acétaminophène (Robaxacet) ou ASA (Robaxisal)
	Trouble léger Relaxant musculaire ou sédatif *(pris en début de soirée pour réduire les étourdissements le matin)* • cyclobenzaprine à faible dose (Flexeril, 1 ou 1/2 comprimé de 10 mg) • clonazépam (Rivotril 0,5 mg à court terme, à cause du risque de dépendance) • analgésiques comme l'acétaminophène, l'ibuprofène ou ASA, en combinaison avec cyclobenzaprine et clonazépam si la douleur est trop intense
	Hypnotique • triazolam (Halcion 0,125 à 0,250 mg) • témazépam (Restoril 10 à 20 mg) • zopiclone (Imovane 5 à 7,5 mg) • zolpidem (Ambien 5 à 10 mg); non disponible actuellement au Canada • zaleplon (Starnoc, 10 à 20 mg)[d] — à action très brève, utile pour les périodes d'éveil ou d'insomnie qui surviennent au milieu de la nuit ou tard dans la nuit
	Troubles plus graves ou persistants (il est recommandé de consulter un médecin) • amitriptyline à faible dose prise en soirée (Elavil 5 à 50 mg – augmenter progressivement la dose, au besoin) • trazodone (Desyrel 50 mg) • néfazodone (Serzone) • gabapentine (Neurontin), codéine (Codeine Contin) + morphine (MS Contin)
	Autres : • valériane • lavande • sulfate de glucosamine • kava

[a] *Pour les étapes 3 et 4, des stratégies combinées pourraient être envisagées, mais seulement au cas par cas.*
[b] *Les patients devraient être informés au préalable des risques d'effets secondaires associés aux médicaments indiqués, notamment la somnolence et les étourdissements durant le jour. Les patients devraient aussi s'abstenir de conduire le matin et faire preuve de prudence dans l'utilisation de tout outil potentiellement dangereux.*
[c] *Les noms commerciaux ne sont indiqués qu'à titre d'exemples et ne visent pas à faire la promotion d'un produit en particulier. Les fabricants sont les suivants : Advil, Whitehall-Robins; Motrin, McNeil Consumer Healthcare; Aspirin, Bayer Consumer; Tylenol et Tylenol contre les douleurs musculaires, McNeil Consumer Healthcare; Robaxacet et Robaxisal, Whitehall-Robins; Flexeril, Alza; Rivotril, Roche; Halcion, Pharmacia; Restoril, Novartis Pharmaceuticals; Imovane, Aventis Pharma; Ambien, Sanofi-Synthelabo Inc.; Starnoc, Servier; Elavil, Merck Frosst; Desyrel, Bristol; Serzone, Bristol-Myers Squibb; Neurontin, Pfizer; Codeine Contin et MS Contin, Purdue Pharma.*
[d] *Idéal pour les patients souffrant d'apnée du sommeil.*

4. CONCLUSIONS

Les dentistes jouent un rôle important dans le soulagement de la douleur buccofaciale et ils sont des intervenants de première ligne lorsqu'il s'agit de traiter des troubles temporaires du sommeil associés à la douleur[41]. Étant donné la popularité croissante des herbes médicinales et autres produits de médecine douce, il importe d'évaluer, pour chaque patient, les risques d'interactions négatives avec les médicaments plus traditionnels. Nous proposons ici trois sites Web où vous trouverez plus d'information sur ce sujet : Région sanitaire de Saskatoon (www.sdh.sk.ca), Centre national de la médecine douce (www.nccam.nih.gov) et Réseau Proteus (www.reseauproteus.net/1001solutions).

Remerciements : *Pour leurs travaux de recherche, les auteurs ont bénéficié de l'appui des Instituts de recherche en santé du Canada (IRSC) et du Fonds de la recherche en santé du Québec (FRSQ). Cet article a été présenté en partie lors du colloque « Sleep in older person », tenu à la Faculté de médecine de l'Université de Toronto en mars 2002 et à la Société canadienne pour le traitement de la douleur à Winnipeg en mai 2002.*

La Dre Brousseau a récemment obtenu sa M. Sc. en sciences biomédicales. Elle est clinicienne à temps partiel à la Faculté de médecine dentaire de l'Université de Montréal (Québec).

Mme Manzini est assistante en recherche, facultés de médecine et de médecine dentaire, Université de Montréal, Départements de stomatologie et de pneumologie, CHUM – Hôtel-Dieu de Montréal, et Centre d'étude du sommeil, Hôpital du Sacré-Coeur de Montréal (Québec).

Le Dr Thie est directeur de la clinique de traitement de la douleur buccofaciale/troubles temporomandibulaires et professeur agrégé, facultés de médecine et de médecine dentaire, Université de l'Alberta, Edmonton (Alberta).

Le Dr Lavigne est professeur, facultés de médecine et de médecine dentaire, Université de Montréal, Département de stomatologie, CHUM – Hôtel-Dieu de Montréal, et Centre d'étude du sommeil, Hôpital du Sacré-Coeur de Montréal (Québec).

Les auteurs n'ont aucun intérêt financier déclaré dans la ou les sociétés qui fabriquent les produits mentionnés dans cet article.

RÉFÉRENCES

1. Price DD. Psychological and neural mechanisms of the affective dimension of pain. Science 2000; 288(5472) :1769–72.
2. Feine JS, Lavigne GJ, Dao TT, Morin C, Lund JP. Memories of chronic pain and perception of relief. Pain 1998; 77(2) :137–41.
3. Craig JC, Rollman GB. Somesthesis. Annu Rev Psychol 1999; 50 :305–31.
4. Kosek E, Hansson P. Modulatory influence on somatosensory perception from vibration and heterotopic noxious conditioning stimulation (HNCS) in fibromyalgia patients and healthy subjects. Pain 1997; 70(1) :41–51.
5. Washington LL, Gibson SJ, Helme RD. Age-related differences in the endogenous analgesic response to repeated cold water immersion in human volunteers. Pain 2000; 89(1) :89–96.
6. Edwards RR, Fillingim RB. Effects of age on temporal summation and habituation of thermal pain : clinical relevance in healthy older and younger adults. J Pain 2001; 2(6) :307–17.
7. Zubieta JK, Smith YR, Bueller JA, Xu Y, Kilbourn MR, Jewett DM, and others. Regional Mu opioid receptor regulation of sensory and affective dimensions of pain. Science 2001; 293(5528) :311–5.
8. Pollo A, Amanzio M, Arslanian A, Casadio C, Maggi G, Benedetti F. Response expectancies in placébo analgesia and their clinical relevance. Pain 2001; 93(1) :77–84.
9. Kleinman A, Guess HA, Wilentz JS. An overview. In : Guess HA, Kleinman A, Kusek JW, Engel LW, editors. The science of the placébo toward an interdisciplinary research agenda. London : BMJ; 2002. p. 1–32.
10. Meh D, Denislic M. Quantitative assessment of thermal and pain sensitivity. J Neurol Sci 1994; 127(2) :164–9.
11. Kaasalainen S, Molloy W. Pain and aging. J Can Geriatr Soc 2001(Feb) :32–7.
12. Harkins SW, Price DD, and Martelli M. Effects of age on pain perception : thermonociception. J Gerontol 1986; 41(1) :58–63.
13. Riley JL, Wade JB, Robinson ME, Price DD. The stages of pain processing across the adult lifespan. J Pain 2000; 1(2) :162–70.
14. Lavigne GJ, Brousseau M, Montplaisir J, Mayer P. Pain and sleep disturbances. In : Lund JP, Lavigne GJ, Dubner R, Sessle BJ, editors. Orofacial pain : from basic science to clinical management. Illinois : Quintessence; 2001. p. 139–50.
15. Julius D, Basbaum AI. Molecular mechanisms of nociception. Nature 2001; 413 :203–10.
16. Woolf CJ, Salter MW. Neuronal plasticity : increasing the gain in pain. Science 2000; 288(5472) :1765–9.
17. Chandrasekharan NV, Dai H, Roos KL, Evanson NK, Tomsik J, Elton TS, and other. COX-3, a cyclooxygenase-1 variant inhibited by acetaminophen and other analgesic/antipyretic drugs : cloning, structure, and expression. Proc Natl Acad Sci USA 2002; 99(21) :13926–31.
18. Zadra AL, Nielsen TA, Germain A, Lavigne GJ, Donderi DC. The nature and prevalence of pain in dreams. Pain Res Manage 1998; 3(3) :155–61.
19. Raymond I, Nielsen TA, Lavigne GJ, Choinière M. Incorporation of pain in dreams of hospitalized burn victims. Sleep 2002; 25(7) :765–70.
20. Carskadon MA, Dement WC. Normal human sleep : an overview. In : Kryger MH, Roth T, Dement WC, editors. Principles and practice of sleep medicine. 3rd ed. Philadelphia : W.B. Saunders Co.; 2000. p. 15–25.
21. Moldofsky H. Sleep and pain. Sleep Med Rev 2001; 5(5) :387–96.
22. Morin CM, Gibson D, Wade J. Self-reported sleep and mood disturbance in chronic pain patients. Clin J Pain 1998; 14(4) :311–4.
23. Sutton DA, Moldofsky H, Badley EM. Insomnia and health problems

in Canadians. Sleep 2001; 24(6):665–70.
24. Smith MT, Perlis ML, Smith MS, Giles DE, Carmody TP. Sleep quality and presleep arousal in chronic pain. J Behav Med 2000; 23(1):1–13.
25. Affleck G, Urrows S, Tennen H, Higgins P, Abeles M. Sequential daily relations of sleep, pain intensity, and attention to pain among women with fibromyalgia. Pain 1996; 68(2-3):363–8.
26. Raymond I, Nielsen TA, Lavigne GJ, Manzini C, Choinière M. Quality of sleep and its daily relationship to pain intensity in hospitalized adult burn patients. Pain 2001; 92(3):381–8.
27. Terzano MG, Parrino L, Sherieri A, Chervin R, Chokroverty S, Guilleminault C, and others. Atlas, rules, and recording techniques for the scoring of cyclic alternating pattern (CAP) in human sleep. Sleep Med 2001; 2:537–53.
28. Parrino L, Smerieri A, Rossi M, Terzano MG. Relationship of slow and rapid EEG components of CAP to ASDA arousals in normal sleep. Sleep 2001; 24(8):881–5.
29. Martinez-Lavín M, Hermosillo AG, Rosas M, Soto M-E. Circadian studies of autonomic nervous balance in patients with fibromyalgia: a heart rate variability analysis. Arthritis Rheum 1998; 41(11):1966–71.
30. Mahowald ML, Mahowald MW. Nighttime sleep and daytime functioning (sleepiness and fatigue) in well-defined chronic rheumatic diseases. Sleep Medicine 2000; 1(3):179–93.
31. Kewman DG, Vaishampayan N, Zald D, Han B. Cognitive impairment in musculoskeletal pain patients. Int J Psychiatry Med 1991; 21(3):253–62.
32. Côté KA, Moldofsky H. Sleep, daytime symptoms, and cognitive performance in patients with fibromyalgia. J Rheumatol 1997; 24(10):2014–23.
33. Grace GM, Nielson WR, Hopkins M, Berg MA. Concentration and memory deficits in patients with fibromyalgia syndrome. J Clin Exp Neuropsychol 1999; 21(4):477–87.
34. Bromm B. Consciousness, pain, and cortical activity. In: Bromm B, Desmedt JE, editors. Pain and the brain: from nociception to cognition. New-York: Raven Press; 1995. p. 35–59.
35. Langford GW, Meddis R, Pearson AJ. Awakening latency from sleep for meaningful and non-meaningful stimuli. Psychophysiology 1974; 11(1):1–5.
36. Perrin F, García-Larrea L, Maugière F, Bastuji H. A differential brain response to the subject's own name persists during sleep. Clin Neurophysiol 1999; 110(12):2153–64.
37. Brousseau M, Kato T, Mayer P, Manzini C, Guitard F, Montplaisir J. Effect of experimental innocuous and noxious stimuli on sleep for normal subjects. IASP Abstr 2002; 10:498-No.1491.
38. Bonnet MH. Sleep deprivation. In: Kryger MH, Roth T, Dement WC, editors. Principles and practice of sleep medicine. 3rd ed. Philadelphia: W.B. Saunders; 2000. p. 53–71.
39. Dao TT, Lavigne GJ. Oral splints: the crutches for temporomandibular disorders and bruxism? Crit Rev Oral Biol Med 1998; 9(3):345–61.
40. Feine JS, Lund JP. An assessment of the efficacy of physical therapy and physical modalities for the control of chronic musculoskeletal pain. Pain 1997; 71(1):5–23.
41. Lavigne GJ, Goulet JP, Zucconi M, Morrison F, Lobbezoo F. Sleep disorders and the dental patients: an overview. Oral Surg Oral Med Oral Pathol Oral Radiol Endod 1999; 88(3):257–72.
42. NIH technology assessment panel. Integration of behavioral and relaxation approaches into the treatment of chronic pain and insomnia. JAMA 1996; 276(4):313–8.
43. Stepanski EJ. Behavioral therapy for insomnia. In: Kryger MH, Roth T, Dement WC, editors. Principles and practice of sleep medicine. 3rd ed. Philadelphia: W.B. Saunders Co.; 2000. p. 647–56.
44. Morin CM, Blais F, Savard J. Are changes in beliefs and attitudes about sleep related to sleep improvements in the treatment of insomnia? Behav Res Ther 2002; 40(7):741–52.
45. Zarcone VP. Sleep hygiene. In: Kryger MH, Roth T, Dement WC, editors. Principles and practice of sleep medicine. 3rd ed. Philadelphia: Saunders, W.B. Co.; 2000. p. 657–61.
46. Sullivan MJ, Stanish W, Waite H, Sullivan M, Tripp DA. Catastrophizing, pain, and disability in patients with soft-tissue injuries. Pain 1998; 77(3):253–60.
47. Lavigne GJ, Manzini C. Sleep bruxism and concomitant motor activity. In: Kryger MH, Roth T, Dement WC, editors. Principles and practice of sleep medicine. 3rd ed. Philadelphia: W.B. Saunders; 2000. p. 773–85.
48. Gyllenhaal C, Merritt SL, Peterson SD, Block KI, Gochenour T. Efficacy and safety of herbal stimulants and sedatives in sleep disorders. Sleep Med Rev 2000; 4(3):229–51.
49. Schultz V, Hansel R, Tyler VE. Rationale phototherapy. Berlin: Springer; 1998.
50. Buchbauer G, Jirovetz L, Jager W. Aromatherapy: evidence for sedative effects of lavender oil. Bull Inst Physiol 1970; 8:69–76. 51. Lehmann E, Klieser E, Klimke A, Krach H, Spatz R. The efficacy of Cavain in patients suffering from anxiety. Pharmacopsychiatry 1989; 22(6):258–62.
51. Lehmann E, Klieser E, Klimke A, Krach H, Spatz R. The efficacy of Cavain in patients suffering from anxiety. Pharmacopsychiatry 1989; 22(6):258–62.
52. Parkman CA. Alternative therapies for osteoarthritis. Case Manager 2001; 12(3):34–6.
53. Thie NM, Prasad NG, Major PW. Evaluation of glucosamine sulfate compared to ibuprofen for the treatment of temporomandibular joint osteoarthritis: a randomized double blind controlled 3 month clinical trial. J Rheumatol 2001; 28(6):1347–55.

L'HISTOIRE DE MORRIS

Morris K., Montreal, Québec, Canada

(Voir autre témoignage, page 246, 300, 310, 372 et 382.)

Je suis né en 1941, mais le 24 juin 2010, j'ai célébré mon 22e anniversaire! Comment cela se peut-il, vous demandez-vous? Comme vous pouvez vous l'imaginer, c'est une longue histoire. Mon périple a débuté par un voyage de pêche. Je faisais partie d'un groupe qui avait pris l'hydravion pour se rendre à un camp de pêche dans une région éloignée des Laurentides. Malheureusement, notre avion s'est écrasé à la mi-journée, au beau milieu de nulle part. J'ai été inconscient pendant environ une heure. Mon heure n'était pas venue, si tant peu que nous croyons qu'il y en ait une. J'ai repris conscience en pleine nature. Je me suis vite rendu compte que le pilote et mes trois compagnons étaient décédés. La radio bidirectionnelle ne fonctionnait plus. Je ne pouvais pas mettre de poids sur ma jambe droite. La douleur dans ma cheville était atroce lorsque j'essayais de tenir debout. J'ai été capable de ramper un peu plus loin, au prix de grands efforts, jusqu'à un arbre à plus de six mètres de distance afin de m'y adosser. Je n'avais aucun moyen de savoir si l'avion avait un appareil automatique qui envoyait un signal de détresse. J'étais épuisé.

Avec le recul, je sais que je suis passé en mode survie pour rester calme, j'ai utilisé des techniques de relaxation apprises 10 ans plus tôt. Le temps passe très lentement quand on peut entendre le bruit de bateaux à moteur et de camions, mais qu'on ne peut ni ramper jusqu'au bord de l'eau ou jusqu'à la route. Je me suis dit qu'il serait plus sage de conserver mon énergie, de me reposer et d'espérer un miracle. J'ai aussi entendu des avions survolant le site de l'écrasement sans toutefois pouvoir les apercevoir souvent. Je crois que c'est lorsque l'avion décrivait sa neuvième boucle au-dessus du site que j'ai vu une porte s'ouvrir. Au passage suivant, deux parachutistes sont sortis de l'avion. J'ai vu une grande feuille d'érable rouge au centre d'un parachute blanc. C'est le plus beau spectacle qu'on puisse imaginer. Une fois les parachutistes atterris, j'ai crié pour qu'ils sachent que j'étais vivant. J'ai été secouru à la brunante.

J'ai été transporté par hélicoptère-ambulance vers un hôpital à La Tuque (Québec) puis à Québec et plus tard dans un hôpital à Montréal (Québec). J'ai subi une fracture de la mâchoire et une fracture de la cheville, et une scanographie a révélé des fractures de compression de la colonne vertébrale à plusieurs niveaux. Lors d'une fracture de compression, les vertèbres sont écrasées ou comprimées. En termes courants, la colonne vertébrale s'effondre sur elle-même. Cette blessure est fréquente lors de traumas. Ce type de fractures est souvent la résultante d'une mise en charge axiale. Elles peuvent être produites par les chutes d'une certaine hauteur. Je crois qu'un écrasement d'avion peut être considéré comme une telle chute. Avant cet évènement, je mesurais 1,72 m. et j'en mesure maintenant de 1,67, j'ai donc rapetissé de 11 cm.

J'ai passé environ un mois à l'hôpital et environ 11 mois en convalescence à la maison. Le parcours de ma vie a été modifié à jamais. Je me suis adapté à mon nouveau style de vie. Je suis très reconnaissant envers mon épouse pour son soutien indéfectible depuis le tout début du périple. Je suis l'homme le plus chanceux au monde parce que je bénéficie de son soutien continu depuis les 22 ans et demi (au moment d'écrire ces lignes) de ma nouvelle vie. J'ai parcouru une route semée d'embuches depuis tout ce temps.

À Montréal, le printemps nous amène toujours de nouveaux nids de poules (trous dans la chaussée), ce qui signifie que les cahots causés par la route irritent ma colonne vertébrale. Évidemment, elle m'enverra des messages pour me laisser savoir qu'elle n'est pas très heureuse de la situation. Je sais que je ne peux pas éviter tout ce qui entrainera de nouveaux messages de douleur. Le mieux que je peux faire, c'est d'essayer d'être vigilant, mais la vie doit suivre son cours. Je travaille donc avec mon équipe soignante afin de trouver des façons de réduire mon niveau de douleur et de réintégrer le maximum d'activités à ma vie quotidienne.

CHAPITRE

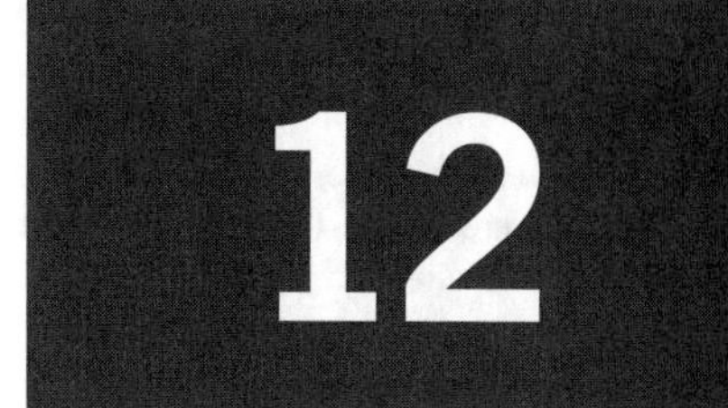

LA DOULEUR CHRONIQUE CHEZ LES **ENFANTS ET LES ADOLESCENTS**

Christina Rosmus, Inf., M. Sc., Montréal, Québec, Canada
Céleste Johnson, Inf., DED, FCAHS, Halifax, Nouvelle-Écosse, Canada

RÉSUMÉ

Voir son enfant souffrir d'une douleur persistante est sans doute l'une des expériences les plus difficiles qu'un parent puisse affronter. La douleur chez les enfants a plusieurs conséquences pour les enfants eux-mêmes ainsi que pour leur famille et pour le réseau social dans lequel ils interagissent. Néanmoins, des progrès importants ont été réalisés afin de traiter et alléger la douleur chronique des enfants et des adolescents. Plusieurs d'entre eux mèneront une vie productive sans être victimes d'aucune autre occurrence de douleur chronique. Certains souffriront de douleur récurrente, mais souvent, ils auront acquis des habiletés et des connaissances qui les aideront à passer à travers des épisodes subséquents d'une manière moins perturbatrice. Peu parmi eux auront besoin de services continuels à l'âge adulte.

Au cours des dernières décennies, la douleur chronique chez les enfants a davantage attiré l'attention du monde scientifique. Par conséquent, les connaissances pour effectuer le dépistage, l'évaluation et le traitement de la douleur chronique chez les enfants ont augmenté. Chercher de l'information est souvent un moyen utile d'adaptation et d'apprentissage dans des situations difficiles. Cependant, la qualité de l'information est un élément important à considérer. Les parents et les enfants furètent souvent sur l'Internet et trouvent des sites qui peuvent ou non leur fournir de l'information appropriée. La plupart des sites se basent sur l'expérience de l'adulte. Or, cette expérience est souvent différente chez les enfants et les adolescents. De telles ressources peuvent éclairer le lecteur, mais elles peuvent également entrainer la confusion et des inexactitudes.

Ce chapitre a pour but d'aider le lecteur à se familiariser aux concepts les plus importants liés à l'expérience de la douleur chronique chez les enfants et les adolescents, à comprendre ce qu'elle signifie pour l'enfant et pour sa famille, comment elle se compare avec l'expérience de l'adulte, quelles sont certaines des conséquences qu'elle entraine pour les enfants et pour leur famille, et quels sont certains des traitements et des approches utilisés habituellement. Ce chapitre ne se veut pas un résumé complet du sujet, mais il fournit une certaine information et l'explication des principes de base qui aident les enfants souffrant de douleur chronique à retrouver une vie normale.

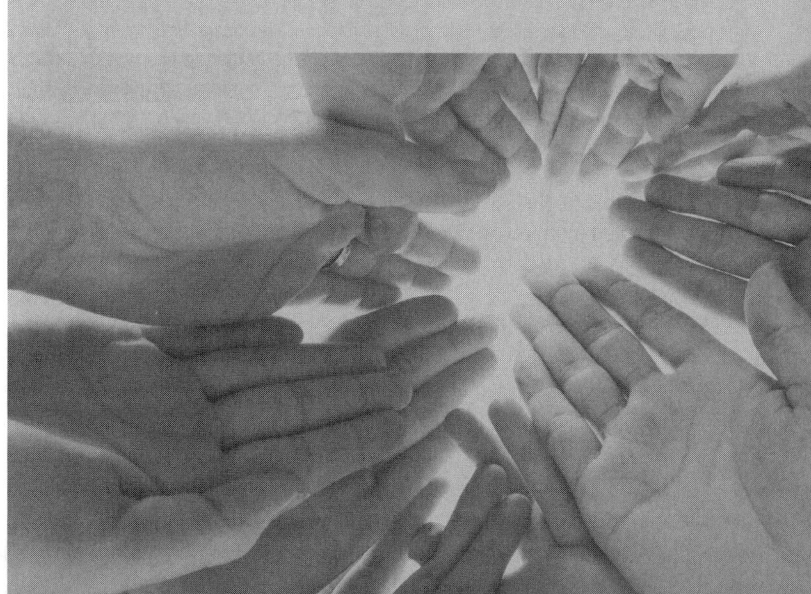

1. QU'EST-CE QUE LA DOULEUR CHRONIQUE CHEZ LES ENFANTS ET LES ADOLESCENTS?

Que considère-t-on comme de la douleur chronique chez les enfants? Avant tout, « c'est ce que la personne qui en fait l'expérience considère qu'elle est ». Cette définition a été proposée il y a plusieurs années par McCaffery et Beebe (1989), et elle demeure celle qui est la plus appropriée lorsqu'on essaie de comprendre l'expérience des enfants. La douleur est une expérience très individuelle qui résulte de la combinaison de plusieurs facteurs dont le système de transmission de la douleur, les éléments psychologiques interreliés et les impacts sociaux et de l'environnement de l'enfant et de sa famille. On a identifié son intensité et ses aspects sensoriels et affectifs comme des composantes de l'expérience de la douleur. L'intensité est le degré de douleur éprouvée, variant de légère à forte. L'aspect sensoriel réfère au type de sensation ressentie, définie comme un élancement, un martèlement, une brulure, etc. La composante affective se rapporte aux émotions provoquées par la douleur, comme la dépression, la frustration, la détresse, etc.

La douleur est considérée comme chronique quand elle persiste au-delà de trois mois. Quoique cette période de temps soit considérée comme la norme, malheureusement, la plupart des enfants l'ont endurée beaucoup plus longtemps avant d'avoir été diagnostiqués comme souffrant de douleur chronique.

La plupart de nous comprenons davantage le concept de douleur aigüe. Cette douleur se manifeste pour quelque raison connue (par exemple l'appendicite), pour signaler un problème ou un danger (une infection massive), et elle disparait par la guérison (chirurgie et convalescence). La douleur aigüe est souvent associée à l'anxiété ou à la peur parce qu'elle apparait soudainement et qu'elle requiert une attention immédiate. Pour sa part, la douleur chronique ne signale habituellement pas un danger ni ne sert un tel objectif chez les enfants et les adolescents, mais elle peut, comme chez les adultes, exister par elle-même ou en relation avec une maladie chronique ou un problème médical. On peut donner pour exemple les enfants qui souffrent d'arthrite, de migraine ou de différents problèmes touchant les os et les muscles. Ce genre de douleur est souvent associé à la dépression et à la frustration, parce qu'elle revient par moment et qu'elle constitue un rappel de la condition chronique ou de la maladie dont souffre l'enfant.

Les enfants et les adolescents peuvent également éprouver un type de douleur appelé « douleur neuropathique ». Cette douleur est liée à des dommages aux nerfs, à des problèmes de compression ou de conduction nerveuse. Elle peut être temporaire ou de longue durée, dans lequel cas elle est considérée comme un type de douleur chronique.

Le système de transmission de la douleur qui aide à expliquer la façon dont la douleur chronique survient chez l'enfant et l'adolescent est le même que dans la douleur chronique chez l'adulte. Un autre chapitre de ce livre fournit des explications plus détaillées sur le sujet. Une explication plus simple sera donnée ici, étant donné qu'elle peut être utile pour aider un enfant à comprendre ce qui se produit dans son corps. Après que le corps ou une partie du corps a été exposé à la douleur pendant longtemps, le système de la douleur crée parfois un genre de « court-circuit ». La cause de la douleur a disparu, et parfois elle ne sera jamais identifiée, mais le système de la douleur est devenu hypersensible et il continue à lancer des messages de douleur au cerveau. Même une douleur plus habituelle, par exemple, vous frappez un orteil sur un meuble stimulera ce système de douleur hypersensible et sera ressentie différemment. Lorsqu'un message de douleur parvient au cerveau, celui-ci réagit en lançant différents messages pour calmer cette douleur. Ces messages pourront être une pensée logique (« Cette douleur n'est pas dangereuse ») ou le déclenchement de certaines actions physiques comme des techniques de relaxation ou des étirements musculaires. Ils aideront à diminuer la douleur ou à la faire disparaitre. Parce que le système est « court-circuité », on pense que le système au moyen duquel le cerveau envoie des messages en retour pour calmer la douleur éprouve également des difficultés.

D'autres résultats scientifiques qui nous aident à comprendre la douleur chez les enfants proviennent d'études appuyées par l'imagerie du cerveau. Ces études ont en effet démontré que le centre de la douleur et le centre des émotions se situent l'un à côté de l'autre dans le cerveau et qu'ils peuvent interagir ou se répondre l'un l'autre, ce qui nous aide à comprendre pourquoi la douleur peut déclencher des émotions négatives et, inversement, pourquoi les émotions positives ont des conséquences bénéfiques sur la douleur. Les enfants et les adolescents vivent leurs émotions selon leur niveau de développement, ce qui a aussi des répercussions sur la façon dont ils éprouvent la douleur en relation avec l'émotion et comment ils ressentent l'émotion par rapport à la douleur.

Quoique le mécanisme de la transmission de la douleur chronique puisse être semblable chez les adultes et chez les enfants, l'expérience de la douleur peut s'avérer très différente pour les enfants et pour leur famille. Les facteurs concernés sont très dissemblables pour un enfant comparé à un adulte, car on ne doit pas considérer les enfants comme des adultes en miniature. Une des différences les plus importantes entre la douleur d'un adulte et la douleur pédiatrique est que le pronostic ou l'éventualité du rétablissement est de beaucoup supérieur chez les enfants. Les enfants et les adolescents souffrants de douleur chronique sont souvent en bonne santé, et leur perspective psychologique est telle que leur motivation et leurs capacités d'exécuter des activités physiques font qu'une grande majorité des enfants qui souffrent de douleur chronique est traitée avec de bons résultats.

Les types de douleur chronique des enfants sont souvent différents de ceux des adultes aussi. La douleur au dos est le problème le plus fréquent chez l'adulte, la plupart du temps lié à des problèmes de travail, alors qu'il ne s'agit pas d'un trouble fréquent chez les enfants, chez qui ce type de douleur est habituellement consécutif à une blessure ou à un problème médical.

Les enfants sont plus susceptibles de présenter les problèmes suivants de douleur chronique : maux de tête chroniques quotidiens, douleur abdominale récurrente, douleur diffuse généralisée, douleur musculosquelettique et syndrome douloureux régional complexe.

Dans tous les cas, on doit premièrement s'assurer qu'il n'y a aucun autre problème sous-jacent ni aucune autre cause qui pourrait être résolu par le traitement spécifique de ce problème. Au cours de ce processus, les familles peuvent consulter médecin après médecin et subir plusieurs examens pour tenter de découvrir la cause de la douleur. Cela peut parfois devenir un long périple, et bien que ce procédé élimine des problèmes sérieux, les familles peuvent devenir très frustrées dans cette quête et même devenir obsédées par le but ultime de trouver la cause de la douleur.

À la fin, vous serez heureux d'apprendre qu'il n'y a aucun problème sérieux ni dangereux dans l'état de votre enfant. Néanmoins, le problème de douleur persiste, irrésolu, et les familles craignent qu'on ait oublié quelque chose, ou que personne ne puisse offrir à leur enfant l'aide si attendue. La vie familiale continue à être perturbée et désorganisée. D'un autre côté, l'enfant ou l'adolescent peut avoir l'impression qu'on ne croit pas qu'il éprouve de la douleur et qu'on pense qu'elle se trouve « entièrement dans sa tête ». Ce sentiment est bien illustré dans les citations suivantes des enfants qui ont été interviewés avant leur visite à une clinique de la douleur.

De ne pas être cru...

« Le pire, c'est quand ils ne voient pas ma douleur, ils pensent que je n'ai pas mal. »

« Parce que je souris, les médecins ne me croient pas. Ils disent : « Ah, il doit se sentir bien, voyez comme il sourit. »

« Ils croient que je fais semblant d'avoir mal. »

Source : Dell'Api, Rennick et Rosmus, Journal of Child Health Care, 2000

L'EXPRESSION DE LA DOULEUR

L'expression de la douleur est l'un des indicateurs qu'on utilise pour évaluer la douleur de l'enfant. Cette expression de la douleur est habituellement plus spécifique dans la douleur aigüe, alors que des grimaces, des vociférations, des mouvements de détresse ou de défense sont présents à un certain degré. Dans la douleur chronique, ces expressions diminuent à mesure que l'enfant s'habitue à vivre avec sa douleur. Par conséquent, un enfant peut parfois poursuivre ses activités comme fréquenter l'école et présenter une expression faciale normale, tout en ne démontrant que peu de signes de douleur. Pourtant, si on lui fournit l'occasion de parler de sa douleur, il peut expliquer qu'il en éprouve beaucoup et décrire son expérience en des termes intenses illustrant les conséquences négatives de la douleur sur sa vie.

De très bons outils ont été créés pour évaluer la douleur chez les enfants, mais la plupart conviennent surtout à la douleur aigüe. Contrairement aux mesures pour la douleur aigüe, dans lesquelles des évaluations répétées aident à contrôler le progrès effectué, dans la douleur chronique, l'accent est mis sur la fonction et sur la qualité de la vie.

La trajectoire de la guérison de la douleur chronique se poursuit avec le temps. Parfois, la douleur ne diminue pas en premier lieu, mais l'enfant/l'adolescent commence à démontrer une augmentation de son activité et une amélioration de sa fonction. Cela en soi augmente sa confiance et lui apporte des bénéfices psychologiques. Toute douleur est multidimensionnelle par nature, c'est pourquoi une approche multimodale donne habituellement de meilleurs résultats.

FIGURE 1 : Expression du mal de tête dont souffre un enfant de 10 ans

A. Douleur dans la tête

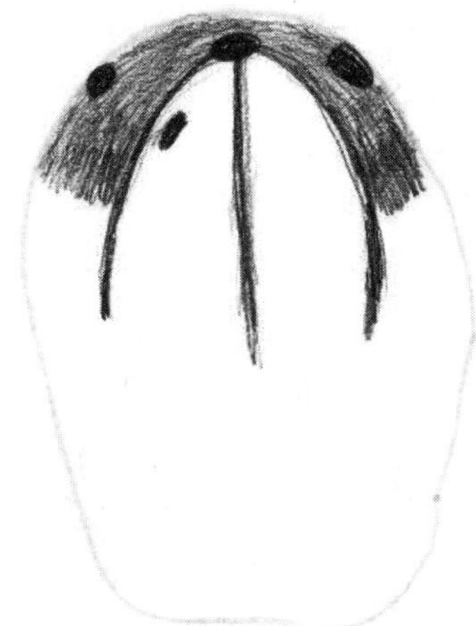

B. Douleur sur la tête

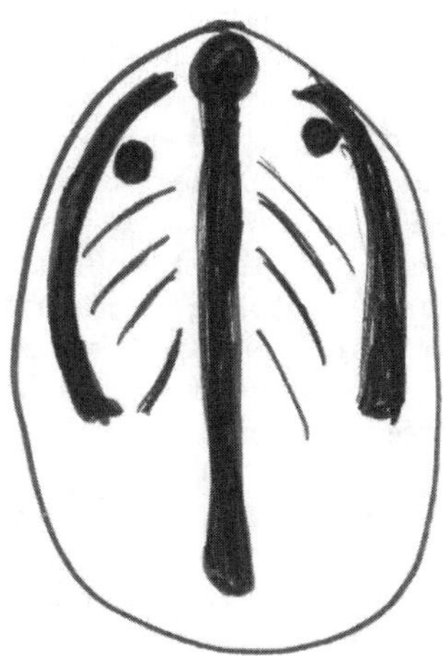

2. CERTAINS EFFETS DE LA DOULEUR CHRONIQUE CHEZ LES ENFANTS ET LES ADOLESCENTS

Les répercussions de la douleur chronique chez un enfant touchent plusieurs domaines de la vie quotidienne. La douleur affecte les aspects émotionnels, relationnels, sociaux et financiers de la vie familiale. La douleur chronique d'un enfant peut entrainer un désarroi et une désorganisation de la vie quotidienne. Le but est de retourner aux modèles quotidiens habituels ou de les maintenir aussi réguliers que possible. Néanmoins, ce défi s'avère souvent impossible, jusqu'à ce que la douleur de l'enfant ait été reconnue et que le traitement ait commencé.

LES ÉMOTIONS DES PARENTS

Les parents sont les piliers de vie de leur enfant. Cependant, être le parent efficace d'un enfant éprouvant de la douleur est un défi émotionnel exigeant. Le soutien parental est essentiel, cependant, les parents éprouvent eux-mêmes des difficultés émotionnelles alors qu'ils essaient d'aider leur enfant à affronter un problème de douleur. Une mère, en parlant de ses sentiments et de ceux d'autres parents, a déclaré : « Tout ce que vous voulez, c'est que cette douleur disparaisse ». C'est une épreuve très difficile pour un parent. « Je souhaiterais pouvoir prendre sa douleur et la faire mienne. » Dans leur besoin d'exprimer jusqu'à quel point ils veulent aider leur enfant, les parents expliquent qu'ils s'identifient tellement à la douleur de leur enfant qu'ils préfèreraient la supporter eux-mêmes. Ils vivent avec l'affreux sentiment de ne pas savoir comment aider leur enfant qui souffre.

Obtenir de l'aide pour leur enfant devient la mission première des parents. Après avoir attendu pendant un certain temps pour voir si la douleur disparaitrait d'elle-même, la prochaine étape consiste à rechercher des avis médicaux concernant la cause et le traitement de la douleur. En tentant de trouver la cause de la douleur, plusieurs tests et plusieurs examens peuvent être exigés, et quelques spécialistes devront être consultés. Dans certains cas, une cause peut être identifiée, particulièrement chez les enfants qui souffrent déjà d'un autre problème chronique. Mais le plus souvent, les résultats des tests sembleront « normaux », au fur et à mesure que les médecins tenteront d'éliminer tous les problèmes dans la perspective de leur domaine de spécialité. Même si cela ne prend que quelques lignes pour décrire ce cheminement, en réalité, il peut s'étendre sur des semaines, des mois et parfois même sur une année ou deux. Pendant ce temps, l'anxiété des parents peut augmenter alors qu'ils avancent dans cette démarche tout en ne trouvant pas la cause de la douleur de leur enfant et en continuant à ne pas contrôler efficacement sa douleur. La frustration et l'impuissance s'installent à mesure que le temps passe, et les parents et les enfants commencent à redouter que cette douleur demeure indéfiniment.

Il est important pour les parents de reconnaitre ces sentiments et de trouver des façons saines de transiger avec eux. Quoique la plupart des parents essaient de continuer à encourager leur enfant, il n'est pas toujours facile de cacher ses vrais sentiments. Les enfants sont très bons pour détecter des indices des sentiments réels de leurs parents, et lorsqu'ils devinent leur anxiété et leur frustration, cela les rend plus angoissés et plus soucieux. Parler à d'autres adultes ou à des professionnels des soins de santé peut aider à conserver une attitude positive. S'entretenir avec d'autres personnes bien informées et d'un grand soutien aide considérablement les parents à affronter la pénible expérience d'avoir un enfant qui souffre et peut les encourager à continuer à le soutenir avec efficacité. Exprimer ses pensées et ses émotions à des amis adultes et à sa famille peut constituer une source de force et de réconfort pouvant en retour bénéficier à l'enfant qui a besoin du soutien de ses parents.

LES ÉMOTIONS DE L'ENFANT ET DE L'ADOLESCENT

Comme nous l'avons mentionné au début de ce chapitre, une des plus grandes peurs de l'enfant est qu'on ne le croit pas. Cette pensée entraine un sentiment d'isolation dans lequel l'enfant se sent seul avec sa douleur qui se transforme en une peur qui le porte à croire que personne ne peut l'aider. Souvent le désespoir peut s'installer lorsque l'enfant s'aperçoit de ses limitations et de la façon dont elles affectent sa qualité de vie quotidienne. Lorsque les parents s'empressent autour de l'enfant, attentifs au moindre signe de douleur, et lui permettant alors de se soustraire aux activités régulières, les sentiments de désespoir et de dépression de l'enfant sont ainsi renforcés, puisque ses parents considèrent que leur situation est désespérée et que leur vie est altérée à tout jamais. Par conséquent, il est important de conserver autant que possible les routines quotidiennes habituelles. Modifier une activité pour la rendre réalisable et récompenser l'enfant pour avoir conservé cette activité l'aide au contraire à se créer une disposition d'esprit positive qui est de beaucoup préférable à celle qui s'instaure lorsqu'on lui permet d'éviter complètement une tâche.

Éprouver de la colère envers la situation est également une émotion fréquemment ressentie par les enfants et les adolescents. « Pourquoi moi ? » À moins qu'elle ne soit liée à une autre maladie, en réalité, la réponse à cette question n'existe pas. La culpabilité d'avoir fait quelque chose pour créer cette douleur peut se manifester chez certains enfants et adolescents. Faire comprendre que la douleur chronique peut exister par elle-même et l'assurance qu'ils n'ont rien fait pour la provoquer peut les aider à alléger leur sentiment de culpabilité.

La crainte de ressentir plus de douleur est une attitude fréquente qui peut se produire lorsque l'enfant commence son traitement, particulièrement de physiothérapie. Cette peur peut devenir une barrière pour l'enfant et compromettre sa capacité à coopérer et à s'engager pleinement dans le processus de guérison. Le soutien et l'encouragement des parents sont vitaux pour l'aider à vaincre cette peur. Dans certains cas, elle peut aussi être abordée en même temps à travers une intervention psychologique qui aidera l'enfant à avancer tout au long de son programme de thérapie.

Tenir l'enfant motivé au cours de son traitement nécessite l'effort des parents et de l'équipe soignante. Les parents savent ce qui peut engendrer cette motivation et ils peuvent partager cette information avec les membres de l'équipe pour qu'ils puissent aider à renforcer les facteurs de motivation.

Plus l'enfant est jeune, moins il comprend la complexité du syndrome de la douleur chronique. Comme nous l'avons discuté auparavant, comprendre affecte les émotions. Il est important de s'assurer que l'enfant comprenne bien ce qu'on lui dit en utilisant un langage clair, ce qui constitue en soi un facteur important pour motiver l'enfant et donner le ton nécessaire pour conserver une attitude positive.

Le stress et l'anxiété liés à la douleur doivent être maitrisés, car ils ont également un effet négatif sur la guérison. Les enfants et les adolescents peuvent avoir besoin d'encouragement afin de participer activement au travail psychologique nécessaire pour traiter avec ces émotions d'une façon saine.

LES RELATIONS

Avoir un enfant tenaillé par la douleur dans la famille a également des conséquences sur la façon dont les personnes établissent des rapports entre elles par rapport à cette douleur. Comme pour toute douleur chronique, les frères et sœurs peuvent trouver que l'attention et l'énergie des parents sont grandement concentrées sur l'enfant qui souffre. Les perturbations de la vie familiale peuvent entrainer des conflits, et l'augmentation de la tension à la maison contribue à instaurer un climat familial négatif. Par exemple, si un parent croit qu'il doit prendre un enfant dans ses bras parce que celui-ci ne peut marcher, le nombre de fois que cela se produit dans une journée et l'énergie dépensée ainsi peuvent perturber la routine quotidienne. De plus, les activités familiales peuvent être entravées pour accommoder l'enfant qui souffre ou parce que la tâche de poursuivre une certaine activité est trop imposante. La désorganisation s'installe alors, et tout le monde en subit les conséquences d'une façon ou d'une autre. Obtenir la coopération de tous, y compris celle de l'enfant qui éprouve de la douleur, pour aider à se réorganiser temporairement jusqu'à ce que les choses redeviennent normales, peut cependant aider à stabiliser la famille.

Se faire des amis constitue une partie essentielle de la vie des enfants et elle est nécessaire pour favoriser un développement sain. Les enfants et les adolescents souffrants de douleur chronique peuvent rencontrer un défi à cet égard. Les amis et les pairs jouent un rôle important dans leur vie, et les encourager à se faire des amis est essentiel à toute vie d'enfant ou d'adolescent. Néanmoins, la douleur peut limiter leurs activités. Or, les amis qui partagent les activités créent des liens, mais très souvent, si la participation aux activités est entravée, le groupe d'amis peut ne pas demeurer aussi proche ou disponible. Par exemple cela est particulièrement fréquent lorsque les amitiés se sont nouées à travers une activité sportive que l'enfant qui souffre ne peut poursuivre. Pour cette raison, ramener les enfants et les adolescents à l'école, s'ils l'avaient quittée, fait partie du plan de traitement. Même si l'enfant ou l'adolescent n'est pas prêt à rencontrer les demandes académiques, un retour graduel en classe peut l'aider à développer des rapports sociaux à nouveau, ce qui lui fournit du soutien et le sentiment de faire partie d'un groupe d'amis.

La douleur chronique, en transformant les activités, altère également la capacité à suivre leurs pairs. Certains enfants décideront par eux-mêmes de s'isoler, parce qu'ils ne peuvent tenir le rythme, alors que dans d'autres cas, les amis commenceront à exclure l'enfant qui est aux prises avec la douleur, au fur et à mesure qu'ils continuent le cours normal de leurs activités. Les meilleurs amis sont ceux qui persisteront à inclure l'enfant ou l'adolescent qui souffre dans leurs activités et qui modifieront certaines de leurs occupations, afin de lui permettre de faire partie de leur entourage. Les conséquences négatives de la perte de contacts sociaux contribuent à la dépression et à la tristesse. Cela peut également toucher à la motivation et la ramener à un ensemble d'émotions ayant des conséquences néfastes sur les pensées et ensuite sur le comportement de l'enfant.

L'école est l'activité la plus formatrice pour les enfants et les adolescents. La fréquentation scolaire constitue une priorité; les enfants devraient y être réintégrés ou maintenus. Le milieu scolaire peut être d'un grand secours, et s'assurer de sa collaboration peut également aider l'enfant ou l'adolescent à passer à travers les semaines ou les mois qui l'amèneront vers la guérison. Le personnel scolaire peut être compréhensif et aider l'étudiant à satisfaire ses besoins dans le contexte du retour à la normale, sachant qu'un plan de traitement est en cours. Néanmoins, l'enfant ou la famille peut ne pas avoir informé l'école de l'état de santé de l'enfant, ce qui peut avoir de fâcheuses conséquences pour l'étudiant, qui essaie de faire de son mieux et qui n'obtient que des remarques négatives de la part des professeurs et des autres étudiants. Parfois, une réintégration progressive constitue une bonne approche, à la fois pour des raisons scolaires et pour établir des liens d'amitié. L'accent est alors placé davantage sur la fréquentation en tant que telle plutôt que sur le rendement scolaire, qui viendra lorsque le processus de guérison progressera. La classe de gymnastique est parfois le lieu d'une grande difficulté, mais la plupart des enfants peuvent faire un peu d'exercice si on leur laisse adapter le rythme des exercices à leur capacité ou prendre ce temps pour effectuer leurs exercices de physiothérapie. La plupart des parents peuvent négocier des arrangements convenables avec l'école, mais si c'est nécessaire, impliquer des professionnels de la santé dans le processus peut constituer une solution utile au bien-être de l'enfant.

Jusqu'à maintenant, peu d'attention a été portée au fardeau financier imposé aux personnes qui prennent soin d'un enfant ou d'un adolescent qui souffre de douleur chronique. Comme les soins de santé au Canada sont fournis gratuitement et qu'aucun cout n'y est habituellement associé, cela peut expliquer l'absence d'attention à la difficulté d'avoir un enfant atteint de douleur chronique. Se rendre aux rendez-vous signifie s'absenter de son travail, et c'est un des problèmes auxquels les parents ont à faire face. Les employeurs ont différentes conditions de travail, et ils n'accordent pas tous un congé pour des raisons de santé. De plus, tout le monde n'a pas une assurance pour les aider à payer les médicaments et les modalités qui ne sont pas couvertes. Les familles doivent donc assumer ces couts, en plus des dépenses habituelles de leur budget mensuel. Dans certaines circonstances, l'emploi lui-même peut devenir un problème. En effet, le fardeau financier peut être augmenté parce que les mères arrêtent de travailler ou réduisent considérablement leurs heures de travail afin d'avoir plus de temps et d'énergie à consacrer aux problèmes causés par la douleur de leur enfant. C'est une situation malheureuse, étant donné qu'elle réduit le revenu familial et lance également le message à l'enfant qui souffre que la situation soit désespérée et qu'elle ait des conséquences qui exigent de prendre des mesures drastiques. D'un autre côté, nous devons ressentir de la compassion envers ces familles qui en arrivent à l'épuisement et qui doivent recourir à ces types de stratégies pour que la famille soit capable de survivre. Il ne faut pas négliger ce signal d'alarme, et des ressources doivent être trouvées pour aider à réduire de telles répercussions de cette douleur.

3. QUE PEUT-ON FAIRE POUR TRAITER LA DOULEUR CHRONIQUE D'UN ENFANT OU D'UN ADOLESCENT?

La douleur est une expérience multidimensionnelle. Par conséquent, elle doit être maitrisée d'une façon multimodale. Les meilleurs résultats sont habituellement obtenus par des équipes multidisciplinaires travaillant de pair avec les patients et les familles. Ces équipes offrent des modalités médicales, physiques et/ou psychologiques de concert avec du soutien, de la coordination et la continuité des soins. Dans le cas où ces équipes ne sont pas disponibles, un médecin qui s'intéresse à la douleur ou ayant une sous-spécialité dans le domaine de la douleur, et qui peut aiguiller les patients vers des professionnels de médecines complémentaires, est en mesure de fournir une gamme de services pour résoudre les différents problèmes que la douleur entraine.

LES MÉDICAMENTS

Les médicaments pour traiter la douleur chronique chez les enfants sont essentiellement les mêmes qu'on utilise chez les adultes. Les propriétés pharmacologiques de ces médicaments seront discutées aux chapitres 30, 31 et 32 de ce livre et elles s'appliquent également aux enfants et aux adolescents. Ces médicaments sont énumérés au **tableau 1** (page suivante).

TABLEAU 1 : Les médicaments les plus utilisés pour la gestion de la douleur pédiatrique chronique

LES MÉDICAMENTS LES PLUS UTILISÉS POUR LA GESTION DE LA DOULEUR PÉDIATRIQUE CHRONIQUE		
	Médicament d'origine	**Médicament générique**
Anticonvulsivants	Neurontin Lyrica	gabapentine prégabaline
Antidépresseur	Elavil	amytriptyline
Anti-inflammatoires non stéroïdiens (AINS)	Advil, Motrin Naproxen Voltaren	ibuprofène naproxen diclofenac
Analgésique général	Tylenol	acétaminophène
Opioïdes		codéine hydromorphone

Bien que les médicaments contre la douleur chronique des enfants soient semblables à ceux des adultes, ils sont employés différemment et selon les besoins de leur développement. Il est important de considérer la dose et les méthodes d'administration. La dose est habituellement ajustée au poids et à la réponse. Les enfants et les adolescents ne tolèrent pas de se sentir mal ou « bizarre ». Avec de bonnes explications et du soutien des professionnels des soins de santé et des parents, ils sont mieux équipés pour affronter cette sensation, mais en général, il est préférable de commencer à donner ces médicaments graduellement, afin d'éviter les effets secondaires et les « sensations bizarres ». De plus, la plupart des médicaments utilisés contre la douleur chronique n'agissent pas immédiatement. Ils peuvent prendre des semaines pour s'accumuler dans la circulation sanguine avant de faire effet. Il est par conséquent très important pour les enfants et les parents de s'assurer que l'enfant ou l'adolescent comprend cela et persiste à prendre le médicament même lorsqu'il sent « que ça ne fait rien ». Plusieurs parents et plusieurs familles demanderont : « Quelle dose faut-il prendre pour que ce médicament fasse effet? » En somme, il s'agit d'atteindre la dose efficace pour l'enfant ou l'adolescent et qui peut être différente d'une personne à une autre. Parfois, un médicament peut ne pas avoir l'effet escompté. Alors, après l'avoir essayé suffisamment longtemps, il est mieux de passer à un autre, qui à son tour pourra prendre quelque temps avant de faire effet. Les opioïdes sont parfois utilisés contre la douleur chronique, mais ils ne constituent pas habituellement le premier choix, parce que la plupart des types de douleur chronique ne répondent pas nécessairement bien à ces médicaments.

Le médicament n'est qu'un des facteurs qui peut aider, mais combiné à d'autres approches, il peut devenir plus efficace. La découverte de la « pilule magique » est parfois un rêve imaginé par les enfants et/ou par les familles. Cela pose un problème, étant donné qu'un tel miracle ne peut se produire, et que continuer à attendre cette pilule accumule de la frustration et crée un obstacle à d'autres modalités qui peuvent apporter une plus importante contribution à la guérison.

Il y a des problèmes particuliers au fait que les enfants et les adolescents prennent des médicaments. Certains médicaments peuvent être fractionnés ou exister sous forme liquide, afin d'être administrés à des doses pédiatriques, donc plus petites. Amener l'enfant à prendre un médicament peut vouloir dire choisir un liquide ou un aliment léger comme du yogourt pour l'aider à avaler une pilule. L'horaire des médicaments peut ou non être discuté avec l'école. Négocier une entente avec l'école peut aider, mais dans certains cas, cela peut compliquer les choses. Discuter du sujet avec le médecin de la douleur ou avec l'infirmière de la douleur peut aider à établir un horaire plus approprié pour l'enfant, qui pourrait éviter ainsi d'avoir à prendre ses médicaments pendant les heures d'école. Attribuer la responsabilité à l'enfant de prendre lui-même sa médication fait partie des décisions parentales concernant la maturité de l'enfant et ses capacités. Avant l'adolescence, il est habituellement préférable que les parents conservent cette prérogative et donnent eux-mêmes les médicaments. Les adolescents peuvent souvent prendre cette responsabilité, quoiqu'ils puissent avoir besoin d'une certaine supervision et d'un certain rappel. Pour diminuer les rappels verbaux des parents, une stratégie différente peut être employée, comme conserver la médication dans un endroit pratique ou avec un objet utilisé tous les jours. Il est également important de toujours garder les médicaments dans un endroit sécuritaire, de sorte que les jeunes enfants ne puissent y avoir accès.

Contrairement aux adultes, il y a beaucoup moins de situations chez les enfants ou chez les adolescents qui se prêtent à l'usage de « l'anesthésie tronculaire ». Cependant, dans certains cas, comme le syndrome douloureux régional complexe (SDRC), autrefois appelé « dystrophie sympathique réflexe », il peut être nécessaire de faire un bloc pour que l'enfant soit capable de faire de la physiothérapie. Cette intervention consiste en l'injection d'un médicament anesthésique local dans l'espace épidural, qui se situe à l'intérieur de la colonne vertébrale. Le but du bloc est de calmer le système de la douleur et par conséquent de la diminuer, afin que l'enfant puisse recevoir des traitements de physiothérapie, la façon principale de soigner ce trouble. Chez les enfants et les adolescents, ces blocs sont habituellement réalisés sous sédation. Comme pour d'autres types de douleur chronique chez les enfants comparativement aux adultes, le pronostic et la guérison du SDRC sont meilleurs.

LA PHYSIOTHÉRAPIE

La physiothérapie est un moyen fréquemment utilisé pour traiter la douleur chronique qui enclenche souvent un cycle dans lequel, l'enfant, afin de ne pas se faire mal, aura tendance à modifier sa posture ou cessera de bouger la partie douloureuse de son corps. Ce faisant, il adopte des mouvements compensatoires, qui eux-mêmes constituent ensuite un problème et engendrent souvent plus de douleur. Prenons cet exemple : un enfant qui éprouve de la douleur à une hanche et qui commence à utiliser davantage l'autre hanche pour compenser. Peu après, il ressentira également de la douleur dans la hanche compensatrice surmenée et possiblement dans son dos, à cause des changements posturaux. Dans un système de douleur déjà hypersensibilisé, il en résulte plus de douleur. Le but de la physiothérapie est de diminuer la douleur, d'améliorer la fonction et que l'enfant reprenne ses activités quotidiennes habituelles. La composante éducative de la physiothérapie est également très importante, puisque l'enfant apprend les exercices qui l'aideront graduellement à bouger normalement à nouveau. Une période intense de physiothérapie de deux à trois semaines offre la possibilité d'ajuster et de réajuster le programme qui fonctionne le mieux chez chaque enfant ou chaque adolescent. Ceci donne souvent les meilleurs résultats pour passer à travers cette première période difficile dans laquelle il faut affronter la douleur afin de commencer à bouger et à renforcer la ou les parties douloureuses du corps.

Certains exercices à effectuer à la maison peuvent devenir, dans plusieurs cas, un moyen de diminuer ou de prévenir la douleur. Les plus jeunes enfants peuvent avoir besoin de soutien parental et de conseils, mais les adolescents doivent contrôler eux-mêmes ces outils au fur et à mesure qu'ils progressent vers la guérison. Le temps de cette guérison varie d'un enfant à l'autre, mais manifester une attitude positive est indispensable pour que l'enfant continue à être motivé. Les parents et les thérapeutes sont souvent les mieux placés pour remarquer les changements qui s'effectuent progressivement pour en arriver à faire une différence, et ils peuvent utiliser ces observations pour fournir une rétroaction positive. Les enfants et les adolescents, par contre, ont souvent beaucoup plus de difficulté à constater les petites améliorations, parce qu'ils tendent à concevoir le monde « tout blanc ou tout noir » et ils veulent voir des changements importants plutôt que des nuances subtiles. C'est un domaine où les parents peuvent apporter un soutien très concret. Au fur et à mesure que le traitement de physiothérapie progresse, les médicaments peuvent aussi être ajustés en conséquence. L'autre modalité qui contribue à mener de front le progrès de l'enfant est la psychologie.

LA PSYCHOLOGIE

Le rôle de la psychologie dans la gestion de la douleur chronique est considérable et il fait partie de toutes les autres modalités du traitement. Certains principes de la psychologie de la douleur sont utilisés par la plupart des professionnels engagés dans la gestion de la douleur chronique. Comme nous l'avons vu dans la section précédente sur les mécanismes, un des buts premiers est de traiter les émotions déclenchées par la douleur. Le stress, l'anxiété, la dépression, la colère, le découragement, les sentiments d'impuissance sont tous des domaines du travail psychologique qui doivent être incorporés à un programme de traitement d'ensemble pour l'enfant comme pour la famille, avec pour buts de regagner le contrôle d'une vie au-delà de la douleur et de normaliser cette vie le plus rapidement et le mieux possible.

Plusieurs techniques sont utiles pour atteindre ces buts. Pour conserver le contrôle, l'obtention d'information pour être bien renseigné peut constituer une stratégie utile qui donne du sens à ce qui arrive. De nos jours, il y a beaucoup d'information disponible, particulièrement avec les bases de données électroniques, qui sont facilement accessibles. Il est cependant plus difficile de savoir quelle information est exacte. Les professionnels des soins de santé et les associations réputées peuvent habituellement identifier les bonnes ressources et les sources d'information. Tel que nous l'avons mentionné précédemment, beaucoup moins d'information aborde la douleur chronique chez les enfants que chez les adultes. Certaines indications pour les adultes peuvent s'appliquer aux enfants, mais il est tout à fait possible que l'expérience et les effets soient complètement différents.

L'Internet est sans doute le moyen le plus utilisé par plusieurs parents et enfants pour accéder à l'information et obtenir des conseils. Par exemple pour les enfants et les adolescents, les clavardoirs et les sites Internet expérientiels peuvent servir à les réconforter et à diminuer leur sentiment d'isolement. Néanmoins, pour les utiliser, les conseils des parents sont primordiaux afin de s'assurer que la sécurité émotive de l'enfant ne soit pas compromise. Cela a été le cas d'un enfant qui souffrait du syndrome douloureux régional complexe et qui a trouvé un clavardoir où des adultes atteints de cette maladie, et extrêmement déficients pour plusieurs raisons de santé, bavardaient ensemble. Les adultes racontaient comment avait débuté leur maladie et l'enfant a cru que cela ressemblait à sa situation. Elle avait très peur de devenir aussi déficiente qu'eux, mais elle n'en a parlé à personne. Sa détresse émotionnelle a affecté son attitude et elle est devenue moins coopérative et plus craintive lorsqu'elle faisait ses exercices de physiothérapie, ce qui ralentissait sa guérison. Une fois que sa mère eut découvert qu'elle clavardait avec d'autres patients, elle a pu, avec l'équipe de traitement, la rassurer quant à ses progrès et à sa capacité de guérir cette douleur. Une fois son espoir rétabli, elle est passée de l'amélioration graduelle à une guérison complète.

La thérapie cognitivocomportementale (TCC) est habituellement intégrée dans la plupart des modalités et par tous les membres de l'équipe dans une certaine mesure. Elle consiste à aider les enfants et les familles à utiliser différentes pensées concernant la situation qui influenceront les émotions et, par la suite, le comportement. Celui-ci, en retour, influence les pensées, les émotions, etc., pour ultimement apporter une importante contribution à la guérison de la douleur. L'exemple classique est la capacité à considérer le verre comme à moitié plein ou à moitié vide. Ainsi, au lieu de se concentrer sur le fait que l'enfant ne peut jouer au soccer présentement, l'idée de porter son attention sur le fait qu'il est maintenant capable d'utiliser les escaliers et que c'est un accomplissement merveilleux est une pensée positive. Celle-ci se transforme alors en un sentiment d'espoir et de réconfort qui sert à motiver l'enfant à persévérer et à continuer à s'améliorer.

L'identification et la pratique de certaines techniques de relaxation, la visualisation et des stratégies spécifiques pour affronter la douleur sont d'autres techniques utilisées par le psychologue. Dans certains cas, la rétroaction biologique, qui peut être apprise et pratiquée par l'enfant, peut l'aider à reconquérir son sentiment de contrôle, en diminuant et en prévenant la douleur ou en le rendant plus fort pour faire face à la douleur en attendant que les autres modalités fassent effet. Souvent, les troubles du sommeil font partie du problème de la douleur et ils contribuent eux-mêmes à l'augmenter. Travailler sur l'hygiène du sommeil peut être ajouté aux autres stratégies qui aident à normaliser la qualité de vie, et a un effet positif sur la douleur ainsi que sur les émotions liées aux problèmes du sommeil.

Une des barrières fréquentes au travail psychologique est la réticence des gens à s'engager envers un psychologue ou un psychiatre, à cause de la fausse croyance qui veut que les personnes qui le font sont considérées « folles ». Une autre barrière est le fait qu'il n'est pas facile de faire face à ses propres pensées et émotions, particulièrement pour les enfants et les adolescents qui ont besoin de se confier à quelqu'un, qu'ils peuvent considérer au début comme un étranger. Pourtant, la valeur d'un tel travail en douleur chronique ne peut être sous-estimée, étant donné que les résultats sont habituellement de beaucoup supérieurs avec une telle démarche. Les parents jouent un rôle important pour encourager leur enfant à la faire, et cela le tiendra motivé. On doit également s'occuper des inquiétudes des parents, et les amener à collaborer avec les professionnels traitants afin qu'ils comprennent mieux les questions et les buts du traitement, ce qui les rend aptes à mieux comprendre comment soutenir leur enfant ou leur adolescent.

LES SOINS INFIRMIERS

Le rôle des infirmières peut varier, d'après le contexte, la façon, le lieu et le moment où les soins contre la douleur sont prodigués. Cependant, la plupart des infirmières de la douleur ont une connaissance approfondie de la douleur chronique chez les enfants et les familles. Ce sont souvent les professionnelles les plus faciles à joindre. Leur savoir et leur expérience constituent des ressources précieuses qui peuvent soutenir les enfants et les familles tout au long du processus de guérison. Les infirmières peuvent répondre aux questions, prodiguer de l'enseignement, assurer une surveillance sécuritaire des médicaments et des autres modalités, favoriser les stratégies d'adaptation et les compétences parentales, soutenir les efforts et le parcours, fournir de la rétroaction et proposer une gamme de ressources et de contacts avec les autres professionnels ou non professionnels participant à la vie quotidienne des enfants et des familles. Les infirmières évaluent également la qualité de vie et collaborent à intégrer les buts des patients et leurs aspirations à des attentes réalistes sur le déroulement du processus. Les infirmières peuvent aider les familles et les enfants à mieux vivre et à obtenir des résultats heureux dans les approches multidimensionnelles dans lesquelles ils sont engagés. Quoique nous ayons décrit succinctement les interventions des soins infirmiers qui contribuent à la guérison de la douleur chronique, le temps dépensé par les infirmières les amène habituellement à très bien connaitre les luttes quotidiennes des enfants et de leur famille, et comment ils se débrouillent dans cette expérience difficile. Les infirmières peuvent identifier les forces et les barrières au processus de guérison. Elles contribuent à aider à capitaliser sur les forces et à trouver des façons de minimiser les barrières. Le discours des infirmières se joint à ceux des autres professionnels et non-professionnels, aidant à individualiser le plan de soins et assurant qu'une continuité et une confrontation avec la réalité soient offertes aux patients et aux fournisseurs de soins de santé.

ALISSA

Il s'agit de l'histoire d'Alissa (nom fictif de la patiente), huit ans, qui grâce aux observations objectives de l'équipe et de ses parents, a réussi à se libérer de sa douleur. Elle continuait néanmoins à éprouver de la douleur et avait par moments les comportements d'une personne qui souffre. Ses parents avaient partagé la tâche de l'amener à ses rendez-vous, de sorte qu'un ou l'autre l'accompagnait. Au fur et à mesure que l'infirmière les rencontrait individuellement, afin d'évaluer leur réalité quotidienne, le père et la mère faisaient état d'une certaine tension et de problèmes conjugaux. Il s'est avéré qu'en essayant de lier la douleur aux évènements familiaux, l'infirmière s'est aperçue qu'Alissa avait compris que ses parents s'unissaient lorsqu'elle avait une crise de douleur. En parents dévoués, ils s'alliaient pour l'aider et parvenaient à trouver des façons mutuelles de fonctionner avec la situation engendrée par la douleur. Par conséquent, à sa façon de voir le monde à travers ses yeux de huit ans, elle en était arrivée à la conclusion que sa douleur avait le pouvoir d'amener ses parents à coopérer. À travers des discussions de résolution de problèmes avec les parents, ceux-ci ont accepté de voir un consultant matrimonial. En expliquant à Alissa qu'ils obtenaient de l'aide pour mieux s'entendre, et à mesure que le climat s'améliorait à la maison, elle a abandonné ses comportements et a repris sa vie normale.

L'exemple ci-dessus peut également servir à discuter brièvement la question du « gain secondaire ». Certains enfants et adolescents peuvent retirer des gains secondaires de leur douleur. Dans plusieurs cas, comme dans celui d'Alissa, ce processus est essentiellement inconscient et il devient une façon de combler un certain manque. Malgré tout, comprendre les facteurs menant à cette situation peut aider à mettre en place certaines mesures de redressement pouvant entrainer la normalisation du comportement. Le gain secondaire consiste le plus souvent à obtenir plus d'attention d'un ou des deux parents. Habituellement, il est contrecarré en attirant l'attention du parent par des comportements non douloureux, alors que les activités liées à la douleur s'établissent indépendamment de l'attention du parent. Mais dans certains cas, l'intervention d'un psychologue et de l'infirmière est nécessaire pour résoudre la question.

4. CONCLUSION

Plusieurs éléments peuvent être intégrés pour alléger la douleur chronique des enfants et des adolescents. Le partenariat entre l'enfant, la famille et les professionnels de la santé est crucial pour obtenir de bons résultats et retourner à une vie normale. La guérison graduelle exige de la ténacité et une attitude positive. Des outils comme les stratégies d'adaptation peuvent aider au processus de guérison et devraient être discutés sur une base continuelle avec les professionnels qui s'occupent de l'enfant et de la famille. De plus, les attentes doivent demeurer réalistes et correspondre au stade du progrès qui a été accompli. Entreprendre le périple de s'en prendre à cette douleur se fait mieux avec un esprit ouvert qu'avec des attentes fixées à l'avance. Le parcours de chaque enfant présentera ses propres défis et ses propres caractéristiques, mais en faisant confiance au savoir scientifique et à l'esprit humain, les enfants et les adolescents souffrant de douleur chronique peuvent retrouver leur normalité et une bonne qualité de vie avec leur famille et leurs amis.

CHAPITRE

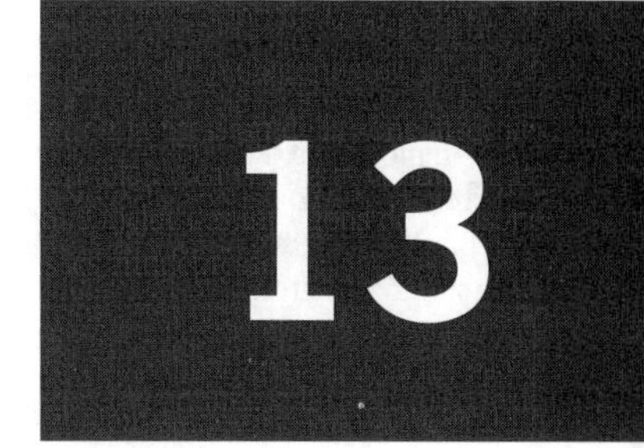

GÉRIATRIE ET GESTION **DE LA DOULEUR**

Yvon Beauchamp M.D., CCFP, Montréal, Québec, Canada
Service de soins palliatifs et consultant, Clinique antidouleur, Centre hospitalier de l'Université de Montréal (CHUM), Hôpital Sacré-Cœur de Montréal, professeur-adjoint (clinique), Université de Montréal, Québec, Canada

RÉSUMÉ

Les gens vieillissent et survivent plus longtemps : cette situation est assez récente. Cet état de fait nous amène à constater que la science de l'étude du vieillissement est jeune. Avec les années de plus en plus de syndromes apparaissent et ont souvent en commun la douleur. La gériatrie est jeune et les connaissances sur les douleurs des personnes âgées (la gérialgie) est encore plus jeune.

Ce chapitre explore les différents aspects de la douleur chronique en gériatrie. On y abordera la question de la gestion de la douleur chez les personnes âgées en analysant l'aspect sociodémographique et la prévalence de la douleur en gériatrie. En définissant ensuite la douleur, le chapitre se penche sur le processus de vieillissement physiologique et fait le lien avec le traitement clinique de la douleur. La perception de la douleur, ses aspects sensoriels ainsi que ses aspects psychologiques seront ensuite abordés. Les comorbidités et les grands symptômes douloureux de la gériatrie seront décrits; ensuite seront explorés différents outils et instruments à la portée du médecin lui permettant d'évaluer cliniquement les douleurs chez différentes catégories de malades âgés. Finalement, nous passerons en revue les différentes modalités de traitement tant pharmacologiques que non pharmacologiques.

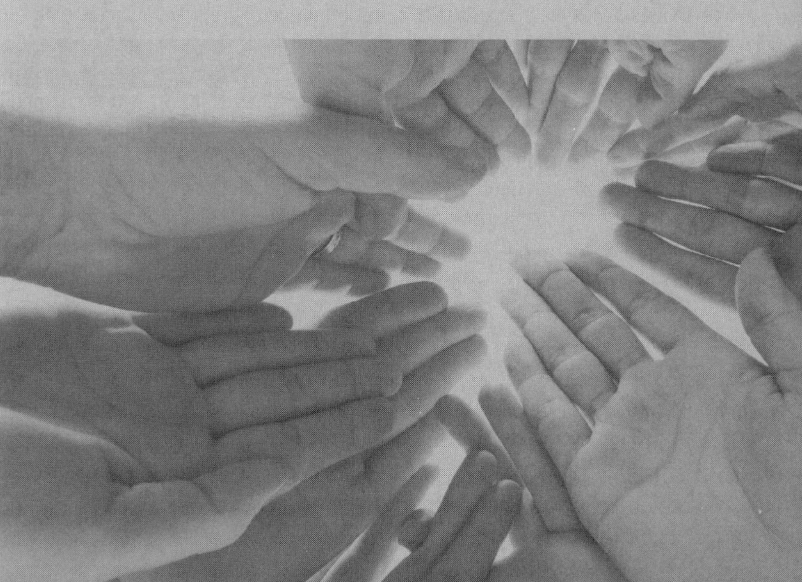

1. INTRODUCTION

Dans un autre millénaire (1971), lorsque je reçus mon diplôme de docteur en médecine, l'échographie médicale n'existait pas encore comme application diagnostique clinique, encore moins l'imagerie actuelle composée de la résonnance magnétique et de l'imagerie générée par émission de positrons.

Le terme médical « gériatrie » est apparu et a été diffusé au Québec avec la parution du « Précis pratique de gériatrie » d'Arcand-Hébert en 1987. L'espérance de vie s'étendait alors à 70 ans. À cette époque, des spécialistes en gériatrie sortaient tout juste des différentes écoles de formation spécialisée et commençaient à s'intéresser à toute cette couche de la population en haut de la pyramide démographique, pyramide qui commençait à s'inverser sous le nombre croissant de personnes plus âgées et sur le nombre décroissant et plus restreint de personnes plus jeunes.

La maladie d'Alzheimer était connue encore comme entité histopathologique et le diagnostic se faisait à l'autopsie. Aujourd'hui, les recherches génétiques laissent entrevoir la mise au point de « kit » de dépistage de cette maladie chimique du cerveau pour les générations actuelles et futures. Un traitement basé sur de très nouvelles molécules chimiques pouvant ralentir la maladie est maintenant disponible.

Entre la fin des années 70 et le début des années 80, on nomme officiellement le syndrome d'immunodéficience acquise (SIDA). Avec la compréhension accrue des mécanismes d'invasion et de destruction des défenses immunitaires sont apparues des traitements pharmacologiques pouvant allonger l'espérance de vie des personnes aux prises avec le SIDA, en attendant la commercialisation d'un vaccin et le début de l'ère de prévention de la maladie.

Entre 1970 et 1975, une association internationale de professionnels de la santé en douleur est formée : l'*International Association for the Study of Pain (IASP)*. Créée aux États-Unis, cette importante association est maintenant présente dans plus de 80 pays. L'*IASP* regroupe entre autres des chercheurs de sciences fondamentales, comme des pharmacologues, des généticiens, des chimistes, des physiologistes, ainsi que les cliniciens en médecine, soins infirmiers, psychologie et autres, tous des professionnels ayant un intérêt pour la douleur.

Tant de nouveautés au cours d'une carrière médicale! Les sujets d'étude que sont la gériatrie et la douleur sont donc des sujets récents à l'échelle scientifique moderne. Les progrès sont toutefois rapides et la somme de connaissances accumulées en quelques décennies sur ces deux thèmes est impressionnante. Dans ce chapitre, nous traiterons du vieillissement et de douleur et explorerons les particularités qui en font des sujets différents et uniques lorsque traités ensemble : nous parlerons alors de « gérialgie » ou de « presbyalgie », la douleur chez les personnes âgées.

2. L'ASPECT SOCIODÉMOGRAPHIQUE EN GÉRIATRIE

Quand sommes-nous vieux? Sommes-nous vieux quand nous prenons notre retraite du travail? Sommes-nous vieux quand nous devenons grands-parents? Il existe autant de clichés que de définitions, que de spécialistes de gériatrie et de douleur. Pour les cliniciens qui côtoient les personnes plus âgées, la vieillesse physiologique n'est pas nécessairement la vieillesse chronologique et vice versa.

Il y a un déplacement important de la courbe de distribution d'âge dans la population mondiale. Dans les pays développés, le pourcentage de la population âgée de plus de 65 ans et de moins de 80 ans augmentera de 17,5 % à 36,3 % de 2006 à 2050. Au cours de cette même période, le nombre de personnes âgées de plus de 80 ans plus que triplera[1].

En 1987, Kergoat et Lebel[2] répartissent l'ensemble des personnes âgées de plus de 65 ans en deux groupes : « les jeunes vieux », âgés de 65 à 79 ans, et les « vieux vieux », âgés de 80 ans et plus. Dans les années subséquentes, les auteurs de la littérature médicale plus spécialisée traitant de la douleur en gériatrie, ont senti le besoin de répartir les personnes âgées en trois groupes plutôt qu'en deux groupes : les personnes âgées de 65 à 74 ans (1), de 75 à 84 ans (2) et les personnes de plus de 85 ans (3). Cette distinction en algologie gériatrique est née de conclusions d'études cliniques dans certaines tranches de la population, mais aussi, en corollaire, de l'absence d'études cliniques dans la tranche de la population des gens de plus de 85 ans.

Le phénomène de vieillissement de la population est associé à une prévalence beaucoup plus grande de douleurs persistantes de l'ordre de 25 à 65 % dans la population vivant dans la communauté et de 80 % dans la population vivant en institution[1-9]. Les différences notées au regard de la douleur entre ces trois groupes d'âge tiennent-elles exclusivement à des critères physiologiques, démographiques, cliniques diagnostiques ou pharmacologiques ou encore à des critères nouveaux comme la notion d'aptitude et d'inaptitude intellectuelle?[3] J'estime que c'est l'ensemble de ces critères qui fait de la gérialgie une douleur différente à part entière. L'ensemble des personnes âgées n'est pas un groupe homogène. Elles partagent entre elles une physiologie non homogène liée à une usure du temps différente pour chacun, une hérédité non homogène, une capacité intellectuelle qui va de l'aptitude complète à l'inaptitude complète avec des états intermédiaires progressifs. L'état physique et intellectuel de chaque personne est assujetti à des comorbidités qui s'accumulent inévitablement au fil des ans et perturbent différents systèmes physiologiques. Ces facteurs influencent autant la perception de la douleur que les traitements et agissent sur la fonctionnalité et sur la socialisation des personnes âgées.

Comme si toute cette hétérogénéité démographique n'était pas suffisante, les chercheurs font maintenant une différence entre « le vieillissement » et « la vie tardive »[4]. On commence à parler d'une autre phase de la vie qui survient lorsque les processus de vieillissement sont terminés. Alors que la période du **vieillissement** est caractérisée par une détérioration de la capacité de survivre et de procréer, la phase de la **vie tardive** est caractérisée par une cessation de la détérioration reliée à l'âge; cette nouvelle approche tente de s'expliquer par l'hétérogénéité démographique tout au long de la vie et une portion de théorie évolutionniste ayant comme base la force de la sélection naturelle. Devrons-nous bientôt subdiviser de nouveau notre cohorte globale de personnes âgées?

Les études sur la **douleur gériatrique** dans la littérature sont encore très peu nombreuses. En 2000, sur 4 000 articles recensés dans la littérature médicale traitant de la douleur, à peine 1 % d'entre eux traitait de la douleur en gériatrie. Qui dit littérature médicale parle surtout de revues médicales dans lesquelles sont véhiculés les résultats de recherche portant sur la question de la douleur et du vieil âge. Il n'y a donc que peu de recherches spécifiquement axées sur la douleur en gériatrie. Pourtant, les gens âgés ont les plus hauts taux de procédures chirurgicales et les plus hauts taux de maladies douloureuses. La prévalence des douleurs persistantes augmente de façon continue jusqu'à la septième décade de la vie, souvent excédant 50 % des échantillonnages de personnes vivant dans leur communauté et 80 % des personnes vivant en institution[5].

Qu'elle soit aigüe, par exemple, suite à une intervention chirurgicale, ou persistante, par exemple dans le cas de maladies chroniques, la douleur gériatrique devient un **problème urgent**, et son soulagement est tout autant une urgence. Malheureusement, les quelques études parues nous font prendre conscience du peu d'intérêt que soulèvent, chez les soignants, la douleur et son soulagement chez les personnes âgées cognitivement intactes, à plus forte raison lorsque le patient est cognitivement inapte à exprimer verbalement sa douleur de façon cohérente et à demander d'en être soulagé.

3. PRÉVALENCE DE LA DOULEUR GÉRIATRIQUE ET SON INTÉRÊT

Morrison[6] rapporte des conclusions assez troublantes et même choquantes. Lorsqu'on compare, dans une même étude, des personnes âgées cognitivement intactes et des personnes âgées démentes s'étant fracturées la hanche et ayant subi une chirurgie, on a constaté les données suivantes. Sur les 59 patients cognitivement intacts, 44 % d'entre eux rapportaient une douleur jugée sévère à très sévère avant la chirurgie; 42 % d'entre eux faisaient état de la même douleur sévère en postopératoire et 22 % d'entre eux ont reçu une analgésie inadéquate. Les 38 patients handicapés par une démence ayant également subi une fracture de la hanche et ayant une capacité d'expression et de demande très diminuée ont reçu 66 % moins d'analgésie que les patients cognitivement intacts (qui en avaient eux-mêmes reçu peu). Seulement 24 % d'entre eux ont reçu une ordonnance d'analgésie à la sortie de la salle de chirurgie, alors que 76 % d'entre eux ont reçu une prescription d'analgésie seulement s'ils affichaient un comportement manifestement douloureux. Cet exemple, pris dans un grand hôpital universitaire états-unien, montre l'ampleur du problème à bien des niveaux : l'intérêt pour une phase opératoire et un manque d'intérêt pour les phases pré et postopératoires; possiblement, le manque de connaissance sur le sujet de la douleur et son soulagement et les préjugés tenaces sur l'analgésie. **Plus grave encore, les étudiants en médecine ne pourront pas bénéficier des connaissances qu'on aura oublié de leur inculquer durant leur formation en stage pratique, d'où la perpétuation de graves lacunes d'une génération de médecins à une autre.**

Y a-t-il une solution? Il est évident que dans toutes les sphères du savoir, il y a peu de sujets intéressants, il n'y a que des sujets auxquels on s'intéresse! **Quand plus de médecins s'intéresseront-ils à la douleur et à son traitement?** Je suis tenté de répondre que c'est « lorsque les écoles de médecine mettront ce sujet dans le programme obligatoire d'enseignement des sciences fondamentales ». Les connaissances ainsi acquises par les futurs médecins leur seront naturelles et non menaçantes. La clientèle des douloureux ne sera ni énigmatique ni embêtante, les traitements qui sont aujourd'hui tellement encore soumis à un monde de préjugés perdront leur aura d'inaccessibilité. La patience est de rigueur. Le futur est plein de promesses.

4. LA DOULEUR ET SA DÉFINITION

Il a fallu beaucoup de rencontres entre experts de l'IASP pour arriver à une définition qui, encore à ce jour, fait consensus dans le monde médical. **La douleur : « C'est une perception qui est à la fois sensorielle et émotionnelle, désagréable, en lien avec une lésion tissulaire présente ou potentielle ou encore décrite en des termes qui implique une telle lésion. »**

Une lésion visible peut provoquer une douleur et l'absence de lésion n'élimine pas une douleur. Une fracture ouverte de la jambe provoque une douleur bien visible et facilement acceptée par l'entourage; une jambe amputée qui provoque un membre fantôme douloureux est plus difficilement acceptée souvent parce que la douleur est non visible et plus difficilement explicable.

Qu'est-ce qui explique la différence des douleurs ressenties chez un individu plus jeune et chez un individu plus âgé? Pourtant, la définition est la même, que la personne soit jeune, moins jeune ou âgée. Nous pouvons nous tourner vers la physiologie et nous interroger sur les changements normaux du vieillissement. D'une façon tout à fait globale, on peut accepter que le processus de vieillissement soit une caractéristique propre aux systèmes biologiques complexes. Les changements dans l'individu sont tributaires des modifications de notre matériel génétique, de modifications au plan moléculaire et de perte de certaines capacités régénératrices des cellules, des insuffisances organiques de certains systèmes apparaissent, de même que des déficiences neuroendocriniennes qui ont peine à maintenir l'homéostasie (capacité pour les personnes de maintenir constants leurs paramètres biologiques face aux modifications du milieu extérieur).

5. LE PROCESSUS DU VIEILLISSEMENT PHYSIOLOGIQUE

La personne humaine est un ensemble complexe formé de différents systèmes biologiques totalement non apparentés, mais totalement bien intégrés et qui, lorsque, appareillés forment un être compliqué et délicat. Ces systèmes, qu'ils aient une fonction neurologique, hépatique, gastrique ou rénale viennent à la rescousse l'un de l'autre quand il y a une panne dans l'un des modules composant l'être humain. Tout au long d'une vie, il y aura des épisodes dans lesquels des bris cellulaires, des défauts chimiques ou électriques, des agressions infectieuses surviendront et laisseront des séquelles particulières qui affecteront l'ensemble du bon fonctionnement global. Outre les épisodes normaux attendus de maladies et indépendamment des atteintes fonctionnelles des différents systèmes, il y a l'outrage du temps et l'usure biologique à laquelle personne n'échappe. Certains systèmes sont plus impliqués pour l'expérience de la douleur et pour le traitement des douleurs. Lorsque ces systèmes vieillissent, à quoi peut-on s'attendre? Qu'est-ce qui change dans le système nerveux pour la transmission et la perception des douleurs, dans notre système digestif responsable de l'assimilation des médicaments et notre système d'excrétion médicamenteuse rénal?

Le vieillissement du système nerveux se traduit par une perte d'adaptation motrice, intellectuelle et cognitive. Les expériences antérieures sont très importantes dans la performance psychomotrice. Le cerveau a si peu de cellules aptes à la mitose (division cellulaire) ou à la régénération, que cette majorité de cellules non divisibles amène, en vieillissant, une diminution cellulaire progressive surtout dans les régions frontales et temporales, de même qu'au niveau du cervelet et de l'hippocampe, donc des régions qui sont responsables d'une bonne mémoire, d'une bonne motricité fine et d'un comportement adéquat. Chez les personnes âgées de 20 à 85 ans, le cerveau perd de 7 à 8 % de sa masse et de 10 à 15 % de son volume. Ces systèmes électriques régionaux cérébraux ont tous un rôle intégré dans la manipulation et la rétention de l'information sensitive douloureuse et dans la préparation d'une réponse adaptative tant motrice que psychologique suite à un processus douloureux.

LE VIEILLISSEMENT DU SYSTÈME NERVEUX CENTRAL ET PÉRIPHÉRIQUE[7]

Un problème particulier et majeur en gériatrie est la perte des capacités cognitives dont la mémoire est l'un des paramètres primordiaux. Cette atteinte de la pensée et du jugement accable de plus en plus de personnes au fur et à mesure que l'âge progresse. Comment les patients déments peuvent-ils manipuler correctement les informations venues de leurs sens, les comparer à des expériences vécues antérieurement et emmagasinées dans leur mémoire de vie, interpréter une émotion primaire qui deviendra un sentiment et comment vont-ils analyser avec leur cerveau le type d'agression dont ils sont victimes, la partie du corps qui subit la lésion et l'intensité de l'agression. L'atrophie du parenchyme cérébral est bien documentée chez les personnes en processus de vieillissement. Cette atrophie est visible dans la substance grise de plusieurs régions impliquées dans la gestion de la douleur. Ces régions sont importantes et particulières (Insula, cortex cingulaire, cortex pariétal et somatosensoriel, noyaux gris centraux, etc.). **Cette atrophie est-elle significative? Quelles en sont les conséquences fonctionnelles?**

Y aurait-t-il une diminution de la modulation supraspinale en vieillissant ?[8] **Comparés aux personnes âgées, les jeunes adultes ont moins de douleurs chroniques.**

LE RALENTISSEMENT DE LA CONDUCTION MOTRICE ET SENSORIELLE

Chez les personnes âgées, on constate un ralentissement de la vitesse de conduction dans les nerfs moteurs et dans les nerfs sensitifs; la démyélinisation (perte de l'isolant entre les neurones) en est responsable. Si la démyélinisation est très forte, la réponse antidouleur est plus lente et la réponse volontaire motrice en réaction au processus douloureux le sera aussi.

LE VIEILLISSEMENT DU SYSTÈME GASTRO-INTESTINAL[7]

L'intérêt du système gastro-intestinal tient au fait, en algologie gériatrique, **qu'il est la porte d'entrée des médicaments, donc responsable de l'absorption des médicaments** et qu'en plus notre usine à désintoxication qu'est le foie est responsable de la première étape pour rendre les médicaments ingérés contre la douleur inopérants.

Que remarque-t-on en lien avec le traitement de la douleur?

- l'atrophie épithéliale gastrique et intestinale (la diminution de la surface cellulaire pour l'absorption des médicaments) est partie intégrante du processus de vieillissement.
- la dégénérescence des tissus nerveux intestinaux qui causent déjà un dysfonctionnement intestinal qui sera augmenté par l'emploi des analgésiques opioïdes.

LE VIEILLISSEMENT DU SYSTÈME IMMUNITAIRE[7]

Pour plusieurs raisons interactives, il existe un vieillissement du système immunitaire et l'apparition d'une immunodéficience relative chez la personne vieillissante. L'organisme vieillissant devient donc plus susceptible aux attaques microbiennes externes et aux attaques intrinsèques, dont le cancer et ses douleurs. L'activité immunitaire est habituellement très intense entre la naissance et la maturité sexuelle. Après ce stage de la maturité sexuelle, certaines capacités immunitaires déclinent linéairement jusqu'à 85 ans.

LE VIEILLISSEMENT DU SYSTÈME RÉNAL

S'il existe une fonction importante et dont l'intégrité se doit d'être maintenue lorsque l'on traite la douleur, c'est la fonction rénale dont le rôle non équivoque en gérialgie est primordial. La majorité des médicaments que nous utilisons pour traiter une maladie, et la douleur est une maladie, doivent être métabolisés (transformés) par un système enzymatique hépatique appelé «cytochromes» ou encore par d'autres réactions chimiques différentes. Au mieux, les métabolites (médicaments transformés) doivent être éliminés, surtout s'ils sont toxiques, comme c'est le cas pour certaines molécules employées pour traiter la douleur. Au pire, ils sont éliminés, inchangés ou presque, par la fonction rénale et il faut ajuster les doses.

À cause du vieillissement du système rénal, il devient important pour le médecin traitant une personne âgée de connaitre la fonction rénale, car il faudra occasionnellement ajuster la posologie du médicament en fonction de la capacité du rein à se débarrasser de la substance chimique. D'une façon générale, la capacité d'épuration du rein varie avec le sexe et l'âge en plus de la fonction rénale elle-même. « Toutes les personnes ne sont pas égales devant les médicaments. »

6. LA PERCEPTION DE LA DOULEUR EN VIEILLISSANT

Pour ce qui est de la perception de la douleur en gériatrie, c'est mon impression que lorsque nous soignons les personnes âgées pour la douleur aigüe ou chronique, les cliniciens que nous sommes et les conclusions empiriques et pragmatiques que nous en tirons sont en avance sur les conclusions contradictoires que nous tirons de la littérature en recherche fondamentale.

Comme exemple en clinique, nous constatons que :

- 45 % des adultes âgés souffrant d'une appendicite aigüe n'ont pas de douleur à la fosse iliaque droite contre 5 % seulement pour les personnes plus jeunes;
- l'incidence de la douleur chez les cancéreux est différente selon l'âge : chez les jeunes adultes, on retrouve 55 % de gens en douleur contre 35 % chez les adultes et 26 % chez les personnes plus âgées;
- pour ce qui est de la douleur thoracique, on constate que 35 à 42 % des adultes âgés de plus de 65 ans qui font un infarctus ne ressentiront pas la douleur typique ou simplement pas de douleur. Dans une étude, les personnes de plus de 70 ans prenaient trois fois plus de temps que les plus jeunes adultes pour rapporter une douleur ischémique myocardique; donc, un plus grand délai dans la détection d'une crise d'angine qui pourrait rapidement être stoppée par la prise de nitroglycérine;
- près de 40 % des patients de plus de 65 ans ne ressentiront qu'une douleur de nulle à légère lors d'une péritonite, d'une obstruction intestinale ou d'une pneumonie.

Si l'on compare ces exemples cliniques avec les résultats de recherche en laboratoire et à la lumière de la littérature sur la douleur, on se rend compte que durant les 50 dernières années de vie, on ne constate qu'une modeste et inconsistante diminution de la sensibilité à la douleur légère en fonction de l'augmentation de l'âge. Une méta-analyse[8] récente a révélé que le seuil de la douleur chez les personnes âgées était plus élevé que chez des personnes plus jeunes. On pourrait penser que c'est un avantage pour les personnes âgées, mais il n'en est rien, car on doit tenir en compte l'aspect préventif de la douleur (avertisseur de danger potentiel). Plus l'alarme se déclenche tard et plus la prise de conscience est tardive, plus sévère pourrait être la lésion que si le danger avait été détecté plus rapidement.

Contrastant avec ce seuil de douleur plus élevé, les études tant cliniques qu'expérimentales laissent à penser qu'il y a une vulnérabilité accrue à la douleur sévère ou persistante chez les personnes plus âgées. La tolérance à ces douleurs est diminuée. Chez l'humain et chez l'animal, les études semblent montrer une efficacité moindre d'un système endogène de défense contre la douleur : « les contrôles inhibiteurs diffus de la nociception ». Les études fondamentales semblent montrer du doigt une plasticité réduite du système nociceptif et une dysfonction prolongée suivant une lésion tissulaire, une inflammation ou une lésion nerveuse.

En somme, il faut une plus grande douleur, de plus courte durée, avant que la situation ne devienne catastrophique.

7. LES FACTEURS PSYCHOLOGIQUES ET LA DOULEUR LORS DU VIEILLISSEMENT

Les paramètres psychologiques de l'Humain sont fascinants en général et ce sont ces attributs particuliers qui font prendre conscience de l'originalité de la gérialgie.

Le contexte social dans lequel l'information nociceptive (porteuse de douleur) est manipulée, les croyances cognitives de l'individu et le sens attribué aux symptômes douloureux vont devenir des facteurs importants dans le modelage de la perception douloureuse. Les personnes âgées pensent souvent que la douleur est un phénomène auquel elles doivent s'attendre sans trop pouvoir y échapper, donc une normalité de l'âge. Normalité perverse s'il en est une. Les personnes âgées se sentent moins menacées par des douleurs légères et sont moins portées à rechercher un traitement ou un soulagement. Par contre, lorsque leurs douleurs sont sévères, les personnes plus âgées ont plus tendance à penser en termes de maladie grave et à demander de l'aide plus rapidement que leur contrepartie plus jeune. Il appert que les plus vieux patients ont plus de difficulté à se rendre compte que la douleur conduit à des dérangements émotionnels. On note aussi un sentiment d'impuissance moindre que chez de plus jeunes patients, moins d'autoculpabilité et un plus grand désir de trouver un traitement d'appoint[9].

Les personnes plus jeunes pensent que leur conduite et leurs actions sont un déterminant important de l'intensité de leur douleur, alors que les personnes plus âgées vont pencher plus du côté du destin-fatalité ou de la chance et malchance. Souvent, chez les jeunes, plus ils s'activent, plus ils risquent d'augmenter leur douleur. Les personnes plus âgées qui ne pensent pas que leurs activités sont un déterminant important de leur douleur sont moins portées à penser ainsi; pour eux, **ce qui fait mal ne fait pas nécessairement du mal.** Par contre, cette croyance dans la destinée est associée à plus de phénomènes dépressifs, à plus de douleur intense, à un plus grand impact sur la fonctionnalité et à un plus grand choix de stratégies erronées d'adaptation. Les plus vieux patients présentent un plus grand stoïcisme. La confiance de soi perçue ne semble pas différente d'un groupe d'âge à un autre quand vient le temps de trouver des stratégies d'adaptation à la douleur. En ce qui a trait aux stratégies d'adaptation psychologique face aux douleurs chroniques, les études montrent que les patients âgés emploient plus la spiritualité-religion et l'espérance.

En somme, et pour tenter de concilier tous ces résultats disparates et d'allure contradictoire, on peut résumer ainsi :
Plus la douleur est légère et passagère, plus il y aura une différence dans les mécanismes d'adaptation à ces douleurs entre les patients jeunes adultes et les patients âgés. On note une plus grande propension à catastropher, à prier et à espérer sans grande initiative personnelle dans l'adoption d'une stratégie chez les personnes plus âgées. Toutefois, lors de douleurs sévères, que l'on soit jeune ou vieux, la recherche de stratégies d'adaptation est du même niveau.

Chez la personne âgée, lorsque la douleur est légère et de courte durée, il y a une tendance non équivoque à attribuer le phénomène au processus inévitable et attendu du vieillissement, d'où l'image d'un certain stoïcisme; l'acceptation devient plus facile et fait partie de la stratégie inconsciente de l'adaptation. Cette vision tend à minimiser l'importance du symptôme douloureux léger et, à la limite, dénature le sens d'une telle douleur qui se veut un signal d'alarme pour prévenir une lésion plus importante. Ces différences tendent à disparaitre lorsque la douleur est intense et prolongée.

8. LES AUTRES MALADIES (COMORBIDITÉS) CHEZ LES PERSONNES ÂGÉES ET LA DOULEUR

Qui dit vieillir dit accumulation de blessures de vie. Gibson et al[9] ont montré qu'il y a 20 ans déjà, la personne type de 70 ans vivant dans sa communauté était porteuse de 3,6 conditions médicales en moyenne et prenait une moyenne de 7 différentes médications. Imaginons ce que seraient les résultats aujourd'hui, un quart de siècle plus tard, si on faisait la même recherche sur l'accumulation de blessures de vie et de la prise de médicaments :

- les repères dits de « normalité » biologique n'ont cessé de baisser (v.g. glycémie, taux de cholestérol, tension artérielle, etc. : il y a donc plus de « malades créés artificiellement »);
- la liste des règles directrices de traitement pharmacologique des « grands spécialistes » s'est allongée;
- les grandes firmes pharmaceutiques ont inventé de nouvelles classes de médicaments qui s'ajoutent habituellement aux autres médicaments sans toutefois les remplacer (plus de médicaments, donc, plus d'effets secondaires, plus d'interactions médicamenteuses, plus de problèmes créés souvent par la médecine elle-même).

Cyniquement, on pourrait penser que chaque médecin traitant l'une des multiples maladies du même individu se fait fort de penser que son patient ne doit pas mourir de la maladie qu'il traite. À quel moment peut-on penser que la limite du traitement des comorbidités est atteinte pour un même individu? C'est toujours difficile à évaluer. Il existe des associations de pathologies connues pour lesquelles il faut presque choisir laquelle des maladies il conviendra de traiter. Il devient important d'avoir un médecin-chef d'orchestre qui coordonne tous les traitements de toutes les maladies et qui dresse une liste prioritaire tant des maladies à traiter que des traitements à privilégier à cause des dangers de la multimédication. Ces cas ont été documentés par Guasti[10] et validés par D'Antono et al[11].

Les comorbidités suivantes seront vues à la lumière de leur conséquence sur la douleur chez les personnes âgées : hypertension artérielle, diabète mellitus, démence.

Médecine de silo, médecine de la longévité et non de la qualité de la vie… Plus on vivra longtemps avec une maladie chronique, plus il surviendra de complications de cette maladie, plus on ajoutera des traitements et plus on créera de problèmes. **Quand entre-t-on dans la zone d'acharnement thérapeutique ou du traitement déraisonnable?** La réponse est du domaine de la bonne pratique médicale et non exclusivement de la bonne pratique pharmacologique ou chirurgicale. Ceci est du domaine de l'éthique!

DIMINUTION DE SENSIBILITÉ À LA DOULEUR ET HYPERTENSION ARTÉRIELLE CHEZ LES PERSONNES ÂGÉES

Il existe une relation directement proportionnelle entre une hypertension artérielle et une diminution de sensibilité à la douleur. Ainsi, une tension artérielle systolique haute est associée à un seuil plus élevé de déclenchement de la douleur.

Comme exposé plus haut, un seuil de douleur plus élevé peut sembler une bonne chose à première vue car l'individu ressent moins de douleur; par contre, le risque réside dans le fait que le système nerveux a perdu sa capacité d'alarmer le corps d'une menace potentiellement grave qui pourrait laisser des séquelles. Abaisser la tension artérielle de cet individu devient primordial en prévention d'un dysfonctionnement du système de la douleur. Mais lorsque le mal est fait et que la chronicité de la douleur est apparue, ce but préventif n'existe plus.

Comme 60 % des personnes âgées ont une systolique plus élevée que 140 mm Hg, **ce seul facteur pourrait expliquer une grande partie de l'augmentation du seuil de déclenchement de la douleur chez les personnes plus âgées[12].**

DIABÈTE MELLITUS ET DIMINUTION DE LA SENSIBILITÉ

Prenons un autre exemple bien connu : le diabète mellitus ou sucré. Dans 30 % des cas de diabète de plus ou moins longue évolution, il y a une atteinte neurologique périphérique qui peut se traduire par des hypoesthésies (diminution de la sensibilité non douloureuse) ou des douleurs neuropathiques (dysfonctionnement du système nerveux central avec augmentation de la douleur). En présence d'hypoesthésie responsable d'une diminution de la sensibilité, le seuil de la douleur sera plus élevé. Encore une fois, avec la perte de la fonction d'alarme d'un seuil normal de douleur, il y a danger de lésions des extrémités chez nos patients âgés diabétiques; ce que nous voyons régulièrement en clinique.

DÉMENCE ET DOULEUR

Une autre problématique que l'on constate souvent en clinique : l'association démence-douleur. Pour les patients âgés qui présentent ces comorbidités, les enjeux sont différents : le traitement de la douleur viendra presque obligatoirement nuire à leurs fonctions cognitives déjà plus ou moins diminuées par la démence, puisque les médicaments employés pour traiter la douleur ont beaucoup d'effets secondaires négatifs sur la concentration, le jugement et la mémoire. **Prioriser les maladies et les symptômes à traiter devient alors l'enjeu**; traiter la douleur avec des médicaments qui affectent la chimie normale de la cognition et qui amoindriront un cerveau déjà atteint ou bien décider de conserver la fonction restante du cerveau au détriment d'une douleur et d'une souffrance qui de toute façon diminuera la capacité cognitive des personnes âgées. La prise de décision passe encore là par un processus d'analyse des principes éthiques, des principes de loi, du code de déontologie des soignants et, surtout, des volontés du patient âgé qui demeurent très souvent oubliées dans la chaîne décisionnelle médicofamiliale.

Les enjeux sociaux ne sont pas en reste avec la perception de la douleur. Bradbeer et al[13] ont montré que « solitude et deuil » sont responsables d'une atteinte de l'humeur qui affecte en retour la douleur. Par définition, la douleur est tout autant une sensation qu'une émotion. Une émotion amène toujours un comportement particulier qui favorise une interaction sociale. Ainsi, il est possible de penser qu'à l'instar d'autres groupes d'âge, la douleur favorise un comportement de fragilité et de tristesse qui amènera le groupe à s'occuper de son membre souffrant. Par contre, dans nos sociétés urbaines et modernes, ce qui pourrait être n'est pas toujours. Les familles sont souvent fragmentées; les individus plus jeunes sont aux prises avec les soucis économiques du quotidien; les deux conjoints doivent travailler pour boucler leur budget familial. Il y a moins de place pour les membres plus âgés au sein d'une famille. Les hôpitaux sont surchargés, les centres d'hébergement le sont aussi et les aidants naturels sont démunis et trop souvent, débordés, isolés et sans soutien médical ou infirmier, sans équipe de relève.

9. LES GRANDS SYNDROMES DOULOUREUX RENCONTRÉS EN GÉRIALGIE

En clinique, nous aimons bien pouvoir cerner les symptômes d'une maladie pour en arriver à un diagnostic le plus exact possible. La douleur peut être un symptôme et la douleur peut être une maladie. Quand en est-il? La classification des douleurs repose souvent sur différents paramètres peu apparentés. Il est coutume de parler de douleur aigüe et de douleur chronique. Dans ces moments, le facteur de référence est la vitesse d'apparition ainsi que la durée dans le temps.

LES TYPES DE DOULEURS

La douleur symptôme

Tout accident brutal et inattendu est considéré comme aigu. Les exemples sont légion :

- l'individu qui chute et se fracture un poignet;
- l'individu qui se plaint d'une douleur abdominale qui résultera en rupture de l'appendice et en une chirurgie;
- l'individu qui ressent une douleur dans la poitrine avec irradiation dans le membre supérieur gauche, ce qui finira par un infarctus aigu du myocarde.

Toutes ces douleurs sont alors un symptôme qui avertit le cerveau qu'un endroit particulier du corps est lésé, à l'instar du détecteur de fumée de nos maisons.

Ce signal d'alarme a donc une fonction précise : avertir pour que le cerveau décide des actions à prendre pour laisser reposer et guérir la partie atteinte. Cette douleur a un sens important de protection et elle aura une fin anticipée avec la guérison du membre ou de l'organe atteint.

La douleur chronique

La douleur chronique aussi a été définie en fonction du paramètre temps-durée; pour les uns, le chiffre de trois mois est la frontière entre la douleur aigüe et la douleur chronique; pour d'autres, c'est plutôt six mois. Finalement, certains diront que c'est la douleur qui dure au-delà du temps normal habituel de guérison. **Cette douleur n'est plus un signal d'alarme fiable puisqu'il fonctionne sans raison apparente.** Il a perdu son sens de protection et de guérison. L'espoir entretenu de la voir disparaitre s'amenuise au fil des jours. Les problèmes psychologiques sont souvent la norme si l'adaptation n'est pas possible ou si les pertes sont trop grandes pour être surmontées. La douleur agit alors comme un détecteur de fumée avec son bruit strident qui sonne perpétuellement, en l'absence de fumée...

La douleur chronique telle que définie en fonction des mécanismes physiologiques ou pathophysiologiques

D'autres cliniciens vont plutôt définir la douleur chronique selon le mécanisme physiologique ou le mécanisme pathophysiologique. Ce mode de classification est utilisé par le médecin qui veut choisir le traitement approprié à la douleur en fonction des mécanismes qui sont impliqués dans les différents tissus et dans le système nerveux central (de la moelle épinière au cerveau) ou périphérique (des tissus à la moelle). **On parle alors de la douleur nociceptive en relation habituellement avec une inflammation périphérique et de la douleur neuropathique relative à une lésion du système nerveux ou lorsqu'il y a une dysfonction du système nerveux.**

Pourquoi cette appellation est-elle importante? Tout simplement pour que les traitements pharmacologiques soient directement dirigés vers le mécanisme déficient, fut-il chimique ou électrique. Il existe une importante quantité de classes médicamenteuses d'analgésiques et de coanalgésiques parce qu'il existe une non moins grande quantité de mécanismes chimiques responsables des douleurs.

Finalement, certains médecins parleront de douleurs cancéreuses et de douleurs non cancéreuses. Cette nomenclature est très vaste et peu éclairante pour choisir les traitements appropriés. C'est comme dire qu'il y a deux types de véhicules routiers : les voitures et les camions! L'étiquette de douleurs cancéreuses et de douleurs non cancéreuses n'aide pas et n'oriente pas obligatoirement vers un traitement particulier (bien que parfois une radiothérapie ciblée puisse être le bon traitement pour certaines douleurs, tout comme une chimiothérapie à visée palliative). Il existe des modèles animaux de douleur osseuse cancéreuse comme il existe des modèles animaux de douleur neuropathique ou des modèles animaux de douleur algodystrophique. Il est vrai qu'il existe des substances chimiques rencontrées dans les cancers qui modulent à la hausse les douleurs et à la baisse l'état général des malades. Ces particularités s'ajoutent aux autres mécanismes électriques et chimiques qui sont rencontrés dans les maladies d'étiologie autre que cancéreuse. **La douleur du cancer a des particularités, mais obéit quand même aux autres mécanismes communs des douleurs non cancéreuses.**

Pour faire un bon diagnostic et bien cerner la douleur du patient, il devient important d'en connaitre :

- la durée (aigüe ou chronique);
- les mécanismes physiologiques (nociceptive ou neuropathique);
- et l'étiologie qui doit être plus précise que seulement cancéreuse ou non cancéreuse.

LES SYNDROMES PLUS SPÉCIFIQUES EN GÉRIATRIE

Il ne serait pas très opportun de dresser une liste des différentes maladies qui sont le lot d'une population vieillissante et de décrire chacune en particulier. Il est normal de penser que les maladies de la charpente corporelle sont prépondérantes puisque l'on vit de plus en plus vieux et que l'usure acquise par des mouvements répétés, la perte des lubrifiants normaux des articulations, la décalcification des os et leur fragilité nouvelle font que nous voyons des maladies qui évoluent longuement et qui présentent des syndromes qui se rendent à un maximum de perte de fonctionnalité, de destruction tissulaire et de douleurs. Les maladies ostéoarticulaires ont donc une grande place dans la survenue des douleurs.[7]

D'autres douleurs sont reliées avec des maladies, par exemple le diabète, le zona, les accidents vasculaires cérébraux, etc., dont une grande quantité d'individus âgés souffrent puisque ceux-ci vivent aussi plus longtemps, étant donné que la maladie primaire est traitée et repoussée jusqu'à une étape de complications multiples et majeures. **Les complications multisystémiques (plusieurs organes) font alors partie intégrante de la maladie originale à laquelle s'ajoutent les douleurs chroniques.** Beaucoup de ces douleurs chroniques ont explosé en nombre avec le vieillissement de nos populations. Certaines maladies, présentes en nombre limité parce que les individus mourraient plus jeunes, le sont aujourd'hui en grand nombre à cause de la hausse de l'espérance de vie.

Le **tableau 1** donne un aperçu des maladies que le médecin traitant une population âgée et continuellement vieillissante voit et soigne. On se rend compte qu'il y a des maladies aigües, chroniques, cancéreuses, non cancéreuses et dont l'explication est nociceptive ou neuropathique.

En somme, les personnes âgés sont porteuses de maladies qui commencent souvent à la mi-temps de leur vie, et qui dureront beaucoup plus longtemps qu'il y a une ou deux générations. Très souvent, ces maladies ne font pas mourir, mais font trop souvent terriblement souffrir, et pour longtemps.

TABLEAU I : Maladies et syndromes rencontrés plus fréquemment en gériatrie

MALADIES ET SYNDROMES RENCONTRÉS PLUS FRÉQUEMMENT EN GÉRIATRIE	
FOYERS DOULOUREUX	SYNDROMES COURANTS DE DOULEUR
Tête et cou	Névralgie faciale, céphalée vasculaire, artérite temporale, ostéoarthrite cervicale, accidents vasculaires cérébraux, Parkinson, cancers
Articulations	Ostéoarthrite de l'épaule ou de la hanche, polyarthrite rhumatoïde
Bas du dos	Maladie discale lombaire, sténose spinale, ostéoarthrite lombaire, ostéoporose, écrasement vertébral, envahissement cancéreux, métastases
Membres	Neuropathies périphériques, maladies vasculaires périphériques, syndromes régionaux complexes, métastases osseuses
Cœur-poumon-thorax	Angine, cancers, envahissement de plexus, envahissement de la paroi
Tronc	Algies postzostériennes, radiculopathies diabétiques, névralgies intercostales postopératoires et postradiothérapies
Système digestif	Hernie hiatale, constipation chronique, syndrome du colon irritable, cancers primaires ou métastatiques des organes intraabdominaux, carcinomatose

10. LA DOULEUR CHRONIQUE ET SON ÉVALUATION EN GÉRIATRIE

L'évaluation de la douleur doit circonscrire chez l'individu certains paramètres indispensables pour l'élaboration d'une bonne stratégie de traitement.

Quelle est la définition de la douleur chronique en gériatrie?

Plusieurs définitions sont apparues dans la littérature et ont semé la confusion à un moment donné ou à un autre. Chez la personne âgée, la distinction entre la douleur récurrente et la douleur chronique est floue : parler de douleur aigüe persistante ou de douleur aigüe récurrente ou douleur chronique bénigne est un non-sens.

Bonica[14] a défini la douleur chronique par sa durée au-delà du processus normal de la guérison ou **« par une douleur qui est associée à un processus pathologique chronique qui engendre une douleur continue ou une douleur qui revient par intervalle au cours des mois ou années. »**

Cette définition permet de cadrer les maladies musculosquelettiques arthrosiques et certaines maladies dégénératives qui s'accompagnent de douleurs périodiques dans la sphère des douleurs chroniques de façon catégorique. Nos patients âgés souffrent de ces maladies dans une très grande proportion.

La douleur est une perception : cette perception a la particularité d'être en même temps sensorielle et émotionnelle. Il y a donc une valeur intrinsèque de déplaisir ou de désagrément qui est associée à l'intensité de la partie sensorielle nociceptive. Une douleur se doit donc d'être évaluée de façon multidimensionnelle tant pour l'intensité purement physique douloureuse que pour le désagrément psychologique qu'elle procure et les multiples problèmes de fonctionnalité qu'elle suscite.

Les enjeux des composantes sensorielle et émotionnelle de la perception de la douleur

Ces deux composantes simultanées de la perception douloureuse (sensorielle et émotionnelle) amènent d'autres enjeux qui dicteront un comportement tant physique que psychologique allant de la non-adaptation à l'adaptation. L'analyse de ces deux enjeux (non-adaptation et adaptation) trouve son utilité dans l'interaction sociale qu'elle engendre dans le groupe d'aide immédiat.

Par exemple, une personne qui se blesse perçoit une intensité de douleur physique en même temps qu'un sentiment d'angoisse ou de peur ou de colère devant l'inconnu de la gravité de la blessure ou devant l'implication d'une telle blessure (un voyage raté). Si l'intensité de la douleur et l'angoisse se traduisent par des cris et des larmes (un comportement), une interaction sociale probable en sera la conséquence et engendrera une mobilisation de la communauté pour venir en aide.

En douleur chronique, la maladie dure continuellement; les mécanismes d'adaptation ou de non-adaptation ont souvent atteint un plateau et les comportements sont souvent le reflet d'un certain désespoir avec atteinte de l'image de soi. Le capital de sympathie des proches et de l'entourage de l'individu atteint au début de l'apparition de la douleur est élevé; avec le temps, si la douleur persiste cette sympathie diminue devant l'incapacité pour l'entourage d'aider à résoudre ce problème. C'est à ce moment que le malade devient dépressif.

LES OUTILS D'ÉVALUATION DE LA DOULEUR EN GÉRIALGIE

Les premiers outils d'évaluation de la douleur ont été décrits et utilisés chez des patients aux prises avec une douleur cancéreuse. Les douleurs cancéreuses existent évidemment aussi chez nos patients âgés, mais un grand nombre d'autres pathologies ou maladies créent des douleurs aigües comme des douleurs chroniques. Il importe ici de signaler qu'il existe de fort utiles outils d'évaluation de la douleur et d'instruments à la portée des cliniciens qui traitent les personnes âgées, et qu'il est souvent très utile et recommandé d'y avoir recours.

Outil d'évaluation de la douleur

Nous disposons des mêmes outils d'évaluation de la douleur pour nos patients âgés que pour nos patients plus jeunes. **Le premier bon outil d'évaluation de la douleur gériatrique demeure une démarche médicale solide et disciplinée.** Il faut rechercher la cause de la douleur, la localisation, l'intensité, les caractéristiques de cette douleur (nociceptive, aigüe, chronique, neuropathique), l'horaire de cette douleur, les gestes ou les situations qui l'exacerbent, comme les gestes et situations qui la soulagent, et finalement, il faut chercher quelles sont les répercussions de cette douleur sur les fonctionnements moteurs, psychologiques et sociaux. **Décrire et quantifier une intensité de douleur est le grand défi, encore plus en gériatrie.** La douleur est avant toute chose une perception subjective que nous tentons de coter quantitativement, donc de rendre objective et comparable dans le but d'offrir un traitement adapté au type et à l'intensité de douleur perçue. Il sera plus aisé, par la suite, de suivre quantitativement l'amélioration ou non de cette douleur et donc l'efficacité ou l'insuccès de nos traitements. Il demeure cependant toujours difficile de quantifier la qualité de la douleur ressentie par un individu.

Instruments

Comme la douleur est une sensation et une émotion, il nous faut aussi des instruments pour reconnaitre et évaluer les enjeux affectifs, motivationnels, de même que les enjeux comportementaux et cognitifs chez les individus souffrant de douleur chronique. Certains instruments sont des mesures subjectives verbales qui interrogent l'intensité et la nature de la douleur. D'autres mesurent en même temps l'intensité, la qualité, les antécédents, les conséquences et d'autres variables de la douleur. Certains questionnaires sont dévolus à la mesure du fonctionnement psychologique. D'autres outils tentent de mesurer les stratégies d'adaptation et certaines variables cognitives ainsi que des mesures de l'environnement social. Certains outils s'attaquent à la mesure des composantes motrices et comportementales de la douleur et à l'évaluation multiaxiale.

Très récemment Davidson et coll[17] ont révisé la littérature et ont proposé un modèle d'évaluation de la douleur qui tienne compte de sept facteurs. Ils ont fait l'inventaire d'une multitude d'outils de mesure pour l'évaluation de différentes dimensions interdépendantes, par exemple : des échelles d'intensité de douleur, des questionnaires d'adaptation physique, des questionnaires de dépression, des questionnaires pour déterminer les degrés de fonctionnalité, etc. La conclusion à laquelle ces chercheurs arrivent fait état du fait qu'**il y a sept dimensions significatives de l'expérience**

douloureuse et que ces dimensions sont fiables et systématiques.

Pour une bonne évaluation de la douleur, on doit donc tenir compte de « la douleur-incapacité, la description de la douleur, la détresse émotionnelle, le soutien, les stratégies positives d'adaptation, les stratégies négatives d'adaptation et l'activité ».

Dans un avenir prochain, il est à souhaiter qu'on puisse élaborer un « kit » d'évaluation standardisé et facile d'utilisation, comportant un minimum d'échelles et de questionnaires, qui permette de saisir les dimensions prépondérantes de la douleur bien que variables, d'une personne à l'autre.

Quels instruments retiendrons-nous pour la clinique quotidienne gériatrique?

Les premières échelles d'évaluation encore utiles aujourd'hui s'adressent aux personnes âgées malades et cognitivement intactes. Il est facile de leur demander : Avez-vous mal? Il est plus difficile de donner une valeur quantitative à cette douleur et à son intensité. Les échelles visuelles analogues (EVA), les échelles verbales, les échelles numériques et les échelles de douleur faciale se retrouvent le plus fréquemment en clinique et servent à mesurer l'intensité de la douleur.

Exemples d'échelles visuelles exemples d'échelles visuelles

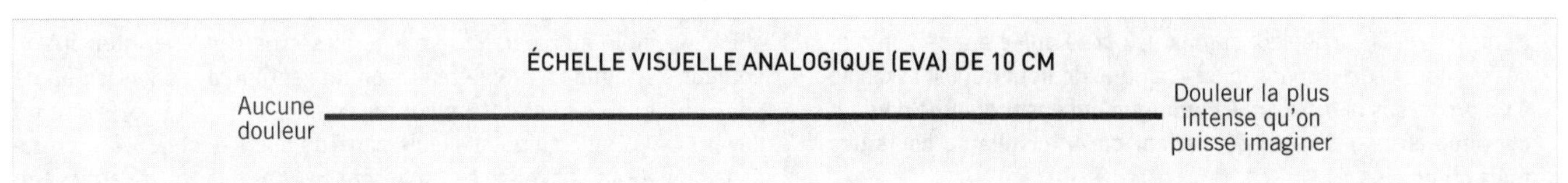

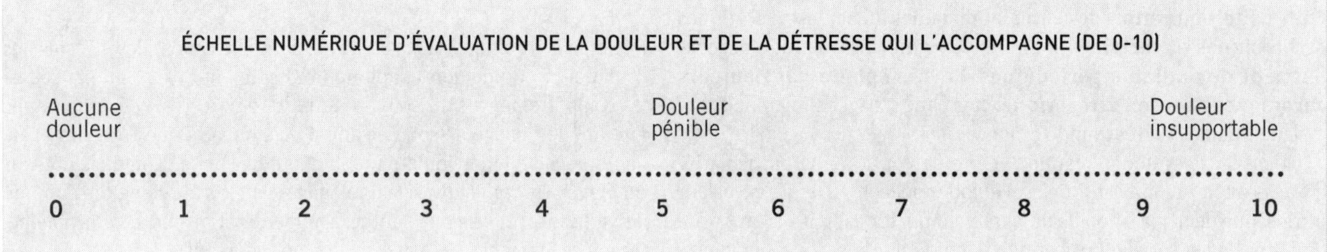

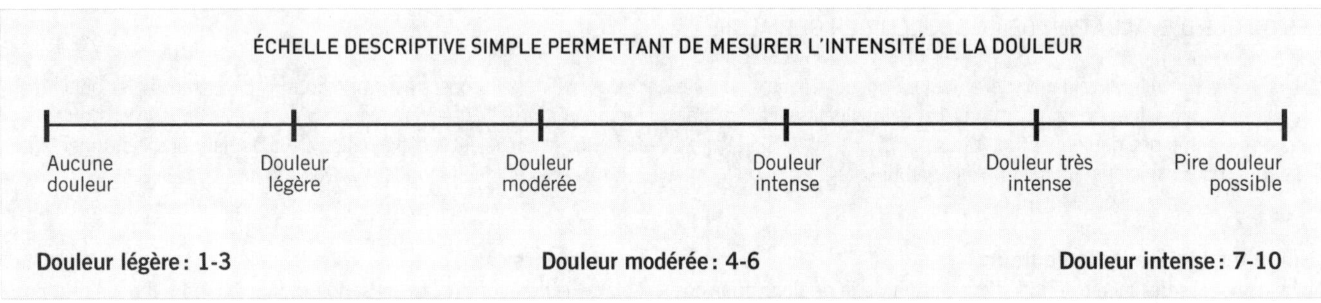

Exemple d'échelle verbales et nominale

- ☐ **10** Insupportable
- ☐ **8** Sévère
- ☐ **6** Forte
- ☐ **4** Inconfortable
- ☐ **2** Faible
- ☐ **0** Pas de douleur

On peut aussi se servir des échelles visuelles pour mesurer le côté désagréable de la douleur. Les EVA sont fiables et ont le mérite de permettre des estimations plus précises des rapports de sensation de douleur et des pourcentages de changement de l'intensité de la douleur. Malheureusement, certaines personnes âgées n'ont pas la capacité de les utiliser adéquatement pour décrire leur douleur parce que leur compréhension du processus est souvent laborieuse et elles éprouvent parfois des difficultés d'abstraction également. Certaines échelles emploient un jeu de couleurs qui peuvent être futiles chez les personnes ayant des troubles visuels. De plus, la signification des couleurs peut être différente selon la culture des individus. Les Échelles verbales d'évaluation utilisent des adjectifs pour décrire le niveau d'intensité de la douleur (par exemple : aucune douleur, douleur faible, douleur moyenne, douleur forte, douleur insupportable). Ces échelles sont faciles, mais peu performantes et peu indicatives de la diversité des douleurs de la personne qui souffre.

EXEMPLE DE THERMOMÈTRES DE LA DOULEUR AVEC DES EXPRESSIONS FACIALES DOULOUREUSES

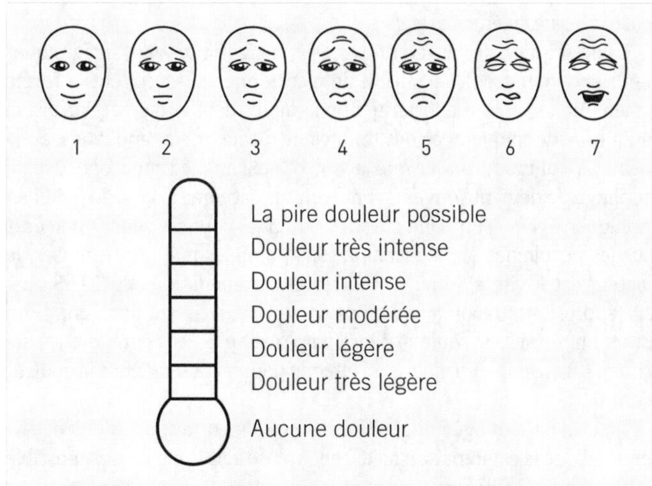

Les personnes âgées avec capacité réduite d'expression de la douleur

Il est difficile d'utiliser une évaluation multidimensionnelle solide de la douleur chez les personnes âgées démentes qui sont aux prises avec des pertes de mémoire, des changements de personnalité, une diminution ou perte du jugement, de la capacité d'abstraction et des habiletés de langage. Parfois les comportements habituels associés à la douleur sont absents chez ces personnes. Par contre, des symptômes attribués à la démence peuvent être l'indication de douleur. Par exemple un comportement agressif peut être un comportement purement réflexe de défense. Dans ce cas, la raison majeure d'un sous-traitement analgésique, c'est la sous-détection. L'autoévaluation de la douleur demeure le meilleur moyen, mais cette autoévaluation peut être déficiente et absente, voire impossible chez une clientèle en perte de fonction cognitive, et ce en proportion non négligeable. Il a donc fallu lui fournir d'autres outils d'évaluation. Les démences vasculaires ou dégénératives compliquent souvent le diagnostic et l'évaluation de la douleur également.

Outils d'évaluation

Les auteurs en arrivent à la conclusion que des 12 outils d'évaluation étudiés pour cerner la douleur chez les patients cognitivement atteints, aucune de ces échelles ne se démarque de façon convaincante et donc aucune de ces échelles n'est préférable à une autre. Leurs conclusions, basées sur des critères de validité, fiabilité et d'homogénéité, montrent toutefois que PAINAD, PACSLAC-F, DOLOPLUS-2 et ECPA possèdent les meilleures qualités psychométriques. Toutefois, même si ces quatre échelles sont les plus reconnues pour leurs qualités psychométriques, aucune ne reçoit une note plus haute que « modéré ». De ces quatre échelles, PACSLAC est la seule qui fait ressortir les changements subtils dans le comportement; en outre, elle est une des seules qui s'attarde sur des items douloureux spécifiquement dirigés vers les personnes âgées démentes, alors que plusieurs autres échelles furent élaborées à partir d'échelles préexistantes évaluant la douleur chez d'autres catégories de malades.

De ces quatre échelles, DOLOPLUS-2 a été celle qui fut la plus complètement testée. Holen et all.[19] se sont aussi posés la question pour savoir si DOLOPLUS-2 était vraiment une bonne échelle d'évaluation de la douleur chez les déments. Leurs conclusions nous amènent à penser que chez les médecins et infirmières expérimentées c'est effectivement un bon outil, mais que l'inexpérience des utilisateurs et la non-connaissance préalable du malade en diminuent la fiabilité et la sensibilité. En outre, l'évaluation du domaine psychosocial du test pourrait facilement être enlevée sans en perdre la fiabilité. (doloplus-2 : http://doloplus.com)

Zwakhalen[18] et coll. ont révisé la littérature existante et analysé systématiquement 12 instruments et questionnaires (bien qu'il existe au moins 19 questionnaires anglais et 5 questionnaires français) pour évaluer les douleurs chez les personnes âgées avec démence sévère. Ces outils d'évaluation sont basés sur les changements des comportements qui seraient des indices douloureux et qui se résument habituellement aux expressions faciales, aux verbalisations/vocalisations, aux mouvements corporels, aux changements d'interaction interpersonnelle, aux changements dans les habitudes routinières et aux changements de statut mental.

La conclusion actuelle au regard des instruments d'évaluation de la douleur chez les personnes âgées démentes serait : PACSLAC-F (voir annexe 1) et DOLOPLUS-2 sont les échelles les plus appropriées pour le moment puisqu'elles interrogent les six domaines (expressions faciales, verbalisation/vocalisation, mouvements du corps, changements dans l'interaction interpersonnelle, changements dans les activités routinières, changements de la condition mentale) de l'*American Geriatrics Society*[19] (*AGS*). L'échelle de ABBEY mérite une attention et restera à valider bien que n'interrogeant que quatre domaines de l'*AGS*.

11. LE TRAITEMENT PHARMACOLOGIQUE EN GÉRIALGIE

Tout au long de ce chapitre, nous nous sommes intéressés aux particularités de la douleur en gériatrie par rapport à la douleur chez les patients plus jeunes. Nous nous sommes également intéressés aux changements physiologiques du vieillissement ainsi qu'aux composantes émotionnelle et cognitive de la douleur, rendant l'évaluation adéquate et professionnelle plus précise. Il est donc normal qu'il existe des règles et des embuches particulières dont on doive tenir compte dans l'élaboration d'un traitement analgésique chez les personnes âgées.

La Société américaine de gériatrie (A.G.S.)[20], la Société britannique de la douleur *(British Pain Society, BPS)* et la Société britannique de gériatrie *(British Geriatrics Society, BGS)*[21] ont publié séparément et à des moments différents, de grandes lignes de conduite dans l'évaluation et dans le traitement des personnes âgées. Ces trois sociétés ont passablement la même approche, et beaucoup des travaux ayant servi à élaborer les règles de 2002 de l'*AGS* se retrouvent dans les règles britanniques de 2007. Les six domaines de la douleur mis de l'avant par la Société américaine de gériatrie pour bien évaluer la douleur gériatrique se retrouvent intégralement dans les lignes directrices émises par les Britanniques. La différence majeure entre les deux sociétés de gériatrie se situe dans l'avis que donne l'*AGS* sur le traitement pharmacologique de la douleur persistante chez la personne âgée, alors que les Britanniques n'en touchent pas un mot et demeurent au niveau des grands principes.

Outre les règles générales et universelles de pharmacologie à appliquer à tous les patients sans égard à l'âge, l'*AGS* insiste pour rappeler que tout traitement pharmacologique met en balance des risques et bénéfices. Elle souligne en outre qu'il est utopique de penser, à la fois pour le médecin et le patient, qu'un traitement pharmacologique peut amener un soulagement complet lorsque les douleurs sont sévères et chroniques. L'*AGS* insiste aussi sur le besoin de documenter adéquatement la condition physiologique du patient au regard de la fonction hépatique et rénale, de même que la situation d'hydratation et des protéines sanguines avant d'instituer un traitement médicamenteux. Il est rappelé que les patients plus vieux sont généralement plus susceptibles de connaitre des réactions médicamenteuses à cause du grand nombre de molécules qu'ils doivent ingurgiter quotidiennement pour traiter les multiples comorbidités dont ils sont affligés. Il doit être postulé et assumer que la sensibilité aux médicaments ayant une action sur le système nerveux central (incluant les analgésiques opioïdes) est augmentée avec l'âge.

Le grand principe clinique demeure et doit être renforcé : commencer avec un très bas dosage (ne pas se fier à la posologie de départ du Compendium des produits pharmaceutiques), titrer lentement à la hausse en appliquant les règles de la demi-vie médicamenteuse et de l'état d'équilibre du médicament employé.

Le but du traitement analgésique demeure l'amélioration des capacités physiques et l'acquisition ou l'amélioration de la fonctionnalité. À cet effet, l'*AGS* souligne l'importance d'associer au traitement pharmacologique, dans la majorité des cas, des traitements physiques et même psychologiques. Comme la pharmacopée analgésique qui inclut des analgésiques faibles et de très puissants opioïdes ainsi qu'une foule d'autres agents coanalgésiques ou adjuvants est énorme et en développement exponentiel, il est suggéré que les résultats du traitement antalgique seront meilleurs avec l'emploi de plus d'un seul médicament agissant sur différents mécanismes chimiques et électriques de la douleur. Il faut tenir constamment en mémoire de questionner les patients âgés sur la possibilité d'interactions avec des médicaments vendus sans ordonnance médicale et des médicaments à base d'herbes médicinales.

La description des différentes classes analgésiques et coanalgésiques figure au chapitre 30. Il suffira de mentionner que souvent la forme galénique est aussi importante que la molécule elle-même. Parfois, la voie transdermique avec des timbres médicamenteux appliqués sur la peau sera plus appropriée que la voie orale. La voie transmuqueuse ou sublinguale devient souvent, chez certains patients, la voie de prédilection quand ce n'est pas la voie sous-cutanée. Pour des renseignements sur les posologies et les combinaisons possibles médicamenteuses, le lecteur est invité à lire en entier les recommandations de l'*AGS* ou à se reporter aux recommandations de son médecin traitant. Enfin, un point important est soulevé dans l'emploi du placébo : dans la pratique clinique, son emploi est jugé non éthique pour le traitement de la douleur chronique.

Pour le patient âgé qui gère lui-même sa médication, il devient primordial que la combinaison médicamenteuse soit la plus simple possible tant en nombre de comprimés qu'en nombre de prises quotidiennes; **ceci incluant toute la médication autre qu'analgésique.** En outre, il pourra arriver que le médecin traitant doive choisir les maladies qui sont plus importantes à traiter afin de diminuer les médicaments jugés moins importants et d'éviter les risques réels d'erreur.

Thérapies non pharmacologiques recommandées

On ne saurait terminer ce chapitre sans mentionner toutes les thérapies non pharmacologiques qui sont recommandées et qui font partie intégrante d'un traitement à visée réadaptative :

1. Programme d'activité physique pour tous afin de maintenir la flexibilité, la force et l'endurance. Par exemple, le programme inclus dans l'ouvrage *Pain Management for Older Adults, A self-help guide*[22];
2. Les thérapies formelles cognitivo comportementales seront indiquées pour certaines personnes soignant des douleurs persistantes;
3. Autres modalités comme massage, chaud, froid, acupuncture, stimulation nerveuse transcutanée, etc.

12. CONCLUSION

À la fin de ce chapitre, il serait facile de tirer la conclusion que toute douleur chez les personnes âgées, qu'elle soit ou non chronique, est plus difficile à cerner, à diagnostiquer et à traiter. Cela n'est vrai que dans la mesure où l'on veut pratiquer une médecine axée sur la rapidité, la superficialité et l'implication minimale. Lorsqu'on pratique une médecine humaine et attentive, la douleur des personnes âgées devient un défi médical peu banal qui trouve sa valorisation. Dans l'aide qu'on apporte à des gens fragiles souvent et qui ont plus de difficulté à trouver de l'aide. Les syndromes douloureux sont connus et s'ajoutent aux autres syndromes cancéreux, métaboliques ou organiques qui peuvent coexister chez la même personne souffrante. C'est une médecine globale et générale dans laquelle la science côtoie l'éthique et la recherche. C'est en soi une médecine particulière qui est fascinante et en constante évolution.

Espérons que les Écoles de médecine en tiendront compte et axeront aussi l'enseignement des sciences fondamentales essentielles à la compréhension des phénomènes douloureux chez les ainés afin qu'une nouvelle génération de médecins s'y intéresse, et fasse de la recherche spécifique sur le sujet pour arriver à des stratégies équilibrées de traitement en minimisant les résultats négatifs :

« BIENFAISANCE
SANS MALFAISANCE. »

ANNEXE 1 GRILLE D'OBSERVATION DE LA DOULEUR POUR LES PERSONNES ÂGÉES AYANT DES CAPACITÉS RÉDUITES À COMMUNIQUER - PACSLAC-F ©

EXPRESSIONS FACIALES	PRÉSENT (√)
Grimace	
Regard triste	
Visage renfermé	
Regard menaçant	
Changements au niveau des yeux (ex. : plissés, vides, brillants, augmentation du mouvement)	
Sourcils froncés	
Expression de douleur	
Visage sans expression	
Dents serrées	
Visage crispé	
Bouche ouverte	
Front plissé	
Nez froncé	

ACTIVITÉS ET MOUVEMENTS DU CORPS	PRÉSENT (√)
Bouge sans arrêt	
Se recule	
Nerveux	
Hyperactif	
Marche sans arrêt	
Errance	
Tente de fuir	
Refuse de bouger	
Bouscule	
Diminution de l'activité	
Refuse la médication	
Bouge lentement	
Comportements impulsifs (ex. : mouvements répétitifs)	
Non coopératif / résistant aux soins	
Protège le site de la douleur	
Touche ou soutient le site de la douleur	
Claudication	
Poings serrés	
Prend la position fœtale	
Raideur / rigidité	

ANNEXE 1 (SUITE) **GRILLE D'OBSERVATION DE LA DOULEUR POUR LES PERSONNES ÂGÉES AYANT DES CAPACITÉS RÉDUITES À COMMUNIQUER** - PACSLAC-F ©

COMPORTEMENT/PERSONNALITÉ/HUMEUR	PRÉSENT (√)
Agression physique (ex. : pousser les autres ou les objets, griffer, frapper les autres des mains ou des pieds)	
Agression verbale	
Refuse d'être touché	
Ne permet pas aux autres de s'approcher	
Fâché/mécontent	
Lance des objets	
Augmentation de la confusion	
Anxieux	
Bouleversé	
Agité	
Impatient/irritable	
Frustré	

AUTRES	PRÉSENT (√)
Pâleur du visage	
Rougeurs au visage	
Yeux larmoyants	
Transpiration excessive	
Tremblements	
Peau froide et moite	
Changements au niveau du sommeil : **Encerclez un ou l'autre des énoncés** • Diminution du sommeil ou • Augmentation du sommeil durant le jour	
Changements au niveau de l'appétit : **Encerclez un ou l'autre des énoncés** • Diminution de l'appétit ou • Augmentation de l'appétit	
Cris/hurlements	
Appel à l'aide	
Pleure	
Son spécifique ou vocalisation liée à la douleur (ex. : aie, ouch)	
Gémit/se plaint	
Marmonne	
Grogne	

RÉFÉRENCES

1. Stephen J. Gibson, PhD. Older People's Pain, Pain Clinical Updates, International Association for the Study of Pain, Seattle, U.S.A., volume XIV, No 3, June 2006.
2. Kergoat, Marie-Jeanne, Paule Lebel. Aspects démographiques et épidémiologiques, Chapitre 1, pp. 19-27. Dans : Précis pratique de gériatrie de Arcand-Hébert, Edisem 1987 St-Hyacinthe, Québec, Canada.
3. Hanschild. Pain Management in frail, community-living elderly patients. Archives of Internal Medecine, San Francisco, USA, 2001; 161:2721- 2724.
4. Rose, Michael, Casandra Rauser, Laurence Mueller. Late Life : a new frontier for physiology, Physiological and Biochemical Zoology, Chicago, USA, 78(6) : 869-878.
5. Parmelle PA et al. Journal of American Geriatric Society, New-York, USA, 1993; 41:517-522
6. Morrison, R. Sean, AL Siu. A Comparison of Pain and its Treatment in Advanced Dementia and Cognitively Intact Patients with Hip Fracture. Journal of Pain and Symptom Management, New-York, USA, vol. 19 No.4 April 2007.
7. Laganière, Serge, Physiologie de la sénescence, chapitre 3, pp.41-55. Dans : Précis pratique de gériatrie de Arcand-Hébert, Edisem 1987 St-Hyacinthe, Québec, Canada.
8. Cole, LJ, MJ Farrel, SJ Gibson, GF Egan. Age-related differences in pain sensitivity and regional brain activity evoked by noxious pressure. Neurobiol of Aging. 2008 May 29.
9. Gibson, Stephen. The Pain Experience over the adult life span, Proceeding of the 10th World Congress on Pain. J Pain and Aging,Vol. 24, 2002; 767-791.
10. Guasti L., R. Cattaneo, O. Rinaldi et al. Twenty–four hours non-invasive blood pressure monitoring and pain perception. Hypertension 1995, 25 : 1301-130
11. D'Antono, B., B. Ditto, N. Rios, DS Moskowitz. Risk for hypertension and diminished pain sensitivity in women : autonomic and daily correlates. International Journal of psychophysiology 1999; 31:175-187, New-York, USA.
12. Fagard, RH. Epidemiology of hypertension in the elderly. American Journal of Geriatric Cardiology 2002; 11 : 23-28, Malden MA, USA.
13. Bradbeer, M., HH Hyong, HL Keng, RD Helme, SJ Gibson. Widowhood and other demographic associations of pain in independent older people. Clinical Journal of Pain, 2003.
14. Bonica, JJ. The Management of Pain (2e edition), Philadelphia, Lea & Febiger, 1990.
15. H. Flor, B. Knost Mesures standardisées pour évaluer la douleur - approche psychobiologique, chap 38; pp 389-408. Dans : L. Brasseur, M. Chauvin, G. Guilbaud. Douleurs, Bases fondamentales, Pharmacologie, Douleurs aigües, Douleurs chroniques, Thérapeutiques; Éditions Maloine,1997, Paris, France.
16. Harkins, SW, FM Bush, DD Price. La douleur chronique et son évaluation chez le sujet âgé, chap. 51 ; pp 547-566. Dans : Douleurs, Bases fondamentales, Pharmacologie, Douleurs aigües, Douleurs chroniques, Thérapeutiques; L. Brasseur, M. Chauvin, G. Guilbaud, Éditions Maloine 1997, Paris, France.
17. Davidson, Megan A., Dean A. Tripp, Léandre R. Fabrigar, Paul R. Davidson. Chronic Pain Assessment : A Seven-Factor. Pain Res Manage, Vol 13, No 4, July/August 2008.
18. Sandra MG, Zwakhalen, Jan PH Hamers, Huda HuijerAbu-Saad, Martin PF Berger. Pain in elderly people with severe dementia : A systematic review of behavioural pain assessment tools. BMC Geriatrics,2006, 6:3 doi : 10.1186/1471-2318-6-3.
19. Holen, Jacob C., Ingvild Saltvedt, Peter M. Fayers, Marianne J. Hjermstad, Jon H. Loge and Stein Kaasa. Doloplus-2, a valid tool for behavioural pain assessment? BMC Geriatr, 2007; 7 : 29. PMCID : PMC2234400. Published online 2007 December 19. doi : 10.1186/1471-2318-7-29. Copyright © 2007 Holen et al; licensee BioMed Central Ltd.
20. The Management of Persistent Pain in Older Persons, Clinical Practice Guideline June 2002, vol.50, no 6, supplement, American Geriatrics Society, New-York, USA.
21. Assessment of pain in older people (2007), Royal College of Physicians, British Geriatrics Society and British Pain Society.
22. Hadjistavropoulos, Thomas & Heather D. Hadjistavropoulos, Editors. Pain Management for Older Adults. A self-help guide. IASP Press, Seattle. USA, 2008.

L'APPROCHE PROACTIVE

Gary Blank, Dollard-des-Ormeaux, Québec, Canada
Animateur et fondateur, Groupe de soutien pour la douleur chronique de Montréal (GSDCM), Chronic Pain Association of Canada (CPAC), Montréal, Québec, Canada

(Voir autres têmoignages, page 124, 132 et 162. Voir chapitre 50, page 363.)

La quasi-totalité de mes expériences avec les médecins et spécialistes, les cliniques et les hôpitaux, que ce soit du côté francophone ou anglophone au Québec, ont été bonnes, malgré toutes les mauvaise presse et les critiques que notre système de santé reçoit. J'ai été traité avec respect et compassion.

Je crois fermement à une approche proactive au traitement, à la prise responsable de médication, à l'ouverture d'esprit, à l'information sur notre condition, à la communication efficace avec tous les membres de votre équipe soignante. Cette approche, combinée à l'espoir, au refus d'abandonner et un peu de chance vous empêchera de tomber entre les mailles du système de soins de santé.

Quand on me demande comment vivre avec la douleur chronique, je suggère ce qu'une physiothérapeute m'a enseigné (merci, Denise!) à l'Hôpital général de Montréal:

être patient, maintenir une bonne posture, respecter son rythme, planifier, persévérer, conserver une part d'orgueil et dominer la douleur.

CHAPITRE

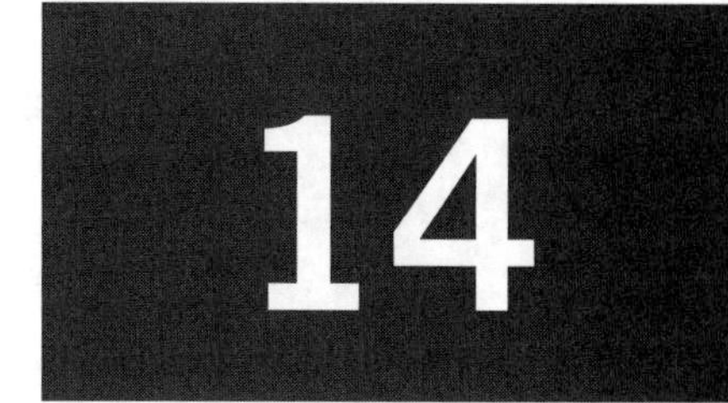

LA RECHERCHE EN DOULEUR **CHRONIQUE AU QUÉBEC :**

PERCER LES MYSTÈRE DE LA DOULEUR

Luc Dupont, journaliste scientifique
pour la revue Recherche en santé, publiée par
le Fonds de la recherche en santé du Québec (FRSQ)

Le Réseau québécois de la recherche sur la douleur (RQRD) a été créé en 2001. Il vise la compréhension des mécanismes de douleur chronique – des molécules aux modèles, des mesures psychophysiques humaines aux recherches cliniques et aux essais cliniques – sur une base multidisciplinaire et complémentaire, en vue d'un transfert des nouvelles connaissances vers la pratique clinique et vers d'autres secteurs d'intervention. Cette recherche s'articule autour de trois grands axes ou regroupements stratégiques, chacun désigné par un « verbe de fonction » : Évaluer, Expliquer et Voir la douleur.

Avec plus de 50 membres réguliers et 26 membres associés rattachés aux quatre universités constituant les assises des Réseaux universitaires intégrés de soins (RUIS), soit Laval, McGill, Sherbrooke et Montréal, le RQRD est aujourd'hui soutenu par un financement mixte qui provient du FRSQ, du ministère de la Santé et des Services sociaux, ainsi que de deux entreprises pharmaceutiques : Pfizer Canada et AstraZeneca.

Bonne lecture !

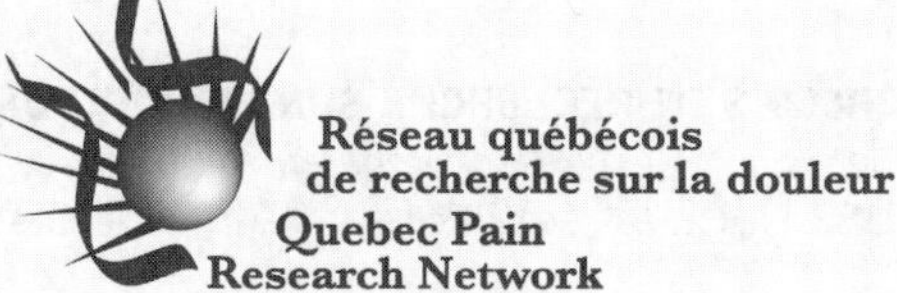

DOSSIER : LE RÉSEAU QUÉBECOIS DE RECHERCHE SUR LA DOULEUR

PERCER LES MYSTÈRES DE LA DOULEUR

Les pages 2 et 37 du no 42 de la revue Recherche en santé, publiée par le Fonds de la recherche en santé du Québec (FRSQ) ont été reproduites avec l'autorisation de l'éditeur.

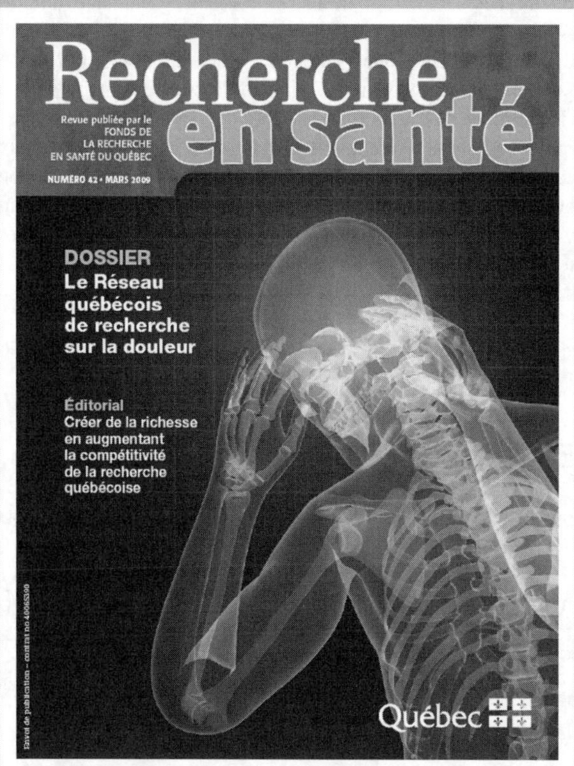

Dossier complet disponible à :
http://www.frsq.gouv.qc.ca/fr/publications/recherche_en_sante/pdf/no42/dossier.pdf

> «Telle que je la conçois, je dis que l'objet (de la médecine) est, en général, d'écarter les souffrances des malades et de diminuer la violence des maladies.»
>
> – Hippocrate, De l'Art médical

«La douleur est, à bien des égards, un mystère[1] », lit-on dans un document produit par le Réseau québécois de la recherche en douleur (RQRD). Comment la recherche perce-t-elle ce mystère? Comment aborde-t-elle un ensemble de sensations humaines aussi polymorphes?

Est douleur ce qui est ressenti à l'accouchement par la jeune maman; ce qui est éprouvé à la grandeur de son corps par le grand brulé; ce qui surprend l'amputé au lieu même de son membre absent; voire, ce qui peut être aussi banal qu'un mal de dents. Quoi qu'il en soit, dit le bioéthicien Hubert Doucet, «est douleur ce que le patient dit être sa douleur. Les soins palliatifs l'ont bien compris en fondant la preuve la plus fiable de la douleur sur la description et le signalement qu'en donne le patient.»

La littérature spécialisée fournit une première définition de la douleur formulée par l'*International Association for the Study of Pain (IASP)* : «sensation désagréable et expérience émotionnelle en réponse à une atteinte tissulaire réelle, ou décrite en ces termes». Quant à la douleur dite chronique[2], elle est cette «douleur persistant au-delà du délai normal de guérison des tissus, généralement fixé à trois mois, ou encore celle associée à une maladie chronique telle que l'arthrose».

L'épidémiologie de la douleur ne laisse aucun doute sur sa prévalence. Selon les données concernant le Québec tirées d'une étude canadienne[3], la prévalence de la douleur chronique était de 20 % chez les hommes adultes et de 24 % chez les femmes en 1996. Toutefois, les Québécois ne souffrent pas plus qu'ailleurs. Les résultats d'une grande étude européenne (15 pays – 46 394 participants[4]) menée en 2002 affichaient des taux comparables à ceux de l'Amérique : 12 % en Espagne, 30 % en Norvège.

En réponse à ce que d'aucuns percevaient déjà comme un sérieux problème de santé publique, s'est formé en 2001, grâce à une subvention de lancement accordée par Valorisation-Recherche Québec, le Réseau québécois de la recherche sur la douleur (RQRD). Ses membres, rattachés aux quatre universités constituant les assises des Réseaux universitaires intégrés de soins (RUIS), soit Laval, McGill, Sherbrooke et Montréal, se sont agrégés tout naturellement autour de trois axes ou regroupements stratégiques, chacun désigné par un «verbe de fonction»: ÉVALUER, EXPLIQUER et VOIR la douleur. Ils partagent quatre grandes ressources communes – des plateformes panquébécoises de recherche allant de l'imagerie cellulaire et cérébrale aux modèles humains et animaux.

Avec plus de 50 membres réguliers et 26 membres associés, le RQRD est aujourd'hui soutenu par un financement mixte qui provient du FRSQ, du ministère de la Santé et des Services sociaux, ainsi que de deux entreprises pharmaceutiques: Pfizer Canada et AstraZeneca.

«La douleur étant de moins en moins vue comme un symptôme, mais comme une pathologie en soi (et, dans de nombreux cas, comme une maladie du système nerveux lui-même), les décennies 1990 et 2000 ont été marquées par une accélération sans précédent des recherches», raconte d'entrée de jeu Yves De Koninck, professeur titulaire de psychiatrie à l'Université Laval, directeur de l'Unité de neurobiologie cellulaire du Centre de recherche Université Laval-Robert-Giffard, directeur scientifique du Réseau québécois de recherche sur la douleur et chercheur national du FRSQ.

Le Québec, qui regroupe une importante concentration de joueurs en la matière, s'est retrouvé en très bonne position.

«Il y a une raison historique à cela, poursuit le neurobiologiste: la présence à Montréal d'un chercheur de réputation internationale, Ronald Melzack – qui vient d'ailleurs d'être intronisé au Temple de la renommée de la médecine canadienne. On lui doit la première grande théorie de la douleur de l'ère moderne de la recherche, une théorie encore pleinement efficiente, qui sous-tend encore beaucoup de recherches de pointe dans le monde.» (...)

Mais ce n'est pas tout ce qui explique la galvanisation de la recherche en ce moment. «La douleur est de plus en plus considérée par les grandes firmes pharmaceutiques comme une cible que l'on peut médicamenter, dit-il. Et, en ce sens, leur intérêt est grand de s'interfacer avec un réseau comme le nôtre qui, en plus de contenir une rare diversité d'experts, est public, et peut compter sur des plateformes technologiques (imagerie, etc.) extrêmement puissantes».

NOTE AUX LECTEURS

Nous vous invitons à consulter l'ensemble des pages 37 à 47 du **DOSSIER LE RÉSEAU QUÉBÉCOIS DE RECHERCHE SUR LA DOULEUR PERCER LES MYSTÈRES DE LA DOULEUR**, rédigé par Luc Dupont, journaliste scientifique, pour la revue *Recherche en santé*, publiée par le *Fonds de la recherche en santé du Québec (FRSQ)*: ÉVALUER la douleur, EXPLIQUER la douleur et VOIR la douleur sur le site: www. http://www.frsq.gouv.qc.ca/fr/publications/recherche_en_sante/pdf/no42/dossier.pdf

1 *Sur la piste des douleurs neuropathiques*, RQRD-Coin recherche, mars 2006.

2 La douleur chronique peut être classée en grandes catégories, soit douleurs musculosquelettiques, douleurs neuropathiques, céphalées et «autres», qui comprennent chacune de nombreux sous-types.

3 Agence d'évaluation des technologies et des modes d'intervention en santé (AETMIS), *Prise en charge de la douleur chronique (non cancéreuse)*, résumé, mai 2006. www.aetmis.gouv.qc.ca (voir sous l'onglet Publications)

4 Dans cette étude, la douleur chronique était définie comme une douleur persistante depuis plus de six mois, présente dans le mois précédent l'entrevue, au moins deux jours par semaine et évaluée à plus de cinq points sur une échelle d'intensité qui en comptait 10.

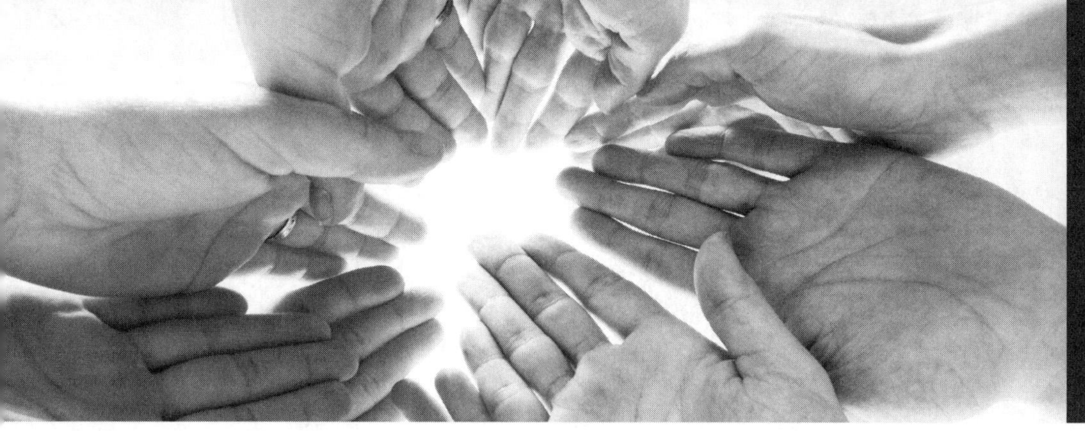

SECTION

2

ASPECTS PSYCHOLOGIQUES ET SOCIAUX DE LA DOULEUR CHRONIQUE

CHAPITRE

LES ASPECTS PSYCHOLOGIQUES **ET SOCIAUX DE LA DOULEUR CHRONIQUE**

Juliana Barcellos de Souza, Pht., Ph.D., Florianópolis, Brésil
Universidade Federal de Santa Catarina (UFSC)

http://lattes.cnpq.br/0009123389533752

RÉSUMÉ

La douleur chronique ne s'explique pas par le modèle biomédical traditionnel. Ce modèle associe la cause (lésion) à la conséquence (douleur) avec une approche plutôt linéaire. Pourtant, dans la douleur chronique, la lésion tissulaire n'est pas souvent identifiée et n'explique pas nécessairement l'intensité et la sévérité du problème. La compréhension de la douleur chronique demande un modèle beaucoup plus complexe qui évalue les symptômes à plusieurs niveaux (biologique, psychologique et social) et l'interaction de ces niveaux entre eux. À l'aide de ce modèle biopsychosocial, quelques chercheurs feront référence à une approche de cause circulaire.

À la lecture de ce chapitre vous serez en mesure de mieux comprendre l'influence des facteurs psychologiques et sociaux dans la perception et l'expression de la douleur. Nous vous proposons également quelques stratégies psychosociales afin de favoriser votre gestion et le contrôle de la douleur chronique, par exemple par la pensée positive qui peut influencer de façon importante la perception de votre douleur.

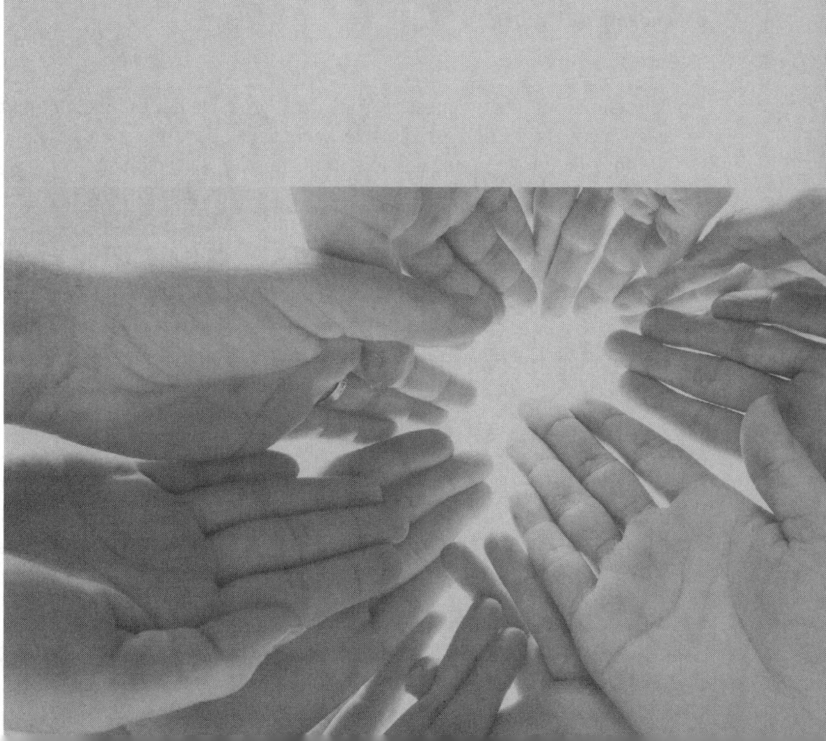

1. LA COMPLEXITÉ DE LA DOULEUR

Comprendre la douleur chronique dans sa complexité est un des défis cliniques les plus importants pour apprendre aux patients à mieux gérer ce symptôme. Au contraire des maladies chroniques comme le diabète et les maladies cardiovasculaires, la douleur chronique ne s'inscrit pas dans un modèle biomédical (traditionnel), mais plutôt dans un modèle biopsychosocial (complexe). Ce changement de paradigme du traditionnel au complexe est la conséquence de plusieurs limites rencontrées par les approches biomédicales, comme le manque de lésion tissulaire qui puisse justifier la persistance d'une douleur.

Comment la douleur peut-elle exister en absence d'une lésion? Comment peut-on justifier une douleur persistante dont on ne connait pas la cause?

Pour répondre à ces deux questions, la douleur chronique doit être vue sous l'angle des modèles biopsychosociaux. Ces modèles considèrent la douleur chronique comme une conséquence de l'interaction entre des prédispositions biologiques, des caractéristiques psychologiques, des changements physiologiques, des perceptions du patient, ainsi que son statut social et culturel.

Afin de vous aider à mieux comprendre la complexité biopsychosociale de la douleur chronique, nous décrivons l'interaction des éléments biologiques, psychologiques et sociaux de votre condition. Toutefois, nous parlerons avec plus d'emphase à propos des deux derniers éléments, puisque l'aspect biologique (l'aspect physique de la douleur) est discuté en détail dans la section 1 de cet ouvrage. L'interaction entre ces trois éléments peut expliquer, par exemple, comment votre humeur influence vos symptômes et comment vos symptômes influencent vos activités en famille. Ces trois éléments peuvent être à l'origine du problème, en être une conséquence ou encore, peuvent être un des facteurs d'entretien de votre douleur.

Les éléments physiques (biologiques), psychologiques et sociaux interagissent entre eux comme dans un modèle circulaire, où une« **conséquence** » peut influencer sa propre« **cause** ».

2. ASPECTS PSYCHOLOGIQUES DE LA DOULEUR

La complexité de la douleur permet de croire que plusieurs éléments interagissent dans le développement et la persistance des symptômes, entre autres, l'apprentissage de réponses à la douleur, la peur d'avoir mal et la dramatisation de la douleur.

LA DOULEUR CHRONIQUE ET LES TROUBLES DE L'HUMEUR

Autant en clinique qu'en recherche, il semble y avoir un lien étroit entre la douleur chronique et les troubles de l'humeur (que nous appellerons« conditions »), par exemple la dépression ou l'anxiété. Bien que la co-occurrence de ces conditions soit fréquente, elle n'est pas **toujours** présente.

Il n'y a pas d'interaction linéaire entre la douleur chronique et les troubles de l'humeur, où une des deux conditions serait dépendante de l'autre.

La douleur chronique et la dépression sont deux problématiques différentes qui peuvent ou non être associées. Ne soyez pas surpris en observant votre entourage : les comorbidités varient selon les personnes, leur perception de la vie et de la douleur; certains patients en souffrent et d'autres pas. Les troubles de l'humeur comme la dépression ont l'avantage de bien répondre au traitement pharmacologique alors qu'il est beaucoup plus long et complexe de trouver le traitement pharmacologique idéal pour la douleur chronique.

LA PEUR DE LA DOULEUR

La peur de la douleur est une autre caractéristique qui influence directement la perception et la persistance de la douleur ainsi que l'incapacité à gérer cette douleur.

D'une part, la peur augmente la perception de la douleur puisque vous devenez hypervigilants. D'autre part, la peur peut réduire vos activités. Par exemple, les personnes souffrant de douleur lombaire (mal de dos) ont tendance à cesser toute activité physique qui puisse produire une douleur. Cette attitude favorise l'affaiblissement des muscles, ce qui à son tour favorisera le maintien du problème.

UNE STRATÉGIE DE GESTION DE LA DOULEUR : LA DISTRACTION

Une stratégie pour réduire l'hypersensibilité et l'hypervigilance à la douleur est la distraction ou l'engagement dans une activité qui nous fait du bien : prendre une marche, écouter de la musique, admirer un paysage, et une grande variété d'autres activités.

Essayez de vous détendre, prenez des longues respirations et regardez ailleurs : ça vous fera du bien.

LA DRAMATISATION DE LA DOULEUR

La dramatisation de la douleur, auparavant considérée comme un facteur de prédisposition à la douleur chronique, est actuellement considérée comme un facteur d'entretien qui joue un rôle important dans la perception de la douleur et les attentes du patient.

L'IMPORTANCE D'ÊTRE CRU

Au cours d'études de recherche, nous avons constaté que le temps d'attente d'un diagnostic chez les femmes fibromyalgiques est en moyenne de **six ans**. Vivre et souffrir durant toutes ces années sans savoir quel est le problème ou la maladie dont on souffre est un véritable calvaire. Il n'est pas étonnant que ces personnes deviennent anxieuses! Dans les cas de syndromes de douleur chronique, par exemple la fibromyalgie, certaines conditions ne présentent aucun signe objectif (qu'un praticien peut observer cliniquement ou déceler par un ou plusieurs tests) qui puisse en prouver l'existence. Le fait de vivre avec une maladie « invisible » ne fait qu'augmenter l'importance pour un patient d'être cru.

Comme la peur de la douleur, la dramatisation de votre condition peut être soulagée en changeant l'angle selon lequel vous percevez cette douleur.

Votre attitude face à la douleur, de même que la perception que vous en avez, sont influencées par vos expériences antérieures et vos émotions. La réaction de votre entourage à la douleur peut influencer votre comportement aux sensations douloureuses. C'est un apprentissage que la famille et les proches transmettent aux enfants. L'attitude des parents face à la douleur de leur enfant peut aussi influencer les futures réactions de ce dernier à la douleur. Il est important de remarquer que la réponse à la douleur dépend toujours d'un contexte. Par exemple, l'attitude des parents face à un rituel douloureux culturellement accepté comme se faire percer les oreilles est susceptible de soulager la douleur de l'enfant, au contraire d'un scénario d'accident ou maladie.

3. ASPECTS FAMILIAUX DE LA DOULEUR

APPRENDRE À GÉRER LA DOULEUR

C'est au sein de la famille que naissent les citoyens, où ils vivent leurs premières expériences de communication, où ils font leurs premiers apprentissages de vivre en société et où ils apprennent à réagir à la douleur. La famille, cette structure sociale, peut aider un enfant à construire ses stratégies de gestion à la douleur, en dramatisant ou non cette sensation désagréable. De plus, au cours de cet apprentissage, les rôles de la famille, des amis et des proches sont des plus importants pour aider un des leurs à mieux tolérer une sensation douloureuse.

LA PRÉSENCE D'UN ÊTRE CHER FAIT UNE DIFFÉRENCE

La présence d'un être cher à vos côtés peut favoriser la gestion de la douleur. L'expression faciale d'autrui peut aider ou non un patient à mieux tolérer cette sensation désagréable associée au signal d'alarme de protection de l'organisme qu'est la douleur. À titre d'exemple, analysons différents scénarios.

- Un jeune enfant reçoit un vaccin (en injection) en compagnie de sa mère. L'expression faciale de la mère qui transmet un sentiment de protection peut atténuer la perception de douleur de son enfant et l'aider à gérer ce symptôme désagréable, sans dramatiser sa douleur. Au contraire, si la mère est anxieuse, et si, de surcroit, elle a peur des vaccins, la réponse de son enfant à la douleur du vaccin sera tout à fait différente.
- De même, la présence du père au moment de l'accouchement réduit la prise d'analgésique chez la mère.
- Les patients fibromyalgiques rapportent moins de douleur quand ils sont accompagnés d'un proche à une consultation.

La présence d'un être cher atténuera la douleur ou augmentera la perception du symptôme de douleur selon :

- ses propres croyances et attentes;
- la relation interpersonnelle des deux personnes.

Prenons encore l'exemple de l'enfant qui reçoit un vaccin : l'infirmière qui lui donne l'injection peut avoir une attitude amicale sans dramatiser la douleur; cependant, la relation est encore nouvelle et le niveau de confiance peut ne pas être assez élevé entre elle et l'enfant pour atténuer la sensation douloureuse. La confiance envers les professionnels de la santé peut aussi vous aider à mieux tolérer les stimuli douloureux et la douleur elle-même.

4. ASPECTS SOCIAUX DE LA DOULEUR

Les syndromes de douleur chronique ont un impact socioéconomique important lié à l'incapacité fonctionnelle des personnes qui en sont atteintes. Le milieu de travail peut être favorable au retour de la personne atteinte selon la flexibilité qui lui est offerte, par exemple travailler à mi-temps, prendre des petites pauses au courant de la journée, avoir une salle de détente ou d'exercices pour les employés à sa disposition.

De plus, une autre caractéristique de l'emploi qui peut favoriser le retour au travail est l'adaptation de la tâche de l'employé en fonction de ses capacités physiques et mentales.
Pour favoriser la gestion de la douleur, on doit traiter, s'il y a lieu, la dépression qui y est associée.

5. CONCLUSION

La douleur chronique est un phénomène complexe qui dépend de l'interaction de plusieurs facteurs biologiques, psychologiques et socioculturels. Bref, nous pouvons dire que la douleur chronique dépend des souvenirs, des expériences passées et de la perception du présent et du futur de chaque patient. La douleur chronique peut être liée à des facteurs de prédisposition du passé (par exemple la génétique) et par des expériences vécues (par exemple : trauma, éducation, culture, croyances et valeurs). Aussi, le phénomène de la chronicité de la douleur peut être déclenché ou entretenu par la gestion des expériences actuellement vécues par le patient (par exemple : relations interpersonnelles, trauma, difficultés dans le milieu de travail) et par ses perceptions du futur (par exemple ses attentes, ses plans pour la résilience).

LA DOULEUR CHRONIQUE, LA FAMILLE ET LES AMIS

Gary Blank, Dollard-des-Ormeaux, Québec, Canada
Animateur et fondateur, Groupe de soutien pour la douleur chronique de Montréal (GSDCM), Chronic Pain Association of Canada (CPAC), Montréal, Québec, Canada

(Voir autre témoignage, page 124 et 162. Voir chapitre 50, page 363.)

Je me souviens de certaines des années de douleur, mais en grande partie, je n'en ai aucun souvenir. Je n'ai pas été le seul à être affecté par la douleur chronique. Bien qu'elles n'en soient pas atteintes, ma femme et sa fille ont été contraintes de vivre avec une personne dont l'humeur variait en fonction du niveau de douleur, aux prises avec les effets secondaires de la médication et le manque de sommeil. À une occasion, nous avons fait un voyage de famille à New York (États-Unis) pour assister entre autres à une pièce de théâtre de Broadway, une partie de basketball de la *NBA (National Basketball Association)* et faire du tourisme. Imaginez comment s'est sentie ma fille, alors âgée de 14 ans, me voyant dormir tout au long du voyage et du séjour.

Je suis un des chanceux dont la famille est restée soudée. Elle m'a soutenu en m'accompagnant aux rendez-vous médicaux et aux séances de counseling. On m'a aidé lorsque j'étais trop malade pour pelleter la neige ou tondre le gazon. Plusieurs fois, on m'a dit « Nous comprenons » quand je ne pouvais pas sortir du lit et devais me désister lors d'activités et de sortie familiales.

CHAPITRE

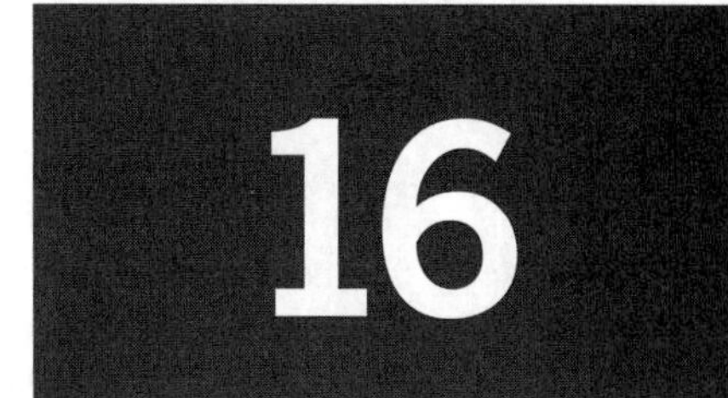

PERCEPTIONS ET EXPRESSION **DE LA DOULEUR**

Juliana Barcellos de Souza Pht., Ph.D., Florianópolis, Brésil
Universidade Federal de Santa Catarina (UFSC)
http://lattes.cnpq.br/0009123389533752

RÉSUMÉ

La douleur est une perception subjective qui s'exprime de façon différente selon les individus. Observez votre entourage. Par exemple, la réaction des enfants face à la douleur : ils réagissent différemment selon la réaction de l'entourage, et même en présence des parents ou en leur absence, leur comportement peut changer. Curieusement, l'expression de la douleur n'est pas nécessairement proportionnelle à son intensité ou à sa gravité, toutefois, elle doit être prise en charge lors de l'élaboration d'un plan de traitement. Plusieurs chercheurs ont étudié les variations dans l'expression de la douleur.

Ce chapitre vous présente un petit abrégé de quelques-unes de ces études. Après sa lecture, vous serez en mesure d'identifier les caractéristiques importantes pour prendre en charge et pour contrôler la douleur chronique chez les enfants, les adultes et les personnes âgées.

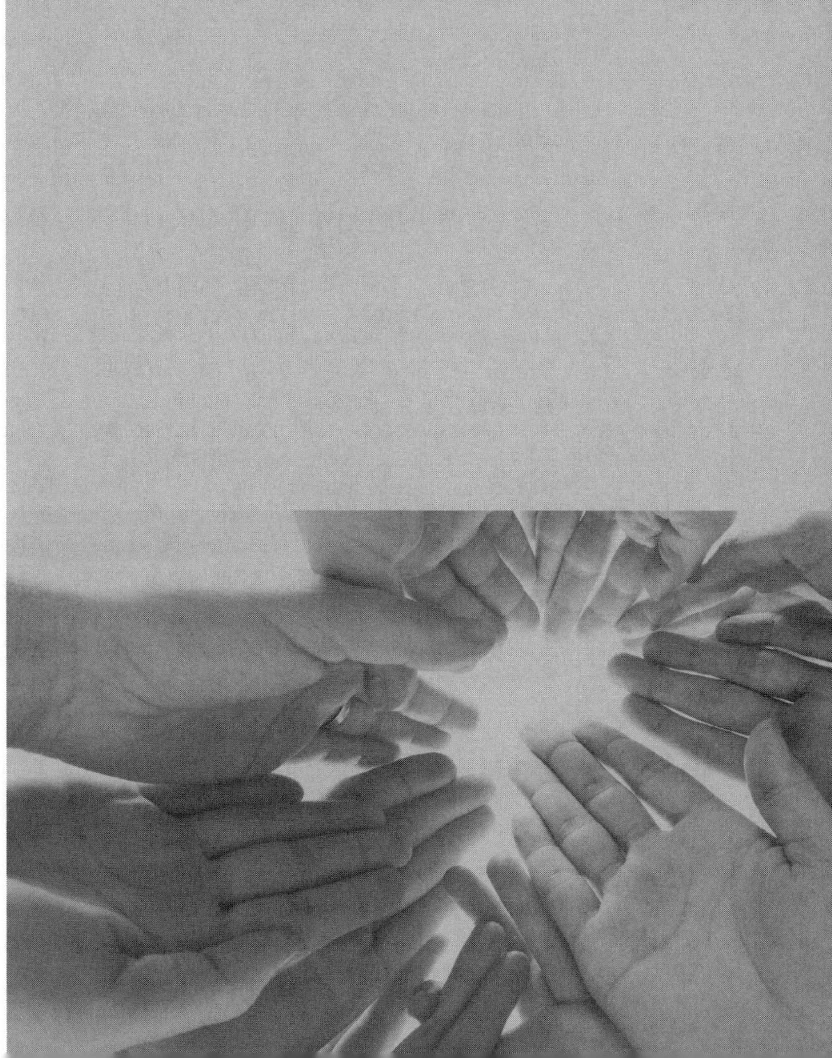

1. INTRODUCTION

La douleur chronique est une sensation désagréable et subjective associée aux valeurs, aux croyances et aux expériences antérieures de celui qui la ressent. L'expression de la douleur sera également conséquente aux expériences de l'individu et au contexte dans lequel il se trouve. Par exemple pour un même individu, la perception et l'expression de la douleur ne sont pas nécessairement les mêmes s'il est à la maison avec ses proches ou à l'hôpital avec des professionnels de la santé et du personnel soignant.

Dans ce même contexte, vivre avec une douleur chronique change la couleur de chaque phase de notre vie. Vivre avec des incapacités physiques et mentales à cause d'une maladie invisible changera la vie des enfants, des adultes et des personnes âgées. Les préjugés associés à la douleur chronique influencent le développement de l'enfant et la participation sociale de tout patient, qu'il soit un homme ou une femme, qu'il soit âgé ou jeune. Afin de répondre aux besoins des enfants, des hommes, des femmes et des personnes âgées qui sont atteints de douleur chronique, nous allons décrire brièvement quelques-uns de leurs besoins spécifiques.

2. L'ENFANT ET LA DOULEUR CHRONIQUE

Les difficultés fonctionnelles vécues par les enfants ou les adolescents en douleur chronique sont fort différentes de celles vécues par des enfants en douleur aigüe, par exemple postchirurgicale. Même si les besoins des enfants et des adolescents et l'attention qu'ils portent à leur douleur sont soulignés par plusieurs chercheurs et cliniciens, nous constatons que la douleur des enfants est souvent négligée et traitée avec des traitements souvent inadéquats faisant suite à des petites doses d'analgésique. Vivre en douleur chronique limite la participation de l'enfant ou de l'adolescent à des activités quotidiennes comme la marche, voire même à pouvoir s'asseoir pour une longue période, par exemple au cinéma. De plus, la douleur persistante l'empêche souvent de participer à des activités sociales d'intensité élevée ou à des activités sportives. La majorité des enfants rapportent de la difficulté à dormir. Quelques études associent les troubles du sommeil aux douleurs physiques (musculaires et articulaires) et aux troubles de l'humeur (dépression et anxiété). (Voir **chapitre 12**.)

Pour traiter les jeunes patients en douleur chronique, il faut évaluer et contrôler :

a) l'intensité de la douleur;
b) la capacité physique, la participation aux activités d'enfance;
c) l'aspect émotif de l'enfant, face à sa douleur et à ses capacités;
d) les symptômes associés à la douleur (fatigue, raideur, etc.);
e) la satisfaction avec le traitement;
f) le sommeil ;
g) l'aspect socioéconomique de l'enfant ; tout cela sans oublier l'impact chez l'enfant ou l'adolescent, de vivre avec une maladie invisible.[1]

3. L'ADULTE ET LA DOULEUR CHRONIQUE (FEMME VERSUS HOMME)

Chez l'adulte, la frustration est une des sensations souvent associées à la douleur chronique, puisque l'incapacité fonctionnelle, mentale et physique limite et rend plus difficile la plupart des activités professionnelles. Associés à cette frustration, les adultes atteints de douleur chronique sont plus souvent à la recherche d'aide que les autres personnes atteintes, et les femmes semblent consulter plus que les hommes. Encore plus que les enfants, les adultes cherchent souvent une validation de leurs symptômes auprès de leur famille et de leurs amis. En entrevue avec des personnes souffrant de fibromyalgie, nous remarquons, surtout chez l'homme, une perte d'identité, qui peut à son tour générer une remise en question de sa virilité, et ce, suite à son hypersensibilité à la douleur et aux autres sensations.

Pour bien évaluer et traiter la douleur chez les adultes, il faut évaluer et contrôler :

a) l'intensité de la douleur;
b) la capacité physique, la participation aux activités familiales, aux activités de loisir et aux activités professionnelles;
c) l'aspect émotif de l'homme ou la femme face à sa douleur et à ses capacités;
d) les symptômes associés à la douleur (fatigue, raideur, etc.);
e) la satisfaction et participation active au traitement;
f) l'adhésion au traitement.[2]

4. LA PERSONNE ÂGÉE ET LA DOULEUR CHRONIQUE

Les personnes âgées, ainsi que les enfants, sont une population dont les traitements pharmacologiques de la douleur sont négligés par une sous-médication de la douleur. On estime qu'un tiers (1/3) des personnes âgées souffre de douleur chronique. Plusieurs études démontrent que cette population a une plus grande prévalence de réduction de la qualité de vie, d'incapacité physique et de dépression sévère, comparée aux adultes. Malgré une sévère incapacité, les personnes âgées atteintes de douleur chronique ont un désir d'indépendance et de contrôle de leur douleur, elles luttent et demandent de l'aide pour adapter leur vie à la douleur chronique. Les personnes âgées qui réussissent à gérer leur douleur ont une meilleure qualité de vie[3].

Pour suivre et traiter la douleur chez les personnes âgées, nous recommandons les mêmes contrôles que chez les adultes, à savoir :

a) l'intensité de la douleur;
b) la capacité physique, la participation aux activités familiales, de loisirs et professionnelles;
c) l'aspect émotif de l'homme ou la femme, face à sa douleur et à ses capacités;
d) les symptômes associés à la douleur (fatigue, raideur, etc.);
e) la satisfaction et la participation active au traitement ;
f) l'adhésion au traitement.

RÉFÉRENCES

1. *PED IMMPACT: The Journal of Pain,* vol. 9, no 2, février 2008, p. 105-121.
2. *The Journal of Pain*, vol. 9, No 9 septembre 2008, p. 771-783.
3. *IMMPACT*: Pain, vol. 106, no 3, décembre 2003, p. 337-345.
4. *Age and Ageing*, 34, 2005, p. 462–466.

UN QUESTIONNEMENT

Lucie Moisan, St-Eustache, Québec, Canada

(Voir autres témoignages, pages 174 et 348.)

Il y a des jours où je me sens moins en forme que d'autres, et aujourd'hui c'est le cas. Tant de questions et d'incertitudes me passent par la tête, et je ne connais pas les réponses. Malheureusement, je ne peux en parler à personne.

Je ne sais pas où la vie veut m'amener. Je sais qu'elle attend de moi que je m'affirme. Une chose est certaine, c'est que je suis blessée et désorientée, je ne sais plus que penser, je nage en plein mystère, je marche vers l'inconnu et cela me fait peur. C'est déconcertant.

Je suis consciente que bien des gens sont dans des circonstances pires que la mienne, mais la souffrance est très difficile à vivre. On m'impose une situation, on me force à vivre avec elle, à me taire, et je n'ai pas le choix. La souffrance tant physique que psychologique est une période des plus douloureuses de la vie. Ma détresse est tellement intolérable que je pense quelquefois mettre fin à mes jours. Je me sens diminuée, bonne à rien. La joie de vivre des autres et l'incapacité de les suivre deviennent intolérables. Mais, je trouve toujours le courage de passer à travers cette période et de lui donner un nouveau sens.

Tout s'arrangera avec le temps. Toujours ce mot « temps » et celui-ci me fait mal. Mais que puis-je y faire? Rien. Je dois composer avec et le laisser me guider. Mais il y a des jours tellement durs. Je dois me battre contre des émotions qui me traumatisent, qui me bousculent, me blessent et me font pleurer.

Je me renforce de jour en jour, mais j'ai tellement hâte de ne plus souffrir!

Si la douche pouvait parler, elle aurait beaucoup de choses à dire puisqu'elle est témoin de ma tristesse, de mes cris de détresse et de mes pleurs. Elle est toujours là dans mes moments de joie comme dans mes moments de chagrin. Malheureusement, elle est impuissante devant mes sentiments, elle ne peut pas me conseiller, elle ne peut que m'écouter et quelquefois réussir à m'apaiser. C'est probablement l'endroit le plus intime, où mes confidences et mes réactions sont les plus explicites, mais c'est tout.

La maladie m'a laissé un lourd manteau d'angoisse, elle a détruit ma vie en un temps record, et maintenant je dois survivre à tout cela pendant que d'autres sont heureux et cheminent dans le bonheur. Pourquoi est-ce moi qui dois subir cette douleur? Je vais m'en sortir, mais qu'ai-je fait pour mériter tout cela? Souvent, on m'ignore et on me considère comme une ombre avec aucun sentiment, sans aucune existence.

Ce n'est pas facile, car la vie continue avec ses moments en formes de montagnes russes. À chaque jour qui passe, je dois surmonter mes peurs et mes angoisses, avancer, franchir des étapes et à chaque fois cela me demande un effort, mais je dois retrouver le gout de vivre et de cheminer. Je ne sais pas ce que mon futur me réserve. Je dois mettre un sens à ma vie et continuer d'avancer vers mon destin même si cela me fait peur. Oui, je me dirige vers l'inconnu et oui mon passé et mes souvenirs me font mal. C'est encore une épreuve de la vie que je dois surmonter et affronter. Je vais réussir à passer au travers, car j'ai une force en moi qui me dit de ne pas abandonner et de rester forte.

Je ne connaitrai pas le résultat immédiatement, mais un jour je saurai à quoi auront servi tous mes pleurs, mes angoisses, mes efforts, ma force, mon courage, mes sentiments contradictoires.

Je dois m'occuper de ma vie, car personne ne le fera à ma place. Je vais cheminer, grandir et m'épanouir. Oui je souffrirai encore, mais le temps m'aidera à passer à travers. On dit que la véritable richesse vient du fait de donner. Je donne beaucoup de moi-même, de mon temps, et c'est là ma force. Je ne suis peut-être pas une professionnelle, mais cela ne m'empêche pas d'être une femme intelligente et surtout responsable. La hiérarchie dans la vie ne veut rien dire, c'est l'âme qui est importante, malheureusement certaines personnes ne l'ont pas encore compris. Je redécouvrirai ma personnalité et je passerai au travers des difficultés de la vie. Peu à peu ma douleur, ma rage intérieure et mes peurs se dissiperont, la joie reviendra dans mon cœur et j'avancerai dans la vie, mais je dois me donner du temps. Je sais que la maladie me guette toujours et n'attends qu'un faux pas pour refaire surface. Je lui ferai obstacle et la combattrai de plein front. En attendant, je ne demande qu'une seule chose, c'est de me comprendre et de me respecter. Je crois que la vie me doit bien cela.

CHAPITRE

17

DOULEUR ET ÉMOTIONS : **LES BIENFAITS DE LA RÉGULATION AFFECTIVE**

Stéphanie Cormier, candidate au Ph.D. en psychologie clinique, Université de Montréal, Centre de recherche, IUGM, Montréal, Québec, Canada
B.A. (spécialisation en psychologie), Université de Moncton, Nouveau-Brunswick, Canada, titulaire d'une bourse d'études supérieures du Canada Vanier
Relu par Dr Pierre Rainville, B. Sc., Ph.D., Université du Québec, Biologie, 1988; Majeur, Université de Montréal, Psychologie, 1990; M.Ps., Université de Montréal, Neuropsychologie clinique, 1992; Ph.D., Université de Montréal, Neuropsychologie expérimentale, 1998; Postdoctorat, University of Iowa, Neurosciences cognitives, 2000.

RÉSUMÉ

Bien qu'il s'avère parfois difficile de cerner la source et les causes de la douleur, celle-ci n'est pas pour autant « imaginaire »; elle est bel et bien réelle et elle mérite que l'on cherche à la soulager. Les sciences de la santé travaillent rigoureusement en vue de mieux comprendre, traiter et prévenir la douleur. Cependant, pour plusieurs d'entre vous, elles ne sont pour l'instant pas en mesure de vous en débarrasser complètement. Il vous est tout de même possible d'apprendre à vivre une vie satisfaisante. Le présent chapitre a pour but d'exposer le lien entre les émotions et la douleur, tout en présentant les bénéfices d'une bonne régulation affective. Plus précisément, il vous permettra de mieux saisir la relation étroite qui existe entre votre humeur et votre douleur tout en vous amenant à comprendre l'emprise que vous pouvez avoir sur cette dernière par l'entremise de la gestion adéquate de votre état affectif. En vous incitant à réguler vos émotions, ce chapitre vous permettra d'être plus à même d'orchestrer de façon efficace les nombreuses méthodes qui visent la gestion de votre condition et, par le fait même, d'optimiser les bénéfices pouvant découler des divers traitements qui vous sont proposés.

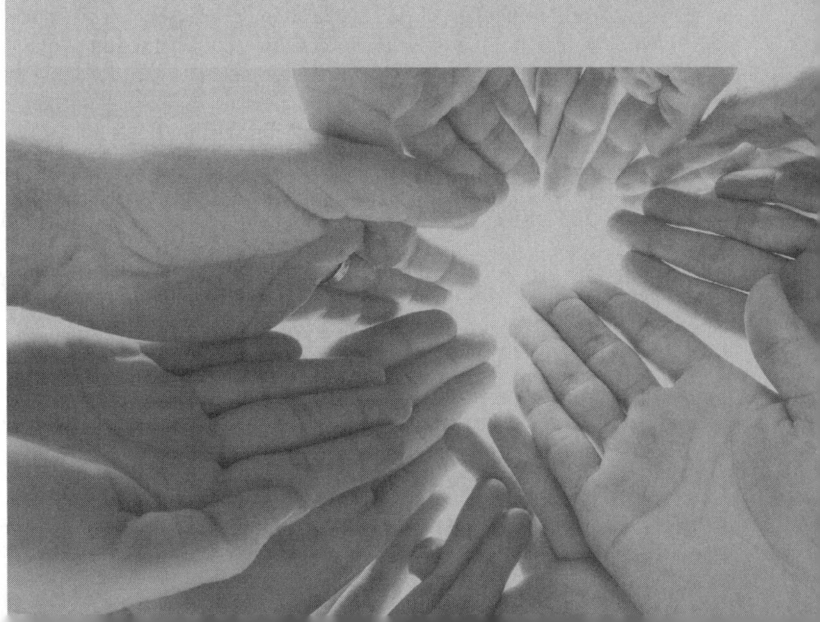

1. INTRODUCTION

Il n'est pas rare que les gens conçoivent la douleur comme une expérience strictement physique. En réalité, l'impact de la douleur est beaucoup plus vaste et s'étend également aux composantes sociales, mentales et émotionnelles. Compte tenu des nombreuses conséquences que peut engendrer la nécessité de vivre avec de la douleur au quotidien, il serait absurde de croire que la douleur peut être ressentie sans être accompagnée d'un large éventail de pensées, qui elles, laissent place à une variété d'émotions qui teinte l'humeur générale. En plus d'avoir un effet considérable sur le mode de vie, la douleur entraine des pertes et des transformations non négligeables à divers niveaux (par exemple la diminution de l'estime de soi, la détérioration des relations interpersonnelles, la perte d'emploi et les difficultés financières, etc.). Ces changements de vie imposent une période de transition et d'adaptation considérable qui s'accompagnent souvent d'un large éventail d'émotions négatives, dont la colère, la peur, la tristesse, la culpabilité et la honte.

2. QU'EST-CE QU'UNE ÉMOTION?

De prime abord, cette question nous apparait plutôt simple. La majorité des gens sont en mesure de reconnaitre et d'identifier leurs propres émotions et celles d'autrui. Toutefois, définir ce qu'on entend par émotions s'avère plutôt compliqué. D'ailleurs, depuis plus d'un siècle, plusieurs théoriciens se sont attardés à cette question et ont tenté de définir et de comprendre ce phénomène. Cet intérêt marqué pour l'expérience émotionnelle a donné lieu à la formulation d'un nombre important de théories.

LES DIMENSIONS DE L'ÉMOTION

Les théories formulées en vue d'expliquer les émotions présentent des divergences non négligeables. La plupart d'elles soulèvent tout de même la présence de certains éléments importants. Par conséquent, il est possible de définir une émotion comme une entité qui comprend trois dimensions importantes:

a) Un changement au niveau du corps

Lorsque nous vivons une émotion, nous ressentons certains changements physiques, par exemple des tremblements, de la transpiration abondante, l'accélération de la respiration et du rythme cardiaque, l'assèchement de la bouche, etc. Ces changements sont produits par une activation du système nerveux. Plus précisément, ces réponses sont involontaires et surviennent de façon automatique par l'entremise de ce qu'on appelle le système nerveux autonome.

b) Une évaluation cognitive

Une émotion est souvent accompagnée de croyances et de pensées. Ces dernières sont fortement influencées par l'évaluation des causes et des conséquences de l'émotion. Cette évaluation cognitive, qui constitue un processus mental complexe du traitement de l'information, suscite des pensées diverses qui viennent à l'esprit automatiquement. Par exemple, il vous est peut-être déjà arrivé de vous lever le matin avec une douleur insupportable. Plusieurs pensées vous sont alors peut-être passées par la tête comme par exemple: «Je ne pourrai pas faire ce que j'avais prévu aujourd'hui» ou «J'en ai assez de cette douleur!».

c) Une réaction

Il n'est pas rare qu'une émotion s'accompagne d'une expression faciale. En guise d'exemple, la colère se traduit par le froncement des sourcils et par le resserrement des mâchoires, tandis que la surprise se manifeste par le soulèvement des sourcils et l'ouverture de la bouche. L'émotion nous amène également à adopter des comportements particuliers et à réagir d'une certaine façon. Par exemple, la colère peut amener une personne à être agressive et violente tandis que la joie peut amener une personne à rire et à s'agiter.

Somme toute, on peut définir une émotion comme un état de l'organisme qui survient en réponse à un objet ou à un évènement et qui s'accompagne de changements physiques, de pensées et de réactions diverses. Il s'agit d'un bref épisode qui se caractérise par une valence, c'est-à-dire qu'elle peut avoir une valeur négative (ex.: colère) ou positive (ex.: joie). En général, les émotions nous sont utiles puisqu'elles nous permettent, entre autres, de nous adapter à notre environnement, de prendre des décisions, de communiquer et d'établir des relations.

ÉMOTIONS ET HUMEURS

Les mots affect et émotion, bien qu'ils ne représentent pas exactement la même chose, sont fréquemment utilisés de manière interchangeable. Par ailleurs, le mot humeur est également utilisé comme synonyme du mot émotion dans le langage courant. Toutefois, les humeurs et les émotions impliquent des différences en ce qui a trait à la dimension temporelle et à l'intensité et elles méritent d'être définies.

L'humeur est un état affectif prolongé qui, contrairement à l'émotion, n'est pas directement déclenché par un stimulus identifiable, est d'intensité moindre, s'installe graduellement, mais se maintient plus longtemps. De la même manière que les émotions, l'humeur a une valence négative ou positive. De plus, l'humeur a pour effet de moduler le contenu et les processus cognitifs. Par conséquent, elle exerce une influence sur les mécanismes de traitement de l'information, entre autres en modifiant la priorité accordée aux éléments environnants et aux souvenirs. Par exemple une personne aux prises avec une humeur dépressive accèdera plus facilement aux souvenirs tristes et aux aspects environnants qui s'y rattachent, tandis que les éléments et les souvenirs positifs seront au contraire beaucoup moins accessibles.

Bien que l'émotion et l'humeur soient deux concepts à distinguer, elles s'influencent mutuellement. L'humeur peut exercer une influence sur le seuil de déclenchement d'une émotion. En guise d'exemple, l'individu qui se montre d'humeur irritable sera plus porté à se mettre en colère, tandis que celui d'humeur neutre ou positive aura davantage de tolérance et sera plus à même de contrôler sa colère. Tout compte fait, l'humeur interfère avec le processus de régulation affective. Par le fait même, les humeurs négatives qui persistent à long terme donnent lieu à davantage d'émotions négatives, lesquelles peuvent être néfastes au point où elles suscitent de la détresse et nuisent considérablement au fonctionnement.

3. QU'EST-CE QUE LA DOULEUR?

L'*International Association for the Study of Pain* (*IASP*) définit la douleur comme une expérience sensorielle et émotionnelle désagréable, associée à une lésion tissulaire réelle ou potentielle ou décrite en termes évoquant une telle lésion (Merskey & Bogduk, 1994). Cette définition tient compte du caractère subjectif et multidimensionnel de la douleur, qui comprend à la fois l'expérience d'une sensation et d'une émotion (Melzack & Casey, 1968). Chacune de ces dimensions interagit avec des processus cognitifs liés à la signification attribuée à la douleur et au contexte dans lequel elle survient. De plus, l'expérience douloureuse est caractérisée par des réponses du système nerveux autonome et des comportements qui surviennent tous deux de façon spontanée.

LES DIMENSIONS DE LA DOULEUR

Il est généralement reconnu que la douleur se compose de deux grandes dimensions, soit la dimension sensori-discriminative et la dimension affective-motivationnelle. La dimension sensori-discriminative concerne l'intensité de la douleur, la localisation, le type de douleur et les facteurs qui la déclenchent. Ces facteurs sont directement liés au seuil de douleur, lequel est variable d'un individu à l'autre. Une telle variation montre que la douleur est une perception et non une simple sensation. Quant à la dimension affective-motivationnelle, elle traduit le caractère fondamentalement aversif et désagréable de l'expérience douloureuse, de même que la tendance à vouloir l'interrompre. Cette réponse affective négative que génère la douleur est fortement influencée par l'histoire personnelle et socioculturelle d'un individu.

LA DIMENSION AFFECTIVE DE LA DOULEUR

La dimension émotionnelle de la douleur est complexe et se caractérise par une séquence de traitement en deux étapes (Price, 1999). D'abord, la douleur suscite une expérience immédiate de désagrément qui est directement liée à la dimension sensori-discriminative de la douleur. Cette première étape du traitement de la douleur constitue les affects primaires. La douleur suscite subséquemment des émotions négatives, générées en grande partie par la compréhension qu'une personne a de sa propre douleur et des implications que celle-ci peut engendrer. Cette seconde étape du traitement de la douleur constitue les affects secondaires.

a) Les affects primaires

Les affects primaires correspondent au caractère menaçant de la douleur ou à la crainte que celle-ci entraine un dommage physique. Il s'agit donc du désagrément qu'occasionne la douleur. Cette composante reflète l'expérience immédiate qui survient en lien avec la sensation douloureuse. D'ailleurs, il n'est pas rare que le désagrément ressenti en réponse à un stimulus douloureux soit étroitement lié à l'intensité de la stimulation douloureuse ainsi qu'aux caractéristiques sensorielles qui lui sont attribuées.

b) Les affects secondaires

Le désagrément que cause la douleur entraine fréquemment des émotions qui sont fortement influencées par nos pensées. Ces émotions, qui sont associées au sens qu'on donne à la douleur et à l'évaluation de ses conséquences potentielles, correspondent aux affects secondaires. Ainsi, les affects secondaires sont souvent associés à la souffrance et à la détresse, ce qui est le résultat de la compréhension qu'une personne a de sa propre douleur (cause) et des implications que cette douleur peut engendrer (conséquences). Par conséquent, le contexte dans lequel survient la douleur ainsi que l'attitude et les attentes de l'individu contribuent étroitement à la dimension émotionnelle de l'expérience douloureuse.

Somme toute, la dimension affective de la douleur permet d'expliquer pourquoi l'expérience douloureuse peut être considérablement différente d'une personne à l'autre. En effet, deux personnes qui présentent la même blessure pourront réagir de façon opposée simplement en raison du sens qu'elles accordent à cette atteinte physique ainsi qu'aux impacts possibles de celle-ci. Une personne a des croyances, des valeurs, des attitudes, des souvenirs qui lui sont propres et l'ensemble de ces déterminants viennent teinter l'expérience douloureuse ainsi que les émotions qui en découlent.

4. MODULATION DE LA DOULEUR PAR LES ÉMOTIONS

Les recherches dans le domaine de la douleur démontrent que l'expérience douloureuse peut être modulée par les émotions. Qu'il s'agisse des émotions que suscite la douleur ressentie, soit les affects secondaires, ou encore les émotions attribuables à des sources indépendantes de la douleur, l'ensemble des recherches s'entend pour dire que les affects négatifs accentuent la douleur, tandis que les affects positifs ont généralement l'effet inverse.

LES ÉMOTIONS LIÉES À LA DOULEUR

Certains chercheurs ont étudié les émotions liées à la douleur (affects secondaires) en laboratoire. Rainville et coll. (2005) ont utilisé des suggestions hypnotiques afin d'élucider l'effet des émotions liées à la douleur sur l'expérience douloureuse. Dans le cadre de cette étude, des suggestions hypnotiques ont été présentées en vue de susciter des émotions liées à la douleur pendant une tâche d'immersion de la main dans l'eau chaude. En comparant des émotions positives (satisfaction et fierté) à des émotions négatives (anxiété, tristesse et frustration) ainsi qu'à l'absence d'émotions, il a été possible de constater que les émotions liées à la douleur exercent une influence sur l'expérience rapportée par les individus ainsi que sur les réponses physiologiques.

Les individus qui ont pris part à cette étude évaluaient la douleur comme étant moins intense et moins désagréable lorsqu'ils ressentaient des émotions positives, tandis que ces mêmes évaluations se sont vues augmentées par les émotions négatives. On note également que les émotions négatives avaient une influence beaucoup plus importante sur le désagrément de la douleur (composante affective) que sur l'intensité de celle-ci (composante sensorielle). Dans le cadre d'une seconde expérience menée par ces mêmes auteurs, il a été possible de noter que les changements dans l'évaluation du désagrément face à la douleur étaient liés à des augmentations importantes du rythme cardiaque. Cette relation retrouvée entre le désagrément et l'augmentation du rythme cardiaque ne survenait toutefois qu'en présence d'émotions négatives.

En résumé, les résultats de ces études suggèrent que les émotions négatives face à la douleur ont une répercussion plus importante sur le désagrément que sur l'intensité de la douleur. Cela dit, même si l'intensité douloureuse demeure la même, l'expérience devient beaucoup plus pénible pour la personne qui ressent de l'anxiété, de la frustration ou de la déprime face à sa douleur. Il est d'autant plus intéressant de constater que cet impact ne se limite pas à l'évaluation subjective de la douleur et que les modifications constatées au niveau du désagrément attribuable aux émotions négatives ont des répercussions sur le corps et sur les systèmes physiologiques.

Par ailleurs, tel qu'expliqué plus haut, les émotions liées à la douleur sont largement influencées par l'interprétation que nous faisons de cette expérience. Des études cliniques menées auprès de patients atteints de douleur chronique ont également permis de faire un lien avec les émotions liées à la douleur et l'expérience douloureuse. Au cours des dernières années, la catastrophisation (ou la dramatisation) face à la douleur a suscité beaucoup d'intérêt.

La catastrophisation est une orientation négative importante vers les stimuli nocifs et une tendance à surestimer la probabilité d'occurrence des conséquences négatives. Certains auteurs suggèrent que la catastrophisation est caractérisée par trois éléments importants, soit a) une tendance à amplifier la gravité de la douleur, b) une centration excessive sur celle-ci et c) une perception d'être incapable de composer avec (Sullivan et coll., 2005). En premier lieu, la catastrophisation entraine fréquemment de l'amplification (« J'ai peur qu'il n'y aura pas de fin à la douleur. »). De plus, on note une tendance à ruminer et à penser continuellement à la douleur (« Je ne fais que penser à quel point ça fait mal. »). Finalement, il n'est pas rare que les gens qui font de la catastrophisation entretiennent un sentiment d'impuissance face à leur condition (« Je pense que je ne peux pas continuer. »).

De nombreuses études ont permis de cerner les effets néfastes de ce mode de pensée face à la douleur. En guise d'exemple, il a été démontré que les gens qui dramatisent ont tendance à amplifier et à exagérer la menace ou la gravité de la sensation douloureuse (Sullivan, Rodgers & Kirsch, 2001). De plus, de façon générale, la dramatisation est associée à une expérience amplifiée de la douleur, une détresse émotionnelle et une variété de résultats relatifs à la douleur, dont la durée de l'hospitalisation, la consommation d'analgésiques, la participation réduite aux activités quotidiennes et l'incapacité professionnelle (Sullivan et coll., 2002).

Somme toute, on note que la douleur se compose, en partie, d'une dimension affective considérable, laquelle se traduit autant par le désagrément direct que l'on associe à l'expérience douloureuse que par le sens qu'on lui confère de façon relativement automatique (cause et conséquence). Des études ont permis de démontrer que les émotions négatives liées à la douleur exercent une influence non négligeable sur le corps et sur l'expérience douloureuse.

LES ÉMOTIONS NON LIÉES À LA DOULEUR

Il est possible de concevoir l'impact des émotions sur la douleur autrement. Plus précisément, il est juste de se questionner quant à l'influence que peuvent avoir les émotions générales et sans liens à la douleur sur l'expérience douloureuse. Cette influence a amplement été abordée dans le cadre d'études menées en laboratoire et en milieu clinique.

Études expérimentales

Dans le cadre des études menées en laboratoire, lorsqu'on demande à des individus de ressentir les émotions suggérées par l'entremise de phrases à connotation positive pendant que leur main est immergée dans de l'eau douloureusement glacée, leur tolérance à la douleur est augmentée, tandis que les phrases à connotation négative ont l'effet contraire (Zelman, Howland, Nichols, & Cleeland, 1991). Dans d'autres cas, on constate que le visionnement de comédies humoristiques ou de films érotiques permet de réduire la sensibilité à la douleur produite par l'application d'une pression douloureuse au niveau du bras (Zillmann, de Wied, King-Jablonski, & Jenzowsky, 1996) ou par la tâche de l'eau glacée (Weisenberg, Raz, & Hener, 1998).

Quelques études ont fait l'usage de la musique afin d'induire des états affectifs particuliers. Ces études ont permis de constater que la musique apaisante a pour effet d'augmenter la tolérance à la douleur chez les femmes, tandis que la musique stimulante résulte plutôt en une augmentation de la douleur (Whipple & Glynn, 1992). Une étude récente a par ailleurs noté que la musique plaisante diminue la douleur produite par une stimulation thermique chaude appliquée au niveau de l'avant-bras, sans toutefois altérer les sensations thermiques non douloureuses (Roy, Peretz, & Rainville, 2008).

Par ailleurs, les odeurs agréables parviennent à atténuer la douleur produite par une stimulation thermique chaude (Villemure, Slotnick, & Bushnell, 2003). Une étude a également démontré que les odeurs agréables sucrées inhalées pendant l'immersion de la main dans l'eau glacée résultent en une augmentation de la tolérance face à la douleur, tandis que des odeurs non sucrées n'entrainent aucune modification significative (Prescott & Wilkie, 2007). Les saveurs sucrées ont également pour effet de diminuer la douleur thermique chaude chez certains individus (Lewkowski et coll., 2003).

La méthode d'induction des émotions la plus couramment utilisée demeure la présentation d'images. Dans le cadre de ces études, des images qui suscitent la peur (un animal qui montre ses crocs), le dégout (des membres mutilés) ou des émotions positives (des images érotiques) sont présentées aux participants. Grâce à cette technique d'induction, il a été démontré que les images négatives entrainent une diminution de la tolérance face à la douleur produite par la tâche d'eau glacée (de Wied & Verbaten, 2001), tandis que les images positives à caractère érotique entrainent une augmentation du seuil de douleur chez les hommes (Meagher, Arnau, & Rhudy, 2001). Des effets similaires sont constatés dans les études utilisant des décharges électriques (Rhudy, Williams, McCabe, Nguyen, & Rambo, 2005). Une étude récente en neuroimagerie cérébrale démontre que ces changements sont la conséquence d'une interaction entre les régions du cerveau impliquées dans la douleur et celles impliquées dans les émotions (Roy et coll., 2009).

Études cliniques

Les recherches menées auprès d'individus atteints de douleur chronique ont elles aussi démontré l'existence d'une relation significative entre l'état affectif et la douleur. Ces études se sont plus particulièrement intéressées aux troubles spécifiques comme l'anxiété et la dépression. Entre autres, une étude de grande envergure a permis de démontrer que des taux plus élevés de troubles de l'humeur et de troubles anxieux étaient retrouvés chez les patients atteints de douleur chronique (Gureje et coll., 1998).

Certaines études sont parvenues à identifier des facteurs qui prédisposent au développement de la douleur chronique. Il est suggéré que l'humeur négative ferait partie de ces facteurs. En d'autres mots, une personne qui se blesse et qui arrive à maintenir une humeur positive présente moins de risques que sa douleur aigüe se transforme en douleur chronique en comparaison à un individu aux prises avec une humeur généralement plus négative. Par ailleurs, il existe une forte association entre la douleur chronique et l'invalidité ou l'incapacité fonctionnelle. Fait intéressant, il semble que l'humeur négative agirait comme médiateur de cette relation (Banks & Kerns, 1996; Holzberg et coll., 1996). Plus précisément, le lien entre la douleur et l'invalidité serait en grande partie attribuable à l'humeur négative. Ainsi, une personne qui parvient à réguler son état affectif serait moins portée à développer une incapacité fonctionnelle résultant de sa douleur.

L'ensemble de ces résultats a des répercussions non seulement sur la douleur et ses conséquences, mais également sur les traitements qui visent à la soulager. D'ailleurs, on constate que les émotions négatives couramment observées chez les individus qui sont atteints de douleur chronique ont un impact contreproductif sur l'efficacité des traitements entrepris en vue de réduire et de gérer leurs conditions. De plus, il semble que les différentes interventions axées sur la douleur, dont les programmes de traitements multidisciplinaires et les psychothérapies traditionnelles, n'atteignent pas leur efficacité optimale auprès des gens qui sont d'humeur négative ou qui présentent des troubles dépressifs ou anxieux non traités. **Tout compte fait, de tels résultats illustrent à quel point il s'avère essentiel de voir à la régulation de votre état affectif afin de profiter pleinement des traitements qui vous sont proposés.**

5. LES BIENFAITS DE LA RÉGULATION AFFECTIVE

Jusqu'à présent, la recherche expérimentale et clinique démontre clairement une association entre les émotions et la douleur et propose plusieurs mécanismes neurophysiologiques pour expliquer leurs interactions. **Il est donc faux de croire que le corps et l'esprit sont des entités entièrement distinctes.** À présent, vous devriez être en mesure de mieux saisir comment l'état psychologique peut influencer le corps, et vice versa. Comprendre cette association est la première étape du processus qui vise à vous amener à développer un sentiment d'auto-efficacité à l'égard de la gestion de votre douleur.

L'auto-efficacité représente la croyance qu'il soit possible d'atteindre l'objectif encouru, soit la réduction de la douleur ressentie ou du moins, la gestion efficace de cette dernière. Afin de développer un tel sentiment, il est primordial que vous adoptiez un rôle actif face à votre condition et que vous développiez la conviction qu'il vous est possible de mettre en branle les actions ou les changements nécessaires à l'accomplissement de votre objectif. Le simple fait que vous ayez ce livre entre les mains indique que vous êtes sur la bonne voie.

RÉGULER ET MODIFIER LES ÉMOTIONS

Les émotions inadaptées peuvent être modifiées à l'aide de trois étapes importantes (Greenberg, 2004) :

a) prendre conscience des émotions actuelles;
b) réguler ces émotions; et
c) transformer ces mêmes émotions.

a) Prendre conscience des émotions

Afin d'avoir une certaine emprise sur votre état affectif, vous devez d'abord vivre et accepter les émotions que vous ressentez présentement. Au lieu d'éviter ou de renier les émotions négatives qu'éveille votre douleur, permettez-vous de leur faire place afin de mieux les identifier et les comprendre. Questionnez-vous sur ce que votre douleur suscite comme émotions. Quelles situations évoquent des émotions particulièrement intenses et négatives? À quelle fréquence vous sentez-vous ainsi? Quelles sont les conséquences d'un tel état affectif sur vos pensées, vos comportements, vos activités? Prendre contact avec ces processus vous permettra d'identifier les états affectifs adaptés qui vous sont bénéfiques ainsi que les états mal adaptés qui vous mobilisent et nuisent à votre fonctionnement quotidien.

b) Réguler les émotions

Après avoir identifié les émotions que vous vivez présentement, il vous est nécessaire de voir à les réguler. Une panoplie de techniques s'offre à vous pour mieux gérer votre humeur et, par le fait même, votre douleur. Certaines de ces stratégies seront abordées brièvement ci-dessous, mais elles seront davantage précisées ailleurs dans le présent ouvrage. Il ne vous est pas nécessaire de mettre en pratique et de maitriser chacune de ces techniques. Vous êtes plutôt encouragés à identifier celles qui vous sont les plus utiles et qui parviennent à améliorer votre humeur. Par ailleurs, gardez en tête que dans l'ensemble, ces techniques doivent être répétées et pratiquées abondamment avant qu'elles ne soient maitrisées de sorte que vous puissiez en bénéficier pleinement.

c) Transformer les émotions

En régulant de façon efficace vos émotions négatives, vous serez plus en mesure d'accéder à des états affectifs positifs. Avec le temps, vous saurez identifier les situations qui déclenchent chez vous des émotions négatives et vous pourrez avoir recours aux stratégies de régulation affective dès qu'elles se présentent. En plus de freiner l'apparition du processus affectif négatif qui accompagnait normalement ces situations, vous serez surement satisfait de constater que vous êtes en mesure de mieux contrôler votre état. La répétition de ce processus permettra, à long terme, de remplacer l'émotion négative par une émotion plus adaptée. Surtout, ne vous découragez pas. **Apprendre à mieux comprendre et à mieux identifier les émotions que nous ressentons en vue de donner lieu à un état affectif plus adapté et positif est un travail de longue haleine.**

STRATÉGIES QUI FAVORISENT LA RÉGULATION AFFECTIVE

Les techniques suivantes ont démontré leur efficacité dans la gestion des émotions et elles sont couramment utilisées auprès des individus qui souffrent de douleur. Bien qu'elles ne soient présentées que très brièvement, vous trouverez plus de détails sur chacune de ces stratégies ailleurs dans le présent ouvrage. Vous êtes encouragé à les mettre en pratique afin d'identifier celles que vous croyez être en mesure d'utiliser sur une base régulière. Notez également que bon nombre de psychologues et psychiatres sont familiers avec ces techniques. Sentez-vous à l'aise de consulter ces professionnels afin d'obtenir le support nécessaire au développement d'une bonne maitrise de ces diverses techniques. Sachant que les émotions négatives peuvent exacerber votre douleur et nuire à l'efficacité des traitements qui visent à vous soulager, il est tout à votre avantage de prendre les moyens qui vous aideront à mieux contrôler vos états affectifs.

a) Restructuration cognitive

La restructuration cognitive s'appuie sur le principe voulant que ce ne soit pas les évènements ou les situations qui sont problématiques et qui suscitent des émotions négatives, mais bien l'interprétation qu'on en fait. Chaque personne interprète un évènement à partir de son histoire et de ses caractéristiques personnelles et elle réagit à ce même évènement en fonction de cette interprétation. C'est en contrôlant votre dialogue intérieur que vous pouvez changer vos réactions et vos comportements, tout en réduisant l'intensité et la fréquence des émotions négatives.

Cette technique vous amène à vérifier si vos pensées et vos interprétations sont adaptées. Par l'entremise de la restructuration cognitive, les pensées qui vous viennent automatiquement en tête dans une situation qui suscite de fortes émotions sont explorées afin de cerner les erreurs de pensées, appelées distorsions cognitives. Ce sont ces pensées erronées qui donnent lieu à des émotions négatives. Afin d'éliminer ou du moins d'atténuer ces états affectifs, on vise la modification des cognitions inadaptées en considérant des pensées alternatives. Tout compte fait, c'est l'intégration d'un nouveau point de vue à votre vie quotidienne qui favorise l'émergence d'émotions et de réactions plus saines.

b) Respiration et relaxation

Apprendre à mieux respirer contribue à réduire le stress et à éviter l'escalade des émotions. La respiration abdominale permet une meilleure oxygénation ainsi qu'une diminution de la tension de l'organisme. Ce type de respiration consiste simplement à inspirer lentement en gonflant le ventre et à expirer en le rentrant. Les recherches ont montré, entre autres, que la respiration profonde augmente la tolérance à la douleur, favorise l'action des médicaments analgésiques et diminue l'agressivité et l'anxiété (Forbes & Pekala, 1993).

Une fois la respiration abdominale bien maitrisée, il est possible de poursuivre avec la relaxation. La relaxation la plus bénéfique pour les individus aux prises avec une douleur chronique est la relation musculaire. Celle-ci consiste à relâcher les différents membres et muscles du corps les uns après les autres, sans toutefois faire intervenir de contraction au préalable (Schultz & Luthe, 1969). En plus de réduire la tension musculaire, cette stratégie contribue à diminuer le stress et les ruminations négatives, tout en étant bénéfique pour la dimension affective. Vous devez cependant garder en tête que la relaxation est une compétence qu'on ne peut développer que par l'entremise de la pratique régulière. Plus vous pratiquerez, plus l'accès à l'état de détente sera facile, rapide et généralisable à divers contextes.

c) Activation et distraction

Il n'est pas rare que la douleur soit liée à un désinvestissement des activités plaisantes. Dans de tels cas, la dépression devient une menace réelle, ce qui ne peut qu'accentuer la douleur ressentie. Il s'avère donc bénéfique d'introduire plus d'activités plaisantes au quotidien, ce qui réduit les émotions et pensées négatives et atténue la douleur (Keefe, 1996). Il a également été démontré que l'augmentation de la fréquence des activités plaisantes contribue à faciliter la réinsertion sociale et professionnelle (Turk & Flor, 2006). Vous êtes donc fortement encouragé à identifier les activités qui vous procurent du plaisir et à les mettre en pratique.

En parallèle, comme la forme physique est un modulateur de la douleur, reprendre une activité physique peut s'avérer très bénéfique. Il n'est pas rare qu'une personne atteinte de douleur se demande s'il ne vaut pas mieux se reposer, surtout lorsqu'elle constate que certains gestes accentuent sa douleur. Cela peut conduire à la kinésiophobie, soit la peur du mouvement et l'évitement des activités physiques pour lesquelles un effet douloureux est anticipé (Picavet et coll., 2002). En réalité, il faut savoir sélectionner une activité adaptée à votre condition (qualité de l'activité), ce qui peut être fait avec l'aide de votre médecin. Il faut également savoir éviter les extrêmes, soit l'excès d'activités et l'insuffisance ou l'évitement des activités (quantité de l'activité). **Commencer doucement et y aller progressivement.**

De plus, l'activation est étroitement liée à un principe fort important : la distraction. Étant donné que nos ressources attentionnelles sont limitées, rediriger votre attention sur ces activités permet de réduire l'attention accordée aux sensations douloureuses (Johnson & Petrie, 1997).

d) Visualisation et hypnose

Par l'entremise de la visualisation, il est possible de se projeter dans un endroit confortable et sécuritaire de notre choix ou encore de se représenter en train de surmonter les difficultés d'un évènement à venir. Ce type d'imagerie mentale a recours aux ressources de l'esprit et de l'imagination et a la capacité de déclencher un état affectif et physiologique de détente. Se concentrer sur les détails de ces visualisations en sollicitant tous les sens, en plus d'être distrayant, encourage l'apparition d'émotions positives tout en améliorant le bien-être et en diminuant le stress et l'anxiété (Gruzelier, 2002).

L'hypnose ou l'hypnoanalgésie est une autre technique fort utile dans le soulagement de la douleur. Bien qu'elle laisse encore sceptiques bon nombre de patients et de professionnels de la santé, l'analgésie hypnotique est un phénomène aisément inductible et reproductible chez la plupart des patients (Holroyd, 1996). Afin de demeurer autonome dans la gestion de votre douleur, vous pouvez faire l'apprentissage de l'autohypnose. Pour ce faire, il est possible d'avoir recours à un professionnel certifié en hypnose clinique qui vous aidera à développer cette aptitude ou d'utiliser des enregistrements audios afin d'atteindre cet état qui s'apparente beaucoup à la relaxation en profondeur.

6. CONCLUSION

Les émotions, qu'elles soient liées ou non à la douleur, ont une influence sur l'expérience douloureuse. Vivre avec une douleur au quotidien est un défi de taille qui suscite des émotions parfois intenses. La régulation affective peut devenir un complément fort utile aux autres traitements dont vous bénéficiez déjà, tout en atténuant la détresse ressentie et en optimisant votre fonctionnement. Par ailleurs, reprendre le contrôle de vos pensées et de vos émotions peut s'avérer extrêmement gratifiant et vous serez satisfait de constater que vous avez une certaine emprise sur votre expérience douloureuse. Bien entendu, il ne s'agira sans doute pas pour la plupart des lecteurs d'une cure contre la douleur, mais bien d'un moyen qui vous permettra, malgré la présence de douleur, de vivre une vie satisfaisante.

RÉFÉRENCES

- Banks, SM et RD Kerns (1996). Explaining high rates of depression in chronic pain : A diathesis-stress framework. Psychological Bulletin, 119(1), 95-110.
- Forbes, EJ et RJ Pekala (1993). Psychophysiological effects of several stress management techniques. Psychological Reports, 72, 19-27.
- Gureje, O., M. Von Korf, G. Simon et R. Gater (1998). Persistent pain and well-being : A World health organization study in primary care. Journal of the American Medical Association, 280, 147-151.
- Greenberg, LS (2004). Emotion-focused therapy. Clinical Psychology and Psychotherapy, 11, 3-16.
- Gruzelier, JH (2002). A review of the impact of hypnosis, relaxation, guided imagery and individual differences on aspects of immunity and health. Stress, 5(2), 147-163.
- Holroyd, J. (1996). Hypnosis treatment of clinical pain : Understanding why hypnosis is useful. International Journal of Clinical and Experimental Hypnosis, 44, 33-51.
- Holzberg, AD, ME Robinson, ME Geisser et HA Gremillion (1996). The effect of depression and chronic pain on psychosocial and physical functioning. Clinical Journal of Pain, 12,118–125.
- Johnson, MH et SM Petrie (1997). The effects of distraction on exercise and cold pressor tolerance for chronic low back pain sufferers. Pain, 69, 43-48.
- Keefe, FJ (1996). Cognitive behavioral therapy for managing pain. The Clinical Psychologist, 49, 4-5.
- Lewkowski, MD, RG Barr, A. Sherrard, J. Lessard, AR Harris et SN Young (2003). Effects of chewing gum on responses to routine painful procedures in children. Physiology & Behavior, 79, 257–265.
- Meagher, MW, RC Arnau et JL Rhudy (2001). Pain and emotion : effects of affective picture modulation. Psychosomatic Medicine, 63, 79–90.
- Merskey, H. et K. Bogduk (1994). Classification of chronic pain : Definitions of chronic pain syndromes and definition of pain terms. IASP press : Seattle.
- Melzack, R. et KL Casey (1968). Sensory, motivational, and central control determinants of pain. In : DR Kenshalo (Eds.), The Skin Senses (pp.423-435). Springfield, IL : Thomas.
- Picavet, S., J. Vlayen et J. Schouten (2002). Pain catastrophizing and kinesiophobia : Predictors of chronic low back pain. American Journal of Epidemiology, 156, 1028-1034.
- Prescott, J. et J. Wilkie (2007). Pain tolerance selectively increased by sweet-smelling odor. Psychological Science, 18, 308-311.
- Price, D. D. (1999). Psychological mechanisms of pain and analgesia. Seattle, WA : IASP press.
- Rainville, P., QV Huynh Bao et P. Chretien (2005). Pain-related emotions modulate experimental pain perception and autonomic responses. Pain, 118, 306–318.
- Rhudy, JL, AE Williams, KM McCabe, MA Nguyen et PA Rambo (2005). Affective modulation of nociception at spinal and supraspinal levels. Psychophysiology, 42, 579 – 587.
- Roy, M., I. Peretz et P. Rainville (2008). Emotional valence contributes to music-induced analgesia. Pain, 134, 140-147.
- Roy, M., M. Piché, J. Chen, I. Peretz et P. Rainville (2009). Cerebral and spinal modulation of pain by emotions. PNAS, 49, 1-6.
- Schultz, JH et V. Luthe (1969). Autogenic training. New York : Grune & Stratton.
- Sullivan, MJL, SR Bishop et J. Pivik (1995). The Pain Catastrophizing Scale : Development and Validation. Psychological Assessment, 7(4), 524-532.
- Sullivan, MJL, WM Rodgers et I. Kirsch (2001). Catastrophizing, depression and expectancies for pain and emotional distress. Pain, 91, 147-154.
- Sullivan, MJL, WM Rodgers, PM Wilson, GJ Bell, TC Murray, SN Fraser (2002). An experimental investigation of the relation between catastrophizing and activity intolerance. Pain, 100, 47-53.
- Turk, DC et H. Flor, (2006). The cognitive-behavioral approach to pain management. In Wall & Melzack's Texbook of Pain. McMahen, SB, & Koitzenburg, M. (eds). 5e éd. Philadelphia : Elsevier.
- Villemure, C., BM Slotnick, MC Bushnell (2003). Effects of odors on pain perception : deciphering the roles of emotion and attention. Pain, 106, 101–108.
- Zelman, DC, EW Howland, SN Nichols et CS Cleeland (1991). The effects of induced mood on laboratory pain. Pain, 46, 105–111.
- Zillmann, D., M. de Wied, C. King-Jablonski et M. A. Jenzowsky (1996). Drama-induced affect and pain sensitivity. Psychosomatic Medecine, 58, 333-341.
- Weisenberg, M., T. Raz et T. Hener (1998). The influence of film-induced mood on pain perception. Pain, 76, 365–375.
- Whipple, B. et NJ Glynn (1992). Quantification of the effects of listening to music as a non-invasive method of pain control. Scholarly Inquiry for Nursing Practice : An International Journal, 6, 43-62.
- de Wied, M. et MN Verbaten (2001). Affective pictures processing, attention, and pain tolerance. Pain, 90, 163–172.

ON THE ROAD AGAIN...

Mélanie R., Québec, Canada

Merci à maman, à ma famille, à mes amis pour votre présence et votre amour.

Quand je me suis réveillée un matin d'hiver, je ne savais pas à quel point ma vie allait changer. Je me suis préparée, comme à chaque matin, pour aller à l'école puisque j'étais enseignante au primaire. J'ai déneigé ma voiture et je suis partie. Ce matin-là, il y avait une petite neige sur la chaussée. Roulant dans la voie de droite, ma voiture s'est mise à déraper vers la voie de gauche, puis vers les voies inverses. J'ai eu peur ! J'ai donné un coup de volant vers la droite, mais j'étais dans une courbe. J'ai alors senti que ma voiture n'était plus sur le sol. J'ai eu le temps de penser qu'à 30 ans, j'étais trop jeune pour mourir. J'ai aussi eu le temps de penser à mon papa, décédé 13 ans auparavant. Je lui ai demandé de me prendre dans ses bras pour amortir le choc de l'atterrissage.

Je suis tombée dans un fossé assez profond. Heureusement, il y avait beaucoup de neige au fond. Ce matin-là, mon téléphone cellulaire était dans ma poche plutôt qu'au fond de mon sac à main. Dans l'énervement, j'ai appelé l'assistance routière, puis le 911. Finalement, j'ai téléphoné à la directrice de mon école afin qu'elle trouve une remplaçante pour la journée. Deux personnes sont venues à mon secours avant que les ambulanciers arrivent. J'ai trouvé cela très généreux de leur part. Ils auraient pu continuer leur chemin comme la plupart des gens.

Quand les ambulanciers sont arrivés, je leur ai spécifié que j'avais déjà été opérée pour des hernies discales en 2002. Il était hors de question que je sorte de la voiture sur mes deux jambes. Je voulais attendre de passer une radiographie avant de bouger. Les ambulanciers ont été très gentils. Ils ont appelé des renforts parce que le fossé était glacé. Ils m'ont sortie et transportée à l'hôpital.

À partir de ce jour-là, la douleur ne m'a jamais quittée. Elle est située dans le bas de mon dos ainsi que dans ma jambe gauche. En 2002, mon nerf sciatique était coincé par des hernies. J'ai été hospitalisée un mois avant qu'on m'opère et qu'on dégage mon nerf sciatique. J'ai énormément souffert. Après l'opération, j'ai mis cinq mois à me remettre.

C'est probablement le choc de l'accident qui est le grand responsable de mes douleurs chroniques. Suite à l'accident, j'ai longtemps eu de la difficulté à marcher. J'ai utilisé un déambulateur (marchette) pendant plusieurs mois. Puis, ce fut les béquilles canadiennes qui m'ont aidée à me déplacer. Enfin, j'ai pu utiliser la canne pendant plus d'un an avant de pouvoir marcher seule. En fait, j'ai recommencé à marcher seule deux ans et demi après mon accident.

J'ai tellement travaillé fort pour y arriver! J'en ai fait de la physiothérapie, des exercices, de l'aquaforme et de la natation! Il m'arrive souvent de penser à tous ces efforts lorsque je marche. Je ressens alors une grande fierté m'envahir en pensant au chemin parcouru jusqu'à ma réussite. Pourtant, je ne suis pas encore arrivée au bout du chemin. Mon défi ultime est de recommencer à travailler. Je me suis posée mille questions concernant le travail. J'ai même consulté un orienteur! Pour en venir à la conclusion que c'est de recommencer à enseigner qui me ferait le plus plaisir.

Mais en attendant, je dois être capable de me réveiller pour aller travailler. Je suis une vraie marmotte. J'aime dormir. Malheureusement, ma médication rend mon sommeil encore plus profond. Une chance que maman me téléphone tous les matins pour me réveiller. Malheureusement, ça ne fonctionne pas toujours. Je dois aussi m'entrainer de façon assidue. Je dois préparer mon dos et le reste de mon corps à ce retour au travail. Mes jambes doivent être capables de me supporter pendant ma journée. C'est un défi et j'ai bien l'intention de le relever.

C'est certain que durant ces cinq années, il y a eu de bons et moins bons moments. Lorsqu'on m'a annoncé que je souffrais de douleurs chroniques, on m'a parlé du fait que peu de couples survivent à la douleur chronique. Naturellement, j'ai pensé que mon couple survivrait puisque nous étions ensemble depuis 10 ans. Malheureusement, l'homme que j'aimais a décidé de me quitter. Je pensais qu'il était mon ami et mon amoureux. Quelle trahison! Mon prince charmant est tombé en bas de son cheval blanc... Moi qui avais tant d'estime pour cet homme que je croyais être un homme d'honneur. Hélas! Je me suis trompée! En plus de perdre l'homme que j'aimais, j'ai aussi perdu de très bonnes amies. Certaines ont omis de me rappeler ou de répondre à mes courriels, alors que d'autres ont été plus directes et moins délicates.

Heureusement, ma mère, ma famille, mes voisins et plusieurs de mes amies ne m'ont pas abandonnée. Ils ont voulu m'aider en me changeant les idées, en me préparant mes plats préférés, en m'accompagnant à des rendez-vous, en sortant mes poubelles, en faisant mon gazon, en allant faire des courses pour moi ou avec moi, etc. Ces personnes ont essayé de se mettre à ma place, elles ont eu de la sympathie envers moi et elles ont voulu me faciliter la vie. Je me sens très chanceuse de les avoir près de moi.

J'ai eu la chance de participer à des rencontres à la Clinique de la douleur de l'Hôpital Général de Montréal. J'ai fait des apprentissages théoriques concernant la douleur chronique et cela m'est très utile lorsque la douleur est insupportable. Aussi, je me suis fait une nouvelle amie lors des rencontres. Ça me fait tellement de bien d'avoir une amie qui sait ce qu'est la douleur, elle sait aussi ce qu'est de vivre avec une douleur qui ne s'en va jamais. Cette amie m'est très précieuse. Nous habitons loin l'une de l'autre, mais le téléphone nous permet de garder contact. Et puis, il y a une des administratrices de l'Association québécoise de la douleur chronique qui m'a été d'un grand secours lorsque ma vie était sens dessus dessous. De la savoir tout près de moi, au bout du clavier, fut pour moi une grande source de réconfort.

Bien sûr, les membres de ma famille ainsi que mon nouvel amoureux sont de grandes sources de bonheur et de réconfort. Ils veillent sur moi. On passe du bon temps ensemble. Depuis 2007, j'ai la chance d'être la tante de Clémence. Quand je suis avec elle, il me semble que plus rien n'existe autour de nous. C'est une petite fille joyeuse, drôle et tout simplement merveilleuse. Sa présence dans ma vie est rafraichissante. En mai, j'aurai un neveu ou une autre nièce. J'ai vraiment hâte de connaitre ce nouveau petit bébé. La présence de Lélou dans ma vie est pour moi, une autre source de réconfort. Je n'ai pas choisi d'avoir un chien. J'ai rencontré Lélou accidentellement, alors qu'elle avait été abandonnée le matin de notre rencontre. Je la trouvais jolie, gentille et elle me faisait penser à Capitaine, un chien que nous avions lorsque j'étais enfant. C'est certain qu'en ayant un chien, je prends beaucoup plus de marches. Mais je n'ai toujours pas le réflexe d'aller marcher, parce que ça me fera du bien. Je le fais pour elle, parce que je sais qu'elle a besoin d'exercices. En plus de me faire du bien physiquement, elle me fait un bien immense psychologiquement. Pourtant, elle ne fait rien de spécial. Elle est seulement présente. C'est si simple, mais en même temps si complexe.

Lorsque je fais le bilan de ces cinq années, je sais bien que la douleur chronique a entrainé des conséquences regrettables. Mais dans la vie de tous les jours, je ne pense pas à ce que je n'ai plus. Je pense à ce que j'ai. J'essaie de penser à des choses agréables et positives. Je veux voir le verre à moitié plein plutôt qu'à moitié vide. Je continue de nourrir mes rêves, de faire des projets et de croire que le meilleur est à venir...

CHAPITRE

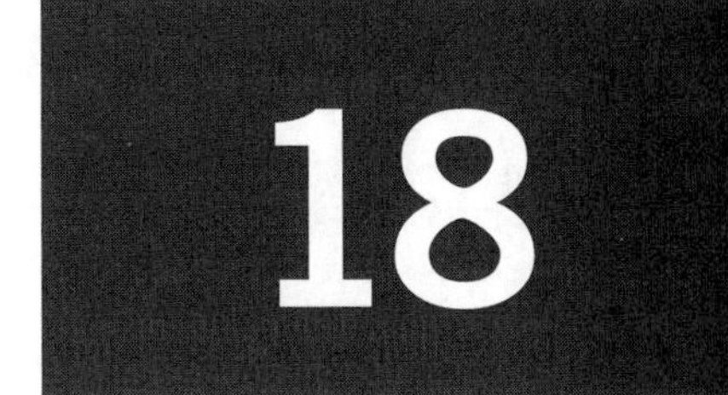

DOULEUR ET INCAPACITÉ CHRONIQUE : **LES BIENFAITS DE LA PSYCHOLOGIE**

Simon Laliberté, Ph.D., psychologue,
Clinique de gestion de la douleur de l'Hôpital Ste-Anne, Anciens Combattants Canadta,
Ste-Anne-de-Bellevue, Québec, Canada
Michael J. L. Sullivan, Ph.D., psychologue,
Professeur au département de psychologie, Université McGill,
Montréal, Québec, Canada

RÉSUMÉ : DOULEUR ET PSYCHOLOGIE

Nous avons longtemps pensé, et certains le pensent toujours, que la douleur ne serait que proportionnelle à la gravité d'une lésion physique. Il est maintenant reconnu que des éléments d'ordre psychosocial jouent un rôle majeur dans la perception de la douleur et dans le niveau d'incapacité fonctionnelle y étant associé. Ces facteurs psychosociaux demandent à être ciblés par des interventions spécifiques permettant d'atténuer leurs impacts sur la qualité de vie des personnes vivant avec une douleur persistante. Des programmes de prévention secondaire et tertiaire sont disponibles pour cibler efficacement ces facteurs psychosociaux, mais une certaine sensibilisation semble nécessaire pour faciliter l'accès à de tels programmes. Dans ce contexte, le psychologue peut jouer un rôle d'entraineur facilitant la compréhension du phénomène de la douleur chronique et le retour aux activités significatives.

Au moment d'écrire ces lignes, Simon Laliberté était psychologue au Centre de réadaptation Lucie-Bruneau et conseiller-expert à la Société de l'assurance automobile du Québec, Québec, Canada. Michael J. L. Sullivan était psychologue et professeur au département de psychologie à l'Université de Montréal, Montréal, Québec, Canada

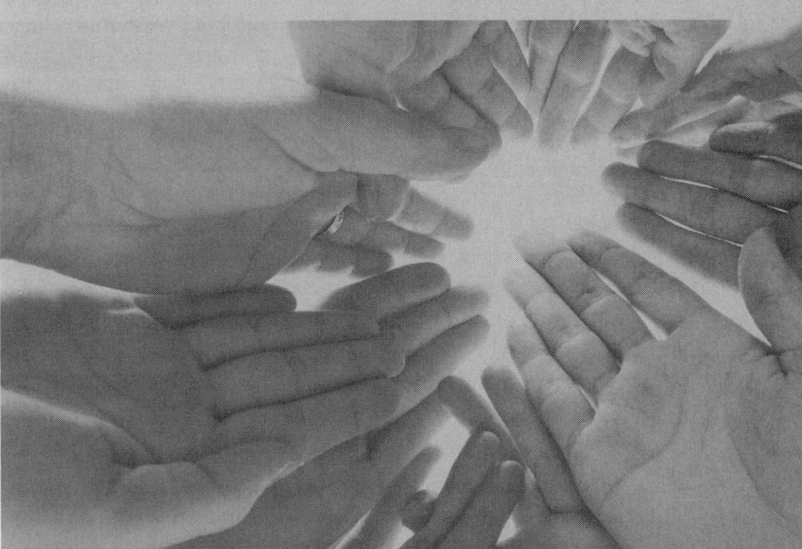

1. PRÉSENTATION

On a longtemps cru que les blessures physiques étaient les seules responsables de la douleur. Celle-ci, expérience des plus désagréables, est un signal important jouant un rôle adaptatif majeur dans la protection physique et la survie des êtres vivants. La douleur est la principale raison qui fait en sorte qu'on consultera un médecin (Turk et Melzack, 1992).

Dans la majorité des situations, la douleur permet à une personne d'éviter de faire des gestes qui pourraient lui être nuisibles physiquement. Par contre, la douleur peut aussi engendrer un degré nuisible d'inactivité. Ces dernières années, on a observé que l'inactivité physique faisant suite à une blessure venait contrer le prompt rétablissement. De plus, la douleur peut devenir un irritant majeur dans la vie d'un individu, particulièrement lorsque celle-ci persiste au-delà du temps de guérison prévu.

On ne peut plus affirmer que plus une lésion est importante, plus la douleur ou l'incapacité y étant associée est importante.

Depuis des siècles, la douleur a été abordée comme étant le simple symptôme d'une lésion physique. Descartes, qui concevait le corps et l'Esprit comme deux entités distinctes et séparées proposait en 1644 que la douleur était un signal direct d'une lésion physique (plus la douleur était importante, plus la lésion l'était). Peu à peu, on a pu observer que cette explication linéaire ne tenait pas la route. Par exemple, il n'est pas si rare qu'un enfant, jouant allègrement, se cogne la tête fortement puis, après une grande respiration, reprenne le jeu comme si rien ne s'était produit. Malgré qu'objectivement le choc est important, la douleur rapportée n'y est pas proportionnelle. Dans le même sens, plusieurs parents vous le diront une petite égratignure peut devenir « la fin du monde » pour un enfant fatigué. Descartes ne pouvant expliquer ces phénomènes, d'autres se sont plus tard penchés sur la question.

Depuis les 40 dernières années, des théories ont été élaborées qui font plus de place aux aspects psychosociaux qui permettent de mieux comprendre des phénomènes qui sont inexplicables de façon purement physique. D'ailleurs, il est maintenant bien reconnu que la douleur n'est pas un phénomène purement physique. Selon l'Association internationale pour l'étude de la douleur (Association internationale pour l'étude de la douleur, *Task Force on Taxonomy*, Merskey et Bogduk, 1994), la douleur se définit comme étant « une expérience sensorielle et émotionnelle désagréable associée à un dommage tissulaire réel ou potentiel, ou qui est décrite en termes d'un tel dommage ». Il est donc de plus en plus accepté que l'expérience de la douleur est un phénomène grandement influencé par des aspects physiques, psychologiques, comportementaux et sociaux (Kerns et Payne, 1996 ; Turk, 1996 ; Waddell, 1998). La nature multidimensionnelle de la douleur a été abordée par des modèles biopsychosociaux contemporains expliquant la douleur.

Par contre, à la suite d'une blessure, le réflexe général tend vers une intervention visant le volet « bio » de la problématique (médecine, physiothérapie, etc.), souvent au détriment des facteurs psychosociaux. Un travail de persuasion auprès des équipes traitantes est nécessaire pour faire valoir le bienfondé d'une intervention psychosociale. D'ailleurs, même lorsque l'on aborde des difficultés où il est évident que des facteurs psychosociaux sont affectés, comme c'est le cas avec la douleur chronique, il demeure souvent difficile de faire accepter, par l'équipe soignante, la pertinence d'une intervention psychosociale.

2. DOULEUR ET INCAPACITÉ

Il est maintenant possible, à l'aide de robots sophistiqués, d'observer l'état de la surface de la planète Mars, de vérifier s'il y a déjà eu de l'eau et peut-être même une forme de vie. Par contre, il est toujours impossible de mesurer de façon objective la douleur chez un individu. Il n'existe pas de « doloromètre ». Comme pour bien d'autres expériences, l'évaluation de la douleur doit être faite via le canal de la subjectivité.

Intuitivement, on s'attendrait à ce que le lien entre la douleur et l'incapacité soit linéaire. Mais les recherches cliniques ont démontré que ce lien est beaucoup moins important que l'on croyait (Waddell, 1998). Par exemple, chez des travailleurs ayant subi une blessure musculosquelettique, on observe qu'avec un degré de douleur équivalent, une certaine proportion de ceux-ci rapportent que leur douleur les empêche de travailler alors que d'autres sont déjà de retour au travail. Dans ce sens, plusieurs études (Jensen et al., 1999 ; Sullivan, Stanish, Waite, Sullivan et Tripp, 1998 ; Turk, 1990) indiquent que la sévérité de la douleur explique seulement 10 % de la variance de l'incapacité. Comment expliquer le 90 % de cette variance non explicable par la douleur?

Les blessures occasionnées par le travail et les accidents de la route demeurent les causes les plus importantes de problématiques de douleur musculosquelletique. Malgré l'avancement dans la sécurité (sur la route, au travail), la prévalence des incapacités dues à la douleur augmente à un rythme effarent. En 1970, 25 millions de journées de travail avaient été perdues en Grande-Bretagne à cause de la douleur, alors qu'en 2000, 125 millions de journées de travail l'ont été pour la même raison, ce qui entraine des couts sociaux très importants (Waddell, 1998). Cette augmentation s'est produite en dépit du fait que le nombre de blessures, lui, demeurait plutôt stable. En d'autres mots, le nombre de blessures n'a pas augmenté, mais une fois blessées ces personnes demeurent plus longtemps absentes du travail.

Malgré que la douleur contribue à l'incapacité, des facteurs d'ordre environnemental, social, organisationnel et psychologique (Gatchel, Polatin et Mayer, 1995 ; Waddell, Burton et Main, 2003) contribuent de façon significative au développement de l'incapacité. Plusieurs modèles biopsychosociaux ont été développés pour permettre une meilleure compréhension de l'incapacité associée à la douleur (Turk, 2002 ; Waddell, 1998), et qui permettent de mieux expliquer et surtout mieux traiter le phénomène.

3. FACTEURS PSYCHOSOCIAUX

Dans le développement de l'incapacité, les facteurs psychosociaux jouent un rôle déterminant. Ils peuvent être divisés en deux grandes catégories: les facteurs de risque non modifiables et les facteurs de risque modifiables (Linton, 2002; Sullivan et Stanish, 2003). Contrairement à ce que l'on a longtemps cru, les facteurs de risque de chronicité ou d'incapacité prolongée ont très peu à voir avec la condition médicale ou la gravité de la blessure, mais bien plus à des aspects psychologiques, environnementaux et souvent comportementaux. Malgré cette réalité, la grande majorité des interventions continue de porter presqu'exclusivement sur la blessure physique.

À problème multidimentionnel, réponse multidisciplinaire.

En ce qui concerne les facteurs de risque non modifiables, il est très intéressant de savoir qu'une femme dans la quarantaine qui n'aimait pas son emploi a plus de chances de développer une incapacité chronique à la suite d'une blessure. On parle ici de facteurs non modifiables (âge, sexe, le fait qu'elle n'aimait pas son emploi). Par contre, pour un psychologue travaillant auprès des personnes ayant subi une blessure musculosquelettique, il est primordial de différencier les facteurs de risque modifiables de ceux qui ne le sont pas. Du côté des facteurs modifiables, on sait que la dame mentionnée ci-dessus, peu importe la gravité « objective » de sa blessure, a plus de chance de développer de l'incapacité chronique si elle rapporte un haut degré de douleur, si elle exprime de la détresse psychologique, si elle entretient des pensées catastrophiques face à sa situation, si elle a peur de bouger (kinésiophobie), si elle est déprimée, si elle démontre des comportements de douleur et rapporte un fort niveau d'incapacité. Il existe des interventions efficaces pour améliorer ces aspects de sa condition.

TABLEAU 1 : FACTEURS DE RISQUE PSYCHOSOCIAUX MODIFIABLES (OU FACTEURS DE MAINTIEN DE L'INCAPACITÉ)

- Intensité de la douleur
- Détresse psychologique
- Pensées catastrophiques
- Peur du mouvement
- Dépression
- Comportements algiques (ou de douleur)
- Perception de l'incapacité

4. INTERVENTION

Au cours des dernières années, les recherches portant sur les modèles d'intervention ont fait ressortir deux grandes priorités d'intervention:
1) rassurer la personne blessée, lorsque c'est le cas, quant l'aspect bénin de sa blessure; et
2) encourager un retour précoce aux activités de la vie quotidienne (activités familiales, sociales, professionnelles).

Rassurer le patient quant au pronostic de sa blessure et déterminer quelles activités physiques il pourra maintenir devrait être la tâche d'intervenants perçus comme étant crédibles en ce qui concerne les lésions physiques (Waddell, 1998). Pour ce qui est des facteurs psychosociaux favorisant l'inactivité, le psychologue peut jouer un rôle majeur dans ce domaine en collaborant avec les autres intervenants de l'équipe traitante. Jusqu'à tout récemment, aucun programme de réadaptation précoce n'incluait la composante psychosociale, cette dernière étant abordée seulement une fois la chronicité installée (Linton, 2002 ; Sullivan et Stanish, 2003). Il est maintenant connu que sans une intervention ciblant spécifiquement les facteurs psychosociaux, le succès de la réadaptation est compromis.

Récemment, plusieurs programmes d'intervention ont été mis sur pied pour cibler ces facteurs de risque modifiables, et ce, à différents moments dans le développement de la problématique. Dans ces programmes, les participants sont sensibilisés, entre autres, aux facteurs de risque psychosociaux. Les facteurs modifiables sont surtout abordés via l'enseignement, et ce, pour diminuer le risque de développer une condition chronique. Des programmes dits de prévention secondaire (Sullivan et Stanish, 2003) tentent d'aborder les facteurs de risque modifiables dans les semaines suivant un accident. Le *Progressive Goal Attainment Program* (Programme de Gestion de l'activité Progressive PGAP) est un exemple de programme offert dans la communauté des personnes accidentées et permettant de cibler les facteurs de risque chez des individus ayant un degré élevé de douleur et d'incapacité. À l'aide de stratégies d'intervention telles que le suivi d'activités planifiées, l'établissement d'objectifs, le suivi de restructurations cognitives et la résolution de problèmes inhérents à la reprise graduelle des activités quotidiennes, le programme PGAP vise la réduction des barrières psychosociales bloquant les progrès en réadaptation et le retour au travail (Sullivan et Stanish, 2003).

Des programmes de prévention tertiaire sont également utiles pour aider les personnes chez lesquelles la problématique s'est chronicisée (Flor, Fydrich et Turk, 1992 ; Turk, 1996) et pour lesquelles, au fil des mois, la diminution (voire l'élimination) de certaines activités a eu des répercussions psychologiques majeures (Boureau, 1991 ; Kerns et Payne, 1996). De tels programmes (ex.: la Clinique d'adaptation à la douleur chronique du Centre de réadaptation Lucie-Bruneau, Montréal, Québec, Canada) sont souvent mis en œuvre par des professionnels travaillant en équipe interdisciplinaire et visent la réinsertion sociale des personnes ayant subi des blessures incapacitantes. À ce stade-ci, on ne parle plus de facteurs de risque de chronicité, mais bien de facteurs de maintien de l'incapacité, puisque la chronicité est déjà installée.

Ces programmes ont tous leur rôle à jouer, tout dépendant du moment où les personnes y sont référées. Malheureusement, même si les données probantes favorisent des interventions précoces pour les individus dont l'incapacité présente un grand risque de devenir chronique, plusieurs facteurs (bureaucratie, approche centrée sur la blessure physique uniquement, préjugés face à la psychologie) semblent faire en sorte de retarder les références vers des programmes appropriés. D'ailleurs, même les personnes concernées peuvent être réticentes à consulter rapidement un psychologue à la suite d'une blessure: « C'est au dos que j'ai mal, pas entre les deux oreilles... ». Ainsi, les psychologues voient généralement les personnes blessées alors que le cercle vicieux de la chronicité s'est déjà installé. Plus le temps passe, plus les barrières psychosociales à la réadaptation et au rétablissement deviennent difficiles à traiter efficacement.

Il est important de souligner que peu importe le moment de l'intervention, particulièrement pour le psychologue, les facteurs de risque psychosociaux modifiables (ou facteurs de maintien de l'incapacité; voir **tableau**

1) doivent demeurer les cibles thérapeutiques pour favoriser un retour aux activités habituelles. Les recherches récentes ont démontré qu'on doit cibler ces facteurs modifiables, et ce, peu importe le temps passé depuis l'accident (Vlaeyen et al., 2002). Ces interventions permettent de diminuer l'incapacité et donc d'améliorer la qualité de vie. Plus l'intervention est tardive, les difficultés nombreuses et complexes, plus le taux d'efficacité des interventions diminue.

Les psychologues sont souvent consultés (souvent tardivement) à la demande d'un agent payeur (assureurs privés, CSST et SAAQ au Québec) dans le but d'aider la personne accidentée à retourner au travail. Par contre, il est important, en tant que clinicien, de revoir l'importance du travail d'un point de vue clinique. Le travail a des effets directs sur l'estime de soi, la structure du quotidien, le sentiment d'autonomie, la sécurité financière, etc. Il ne faut pas oublier que le retour au travail rejoint des objectifs des agents payeurs mais également des objectifs cliniques visant le mieux-être des personnes accidentées.

5. UN ENTRAINEUR

Dans le contexte de la réadaptation postaccidentelle, le rôle du psychologue doit être spécifié. Il est primordial que le psychologue travaillant dans ce contexte s'adapte à la problématique et aux besoins de cette clientèle. Son rôle doit demeurer bien ciblé, de courte durée et spécifique à la problématique. Ses interventions doivent être soutenues par des données probantes. Le psychologue en réadaptation physique doit jouer un rôle comparable à celui d'un entraineur pour un athlète. Il importe donc que le psychologue accepte et soit à l'aise dans ce rôle d'« entraineur ». Évidemment, cela est en dehors du cadre auquel les psychologues sont souvent identifiés. Le travail avec une problématique de santé mentale majeure est bien différent du travail avec les facteurs de risque de chronicité.

Dans la prévention de l'incapacité chronique, le rôle du psychologue demeure l'éducation, la prévention par la modification de comportements et la restructuration cognitive. Dans ce contexte de courte durée, il serait avantageux d'inciter les référents (agents payeurs, médecins traitants, autres professionnels de la santé) à reconnaitre le psychologue comme un intervenant de première ligne dans les cas de blessures pouvant amener de l'incapacité. Le psychologue peut manifestement jouer un rôle majeur dans la prévention de l'incapacité chronique. Il importe de bien connaitre ce rôle pour mieux le tenir.

Traditionnellement, les psychologues ont été exclus des interventions précoces en réadaptation, mais de plus en plus on reconnait que les interventions psychologiques peuvent avoir un impact significatif dans la réduction de l'incapacité reliée à la douleur. Les psychologues doivent maintenant s'assurer de savoir comment leur intervention doit être modifiée pour être mieux adaptée au contexte de la réadaptation précoce. En s'ajustant à ces réalités, le psychologue peut devenir un incontournable en réadaptation précoce.

RÉFÉRENCES

- Boureau, F. (1991). Contrôlez votre douleur. Paris, Petite Bibliothèque Payot.
- Flor, H., T. Fydrich, DC Turk (1992). Efficacy of multidisciplinary pain treatment centers : a meta-analytic review. Pain, 49 (2), 221-230.
- Frank, J. et al. (1998). Preventing disability from work-related low-back pain. New evidence gives new hope — if we can just get all the players onside. Cmaj, 158 (12), 1625-1631.
- Gatchel, R. J., PB Polatin, TG Mayer (1995). The dominant role of psychosocial risk factors in the development of chronic low back pain disability. Spine, 20 (24), 2702-2709.
- International Association for the Study of Pain. Task Force on Taxonomy, H. Merskey,
- N. Bogduk (1994). Classification of Chronic Pain : Descriptions of Chronic Pain Syndromes and Definitions of Pain Terms (2nd ed.). Seattle, IASP Press.
- Jensen, M. P. et al. (1999). Patient beliefs predict patient functioning : further support for a cognitive-behavioural model of chronic pain. Pain, 81 (1-2), 95-104.
- Kerns, R. A. Payne (1996). Treating families of chronic pain patients. In : Gatchel, R. J. & Turk, D. C. (ed.). Psychological Approaches to Pain Management : A Practitioner's Handbook. New York, Guilford Press.
- Linton, S. J. (2002). New Avenues for the Prevention of Chronic Musculoskeletal Pain and Disability (1st ed.). Amsterdam, Boston, London, Elsevier.
- Linton, S. J., M. Ryberg (2001). A cognitive-behavioral group intervention as prevention for persistent neck and back pain in a non-patient population : a randomized controlled trial. Pain, 90 (1-2), 83-90.
- Sullivan, M. J., W. Stanish, H. Waite, M. Sullivan, DA Tripp (1998). Catastrophizing, pain, and disability in patients with soft-tissue injuries. Pain, 77 (3), 253-260.
- Sullivan, M. J., WD Stanish (2003). Psychologically based occupational rehabilitation : the Pain-Disability Prevention Program. Clin J Pain, 19 (2), 97-104.
- Turk, DC (1990). Customizing treatment for chronic pain patients : Who, what, and why. The Clinical Journal of Pain, 6, 255-270.
- Turk, DC (1996). Biopsychosocial perspective on chronic pain. In : Gatchel, R. J., DC Turk (ed.), Psychological Approaches to Pain Management : A Practitioner's Handbook. Op. cit.
- Turk, D. C. (2002). A diathesis-stress model of chronic pain and disability following traumatic injury. Pain Res Manage, 7, p. 9-14.
- Turk, D. C., R. Melzack (1992). The measurement of pain and the assessment of people experiencing pain. In : Turk, D. C., R. Melzack (eds.), Handbook of Pain Assessment. London, The Guilford Press, p. 3-12.
- Vlaeyen, J. W. et al. (2002). Can pain-related fear be reduced ? The application of cognitive-behavioural exposure in vivo ». Pain Res Manag, 7 (3), p. 144-153.
- Waddell, G. (1998). The Back Pain Revolution. Edinburgh, New York, Churchill Livingstone.
- Waddell, G., K. Burton, CJ Main (2003). Screening to Identify People at Risk of Long-term Incapacity for Work : A Conceptual and Scientific Review. London, The Royal Society of Medicine.

CHAPITRE

19

TRAVAILLER AVEC DES PERSONNES ATTEINTES DE DOULEUR CHRONIQUE : LES RÉFLEXIONS D'UNE PSYCHOLOGUE

Ann Gamsa, Ph.D., Montréal, Québec, Canada
Professeur associé de faculté, Université Mcgill, Département d'anesthésie, Montréal;
Directrice adjointe et Directrice des services de psychologie de l'Unité de gestion de la douleur Alan Edwards,
Centre universitaire de santé McGill (CUSM); Directrice d'internat en psychologie,
Université McGill, Montréal, Québec, Canada

RÉSUMÉ

La douleur chronique rebelle mène à la souffrance morale. Quand une personne souffre d'une douleur constante et ne peut plus travailler ou s'adonner à ses activités habituelles, il n'est pas étonnant qu'elle devienne déprimée, qu'elle se sente coupable, anxieuse ou en colère. La détresse émotionnelle, d'abord provoquée par la douleur, peut exacerber et peut même perpétuer le problème de douleur, parfois même jusqu'à rendre les traitements médicaux inefficaces. Cela ne suggère aucunement que la douleur est d'origine psychologique, mais plutôt que la détresse émotionnelle **causée** par la douleur chronique a également besoin de traitement pour de meilleurs résultats d'ensemble. Certaines personnes souffrant de douleur chronique ont souffert de problèmes psychologiques avant l'apparition de la douleur. Ces problèmes de longue date peuvent contribuer de manière significative à l'intensité de la douleur et de la souffrance, et peuvent même maintenir la douleur.

Les évaluations psychosociales réalisées par des psychologues de la douleur dans un cadre pluridisciplinaire aide l'équipe soignante à comprendre l'effet de la douleur sur la vie d'une personne et jusqu'à quel point la détresse émotionnelle joue un rôle dans la douleur ou dans la réaction aux traitements. Cette information, combinée à celles obtenues par les membres de l'équipe, permet un plan de traitement optimal pour chaque personne. Les psychologues offrent aussi de la psychothérapie à court terme pour venir aider les patients à gérer les problèmes liés à la douleur et un groupe de gestion de douleur afin d'améliorer leur qualité de vie, même en présence de douleur. C'est une partie essentielle du traitement car, malheureusement, nous n'avons pas un arsenal thérapeutique suffisant pour guérir la plupart des types de douleur chronique. Alors que des traitements actuels peuvent souvent réduire la douleur - parfois d'une manière importante - dans la plupart des cas, la réduction est insuffisante pour permettre au patient de revenir à ses activités antérieures.

Des vignettes (des cas) sont intégrées au fil du chapitre afin d'illustrer les idées présentées.

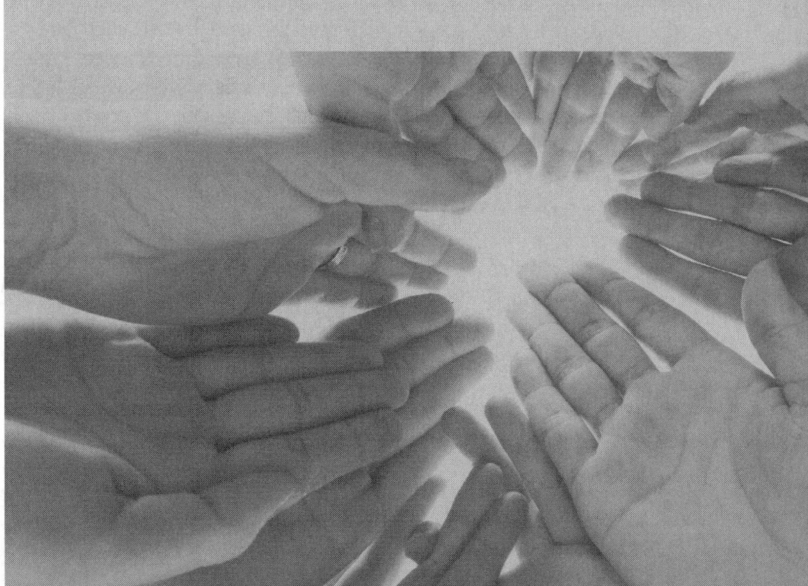

1. MON INTRODUCTION AU MONDE DE LA DOULEUR CHRONIQUE

La problématique corps-esprit a toujours piqué ma curiosité depuis que je me pose des questions philosophiques, et ce, bien avant que je ne devienne une psychologue clinicienne. Après avoir assisté à la conférence du docteur Ronald Melzack sur le thème de la douleur, à l'Université McGill, je me suis rendue compte que la douleur chronique était l'exemple parfait pour étudier comment «corps» et «esprit» sont inextricablement liés. Je voulais en apprendre toujours plus sur l'expérience des personnes atteintes de douleur chronique constante, principalement par intérêt intellectuel. J'ai donc entrepris de faire l'observation clinique de médecins traitants des patients en douleur chronique.

Ma première rencontre avec un spécialiste de la douleur, le docteur L., ne correspondait pas du tout à mes attentes, bien qu'elle puisse avoir été plus fortuite que j'aurais cru à ce moment-là. Tout en l'observant dans l'évaluation de Mme G., une femme de 67 ans souffrant de névralgie rebelle du trijumeau, j'ai été surprise de constater que son évaluation était plus psychologique que médicale. La dame nous a appris qu'elle vivait sur la ferme familiale avec son mari et son fils de 32 ans. Le médecin lui a demandé, sur un ton de défi, pourquoi son fils n'était pas marié; elle a répondu: «Mon fils n'a pas encore trouvé la femme qu'il lui convenait.» Le médecin suggéra qu'elle s'accommodait bien de cette situation, en maintenant son fils dans le célibat et dans son giron, la douleur étant un moyen de l'obliger à continuer à vivre à la maison pour aider à prendre soin d'elle. La dame protesta, mais le médecin insista sur le fait que si elle voulait vraiment que son fils se marie, elle lui aurait déjà trouvé un bon parti. Après avoir subi ces propos pendant quelques minutes, la dame me regarda, impuissante, et m'a demandée: «Êtes-vous célibataire, ma chère?». (J'étais beaucoup plus jeune à l'époque.)

Le docteur L. était un anesthésiologiste qui privilégiait les blocs nerveux pour soulager la douleur, mais qui aimait bien pratiquer une psychothérapie personnalisée — en partie psychanalyse, en partie harcèlement — avec ses patients. Il leur posait plusieurs questions sur leur enfance. Il semblait chercher un historique de traumatismes psychologiques refoulés s'exprimant maintenant dans le corps ou des preuves de carence ou d'abus dans l'enfance qu'il pourrait relier à la douleur. Selon sa théorie, la douleur à l'âge adulte pourrait répondre à des besoins non comblés dans l'enfance. Selon mes observations, Mme G. semblait être une personne bien qui vivait une détresse importante due à sa douleur neuropathique. Dr L. n'était ni un psychologue ni un guérisseur.

Mon expérience auprès de ce médecin qui humiliait ses patients m'a menée à poursuivre mes recherches doctorales dans le domaine de la douleur chronique. Cette spécialité s'ajoutait à ma formation de psychologue, me permettant d'aider les personnes vivant une situation des plus pénibles. Je suis redevable à ce médecin d'avoir pris ce tournant dans ma carrière, passée en grande partie au sein de la clinique de douleur du CUSM (Unité de gestion de la douleur Alan Edwards du Centre universitaire de Santé McGill, Montréal, Québec, Canada).

Bien que ce médecin ait été déplorablement cruel, sa conviction que les douleurs rebelles pouvaient être mieux expliquées par des facteurs psychologiques n'était pas si éloignée de la vision de nombreux médecins, psychiatres et auteurs publiés dans les années 1990. Ayant été témoin de patients (ou leur profil psychologique) qui se sont fait blâmer pour leur douleur, j'étais déterminée à démontrer dans mes recherches doctorales que la détresse psychologique n'était pas la cause, mais bien la conséquence de la douleur. Il se trouve que je n'ai eu que partiellement raison.

2. LA DOULEUR EST-ELLE DANS VOTRE TÊTE?

La douleur est-elle dans votre tête? En résumé: oui. Toutes nos sensations et nos perceptions, y compris la douleur, émanent de signaux enregistrés dans le cerveau, un organe qui se trouve bien sûr «dans la tête». Une littérature publiée caractérisait les personnes souffrant de douleurs rebelles comme psychologiquement défectueuses. Il a été largement admis que si la douleur ne présentait pas des signes visibles de maladie ou de blessure, et de plus ne répondait pas aux traitements, elle était bien «dans la tête», «psychogénique[1]», «imaginaire» et non «réelle», qu'il y ait eu ou non des preuves de ses causes psychologiques. On a porté peu d'attention à la possibilité que la science ait pu ne pas être suffisamment avancée ou que les outils de diagnostic n'aient pas encore été disponibles pour identifier l'origine physique de certaines douleurs[2]. Malheureusement, en dépit de nombreuses recherches et d'un certain progrès, nous ne disposons toujours pas de moyens pour identifier la cause spécifique des douleurs chroniques, pas plus que nous n'avons de remède. Néanmoins, la bonne nouvelle est que des traitements sont maintenant disponibles pour aider à soulager la souffrance des personnes qui en sont atteintes.

Dans la majorité des cas, l'**origine** de la douleur n'est pas dans la psyché. Cependant, des difficultés psychologiques, notamment l'anxiété ou la dépression, peuvent aggraver l'expérience douloureuse, que ces difficultés aient été présentes avant l'apparition de la douleur ou qu'elles soient en réaction de vivre quotidiennement avec la douleur. Une fois la douleur installée, il n'est pas facile de faire la part des facteurs physiologiques et psychologiques contribuant à la souffrance morale. La douleur peut avoir débuté lors d'une blessure ou d'une maladie; lorsqu'elle ne disparait pas, il est «normal» pour les personnes qui en sont atteintes de devenir dépressives et anxieuses. Incapables de travailler ou d'exécuter la plupart des tâches habituelles, la douleur devient rapidement le centre de leur vie. Sans activité pour se distraire, il n'y a que la douleur. Naturellement, la personne atteinte devient déprimée, et, par ricochet, la douleur et la souffrance morale augmentent. C'est ce que nous appelons le «cercle vicieux de la douleur».

1: Il existe de rares cas de «troubles de conversion» où la douleur et l'invalidité peuvent être complètement psychogéniques (même si, dans ces cas, les circuits cérébraux sont aussi impliqués).

2: Il y a beaucoup de cas de maladies autrefois étiquetées «psychologiques» et dont la cause physique est maintenant connue.

3. LES PERSONNES ATTEINTES DE DOULEUR CHRONIQUE ONT-ELLES DES PERSONNALITÉS SEMBLABLES?

Une croyance commune dans le passé récent était que les personnes atteintes de douleur chronique appartenaient à certains types de personnalité donnés. Parce qu'elles obtenaient des scores élevés sur les mesures d'anxiété, de dépression de «névrose», de «haine», et d'«hystérie» au cours de tests qui n'étaient pas spécifiquement destinés à des personnes atteintes de douleur, de nombreux auteurs en ont conclu que la psychopathologie était la cause de la douleur ou, à tout le moins, entretenait la douleur. Il aurait été plus raisonnable de conclure que les résultats de ces tests avaient révélé la détresse vécue par les personnes atteintes de douleur constante. Des tests administrés suite à des années de souffrance morale nous renseignent peu sur le profil psychologique d'une personne avant la douleur. Pour mieux comprendre les conclusions erronées auxquelles ont abouti tous ces chercheurs et cliniciens doués, il faut se remettre dans le contexte des croyances qui prévalaient à l'époque.

La vision psychanalytique de la maladie psychosomatique a eu une influence considérable jusque dans les années 1980. Par conséquent, la croyance que certains types de douleur soient une expression somatique d'un conflit psychique refoulé a été très en vogue[3]. De même, la douleur a fait l'objet d'une dichotomie : elle était soit dans l'esprit ou dans le corps, mais pas aux deux endroits à la fois. À partir de ce point, il est facile de constater comment la douleur, dont l'origine n'a pu être retracée à un mécanisme physiologique, a été reléguée à «l'esprit» ou à la «psyché». Peu à peu, à mesure que la science médicale développait une meilleure compréhension des agents pathogènes, ces hypothèses sont devenues moins dominantes. Il est intéressant de constater qu'alors que la communauté scientifique a largement réduit les causes psychanalytiques de la maladie, la psyché a pris une importance sans précédent dans un grand nombre d'études récentes qui démontrent l'influence des attentes et d'autres facteurs psychologiques sur la fonction immunitaire et sur d'autres processus neurophysiologiques.

Suite à toutes mes années d'expérience comme psychologue spécialisée en douleur, j'en suis venue à constater qu'il existe un sous-groupe de patients pour lesquels la présence de problèmes psychologiques précédant l'apparition de la douleur a un impact important sur l'intensité et le caractère réfractaire de la douleur (toutefois, dans de très rares cas, des problèmes psychologiques peuvent être vus comme ayant entrainé la douleur). Ces personnes éprouvent une grande difficulté à faire face non seulement à la douleur, mais à la vie en général. Il y a même parfois raison de croire que la douleur devient une justification ou une rationalisation face à l'incapacité d'une personne à réussir dans la vie. Ces personnes sont susceptibles d'être surreprésentées dans les cliniques de douleur de troisième ligne d'un centre hospitalier où elles ont été référées par des médecins ayant épuisé leurs options de traitement et peut-être même leur patience. Elles ne représentent toutefois pas la majorité des personnes atteintes de douleur chronique, qui, tout comme le reste de la population en général, proviennent d'une variété de milieu de vie et de travail, ont une personnalité unique et disposent de moyens pour faire face à l'adversité.

4. LES SOUS-GROUPES : LE RÔLE DES FACTEURS PSYCHOLOGIQUES

Les catégories qui suivent divisent les patients en fonction du rôle joué par des facteurs psychologiques dans le déclenchement, l'aggravation et le maintien de leur douleur. La classification des patients est fondée uniquement sur mes observations cliniques au cours des deux dernières décennies, et non sur la recherche. Il ne s'agit pas de catégories hermétiques; les personnes qui appartiennent à un même sous-groupe ne peuvent d'aucune manière être considérées comme identiques. Chaque personne a une « histoire » unique et personnelle, et un problème de douleur unique. Ceci étant établi, ces catégories peuvent contribuer à orienter le traitement.

Nous élaborons tous des stratégies d'adaptation pour faire face à une variété de situations. Certaines personnes se rendent compte que les stratégies d'adaptation qui leur avaient été utiles dans le passé ne sont pas valides face à la douleur. Par exemple les personnes reconnues comme farouchement indépendantes pourraient éprouver de la difficulté à demander de l'aide autant que les personnes qui ont toujours eu besoin d'aide, mais qui restaient «en contrôle». Les personnes perfectionnistes pourraient ne plus être en mesure de respecter les normes qu'elles s'étaient elles-mêmes établies. Le fait de ne plus pouvoir avoir recours aux stratégies d'adaptation qui se sont avérées efficaces dans le passé peut ajouter à la souffrance morale d'une personne. Les changements aux stratégies d'adaptation peuvent s'avérer émotionnellement douloureux et difficiles à atteindre. Par contre, le temps aidant et avec l'aide appropriée, plusieurs personnes atteintes de douleur chronique sont en mesure de s'adapter et de profiter de la vie à nouveau en présence de douleur.

3 : Il est important de noter que de telles idées n'ont pas complètement disparu de la circulation, et existent encore sous de nombreuses formes.

PSYCHOLOGIQUEMENT SAINS ET FONCTIONNANT BIEN MALGRÉ LA DOULEUR

Les personnes qui s'adaptent bien ne sont pas souvent référées en clinique de douleur pour les soins de troisième ligne et participent rarement aux études de recherche sur la douleur. Elles font probablement partie de la majorité des personnes qui souffrent de douleur chronique intermittente ou constante. Je présume qu'elles sont traitées adéquatement par leur médecin de famille ou réussissent à s'adapter en utilisant des médicaments en vente libre ou en développant des stratégies de gestion de la douleur et en pratiquant des exercices adaptés à leur condition. J'ai rencontré quelques-unes de ces personnes à l'extérieur de l'unité de gestion de la douleur; elles continuent à travailler, ayant accepté leurs limites et s'y étant adaptées. C'est par ailleurs beaucoup plus facile pour un professionnel d'adapter son travail, son horaire, sa posture, etc. que pour un travailleur de la construction, par exemple qui souffre de lombalgie.

Les personnes classées dans les groupes qui suivent sont aux prises avec une détresse émotionnelle et ne fonctionnent pas bien.

PSYCHOLOGIQUEMENT SAINS AVANT L'APPARITION DE LA DOULEUR; LA DOULEUR CAUSE DE LA DÉTRESSE ET UN MAUVAIS FONCTIONNEMENT

Le sous-groupe de patients les plus importants référés à notre unité de gestion de la douleur est composé de personnes qui fonctionnaient de façon satisfaisante avant l'apparition de la douleur; par contre, elles sont devenues déprimées, présentent des troubles de sommeil et d'anxiété, leur niveau de fonctionnement est bas, et elles sont parfois en colère à cause des changements dans leur vie résultant de la douleur (**figure 1**). En plus des traitements ciblant spécifiquement le soulagement de la douleur, de tels patients ont souvent besoin d'une intervention psychologique pour les aider à mieux faire face à la douleur, à la gérer et à réajuster leurs objectifs et leurs attentes afin de s'adapter à leur nouvelle réalité. Ces apprentissages et ces ajustements peuvent grandement améliorer leur qualité de vie, même en présence de douleur. Puisque la plupart de ces personnes se retrouveront avec une douleur résiduelle et des limites, même à la suite de leurs traitements, il s'agit d'une partie critique d'une gestion intégrale de la douleur.

FIGURE 1 : Problèmes reliés à la douleur chronique

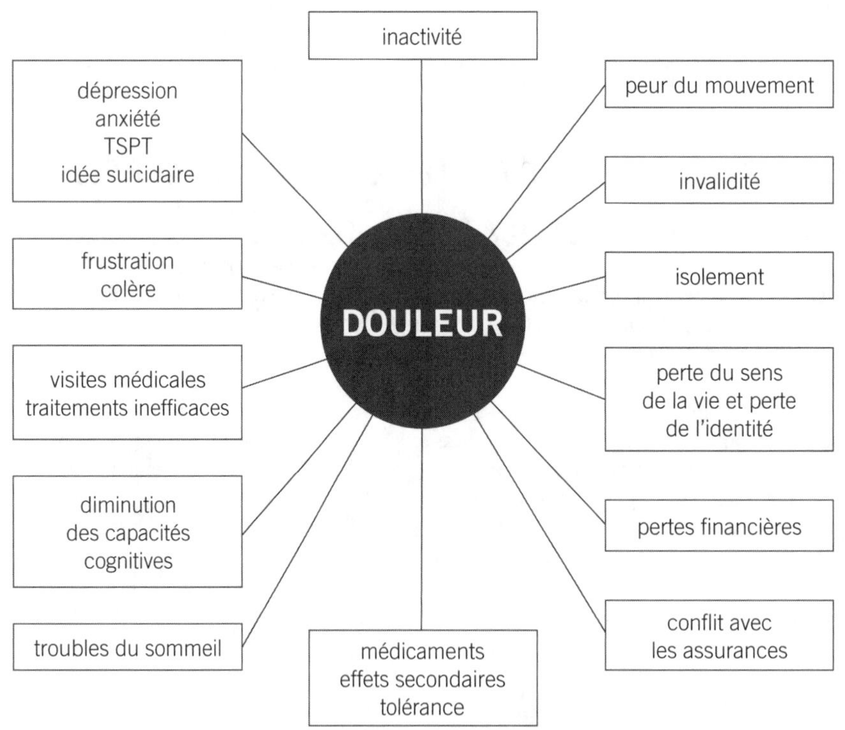

John, le PDG d'une grande entreprise, a été victime d'un accident d'automobile. Il souffre toujours de multiples douleurs et d'un handicap important. Il a dû subir deux interventions chirurgicales abdominales et une autre chirurgie pour une fracture de la colonne vertébrale. Avant l'accident, il avait une vie heureuse et sans histoire : heureux en ménage depuis 18 ans, père de 2 filles en bonne santé, fréquentant l'école primaire, une jolie maison, et une sécurité financière. Bien que les opérations aient réussi, il a une douleur viscérale résiduelle dans l'abdomen, une douleur fulgurante dans la région de la cicatrice, et de la douleur ressentie comme des « décharges électriques » intermittentes dans le dos. Grâce à des médicaments, des injections et un programme d'exercices, sa douleur est passée d'une moyenne de 8 ou 9 sur 10 à 5 à 6 sur 10. Cela faisait certes une différence, mais ce n'était pas l'amélioration que John avait souhaitée : il voulait reprendre sa vie telle qu'elle était avant l'accident. Il était désormais hors de question de pratiquer des sports, de travailler comme avant, de jouer avec ses filles et d'avoir des rapports sexuels avec sa femme. John est devenu profondément déprimé, il s'est retiré de toute activité sociale, et ne parlait pratiquement plus à sa femme ou à ses filles. Grâce à une aide psychologique appropriée, il a progressivement compris que malgré la douleur et ses nouvelles limites, il pouvait encore faire plein de choses, y compris retourner au travail avec un horaire adapté et une tâche moins exigeante, aider ses filles à faire leurs devoirs, faire certains travaux domestiques (auxquels il n'avait jamais participé auparavant), et obtenir une différente forme de satisfaction lors de moments d'intimité avec son épouse. La vie de John n'était pas la même qu'avant l'accident, mais il a appris à accepter et même à apprécier son rythme plus lent. Il est devenu plus réfléchi, plus sensible aux besoins des autres, il a remarqué et apprécié la venue du printemps comme jamais auparavant, et a même appris à s'aimer lui-même bien plus qu'avant.

PASSÉ TROUBLE, MAIS UTILISANT DES STRATÉGIES D'ADAPTATION EFFICACES; DÉTRESSE PSYCHOLOGIQUE ET MAUVAIS FONCTIONNEMENT PARCE QUE LA DOULEUR LIMITE SON UTILISATION DE STRATÉGIES D'ADAPTATION

Les personnes de ce groupe ont connu de la souffrance émotionnelle dans le passé, mais ont trouvé des stratégies pour conserver leur santé mentale et pour fonctionner adéquatement dans leur vie. Avec l'apparition de la douleur, leurs problèmes antérieurs (par exemple la dépression) ont tendance à refaire surface au moment où leurs stratégies d'adaptation, autrefois efficaces, ne le sont plus (par exemple une personne qui a appris à contrôler une dépression profonde en pratiquant le jogging quotidiennement, mais qui ne peut maintenant plus en faire, pas plus que de faire de la marche rapide). Lorsque les problèmes antérieurs refont surface et sont, de plus, aggravés par la douleur, la souffrance morale de la personne peut être profonde et difficile à traiter. La psychothérapie peut lui être utile, mais devra possiblement être plus intense et prolongée, ce qui n'est généralement pas possible lorsqu'elle est offerte dans une clinique de traitement multidisciplinaire de la douleur.

Monsieur D. est âgé de 31 ans. Il a été victime d'abus sexuels et émotionnels par ses parents alcooliques jusqu'à ce que, à l'âge de 10 ans, son père soit emprisonné, que sa mère disparaisse, et qu'il soit placé en famille d'accueil. Il a ensuite rejoint un gang violent à 16 ans, il a été maltraité, a vendu des médicaments au noir et a été condamné à 2 ans de prison à l'âge de 20 ans, après quoi il a été placé en liberté provisoire. Pendant et suivant son séjour en prison, monsieur D. a été en réhabilitation, et il s'en est sorti. Il a finalement obtenu un emploi comme préposé aux bénéficiaires dans un établissement de soins de longue durée, aidant les patients à changer de position dans leur lit, leur donnant le bain et les aidant à s'assoir dans un fauteuil. Il aime son travail et les « vieux » l'apprécient beaucoup. Il les amuse en leur faisant écouter du rock et en les faisant rire. Ceux-ci ne l'ont jamais jugé et lui souriaient chaque fois qu'il entrait dans leur chambre. Son chez-soi était en fait un appartement d'une pièce dans un sous-sol, un endroit solitaire qui le déprimait lorsqu'il y passait trop de temps. Il a donc trouvé un second emploi en tant que préposé, travaillant 16 heures par jour. Cette situation lui convenait : pour la première fois, il se sentait aimé et utile.

Un matin, en se rendant à son travail en vélo, un gros camion l'a heurté. Il a subi de graves blessures à une jambe et au dos. Finalement, sa jambe a été amputée juste en dessous du genou, et malgré une chirurgie au dos, monsieur D. souffrait de douleurs invalidantes. Il ne pouvait plus poursuivre son travail. Il a essayé de revenir au travail effectuant des « travaux légers », mais il n'a pas été en mesure d'accomplir les tâches exigées. La compagnie d'assurance automobile a menacé d'arrêter ses prestations d'assurance-emploi en avançant que ses blessures étaient guéries, et qu'il devrait être en mesure d'accomplir un quelconque travail. Outre les visites médicales, monsieur D. passait la plus grande partie de son temps dans son appartement. Un couple d'amis lui rendait visite, mais monsieur D. est devenu si déprimé et si enragé de sa situation au travail, que toutes tentatives de lui remonter le moral l'agressaient. Il a fait comprendre à ses amis de le laisser tranquille. Il estimait que tous les efforts qu'il avait fournis pour devenir un bon citoyen et un être humain décent s'étaient retournés contre lui. Son propriétaire l'a trouvé inconscient après une première tentative de suicide. Il l'a conduit à l'hôpital où monsieur D. a été admis dans l'aile psychiatrique. Alors qu'il a pu bénéficier d'un certain soulagement pour sa douleur, ses problèmes de santé mentale étaient trop graves pour être traités par notre unité de gestion de la douleur. Le cas de monsieur D. m'attriste. Malgré les nombreux obstacles, il avait travaillé si dur pour s'en sortir...

INSTABILITÉ PSYCHOLOGIQUE DE LONGUE DATE ET MAUVAIS FONCTIONNEMENT

Les personnes de ce groupe vivent d'importants problèmes psychologiques, ce qui explique en grande partie leur souffrance persistante. La douleur peut apparaitre suite à une blessure ou à une maladie, devenant ensuite le centre de leur vie, déjà considérablement misérable, et où elles fonctionnent mal. Ces personnes ont souvent déjà subi de l'abus psychologique, physique ou sexuel[4] qui ont laissé des séquelles émotionnelles irréversibles (parfois des séquelles physiques également), pouvant entrainer de la douleur chronique dans le corps ou sur le corps plus tard dans la vie. Cette douleur peut être l'occasion d'obtenir des soins ou répondre à un certain besoin émotionnel, et même, paradoxalement, de les aider à maintenir le meilleur équilibre psychologique possible. Malgré l'inconfort causé par la douleur, ces personnes peuvent jouir d'un plus grand bien-être général lorsqu'elles bénéficient de soins et d'attention. On constate aussi que la douleur persistante peut parfois fournir à une personne atteinte de phobie sociale ou incapable de fonctionner dans le monde extérieur une raison socialement acceptable pour éviter les situations émotionnellement menaçantes. Dans de telles situations, la douleur n'est pas « feinte », mais peut paraitre beaucoup plus importante. La douleur demande une plus grande recherche au niveau des traitements et peut être plus difficile à traiter que chez une personne psychologiquement saine ou qui n'a pas un passé trouble.

Lorsque le système de santé ne parvient pas à reconnaitre l'importante contribution de la psychopathologie grave de longue date, les patients qui en sont affectés peuvent subir des effets secondaires de médicaments pour soulager la douleur, des traitements envahissants et même des chirurgies, qui ne les aident aucunement et qui peuvent leur occasionner des dommages. Ces patients deviennent de plus en plus « médicalisés », deviennent un « patient de carrière » et deviennent profondément enracinés dans leur rôle de « malade ». Les médecins font de leur mieux pour leur venir en aide, sans se rendre compte qu'ils traitent un faux problème : ces patients ont besoin d'aide psychologique importante, pas de traitements médicaux contre la douleur.

Une femme âgée de 38 ans est récemment venue en consultation à notre clinique de douleur souffrant d'atroces douleurs chroniques suite à 16 chirurgies de la mâchoire effectuées par 6 chirurgiens buccaux différents (dans différentes régions du pays). Au cours de l'entrevue d'évaluation psychologique avec elle, j'ai appris qu'elle souffrait de troubles alimentaires depuis 20 ans pour lesquels elle a dû être hospitalisée et traitée à deux reprises, et ce, sans succès. Elle a fait quatre tentatives de suicide, et a reçu un diagnostic de désordre factice (qui se caractérise par des symptômes physiques ou psychologiques produits intentionnellement ou feints pour assumer le rôle de malade). Elle voulait subir une nouvelle chirurgie, mais cette fois, son chirurgien l'a référée à notre unité de gestion de la douleur afin d'obtenir notre opinion.

Une autre patiente avait subi 11 chirurgies pelviennes et abdominales, ayant chaque fois pour résultat une augmentation de douleur. Elle avait été agressée sexuellement par ses deux parents, violée à plusieurs reprises par un oncle et avait eu 3 avortements avant l'âge de 20 ans. Sans le savoir et avec les meilleures intentions du monde, les chirurgiens avaient trahi le serment d'Hippocrate : **d'abord, ne pas nuire**.

DOULEUR PSYCHOGÈNE

Une personne présentant une douleur découlant **uniquement** de causes psychologiques n'est que rarement vue à notre unité de gestion de la douleur, peut-être seulement une ou deux fois par année. Bien que nous n'ayons pas encore une bonne compréhension du « désordre de conversion », on présume que des symptômes comme un déficit ou une perte de fonction (par exemple l'incapacité à marcher ou l'incontinence) accompagnés de douleur semblent être le résultat d'un grave traumatisme psychologique. Le problème n'est pas intentionnellement ou consciemment produit par le patient. Les tests ne donnent aucun résultat probant, et les traitements pour la douleur n'offrent que peu de soulagement au patient. Parfois, il dure depuis de nombreuses années ou dans des cas graves, voire toute la vie. Toutefois, il peut également se résoudre de lui-même.

Une femme clouée dans un fauteuil roulant sans raison apparente, souffrant de douleur et incapable de marcher depuis sept ans, s'est brusquement levée de son fauteuil et s'est mise à marcher, pratiquement sans douleur après une hospitalisation de trois semaines en psychiatrie. Une guérison aussi spectaculaire est chose rare.

Un autre patient, un acrobate, souffrait de douleurs constantes après être tombé de haut, se blessant gravement à une jambe. Auparavant, il avait été en bonne santé et en forme. Dans l'espoir qu'il retrouve toutes ses fonctions et que sa douleur soit soulagée, de nombreux médicaments et différentes formes de traitements extrêmes ont été tentés dans différentes cliniques de douleur. Lorsqu'il est venu consulter à notre clinique, il pouvait à peine parler ou fonctionner et souffrait d'incontinence urinaire. Il avait de multiples effets secondaires suite à la prise d'importantes doses de nombreux médicaments, rendant impossible pour nous d'évaluer son véritable état. Nous l'avons référé à notre unité de désintoxication, et au bout du programme de quatre semaines, il ne prenait plus aucun médicament, et sa douleur était ni mieux ni pire qu'avant. Son fonctionnement s'était nettement amélioré; il parlait clairement, entrait bien en relation avec les autres et n'était plus incontinent. Autant lui-même que notre équipe soignante étaient très contents des résultats. Nous avons ensuite commencé à traiter ses douleurs, qui, pour un certain temps, ont bien réagi à une médication minimale. Cependant, il n'était toujours pas en mesure de pratiquer l'acrobatie, la seule passion qu'il avait connue dans la vie. Malheureusement, au fil du temps, il est devenu profondément déprimé et son état de santé s'est gravement détérioré. Bientôt, il ne pouvait plus utiliser ses jambes et, plus tard, il a souffert de paralysie dans un bras sans qu'on puisse l'expliquer. Nous n'en avons jamais appris beaucoup plus sur son histoire avant l'accident; nous savions seulement que, sans l'acrobatie, sa vie n'avait plus aucun sens, et qu'il n'a pas développé de résilience afin de s'adapter à sa nouvelle situation.

4 : Nous ne suggérons pas ici que toutes ou même la plupart des personnes ayant une telle histoire développent de la douleur chronique; par contre, chez celles qui en développent, les facteurs psychologiques peuvent y contribuer de façon importante.

5. LES « GAINS SECONDAIRES » : TRAITER OU NE PAS TRAITER?

Les « gains secondaires » est une expression qui désigne comment le gain financier provenant des versements d'assurance ou des prestations d'invalidité peu entraver la motivation d'une personne à aller mieux et impliquent parfois une simulation des symptômes.

Le problème peut s'accentuer lorsque la condition douloureuse d'un patient est remise en question ou à l'approche de la date de l'audience pour contester la décision d'un assureur de cesser le versement de ses primes. Il est parfois assez évident que la compensation financière freine parfois la motivation d'un patient à aller mieux. Cependant, le problème est généralement plus complexe et nuancé, et on ne rend pas service au patient en présumant qu'il simule ses symptômes.

> Souvent, les personnes qui consultent pour un accident du travail sont des ouvriers qui craignent un retour au travail physique à cause du risque d'une nouvelle blessure ou de l'aggravation de leur blessure, puis de voir leur douleur revenir avec la même intensité qu'avant leurs traitements. Je crois que si nos traitements pouvaient éliminer complètement la douleur, le retour au travail serait le premier choix de la plupart des patients. Malheureusement, bien que l'intensité de leur douleur puisse diminuer considérablement suite aux traitements, peu de patients rapportent un soulagement total.

Afin de mieux apprécier un tel dilemme, nous considèrerons la complexité du problème du point de vue du patient. Par exemple un maçon souffrant depuis 2 ans de maux de dos d'une intensité de 7 à 8 sur 10 (10 étant le maximum) après une chirurgie n'aura probablement qu'une diminution de deux à trois niveaux sur l'échelle de douleur, même avec la meilleure combinaison de traitements. Si une audience en cour avec son assureur approche, il pourrait craindre, avec raison, que la réduction du niveau de douleur jusqu'à 5 puisse être jugée suffisante pour justifier un retour au travail, possiblement avec des tâches adaptées. Même s'il avait suivi son traitement en toute bonne foi, effectuer un retour au travail avec une douleur résiduelle est apeurant, surtout s'il estime qu'il sera difficile pour lui d'obtenir une autre compensation s'il se blesse à nouveau ou si sa douleur augmente. Sa passivité apparente ne reflète pas une intention malveillante de sa part, mais plutôt la dure réalité à laquelle il est confronté. Ce patient n'a fort probablement pas conscience des processus psychologiques en jeu.

Une question demeure : traiter le patient à un moment où un soulagement partiel comporte le risque que le patient perde des compensations financières ou qu'il soit forcé de retourner au travail prématurément ou ne pas le traiter.

La littérature n'est pas concluante à ce sujet, certaines études démontrant que la douleur est plus résistante au traitement quand les patients reçoivent ou demandent des compensations financières, tandis que d'autres études ne démontrent aucune différence (Fishbain et coll, 2004, Fishbain et coll, 1995, Kwan 2003).

Parfois, lorsqu'un patient est au beau milieu d'une bataille pour obtenir des prestations d'invalidité, je suggère ouvertement qu'il attende que le conflit soit terminé avant de commencer son traitement. C'est seulement à ce moment-là qu'il risque d'être « prêt » à en bénéficier véritablement. J'ai constaté qu'une discussion franche et explicite clarifie la situation pour le patient et le prestateur de soins à la fois. Il n'y a aucun avantage à investir de l'énergie, de l'espoir et des ressources à un moment où un patient est plus soucieux de remporter une bataille judiciaire ou de conserver des avantages financiers que de participer activement à son traitement. S'il y a raison de croire qu'un traitement n'a que de minces chances de soulager un patient, quelle qu'en soit la raison, il ne vaut pas la peine de prendre le risque d'effets secondaires des médicaments, de procédures inconfortables ou même la plus petite possibilité de causer un tort au patient. Cela ne signifie pas que les personnes qui reçoivent des compensations financières ne doivent pas être traitées pour la douleur, mais bien que leur situation mérite un examen approfondi, et que la communication honnête et ouverte entre elles et leur clinicien est indispensable.

6. L'EFFET DE LA DOULEUR CHRONIQUE SUR LES FAMILLES

Voir une personne aimée souffrir peut avoir un effet dévastateur. La voir isolée, déprimée et ne plus participer aux activités familiales peut être douloureux pour tous. C'est encore pire pour les membres de la famille lorsque la personne atteinte de douleur chronique semble les repousser, surtout lorsqu'ils ne cherchent qu'à l'aider. Ils pourraient finir par se sentir blessés et sans défense. Pour le couple, l'arrêt des relations sexuelles, dû à la dépression ou à la douleur de la personne atteinte, peut s'avérer pénible pour les deux partenaires, surtout s'il n'y a plus aucune démonstration d'affection physique.

Bien que ce soit difficile pour la personne atteinte de la douleur de ne savoir ni quand ni pourquoi la douleur peut être pire un jour qu'un autre, la situation peut être pire encore pour son conjoint qui n'a aucun repère et qui ne sait pas comment réagir. J'entends parfois des membres d'une famille dire : « Je le vois dans ses yeux, il n'est pas obligé de rien dire. » Il arrive aussi que le « visage » de la douleur et de la dépression demeure sans expression et silencieux.

Les problèmes financiers conséquents à la douleur chronique affectent l'ensemble de la famille également. Les activités habituelles du couple, incluant la socialisation, vont souvent cesser complètement. La vie des deux conjoints est changée, et le silence peut les séparer davantage. Il arrive souvent que les deux conjoints se sentent coupables, l'un parce qu'il perturbe la vie familiale à cause de sa douleur, et l'autre parce qu'il n'est pas en mesure d'aider, et parfois, parce qu'il en a assez d'entendre son conjoint se plaindre constamment. Le conjoint en bonne santé se sent coupable de sortir et de s'amuser seul, alors que la personne atteinte peut se sentir coupable de « forcer » son conjoint à rester à la maison à cause de sa souffrance morale et physique.

La douleur rend irritable; il survient souvent des obstinations et des chicanes qui n'auraient jamais eu lieu auparavant. La personne atteinte ne peut souvent plus faire sa part de tâches ménagères, ce qui laisse tout le fardeau à son conjoint. L'interaction avec les enfants se modifie aussi. Par exemple si le père est la personne atteinte de douleur, il est couché sur le canapé lorsque les enfants rentrent à la maison. Il ne peut plus jouer au football avec eux ou jouer à la lutte. Si la mère est la personne atteinte de douleur, elle ne travaille pas ou ne joue plus avec ses enfants. Cette situation peut devenir une autre source de sentiments de culpabilité et de tristesse pour le parent souffrant, qui veut plus que jamais s'impliquer dans la vie de ses enfants.

Souvent, la personne atteinte a l'impression, non sans raison, que les autres membres de la famille ne la comprennent pas ou ne croient pas à sa douleur. En effet, la douleur est une expérience intérieure, subjective et invisible, et qui demeure difficile pour les autres à comprendre. Parfois, lorsqu'on ne peut pas « voir » la douleur de l'autre, on a l'impression qu'il ou elle exagère. Si tel est le cas, la douleur devient beaucoup plus difficile à supporter pour la personne atteinte, la situation peut devenir blessante, et pourrait même engendrer de la colère.

Quand un membre de la famille accompagne un patient à un rendez-vous et désire obtenir des conseils sur la meilleure façon de l'aider, il est souvent surpris quand je lui suggère qu'il l'aide déjà trop ou qu'il est surprotecteur. Bien que son intention soit de tout faire pour soulager la douleur de l'autre, trop aider peut augmenter le sentiment d'impuissance, d'inutilité et de culpabilité de la personne atteinte, et même l'invalider davantage. Les personnes atteintes de douleur chronique ont besoin de demeurer actives pour éviter de se déconditionner et d'apporter leur contribution autant qu'elles le peuvent autour d'elles afin d'entretenir leur sentiment d'utilité et de bien-être.

LA COMMUNICATION DANS LE COUPLE

Améliorer la communication est une première étape cruciale dans la résolution des tensions familiales. Ce n'est qu'en communiquant que les malentendus et leurs conséquences fâcheuses se résoudront. La personne atteinte ne rejette pas son conjoint en refusant l'intimité: l'activité sexuelle pourrait intensifier sa douleur. La personne atteinte peut sembler éviter toute affection physique par crainte de ne pas pouvoir répondre à l'excitation qu'elle pourrait provoquer et, ensuite, de ne pas pouvoir satisfaire son conjoint. Ou encore, la personne atteinte peut rester enfermée dans sa chambre, la porte fermée, non pas parce qu'elle est fâchée contre son conjoint, mais bien parce qu'elle ne veut pas l'accabler avec sa souffrance. Un couple peut avoir été fonctionnel avant l'apparition de la douleur, même sans les meilleures habiletés de communication, parce que chacun avait une vie active et plaisante.

Sans communication claire, chacun peut présumer des pensées ou des sentiments de l'autre, et réagir comme si c'était vrai. La situation peut entrainer un modèle de malentendus successifs où tout le monde est malheureux.

COMMUNIQUER AU SUJET DE LA DOULEUR

Les patients disent souvent qu'ils détestent qu'on leur pose des questions sur leur douleur, en particulier parce qu'ils croient que la personne qui les interroge n'a pas vraiment envie d'entendre leur réponse. Ils ont peut-être raison. Les autres se sentent parfois obligés de demander des nouvelles, mais ne souhaitent entendre que les bonnes. Ils peuvent perdre tout intérêt face à la personne atteinte, se sentir mal à l'aise, voire exprimer leur mécontentement en apprenant que la situation ne s'est pas améliorée. Dans de telles circonstances, je recommande une réponse claire et courtoise comme: «Je vous remercie de vous en faire pour moi, mais je préfèrerais que vous ne me posiez plus de questions sur ma douleur parce que je n'aime pas en parler. Je serai bien content de vous faire part éventuellement de toute amélioration à ma condition.» Si on ne respecte pas une telle demande, ne répondez qu'en deux mots: Ça n'a pas changé.», et ce, même si votre douleur est pire que d'habitude.

D'autre part, l'entourage de la personne atteinte de douleur peut avoir besoin de connaitre son niveau de douleur afin de savoir à quoi s'attendre. Je propose, à cet effet, une forme de code ou de système numérique. Par exemple sur un maximum de 10, une douleur de 8 à 10 signifie: «Je souffre terriblement, laissez-moi tranquille.», une douleur de 6 à 7 signifie «Vous pouvez me parler, mais je ne peux pas faire grand chose aujourd'hui.», une douleur de 4 à 5 signifie «Ce n'est pas une journée, mais on peut faire des projets», et ainsi de suite. Certaines familles préfèrent utiliser un code couleur, le rouge représentant la plus mauvaise journée. Les communications claires et simples peuvent éliminer les conversations longues et compliquées au sujet de la douleur, et ainsi alléger le fardeau pour tous les proches.

7. LES SPÉCIALISTES DE LA DOULEUR: QUI SONT-ILS?

Il existe toutes sortes de prestateur de soins qui traitent les patients atteints de douleur chronique: des petits, des grands, des comiques, des sérieux, enfin, des gens comme les autres. Certains sont excellents, d'autres le sont moins, comme dans tous les domaines. Toutefois, puisque la plupart d'entre eux ont choisi d'aider les patients qui souffrent, ils font généralement preuve de compréhension et de compassion. Parce que la douleur a un si grand impact sur l'humeur d'une personne, et qu'à son tour l'humeur a une influence sur la douleur et la réponse au traitement (le «cercle vicieux» de la douleur), les spécialistes de la douleur sont conscients de la globalité des problèmes psychologiques résultant de la douleur. Tenant compte de l'intégralité de la personne et non seulement de la partie du corps qui lui fait mal, ils sont plus susceptibles de prendre le temps de l'«écouter» (compte tenu du temps disponible à leur horaire).

Les spécialistes de la douleur font partie d'une grande variété de domaines différents en santé, incluant l'anesthésiologie, la rhumatologie, la médecine générale, la neurologie, la neurochirurgie, la physiatrie, la médecine dentaire, les soins infirmiers, la physiothérapie, l'ergothérapie, la psychologie et la psychiatrie. Tous sont formés à la fois dans leur propre discipline, puis spécifiquement pour le traitement de la douleur. Les praticiens en médecine complémentaire et alternative (par exemple l'acuponcture, la chiropractie, l'ostéopathie et la massothérapie) peuvent aussi traiter la douleur, mais travaillent rarement au sein d'une équipe soignante en clinique de douleur.

Une équipe multidisciplinaire crée un environnement de travail particulier, les spécialistes de la douleur provenant de différents domaines en santé et échangeant leurs connaissances et leur compréhension de la complexité de la douleur. Une telle collaboration favorise la motivation, l'enthousiasme et l'apprentissage, qui, à leur tour, font en sorte que les patients bénéficient d'un meilleur traitement.

Alors que la plupart des spécialistes de la douleur que j'aie connus ont de la compassion pour leurs patients, leur tâche peut s'avérer difficile et parfois frustrante. Malgré les nombreuses avancées scientifiques et technologiques, il n'y a malheureusement pas encore pas de «formule magique» pour soulager la douleur chronique. De plus, compte tenu des grandes différences dans le profil génétique, la constitution individuelle et les facteurs psychosociaux qui interviennent, on ne peut pas toujours prédire quel traitement conviendra le mieux à tel ou tel patient. L'effort à déployer par les spécialistes de la douleur est autant un art qu'une science. En débit de nos meilleurs efforts, beaucoup de patients continuent de souffrir, même si la douleur diminue avec le traitement. Le but visé devient alors une gestion optimale de la douleur plutôt que la guérison. Un grand nombre de patients sont satisfaits du soulagement obtenu par leur traitement et de toute amélioration à leur bien-être. Ils acceptent de devoir participer activement à leur traitement et d'apprendre à s'adapter à la douleur résiduelle. D'autres réagissent différemment, croyant d'une manière bien irréaliste que la médecine devrait être en mesure de les soulager complètement afin qu'ils puissent retourner à la vie telle qu'elle était avant l'apparition de la douleur. Il peut s'avérer difficile d'avoir des patients insatisfaits, et les spécialistes de la douleur les plus compréhensifs parmi nous peuvent parfois se sentir frustrés. D'autre part, nous éprouvons un sentiment de triomphe lorsqu'un patient arrive avec le sourire à son rendez-vous, se sentant mieux, étant plus actif, s'impliquant à nouveau dans la vie et étant plus heureux qu'avant.

8. LE RÔLE DE LA PSYCHOLOGIE DANS LE TRAITEMENT DE LA DOULEUR

Depuis que les docteurs Ronald Melzack et Patrick Wall ont publié leur théorie du portillon (« gate control ») en 1965, nous avons compris que la perception de la douleur est affectée non seulement par la gravité d'une lésion ou d'une blessure, mais également par un ensemble complexe de processus neurophysiologiques et psychologiques. Avant que vous ne ressentiez une douleur, les messages neurochimiques voyagent du site de la blessure à plusieurs zones du cerveau qui enregistrent les sensations de douleur (l'intensité et le type de douleur) ainsi que les émotions (« Cette douleur est horrible. »). Parfois, il n'y a pas de blessure en tant que telle qui déclenche les messages de douleur provenant du système nerveux ou du cerveau lui-même (par exemple la douleur du membre fantôme). À mesure que les signaux de douleur se rendent au cerveau, celui-ci est déjà occupé par d'autres activités et d'autres pensées qui contribuent aussi à l'intensité et à l'inconfort de la douleur qu'on ressent. Ces activités cérébrales sont associées à l'attention, la distraction et la mémoire, aux croyances, aux pensées, aux sentiments, aux craintes et aux attentes. Les psychologues cliniciens se préoccupent de ce groupe de facteurs qui jouent un rôle important dans l'aggravation autant que dans le soulagement de la douleur et de la souffrance morale.

Les psychologues qui travaillent au sein d'une équipe soignante multidisciplinaire en douleur procèdent à des tests psychologiques, offrent de brèves psychothérapies (comprenant des techniques de relaxation ou d'hypnose) et animent des groupes de gestion de la douleur. L'objectif principal de l'évaluation psychologique est de clarifier le rôle joué par les facteurs psychologiques et sociaux dans la souffrance d'une personne. L'information obtenue permet à l'équipe d'adopter un plan de traitement multidisciplinaire basé sur les besoins individuels. Par exemple si un bloc nerveux ou un autre type d'injection est recommandé chez un patient qui a peur des aiguilles, un psychologue peut l'aider, en quelques séances, à composer avec sa peur. Si l'activité physique fait partie du traitement que le patient est trop déprimé ou privé de sommeil pour en faire, on pourrait lui offrir des médicaments antidépresseurs et une psychothérapie à court terme. La dépression est si fréquente chez les personnes atteintes de douleur chronique que nous traitons qu'elle est presque considérée comme « normale ». Si la dépression et la douleur ne sont pas traitées, les chances du patient de voir sa situation s'améliorer sont faibles, même lorsque la douleur est la cause de la dépression au départ.

Bien que les patients aient tendance à croire que « Si je n'ai plus de douleur, mon humeur va s'améliorer, et je me sentirai bien. », le problème n'est malheureusement pas si facile à résoudre. Comme mentionné précédemment, la plupart des personnes traitées pour la douleur chronique ne seront pas guéries. Leur douleur sera probablement soulagée, mais peu d'entre elles peuvent s'attendre à reprendre leur style de vie d'avant la douleur. Les psychologues enseignent des stratégies qui peuvent les aider à mieux gérer leur douleur et à vivre une vie plus heureuse et satisfaisante. Ces stratégies comprennent : s'adapter à ses limites (et non « démissionner »), apprendre de nouvelles compétences, formuler de nouveaux objectifs en tenant compte des nouvelles limites, faire face à la douleur résiduelle et aux crises épisodiques et trouver de nouvelles ou de différentes façons de mener une vie agréable et productive. La douleur modifie d'une façon certaine les choix de vie d'une personne, mais l'amène à identifier de nouveaux champs d'intérêt ou à en récupérer du passé, et à s'impliquer dans des activités significatives qui, à la longue, peuvent l'aider à diminuer l'importance accordée à sa douleur et soulager sa souffrance morale.

Lorsque la douleur nous arrête dans nos pas, la seule image qui s'affiche à notre « écran mental » est la **douleur**. Si on ne se concentre que sur la douleur, notre souffrance morale augmente. Lorsque d'autres activités plus intéressantes occupent cet écran, il y a moins de place pour la douleur et la souffrance.

Un homme passionné de piano n'avait pas joué depuis plusieurs années en raison de douleurs au dos. Je lui ai suggéré de recommencer à jouer à raison de cinq minutes à la fois. Ce qu'il fit. Mais au lieu de jouer pendant cinq minutes, il était tellement concentré qu'il a joué pendant une heure sans jamais avoir conscience de la douleur. Il n'est pas surprenant que peu de temps après, sa douleur soit revenue avec plus d'intensité qu'avant de rejouer du piano[5]. Toutefois, alors qu'il était profondément absorbé dans une activité agréable, la douleur est restée en dehors de son champ de conscience. Essentiellement, elle avait cessé d'exister.

Afin que le lecteur ne croit pas que cet effet ne soit que « psychologique », des études de recherche ont fait la preuve que l'activité cérébrale change lorsqu'une personne s'implique dans une activité qui la distrait de la douleur. **Cela ne signifie pas que la douleur a été guérie ou a diminué définitivement, mais bien que la période de concentration intense a aidé la personne à se sentir mieux.** Plus ces moments-là sont fréquents, plus il y a aura de plaisir et moins il y aura de souffrance généralisée.

5 : Cet exemple démontre un principe important dans la gestion de la douleur : la nécessité de doser les activités physiques : les commencer lentement et les augmenter progressivement.

Une patiente souffrant d'une douleur importante décrite comme des « chocs électriques » au visage[6] avait vraiment trimé dur pour reprendre ses activités, même lorsque la douleur s'avérait insupportable. Elle est retournée aux études au sein d'un programme intensif d'études supérieures, et continue de participer aux mêmes activités qu'auparavant. Quand je lui ai demandé comment elle réussissait à le faire, elle a réfléchi un moment avant de répondre : « Par la distraction, en me plongeant dans mes études et dans l'apprentissage de nouvelles connaissances. C'est difficile, mais c'est ce qui me permet de tolérer la douleur, parfois même à l'oublier. » Les médicaments qu'on lui a prescrits l'aident à soulager sa douleur, mais pas de façon constante.

Les patients atteints de douleur chronique passent tellement de temps à penser à tout ce qu'ils ne peuvent plus faire qu'ils oublient *tout ce qu'ils peuvent ou savent encore faire.*

Un psychologue peut soutenir ces patients en explorant avec eux toutes les connaissances, les aptitudes et les intérêts dont ils disposent encore, et à partir de là, évaluer les nouvelles orientations qui s'offrent à eux dans le travail, dans les loisirs ou dans les études. Lorsque l'aide qu'on leur apporte est efficace, leur bien-être augmente et la douleur cesse d'être une présence dominante dans leur vie. On note moins de souffrance morale qu'auparavant en dépit de la présence de douleur. Il est difficile d'en arriver à ce point, car cela demande de la persévérance, du travail acharné, de l'espoir et un environnement qui rend le tout possible.

LA THÉRAPIE COGNITIVOCOMPORTEMENTALE

La thérapie cognitivocomportementale (TCC) est l'intervention psychologique la plus couramment utilisée chez des patients atteints de douleur chronique. Elle est efficace, axée sur les objectifs à atteindre, concrète, pragmatique, et se prête bien à la recherche. Les techniques sont faciles à apprendre pour les thérapeutes, les méthodes peuvent être normalisées, et les résultats peuvent être observés et mesurés. Selon la théorie cognitive du comportement, notre façon de penser détermine la façon dont nous nous sentons et ce que nous faisons. Si une personne se dit qu'elle ne peut rien faire et qu'elle est inutile, elle devient déprimée, se sent désœuvrée, et devient alors encore plus déprimée. La pensée « Je suis inutile. » est appelée une pensée « déformée » ou « irrationnelle », car elle n'est pas tout à fait vraie, et la situation n'en est que pire. Continuer à entretenir de telles pensées et à ne rien faire de ses journées peut faire en sorte qu'elles deviennent réalité : la personne devient vraiment inutile. Si, d'autre part, ces pensées se modifient et deviennent : « Peut-être que je ne peux pas faire ce que je faisais auparavant, mais je peux encore faire des choses utiles », l'action remplacera l'inaction, l'estime de soi s'améliorera et la dépression diminuera. Un des principaux objectifs de la TCC est d'aider la personne à modifier les pensées « tordues » et dévalorisantes pour passer à des pensées et à des croyances plus « réalistes », aidantes, utiles et productives.

Trop souvent, les TCC sont utilisées de manière uniforme, sans qu'on porte attention aux souffrances d'une personne en particulier ou à ce dont elle a besoin pour retrouver un sens et un but à sa vie. En tant que théorie, la TCC ne parvient pas à remédier à la perte d'identité et de sens à la vie ou à d'autres aspects des besoins spirituels d'une personne[7], si cruciaux au sentiment de bien-être. La TCC à elle seule n'est qu'une **technique** utile parmi d'autres, et n'est pas une thérapie complète. Si nous ne connaissons **que** la technique, nous ne pouvons pas comprendre véritablement la personne qui souffre et qui a perdu la capacité d'apprécier la beauté, la joie, l'espoir, même parfois le lien avec ses proches. Le travail du psychologue est de prendre soin de la psyché humaine, une entité mystérieuse, complexe et capricieuse, exigeant une attention réfléchie et une sensibilité aux besoins uniques et à la quête de sens de chaque individu. Dans cet esprit, la TCC peut être un outil utile dans une approche multidimensionnelle élargie.

9. LES LIMITES DES SERVICES DE PSYCHOLOGIQUES

Malheureusement, nous sommes incapables d'offrir une psychothérapie à long terme ou un traitement pour des problèmes psychosociaux qui ne sont pas directement liés à la douleur. Lorsque les patients se présentent avec des besoins qui dépassent largement la portée de nos services, nous nous efforçons pour leur recommander d'autres institutions offrant des services psychologiques et psychiatriques appropriés. Malheureusement, les services appropriés sont très limités dans le système de santé actuel, et l'attente peut être longue. La plupart d'entre eux ne peuvent pas se permettre de payer les honoraires d'un psychologue en pratique privée. C'est une situation difficile, sans solution évidente, et avec laquelle le patient et l'équipe soignante continuent de composer.

6 : En essayant de trouver une image pour m'aider à comprendre une douleur dont je n'ai jamais fait l'expérience, j'imagine mon visage perpétuellement attaqué par des insectes, ou fouetté par des boulettes de neige durcie au cours de l'escalade d'une colline sans fin au cours d'une grosse tempête.

7 : Le mot « spirituel » se réfère ici à **la partie la plus profonde d'une personne**, avec celle-ci comprend le monde qui l'entoure. Elle fait partie intégrante de son identité, de sa raison d'être et de sa place dans le monde, nourrissant sa force et ses espoirs.

DEUX HISTOIRES

Les histoires que les patients me racontent sont nombreuses, variées et souvent colorées : des histoires de courage, d'abandon, d'espoir, de perte, de désespoir, d'orgueil, de honte, d'ingéniosité, d'amour, d'aventure et de triomphe. Ces histoires sont autant celles des personnes riches et célèbres que des personnes pauvres et abandonnées, que de toutes celles qui se classent entre ces catégories.[8] Indépendamment du statut social ou économique, la douleur est un grand niveleur. La souffrance ne discrimine pas.

Les deux histoires qui suivent sont celles de personnes extraordinaires parmi toutes celles que j'ai eu le privilège de traiter.

Élisabeth

Élisabeth, artiste et professeure d'art, est venue se faire traiter au cours de l'hiver pour une douleur à l'épaule et au cou, résultant d'années de minutieuse peinture à l'aquarelle. Elle ne pouvait pas prendre de médicaments anti-inflammatoires à cause d'une colite ulcéreuse. Elle ne pouvait plus peindre, soulever ou transporter des objets, et elle avait cessé d'enseigner parce que son travail l'obligeait à faire ces trois choses. Elle avait près de 50 ans, avait un revenu insuffisant pour subvenir à ses besoins, et se sentait seule et privée de son identité d'artiste. Il n'était pas surprenant qu'elle soit déprimée. Pourtant, tout au long de l'entrevue, je sentais qu'elle était une femme chaleureuse, passionnée et dynamique, avec une énorme capacité d'apprécier les petits plaisirs de la vie et ses bizarreries, bien que pas à ce moment précis de sa vie. Souffrant de douleur et de dépression, elle semblait avoir perdu ses amarres.

Il n'était pas surprenant qu'Élisabeth ait de bons amis qui lui étaient loyaux et qui l'aidaient. Nous avons parlé de ce qu'elle pourrait être en mesure d'apprécier et de faire sans voir sa douleur augmenter. Y avait-il quelque chose qu'elle avait fait dans le passé, aussi loin que dans son enfance, un passe-temps ou un plaisir oublié depuis, et qu'elle pourrait reprendre à nouveau? Je l'encourageais à demander de l'aide pour lever et transporter des objets, et à penser aux modifications qu'elle pourrait apporter à son enseignement pour qu'elle puisse à nouveau occuper l'emploi qu'elle aimait tant.

Elle recevait aussi des traitements du physiothérapeute qui lui donnait des exercices et lui recommandait de marcher aussi souvent que possible afin de garder la forme et d'avoir de l'énergie. Élisabeth est l'une des rares personnes qui, malgré la douleur et la dépression, était ouverte à toutes les suggestions et allait de l'avant du mieux qu'elle le pouvait.

Lors d'un rendez-vous quelques semaines plus tard, elle m'a raconté qu'elle était rentrée chez elle après notre dernière rencontre, et qu'elle s'était demandé : « Qu'est-ce que je sais déjà que je pourrais maintenant utiliser pour m'aider? ». Elle se souvenait de son amour pour la poésie, un plaisir qu'elle avait laissé de côté il y avait de cela plusieurs années, parce que sa vie était tellement remplie. Elle a trouvé un carnet de poèmes qu'elle avait recopié à la main plusieurs années auparavant, et l'a relu. Elle a ensuite réuni chez elle, une fois par mois, des amis qui aimaient aussi la poésie pour lire leurs poèmes préférés et en discuter. Elle avait aussi redécouvert la photographie, une forme d'art physiquement moins exigeante que la peinture.

Elle prenait de longues promenades quotidiennes. Chaque fois qu'un ami se rendait quelque part en ville, elle l'accompagnait partout, et de là, elle explorait la région à pied avant de revenir, à pied également, à la maison. C'était devenu une aventure dont elle se réjouissait chaque jour. Un ami lui a acheté un tapis roulant à utiliser lors de mauvais temps. Un autre ami lui a enseigné le tai-chi.

Dès l'automne suivant, Élisabeth était de retour à l'enseignement ayant appris à s'adapter à ses limites physiques. Elle n'a repris la peinture qu'après une période d'ajustement difficile, se sentant limitée au début et incapable de mener à bien ses habituels projets intenses. Elle a ensuite trouvé un nouveau style de peinture, plus libre et plus rapide, moins technique et plus spontané. Elle a fait de la peinture en plein air, réduisant la durée habituelle de ses sessions à cause des variations de lumière et des conditions météorologiques. De plus, elle se félicitait du fait que, dans l'ensemble, elle faisait plus d'exercice physique.

Alors que ses œuvres avaient été détaillées auparavant et exigeaient un travail intense, elle peignait maintenant plus spontanément, avec de larges traits dynamiques et des lavis de couleur, principalement des scènes de la nature. Chaque été, elle et un ami artiste, accompagnés de leur fidèle chien, passaient des journées à peindre en plein air dans la campagne. Élisabeth a conçu différentes inventions pour transporter ses pinceaux, ses outils et son chevalet autour de sa taille afin de ne pas aggraver sa douleur à l'épaule. Elle a toujours une douleur, parfois intense, parfois modérée, mais elle la gère habituellement assez bien pour mener à nouveau sa vie comme elle l'entend, avec énergie et plaisir. Comme je me promenais autour de la galerie d'art en regardant son exposition d'aquarelles peintes au cours de l'été dernier, je ne pouvais pas m'empêcher de sourire.

8: À l'Unité de gestion de la douleur, j'ai traité des personnes exerçant une grande variété de professions et de métiers, y compris des ouvriers, des employés de bureau, des enseignants, des infirmières, des présidents de compagnie, des pilotes, des travailleurs du sexe, des médecins, des sans-abris, des juges, des soldats, des victimes de torture, des danseurs, des politiciens, des nettoyeurs, des élèves, des parents, des designers, des mécaniciens, des artistes, des réfugiés politiques, des avocats et des professeurs d'université.

Monsieur T.

Monsieur T. est né en 1931, en Hongrie, et a survécu à l'Holocauste. C'est un homme charmant, blagueur et souriant, souffrant d'une douleur intolérable dans l'abdomen, une douleur si intense qu'elle lui donne envie de « sortir de sa peau ». Cette douleur inopportune l'accompagne constamment depuis l'âge de 12 ou 13 ans, peu après sa sortie du camp de concentration. Ses parents étaient morts ou avaient été tués, et il devait maintenant se débrouiller tout seul. Il raconte l'histoire de sa fuite d'un pays à l'autre, cherchant une maison, la sécurité et la paix. Arrivé au Canada au début de l'âge adulte, il a finalement trouvé une maison et la sécurité, mais pas encore une tranquillité d'esprit. D'une façon ou d'une autre, il est toujours en marche, à la recherche de calme, loin de la douleur. Il était difficile de savoir si sa douleur était d'origine émotionnelle ou physiologique.[9] Il croyait qu'avoir été un cobaye lors d'« expériences » dans le camp de concentration était la cause de sa douleur, mais il n'en avait aucun souvenir.

Monsieur T. s'est marié à Montréal, il a travaillé comme tailleur jusqu'à sa retraite, s'est inventé une vie pour lui et sa famille et a maintenant des petits-enfants qui l'adorent et qu'il voit souvent. Au cours de l'une de nos rencontres, il nous a fièrement montré, à ma stagiaire Jodie et à moi, un calendrier que ses petits-fils avaient fait pour lui, chaque page affichant une photo de famille. Sa femme (« l'amour de ma vie ») était décédée 10 ans plus tôt.

Chaque jour, depuis de nombreuses années, monsieur T. (qui souffre également de problèmes pulmonaires) marche environ 10 kilomètres, peu importe le temps qu'il fait. Au réveil, sa douleur est toujours intense. Il prend ses pilules, boit son café et prend parfois un petit déjeuner léger avant d'aller se promener dans la ville, suivant toujours le même parcours. Il salue les gens, partageant sa bonne humeur avec eux en cours de route. Les personnes qu'il rencontre sur son parcours en sont venues à le connaitre. Il s'arrête chaque jour au même restaurant pour le déjeuner, puis revient chez lui vers 16 h. Pendant ces marches, il ne ressent aucune douleur. La douleur réapparait dès qu'il rentre chez lui, et devient plus intense de 16 h à 20 h, heure à laquelle il prend des tranquillisants et des analgésiques. Il est catégorique : il ne peut se passer de ses pilules, et craint qu'on arrête de lui en prescrire.

Monsieur T. a trouvé de nombreuses façons créatives pour s'occuper et se distraire de sa douleur. Il lit, écoute de la musique et il est un formidable danseur (il nous a fait la démonstration de la danse à claquettes). Néanmoins, il nous a dit que « la douleur ne disparait jamais », ce qui voulait dire que même lorsque ses médicaments faisaient effet ou quand il était complètement concentré dans une activité et ne ressentait pas de douleur, il savait qu'elle était là, attendant de refaire surface.

Monsieur T. tente actuellement de reconstituer ce qui lui est arrivé sans pouvoir tout à fait le comprendre, dans l'espoir de donner un sens à sa vie avant et après l'Holocauste. Il croit que cette compréhension lui apportera la paix, et peut-être, le soulagement de sa douleur. Il continue de faire ses recherches, cherchant toujours à élucider ce mystère.

Après cette première entrevue, Jodie et moi étions préoccupées par la quantité de tranquillisants qu'il prenait. Son médecin traitant a accepté de réduire la dose, tout en augmentant la dose de médicaments analgésiques. Fait intéressant, tous deux semblaient tout aussi efficaces pour diminuer la douleur. Jodie faisait tout en son pouvoir pour aider monsieur T. à diminuer son anxiété, espérant voir sa douleur diminuer et réduire son besoin de médicaments. Il avait hâte de venir à chaque séance et avait beaucoup de plaisir à lui parler. Malheureusement, les séances n'ont pas atteint leur objectif. Monsieur T. était trop agité pour apprendre des techniques de relaxation et n'était pas très intéressé aux autres stratégies thérapeutiques que nous avons essayées. Il avait toujours besoin d'être « en marche ». Il s'est rendu compte par lui-même que marcher était la meilleure forme de relaxation pour lui.

Le cas de monsieur T. présentait deux dilemmes :

1) Traitions-nous un problème d'anxiété ou de douleur?
2) Devait-on continuer de prescrire les mêmes doses élevées de médicament?

Nous avons discuté de la question avec toute l'équipe soignante, soupesant les risques et les avantages. Les avantages : les médicaments semblaient diminuer la douleur de monsieur T. et l'aidaient à se sentir mieux. Il ne ressentait pas d'effets secondaires indésirables et ses médicaments n'étaient pas néfastes pour sa santé. Les risques : tout indiquait qu'il aurait besoin de prendre des doses de plus en plus grandes de ces mêmes médicaments. Cela soulevait une certaine inquiétude, mais au bout du compte, nous avons décidé d'opter pour une surveillance médicale appropriée. Je crois que le vrai problème réside en nous, les professionnels de la santé : nous ne sommes pas habitués à de telles doses de médicaments dans notre pratique, et nous nous sommes également sentis mal à l'aise d'utiliser un médicament habituellement prescrit pour un problème d'anxiété afin de soulager la douleur. Après mure réflexion, nous avons conclu qu'il n'y avait aucune bonne raison de priver monsieur T. d'un traitement qui s'avérait efficace pour lui, et, dans son cas, sans aucun effet nocif. Pour d'autres patients, ç'aurait pu être un choix peu judicieux, mais pas dans le cas de monsieur T.

Il n'y a pas de formules infaillibles dans notre domaine; la douleur de chaque personne doit être évaluée, comprise et traitée individuellement. Dans le même temps, nous devons utiliser notre formation, notre base de connaissances, notre expérience clinique et notre meilleur jugement afin de fournir aux patients des traitements qui se sont avérés être efficaces pour un type de douleur en particulier.

Dans le cas de monsieur T., nous avons décidé de nous éloigner un peu de la norme. Il fait de son mieux : il reste fonctionnel, il est très actif, et apporte de l'amour et du bonheur aux autres. Pourquoi risquer de changer cela chez un homme qui a tant souffert, un homme qui dit de lui-même : « Je suis un clown à l'extérieur et je pleure à l'intérieur ».

Je crois que monsieur T. souffre d'un « mal de vivre », une douleur qui peut être soulagée avec des médicaments ou disparaitre dans des moments d'intense concentration, mais comme il le dit si bien, « Elle ne disparait jamais vraiment. » Le « mal de vivre » est profondément enraciné dans le cœur d'une personne. Je l'ai vu chez des survivants de l'Holocauste ainsi que chez d'autres personnes ayant subi la torture ou des traumatismes psychologiques graves. Qu'il trouve son origine dans la psyché ou dans le corps n'est pas une question pertinente, et à laquelle il n'y a probablement pas de réponse. En tant que professionnels de la santé faisant face à une telle douleur rebelle, nous devons faire tout ce qui est en notre pouvoir pour diminuer la souffrance (en faisant attention de ne pas nuire).

9 : Il n'est pas facile de répondre à cette question, car le stress psychologique provoque des changements physiologiques.

10. CONCLUSION

Bien que nous fassions de notre mieux pour soulager la douleur et la souffrance, nous ne sommes encore capables d'aider tout le monde. Nous aidons beaucoup certaines personnes, d'autres modérément, et quelques-unes pas du tout. La plupart des patients trouvent que l'Unité de gestion de la douleur Alan Edwards du Centre de la douleur du CUSM est un endroit de réconfort et de soutien, pouvant compter sur les soins des médecins, des infirmières, des psychologues et du kinésithérapeute de l'équipe soignante. Même quand la douleur n'est pas soulagée, les patients considèrent notre unité comme une oasis.

Comme cliniciens, l'étape difficile arrive au moment où nous donnons congé à un patient après avoir essayé tous les traitements et les médicaments appropriés, alors que nous n'avons plus rien à lui offrir. Comme beaucoup de personnes sont sur la liste d'attente, nous ne pouvons pas continuer à traiter les mêmes patients indéfiniment, surtout quand il n'y a rien de plus à faire. Lorsqu'on leur donne leur congé de notre unité, certains d'entre eux se sentent expulsés d'un endroit qui leur apportait du secours et de l'espoir. Nous essayons de faire des au revoir en douceur et de suggérer comment ils peuvent continuer à s'aider eux-mêmes. Malheureusement, certains estiment que sans notre appui, ils sont complètement perdus.

Avant de donner congé aux patients, leur médication doit être stabilisée. Ils auront appris à s'adapter pour gérer leur douleur, et certains ont reçu un programme d'exercices. Nous envoyons une lettre au médecin traitant ou au médecin de famille de chacun de ces patients avec nos recommandations thérapeutiques pour le suivi, et nous l'invitons à communiquer avec nous dans le futur pour toutes autres recommandations.

Lorsque les gens viennent à un centre de traitement de la douleur, ils veulent que leur douleur disparaisse afin qu'ils puissent retourner à leur vie antérieure. Les spécialistes de la douleur partagent ces objectifs, mais avec l'arsenal thérapeutique disponible, il est rarement possible d'éradiquer complètement une douleur chronique rebelle. Même si nous l'expliquons à nos patients dès le début du traitement, ils l'acceptent difficilement d'une unité de gestion de la douleur de renommée internationale. La science et la technologie peuvent envoyer des gens dans l'espace, hors de l'atmosphère, et cloner des animaux, la médecine peut faire des miracles en gardant des personnes en vie même si leurs organes cessent de fonctionner, et peut faire des transplantations de cœur et de foie.

Il semble impossible à croire qu'on n'ait pas encore trouvé comment guérir la douleur.

Malheureusement, malgré des recherches poussées, nous ne comprenons pas encore très bien la douleur. Au cours des quatre dernières décennies, les chercheurs fondamentaux ont tenté de résoudre le mystère de la douleur par la recherche moléculaire, qui mènera un jour à de nouveaux médicaments, toutefois, sans aucune découverte spectaculaire à ce jour. Il est possible, voire probable, qu'on trouve un jour certaines molécules qui soulagent complètement certains types de douleurs chroniques, mais d'autres types de douleurs chroniques pourraient ne pas répondre à une « pilule miracle ». Tant que la médecine n'a pas de remède pour guérir la douleur chronique, des facteurs psychologiques tels que l'humeur, l'adaptation, la distraction, le soutien et l'acceptation de la situation demeureront les composantes essentielles du traitement, tant pour la gestion de la douleur que pour l'amélioration de la qualité de vie des personnes atteintes.

RÉFÉRENCES

- Alghalyini, B. & M. Oldfield. That sinking feeling. Can Fam Physician, Vol. 54, No. 11, Nov 2008, 1576-1577.
- Fishbain DA, HL Rosomoff, RB Cutler & RS Rosomoff. Is there a relationship between nonorganic physical findings (Waddell signs) and secondary gain/malingering? Clin J Pain, 2004, Nov-Dec, 20(6) : 399-408.
- Fishbain DA, RB Cutler, HLRosomoff & RS Rosomoff. Secondary gain concepts : a review of the scientific evidence. Clin J Pain, 1995, March : 11(1), 6-21.
- Freud, S. Studies in Hysteria. In : J. Strachey. ed. « Complete psychological works », 1955, v. 2, 1893-1895.
- Kwan, O. & J. Friel. A review and methodological critique of the literature supporting 'chronic whiplash injury' : part 1 – research articles. Med Sci Monit 2003, Aug : 9(8) : RA 2003-15.
- Melzack, R. & P. Wall. Pain mechanisms : a new theory. Science, 1965, 150, 971-979.

VERS OÙ ME TOURNER MAINTENANT?

Gary Blank, Dollard-des-Ormeaux, Québec, Canada
Animateur et fondateur, Groupe de soutien pour la douleur chronique de Montréal (GSDCM), Chronic Pain Association of Canada (CPAC), Montréal, Québec, Canada

(Voir autres témoignages, page 124 et 132. Voir chapitre 50, page 363.)

Il y a dix ans, j'ai reçu une bonne et une mauvaise nouvelle. La mauvaise nouvelle était que j'avais une tumeur au cerveau et la bonne nouvelle, que 99 % des neurinomes acoustiques* étaient bénins. La tumeur était très près de mon oreille interne, s'enroulant autour des nerfs facial et auditif, et finissait par faire pression sur mon tronc cérébral. Bien que ces tumeurs ne soient pas cancéreuses, elles peuvent continuer à progresser avec des conséquences mortelles si elles ne sont pas retirées.

J'ai subi une craniotomie de 11 heures en juillet 1999, le jour tristement célèbre de la grève des infirmières. J'ai quand même reçu d'excellents soins. Le matin suivant, mon chirurgien m'a dit que mon opération avait été de routine, sauf pour mon audition. Bien qu'on ait essayé de préserver mon nerf auditif, une partie de la tumeur y avait adhéré. J'étais maintenant sourd de l'oreille droite. Sinon, la chirurgie a été couronnée de succès. Après cinq à six semaines de convalescence, je pourrais reprendre ma vie et mon emploi. Malheureusement, ce moment n'est jamais arrivé. Une personne sur 200 000 développe ce type de tumeur cérébrale et moins de 1 % de celles qui subissent l'ablation de la tumeur se retrouvent avec de la douleur chronique à la tête et au cou. J'ai gagné le gros lot.

J'ai eu des maux de tête atroces et des douleurs au cou qui m'ont invalidé totalement. J'ai rarement pu sortir du lit; tout mouvement augmentait mon niveau de douleur. Au cours des neuf mois suivant la chirurgie, j'ai survécu grâce à une combinaison de comprimés d'Advil et de Tylenol. Je continuais à prendre rendez-vous avec mon chirurgien qui me disait que j'allais mieux, sans toutefois prononcer les mots «douleur chronique». À un moment donné, il m'a dit que je souffrais de fibromyalgie bénigne. Une autre fois, il m'a dit de frotter ma cicatrice avec de la pâte de piment de Cayenne (capsaïcine). Quelle brulure ce fut! Un jour, j'ai tout simplement laissé tomber. Je suis allé voir mon médecin généraliste. Il m'a expliqué la différence entre la douleur aigüe et la douleur chronique. Il m'a ensuite référé à un neurologue, et puis enfin à une clinique de la douleur.

Lors de ma première visite à la clinique de la douleur, on m'a dit que la douleur que je ressentais n'était pas «dans ma tête». J'ai enfin obtenu une réponse à la question: «Qu'est-ce qui clochait en moi?». J'ai éventuellement reçu un diagnostic de douleur neuropathique causée par la manipulation du nerf sous-occipital au cours de la chirurgie.

Depuis ce temps, dans ma quête de soulagement, j'ai essayé une vaste gamme de médications et une multitude de traitements dont l'ostéopathie, l'acuponcture, les massages crâniens, le TENS, les physiothérapies myofasciale, de la tête et du cou, différents types de blocs nerveux, des injections de stéroïdes, de la massothérapie, le reiki. J'ai également reçu différentes formes de soutien psychologique, j'ai fait quelques rencontres avec un pharmacologue psychiatrique en raison de la complexité des interactions médicamenteuses et des différentes formes de dépression dont j'ai été atteint à diverses étapes de ma maladie. Vivre avec la douleur chronique et les traitements a été une série de compromis et de cycles. Les médications entrainent parfois des effets secondaires qui sont pires que ma douleur.

Être accepté comme patient dans une clinique de la douleur était comme trouver une oasis en plein désert. J'ai été pris au sérieux, et plus important encore, on m'a cru! En plus d'être suivi par un spécialiste de la douleur, j'ai été l'un des rares chanceux invités à participer à un cours de gestion de la douleur à la clinique. Je spécifie «chanceux» parce qu'un très faible pourcentage de patients est admis à ce cours. Une fois par semaine pendant 6 semaines, j'ai passé 5 heures environ avec 10 autres personnes souffrant de douleur. Le cours était animé par une infirmière spécialisée en douleur, un psychologue et un physiothérapeute. Ce fut pour moi le cours de «Douleur 101 pour les nuls», ce que j'étais. Personne ne sait d'avance qu'il souffrira de douleur chronique. Tous les participants avaient été nouvellement diagnostiqués. C'était la première fois que je passais du temps avec d'autres personnes atteintes de douleur, c'était une belle expérience. Toutefois, le cours terminé, je me suis à nouveau isolé. Tous mes amis continuaient à vivre leur vie au sein de la population active tandis que je restais à la maison avec ma douleur. Peu d'entre eux étaient intéressés à m'entendre parler de ma souffrance. Plusieurs croyaient surement que ce ne pouvait pas être aussi pire que je le disais. Je n'avais personne avec qui partager cette «sentence» à vie ou avec qui compatir. Je ne voulais pas imposer un fardeau quotidien à ma famille et elle ne pouvait pas vraiment comprendre ce que je vivais.

Lors d'une visite de suivi en clinique de la douleur, une annonce épinglée au babillard a attiré mon attention. L'Association de la douleur chronique du Canada (Chronic Pain Association of Canada - CPAC - voir chapitre 45, p. 349) recrutait des bénévoles pour démarrer un groupe de soutien pour la douleur chronique et tenait une réunion. Je n'avais jamais fait partie d'un groupe de soutien, mais j'étais intéressé parce que ces groupes sont animés par des patients en douleur chronique. J'ai assisté à la réunion et j'ai fait la rencontre de Terry Bremner, le coordinateur des groupes de soutien pour la CPAC. (Voir le témoignage de Terry Bremner, page 10.) Personne ne s'est porté volontaire pour devenir bénévole, j'ai décidé de monter au créneau. Une fois le cours de gestion de la douleur terminé, le groupe de soutien que j'ai fondé a été la réponse à la question «**Vers où me tourner maintenant?**». Après tout, je n'avais que du temps dans ma «nouvelle vie».

C'était il y a six ans. Le Groupe de soutien pour la douleur chronique de Montréal (GSDCM) a été fondé. Ce ne fut pas chose facile compte tenu de la nature même de ce qui nous rassemble: la douleur chronique. Pendant longtemps, j'étais à peine capable de prendre soin de moi, et encore moins d'organiser et de participer à nos réunions mensuelles. Mais j'ai persévéré. Nos membres proviennent de toutes les cultures, sont de tout âge et ont différents modes de vie. La douleur ne fait pas de discrimination. Je me suis fait des amis merveilleux que je n'aurais jamais rencontrés si j'avais été en bonne santé. Quand les personnes nouvellement diagnostiquées avec de la douleur chronique communiquent avec moi pour de l'information sur notre groupe, je leur dis que participer à une de nos réunions, c'est comme se trouver au cœur d'une belle réunion de famille, une famille dont elles ne connaissaient pas encore l'existence.

* Un neurinome acoustique est une tumeur bénigne sur l'enveloppe entourant le 8e nerf crânien qui affecte les fonctions de l'oreille interne. Source: http://www.anac.ca/fr/links.html

CHAPITRE

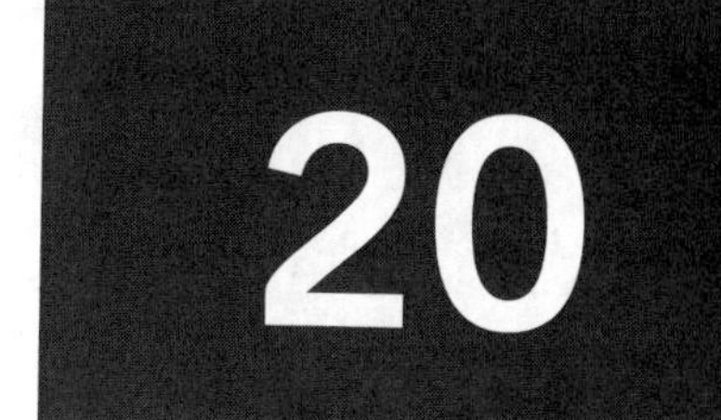

POURQUOI CONSULTER UN PSYCHIATRE **SPÉCIALISÉ EN DOULEUR CHRONIQUE**

Sarah Whitman, M.D., psychiatre, Philadelphie, Pennsylvanie, États-Unis

RÉSUMÉ

Quand un médecin recommande à ses patients de voir un psychiatre ou un psychologue spécialisé en gestion de la douleur, plusieurs d'entre eux ne comprennent pas en quoi cela pourrait leur être utile. Ils peuvent se poser des questions telles : « Est-ce que mon médecin pense que ma douleur est dans ma tête? » ou « Devrais-je m'allonger sur un divan et raconter mes rêves? ».

La réponse est non. Non, ce n'est pas entièrement dans votre tête. Et, non, vous allez faire autre chose, pas de la psychanalyse. Des rendez-vous avec un psychiatre spécialisé en gestion de la douleur peuvent vous être utiles à maints égards.

Ce chapitre présente les divers éléments d'une évaluation psychiatrique pour les personnes atteintes de douleur chronique, le traitement des symptômes psychiatriques, les avantages de la thérapie de soutien en plus des groupes de soutien en douleur. Un psychiatre spécialisé en gestion de la douleur peut vous aussi enseigner des techniques dont vous pourrez tirer profit ainsi que de nouvelles compétences psychologiques pour la gestion de la vie quotidienne avec une condition douloureuse. De nouveaux traitements basés sur les fonctions cérébrales et l'importance de l'activité physique seront explorés; deux avenues thérapeutiques dans lesquelles vous êtes appelé à jouer un rôle actif.

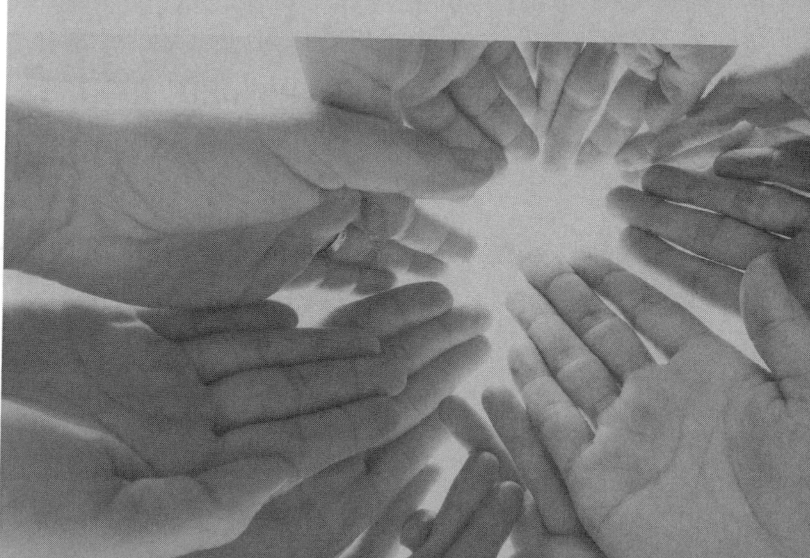

1. INTRODUCTION

Nous savons maintenant que la gestion multidisciplinaire de la douleur donne de meilleurs résultats. Autrement dit, bénéficier d'une équipe soignante composée de spécialistes pour vous aider à aller mieux donne de meilleurs résultats que l'approche par un seul spécialiste. L'équipe multidisciplinaire comprend souvent un médecin spécialiste en gestion de la douleur, un physiothérapeute, un psychologue ou un psychiatre et souvent d'autres professionnels de la santé ou thérapeutes pouvant fournir d'autres traitements comme l'acuponcture, l'ergothérapie ou des massages, etc.

Parmi les avantages d'avoir recours aux services d'un psychiatre spécialisé en gestion de la douleur, nous retrouvons les points suivants:

- bénéficier d'une évaluation psychiatrique;
- reconnaitre et traiter tout symptôme psychiatrique, tel que l'anxiété, la dépression, le trouble de stress posttraumatique (TSPT) et les troubles du sommeil;
- bénéficier de médicaments psychiatriques pour soulager la douleur; de nombreux médicaments qui sont considérés pour des traitements psychiatriques peuvent être utilisés uniquement pour la douleur, autrement dit, même si vous n'avez pas de symptômes psychiatriques;
- apprendre des compétences psychologiques;
- apporter des changements de comportement positifs;
- apporter des changements psychologiques positifs;
- bénéficier d'une thérapie;
- bénéficier d'un groupe de soutien en douleur;
- avoir accès à de nouveaux traitements comme la thérapie au miroir et l'imagerie motrice qui peuvent reformer votre cerveau loin de la douleur dans certaines conditions.

2. QUE VOUS APPORTE UNE ÉVALUATION PSYCHIATRIQUE?

Lien (en anglais seulement) : http://www.howtocopewithpain.org/blog/830/psychiatric-evaluation-for-pain/

Quand je vois un patient pour la gestion psychiatrique de la douleur, je procède d'abord à une évaluation psychiatrique qui comprend les points suivants.

Le fonctionnement préalable et les diagnostics psychiatriques antérieurs

Le fonctionnement préalable et les diagnostics psychiatriques antérieurs à la condition douloureuse de la personne permettent au psychiatre de comprendre si celle-ci a déjà éprouvé de l'anxiété, de la dépression, des troubles du sommeil, etc., avant même d'affronter sa condition de douleur. Si c'est le cas, cette personne serait plus à risque de voir ces symptômes réapparaitre.

Symptômes psychiatriques actuels

Malheureusement, la douleur est souvent accompagnée de troubles psychiatriques comme la dépression, l'anxiété et les troubles du sommeil. Nous savons qu'en présence de plusieurs troubles multiples, il est essentiel de les traiter tous.

Interactions psychiatriques avec des médicaments

De nombreux médicaments utilisés pour soulager la douleur peuvent provoquer des symptômes psychiatriques, y compris la sédation, la dépression ou des effets secondaires plus graves. Il est important de pouvoir compter sur un spécialiste dans votre équipe soignante pour comprendre ce qui cause tel symptôme et pour recommander des moyens de minimiser les effets secondaires.

Traitement des troubles psychiatriques

En présence de symptômes ou de troubles psychiatriques, le traitement est crucial. Il est important d'avoir accès à un spécialiste dans ce domaine. Le traitement peut comprendre de la thérapie, des médicaments ou une combinaison des deux.

Il est également utile de savoir qu'un bon psychiatre en gestion de la douleur saura comment traiter les différents problèmes liés à la douleur. Votre traitement ne doit pas se limiter à l'exposé de vos problèmes et de vos difficultés. Également, votre condition douloureuse ne doit pas être traitée comme s'il s'agissait d'un trouble psychiatrique.

3. TRAITER LES SYMPTÔMES PSYCHIATRIQUES

Lien (en anglais seulement) : http://www.howtocopewithpain.org/blog/870/treating-psychiatric-symptoms/

Les symptômes psychiatriques - comme la dépression, l'anxiété, etc. - accompagnent souvent la douleur chronique. Un psychiatre peut identifier ces symptômes, les prendre au sérieux, et les traiter de façon adéquate avec un traitement, des médicaments ou les deux.

4. LES AVANTAGES DE LA THÉRAPIE

Lien (en anglais seulement) : http://www.howtocopewithpain.org/blog/998/supportive-therapy-benefit/

Comment la thérapie peut-elle être utile?

La thérapie apportant du soutien à une personne atteinte de douleur chronique vise à l'aider à faire face à une situation difficile à travers l'écoute, le soutien et la résolution de problèmes, et à lui insuffler de l'espoir.

La thérapie aide le patient atteint de douleur chronique en lui offrant :

- la possibilité de raconter son histoire et de donner un sens à son expérience;
- l'occasion de travailler à s'adapter à sa nouvelle situation;
- le bénéfice d'un soutien pour sa famille.

Voici une bonne ressource pour les familles :

- Survivre à la douleur chronique d'un être cher
- Lien (en anglais seulement) : http://www.ppmjournal.com/Handout.pdf
- Voir le **chapitre 21**, pour la traduction de l'article en français.

5. LES AVANTAGES D'UN GROUPE DE SOUTIEN DE LA DOULEUR

Lien (en anglais seulement) : http://www.howtocopewithpain.org/blog/1023/pain-support-group-benefits/

Pourquoi faire partie d'un groupe de soutien en douleur? Participer à un groupe de soutien en douleur peut permettre à la personne atteinte de :

- réduire son isolement;
- faire de la résolution de problèmes avec les autres participants à propos des différents moyens pour faire face à la douleur;
- aider les autres personnes au lieu d'être toujours celle qui reçoit ou demande de l'aide;
- développer son réseau de soutien;
- partager les ressources.

Un des défis importants de tout groupe de soutien est de garder le cap sur les moyens et les stratégies pour faire face à la douleur. Les participants ne doivent pas se retrouver pour se plaindre et se concentrer sur la douleur ou sur la pire douleur d'un de ses membres.

6. APPORTER DES CHANGEMENTS PSYCHOLOGIQUES POSITIFS

Lien (en anglais seulement) : http://www.howtocopewithpain.org/blog/978/pain-management-positive-psychological-changes/

Au cours du processus de gestion de la douleur en psychiatrie, une étape essentielle est pour le patient d'apporter des changements psychologiques positifs dans sa façon de percevoir sa condition de douleur et le handicap qu'elle entraine. Bien qu'il puisse éprouver de la tristesse face aux pertes associées à la douleur, il est important qu'il continue à progresser vers l'avenir.

Un des objectifs à viser est d'arriver à une plus grande acceptation de la douleur et des changements dans sa vie. Plus précisément, l'acceptation n'exige pas qu'on aime la douleur ou qu'on s'y abandonne; c'est de ne plus lutter contre la douleur, adopter une approche réaliste à la douleur et s'engager positivement dans les activités quotidiennes. **Comment peut-on progresser vers l'acceptation? Tout d'abord, on doit comprendre que le processus est souvent lent. La personne atteinte doit faire le deuil de ce qu'elle a perdu, puis formuler l'objectif de vivre une vie bien remplie, malgré la douleur.**

7. DÉVELOPPER DE NOUVELLES COMPÉTENCES PSYCHOLOGIQUES

Lien (en anglais seulement) : http://www.howtocopewithpain.org/blog/924/psychological-skills-for-pain-relief/

Le développement de nouvelles compétences psychologiques peut aider à diminuer la douleur et à y faire face. Parmi les compétences à développer, on retrouve de nombreux types d'exercices de relaxation, y compris la respiration, les exercices de relaxation de base et la visualisation. Les avantages de ces exercices sont nombreux, ils :

- aident à vous détendre et à diminuer l'anxiété;
- diminuent la réponse au stress associé à la douleur;
- vous aident à obtenir un meilleur sommeil;
- vous aident à soulager la douleur.

Le site *How to Cope with Pain* (en anglais seulement) offre différents exercices de respiration, de relaxation et de visualisation. Lien (en anglais seulement) : http://www.howtocopewithpain.org

La visualisation dirigée et l'hypnose, où les suggestions de diminution de douleur sont jumelées à l'imagerie motrice, peuvent aider de la même manière que les exercices de relaxation. En outre, à travers ces suggestions, ces exercices peuvent directement contribuer à diminuer la douleur.

Vous pouvez apprendre ou développer toutes ces compétences, puis les mettre régulièrement en pratique. La régularité de la pratique est la clé du succès de ces exercices.

8. LES NOUVEAUX TRAITEMENTS DE LA DOULEUR BASÉS SUR LES FONCTIONS CÉRÉBRALES

Lien (en anglais seulement) : http://www.howtocopewithpain.org/blog/1044/new-brain-based-treatments-for-pain/

De nouveaux traitements de la douleur basés sur les fonctions cérébrales ont été développés récemment. Ils sont basés sur la théorie qu'en douleur chronique, les signaux de la douleur sont « coincés » dans le mode douleur et ne fournissent plus d'informations utiles pour la personne atteinte. La douleur chronique crée de véritables changements dans le cerveau et perpétue le cycle de douleur.

Comment briser ce cycle? Ces nouveaux traitements entrainent le cerveau dans le but de renverser le cycle de la douleur et les changements survenus dans le cerveau. La thérapie au miroir utilise la vision pour entrainer le cerveau à comprendre qu'il n'y a pas de danger dans le mouvement. Les exercices d'imagerie motrice permettent de fragmenter un mouvement en composantes, ce qui permet au cerveau de reprendre lentement le mouvement normal sans produire la douleur.

9. RESTER ACTIF

Lien (en anglais seulement) : http://www.howtocopewithpain.org/blog/941/staying-active-despite-pain/
http://www.howtocopewithpain.org/blog/13/use-100-to-help-you-measure-how-much-to-do/

Quels changements de comportement peuvent vous aider à mieux vivre et à aller mieux?

Il est important de rester actif quand on souffre de douleur chronique. La gestion de la douleur en psychiatrie vous aidera à trouver le bon niveau d'activité qui consiste à ne pas en faire trop ou trop peu.

Un psychiatre spécialisé en gestion de la douleur pourra également travailler avec vous pour savoir quelles sont les activités que vous pouvez faire, celles que vous devriez éviter et, au besoin, comment remplacer ou modifier vos activités préférées afin que vous puissiez continuer de les pratiquer. Disons que vous aimez le jardinage, mais vous ne pouvez pas faire autant qu'auparavant : il est important de ne pas laisser tomber cette activité. Ainsi, imaginez un des aspects du jardinage que vous aimez. Si vous aimez voir des fleurs de votre porte d'entrée, jardinez dans un ou plusieurs bacs au lieu de la cour en entier. Si vous aimez être à l'extérieur, jardinez 15 minutes au lieu de 5 heures, puis allez vous assoir ou déambuler dans votre cour pour profiter du plein air.

L'idée est de modifier ce que vous devez modifier dans votre façon de faire afin de continuer à pratiquer vos activités préférées.

10. CONCLUSION

Un psychiatre spécialisé en gestion de la douleur reconnait que la gestion de la douleur au sein d'une équipe soignante est ce qui fonctionne le mieux. Il est un membre important de l'équipe soignante qui aide les personnes atteintes de douleur chronique à mieux se porter et à obtenir de meilleurs résultats dans le cadre d'une approche globale comparativement à une approche unique.

CHAPITRE

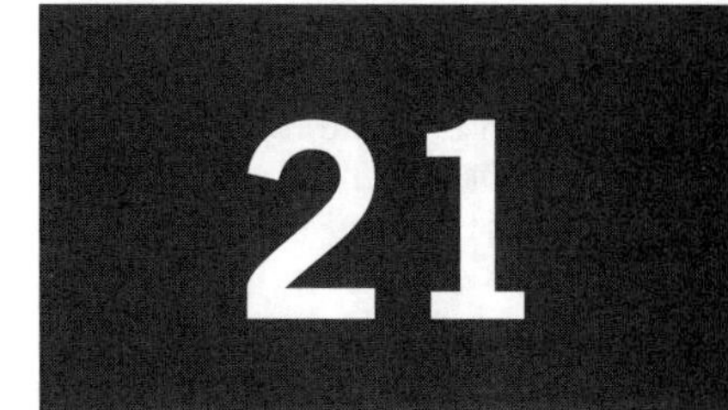

LA DOULEUR CHRONIQUE ET LA VIE DE FAMILLE : SURVIVRE À LA DOULEUR CHRONIQUE D'UN ÊTRE CHER

David Kannerstein, Ph.D., Philadelphie, Pennsylvanie, États-Unis
Sarah Whitman, M.D., Psychiatre, Philadelphie, Pennsylvanie, États-Unis

NOTE

Note de l'éditeur de *Practical Pain Management:* Nous suggérons l'article suivant aux familles ou aux proches de patients afin de les aider à comprendre ce que ceux-ci traversent et pour les encourager à communiquer avec eux et leur apporter leur soutien. Cet article est disponible en ligne à www.PPMjournal.com/Handout.pdf (en anglais seulement).

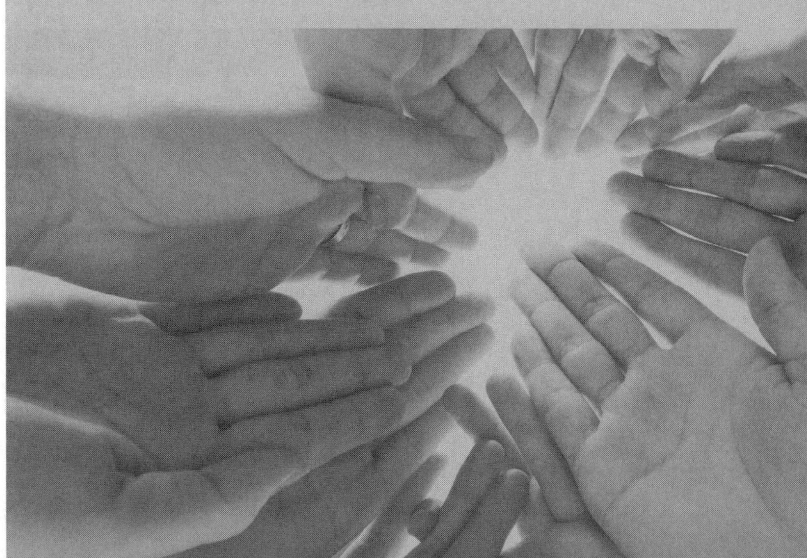

PRÉSENTATION

Cet article m'a été inspiré par un de mes patients venus à mon bureau pour me demander quelles étaient les ressources disponibles pour les membres de la famille des patients souffrants de douleur afin de les aider à comprendre ce que leurs proches vivaient. Il m'a expliqué comment sa conjointe était souvent en colère contre lui parce qu'il n'en faisait pas assez à la maison pendant qu'elle était au travail, et combien souvent elle a crié après lui. Il s'en sentait coupable, mais il estimait qu'il en faisait autant qu'il le pouvait à la maison. J'étais gêné d'admettre que je ne connaissais pas d'articles à faire lire aux conjoints, aux membres de la famille et aux autres proches. Après avoir fait quelques recherches sur Internet, j'ai découvert plusieurs publications très utiles, notamment le livre de Julie Silver, *Chronic Pain and the Family: A New Guide* (La douleur chronique et la famille: un nouveau guide), Harvard University Press, 2004 — (en anglais seulement) et un manuel pour la famille des personnes atteintes de douleur, écrit par Penny Cowan (ACPA *Family Manual*, publié par l'American *Chronic Pain Association* (ACPA), 1998 — version française disponible en ligne). J'ai également trouvé quelques articles utiles écrits par Mark Grant, un psychologue australien, en particulier *10 Tips for Communicating with a Person Suffering from Chronic Pain* (10 conseils pour communiquer avec une personne souffrant de douleur chronique), disponible sur son site Internet à www.overcomingpain.com (en anglais seulement). Mark nous a aimablement permis de résumer ses suggestions ici. En outre, la coauteure du présent article, la docteure Sarah Whitman, a créé un site web pour aider les patients à composer avec la douleur chronique, et y discute de questions familiales de temps en temps (www.howtocopewithpain.org). Une grande partie de notre article a été tirée de ces sources.

Ce qui était frappant, cependant, était le peu de matériel orienté vers la famille, comparativement à la quantité massive de matériel d'autoassistance orienté vers le patient atteint de douleur. Compte tenu de l'incidence profonde de la douleur d'un patient sur la famille et de l'incidence tout aussi profonde des réactions de la famille (et amis) face au patient souffrant de douleur, j'ai trouvé cela déconcertant. Je sentais aussi que même si le livre de Silver et le manuel de l'*ACPA* étaient très utiles, peu de membres d'une famille pouvaient les obtenir et encore moins les lire. J'ai senti qu'il fallait quelque chose de bref et de précis. Cet article est le résultat de cette détermination.

Pour la rédaction de cet article, je tiens à souligner l'aide apportée par un certain nombre de personnes. D'abord, je tiens à remercier Brenda Byrne, PhD, et Judith Berman, MA, mes collègues de *Margolis Berman Byrne Health Psychology* à Philadelphie (États-Unis), pour leur lecture du manuscrit initial et pour leurs suggestions. Brenda a notamment été très patiente en m'aidant à réviser le point 7, Comment dois-je réagir face à un être cher quand il ou elle a mal? Dans quelle mesure puis-je lui être utile? Je dois aussi remercier des membres du *Pain Study Group* à Chestnut Hill, à Philadelphie. Je tiens particulièrement à remercier la docteure Sarah Whitman pour l'organisation de ce groupe et pour la diffusion de cet article à ses membres, ainsi que pour ses commentaires et sa validation de la section sur les médicaments, ainsi que Rebecca Tendler, pour avoir souligné l'importance de faire corédiger la section sur les médicaments par un médecin ayant une expertise en gestion de la douleur. Je tiens également à remercier le neurologue Dr Steve Rosen, qui a généreusement contribué par ses suggestions au point 12.

— David Kannerstein

1. QU'EST-CE QUE LA DOULEUR CHRONIQUE?

La douleur chronique est une douleur qui persiste au-delà du temps habituel de guérison d'une blessure ou d'une maladie. Certaines définitions fixent un délai précis, par exemple une douleur qui dure plus de trois à six mois.

2. COMMENT LA DOULEUR CHRONIQUE EST-ELLE DIFFÉRENTE DE LA DOULEUR AIGÜE?

La douleur aigüe est familière pour la plupart d'entre nous. C'est ce qui arrive quand vous vous foulez une cheville ou vous brulez les doigts sur la cuisinière. C'est un signal qu'il y a une lésion tissulaire. Bien que la douleur aigüe puisse être grave, elle est limitée dans le temps et répond bien au traitement approprié. La douleur chronique est différente. Elle peut se produire sans qu'il y ait de dommage aux tissus. C'est ce qui arrive lors d'une blessure à un nerf (la douleur neuropathique), le zona (névralgie postzostérienne), la neuropathie diabétique et l'algodystrophie ou syndrome douloureux régional complexe. Il est difficile, voire impossible, d'imaginer qu'une personne puisse être en grande souffrance en permanence si l'on n'en a pas soi-même fait l'expérience. Il est normal que vous ne le compreniez pas si vous ne l'avez pas vécu. Il peut également être difficile de constater et d'accepter que la douleur de votre proche ne puisse être soulagée complètement ou guérie (même si la douleur et la souffrance qui y sont associées peuvent être réduites). Il peut également être difficile pour vous d'accepter que vous ne puissiez pas faire disparaitre la douleur.

3. COMMENT LA DOULEUR M'AFFECTE-T-ELLE?

Si vous êtes en relation étroite avec une personne atteinte de douleur chronique (conjoint, parent, proche, enfant, frère, sœur ou même un ami proche), vous pourriez ressentir des émotions négatives. Par exemple vous pourriez parfois vous sentir coupable de ne pas être en mesure de l'aider davantage. Vous pourriez être fâché si elle est irritable ou renfermée. Vous pourriez avoir du ressentiment parce que vous devez assumer les tâches qu'elle effectuait auparavant. Vous pourriez vous sentir déprimé si elle ne vous montre plus d'affection ou si votre vie sexuelle décline. Vous pourriez vous inquiéter des problèmes financiers résultant de son incapacité. Vous pourriez vous sentir stressé par les réactions des autres. Par exemple d'autres proches ou des voisins qui pourraient dire « Il (elle) n'a pas l'air handicapé(e). » ou « Devrait-il (elle) prendre des médicaments contre la douleur qui créent une dépendance?» En fait, vous et votre proche atteints de douleur êtes les victimes de la douleur, tout autant que les autres personnes qui font partie de la famille (et cela s'applique aussi à des amis proches). Des changements significatifs pourraient être apportés à votre mode de vie. Vous pourriez avoir à composer avec une diminution de revenus ou avoir à travailler plus dur pour rester à flot financièrement. Vous pourriez devoir consacrer du temps à accompagner la personne atteinte à ses rendez-vous, médicaux ou autres, si elle ne peut pas conduire. Vous pourriez finir par faire la plupart ou toutes les tâches ménagères ainsi que des tâches reliées à l'éducation de vos enfants. Vous pourriez avoir moins de temps pour les amis et voir le soutien social diminuer.

Vous pourriez avoir à composer avec l'intrusion de différentes organisations dans votre vie. Par exemple certaines compagnies d'assurance (principalement *Worker's Compensation* aux États-Unis) pourraient faire suivre ou filmer votre proche. Vous pourriez également être stressé par des procès, des évaluations d'invalidité ou des examens médicaux exigés par un tiers.

Vous pourriez par contre faire l'expérience de résultats positifs bien que cela soit moins courant. Par exemple si votre conjoint atteint de douleur était contrôlant, vous pourriez avoir plus de liberté. Si vous avez besoin d'aider vos proches, vous pourriez être comblé en le faisant. Si vous n'aviez pas beaucoup de désir d'intimité avec votre proche (y compris le sexe), une baisse d'intimité peut vous sembler positive. Vous pourriez avoir plus de soutien ou de sympathie de la part des membres de votre famille. Ces résultats positifs peuvent mener (pas toujours volontairement) au maintien de la situation. Ils ont été qualifiés de «gains tertiaires». En être conscient peut vous aider à identifier des moyens plus efficaces de traiter vos problèmes relationnels avec la personne atteinte.

Si vous êtes le conjoint d'une personne atteinte de douleur et si vous avez des enfants, vous pourriez vous préoccuper de l'effet de la douleur sur eux. Les enfants peuvent se blâmer pour la douleur d'un parent. Il est important de leur faire comprendre que ce n'est pas de leur faute. Ils peuvent également être déprimés à cause de la réduction d'attention et d'affection du parent atteint de douleur ou de la diminution d'activités en raison de contraintes financières.

4. COMMENT PRENDRE SOIN DE MOI?

Si l'une des situations mentionnées plus haut s'applique à vous, vous n'êtes pas seul! En plus de discuter avec le médecin de votre proche, vous pourriez aussi bénéficier de rencontres avec un psychothérapeute ou un conseiller pour vous aider à mieux y faire face. En outre, vous pouvez tenir compte des suggestions suivantes.

- Essayer de garder un style de vie saine. Continuez à faire de l'exercice (ou commencez à en faire), de socialiser autant que possible, et de bien manger.
- Essayez de trouver de l'aide pour prendre soin de votre proche : des membres de la famille ou des amis. Cela vous permettrait de prendre une pause à l'occasion. (Votre proche pourrait également se sentir moins coupable que si la charge des soins ne vous incombe pas toujours!)
- Essayer de ne pas prendre personnellement le comportement de votre proche. S'il est grincheux ou déprimé, ne le voyez pas comme une attaque, mais comme un reflet de sa douleur.
- Essayez d'éviter d'être trop protecteur ou trop sévère envers votre proche. N'oubliez pas qu'il ne fait pas exprès et qu'il souffre tout comme vous. Incitez-le doucement à fonctionner malgré la douleur et à s'aider autant que possible.
- Recherchez du soutien partout où vous pouvez en trouver. S'il y a un groupe de soutien pour les proches de patients atteints de douleur, joignez-le (ou commencez un groupe s'il n'y a en pas). Ne vous isolez pas des amis et de la famille. Participez aux activités de l'église, de la synagogue, de la mosquée ou de toute autre organisation religieuse ou spirituelle. Si prier (ou chanter ou méditer) vous est utile, continuer à le faire.

Apprenez-en autant que possible sur la condition médicale de votre proche, sur les options médicales et les autres traitements disponibles, et discutez-en avec lui quand il sera prêt à en parler.

Rappelez-vous qu'il s'agit d'un problème familial et pas seulement individuel. Essayez de le voir comme un problème auquel vous faites face tous ensemble, «nous» — et non pas «il» ou «elle» — devrons y faire face ensemble.

Les points 5 à 13 qui suivent présentent des questions que vous pourriez vous poser sur la douleur d'un proche.

5. EST-CE QUE LA DOULEUR CHRONIQUE EST DANS SA TÊTE?

La douleur chronique est rarement imaginaire (douleur psychogène) ou simplement une façon pour votre proche d'évacuer ses problèmes psychologiques. Toutefois, des émotions négatives telles qu'une humeur dépressive, la colère ou l'anxiété peuvent jouer un rôle important dans l'augmentation de la douleur. Par exemple l'anxiété ou la colère peut entrainer une augmentation de la tension musculaire puis de la douleur. Le trouble de stress posttraumatique (TSPT) rend le système nerveux plus sensible et rend la récupération plus difficile suite à une blessure physique. Certains types de personnalités peuvent avoir plus de difficulté à faire face à la douleur et aux pertes et aux incapacités qui l'accompagnent. Par exemple beaucoup de gens ont bâti leur estime de soi à partir de leur travail et ne peuvent tolérer d'être invalidés. Cela peut rendre leur douleur difficile à traiter.

6. FAIT-IL SEMBLANT, PAR EXEMPLE, AFIN DE S'ABSENTER DU TRAVAIL?

On appelle « simulation » le fait de faire consciemment semblant d'avoir mal pour se sortir d'une situation ou pour obtenir une récompense. Bien que ce soit rare, cela se produit parfois. La plupart des patients se sentent très coupables de ne pas pouvoir faire ce qu'ils faisaient auparavant, que ce soit au travail ou dans les tâches ménagères. Très peu de patients souffrant de douleur sont récompensés financièrement par leur douleur. La plupart d'entre eux ont subi de graves pertes financières. On appelle « gains secondaires » le fait de produire des symptômes inconsciemment en vue d'être récompensé ou de se sortir des situations déplaisantes. C'est rarement la cause de la douleur, bien que celle-ci puisse parfois renforcer une situation négative. Par exemple une personne recevant une rente d'invalidité ou des prestations d'assurance pourrait avoir peur de suivre une formation professionnelle parce qu'elle a peur de perdre ce revenu si elle se trouve un nouvel emploi et que ça ne fonctionne pas. Pour certaines personnes, il peut y avoir des résultats positifs qui font qu'il est plus facile d'accepter leur situation. Toutefois, pour la plupart des patients atteints de douleur, les pertes dépassent de loin les gains.

7. COMMENT DOIS-JE RÉAGIR FACE À UN ÊTRE CHER QUAND IL OU ELLE A MAL? DANS QUELLE MESURE PUIS-JE LUI ÊTRE UTILE?

Les proches aident le plus une personne atteinte de douleur chronique lorsqu'ils expriment leur inquiétude face à ses souffrances, leur offrent de l'aide lorsqu'elle est réellement nécessaire, et l'encouragent à être aussi active que possible. N'offrez pas trop de sympathie ou ne tentez pas d'enlever tous les obstacles et les défis pour la personne atteinte de douleur. D'un autre côté, ne la punissez pas par le blâme et l'hostilité.

Si vous n'êtes pas certain de la meilleure façon de vous rendre utile, vous pouvez lui demander quel genre d'attention lui est le plus utile et le respecte. Il existe un certain nombre de signes dont vous pouvez être à l'affut. Les signes qui suivent sont parmi les plus importants.

8. COMMENT PUIS-JE SAVOIR COMMENT LA PERSONNE SE PORTE?

Est-elle capable de communiquer? Peut-elle parler clairement et de façon audible et est-ce que ce qu'elle dit a du sens? Est-elle consciente de l'endroit où elle se trouve, qui elle est et quel jour on est? Est-elle capable de rester concentrée et de se souvenir des choses? Des problèmes de mémoire et de concentration peuvent être les signes d'une humeur dépressive ou les effets secondaires de médication. La désorientation est le fait de ne pas savoir qui on est ou quel jour on est. C'est un symptôme grave dont on devrait immédiatement discuter avec le médecin traitant. La personne dort-elle un nombre normal d'heures la nuit? Dormir trop ou trop peu peut être un signe de dépression ou d'anxiété. L'insomnie peut aussi être le résultat d'une douleur intense. Son appétit a-t-il augmenté ou diminué, ou a-t-elle gagné ou perdu du poids? Cela peut aussi être un signe de dépression. Le gain de poids peut aussi être le résultat de la prise de certains médicaments et de la réduction de l'activité physique. Semble-t-elle déprimée? A-t-elle l'air triste ou semble-t-elle être « au ralenti »? Est-elle souvent en train de grimacer, de crier, de gémir ou d'avoir l'air d'être en grande détresse? Semble-t-elle anxieuse ou irritable? A-t-elle entretenu ses relations avec la famille et les amis ou s'est-elle renfermée sur elle-même? A-t-elle augmenté sa consommation de tabac ou d'alcool? Abuse-t-elle des médicaments d'ordonnance? A-t-elle l'air d'être « partie » ou en état d'ébriété? Consomme-t-elle des drogues illégales, y compris de la marijuana, de la cocaïne ou des amphétamines (*speed*)? Si la réponse à l'une de ces questions est « oui », vous devriez discuter de ces préoccupations avec le médecin traitant de la personne et son thérapeute si elle est suivie en psychologie.

9. QUELS SONT LES TRAITEMENTS POUR LA DOULEUR CHRONIQUE?

Il existe de nombreux traitements, médicaux et autres, qui peuvent aider les patients atteints de douleur à mener une vie plus heureuse et plus productive. Parfois, la douleur ne peut pas être complètement soulagée, mais la réduction de la souffrance et l'augmentation du fonctionnement d'un patient peuvent presque toujours être atteintes. En tant que proche d'un patient atteint de douleur, vous devez en être conscient afin de l'aider à obtenir le traitement approprié. Comme chaque patient est différent, l'information qui suit n'est pas un avis médical, mais vous permet d'avoir une idée de l'éventail des traitements.

Commençons avec les médicaments. Il existe de nombreux médicaments qui peuvent être utiles pour rendre la douleur de votre proche plus supportable. Vous devez être conscients tous les deux des effets secondaires courants et graves de tout médicament consommé.

AINS : Pour la douleur légère ou modérée et de l'inflammation, un anti-inflammatoire non stéroïdien (AINS) peut être recommandé. Les AINS incluent des médicaments en vente libre comme l'aspirine, l'Advil et le Motrin (formes de l'ibuprofène) et des médicaments d'ordonnance comme Rufen (ibuprofène), Toradol (kétorolac), Naprosyn (naproxène) et Inderol (indométacine), ainsi que bien d'autres. Le Tylenol (acétaminophène) agit sur la douleur comme un anti-inflammatoire non stéroïdien, mais ne réduit pas l'inflammation.

Opiacés : Pour la douleur plus grave, on prescrit souvent des opiacés. Il s'agit de médicaments tels que l'hydrocodone (Vicodin), la morphine, l'hydromorphone (Dilaudid) et l'oxycodone (comme dans l'oxycontin). Les opiacés ont une action de courte durée (pris toutes les 4 à 6 heures) ou une action prolongée (12 à 24 heures). Ils peuvent être sous forme de timbre à apposer sur la peau, tel que le fentanyl dans le timbre Duragesic. Le tramadol (Ultram) est un non-opiacé qui fonctionne comme un opiacé et est également disponible en combinaison avec l'acétaminophène (Ultracet).

Antidépresseurs : Certains médicaments utilisés pour traiter la dépression sont utiles pour soulager la douleur, et deux types d'antidépresseurs sont les plus efficaces : ce sont les tricycliques antidépresseurs, incluant Elavil (amitriptyline) et Pamelor (nortriptyline) et les antidépresseurs à double action incluant Effexor (venlaxafine) et Cymbalta (duloxétine). Une autre classe d'antidépresseurs couramment prescrits, les ISRS (inhibiteurs sélectifs du recaptage de la sérotonine), sont généralement moins efficaces dans le traitement de la douleur, mais peuvent être efficaces pour certaines personnes. On y inclut Prozac, Zoloft, Paxil, Celexa et Lexapro. Les antidépresseurs sont utiles dans le traitement de la dépression que les patients atteints de douleur peuvent développer, mais traitent la douleur même si celle-ci n'était pas accompagnée de dépression.

Anticonvulsivants : Les médicaments utilisés pour traiter les troubles épileptiques peuvent être utilisés dans le traitement de la douleur, surtout la douleur neuropathique. Ils comprennent les Neurontin (gabapentine), Tegretol (carbamazepine) et Topamax (topirimate).

Autres médicaments : D'autres médicaments utilisés pour traiter la douleur sont les relaxants musculaires comme Soma (carisoprodol) et Flexeril (cyclobenzaprine). Les médicaments qui aident à améliorer le sommeil sont souvent utilisés, car les patients atteints de douleur éprouvent souvent de la difficulté à dormir. Il s'agit notamment d'Ambien et de Lunesta. En plus des médicaments oraux, les patients peuvent utiliser des crèmes topiques (appliquées sur la peau).

Certaines interventions procédurales peuvent également être utiles pour réduire la douleur. Par exemple les patients peuvent recevoir des injections, notamment dans des points gâchettes ou encore dans la moelle épinière, comme les blocs nerveux et les blocs facettaires. Ces injections peuvent être faites avec un produit anesthésique ou des médicaments stéroïdiens. Les procédures par radiofréquence peuvent parfois offrir des avantages à plus long terme que les injections de stéroïdes.

10. EST-CE QUE MON PROCHE PEUT DEVENIR DÉPENDANT DE SES MÉDICAMENTS?

De nombreux patients atteints de douleur et leur famille s'inquiètent de la dépendance aux médications. Une grande partie de cette préoccupation est le résultat d'une confusion sur la signification de termes comme « accoutumance », « dépendance » et « tolérance ». Voici les définitions (paraphrasées) de l'*American Pain Society* (Société américaine de la douleur).

Dépendance psychologique (toxicomanie) : La dépendance psychologique est une maladie qui compte des facteurs génétiques, psychologiques, sociaux et environnementaux influençant son évolution et ses symptômes. Elle présente des comportements tels qu'un mauvais contrôle de la consommation de drogues, l'usage compulsif de drogues, l'utilisation continue de drogues malgré leurs effets négatifs, et le désir obsédant de drogue.

La dépendance physique : La dépendance physique survient lorsque le corps est habitué à une certaine médication ou à une certaine drogue, et les symptômes de sevrage apparaissent lorsque le médicament est arrêté ou lorsque la dose est réduite.

La tolérance : La tolérance signifie que l'organisme reçoit moins d'effet d'une certaine dose d'un médicament ou d'une drogue, ou a besoin d'une plus forte dose pour obtenir le même effet.

En d'autres mots, la dépendance psychologique implique toujours l'abus d'une substance, mais ce n'est pas le cas pour la dépendance et la tolérance. Si un de vos proches utilise des narcotiques ou les benzodiazépines (par exemple Ativan ou Klonopin) régulièrement, il peut développer une dépendance et la tolérance à ceux-ci. Ce ne sont pas des signes de dépendance psychologique. Si votre proche n'abuse pas de médication, observez s'il améliore son fonctionnement. Peut-il en faire plus? Est-il plus joyeux? Ce sont des signes du bon usage de médication.

Les patients qui n'obtiennent pas un soulagement adéquat peuvent se plaindre et demander plus de médications — ce qui peut ressembler au comportement d'un toxicomane. Ce comportement est parfois appelé « pseudoaccoutumance ». Alors, comment pouvez-vous conclure qu'une dépendance psychologique est réelle? Si votre proche dit à plusieurs reprises qu'il a perdu des prescriptions, se fait prescrire le même médicament par des médecins différents, achète ses prescriptions dans différentes pharmacies ou achète des médicaments illégalement — dans le but d'obtenir plus de médicaments que ce qui lui est prescrit — alors il peut s'agir de dépendance psychologique, et le médecin doit être mis au courant de la situation.

11. QUELLES QUESTIONS DOIS-JE POSER AU MÉDECIN?

Vous devriez parfois accompagner votre proche chez son médecin et avoir une vue d'ensemble du traitement. Demandez au médecin quels médicaments sont prescrits, à quelle dose et à quelle fréquence. Vous devriez également demander quel est l'effet attendu de la médication (par exemple soulager la douleur, combattre la dépression, faciliter le sommeil, etc.), quels sont les effets secondaires possibles et comment savoir si votre proche en prend trop ou trop peu. Un médecin (ou un physiothérapeute) peut également vous aider à comprendre quel niveau d'activité est approprié pour votre proche, compte tenu de ses limitations physiques.

12. QUOI D'AUTRE PEUT AIDER QUE LA MÉDICATION?

De nombreuses autres techniques peuvent aider face à la douleur. La physiothérapie comprend des exercices et d'autres traitements. Les exercices peuvent mettre l'accent sur le renforcement, la souplesse et l'aérobic ou le fonctionnement cardiovasculaire, et doivent être adaptés à l'individu pour être efficaces. D'autres traitements comprennent l'application de chaud ou de froid, la neurostimulation électrique transcutanée (TENS), les ultrasons et le massage.

Des dispositifs d'aide comme les attelles, les cannes, les casques d'écoute téléphonique et les orthèses peuvent aider à réduire la douleur, tout comme l'ajustement des chaises et des fauteuils à la maison ou au travail. Par exemple adapter la position du clavier d'ordinateur peut aider à réduire les lésions articulaires dues au travail répétitif.

La chirurgie est une option lorsqu'elle peut viser une cause spécifique de la douleur. Par exemple certaines personnes atteintes d'hernie discale ou d'instabilité vertébrale peuvent avoir besoin d'une fusion vertébrale (fusionner des vertèbres ensemble) ou une discectomie (ablation complète ou partielle du disque intervertébral). Des options chirurgicales moins invasives sont maintenant disponibles pour aider à stabiliser la colonne vertébrale sans fusion. La chirurgie peut également être utilisée pour l'implantation d'un neurostimulateur ou de pompe intrathécale. Les stratégies d'adaptation des patients et de leur famille sont déterminantes dans la réussite d'une de ces chirurgies, et une évaluation psychologique est généralement importante afin de maximiser les stratégies d'adaptation non médicales et les chances de succès de l'implant. En plus des chirurgies de la colonne vertébrale, d'autres chirurgies peuvent être indiquées pour soulager la compression des nerfs (par exemple dans le poignet ou le coude).

Les médecines alternatives comprennent une grande variété d'approches qui peuvent être utiles à de nombreux patients, dont la chiropractie, l'acuponcture, l'utilisation de suppléments alimentaires à base de plantes et autres, les techniques traditionnelles incluant le yoga, le tai-chi, le qi gong et plusieurs autres. Celles-ci devraient être considérées comme étant complémentaires — et non en opposition — aux traitements médicaux, et leur utilisation doit être discutée avec le médecin (par exemple beaucoup de plantes peuvent interagir avec les médicaments).

Les interventions psychologiques peuvent également être très utiles pour de nombreux patients atteints de douleur. Les thérapeutes aident les individus à changer des styles de pensées négatives et de comportements. Ceci est particulièrement important si le patient présente une douleur qui s'est développée suite à d'importants troubles émotionnels. Ces interventions peuvent également aider à diminuer la douleur ou à augmenter la tolérance du patient à la douleur par des techniques corps-esprit dont l'hypnose, la méditation, le biofeedback, l'imagerie guidée, la relaxation musculaire progressive, les techniques de respiration, la relaxation et d'autres approches. De plus, ces interventions peuvent aider le patient à s'identifier et à s'en tenir au calendrier d'activités appropriées.

13. COMMENT COMMUNIQUER AVEC MON PROCHE?

Adapté par les auteurs du texte : *10 Tips for Communicating with a Person Suffering from Chronic Pain*, Mark Grant, www.overcomingpain.com

Écoutez. Non seulement devez-vous prêter attention à ce que votre proche vous dit, mais aussi à la manière dont il le dit ainsi qu'à sa communication non verbale. Il peut être réticent à parler de ce qu'il ressent, mais donne des indices dans son comportement.

Soyez authentique. Ne faites pas semblant de vous intéresser à ses sentiments si vous n'y êtes pas intéressé.

Croyez. Accepter sa douleur telle qu'il la décrit. Ne lui dites pas que ça ne peut pas être aussi pire qu'il le dit.

Mettez l'accent sur le positif. Répétez et résumez ce qu'il dit et posez des questions qui démontrent que vous êtes intéressé. Évitez les remarques blessantes comme : « Tu n'as qu'à composer avec. » Posez-lui des questions qui l'aident à renouer avec ses points forts, comme « Qu'est-ce qui t'aide à passer à travers? » Rappelez-vous la base du renforcement positif : lorsque votre proche agit d'une manière plus positive, renforcez cette attitude, faites-en l'éloge et donnez-lui de l'attention. Quand il agit de façon plus agressive, n'y portez pas trop attention. Reconnaissez le fait qu'il se sente mal et attendez l'occasion de renforcer ce qui est positif.

Soyez conscient de votre communication non verbale. N'oubliez pas que vous pouvez également communiquer le rejet, non seulement par les mots que vous choisissez, mais aussi par la façon dont vous les dites, par exemple par le ton ou le volume de votre voix. On communique aussi par l'expression faciale (froncer les sourcils, ricaner, gesticuler, lever les mains pour signifier « Assez! ») et par contact visuel (en regardant ailleurs).

14. CONCLUSION

Nous espérons que les informations contenues dans cet article vous seront utiles. Rappelez-vous que faire face à une douleur grave peut être écrasant pour les patients et pour ceux qui s'occupent d'eux. Ce document ne veut pas se substituer à l'expertise d'un professionnel lorsqu'il est nécessaire. Avant que la charge devienne trop importante, parlez à un thérapeute professionnel — un psychologue, un travailleur social clinique ou un psychiatre — ayant une expérience en gestion de la douleur. Plus vous vous en mêlez, moins vous aurez l'impression d'être impuissant face à la situation!

NOTE SUR LES AUTEURS :

David Kannerstein, Ph.D. est psychologue en pratique privée à *Margolis Berman Byrne Health Psychology* à Philadelphie (NDLT : Pennsylvanie, États-Unis) et *SRI Psychological Services* à Jenkintown, Pennsylvanie. Il se spécialise dans l'aide aux individus et leurs familles dans la gestion de la douleur chronique ainsi qu'aux personnes atteintes de troubles de l'humeur, d'anxiété, et de syndromes traumatiques. Il est également un entraineur dont l'objectif est d'aider les gens à identifier leurs objectifs de carrière, à gérer leur stress et les conflits, à atteindre une plus grande satisfaction, et atteindre leur plein potentiel dans leur vie personnelle et professionnelle. Pour communiquer avec lui (en anglais seulement) : dkanner@comcast.net

Sarah Whitman, M.D. est psychiatre en pratique privée à Philadelphie et est spécialisée en douleur chronique. Elle est professeure adjointe clinique en psychiatrie à *Drexel University College of Medicine* à Philadelphie. Pour communiquer avec elle (en anglais seulement) : Sarah.Whitman @ drexelmed.edu

LETTRE À MON ENFANT

Lise Moisan, St-Eustache, Québec, Canada

(Voir autres témoignages, pages 136 et 348.)

Depuis que tu as été conçu, tu as été un soleil dans ma vie, un bonheur inestimable. Tu étais, tu es et tu seras toujours une partie de ma vie, et rien ni personne ne pourra changer ce lien qui nous unit.

Même si les jours sont de plus en plus difficiles, je veux que tu saches que je t'aime. L'amour d'une mère, celui que je t'offre, est un amour inconditionnel. N'aie pas peur de moi et prends le temps de découvrir et d'apprécier ce que je peux t'apporter. Je sais que quelquefois ce n'est pas facile, qu'il y a des jours où tu as besoin de moi et que, malheureusement, ma douleur tant physique que psychologique m'empêche d'être aussi attentive que je le voudrais à tes besoins. Il y a des jours où j'ai de la peine de ne pas être assez forte devant cette souffrance, mais sache que je suis là. Je sais que ma détresse et ma colère contre cette maladie te chagrinent et t'affectent en même temps, car tu en subis souvent les conséquences. Mais, crois-moi, tu n'y es pour rien, et je regrette souvent mon attitude face à cette douleur. Tout ce que je te demande c'est de me donner la chance de te prouver que tu peux avoir confiance en moi. Je serai toujours là à me soucier de toi et je voudrais t'accompagner à tous les moments de ta vie. Je veux t'aider à traverser les différentes étapes de celle-ci et à grandir à travers le temps. Quelquefois, la vie est parsemée d'embuches. Cependant je serai toujours là pour t'épauler, t'écouter ou tout simplement être présente. L'important, c'est que je te donnerai toujours de mon temps, car rien n'est plus précieux. Laisse-moi t'offrir la chaleur de mes bras, la tendresse de mes câlins et l'amour de mon cœur. Ne me tourne pas le dos, accepte mon amour, laisse-moi veiller sur toi et partager ta vie. Mes épaules sont assez larges et assez fortes pour supporter ta peine, mes oreilles sont assez attentives pour respecter ton silence et ma bouche est assez respectueuse pour s'abstenir de tout bruit.

Il faudra par contre me donner un peu de temps, car je dois me battre, et moi aussi j'aurai besoin de ton amour. Ne sois pas fâchée contre moi, mais plutôt, comprends-moi. Je te demande humblement de m'aider à traverser ce tunnel d'épreuves en espérant qu'ensemble, nous pourrons voir la lumière tout au bout.

Je t'aime de tout mon cœur.

Maman

CHAPITRE

22

LES TROUBLES DE L'HUMEUR ET LA DOULEUR CHRONIQUE : **QUAND DOULEUR RIME AVEC MALHEUR...**

Guylène Cloutier M.D., psychiatre, Rouyn-Noranda, Québec, Canada

RÉSUMÉ

Le médecin-psychiatre occupe une place importante au sein d'une équipe interdisciplinaire de prise en charge de la douleur. Le phénomène de la douleur chronique est associé à plusieurs systèmes de neurotransmission centraux et périphériques qui sont aussi impliqués dans les maladies psychiatriques. De façon toute naturelle, les médecins-psychiatres se sont intéressés à la condition douloureuse et ont contribué à son évaluation et à sa prise en charge. Ils ont aussi été interpelés par leurs collègues médecins-omnipraticiens et spécialistes afin de réfléchir sur certains dilemmes éthiques et moraux auxquels font face les personnes atteintes de douleur chronique.

La dépression frappe au hasard :
c'est une maladie, pas un état d'âme.
Tahar Ben Jelloun

– Extrait de *L'auberge des pauvres*

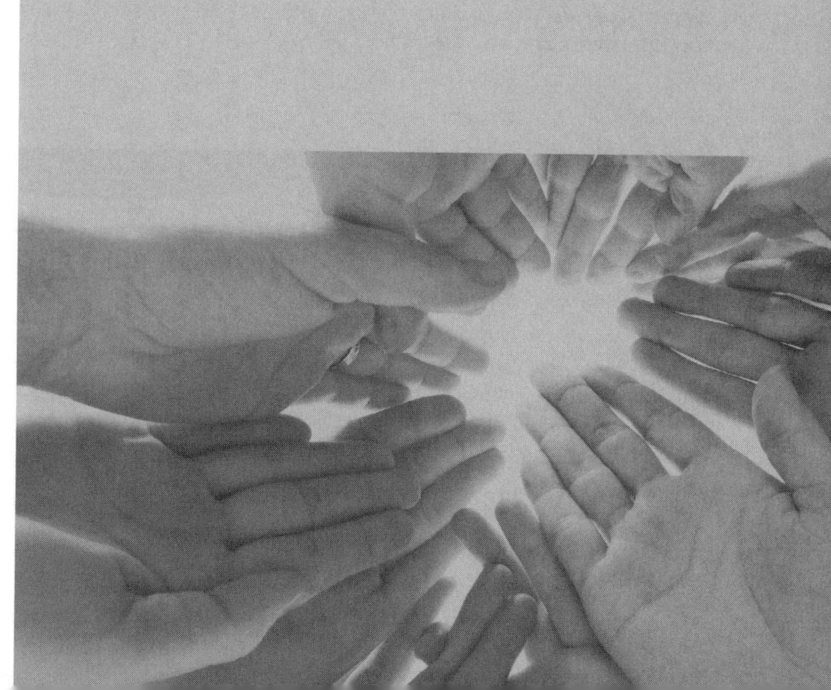

1. LE RÔLE DU PSYCHIATRE DANS UNE CLINIQUE DE LA DOULEUR

Le médecin-psychiatre occupe une place importante au sein d'une équipe interdisciplinaire de prise en charge de la douleur. Le psychiatre est d'abord et avant tout un médecin. Il utilise une approche médicale rigoureuse afin de poser un diagnostic et de choisir un traitement. Il est l'expert qui peut confirmer la présence d'un trouble de l'humeur, d'un trouble anxieux, d'un trouble somatoforme ou de toute autre maladie psychiatrique.

2. DOULEUR CHRONIQUE ET DÉPRESSION : L'ŒUF OU LA POULE?

La douleur est une sensation qui, lorsqu'elle est aigüe, a un rôle de survie. Lorsque cette sensation se prolonge sur une longue période, qu'on puisse ou non en identifier et en traiter la cause, elle devient une douleur chronique. Cette condition constitue un facteur de prédisposition pour la dépression. Environ 40 à 60 % des personnes présentant des douleurs chroniques souffriront d'une dépression majeure. La dépression en elle-même est aussi porteuse de douleur non seulement morale, mais physique.

Depuis plusieurs années, bien que le symptôme de douleur ne constitue pas un critère diagnostique de la dépression majeure, il est accepté que des symptômes douloureux (céphalées, douleurs au dos, douleurs musculosquelettiques, tensions musculaires, brulures d'estomac, etc.) peuvent faire partie d'un trouble de l'humeur dans une proportion de 60 à 85 % selon les chercheurs. Les critères diagnostiques du *Manuel diagnostique et statistique des troubles mentaux* (DSM-IV-Tr) ont été critiqués par certains pour leur représentation privilégiée des critères psychologiques comparativement aux critères somatiques. Non seulement ces douleurs font partie du tableau clinique, mais le traitement de cette maladie entraine parfois la résolution complète ou du moins l'atténuation de cette catégorie de symptômes.

La dépression et la douleur ont une relation complexe et réciproque. Chacune de ces conditions aggrave la sévérité de l'autre. La douleur est un obstacle à l'atteinte de la rémission chez le patient qui souffre d'un épisode dépressif. La dépression contribue à accentuer les douleurs chez un individu. Cet enchevêtrement de la douleur et de la dépression démontre la nécessité d'un traitement combiné et simultané de ces deux conditions médicales.

3. LA DÉPRESSION : UNE FAIBLESSE DU CARACTÈRE?

La dépression est une maladie qui est encore trop souvent teintée de honte. Au Canada, en 2002, 4,8 % de la population a souffert d'un trouble dépressif majeur. Une personne sur cinq souffrira de dépression au cours de sa vie. La dépression ne frappe pas au hasard : des facteurs de risque bien identifiés peuvent nous prédisposer à développer cette condition médicale.

La présence de douleur chronique augmente le risque de développer une dépression majeure. Une dépression majeure peut être qualifiée de légère, mais elle nécessitera tout de même un traitement pharmacologique ou psychothérapeutique. Laissée libre de faire des ravages, elle modifie la structure neurobiologique du cerveau et occasionne des symptômes émotionnels, physiques et/ou cognitifs, parfois irréversibles si les symptômes sont présents pendant plusieurs années.

Heureusement, la dépression majeure, traitée tôt et efficacement, peut parfois être guérie complètement. C'est une des raisons pour lesquelles il faut continuer de revendiquer une meilleure accessibilité aux soins de première, de deuxième et de troisième ligne. Les personnes qui en sont atteintes ainsi que leur entourage ont tendance à trouver une multitude de raisons pour expliquer la présence des symptômes dépressifs : « Il faut la comprendre, elle vient de perdre son emploi. », « Sa fillette a été très malade. », « Il souffre tellement, moi aussi je serais déprimée à sa place. », « Il n'a qu'à se pousser un peu. », « Elle se complait dans son malheur. »

Il est primordial de traiter la dépression le plus tôt possible si l'on veut éviter une évolution vers la chronicité.

4. TRAITEMENT DE LA DÉPRESSION MAJEURE

Plusieurs conditions douloureuses chroniques sont prises en charge de plus en plus efficacement. Certaines douleurs chroniques comorbides avec un trouble de l'humeur ou avec un trouble fonctionnel somatique sont moins bien caractérisées et parfois attribuées, du moins en partie, à de la simulation ou à de l'exagération de la part du patient. Il est essentiel pour la réussite du traitement que le professionnel de la santé et le patient aient la même compréhension du tableau clinique.

L'alliance thérapeutique est une condition incontournable et s'appuie sur la qualité des échanges qui auront lieu entre le soignant et le soigné.

Plusieurs modalités thérapeutiques peuvent être choisies pour traiter une dépression légère ou modérée. Le gros bon sens a toujours sa place et une bonne hygiène de vie favorisera possiblement un rétablissement plus rapidement. Il sera souvent nécessaire et inévitable d'ajouter d'autres modalités thérapeutiques telles qu'un traitement pharmacologique ou psychothérapeutique, ou une combinaison de ces modalités de traitement.

La médication comprend des antidépresseurs de différentes classes. Plusieurs de ces antidépresseurs sont également utilisés pour traiter des conditions douloureuses qui ne sont pas nécessairement associées à une dépression. Comme mentionné plus tôt, ces différentes conditions partagent probablement des mécanismes physiopathologiques communs.

Dans la même voie, le rôle de la psychothérapie est incontournable. La psychothérapie doit viser un changement et non seulement donner un sens aux difficultés de la personne. Des interventions cognitives et comportementales ont été les plus souvent étudiées.

5. CONCLUSION CRITIQUE

Certains ont voulu croire que la dépression majeure était un manque de courage. Vous avez voulu croire que la dépression était un échec, un reflet de votre incapacité à vous adapter à votre condition douloureuse. Il n'en est rien. La dépression n'est pas synonyme de faiblesse. La dépression est une maladie qui peut laisser des séquelles et qui peut être récurrente si elle n'est pas traitée à temps. La dépression est contagieuse : le conjoint et les enfants de ceux qui en souffrent sont plus à risque d'en souffrir eux aussi. La dépression peut entrainer la mort, la vôtre ou celle de vos proches (15 % de risque de suicide réussi). La dépression doit être traitée, quelle qu'en soit la cause.

L'HISTOIRE D'ISABELLE

Isabelle avait une vie compliquée. Comme elle avait mal partout depuis plusieurs mois, son médecin de famille avait prononcé la sentence : fibromyalgie possible. Elle nous a été recommandée par sa neurologue qui ne parvenait plus à traiter les migraines qui l'affligeaient. Lorsque nous l'avons rencontrée pour la première fois, elle venait de perdre son emploi, son conjoint venait de recevoir un diagnostic de cancer et elle avait deux adolescents revendicateurs. Elle ne voyait plus le jour où elle pourrait se trouver un nouvel emploi à 42 ans. Les factures impayées s'accumulaient. Elle souffrait de migraines épouvantables ne répondant plus aux antimigraineux. Elle devait se rendre à l'urgence au moins trois à quatre fois par mois pour y recevoir un traitement intraveineux pour soulager ses migraines. Elle était irritable et difficile à vivre depuis plusieurs mois, et avait vécu un conflit au travail, menant à son congédiement. Elle ne dormait plus, était constamment en panne d'énergie, et pensait franchement à en finir lorsqu'elle se trouvait sur la route au volant de sa voiture et rencontrait un camion-remorque venant en sens inverse.

Nous avons diagnostiqué une dépression majeure. Elle en avait déjà fait deux autres dans le passé, dont une en période postpartum, dont elle ne s'était jamais vraiment remise, personne n'ayant envisagé ce diagnostic. En commençant un antidépresseur et en rétablissant son sommeil, elle a pu se débarrasser de tous ces symptômes et poursuivre sa formation universitaire en comptabilité. Son conjoint a présenté une rémission de son cancer. Isabelle s'est trouvé un nouvel emploi. Ses migraines ont presque complètement disparu et elle les traite maintenant à la maison. Elle devra continuer à prendre un antidépresseur pendant plusieurs années si elle veut éviter une rechute.

L'HISTOIRE DE MICHEL

Michel a 48 ans. Il a eu un accident de travail en 2000 qui l'a laissé avec des douleurs lombaires qui sont devenues de plus en plus importantes et chroniques. Il a dû cesser de travailler pendant plusieurs années. Son travail était essentiellement physique. Il se valorisait par sa capacité à être le pourvoyeur de sa famille. Se sentant inutile et ayant de la difficulté à endurer son mal malgré un traitement pharmacologique puissant, il a rapidement développé des idées suicidaires. Il ne voulait plus vivre ainsi diminué, incapable de vider son lave-vaisselle, à la merci de la météo et des tempêtes de neige, à peine capable de faire de longs déplacements pour aller visiter ses petits-enfants.

Il est venu consulter à l'urgence pour sa condition dépressive (exploit de courage pour un homme). Il était triste et nourrissait un sentiment d'impuissance depuis plusieurs semaines. Il se sentait fatigué, n'avait plus envie de faire quoi que ce soit, n'avait plus envie de rire. Il avait de la difficulté à se concentrer en regardant une émission de télévision ou pour soutenir une conversation. Son sommeil était très perturbé, autant par la douleur que par une incapacité à dormir le matin, se réveillant aux petites heures. Sa conjointe n'en pouvait plus de tenter de l'encourager et de tenter de lui faire voir que l'avenir serait peut-être meilleur.

Michel était convaincu que sa douleur finirait par le tuer.

Michel présente une condition psychiatrique et douloureuse coriace. Après sept ans de suivi, il souffre encore beaucoup. Néanmoins, il a pris conscience récemment, après avoir cessé ses antidépresseurs, qu'il tolérait beaucoup moins bien son état. Il a donc recommencé à les prendre et a pu continuer à travailler. Michel est un homme ayant beaucoup de courage.

RÉFÉRENCES

- CME Institute. Academic Highlights, Depression and Pain. J Clin Psychiatry, 69: December 2008: 1970-1978.
- Fava, M. Somatic symptoms, depression, and antidepressant treatment. J Clin Psychiatry, 2002; 63: 305-307.
- Gameroff, MJ et M. Olfson. Major depressive disorder, somatic pain, and health care costs in an urban primary care practice. J Clin Psychiatry, 2006; 67: 1232-1239.
- Graziono, O. et R. Bernabei. Association between pain and depression among older adults in Europe: Results from the aged in home care (AdHOC) project: a cross-sectional study. J Clin Psychiatry, 2005; 66: 982-988.
- Lee, P. et M. Dossenbach. Frequency of painful physical symptoms with major depressive disorder in Asia: Relationship with disease severity and quality of life. J Clin Psychiatry 2009; 70: 83-91.
- Ohayon, MM. Specific characteristics of the pain/depression association in the general population. J Clin Psychiatry, 2004; 65 (suppl 12): 5-9.
- Stahl, SM. Stahls'essential psychopharmacology, Neuroscientific basis and practical applications. Cambridge University Press, Third Edition, 2008.
- Workman, EA, JR Hubbard et BL Felker. Comorbid psychiatric disorders and predictors of pain management success in patients with chronic pain. Primary Care Companion, J Clin Psychiatry, 2002; 4: 137-140.
- Zimmerman, M., JB McGlischey, MA Posternack, M. Friedman., D. Boerescu et M. Attiullah. Differences between minimally depressed patients who do and do not consider themselves to be in remission. J Clin Psychiatry, 2005; 66: 1134-1138.

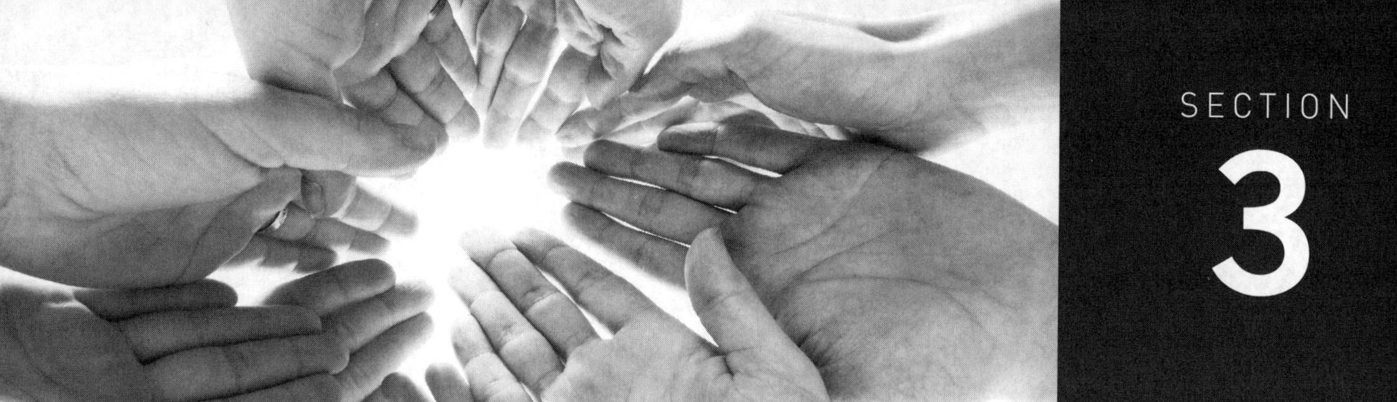

SECTION

3

LES GRANDS AXES DE TRAITEMENTS EN DOULEUR CHRONIQUE

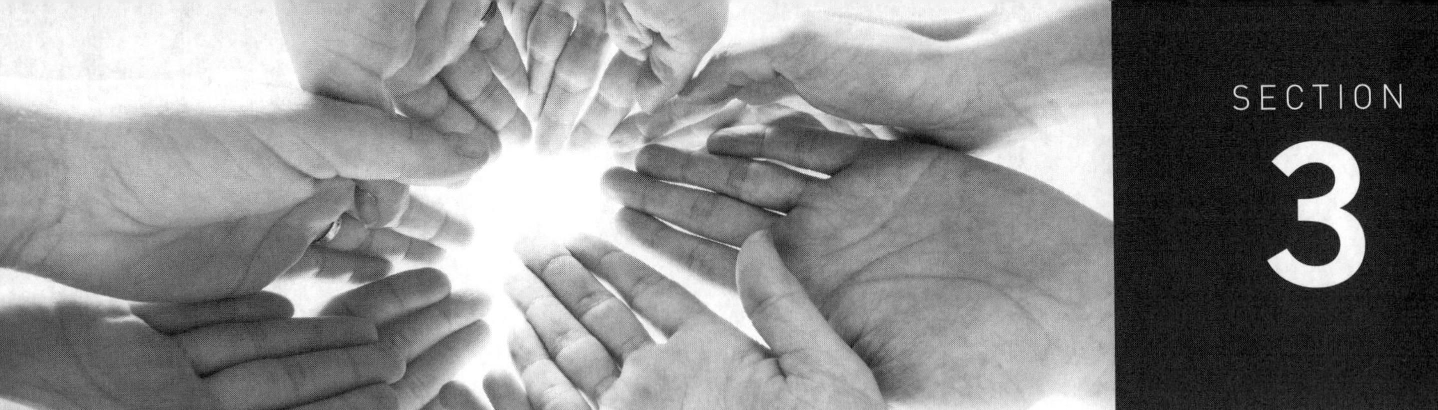

SECTION

3

LES GRANDS AXES DE TRAITEMENTS EN DOULEUR CHRONIQUE

CHAPITRE

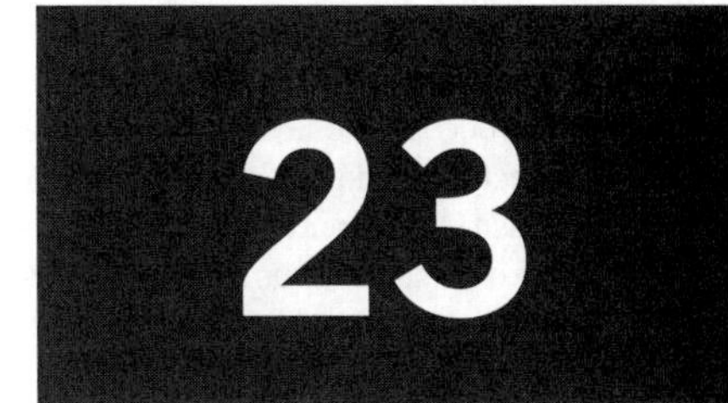

GESTION RÉFLÉCHIE **DE VOS CAPACITÉS**

Jacques Charest, Ph. D., psychologue, Rouyn-Noranda, Québec, Canada
Dat-Nhut Nguyen, M.D., anesthésiologiste, Rouyn-Noranda, Québec, Canada

RÉSUMÉ

Persister à gérer vos capacités de la même manière ne fait qu'augmenter la douleur et la fatigue. Pour améliorer votre condition douloureuse, il faut nécessairement agir différemment : modifier certaines habitudes et changer votre manière de faire les mouvements ou d'accomplir les tâches.

Pour y parvenir, ce chapitre propose plusieurs moyens pratiques regroupés en cinq stratégies.

Ces stratégies reposent sur les deux prémisses suivantes : votre douleur est réelle et élastique, puis, vous êtes l'unique expert de l'évaluation de votre douleur. En pratiquant régulièrement ces stratégies de gestion de vos capacités, vous découvrirez votre propre chemin pour agir différemment.

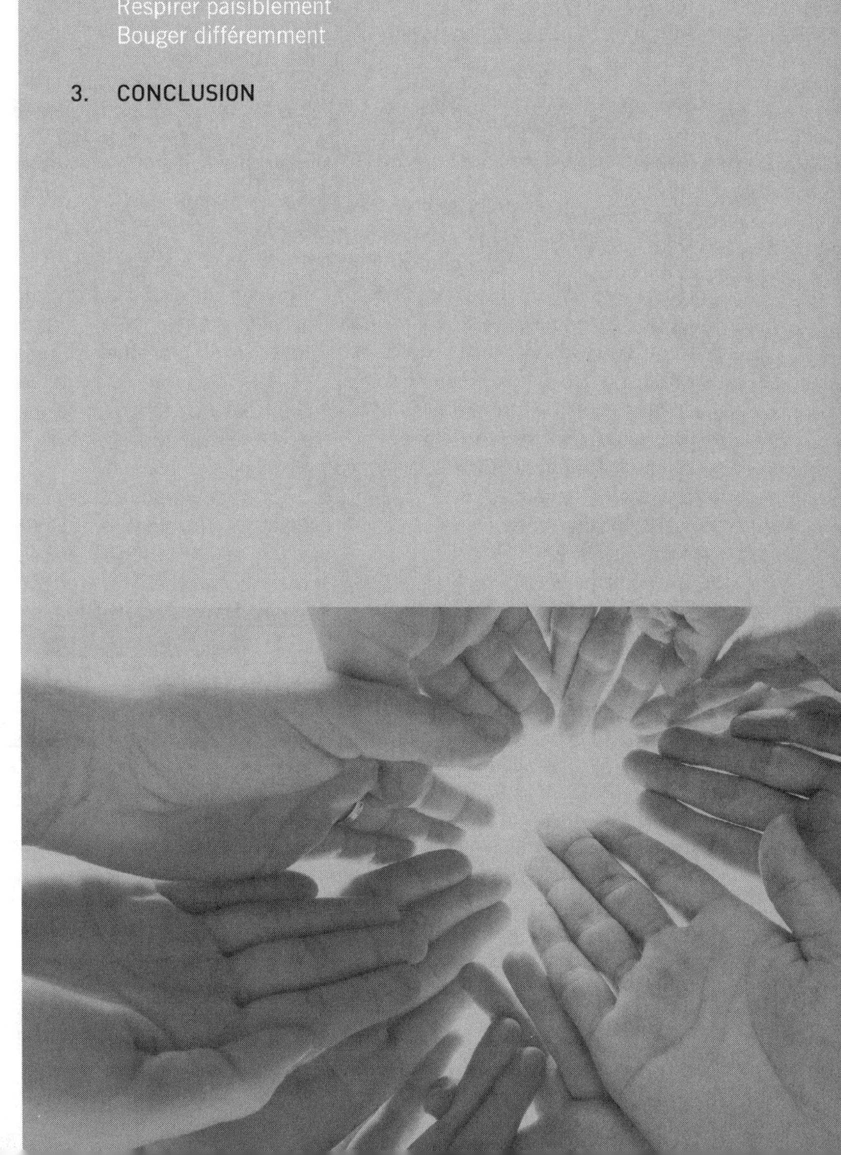

Avoir un problème de santé chronique entraine souvent un déséquilibre entre ce que je veux faire et ce que je peux faire. Ce que je veux faire découle de la volonté. Ce que je peux faire relève en plus de la capacité physique réelle de l'individu. Chez la personne sans perte de capacités, «volonté» et «capacité» s'équilibrent de façon naturelle. À titre d'exemple, nous ne courons pas pour monter d'un trait les escaliers du rez-de-chaussée au cinquième étage. Nous allons plutôt marcher et ralentir au besoin la cadence, maintenant ainsi l'équilibre entre notre volonté de se rendre au cinquième étage et notre capacité de monter les marches. Quand survient une perte de capacité, l'ajustement entre volonté et capacité ne se fait pas de façon automatique. Nous continuons souvent à vouloir faire comme avant la perte de capacité, même si notre corps n'est plus capable.

Malheureusement, plus la personne persiste à gérer ses capacités de la même manière, plus la douleur et la fatigue augmentent et réduisent d'autant ses capacités encore existantes. Tout se déroule comme si la personne s'enfermait dans le jeu sans fin suivant : dès que se présente enfin une journée avec peu ou pas de douleur, elle en profite pour éponger tout le retard accumulé en mettant les bouchées doubles jusqu'à tard le soir. Cette journée trop intense de travail est suivie immanquablement de quelques jours d'épuisement. Parfois, la capacité de l'individu baisse de façon marquée au point de nécessiter l'alitement. Ensuite, après une période de quelques jours de repos forcé, le malaise diminue. Apparait enfin une journée avec peu de douleur... puis, tout recommence. La même façon de gérer ses capacités déclenche invariablement une augmentation de la fatigue et de la douleur qui, à nouveau, vont bientôt contraindre la personne à un arrêt total. Passer ainsi de rechute en rechute entraine des contrecoups dramatiques autant pour l'individu que ses proches. La joie de vivre et la capacité physique sont largement affectées par les douleurs chroniques [2, 22].

Heureusement, on peut augmenter progressivement ses capacités, mêmes les plus diminuées, en développant une gestion réfléchie de ses capacités. Les pages suivantes présentent cinq stratégies pour la gestion réfléchie de vos capacités ainsi que deux importantes prémisses.

1. PRÉMISSES

La gestion réfléchie de vos capacités poursuit un but unique : apprendre à s'autotraiter ou, plus simplement, à agir différemment face à la douleur chronique. Cette nouvelle façon d'agir s'effectue à l'aide des cinq stratégies décrites plus loin. Ici, la gestion réfléchie de vos capacités reposent sur les deux prémisses suivantes.

Prémisses

1. Votre douleur chronique est à la fois réelle et élastique.
2. Vous êtes l'unique expert de l'évaluation de votre douleur.

Première prémisse : Votre douleur chronique est à la fois réelle et élastique.

Les professionnels de la santé reçoivent peu de formation sur la différence entre douleur aigüe et douleur chronique[1]. De plus, il n'y a pas si longtemps, pour être crédibles, vos douleurs aigües ou chroniques se devaient d'être directement proportionnelles à la nature et à l'étendue de vos lésions. Ainsi, certains professionnels peuvent vous expliquer qu'ils croient que votre douleur chronique est imaginaire, ou encore, «causée soit par une lésion tissulaire qui ne guérit pas, soit par un trouble mental»[20]. De telles explications mènent souvent à l'incompréhension mutuelle ou à votre conviction de leur incompétence. Pourtant, les nouvelles technologies, comme la résonance magnétique, montre sans l'ombre d'un doute que la douleur chronique est bel et bien réelle[23]. Autrement dit, votre douleur n'est pas imaginaire.

En outre, votre douleur est élastique dans le sens que la perception de la douleur varie. En effet, la science constate aujourd'hui que le cerveau joue un rôle prépondérant dans la perception de la douleur. Votre cerveau peut, par exemple, endiguer le passage des influx douloureux en libérant des endorphines. Ces calmants naturels agissent en bloquant temporairement la transmission de la douleur à travers un mécanisme appelé «contrôle inhibiteur diffus».

La recherche montre aussi que la perception de la douleur est influencée par des facteurs comme vos attentes[11], stress[9], percevoir la douleur comme menaçante[17], émotions[4], attention[13], exclusion sociale[19], hormones sexuelles[10], satisfaction liée à l'information fournie par le médecin[12] et le contexte[21].

Comme nous verrons plus loin, la gestion réfléchie de vos capacités agit sur plusieurs de ces facteurs qui influencent l'élasticité de votre douleur.

Seconde prémisse : Vous êtes l'unique expert de l'évaluation de votre douleur.

La seconde prémisse à la base d'une gestion réfléchie de ses capacités postule que **vous êtes le seul capable d'évaluer votre propre douleur**. La douleur est définie comme une expérience subjective ou «expérience émotionnelle et sensorielle désagréable associée à une lésion tissulaire réelle ou potentielle ou décrite en fonction d'une telle lésion»[16]. Ceci signifie que vous demeurez l'unique expert capable de trouver les mouvements et les postures qui ne déclenchent pas votre douleur. Mais être le seul expert ne suffit pas. Vous devez aussi vous assurer de la fiabilité de votre évaluation de la douleur.

À titre d'exemple, le niveau d'amélioration ou de soulagement est souvent évalué en comparant la douleur actuelle à celle ressentie avant un traitement. Pourtant, les études confirment que **la mémoire de la douleur n'est pas fiable**. D'une part, il est difficile de se rappeler le niveau précis des symptômes au-delà de quelques jours et, d'autre part, nous avons tendance à exagérer nos douleurs passées[3]. Pour éviter ce problème, il suffit de toujours évaluer sa douleur actuelle, sans établir de comparaison avec des douleurs passées. On peut alors utiliser une **échelle numérique** allant de 0 (aucune douleur) à 10 (la pire douleur que je puisse imaginer).

L'outil d'évaluation de la douleur le plus fiable s'avère toutefois l'**échelle visuelle analogique ou EVA.**

À l'aide d'un simple trait sur la ligne de l'échelle, on indique la douleur ressentie à une heure donnée.

À chaque extrémité de l'échelle, deux descripteurs guident le placement du trait: à gauche, aucune douleur et, à droite, la pire que je puisse imaginer. On évalue d'abord l'intensité (ou la force) de la douleur et, ensuite, l'aspect désagréable de la douleur. L'évaluation de ces deux aspects de la douleur peut être identique ou distincte. À titre d'exemple, pour les douleurs de l'accouchement, l'intensité dépasse nettement l'aspect désagréable. Dans le cas de la gifle, l'aspect désagréable l'emporte sur la douleur physique. Pour le doigt écrasé, les deux composantes sont à peu près semblables[5]. Enfin, ces deux aspects de la douleur varient d'une journée à l'autre et à l'intérieur d'une même journée[27]. Il est donc préférable d'évaluer ses douleurs à domicile, toutes les deux heures pendant trois jours consécutifs ou non, au début et à la fin de tout traitement dont on veut connaitre l'impact sur ses douleurs. La **figure 1** présente un exemple d'échelles visuelles analogiques couvrant une journée. Faites une copie de cette échelle pour mesurer votre douleur sur une période de temps.

FIGURE 1 : Échelles d'évaluation de la douleur

Échelle numérique d'évaluation de la douleur

ÉCHELLE NUMÉRIQUE D'ÉVALUATION DE LA DOULEUR (DE 0-10)

Aucune douleur					Douleur pénible					Douleur insupportable
0	1	2	3	4	5	6	7	8	9	10

Échelle visuelle analogique (EVA)

ÉCHELLE VISUELLE ANALOGIQUE (EVA) DE 10 CM

Aucune douleur ________________________________ Douleur la plus intense qu'on puisse imaginer

Échelle visuelle analogique couvrant toute une journée

INTENSITÉ DE LA DOULEUR		ASPECT DÉSAGRÉABLE DE LA DOULEUR	
Aucune douleur	Douleur la plus intense que je puisse imaginer	Aucunement désagréable	Douleur la plus désagréable que je puisse imaginer
22h	....	22h	....
20h	....	20h	....
18h	....	18h	....
16h	....	16h	....
14h	....	14h	....
12h	....	12h	....
10h	....	10h	....
08h	....	08h	....
06h	....	06h	....
04h	....	04h	....
02h	....	02h	....
00h	....	00h	....

Nom : ____________________ Date : ____________________

Ces deux prémisses constituent aussi l'assise de nos interventions en groupe sur la douleur chronique (appelées Écoles interactionnelles). Les résultats obtenus jusqu'ici avec différents types de douleurs chroniques sont très encourageants. Ainsi, l'École Interactionnelle de Lombalgie (ÉIL) s'avère un traitement efficace de la lombalgie chronique sévère en groupe[6]. La description détaillée de la démarche et du matériel pédagogique requis pour l'application de l'ÉIL a fait l'objet d'un livre[5]. De plus, toute l'information contenue dans ce programme est disponible gratuitement à notre clinique virtuelle du dos dans Internet (http://ecoledudos.uqat.ca). Une intervention de groupe semblable a été développée pour la fibromyalgie. L'École Interactionnelle de Fibromyalgie (ÉIF) entraine aussi des améliorations cliniques majeures à court terme et à long terme (suivi d'un an) chez les personnes atteintes de fibromyalgie[25, 26]. En outre, les résultats préliminaires de nos Écoles Interactionnelles de Cervicalgie (ÉIC) et de nos Écoles Interactionnelles de Douleurs Abdominales Chroniques (ÉIDAC) sont tout aussi prometteurs. Ces écoles ont démontré l'efficacité des stratégies de gestion des capacités face à la douleur chronique, incluant les cinq décrites au **tableau 2**.

2. STRATÉGIES DE GESTION RÉFLÉCHIE DE VOS CAPACITÉS : Trouver votre propre manière pour agir différemment

TABLEAU 2 : Stratégies de gestion de vos capacités

1. Refuser, accepter ou déléguer une tâche	A. « Dire non, c'est se dire oui! » B. Prioriser et planifier C. Déléguer en acceptant les conséquences
2. Viser un but minimal	Cibler le premier signe d'une amélioration
3. Changer le sens de votre douleur	Donner une signification non menaçante à la douleur
4. Respirer paisiblement	Maitriser la respiration abdominale (en six étapes)
5. Bouger différemment	A. Trouver votre zone neutre B. « Contourner » votre douleur

STRATÉGIE 1 : REFUSER, ACCEPTER OU DÉLÉGUER UNE TÂCHE

A. « Dire non, c'est se dire oui! »

Une stratégie réfléchie pour gérer vos capacités consiste à exercer un contrôle en refusant, en acceptant ou en déléguant les tâches. La façon habituelle de refuser une tâche consiste tout bonnement à dire « non ». Toutefois, il est souvent très difficile de le faire parce qu'on peut se sentir coupable. Une participante d'un groupe de traitement a partagé un truc efficace pour surmonter cette entrave. Face à une demande, elle se répète simplement la phrase suivante : « Dire non, c'est se dire oui! ». L'utilisation de cette phrase vous permettra peut-être d'atténuer tout sentiment de culpabilité et vous aidera ainsi à refuser la tâche. Diverses autres formes de refus sont possibles. Vous avez le droit, bien sûr, d'énoncer directement votre réponse : « Désolé, j'ai fait ma part. », « Désolé, mais je n'ai pas le temps.» Vous pouvez aussi vous donner du temps avant de répondre. Comme le veut l'adage, la nuit porte conseil : « Je vais y réfléchir... et donner ma réponse demain.» Enfin, même après avoir dit non, autorisez-vous à faire le bilan et à changer d'idée s'il y a lieu.

B. Prioriser et planifier

Si vous acceptez une tâche, rappelez-vous les deux points suivants :

- **Prioriser**. Si vous ne pouviez compléter qu'une seule tâche aujourd'hui, laquelle choisiriez-vous? Débutez avec la tâche que vous aimez le moins ou encore, à l'inverse, celle que vous préférez. Si vous avez de l'énergie pour en faire davantage, variez le nombre et le format des tâches. Restez flexible en vous accordant toujours le droit de changer l'ordre de priorité.
- **Planifier des arrêts**. On s'investit parfois tellement dans une tâche qu'on en oublie même l'heure du repas. Une patiente nous fait part de sa solution : avant de débuter une tâche susceptible d'accaparer toute son attention, elle met la sonnerie de sa minuterie pour s'assurer de faire un arrêt de temps à autre.

C. Déléguer en acceptant les conséquences

Une autre façon de composer avec une tâche consiste à déléguer, c'est-à-dire à confier la tâche à une autre personne. La délégation implique d'abord d'identifier les ressources disponibles. Ensuite, ce qui semble aisé mais qui peut se révéler très difficile, est de déléguer en acceptant à l'avance que les choses soient faites différemment. Si vous convenez, par exemple avec votre conjoint, qu'il assume désormais la tâche de vider le lave-vaisselle, vous devez accepter le fait que son rangement puisse être différent du vôtre. Ne pas accepter que les choses soient faites différemment est susceptible d'engendrer des conflits, ce qui rend la réalisation de la tâche encore plus pénible. En somme, déléguez sans superviser ou faites-le vous-même.

STRATÉGIE 2 : VISER UN BUT MINIMAL

Cibler le premier signe d'une amélioration

Viser un but minimal consiste essentiellement à se fixer comme but le premier signe d'une amélioration qui justifierait, à vos yeux, les efforts requis pour entreprendre la gestion réfléchie de vos capacités ou n'importe quel autre traitement. En d'autres mots, vous avez atteint le but minimal si votre condition commence à s'améliorer. Par définition, le but minimal se situe encore très loin du soulagement total de vos symptômes. Cette curieuse façon de se fixer un objectif soulève d'emblée une interrogation légitime. **Pourquoi viser un but minimal alors que vous souhaitez en fait un soulagement total de votre douleur?**

Plusieurs faits justifient les avantages de viser un but minimal. Au plan clinique, atteindre (ou dépasser) le but minimal est gratifiant en tout temps. Par contre, ne pas atteindre un but élevé reste toujours décevant malgré une amélioration minimale. De plus, au plan scientifique, on sait que la poursuite tenace du soulagement de la douleur augmente la détresse et la vigilance à la douleur[8]. En fait, une simple augmentation du désir de soulagement (induite à l'aide de suggestions hypnotiques) accroit de façon significative l'aspect désagréable de la douleur[24]. Donc, en diminuant le désir de soulagement de la douleur, le but minimal élimine le problème de l'augmentation de la douleur associée aux efforts intenses pour la réduire. Bien avant l'établissement de ces faits, Paul Watzlawick, reconnu mondialement comme un des fondateurs de la thérapie stratégique et interactionnelle, avait déjà clairement indiqué le chemin à suivre en écrivant « que l'on ne doit jamais se fixer pour but de résoudre totalement et définitivement un problème mais que l'on doit se borner à tenter de l'améliorer ou l'atténuer, ainsi doit-on viser par exemple à ce [qu'on] souffre moins, parvienne à allonger un peu son temps de sommeil, ou bien [...] que ce désagrément soit tolérable »[28].

Voici quelques exemples de buts minimaux poursuivis par des participants en intervention de groupe. Souffrant continuellement de maux de dos, une personne lombalgique souhaite comme but minimal : « avoir peu ou pas de douleur au dos une demi-journée par semaine à la fin du programme de traitement ».

Un autre patient a cessé de jouer avec ses jeunes enfants par peur de se blesser davantage. Il veut reprendre ses activités ludiques avec ses enfants. Son but minimal : « ne pas avoir peur de jouer avec mes enfants deux soirs par semaine ». Un autre lombalgique est incapable de parcourir 100 km en auto sans s'arrêter de trois à cinq fois pour soulager son dos. Son but minimal : « être capable de me rendre en automobile à une ville voisine située à environ 100 km en ne débarquant qu'une seule fois de mon véhicule à cause de mes douleurs lombaires ».

Voici d'autres exemples de buts minimaux choisis par des patientes fibromyalgiques. Au début du traitement, une patiente juge son niveau d'énergie très faible. Sur une échelle de 1 (le plus faible niveau d'énergie que je puisse imaginer) à 10 (le niveau d'énergie le plus élevé que je puisse imaginer), elle se situe à 1. Elle choisit comme but d'atteindre 2,5 sur cette échelle d'ici la fin du traitement. Une autre personne fibromyalgique souhaite améliorer la qualité de son sommeil sans médicaments. Elle évalue le niveau actuel de sa qualité de sommeil à 4 sur une échelle de 1 (la plus faible qualité de sommeil que je puisse imaginer) à 10 (la meilleure qualité de sommeil que je puisse imaginer). Elle se fixe alors comme but minimal d'atteindre 6 d'ici la fin du traitement.

En résumé, viser un but minimal permet d'éviter l'augmentation de la détresse qu'entraine invariablement la poursuite acharnée d'un soulagement total de la douleur. Et surtout, cette stratégie assure davantage la réussite qui, en retour, vous redonne confiance dans vos habiletés à vous autotraiter.

STRATÉGIE 3 : CHANGER LE SENS DE VOTRE DOULEUR

Donner une signification non menaçante à la douleur

Est-ce que le sens que vous donnez à la douleur affecte votre tolérance?

Une intéressante étude expérimentale a démontré pour la première fois que le sens attribué à la douleur affecte non seulement votre tolérance à cette douleur mais aussi les tentatives d'encouragement de la personne qui vous accompagne[17]. L'expérience se déroule dans un laboratoire. La tolérance à la douleur est mesurée à l'aide du test d'immersion dans l'eau froide. Ce test consiste à immerger le plus longtemps possible son bras dans un bassin d'eau très froide (2° C). Durant le test, chaque individu est accompagné par un ami (ou une connaissance) qui l'encourage verbalement à maintenir le plus longtemps possible le bras dans l'eau froide en utilisant les stratégies d'adaptation suivantes.

Distraction : L'accompagnateur essaie de distraire son partenaire en l'invitant à parler d'une expérience passée agréable durant le test ou à fredonner une chanson dans sa tête.
Réinterprétation : L'accompagnateur suggère à son partenaire de penser qu'il s'agit d'une sensation sourde de chaleur plutôt que de la douleur.
Ignorance : l'accompagnateur suggère à son partenaire durant le test d'ignorer la douleur.

L'expérimentation

Au départ, les partenaires et les accompagnateurs lisent une consigne décrivant les usages et la sécurité du test d'immersion dans l'eau froide qui donne une signification soit rassurante soit menaçante à la douleur causée par l'immersion. La consigne est la même sauf que dans la condition menaçante s'ajoute un passage décrivant les symptômes des engelures : sensations de picotements, d'engourdissement, mobilité réduite et, dans des cas sérieux, la peau qui devient bleu, la gangrène et l'amputation. Cette consigne attribue ainsi une signification menaçante à la douleur. Les partenaires et les accompagnateurs ne lisent pas nécessairement les mêmes consignes.

Trois aspects des résultats concernent notre propos. Premièrement, attribuer un sens rassurant à la douleur permet de beaucoup mieux la tolérer. Ainsi, les partenaires testés dans la condition rassurante maintiennent le bras dans l'eau froide en moyenne un peu plus de trois minutes, alors que ceux dans la condition menaçante dépassent à peine deux minutes. Deuxièmement, l'accompagnateur modifie son support selon le sens qu'il attribue à la douleur. Dans la condition rassurante, il utilise spontanément des stratégies d'adaptation pour aider son partenaire à tolérer davantage la douleur, ce qui ne se produit pas dans le cas de la condition menaçante. Troisièmement, la conversation entre l'accompagnateur et son partenaire se focalise sur la douleur si, et seulement si, elle est perçue comme menaçante à la fois par l'accompagnateur et le partenaire.

Cette étude débouche sur une importante implication pratique: donner un sens rassurant à votre douleur permet d'augmenter à la fois votre tolérance à la douleur et le support de vos proches. En retour, une plus grande tolérance à la douleur rend possible la pratique d'activités physiques saines. À titre d'exemple, imaginons que chaque sensation douloureuse signifie pour vous qu'un dommage musculaire ou tissulaire est en cours. Vous allez rapidement et drastiquement réduire vos mouvements pour éviter d'empirer ce dommage ou d'interrompre le processus de guérison. Toutefois, cette réaction – logique avec le sens que vous attribuez à votre douleur – maintient en fait le problème puisque la restriction de mouvements aggrave immanquablement les douleurs initiales.

Pour éviter de telles actions contreproductives, vous et votre entourage avez besoin de donner un sens rassurant à votre douleur, comme «la douleur résulte d'un dérèglement fonctionnel non affecté par le mouvement»[7]. Ceci pourrait augmenter votre tolérance à la douleur suffisamment pour poursuivre des activités physiques modérées.

STRATÉGIE 4: RESPIRER PAISIBLEMENT

La douleur peut nous empêcher de vivre dans le moment présent. Quand nous sommes en douleur, nous avons en effet tendance à nous projeter dans le futur (par exemple quand l'espoir de soulagement domine toutes nos pensées) ou dans le passé (par exemple quand nous pensons continuellement aux causes passées - réelles ou hypothétiques - de nos douleurs). La gestion réfléchie de vos capacités requiert de vous centrer sur le moment présent afin de moduler votre douleur et votre stress. La respiration paisible (abdominale) constitue un puissant moyen d'y parvenir.

La respiration fait partie de chaque instant de notre vie. Elle se modifie selon nos besoins, nos humeurs et nos interactions sociales. À titre d'exemple, regarder un enfant qui dort calme notre respiration, alors que se tenir devant une personne en colère, «pompée à bloc», l'accélère. En outre, la douleur et la respiration sont étroitement interreliées. Quand un individu se blesse, il fait une grande inspiration, bloque sa respiration et grimace. Sa respiration devient courte et superficielle, les muscles sont tendus au maximum. Une fois le danger ou le choc passé, l'individu se calme, sa respiration devient plus paisible, les muscles se relâchent et la douleur diminue. Voilà une histoire qui finit bien. Mais, si dans une autre situation, un individu continue de percevoir un danger pour sa santé ou son intégrité corporelle, les muscles restent tendus, la respiration courte et superficielle persiste et la douleur se maintient. Dans ce genre de situation, apprendre à relâcher les muscles et à retrouver une respiration paisible permet de moduler la douleur.

Il existe trois types principaux de respiration: de stress, à l'effort et abdominale (paisible).

- La *respiration de stress* (**figure 2**, troisième image) communique à notre entourage notre état de stress et nous prépare à l'affrontement ou à la fuite. Elle se fait surtout dans les épaules et la partie haute de la poitrine de la façon suivante: inspiration superficielle, expiration, puis inspiration superficielle, expiration et ainsi de suite. Si cette respiration persiste longtemps, elle peut amener des étourdissements, des engourdissements, des palpitations cardiaques, la sensation de manquer d'air, ainsi que de la douleur au cou et aux épaules.

- La *respiration à l'effort* (**figure 2**, deuxième image) se produit lors d'un effort physique en même temps que le cœur accélère, les muscles s'échauffent et la peau transpire. Elle se fait à la fois du ventre et de la poitrine de la façon suivante: inspiration profonde, expiration, puis inspiration profonde, expiration et ainsi de suite.

- La *respiration abdominale* est associée au repos paisible. Elle prend place essentiellement dans la région du ventre, d'où son nom de «respiration abdominale». Tel qu'indiqué à la **figure 2** (première image), votre diaphragme descend vers le bas dans votre abdomen – gonflant ainsi légèrement votre ventre – lorsque vous remplissez vos poumons avec une inspiration tout en relaxant vos muscles abdominaux. La respiration abdominale inclut une brève pause après l'expiration et avant l'inspiration; elle se déroule selon le cycle inspiration, expiration, pause, puis inspiration, expiration, pause et ainsi de suite. Retrouver la respiration naturelle et paisible est un important moyen pratique pour moduler votre douleur et votre stress. Tellement important que les prochaines pages sont consacrées à la description des six étapes pour maitriser la respiration abdominale.

FIGURE 2: Trois types de respiration: abdominale, à l'effort et de stress

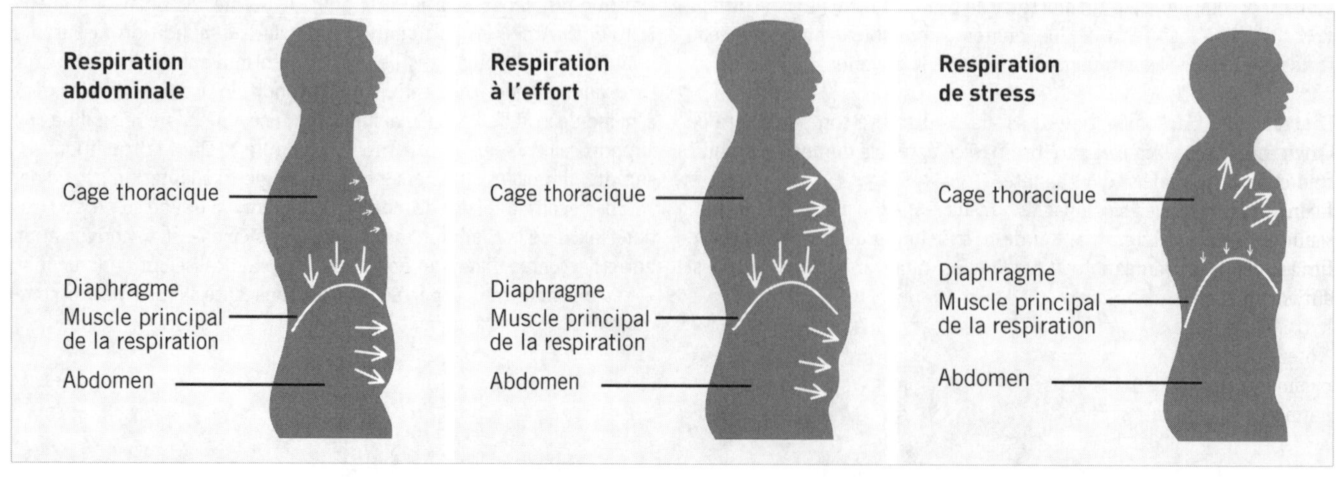

Maitriser la respiration abdominale (en six étapes)

Il est important de prendre le temps de maitriser chaque étape présentée ici avant de passer à la prochaine, même si cela implique plus de journées de pratique qu'indiquées. Toutefois, quel que soit le nombre de jours que vous prendrez pour apprendre chacune des étapes, accordez-vous toujours un congé d'exercice d'une journée par semaine.

1re étape : S'observer

Couchez-vous confortablement. Placez une main sur le ventre en bas du nombril et une main sur la poitrine à la hauteur des seins. Relaxez quelques minutes, puis observez les mouvements des mains qui bougent au rythme de la respiration. Observez qu'à l'inspiration (tirer l'air) le ventre (ou la poitrine) se gonfle et soulève la main placée dessus. À l'expiration, le ventre (ou la poitrine) se vide et la main placée dessus s'abaisse. Prenez une brève pause après l'expiration, avant de prendre la prochaine inspiration. Observez maintenant le cycle inspiration-expiration-pause puis inspiration-expiration-pause et ainsi de suite.

Pratique : 5 minutes, 1 fois par jour, 3 journées consécutives si possible.

2e étape : Diriger l'air vers l'abdomen

Couchez-vous confortablement. Placez une main sur le ventre en bas du nombril et une main sur la poitrine à la hauteur des seins. Relaxez quelques minutes puis, à chaque inspiration, dirigez l'air plus vers le ventre comme s'il s'agissait d'un ballon qui se remplit d'air quand vous inspirez. L'image du ballon qui se remplit d'air vous aidera à relaxer vos muscles abdominaux suffisamment pour permettre à votre diaphragme de descendre vers le bas dans votre abdomen de sorte qu'il gonfle « comme un ballon » (voir **figure 2**, première image). Notez que cela peut prendre plusieurs essais et erreurs avant de trouver comment relâcher certains muscles abdominaux pour permettre la respiration abdominale. La main placée sur le ventre va percevoir plus de gonflement que l'autre main. Ensuite, relâchez tout l'air de vos poumons. Prenez une pause d'une seconde avant d'inspirer, recommençant ainsi le cycle d'inspiration, expiration, pause. Observez le mouvement de votre corps (vos mains sur votre poitrine et votre ventre) pendant que vous continuez ce type de respiration.

Pratique : 5 minutes, 1 fois par jour, pour 6 jours.

3e étape : rétablir la respiration abdominale

Le but de cette troisième étape est de rétablir la respiration naturelle, spontanée, celle que votre corps déclenche facilement quand il est détendu. Cette étape est similaire à la précédente, mais cette fois-ci vous n'inspirez pas de façon délibérée après la pause. Plutôt, vous attendez jusqu'à ce que votre corps déclenche l'inspiration. Cette étape peut sembler difficile à première vue si vous avez l'impression de manquer d'air. Rassurez-vous. Votre corps ne se laissera pas manquer d'oxygène. Couchez-vous confortablement. Relaxez quelques minutes, observez votre respiration : inspiration-expiration-pause, inspiration-expiration-pause et ainsi de suite. Lorsque vous vous sentez prêt, ne déclenchez pas la prochaine inspiration. **Laissez-la se déclencher d'elle-même.** Puis, reprenez votre habituel cycle inspiration-expiration-pause pour quelques respirations.

Commencez à pratiquer cet exercice avec une respiration. Ensuite, au moment où vous vous sentirez prêt, laissez se déclencher deux respirations d'elles-mêmes, puis trois respirations… jusqu'à pouvoir observer que votre corps respire du ventre de façon naturelle, sans effort.

Note : Cet exercice est particulièrement indiqué quand vous êtes stressé ou en douleur afin de rétablir la respiration abdominale.

Pratique : 5 minutes, 1 fois par jour, pour 6 jours.

4e étape : intégrer la respiration abdominale en position assise

Cette étape est semblable aux étapes 2 et 3 sauf que vous êtes cette fois-ci en position assise. Asseyez-vous confortablement, placez une main sur le ventre en bas du nombril et une main sur la poitrine à la hauteur des seins. Relaxez quelques minutes. Puis à chaque inspiration, dirigez l'air plus vers le ventre, en relaxant vos muscles abdominaux suffisamment pour permettre à votre diaphragme de descendre vers le bas dans votre abdomen de sorte qu'il gonfle « comme un ballon ». Notez que cela peut prendre plusieurs essais et erreurs avant de trouver comment relâcher certains muscles abdominaux en position assise pour permettre la respiration abdominale.

Portez attention à votre respiration durant une minute : inspiration-expiration-pause, inspiration-expiration-pause, et ainsi de suite. Lorsque vous vous sentez prêt, ne déclenchez pas la prochaine inspiration (comme à la 3e étape). Laissez-la se déclencher d'elle-même.

Commencez à pratiquer cet exercice avec une respiration, ensuite deux respirations, puis trois – jusqu'à ce que vous puissiez observer votre corps faire naturellement des respirations abdominales en position assise.

Pratique : 5 minutes, une fois par jour, pour 6 jours.

5e étape : intégrer la respiration abdominale en position debout

Cette étape est semblable à la précédente, sauf que vous êtes cette fois-ci en position debout. Placez une main sur le ventre en bas du nombril et une main sur la poitrine à la hauteur des seins. Relaxez quelques minutes. Puis, à chaque inspiration, dirigez l'air plus vers le ventre, en relaxant vos muscles abdominaux suffisamment pour permettre à votre diaphragme de descendre vers le bas dans votre abdomen de sorte qu'il gonfle « comme un ballon ». Notez que cela peut prendre plusieurs essais et erreurs avant de trouver comment relâcher certains muscles abdominaux en position debout pour permettre la respiration abdominale.

Portez attention à votre respiration durant une minute : inspiration-expiration-pause, inspiration-expiration-pause, et ainsi de suite. Lorsque vous vous sentez prêt, ne déclenchez pas la prochaine inspiration (comme à la 3e étape). Laissez-la se déclencher d'elle-même.

Commencez à pratiquer cet exercice avec une respiration, ensuite deux respirations, puis trois – jusqu'à ce que vous puissiez observer votre corps faire naturellement des respirations abdominales en position debout.

Pratique : 5 minutes, une fois par jour, pour 6 jours.

6e étape : intégrer la respiration abdominale à la marche

Cette étape vise à pratiquer en marchant la respiration abdominale apprise dans les étapes précédentes. D'abord, relaxez en position debout jusqu'à ce que vous utilisiez la respiration abdominale. Ensuite, prenez une petite marche de santé et portez attention à votre respiration pendant deux minutes. Marcher et pratiquer la respiration abdominale en même temps constitue un très grand défi. Persévérez!

Pratique : 1 fois par jour pendant 1 minute.

STRATÉGIE 5 : BOUGER DIFFÉREMMENT

Les personnes aux prises avec des douleurs chroniques sont moins précises pour se déplacer et pour diriger leurs corps dans l'espace, leurs mouvements sont plus saccadés; elles ressentent des craquements, des blocages et des problèmes d'équilibre. Ceci est relié à des pertes subtiles de sensibilité tactile et d'habiletés motrices produites par la douleur chronique[18]. Après un certain temps, ces pertes entrainent les effets pernicieux suivants.

Les personnes aux prises avec la douleur chronique se placent – souvent et pour des longues périodes – dans des positions douloureuses et immobiles[14]. De plus, elles se blessent à répétition parce qu'elles font des erreurs dans la séquence de contractions musculaires et dans la séquence de stabilisation[15]. Malheureusement, elles ne savent pas cela et continuent à bouger de la même façon, encore et encore, même si c'est de plus en plus douloureux.

Il n'y a qu'une seule issue possible à ces blessures à répétition liées aux pertes subtiles de sensibilité et d'habileté motrice : il faut bouger différemment. L'acquisition des deux habiletés suivantes changera votre façon de bouger : trouver votre zone neutre et « contourner » votre douleur.

A. Trouver votre zone neutre

La zone neutre correspond à la position de votre corps dans laquelle vous ressentez le plus de confort, le moins de douleur, le meilleur alignement et équilibre. Être capable de trouver votre zone neutre vous aidera à éviter les effets pernicieux de votre douleur chronique mentionnés plus haut. L'exercice décrit à la **figure 3** (page suivante) présente les étapes requises pour trouver votre zone neutre, pour sentir votre corps se déplacer lentement et pour percevoir avec précision les sensations de tension, de douleur, de confort et d'alignement. La **figure 3** décrit avec précision la zone neutre du bassin. Même si votre douleur se situe au niveau du cou, il demeure important d'être capable de trouver la zone neutre de votre bassin, qui ensuite équilibrera votre corps en entier. Vous pouvez aussi appliquer les mêmes étapes à votre cou ou aux autres parties de votre corps en douleur. Dès que vous maitrisez comment bouger subtilement votre corps pour trouver votre zone neutre, pratiquez le en position assise, debout et en marchant.

Le but est d'intégrer dans votre vie quotidienne la zone neutre. Voici un bon truc pour qu'il devienne automatique de **trouver la zone neutre**. Collez une étiquette ronde autocollante de couleur rouge sur 20 objets d'usage courant dans votre environnement. Par exemple sur la porte du réfrigérateur, le miroir de la chambre de bain, la porte d'entrée, le classeur, la télécommande de la télévision, etc. Ces étiquettes agissent comme des « alertes » d'exercices. Dès que vous apercevez une des étiquettes rouges, trouvez votre zone neutre une fois. Ces étiquettes d'« alerte » assurent les 50 répétitions quotidiennes de cette nouvelle habileté qui, une fois automatisée, vous aidera à bouger différemment.

FIGURE 3 : Étapes pour trouver votre zone neutre

1. **S'étendre sur le dos**, sur une surface ferme, avec les genoux pliés et les deux pieds à plat sur le sol. Prendre quelques respirations abdominales.

   Note : Durant tout l'exercice, utilisez le moins de force musculaire possible et gardez les muscles abdominaux détendus. Le but de cet exercice est la maitrise de mouvements subtils et de sensations. S'il est bien fait, l'exercice demeure confortable du début à la fin.

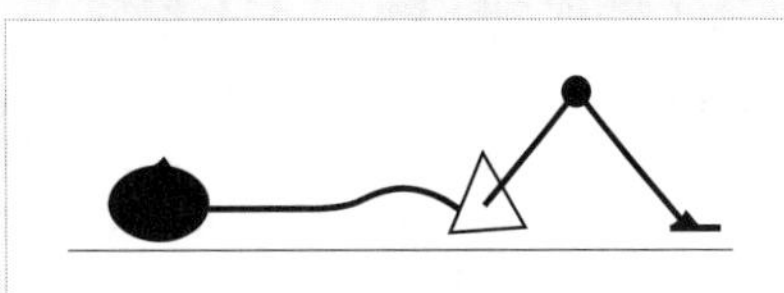

2. **Basculer votre bassin vers le haut**, doucement et lentement, en poussant légèrement vos pieds contre le sol. Ce mouvement subtil va aplatir la courbe au bas du dos sur le sol (deuxième image). Puis, ensuite, pousser la courbe du bas du dos contre le sol en contractant légèrement vos muscles abdominaux (troisième image).

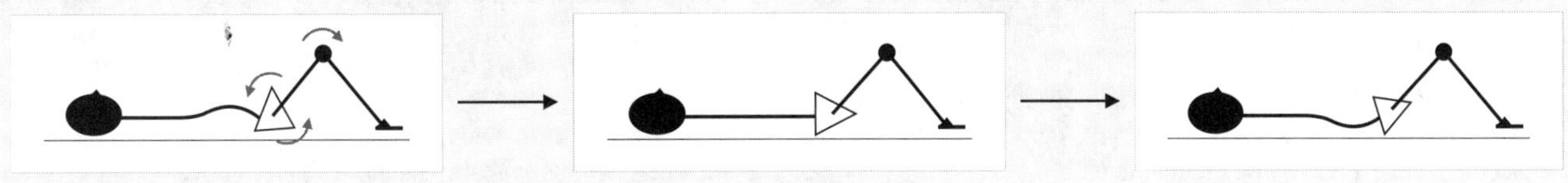

3. **Basculer votre bassin vers le bas**, doucement et lentement, en relâchant toute contraction de vos muscles abdominaux, ce qui aplatira contre le sol la courbe au bas du dos (deuxième image). Ensuite, mettre moins de poids sur vos pieds tout en les laissant en contact avec le sol et courber le bas du dos en l'éloignant du sol (troisième image).

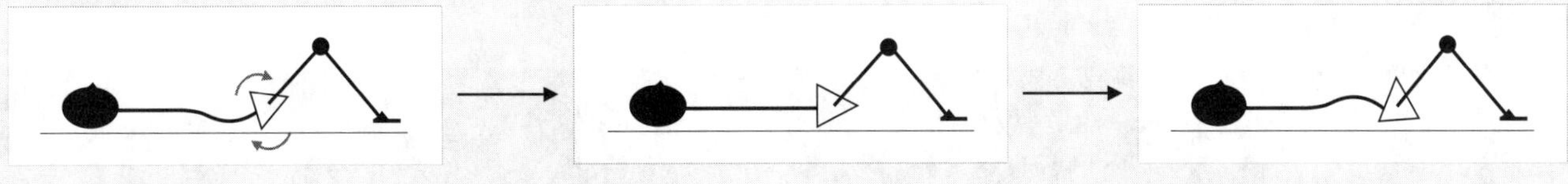

4. **Trouver la zone neutre**. La zone neutre correspond à la position de votre bassin dans laquelle vous êtes le plus confortable ou le moins en douleur. Le bassin est dans la zone neutre quand vous sentez la colonne lombaire et le bassin alignés, bien équilibrés, à l'aise. Vous êtes le seul expert capable de trouver votre zone neutre.

5. **Répéter lentement** tout l'exercice, 10 fois, tout en portant votre attention sur le bassin qui bascule vers le haut et, ensuite, vers le bas, en passant par la zone neutre. Identifier chaque fois, le plus précisément possible, la zone neutre. Rester dans cette zone aussi longtemps que nécessaire pour mémoriser parfaitement la sensation de confort.

B. « Contourner votre douleur »

Pour éviter les effets pernicieux de la douleur chronique décrits plus haut, vous devez bouger subtilement de façon continue, par exemple toutes les 10 ou 20 minutes, et changer fréquemment de positions. Voici quelques trucs : régler la sonnerie de votre minuterie aux 15 minutes en la plaçant de telle sorte que vous devez vous lever pour l'éteindre et la régler à nouveau. S'assoir sur le bout de votre chaise ou sur un ballon d'exercice vous oblige aussi à bouger fréquemment et de façon subtile.

Vous devez en plus chercher des façons de bouger sans douleur, sans blocage, sans saccade et sans craquement. Ce qui implique de chercher des façons de « contourner votre douleur » dans vos mouvements quotidiens. C'est comme si, en marchant dans un sentier en forêt, vous rencontrez un énorme arbre en travers de votre chemin et que, plutôt de vous acharner à le couper et à le déplacer ou plutôt d'abandonner votre marche, vous le contournez simplement et continuez votre route.

Voici quelques exercices vous montrant comment « contourner » la douleur à l'épaule, la douleur lombaire et la douleur au coude (épicondylite).

Exercice 1 : Contourner votre douleur à l'épaule

Cet exercice montre comment amener votre main à votre tête en contournant la douleur à l'épaule (voir **figure 4**).

- Couchez-vous sur le dos et, à l'aide de mouvements subtils, trouvez la zone neutre pour votre douleur à l'épaule (i.e., la position où votre épaule est moins douloureuse ou plus confortable).
- Recherchez lentement la séquence de mouvements qui vous permet d'amener votre main à votre tête sans ressentir de douleur, de blocage, de saccade ou de craquement.
- Arrêtez-vous si vous ressentez un blocage ou de la douleur, puis revenez à votre position neutre et essayer un mouvement différent. Par exemple bouger le bras plus à gauche, plus à droite, plus près du corps, plus loin du corps ou autrement.
- Chercher des façons de « contourner » la douleur est un processus d'essais et d'erreurs qui aboutit parfois dans un cul-de-sac; mais si vous persévérez, vous trouverez des manières de bouger sans douleur, sans blocage, sans saccade et sans craquement.
- Une fois que vous avez trouvé une façon de contourner votre douleur à l'épaule, répétez les mouvements souvent pour vous en souvenir parfaitement.
- Ensuite, répétez vos mouvements pour contourner la douleur dans diverses positions comme assis, debout et couché à 30° ou à 45°.

FIGURE 4 : Chercher le chemin sans douleur (mouvement du bras)

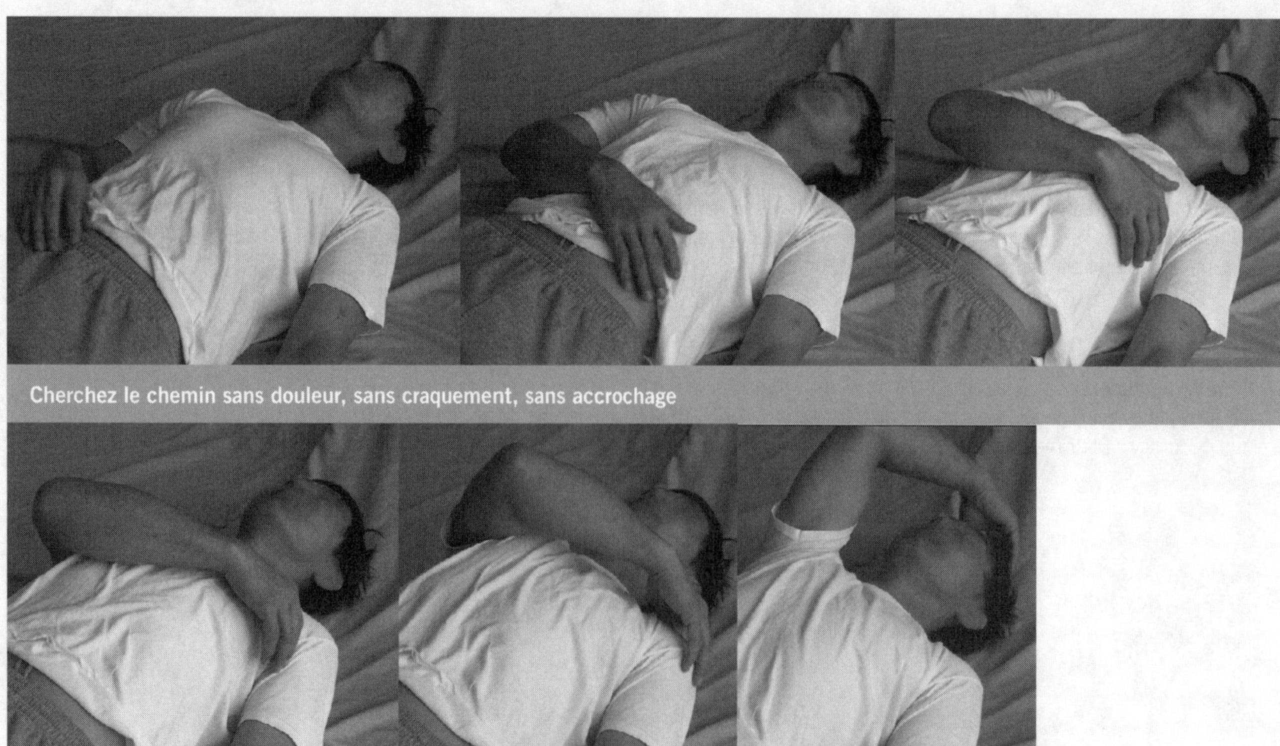

Exercice 2 : Contourner votre douleur lombaire

Cet exercice explique comment se retourner dans le lit en contournant votre douleur lombaire (voir **figure 5**).

- Couchez-vous sur le dos et, à l'aide de mouvements subtils, trouvez la zone neutre pour votre douleur lombaire (comme dans la **figure 3**).
- Recherchez lentement la séquence de mouvements qui vous permet de vous retourner dans le lit sans ressentir de douleur, de blocage, de saccade ou de craquement.
- Arrêtez-vous si vous ressentez un blocage ou de la douleur, puis revenez à votre zone neutre et essayez un mouvement différent. Par exemple bouger le bassin plus à gauche, plus à droite, accentuer le creux dans le bas du dos, diminuer le creux dans le bas du dos ou autrement.
- Chercher des façons de « contourner » la douleur est un processus d'essais et d'erreurs qui aboutit parfois dans un cul-de-sac; mais si vous persévérez, vous trouverez des manières de bouger sans douleur, sans blocage, sans saccade et sans craquement.
- Une fois que vous avez trouvé une façon de contourner votre douleur lombaire, répétez les mouvements souvent pour vous en souvenir parfaitement.
- Pratiquez ensuite les mouvements pour contourner la douleur lombaire en passant de la position couchée à assise, de la position assise à debout et, enfin, en marchant quelques pas.

FIGURE 5 : Se retourner sans douleur

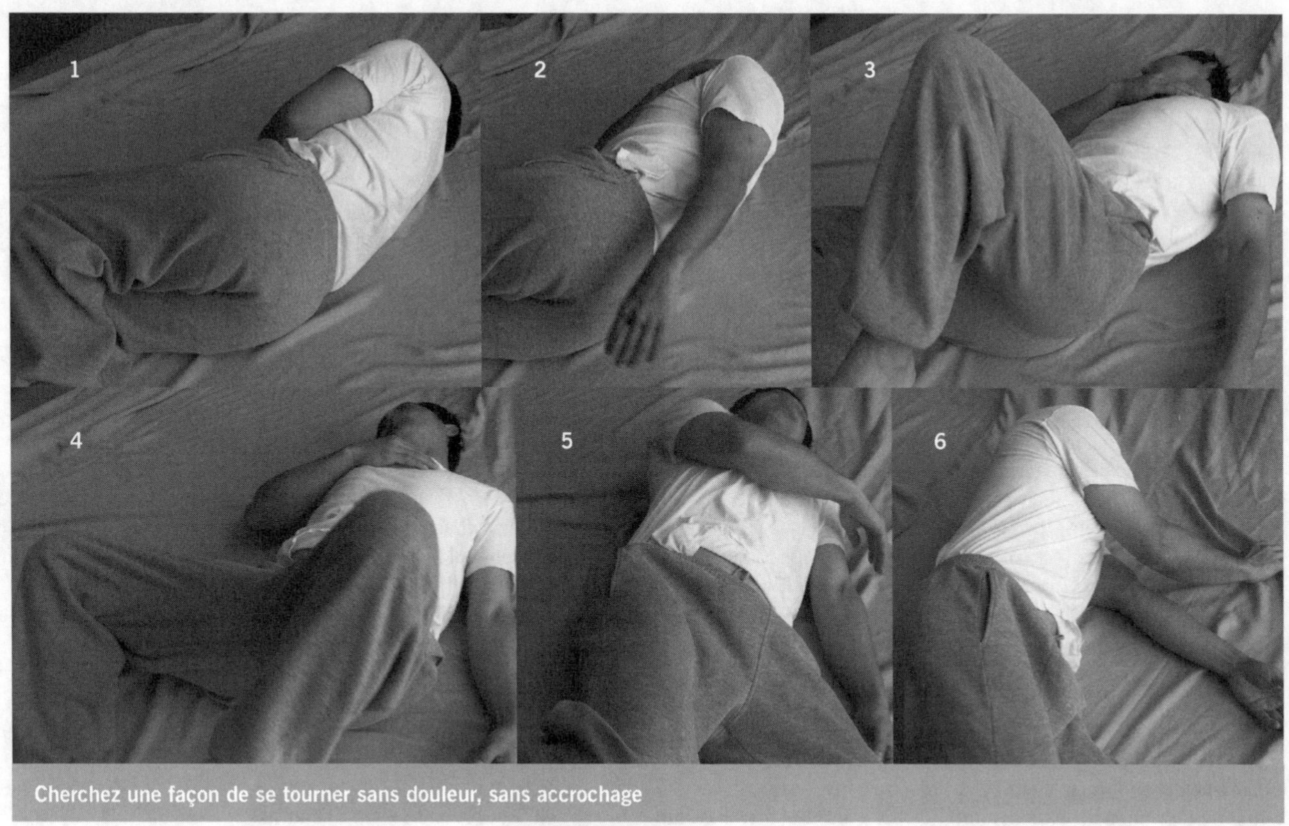

Cherchez une façon de se tourner sans douleur, sans accrochage

Exercice 3 : Contourner la douleur au coude (épicondylite)

Cet exercice montre comment effectuer des mouvements de la vie quotidienne en contournant votre douleur au coude.

- Tenez une petite pomme dans votre main (du côté atteint). Essayez différentes façons de tenir la pomme. Par exemple paume vers le haut ou vers le bas ou à un autre angle, coude près du corps ou loin du corps, etc. Vérifiez quelle position est la plus confortable, sans douleur (zone neutre). Apprenez à prendre et à déposer la pomme sur une table dans un mouvement souple, confortable et sans douleur.

Pratique : 5 minutes par jour pendant 3 jours.

- Faites le même exercice avec des objets un peu plus lourd ou un peu plus encombrant (tasse de café, petit outil, etc.). Cherchez toujours à découvrir la meilleure façon de faire le mouvement sans douleur.

Pratique : 5 minutes par jour pendant 3 jours.

- Progressez vers des mouvements de tous les jours comme ouvrir une porte, prendre un sac, démarrer la voiture. Portez toujours une grande attention à votre mouvement comme si vous étiez en train de faire le mouvement le plus important de la journée.

3. CONCLUSION

- **Votre douleur est réelle et élastique.**
- **Vous êtes l'unique expert de l'évaluation de votre douleur.**

Persister à gérer vos capacités de la même manière ne fait qu'augmenter la douleur et la fatigue. Vous devez donc agir différemment en appliquant les stratégies décrites dans ce chapitre : refuser, accepter ou déléguer une tâche, viser un but minimal, changer le sens de votre douleur, respirer paisiblement et bouger différemment. Rappelez-vous aussi que vous êtes l'unique expert capable de trouver les façons de contourner votre douleur. À travers la pratique régulière de ces stratégies, vous découvrirez votre propre manière d'agir différemment et de parvenir ainsi à une gestion réfléchie de vos capacités.

RÉFÉRENCES

1. Ali, N. & Thomson, D. (2008). A comparison of the knowledge of chronic pain and its management between final year physiotherapy and medical students. European Journal of Pain, 13, p. 38-50
2. Baune, B. T., Caniato, R. N., Garcia-Alcaraz, M. A., & Berger, K. (2008). Combined effects of major depression, pain and somatic disorders on general functioning in the general adult population. Pain, 138, p. 310-317.
3. Broderick, J. E., Schwartz, J. E., Vikingstad, G., Pribbernow, M., Grossman, S., & Stone, A. A. (2008). The accuracy of pain and fatigue items across different reporting periods. Pain, 139, p. 146-157.
4. Bruehl, S., Burns, J. W., Chung, O. Y., & Quartana, P. (2008). Anger management style and emotional reactivity to noxious stimuli among chronic pain patients and healthy controls : The role of endogenous opioids. Health Psychology, 27, p. 204-214.
5. Charest, J., Chenard, J. R., Lavignolle, B., & Marchand, S. (1996). Lombalgie : École interactionnelle du dos. Paris : Masson.
6. Charest, J., Lavignolle, B., Chenard, J. R., Provencher, M., & Marchand, S. (1994). École interactionnelle du dos. Rhumatologie, 46, p. 221-237.
7. Daniel, H. C., Narewska, J., Serpell, M., Hoggart, B., Johnson, R., & Rice, A. S. (2008). Comparison of psychological and physical function in neuropathic pain and nociceptive pain : implications for cognitive behavioral pain management programs. European Journal of Pain, 12, p. 731-741.
8. Eccleston, C. & Crombez, G. (2007). Worry and chronic pain : a misdirected problem solving model. Pain, 132, p. 233-236.
9. Finestone, H. M., Alfeeli, A., & Fisher, W. A. (2008). Stress-induced physiologic changes as a basis for the biopsychosocial model of chronic musculoskeletal pain : a new theory? Clinical Journal of Pain, 24, p. 767-775.
10. Gaumond, I. & Marchand, S. (2006). La douleur est-elle sexiste? Mécanismes endogènes et hormones sexuelles. Médecine/Sciences, 22, p .901-903.
11. Goffaux, P., Redmond, W. J., Rainville, P., & Marchand, S. (2007). Descending analgesia-when the spine echoes what the brain expects. Pain, 130, p. 137-143.
12. Hadjistavropoulos, H. & Shymkiw, J. (2007). Predicting readiness to self-manage pain. Clinical Journal of Pain, 23, p. 259-266.
13. Hasenbring, M. (2000). Attentional control of pain and the process of chronification. Progress in Brain Research, 129, p. 525-534.
14. Haugstad, G. K., Haugstad, T. S., Kirste, U. M., Leganger, S., Wojniusz, S., Klemmetsen, I., & Malt, U. F. (2006). Posture, movement patterns, and body awareness in women with chronic pelvic pain. Journal of Psychosomatic Research, 61, p. 637-644.
15. Hodges, P. W. & Moseley, G. L. (2003). Pain and motor control of the lumbopelvic region : effect and possible mechanisms. Journal of Electromyography and Kinesiology, 13, p. 361-370.
16. International Association for the Study of Pain (1979). Pain terms : A list definitions and notes on usage. Pain, 6, p. 249-252.

17. Jackson, T., Huang, X., Chen, H., & Phillips, H. (2008). Effects of threatening information on interpersonal responses to pain. Eur.J.Pain, doi:10.1016/j.ejpain.2008.05.012, European Journal of Pain, 13, p. 431-438
18. Johnston, V., Jimmieson, N. L., Jull, G., & Souvlis, T. (2008). Quantitative sensory measures distinguish office workers with varying levels of neck pain and disability. Pain, 137, p. 257-265.
19. Macdonald, G. & Leary, M. R. (2005). Why does social exclusion hurt? The relationship between social and physical pain. Psychological Bulletin, 131, p. 202-223.
20. Moseley, G. L. (2003). Unraveling the barriers to reconceptualization of the problem in chronic pain: The actual and perceived ability of patients and health professionals to understand the neurophysiology. The Journal of Pain, 4, p. 184-189.
21. Moseley, G. L. & Arntz, A. (2007). The context of a noxious stimulus affects the pain it evokes. Pain, 133, p. 64-71.
22. Murphy, S. L., Smith, D. M., Clauw, D. J., & Alexander, N. B. (2008). The impact of momentary pain and fatigue on physical activity in women with osteoarthritis. Arthritis & Rheumatism, 59, p. 849-856.
23. Owen, D. G., Bureau, Y., Thomas, A. W., Prato, F. S., & St Lawrence, K. S. (2008). Quantification of pain-induced changes in cerebral blood flow by perfusion MRI. Pain, 136, p. 85-96.
24. Rainville, P., Bao, Q. V., & Chrétien, P. (2005). Pain-related emotions modulate experimental pain perception and autonomic responses. Pain, 118, p. 306-318.
25. Barcellos de Souza, J., Bourgault, P., Charest, J., & Marchand, S. (2008). Escola Inter-relacional de Fibromialgia : Aprendendo a lidar com a dor - Estudo clinico randomizado [Interactional School of Fibromyalgia : Learning to cope with pain - a randomized controlled study]. Revista Brasileira de Reumatologia, 48, p. 218-225.
26. Barcellos de Souza, J., Charest, J., & Marchand, S. (2007). École interactionnelle de fibromyalgie : description et évaluation. Douleur et analgésie, 20, p. 213-218.
27. Straub, R. H. & Cutolo, M. (2007). Circadian rhythms in rheumatoid arthritis : implications for pathophysiology and therapeutic management. Arthritis & Rheumatism, 56, p. 399-408.
28. Watzlawick, P. (1980). Le langage du changement. Paris : Seuil.

DES STRATÉGIES D'ADAPTATION

Janice Sumpton, R. Ph., B. Sc. Pharm., London, Ontario, Canada

(Voir autres témoignages, pages 222 et 358. Voir chapitre 31, page 247.)

Avec le temps et en raison des frustrations propres à la fibromyalgie, j'ai développé différentes stratégies d'adaptation qui me permettent de faire de mon mieux. Je compte sur la compréhension de ma famille et de mes amis, surtout quand ils doivent me rappeler de m'occuper de moi-même et de me reposer. Ma famille évalue bien mon niveau d'irritabilité. On me dit de m'assoir quand je dépasse mes limites physiques. Je ne suis une patiente que lors d'un rendez-vous médical.

Accepter de l'aide peut être très bénéfique, bien que ce soit très difficile. Apprendre à demander de l'aide est aussi difficile, surtout parce que je suis une personne indépendante. J'ai encore du mal à le faire même si j'en connais les bénéfices. Demander de l'aide avec les corvées me permet de conserver de l'énergie en vue d'une activité plus plaisante.

Lire et assister à des conférences pour en apprendre autant que possible sur la fibromyalgie et la douleur chronique m'ont aidée à faire face à ma situation. Savoir, c'est pouvoir. J'ai écrit des articles dans des revues et pour des sites Internet, j'ai donné des conférences sur la douleur chronique à des médecins et à d'autres professionnels de la santé. Cela me permet d'utiliser mes compétences de pharmacienne pour défendre les droits des patients, pour sensibiliser les professionnels de la santé et les informer.

J'ai commencé à animer un groupe de soutien pour des personnes atteintes de fibromyalgie. Cela me permet de leur transmettre des connaissances et de leur fournir un réseau de soutien. J'ai récemment été nommée au conseil d'administration de la Coalition canadienne contre la douleur (voir chapitre 43), ce qui me permet d'aider des compatriotes atteints de douleur chronique.

Parler de ma douleur chronique et de la fibromyalgie a été une grande et difficile étape à franchir. Je ne dis que ce que je suis à l'aise de partager avec les autres. Parler en public de la douleur chronique, de la fatigue et des défis intellectuels m'a aidée à faire face à ma situation. Mon fardeau s'est allégé. Un article traitant de mon expérience avec la douleur ainsi que ma photo a paru dans notre journal local. Suite à sa parution, de nombreuses personnes atteintes de douleur se sont manifestées pour me poser des questions. Leur venir en aide m'a également aidée.

J'ai réduit ma semaine de travail de cinq à quatre jours afin de m'accorder un temps de repos et pouvoir faire d'autres activités. Les mercredis sont jours de congé. Cela me donne un répit entre deux journées de travail. Évidemment, mes revenus ont diminué et je rate tout ce qui se passe au travail ce jour-là. Par contre, ce que je gagne en repos physique, mental et émotionnel en vaut la peine.

J'ai appris à doser mes activités. C'est là ma meilleure stratégie d'adaptation, mais la plus difficile à respecter. Je me permets des périodes de repos dans la journée. J'ai dû apprendre à penser différemment. Tout n'a pas besoin d'être fini en une seule fois. Écouter mon corps (qui hurle parfois), c'est apprendre à vivre différemment : me reposer plus souvent les « mauvais » jours, ne pas abuser de mes forces les « bons » jours afin de pas avoir à en payer le prix le lendemain.

Les techniques de relaxation m'aident à réduire le stress et la douleur. Les activités ou les techniques qui nous conviennent le mieux sont les plus efficaces. J'ai ainsi découvert que respirer profondément m'aidait et pouvait se faire n'importe où. Lorsque c'est possible, je me retire de l'environnement qui contribue à augmenter ma douleur ou à empirer mon état.

Je dresse une liste de ce que je veux accomplir chaque jour et je la consulte souvent. J'éprouve une grande satisfaction à cocher un item de ma liste. Ma liste débute toujours avec la tâche de dresser une liste. Je peux donc rayer un item dès que ma liste est terminée! J'ai une liste au travail et une à la maison afin de maintenir le cap. J'ai appris à accepter que des items restent sur la liste pendant un certain temps.

Avoir un chien me procure de nets avantages thérapeutiques : mon chien contribue à diminuer ma douleur et mon stress! J'ai eu plusieurs goldens rétrieveur au fil des ans. Leur dévouement et leur loyauté m'ont aidée à faire face à ma situation. Leur amour inconditionnel et le réconfort de leur présence me font un bien énorme, peu importe combien je souffre et ce que j'ai pu faire ou ne pas faire ce jour-là.

Bien que j'ai dû abandonner la pratique du ski alpin, j'ai encore des passe-temps qui me détendent et qui soulagent ma douleur. Je fais du tricot et le doux rythme des aiguilles et des points est relaxant. La sérénité de mon jardin me ragaillardit, je m'émerveille de sa beauté ou j'y travaille les « bons jours ». Prendre une marche m'aide beaucoup, même sur une courte distance; je prends l'air et je fais un peu d'exercice. Écouter de la musique apaisante me repose et me permet de décompresser à la fin de la journée, ce qui me procure une meilleure qualité de sommeil. J'essaie de prendre le temps de me faire une tasse de thé et de m'assoir dès que je rentre du travail afin de déstresser. Aussi peu que 20 minutes de repos me donnent l'énergie nécessaire pour passer la soirée avec ma famille.

J'ai découvert que certains médicaments contre la douleur et certains somnifères contribuent à réduire mon niveau de douleur et le nombre de « mauvais » jours.

J'ai finalement demandé et obtenu un permis de stationnement pour personnes handicapées, ce que ma famille me suggérait de faire depuis longtemps. Cela m'aide énormément. Stationner près des portes d'entrée me permet d'économiser de l'énergie et de mieux gérer ma douleur. Après beaucoup d'hésitation, j'ai commencé à utiliser une canne en marchant afin d'améliorer mon équilibre et de développer mon endurance. J'ai effectivement plus d'équilibre et je ne suis pas aussi fatiguée quand je rentre à la maison. J'ai maintenant une variété de cannes, toutes jolies et de couleurs différentes, et qui s'agencent à mes tenues.

Afin d'apprendre à m'adapter, mon mantra est le suivant : Essayer de vivre le moment présent, penser positivement, être reconnaissant pour toutes les « bonnes » journées et être bon avec soi-même.

CHAPITRE

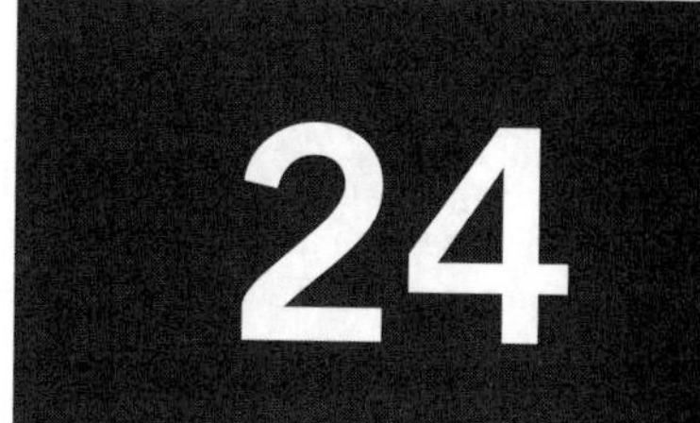

PRÉVENTION DE LA **DOULEUR CHRONIQUE**

Dat-Nhut Nguyen, M.D., anesthésiologiste, Rouyn-Noranda, Québec, Canada
Jacques Charest, Ph.D., psychologue, Rouyn-Noranda, Québec, Canada

RÉSUMÉ

La douleur a comme fonction de nous inciter à protéger la partie blessée, de nous indiquer le bon rythme de progression des activités après une blessure, de nous révéler que certaines postures et certaines façons de travailler blessent notre corps. En conséquence, chercher continuellement à améliorer l'environnement de travail, les outils de travail et la façon de travailler s'avère une bonne stratégie pour prévenir les blessures et la douleur chronique.

La proprioception et la stabilisation sont aussi nécessaires à une bonne santé musculosquelettique. Ces fonctions sont altérées après une blessure. Les réhabiliter rapidement permet de prévenir la chronicisation de la douleur. Enfin, les relations interpersonnelles, les surcharges de travail et le stress représentent aussi d'autres facteurs de risque importants de douleurs chroniques. En somme, ce chapitre expose plusieurs moyens de faire l'entretien préventif de la formidable machine qu'est notre corps.

Page 200:
Le Questionnaire abrégé sur votre façon de travailler (*Workstyle Short Form*) a été traduit, adapté et reproduit avec la permission de l'éditeur *Oxford University Press*:

Michael Feuerstein and Rena A. Nicholas.
Development of a short form of the Workstyle measure.
Occupational Medecine 2006; 56:97-98,
Published online 15 December 2005 doi: 10.1093/occmed/kqi 197

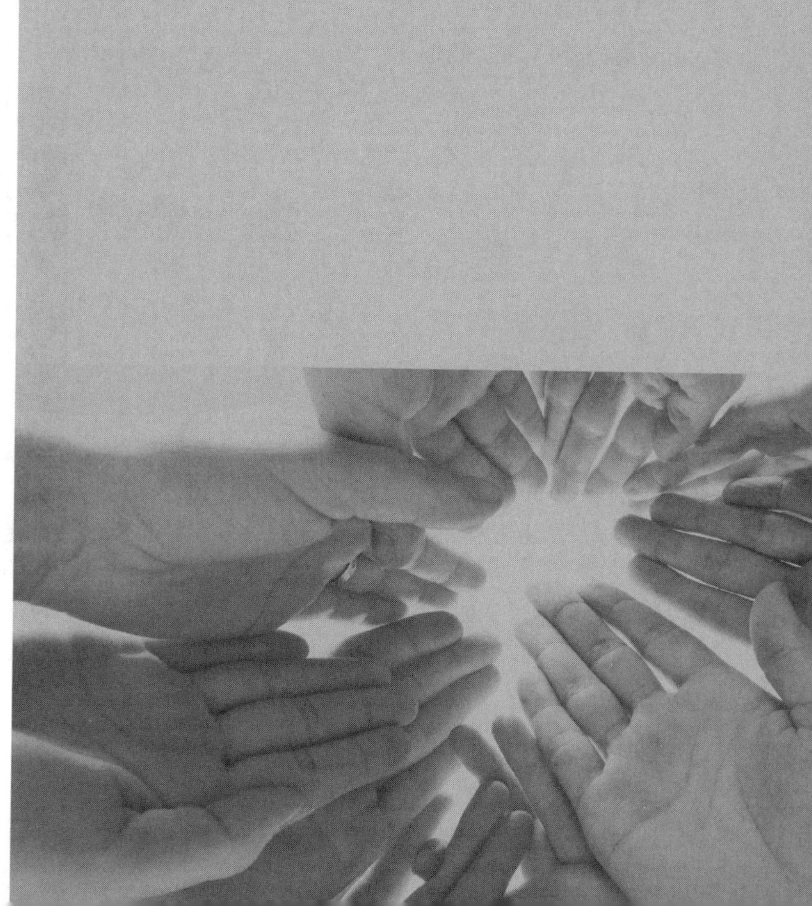

1. INTRODUCTION

Marcher, bouger ou prendre un objet sont des gestes simples et ordinaires pour les gens en bonne santé. Pourtant, chacun de ces gestes implique des dizaines de muscles mis à contribution selon une séquence d'activation complexe. Tellement complexe que toute la technologie actuelle ne parvient toujours pas à construire un robot capable de chercher un bol dans une armoire et de servir une soupe! En plus de mes yeux pour me diriger et de mon système nerveux pour contrôler le déroulement de toute action, j'ai besoin d'os, de muscles, d'articulations, de tendons et de ligaments en bonne santé pour réaliser chacun de ces gestes simples. J'ai également besoin de proprioception pour sentir les mouvements de chaque segment de mon corps et de stabilisation pour positionner correctement les articulations durant le mouvement.

Malheureusement, le fonctionnement de cette formidable machinerie est remis en question dès la survenue d'une blessure, qu'elle soit mineure (secondaire à de petits traumatismes répétitifs) ou majeure (suite à un traumatisme grave). Qui plus est, les actions entreprises de bonne foi par la suite pour faciliter la guérison peuvent, au contraire, perpétuer la blessure et contribuer ainsi au développement de la douleur chronique. Une telle possibilité soulève une question importante : que pouvons-nous faire pour améliorer nos chances de vivre actif sans douleur chronique et de continuer à faire les choses que nous aimons? Dans les pages qui suivent, nous décrirons plusieurs moyens de prévenir la chronicité de la douleur. Ces moyens découlent de trois processus étudiés en science des blessures musculosquelettiques, soit **les mécanismes de blessures et de guérison, les déficits de la proprioception et de la stabilisation et les facteurs de risque au travail.**

CONCEPTS CLÉS

Proprioception : Capacité de sentir avec précision à tout moment la position et les mouvements de chaque segment du corps (position d'une main par rapport à l'autre, par exemple).

Stabilisation : Capacité d'utiliser les petits muscles « stabilisateurs » pour positionner et maintenir les articulations dans le bon enlignement durant le mouvement.

2. MÉCANISMES DE BLESSURES ET DE GUÉRISON

Tous les tissus de notre corps (muscles, tendons, ligaments, os) possèdent une certaine résistance qui leur permet de supporter la **charge** qu'impose chacun de nos mouvements. Cette résistance a cependant une limite appelée **point de rupture**. Il y a blessure si la charge est supérieure au point de rupture.

La **figure 1** illustre des personnes actives qui sollicitent leurs muscles et leurs tendons régulièrement et sans blessure. Pour sa part, la **figure 2** représente une personne trop sédentaire chez qui l'inactivité laisse se détériorer progressivement les tendons, les muscles et les ligaments.

FIGURE 1 : Vie active sans blessure

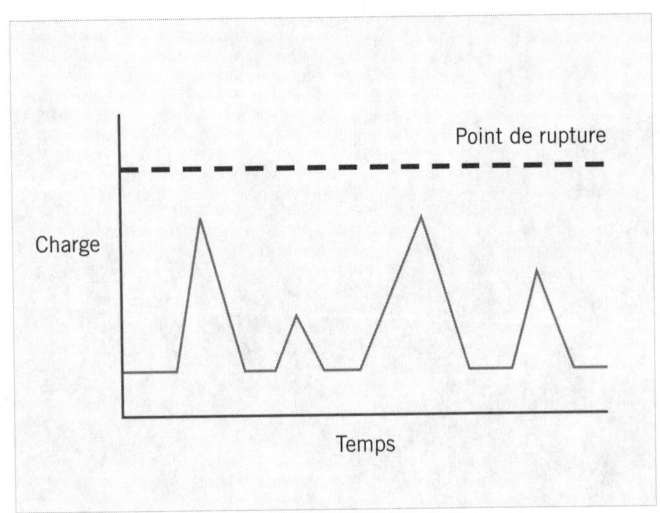

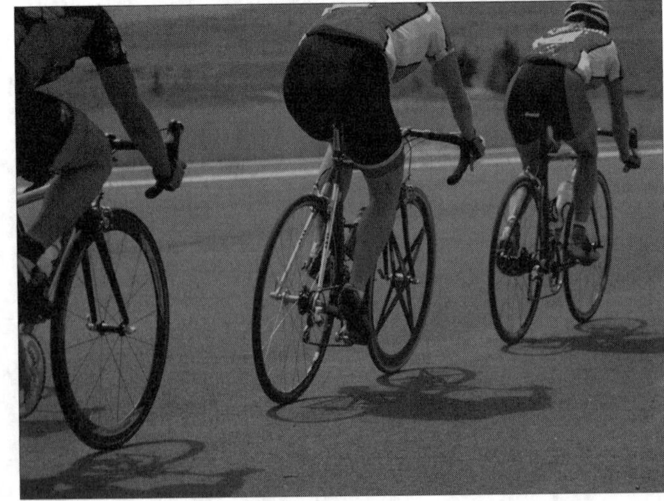

FIGURE 2 : Vie inactive sans blessure

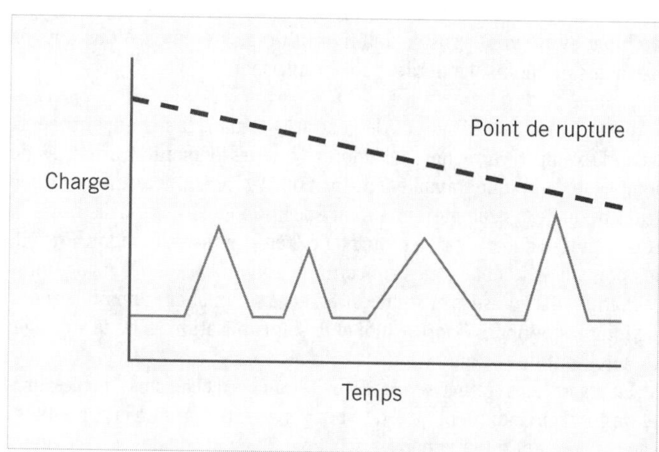

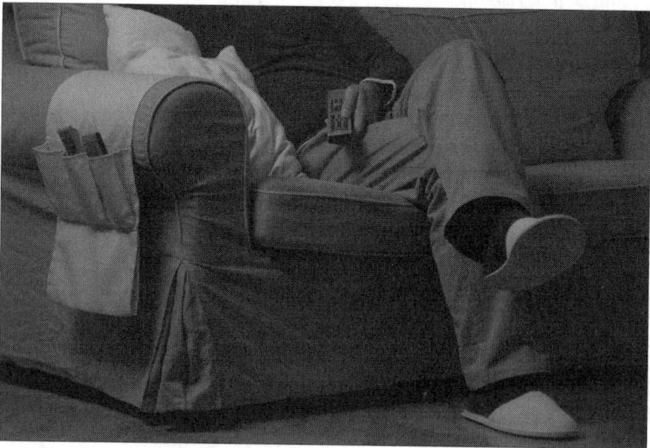

Comme l'indiquent les **figures 3** et **4**, une blessure se produit aussitôt que la charge dépasse le point de rupture. Chez la personne menant une vie inactive, le point de rupture est devenu tellement bas que le simple fait de se pencher pour soulever une boite de mouchoirs peut maintenant entrainer une blessure.

FIGURE 3 : Une blessure se produit dès que la charge dépasse le point de rupture chez une personne active

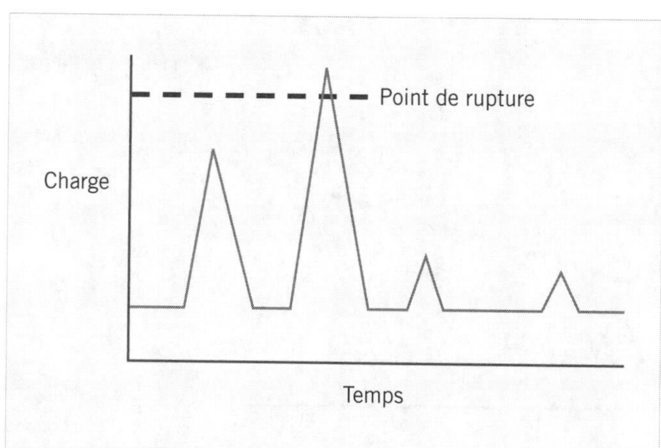

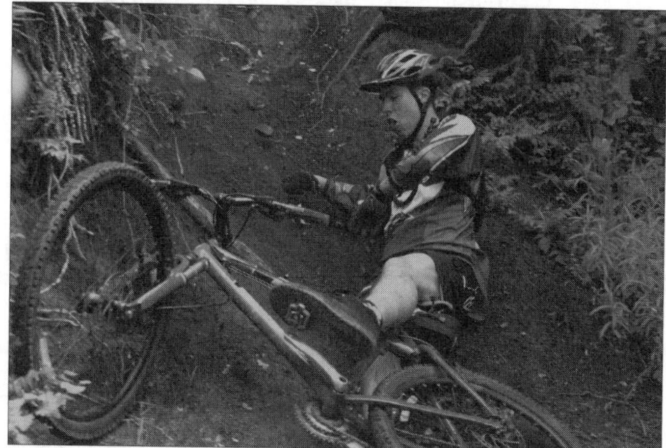

FIGURE 4 : Une blessure se produit dès que la charge (ici soulever une boite de mouchoirs) dépasse le point de rupture devenu très bas chez la personne inactive et déconditionnée

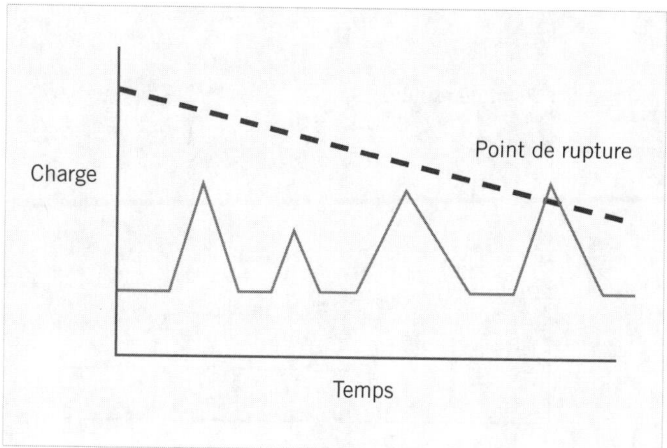

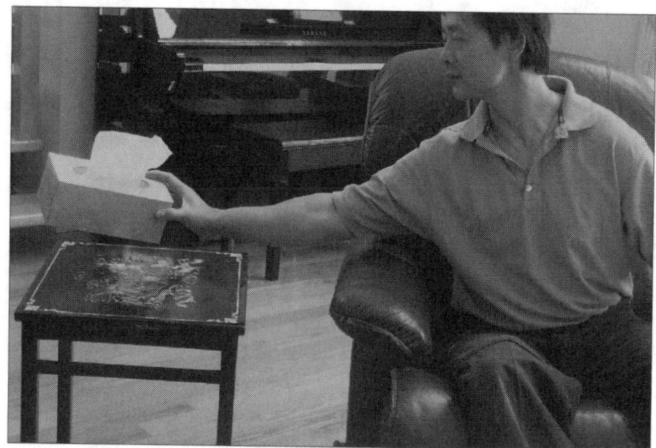

Après la blessure, les tissus sont plus fragiles et le point de rupture diminue de façon importante. La réaction habituelle consiste à ralentir et à bouger avec précaution pour protéger la partie blessée. Ce ralentissement permet aux tissus de guérir à la condition de reprendre les activités normales de façon progressive et de ne plus dépasser le point de rupture (voir **figure 5**).

Il arrive toutefois que la personne réagisse différemment à la suite d'une blessure, contribuant ainsi à son insu à la chronicité de sa douleur. Les réactions les plus connues qui entravent la guérison tissulaire découlent des deux stratégies opposées suivantes[9].

Stratégie d'endurance de la douleur *(endurance coping)*. Malgré la blessure, vous vous sentez obligé de continuer à solliciter de façon importante vos muscles, tendons et ligaments, causant ainsi d'autres blessures (**figure 6**). Dans cette situation, le processus de guérison tissulaire n'arrive jamais à rattraper les blessures à répétition. Les tissus se détériorent de plus en plus. La douleur se chronicise.

Stratégie d'évitement par peur de la douleur *(pain-related fear-avoidance)*. Blessé, vous vous réfugiez dans l'inactivité la plus complète par peur de vous infliger à nouveau des douleurs. Mais les tissus ont précisément besoin de mouvements et d'action pour guérir. Sous l'effet de l'inactivité, vos tissus se détériorent de plus en plus. Vous bougez de moins en moins. La douleur se chronicise.

Il n'est pas rare d'utiliser ces deux stratégies dans la même journée. À titre d'exemple, la recherche[10] montre que les personnes atteintes de lombalgie chronique travaillent **autant** que les personnes sans lombalgie (utilisation de la stratégie d'endurance de la douleur). Mais la distribution des activités au cours de la journée diffère significativement. En fait, les personnes lombalgiques concentrent souvent toutes leurs activités le matin puis, épuisées et souffrantes, elles se couchent immobiles pour de longues périodes l'après-midi et le soir (utilisation ici de la stratégie d'évitement de la douleur).

En résumé, les connaissances actuelles sur les mécanismes de blessures et de guérison indiquent qu'il faut bouger avec précaution la partie blessée. Autrement dit, augmenter peu à peu l'amplitude des mouvements en adoptant une vitesse de progression qui permettra une amélioration continue de la partie blessée.

FIGURE 5 : À la suite d'une blessure, la guérison tissulaire se produit naturellement si la personne ralentit et reprend de façon progressive ses activités habituelles sans dépasser le point de rupture

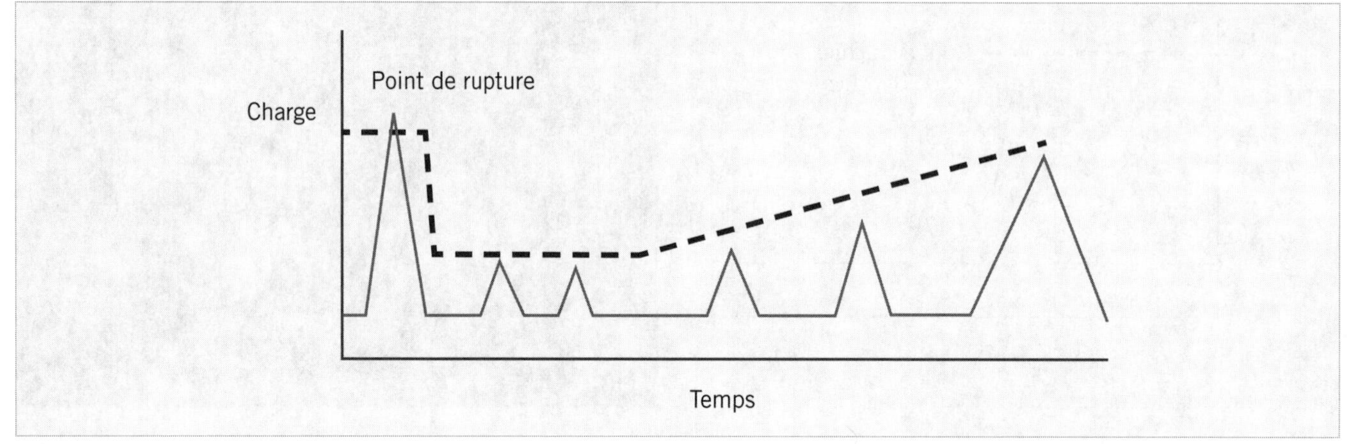

FIGURE 6 : Stratégie d'endurance de la douleur

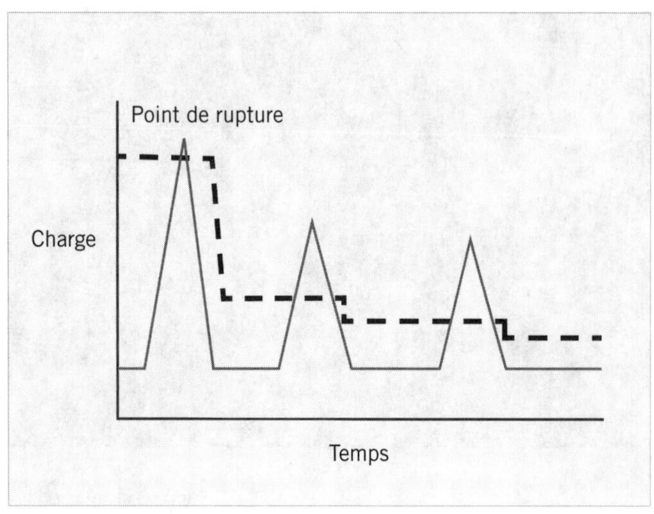

FIGURE 7 : Stratégie d'évitement par peur de la douleur

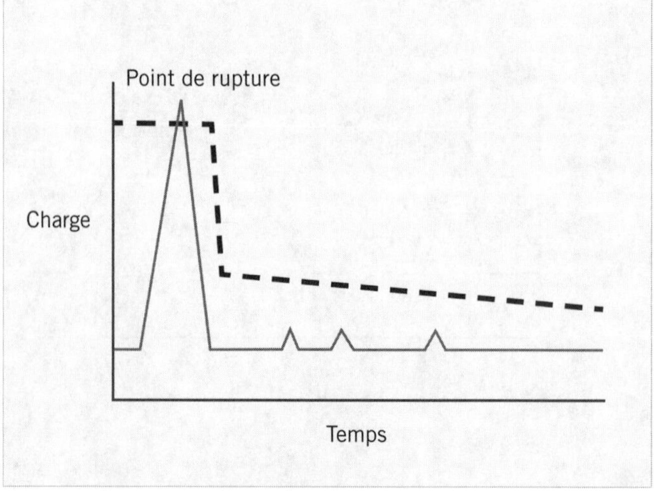

3. DÉFICITS DE LA PROPRIOCEPTION ET DE LA STABILISATION

Suite à une blessure grave comme une hernie discale par exemple, les personnes atteintes s'améliorent lentement avec un programme de repos de courte durée, suivi de mobilisation progressive. Au bout de 3 mois, 80 % retournent à leurs activités usuelles, avec un bon contrôle de la douleur. Pendant de nombreuses années, ces personnes continuent toutefois de présenter des déficits au plan de la proprioception et de la stabilisation[3].

Ces déficits se manifestent par de petites instabilités dans les mouvements, des craquements, des clics dans les mouvements articulaires, une jambe qui «manque» de temps en temps, un moins bon équilibre, des mouvements moins précis et une moins bonne perception du corps dans l'espace (on s'accroche dans le cadre des portes, on se heurte contre les meubles). Avec ces déficits, ces personnes sont à risque de se blesser de nouveau, au même endroit ou à un autre endroit de leur corps. Ce risque augmente en présence des cinq facteurs externes suivants.

1. **Les vibrations.** Celles-ci interfèrent avec les signaux de proprioception et rendent la stabilisation plus difficile. Plaques vibrantes, autos, camions et avions sont des facteurs de risque de blessures musculosquelettiques.
2. **La fatigue.** Pensez aux fois où vous êtes fatigués, vos gestes deviennent moins précis, votre équilibre est précaire et vous commettez plus d'erreurs. Beaucoup d'accidents arrivent dans un contexte de fatigue.
3. **De fortes émotions négatives (anxiété, colère ou sentiment d'injustice).** Dans une de ses recherches, le Dr Moseley demande à des volontaires sains de faire des gestes simples avec une émotion neutre ou des émotions négatives fortes (il les critique méchamment). Les émotions négatives fortes empêchent la stabilisation même pour des mouvements aussi simples que lever le bras[7].
4. **Faire plusieurs choses en même temps.** Vous savez que parler au téléphone cellulaire en conduisant augmente le risque d'accident. Porter attention à plusieurs activités en même temps diminue la qualité et la vitesse de vos réflexes. De la même façon, travailler «la tête ailleurs» augmente le risque de blessures, car la coordination et la stabilisation sont moins précises. Vous avez peut-être déjà entendu des histoires de gens capables de soulever de lourdes charges, mais qui se sont blessés en déplaçant une corbeille à papier. Vérifiez auprès de ces gens, ils avaient probablement «la tête ailleurs» ou étaient pressés quand la blessure est survenue.
5. **Les médicaments.** Certains médicaments entrainent des effets secondaires de type somnolence ou diminution de l'attention. Ils atténuent les réflexes, la coordination et la précision des mouvements. Ils peuvent être à l'origine de blessures.

Tous les patients rencontrés dans notre pratique clinique présentent plusieurs des facteurs de risque énumérés plus haut: utilisation des stratégies d'endurance de la douleur et d'évitement par peur de la douleur, déficits de la proprioception et de la stabilisation, usage de médications qui affectent l'attention et les réflexes. De plus, chez la plupart d'entre eux, la façon de travailler contribue aussi à la chronicisation de la douleur.

FACTEURS DE RISQUE AU TRAVAIL

Un rapport sur les blessures musculosquelettiques dans les milieux de travail rapporte que 73 % des travailleurs déclarent souffrir à différents degrés de douleurs musculosquelettiques[4]. Ce qui signifie que la majorité d'entre nous a ou aura à faire face à une blessure mineure comme une entorse, une tendinite, une bursite ou autre. Par la suite, nous essayons d'habitude d'identifier la cause: un faux mouvement, un effort trop important ou trop répétitif. Puis, selon la cause identifiée, nous décidons de l'action à entreprendre pour améliorer la blessure et éviter de se blesser à nouveau. Si la première solution ne fonctionne pas, nous en essayons une autre... et encore d'autres si le problème persiste, y inclus demander de l'aide. Malheureusement, pour certains, la blessure perdure ou se répète encore et encore. Ce rapport sur les blessures en milieux de travail identifie plusieurs facteurs de risques qui mènent aux douleurs musculosquelettiques chroniques.

En fait, le travailleur est à risque dans chacune des situations suivantes.

1. Il est insatisfait de la communication à l'intérieur de l'entreprise;
2. Il participe insuffisamment aux décisions relatives à son propre travail;
3. Il perçoit que sa charge de travail est trop élevée;
4. Il considère son salaire injuste et inéquitable;
5. Il a des problèmes dans sa vie personnelle, familiale ou sociale;
6. Il est trop consciencieux, il veut que tout soit parfait en tout temps;
7. La vitesse de ses mouvements au travail est élevée ou saccadée;
8. Il n'y a pas de micropause dans ses mouvements;
9. Son travail est très répétitif;
10. L'ergonomie de son poste de travail est déficiente.

Autrement dit, votre façon de travailler peut contribuer à la chronicité de la douleur[6]. Des chercheurs ont élaboré à ce sujet un questionnaire permettant d'évaluer votre risque de développer ou de maintenir une douleur chronique en lien avec votre milieu de travail[1]. Pour mieux connaitre vos propres réactions face aux difficultés rencontrées au travail et pour savoir si des changements sont nécessaires, nous vous suggérons de prendre 10 minutes pour répondre au questionnaire aux pages suivantes.

QUESTIONNAIRE ABRÉGÉ SUR VOTRE FAÇON DE TRAVAILLER (*WORKSTYLE SHORT FORM*)

(Traduit, adapté et reproduit avec la permission de l'éditeur : Oxford University Press. Michael Feuerstein and Rena A. Nicholas. Development of a short form of the Workstyle measure. Occupational Medicine, 2006, 56 : 97-98, Published online 15 december 2005 doi:10.193 3/occmed/kqi197)

PARTIE 1 : Pour chaque item, cochez la case qui décrit votre expérience au travail

	PRESQUE JAMAIS	RAREMENT	QUELQUEFOIS	SOUVENT	PRESQUE TOUJOURS
POINTS À ADDITIONNER	0 pt	1 pt	2 pts	3 pts	4 pts
1. Je continue de travailler malgré la douleur et l'inconfort de sorte que la qualité de mon travail n'en souffre pas					
2. Je ressens de la fatigue dans les mains et les bras durant la journée de travail.					
3. Je me sens courbaturé quand je travaille à mon poste de travail.					
4. Comme il n'y a rien que je puisse faire pour mes douleurs aux mains/bras/épaules/cou, je n'ai pas d'autre choix que de continuer en les endurant.					
5. Il n'y a pas grand-chose que je peux faire pour m'aider à éliminer ou à réduire mes symptômes dans mes mains bras/épaules/cou.					
6. Mes doigts/poignets/mains/bras (un ou plusieurs de ces éléments) font des mouvements saccadés, brusques, soudains.					
7. Je ne peux pas m'absenter du travail parce que les autres travailleurs vont me juger.					
8. Je ne peux pas m'absenter du travail parce que je laisserais ainsi tomber mon patron ou deviendrais un poids pour lui.					
9. Je ne peux pas m'absenter du travail parce que je laisserais ainsi tomber mes collègues ou deviendrais un poids pour eux.					
10. Je ne peux pas m'absenter du travail, car cela pourrait compromettre mes évaluations/promotions/ sécurité d'emploi.					
11. Si je prends du temps pour m'occuper de ma santé ou pour faire de l'exercice, mes collègues/patron vont me juger.					
12. Je n'arrive pas à connaitre la valeur que j'ai dans l'entreprise qui m'emploie, malgré tous les efforts que je mets au travail.					
13. Votre patron fait des remarques chaque fois que vous n'avez pas terminé votre travail.					
14. Si j'informais mon patron d'un problème, par exemple un coéquipier ne collabore pas, ça ne changerait rien du tout, alors je procède et je fais le travail moi-même.					
15. C'est frustrant de travailler pour ceux qui n'ont pas le même sens de qualité que moi.					
16. J'ai trop d'échéances serrées et je ne serai jamais capable de finir tout mon travail.					
17. Même si j'organise mon travail pour pouvoir respecter les dates limites, les choses changent et je finis par travailler encore plus fort pour terminer mon travail à temps.					
18. Mon horaire de travail est très incontrôlable.					
19. À mon poste de travail, je sens que je travaille sous pression.					
20. Je me pousse et j'ai des attentes plus élevées que mon superviseur et les autres avec qui je dois composer au travail.					
21. Mes collègues ne collaborent pas et je dois combler leur travail.					
22. Les autres me disent que je devrais ralentir et ne pas travailler si fort.					
TOTAL DES QUESTIONS 1 À 22					

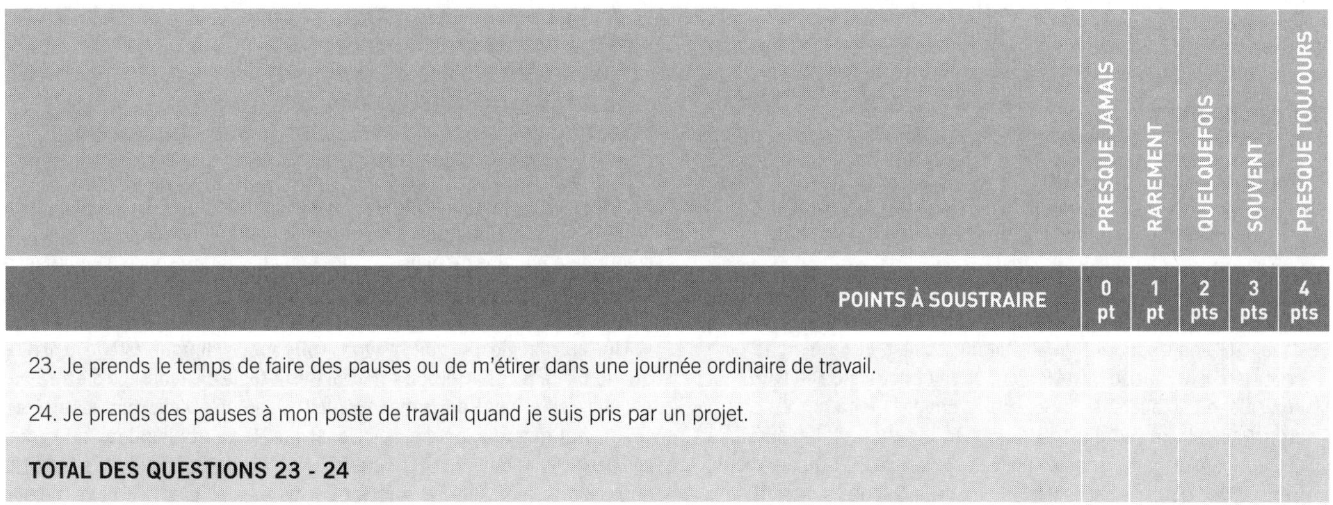

	PRESQUE JAMAIS	RAREMENT	QUELQUEFOIS	SOUVENT	PRESQUE TOUJOURS
POINTS À SOUSTRAIRE	0 pt	1 pt	2 pts	3 pts	4 pts
23. Je prends le temps de faire des pauses ou de m'étirer dans une journée ordinaire de travail.					
24. Je prends des pauses à mon poste de travail quand je suis pris par un projet.					
TOTAL DES QUESTIONS 23 - 24					

PARTIE 2 : **Cochez tous les comportements, émotions ou symptômes que vous ressentez seulement durant les périodes où vous avez des surcharges de travail.**

	PRÉSENT	ABSENT
POINTS À ADDITIONNER	1 pt	0 pt
25. Colère		
26. Perte de contrôle		
27. Difficulté à se concentrer sur le travail		
28. Fatigué(e), épuisé(e)		
29. Dépassé(e)		
30. Irritable, sur le point de « craquer »		
31. Pieds froids		
32. Mains froides		
TOTAL DES QUESTIONS 25 À 32		

INTERPRÉTATION DES RÉSULTATS

- Faites le total en soustrayant les points obtenus aux questions 23 et 24.
- Un résultat plus élevé que 28 est inquiétant. Il signifie que votre risque de développer et de maintenir une douleur chronique est élevé. Des changements sont peut-être nécessaires dans votre approche, votre façon de communiquer avec vos confrères de travail, avec vos patrons ou vos clients. Vous avez peut-être aussi besoin de prendre un recul pour examiner la place que prend votre travail dans votre vie et d'étudier les alternatives possibles.
- Les questions 1 à 6 mesurent votre propension à continuer à travailler malgré la douleur. Si c'est votre cas, nous vous suggérons de prendre le temps de relire le **chapitre 23**. Les informations plus loin permettront de répondre aux autres éléments de ce questionnaire : le stress au travail (questions 7 à 15); le travail sous pression (questions 16 à 19); le rythme de travail (questions 20 à 22); les pauses au travail (questions 23 à 24); le stress trop élevé durant les périodes de surcharge de travail (questions 25 à 32).

4. PRÉVENTION DE LA CHRONICISATION DE LA DOULEUR

Nous vous proposons ici plusieurs démarches que vous pouvez déjà entreprendre vous-même. Prenez le temps de les examiner pour identifier celles qui s'appliquent à votre situation; elles vous procureront des pistes de solution à votre problème. Quatre principales catégories de moyens permettent de prévenir la chronicisation de la douleur: **règles d'arrêt, gestion du stress, ergonomie et biomécanique, réadaptation de la proprioception et de la stabilisation.**

RÈGLES D'ARRÊT

Pour commencer et terminer une activité, nous avons tous des règles, quelquefois nous les choisissons, d'autres fois, nous les appliquons à notre insu. À titre d'exemple, imaginons la situation suivante.

« Ben-j'arrête-quand-le-travail-est-fini » est un bon travailleur. Sa règle est claire: s'il entreprend quelque chose, il s'arrête quand le travail est fini, quand il est satisfait du résultat. Et ça marche bien pour Ben. Il est fier de travailler fort, de sa performance et d'avoir un bon salaire... Mais récemment, Ben a changé de patron. Le climat au travail est devenu difficile, tendu. Trop de travail, toujours à la course, ce n'est jamais assez, pas assez bien. Mais, rappelez-vous, Ben s'arrête quand il est satisfait du résultat. Quand Ben est frustré, stressé, il n'arrive pas à être satisfait du résultat, alors il ne sait plus comment s'arrêter. Ben travaille jusqu'à l'épuisement tous les jours et il se blesse. Mais Ben n'a jamais arrêté à cause d'une blessure. Alors, il continue à travailler malgré sa blessure... et se blesse davantage.

Cette histoire veut illustrer que nous nous faisons quelquefois piéger par notre «règle». La règle de faire «autant que je suis capable» ou «j'arrête quand le travail est fini» fonctionne très bien quand vous êtes de bonne humeur et que tout va bien. Par contre, la frustration ou la mauvaise humeur risque d'amener un surmenage, un épuisement et une blessure. À ce sujet, un des modèles de la douleur chronique postule que la mauvaise humeur pousse à arrêter ou à continuer selon la règle d'arrêt que j'utilise à ce moment précis[11]. Par exemple, si «je travaille autant que je peux» (ou jusqu'à je sois satisfait de la tâche accomplie), la présence de mauvaise humeur me signale que je n'ai pas fait assez de progrès et me pousse à travailler encore davantage. À l'inverse, avec la règle «je travaille jusqu'à ce que j'aie le gout d'arrêter» (ou jusqu'à ce que je n'aie plus de plaisir à faire la tâche), la présence de mauvaise humeur me signale que continuer la tâche n'est plus approprié et me pousse à arrêter.

Une autre règle que nous voyons souvent en clinique est «je m'arrête quand ma douleur atteint 8 sur 10». Cette règle a l'avantage d'être simple, mais elle amène deux inconvénients majeurs. D'abord, vous arrêtez seulement quand la douleur atteint 8 sur 10, ce qui implique que vous souffrez régulièrement au moins jusqu'à 7 sur 10. Ensuite, de temps à autre, vous dépasserez 8 sur 10 et vous risquez alors de vous blesser sérieusement.

La clé ici pour vous protéger consiste à demeurer flexible dans la poursuite de vos buts. Nous vous suggérons donc d'essayer d'autres règles d'arrêt, plus confortables et plus sécuritaires comme celles énumérées dans la liste suivante.

1. Faire une pause toutes les 90 minutes.
2. Changer de position toutes les 15 minutes.
3. Vérifier régulièrement que vous êtes confortable.
4. Diviser le travail à faire en étapes réalistes.
5. Arrêter quand vous vous sentez fatigué.
6. Arrêter quand vos mouvements commencent à être moins précis.
7. Arrêter quand vous commencez à faire des petites erreurs «niaiseuses».

GESTION DU STRESS

Le stress est omniprésent dans notre quotidien: critiques de collègues, surcharge de travail, imprévus, problèmes financiers... Bien géré, notre stress aiguise nos réflexes, nous garde éveillés et vigilants, augmente temporairement notre énergie et nos capacités, diminue temporairement la perception de la fatigue et de la douleur. Mais si le stress se prolonge ou devient trop important, il devient nuisible. Il se manifeste alors sous les signes suivants.

Nous possédons tous déjà des techniques pour gérer le stress. Nous aimerions explorer avec vous quatre moyens de gestion du stress qui ajouteront peut-être des cordes à votre arc.

SIGNES DE STRESS ÉLEVÉ

- Mains et pieds froids
- Tremblements
- Tension et douleurs musculaires
- Difficultés à se concentrer
- Trouble du sommeil
- Oppression dans la poitrine, impression de manquer d'air

a) Diminuer l'effet du stress sur le corps

Exercices physiques. Nous connaissons tous les bienfaits de prendre une bonne marche pour respirer l'air frais et admirer la nature. En fait, toutes les activités qui font travailler nos muscles, qui activent notre circulation, notre respiration, notre cœur et qui nous font avoir chaud et transpirer pendant au moins 30 minutes, diminuent l'effet du stress sur notre corps: nos muscles deviennent plus souples, les mains et les pieds s'échauffent, nous dormons mieux, nous respirons mieux. La pratique régulière et modérée d'activités physiques prévient la douleur chronique. En fait, comme l'indique la **figure 8**, peu ou énormément d'activités physiques augmentent le risque de lombalgie chronique[2].

Relaxation. Visualisation, méditation, techniques de relaxation, cassettes de relaxation, tai-chi, yoga, etc. Toutes ces techniques visent à régulariser la respiration, à concentrer l'esprit, à amener l'attention vers l'intérieur, vers les signaux de notre corps. Avec la pratique régulière, 20 minutes 3 fois par semaine, les effets sont impressionnants : meilleur contrôle du rythme cardiaque, de la pression artérielle, de la colère, meilleur contrôle de la douleur et du sommeil.

L'important est d'identifier la technique qui vous plait, de la pratiquer régulièrement pour un mois, puis de noter l'effet de la pratique dans votre vie. Par la suite, vous serez en mesure de décider si la pratique à long terme fait ou non-partie de votre choix de vie.

FIGURE 8 : Il existe une relation en forme de U entre la lombalgie chronique et les activités physiques : seule la pratique modérée d'activités physiques amenuise le risque de lombalgie.

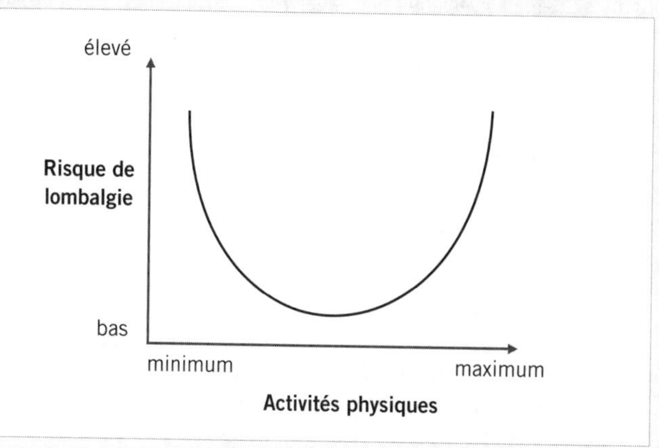

b) Agir pour résoudre la situation stressante

Faire face aux critiques du patron, refuser certaines tâches que l'on veut vous imposer, rétablir la communication après une querelle familiale, négocier avec un organisme qui ne veut pas vous payer, etc. sont des sources de stress. Apprendre à communiquer sans envenimer encore plus le conflit est un moyen efficace pour résoudre la situation litigieuse et stopper le stress à la source. De nombreux bons livres traitent de ce sujet. Nous vous proposons la stratégie efficace suivante.

- Choisissez de communiquer avec la bonne personne, dans un moment propice. Il peut s'agir de la personne avec qui il y a eu conflit, d'une personne pouvant faire la médiation ou d'une personne intéressée à résoudre le même conflit. Au préalable, préparez soigneusement le début de votre communication par écrit.
- Débutez avec un point positif. Pour mettre l'interlocuteur dans la meilleure disposition possible, soulignez un geste ou une réalisation récente de sa part dont vous êtes reconnaissant. Le point positif qui fonctionne est celui qui est concret et récent. Le point positif doit être sincère. Il vise à provoquer un acquiescement ou un sourire chez l'interlocuteur.
- Entendez-vous sur l'évènement qui pose problème. Prenez le temps de décrire ce que vous avez vu ou entendu de l'évènement qui génère le conflit. Vérifiez si votre interlocuteur a vu et entendu la même chose. Au besoin, ajustez vos pendules avant de passer à la prochaine étape.
- Exprimez comment vous vous sentez. Il est important dans cette étape d'utiliser la formulation : « **je** me suis senti… » avec une attention particulière de ne pas accuser. Par exemple, « je me suis senti rejeté par toi » peut être interprété comme une accusation, alors que « je me suis senti comme si j'étais isolé, sans pouvoir agir » évoque probablement moins une accusation.
- Proposez à votre interlocuteur de chercher ensemble une solution au problème. Si vous désirez lire davantage sur le sujet, nous vous suggérons un livre court et simple de Marshal Rosenberg[8].

c) Prendre du recul

Prendre du recul par rapport à la situation difficile permet de voir celle-ci avec une perspective plus large et de trouver d'autres alternatives. Pour l'illustrer, voici l'histoire de Patrick.

Patrick devient plus frustré depuis quelques semaines, le travail s'accumule, les journées se terminent de plus en plus tard. Patrick est épuisé en fin de journée. Son cou est douloureux après les longues périodes de postures immobiles. De plus, le patron n'arrête pas de lui apporter d'autres tâches qui ne peuvent pas attendre. Il a tenté plusieurs fois de raisonner son patron, mais la réponse est toujours « On n'a pas le choix ». La tension monte… Pour avoir une perspective plus large, Patrick se renseigne sur la situation de l'entreprise. Il apprend alors que l'entreprise est très endettée, mais les ventes sont bonnes et le carnet de commande bien rempli. L'attitude du patron est donc plus compréhensible. La tension diminue. De concert avec d'autres employés, Patrick propose au patron une réorganisation du travail. Les employés acceptent temporairement d'assumer une plus grande charge de travail et de contribuer à la formation des nouvelles recrues. De son côté, le patron accepte des horaires plus flexibles et le principe du temps à reprendre. L'harmonie et la confiance mutuelle réapparaissent dans l'entreprise. Patrick travaille encore de longues heures, mais il est motivé et content de savoir qu'après cette période difficile, sa famille et lui vont avoir une vie agréable et à l'abri du besoin financier.

Prendre du recul vous demande de choisir de laisser de côté la colère et le ressentiment, puis de tenter de regarder la situation à travers les yeux de l'autre (c.-à-d., la cible de votre colère). Pour ça, il est nécessaire de choisir de croire que l'autre est une personne comme vous, avec un travail, une famille, des amis, des confrères, des soucis, un amour-propre et qu'il fait son possible pour vivre confortablement et avoir de bonnes relations avec son entourage. Vous pouvez alors chercher à comprendre les raisons pour lesquelles il agit de cette façon. En procédant ainsi, l'autre n'est plus un « méchant » qui tente d'envenimer votre vie. Il devient un travailleur, un parent, un humain avec lequel vous ne vous entendez pas sur la façon de résoudre les difficultés actuelles. Et la tension diminue. Et d'autres solutions s'offrent à vous.

d) Lâcher prise

Voici une autre histoire.

Marie-Ève est profondément écœurée. Elle avait travaillé tellement fort dans ce projet. Elle y avait investi ses fins de semaine et ses soirées. Puis, à la dernière minute, un autre s'est accaparé le crédit de ce beau projet réussi et a obtenu une belle promotion. Pour Marie-Ève, même pas de signes de reconnaissance. Elle a tenté de faire valoir son point, elle a laissé sa colère éclater. Elle a crié à l'injustice. Personne n'ose la soutenir dans sa lutte. Et tous les jours, toutes les nuits, elle rumine sur cette injustice et nourrit son désir de vengeance. En plus, elle a des soucis d'argent. Elle est très endettée. Elle a dépensé récemment en pensant justement qu'elle serait bientôt promue. Elle est toujours fatiguée. Elle a mal partout, arrive difficilement à se concentrer. Et, par-dessus tout ça, son patron lui a reproché sa mauvaise humeur et sa baisse de productivité récente. Un matin, après avoir passé une nuit à pleurer, à rager, Marie-Ève prend une décision. Elle décide de lâcher prise. Le passé est le passé. Elle ne peut plus rien y changer. Elle décide courageusement de laisser cet épisode derrière elle pour reprendre sa vie d'avant. Se lever tôt le matin, débuter par une marche de santé, bien déjeuner, aller travailler en souriant, mettre de l'enthousiasme dans chacun de ses projets, échanger avec ses confrères régulièrement. En outre, elle s'assure maintenant que ses efforts et ses bonnes idées soient connus de son patron. Plus tard, elle obtient finalement sa promotion.

Quelquefois, le mal est fait et vous ne pouvez plus revenir en arrière. Vous avez peut-être été victime d'une injustice. Et l'injustice n'a pas pu être réparée, malgré tous vos efforts. La colère et la rage ont été utiles pour vous donner l'énergie de combattre, de tenter d'obtenir justice. Mais si, aujourd'hui, cette rage et cette colère ne servent qu'à vous ronger de l'intérieur, une décision possible serait de lâcher prise, de tourner la page et d'utiliser l'expérience acquise pour construire le futur. Décider de reconstruire comme si c'était la première fois. Comme les victimes des ouragans ou des tsunamis : ils ont tout perdu, ils ont pleuré, puis ils retroussent leurs manches pour reconstruire.

Choisir le bon moment pour lâcher prise est difficile. Lâcher prise est très difficile. Mais une fois que vous aurez déposé votre fardeau, vous aurez enlevé un grand poids de vos épaules. Vous vous sentirez léger. Vous pourrez dès lors commencer à reconstruire autre chose.

ERGONOMIE ET BIOMÉCANIQUE

Une autre façon de prévenir la chronicisation de la douleur consiste soit à adapter l'environnement de travail à son corps et ses capacités (l'ergonomie), soit à utiliser son corps de façon sécuritaire dans l'environnement du travail (la biomécanique).

ERGONOMIE
Science qui étudie la façon optimale et sécuritaire d'adapter les tâches, les environnements de travail et les machines au corps humain. Adapter les outils au travailleur et non le travailleur à l'outil.

FIGURE 9 : Exemples d'une mauvaise et d'une bonne ergonomie

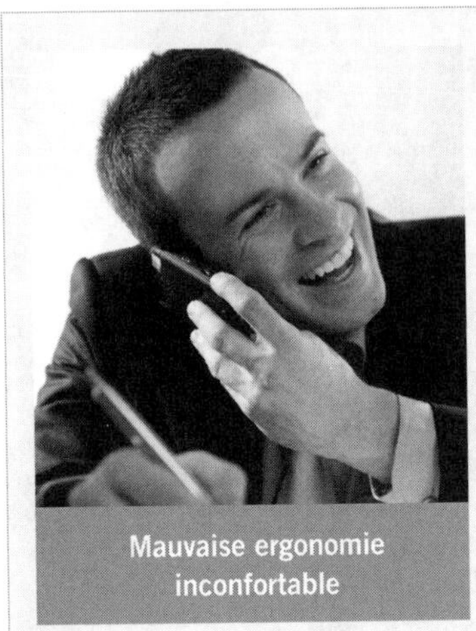
Mauvaise ergonomie inconfortable

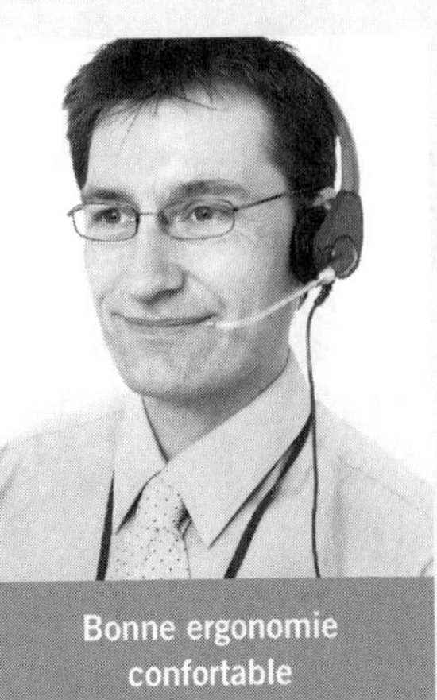
Bonne ergonomie confortable

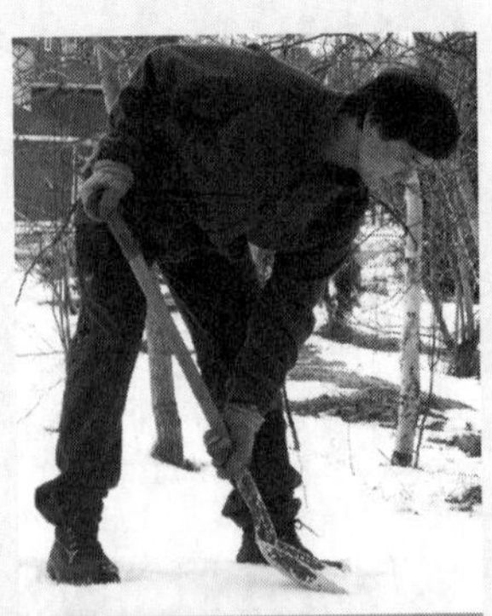
Mauvaise ergonomie éreintant!

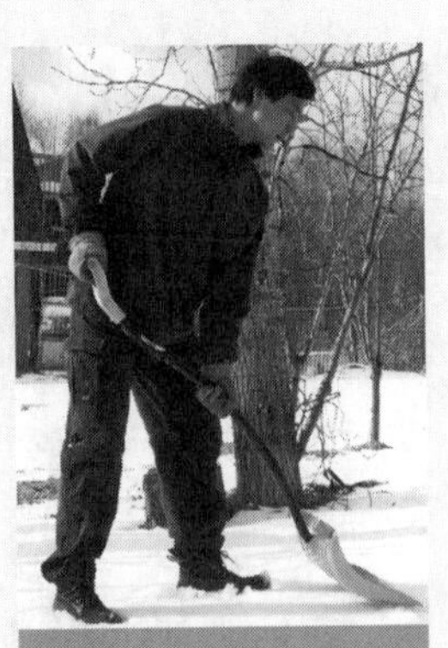
Bonne ergonomie + facile

L'activité qui vous a blessé est-elle adaptée à votre situation? Par exemple, si plusieurs personnes se blessent au même poste de travail, c'est peut-être l'ergonomie du poste de travail qu'il faut améliorer (**figure 9**). Rappelons-nous que les changements ergonomiques les plus efficaces sont ceux conçus par les employés expérimentés à leur propre poste de travail[5]. Voici comment introduire un changement ergonomique en cinq étapes.

1re étape – Identifier. Découvrez l'activité, le mouvement, le geste qui vous blesse. Prenez tout le temps nécessaire pour observer dans quelles circonstances ce geste est douloureux. Quelle est son utilité?

2e étape – Analyser. Prenez le temps d'analyser tout ce qui entoure ce geste. Pouvez-vous modifier la façon de faire ce geste? Pouvez-vous changer la posture dans laquelle vous faites ce geste, ou la hauteur de la table de travail, ou la position de l'outil? Pouvez-vous ajouter, modifier un outil, un levier, une poignée pour que le geste soit plus efficace, plus facile et moins blessant? Pouvez-vous introduire des petites pauses (quelques secondes) en exécutant le geste? Pouvez-vous introduire souvent des changements de posture dans votre travail?

3e étape – Planifier. Préparez le changement de façon de faire, de posture ou d'outil. Discutez-en avec les autres personnes impliquées dans ce travail ou qui utilisent aussi ce geste. Leurs idées seront utiles pour améliorer le poste de travail.

4e étape – Changer. Débutez à un moment propice les changements dans votre façon de faire. Choisissez un moment où vous pourrez prendre le temps de faire le geste à changer avec attention, où vous pourrez vérifier que la nouvelle façon de faire fonctionne mieux, où vous pourrez vérifier s'il y aura d'autres améliorations à apporter.

5e étape – Persévérer. Maintenir le changement est un défi. Trouvez des trucs simples et pratiques de vous rappeler de faire le geste de la façon améliorée. Cela peut-être un autocollant sur le poste de travail ou convenir entre confrères de s'observer mutuellement en train de faire le geste dangereux ou d'autres trucs.

BIOMÉCANIQUE

Science qui utilise la physique et la mécanique pour étudier les mouvements du corps humain. Un des buts est de découvrir les façons optimales et sécuritaires de faire les mouvements selon les différentes physionomies des personnes. Le mouvement optimal et sécuritaire est celui qui permet de réaliser la tâche désirée facilement, efficacement, sans douleur, sans saccade, sans accrochage.

Êtes-vous adapté à l'activité qui vous a blessé? À titre d'exemple, des bûcherons entraînés depuis des années peuvent transporter à bout de bras du bois à longueur de journée. Mais si vous êtes une personne peu habituée à ce type de travail, la seule façon de ne pas blesser, c'est d'apprendre les techniques des professionnels, de commencer lentement, d'augmenter progressivement les charges et la durée. De cette façon, vous vous donnez le temps de bâtir les muscles, la coordination et la technique nécessaires pour travailler de façon sécuritaire.

Le mouvement qui fait mal ou qui blesse respecte-t-il les principes de la biomécanique? Votre technique peut-elle être améliorée? Les blessures dues à des mouvements répétitifs découlent souvent soit d'une technique déficiente, soit d'une technique mal adaptée à votre corps. Par exemple, dans les tendinites du golfeur, une petite correction au niveau de la position de départ peut rectifier le mouvement qui produit une petite blessure à chaque élan. Dans d'autres situations, comme la dystonie du musicien, celui-ci doit réapprendre chacun des gestes de chaque doigt pendant de longs mois.

FIGURE 10 : Les muscles du dos sont en position de force. Ce soulevé respecte la biomécanique du dos.

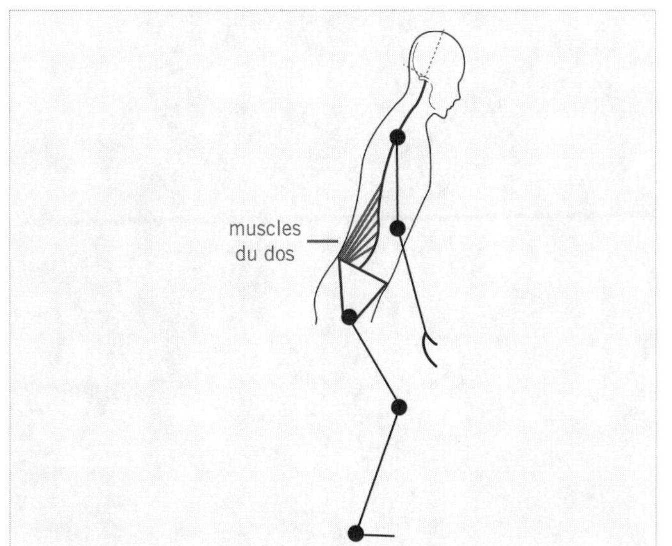

FIGURE 11 : Les muscles du dos sont en position de faiblesse. Ce soulevé ne respecte pas la biomécanique du dos.

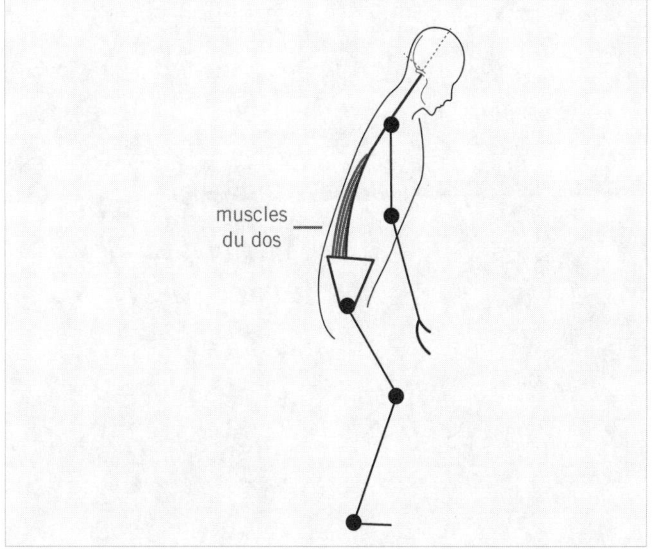

RÉADAPTATION DE LA PROPRIOCEPTION ET DE LA STABILISATION

Avez-vous déjà observé un enfant d'un an apprendre à marcher? Après plusieurs tentatives, il réussit à se mettre debout en se tenant à un meuble. Fier de lui, il sourit et tente de rester debout de plus en plus longtemps. Il cherche son équilibre, essaie différentes positions de pieds, de genoux, de bassin. Il est concentré, la chose la plus importante à ce moment est cette recherche de l'équilibre. Certaines positions sont bonnes et le gardent debout, certaines moins bonnes et il tombe sur ses fesses. Et il recommence. Puis, un jour, il lâche avec précaution le meuble et tombe sur ses fesses. Puis, il recommence, encore et encore. Quelle joie quand il réussit à rester debout tout seul, sans appui! Éventuellement, il apprend à faire un pas, autre joie intense… Puis, un second pas et ainsi de suite.

C'est comme ça que nous avons appris notre proprioception et notre stabilisation. Après une blessure, la proprioception et la stabilisation sont altérées. La bonne nouvelle, c'est que vous pouvez les récupérer avec des exercices. De multiples programmes d'exercices sont proposés par la plupart des professionnels du sport et de physiothérapie. Certains se font avec des ballons, des planches proprioceptives. D'autres ressemblent à une méditation debout (Tai-chi, Qi-gong). Tous ces exercices partagent quatre principes de base :

1. La partie la plus importante consiste à porter toute son attention aux sensations et aux fonctionnements de nos muscles, nos tendons, notre équilibre et notre contrôle des articulations;
2. Précision, équilibre, douceur sont les éléments primordiaux. Force, vitesse, amplitude du mouvement arriveront pour plus tard;
3. Les pieds supportent le poids du corps (la natation et la bicyclette ne sont pas des exercices de stabilisation);
4. Débuter sur du plancher ferme, puis progresser lentement vers les surfaces plus exigeantes. Débuter avec une activité de base puis, progresser lentement vers les activités plus exigeantes.

FIGURE 10 : Exemples de progression dans un programme de réadaptation

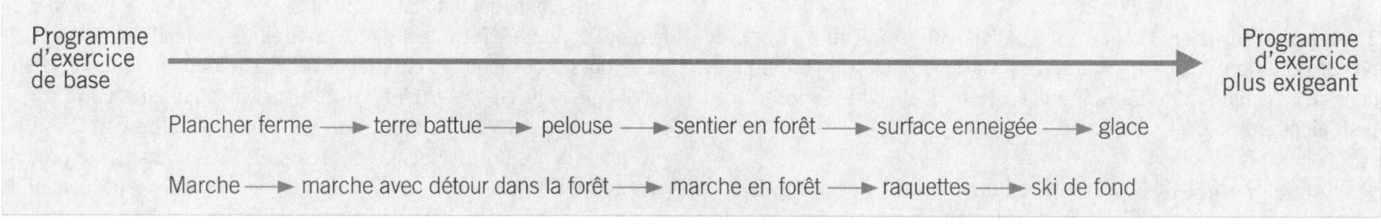

Après une blessure, les premiers pas sont déterminants. Pour ces premiers pas, nous avons choisi pour vous des **exercices de base simples** qui ne demandent pas de matériel spécialisé, que vous pouvez pratiquer partout et surtout pratiquer souvent. D'abord, la **bascule du bassin**. Cherchez la zone neutre (**figure 11**).

PROGRAMME D'EXERCICES DE PROPRIOCEPTION POUR LA COLONNE LOMBOSACRÉE

L'exercice de la bascule du bassin DEBOUT

1. Commencez d'abord l'exercice de la bascule du bassin couché pour bien mémoriser la sensation confortable de la zone neutre. Puis, tenez-vous debout, le dos à environ deux pouces du mur.
2. Basculez le bassin d'arrière vers la zone neutre, puis vers l'avant. Utilisez l'image d'amener les fesses vers le sol et d'amener les organes génitaux vers l'avant. Ou encore, imaginez contracter les muscles en arrière des cuisses (ischiojambiers) et laisser les genoux plier passivement à mesure que le bassin bascule vers l'avant.
3. Puis relâchez lentement les muscles en arrière des cuisses et ramenez le bassin d'avant vers la zone neutre puis, vers l'arrière.
4. Faites tout l'exercice de la bascule du bassin debout 10 fois lentement. Identifiez le plus précisément possible la zone neutre et restez dans cette zone aussi longtemps que nécessaire pour mémoriser parfaitement la sensation confortable de la zone neutre.
5. **Félicitations.** Maintenant, vous avez découvert que vous trouvez facilement la zone neutre en position debout. Maintenez votre colonne dans la zone neutre et marchez quelques pas. Cherchez de nouveau avec précision la zone neutre et refaites encore quelques pas. Répétez l'exercice aussi souvent que nécessaire pour que la colonne soit toujours parfaitement alignée et confortable dans la zone neutre dans les différentes postures, les différentes activités. Vous pouvez pratiquer aussi souvent qu'un enfant qui vient tout juste d'apprendre à écrire son nom. Il est tellement content qu'il l'écrit partout, sur les feuilles, les tableaux, sur les affiches. Il est fier d'être capable d'écrire son nom et il l'écrit le plus souvent possible. Sans savoir qu'un jour, il ne se saura même plus comment ne pas le faire facilement et naturellement.

FIGURE 11 : Bascule du bassin DEBOUT

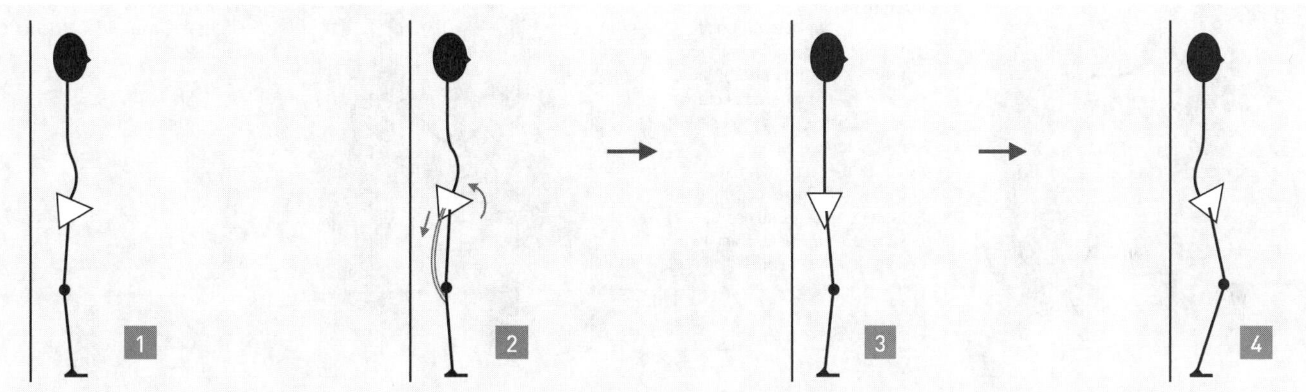

Les exercices d'équilibre

1. Tenez-vous debout, fermez les yeux quelques instants. Observez (de l'intérieur) les mouvements du corps, des pieds qui rétablissent continuellement l'équilibre. Sentez que le centre de gravité du corps se déplace et que la pression se déplace à différents endroits dans le pied (**figure 12**).
2. À mesure que vous êtes plus à l'aise, l'objectif est de garder le point de pression dans la zone sécuritaire bien à l'intérieur des pieds (**figure 13**). Progressivement, augmentez le temps durant lequel vous pouvez garder votre équilibre les yeux fermés. Plus tard, vous pouvez rapprocher les pieds pour augmenter le défi.
3. Marchez avec le point de pression dans la zone sécuritaire à l'intérieur de chaque pied (**figure 14**). D'abord, marcher 10 pas en portant beaucoup attention à chacun des gestes. Plus tard, quand les pas sont devenus faciles, faites 10 pas bien stabilisés à chaque porte que vous traverserez.
4. Marchez avec l'image du bassin stable ou vous pouvez imaginer que votre bassin est un récipient rempli d'eau à ras bord et que votre but est de marcher sans renverser l'eau (**figure 15**). Faites l'exercice d'abord pendant 10 pas, et portez beaucoup d'attention à chacun des gestes. Plus tard, quand les pas sont devenus faciles, faites 10 pas bien stabilisés à chaque porte que vous traverserez.
5. Amusez-vous à vous tenir debout sur une jambe. D'abord quelques secondes. À mesure que vous vous améliorez, cherchez des postures de genoux (genoux barrés vs débarrés), de bassin, du tronc, de la tête (regarder en avant vs regarder vos pieds) pour allonger votre temps. Plus tard, quand vous serez un expert, tenez-vous sur une jambe, les yeux fermés.

FIGURES 12,13, 14, 15 : Les exercices d'équilibre

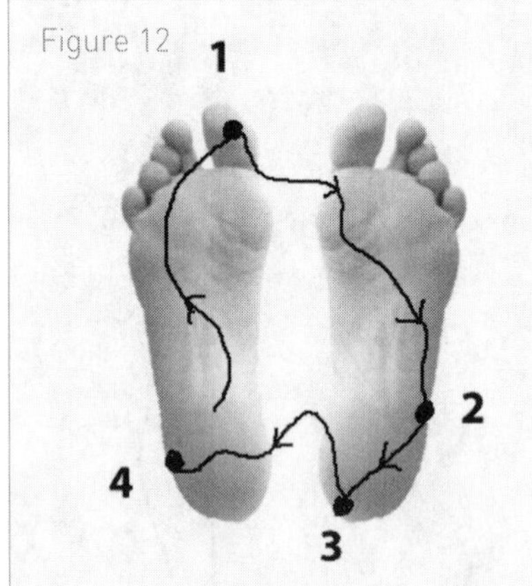

Ici, la personne se tient debout les yeux fermés. Le point de pression se déplace. Au point 1, le point de pression est très loin en avant (gros orteil), la personne sent un déséquilibre avant important, puis reprend son équilibre. Au point 2, le point de pression très loin à gauche et à l'arrière, déséquilibre arrière gauche. Au point 3, déséquilibre arrière. Au point 4, déséquilibre arrière droit.

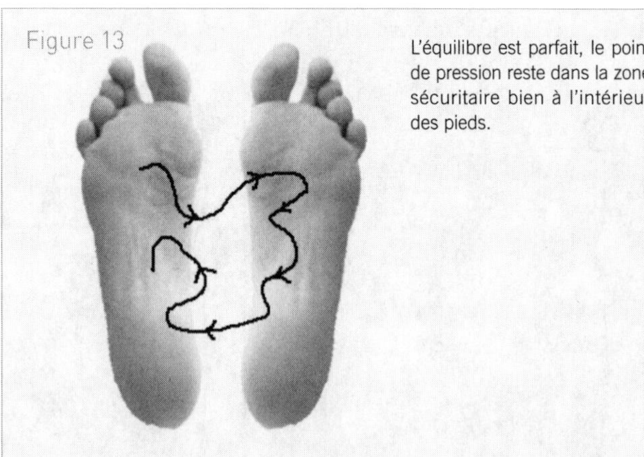

L'équilibre est parfait, le point de pression reste dans la zone sécuritaire bien à l'intérieur des pieds.

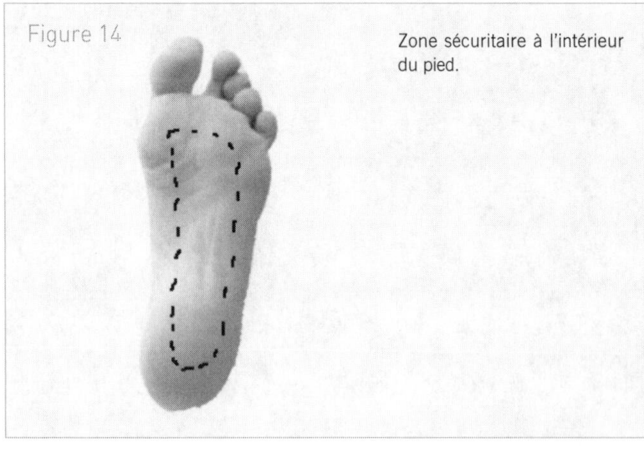

Zone sécuritaire à l'intérieur du pied.

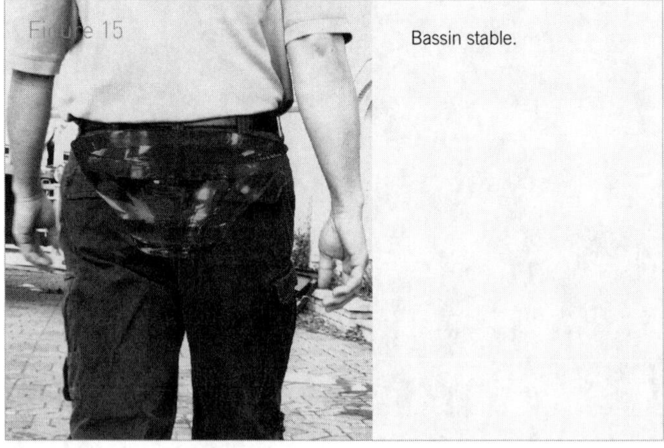

Bassin stable.

Une fois les exercices de base maitrisés, vous pouvez progresser vers les activités plus exigeantes. Notre expérience clinique nous a montré que les patients qui atteignent et maintiennent une bonne santé musculosquelettique ont développé les stratégies gagnantes suivantes.

- Intégrer les exercices dans des petits moments tout au long de la journée.
- Prévoir la marche ou le sport à des moments réservés et réguliers dans leur emploi du temps.
- Progresser lentement vers des activités qui répondent à leur gout et aspiration (sport préféré ou nouveau sport, avec des amis ou en solitaire, dans la nature ou au gymnase).
- Oser essayer de nouvelles activités et s'ajuster au besoin.
- Même si au travail ils marchent beaucoup et travaillent physiquement fort, ils choisissent de faire un programme d'exercices réguliers en dehors du travail.

5. CONCLUSION

Pour prévenir la douleur chronique, il faut écouter les signaux de votre corps. En voici une illustration.

« Ti-Jo-rien-ne-m'arrête » est un gars débrouillard. Il répare tout, il bricole tout, il s'arrange pour que ça marche. Un jour, sur le Tableau de bord de sa voiture, le voyant jaune « engine » reste allumé. Ti-Jo vérifie l'huile, les bornes de la batterie, le moteur tourne bien… « ça ne doit pas être bien grave » et Ti-Jo ne s'en soucie plus. Un mois plus tard, le voyant rouge « engine » reste allumé. Ti-Jo refait sa vérification, tout fonctionne. Rien d'inquiétant, Ti-Jo ne s'en soucie plus. Quelque temps plus tard, le voyant lumineux « brake » reste allumé. Ti-Jo vérifie le niveau de liquide de frein, coup d'œil sur les plaquettes, tout est beau. Ti-Jo est rassuré. L'important, c'est que ça roule. Une semaine plus tard, en plus des voyants lumineux, une alarme se met à sonner continuellement. Ti-Jo refait le tour du moteur et de la voiture, ne voit rien d'anormal, et décide de démonter le tableau de bord. Il trouve comment débrancher les voyants d'alarme et coupe aussi le fil du haut-parleur de l'alarme sonore. Et voilà! La voiture roule toujours, pas de voyant, pas d'alarme. L'important, c'est que ça roule sans se plaindre. Une semaine plus tard, la voiture fait un drôle de bruit au freinage : « CRrrr.. ». Ti-Jo inspecte le niveau de fluide de frein, les plaquettes. Tout est beau : « je vais freiner moins » se dit Ti-Jo, et ça marche, la voiture fait moins de bruit. Mais quelques jours plus tard, le moteur fait « clic clic clic » continuellement. Ti-Jo inspecte le niveau d'huile, les courroies, la batterie. Tout est beau, ça ne doit pas être grave. Ti-Jo décide de mettre la radio « au boutte ». Et, voilà, plus de « clic clic »… jusqu'au jour où, sur le chemin de son travail, le moteur « saute » dans un grand fracas et un nuage de fumée. Quand Ti-Jo a voulu ranger la voiture au bord de la route, plus de freins! Ti-Jo s'en sort heureusement sans blessure, mais la voiture est fumante, au fond du fossé.

Cette histoire grotesque illustre bien qu'ignorer continuellement les signaux d'alarme peut avoir des conséquences graves à long terme. La faim, la soif, la douleur, le besoin de sommeil, la fatigue sont des signaux d'alarme importants pour assurer le bien-être de notre corps. La douleur a comme fonction de nous inciter à protéger la partie blessée, de nous indiquer le bon rythme de progression des activités après une blessure, de nous révéler que certaines postures et certaines façons de travailler blessent notre corps. En conséquence, chercher continuellement à améliorer l'environnement de travail, les outils de travail et la façon de travailler s'avère une bonne stratégie pour prévenir les blessures et la douleur chronique.

Deux autres fonctions sont également nécessaires pour une bonne santé musculosquelettique : la proprioception et la stabilisation. Ces fonctions sont altérées après une blessure. Les réhabiliter rapidement permet de prévenir la chronicisation de la douleur. (De la même façon qu'après une gastroentérite, il est important de surveiller son alimentation et reconstruire la flore intestinale.)

- Nous avons aussi discuté de moyens pour gérer les relations interpersonnelles, les surcharges de travail et le stress qui constituent d'autres facteurs de risque importants de douleurs chroniques. Ils se résument ainsi.
- Demeurer flexible dans la poursuite de vos buts en essayant d'autres règles d'arrêt, plus confortables et plus sécuritaires.
- Pratiquer régulièrement une technique de relaxation, méditation ou visualisation trois fois par semaine.
- Pratiquer régulièrement la marche ou d'autres activités physiques trois fois par semaine.
- Améliorer les relations interpersonnelles en apprenant à communiquer sans envenimer davantage le conflit.
- Prendre du recul dans les situations de conflits.
- Lâcher prise quand c'est nécessaire.

Nous avons tous appris à faire l'entretien préventif de notre automobile. Et nous le faisons régulièrement pour ne pas tomber en panne au bord de la route. Nos connaissances scientifiques aujourd'hui nous permettent de faire l'entretien préventif de la formidable machine qu'est notre corps. Apprendre à le faire régulièrement et avec attention est un grand défi au quotidien.

BIBLIOGRAPHIE

- Feuerstein, M. & Nicholas, R. A. (2006). Development of a short form of the Workstyle measure. Occupational Medicine, 56, 94-99.
- Heneweer, H., Vanhees, L., & Picavet, H. S. (2009). Physical activity and low back pain : a U-shaped relation? Pain, 143, p. 21-25.
- Macdonald, D., Moseley, G. L., & Hodges, P. W. (2009). Why do some patients keep hurting their back? Evidence of ongoing back muscle dysfunction during remission from recurrent back pain. Pain, 142, p. 183-188.
- Malchaire, J., Cock, N., Indesteege, B., Piette, A., & Vergracht, S. (1999). Influence des facteurs psychosociaux sur les troubles musculosquelettiques. Bruxelles : INRCT : Institut national de la recherche sur les conditions de travail (Belgique).
- McGill, S. (2007). Reducing the risk of low back pain. In Low back disorders : Evidence-based prevention and rehabilitation (p. 133-158). Champaign, IL, USA : Human Kinetics,Inc.
- Meijer, E. M., Sluiter, J. K., & Frings-Dresen, M. H. (2008). Is workstyle a mediating factor for pain in the upper extremity over time? Journal of Occupational Rehabilitation, 18, p. 262-266.
- Moseley, G. L., Nicholas, M. K., & Hodges, P. W. (2004). Pain differs from non-painful attention-demanding or stressful tasks in its effect on postural control patterns of trunk muscles. Experimental Brain Research, 156, p. 64-71.
- Rosenberg, M. B. (2003). La communication non violente au quotidien. St Julien-en-Genevois : Éditions Jouvence.
- Rusu, A. C. & Hasenbring, M. (2008). Multidimensional Pain Inventory derived classifications of chronic pain : evidence for maladaptive pain-related coping within the dysfunctional group. Pain, 134, p. 80-90.
- van Weering, M. G., Vollenbroek-Hutten, M. M., Tonis, T. M., & Hermens, H. J. (2009). Daily physical activities in chronic lower back pain patients assessed with accelerometry. Eur.J.Pain.
- Vlaeyen, J. W. & Morley, S. (2004). Active despite pain : the putative role of stop-rules and current mood. Pain, 110, p. 512-516.

CHAPITRE

25

LE RÔLE **DU PATIENT**

Juliana Barcellos de Souza, Pht., Ph.D., Florianópolis, Brésil
Universidade Federal de Santa Catarina (UFSC)

http://lattes.cnpq.br/0009123389533752

RÉSUMÉ

Dans toutes les situations de la vie, nous avons un rôle à jouer et une attitude à adopter. Que nous soyons actifs ou passifs face à la vie, nous participons et nous communiquons. Cela s'applique également au traitement de la douleur chronique où **la participation active du patient est essentielle au succès du traitement.**

Immergé dans la douleur, votre rôle de patient actif peut vous paraitre parfois un peu abstrait. Au cours de ce chapitre, nous décrivons plusieurs stratégies pour vous aider dans le cheminement dont vous êtes le centre et dans lequel vous devez être en action. Ce cheminement commence par la recherche d'aide. Cela exige que vous identifiez d'abord le problème de douleur. N'oubliez pas que la douleur est un symptôme subjectif que vous êtes seul à pouvoir évaluer. L'équipe soignante (les experts) n'y peut rien sans vos commentaires.

Pour élaborer un plan d'action pour le traitement de la douleur, il faut d'abord connaitre vos symptômes (dont vous avez l'expertise) et, ensuite, faire des ajustements pour bien répondre à vos besoins (réduire les effets secondaires indésirables et adapter les activités à vos capacités et à vos objectifs).

En clinique, le traitement de la douleur chronique est un processus dynamique. Les prescriptions (médication, exercices, etc.) qu'on vous donnera ne vous aideront pas si vous ne passez pas à l'action. Passer à l'action signifie : prendre les médicaments, faire les exercices, etc., en bref, essayer les stratégies discutées avec l'équipe soignante. Ce processus dynamique évolue par votre communication avec l'équipe soignante : faites-lui part de vos perceptions puisqu'elles favorisent les ajustements aux stratégies proposées et essayées.

Ce chapitre vous propose aussi des stratégies pour mieux communiquer avec l'équipe soignante. La fin du chapitre traite des interventions en groupe. Ces interventions, généralement multidisciplinaires, sont enrichies par l'échange d'expériences entre les patients. Cela peut vous encourager et vous présenter d'autres façons de gérer votre douleur et même des situations stressantes, par exemple avoir une attitude de « lâcher prise » plutôt que de « dramatiser la situation ».

Après la lecture de ce chapitre, vous aurez « une petite boite à outils » pour vous aider à être un patient participatif et à améliorer votre condition et votre santé. Bonne lecture et n'oubliez pas de passer à l'action! Essayer les stratégies, c'est le point de départ pour le patient participatif!

1. INTRODUCTION

De plus en plus, les patients veulent être au courant de leur état de santé, pouvoir prendre des décisions et connaitre les bienfaits et les effets secondaires des interventions qui leur sont offertes. Les patients ne veulent plus être un élément passif du traitement, ils veulent y participer. Un tel changement de comportement des patients favorise le contrôle de leur douleur. Les patients jouent un rôle actif dans l'amélioration de leur état de santé; ils apprennent à mieux gérer leurs symptômes et ils adoptent des nouvelles habitudes de vie qui provoquent un changement durable. **Ce comportement participatif est la clé du succès de tout traitement.**

Dans les pages qui suivent, nous vous aiderons à mieux comprendre votre rôle de patient participatif, l'attitude à adopter envers les professionnels de la santé et vos responsabilités et devoirs envers vous-même. Le rôle de patient actif est souvent appris grâce aux observations de son entourage : comment sa famille et ses amis agiront pendant le traitement. Ce n'est pas un rôle qui demande une formation académique, mais bien un rôle qui se construit tout au long d'une vie. À la fin de cette section, nous vous présentons des programmes multidisciplinaires de traitement en groupe (Écoles interactionnelles), puisque tous ensemble, les patients peuvent s'entraider à mieux gérer leurs symptômes.

Votre participation est importante à tous les niveaux du traitement, dès la recherche d'aide jusqu'aux améliorations ressenties. Prenez des décisions! Soyez actif tout au long du processus!

2. RECHERCHE D'AIDE ET CONSULTATION

Consulter un professionnel de la santé, c'est une action qui dépend directement du patient ou de son entourage. Cette volonté de consulter et de chercher de l'aide est souvent motivée par un des trois souhaits suivants :

- identifier la cause du mal;
- avoir un diagnostic précis; ou
- connaitre des stratégies qui peuvent soulager ou guérir son mal (Hamilton et al. 2005).

Peu importe le but initial, tout traitement commence avec la prise de décision suivante du patient : « Je veux consulter. » et cette décision doit persister tout au long du traitement. Le patient devient alors UN PATIENT PARTICIPATIF.

Au moment de la consultation, le rôle du professionnel de la santé est relativement clair : son expertise devra nous aider à régler notre problème. Toutes les années de formation du professionnel de la santé devront lui permettre d'identifier la solution aux problèmes de santé de ses patients. Par exemple, un médecin et un pharmacien doivent avoir l'habileté d'identifier les médicaments qui pourront soulager la douleur d'un patient. Au contraire des professionnels de la santé, le patient n'a suivi aucune formation formelle sur son propre rôle. Ce rôle doit être appris au quotidien, et ce, depuis sa plus tendre enfance.

Poursuivons avec notre exemple des médicaments. Le patient participatif se demande :

« Comment ces médicaments peuvent-ils m'aider? Est-ce la bonne prescription? Est-ce que le simple fait d'aller chercher les pilules à la pharmacie m'aide? »

Même sans connaitre la biochimie de la substance pharmacologique qu'on nous a prescrite, nous connaissons très bien notre rôle de patient. Depuis la petite enfance, nous avons appris que pour avoir les effets bénéfiques des médicaments, il faut suivre la prescription et prendre les médicaments.

Si on considère le rôle du patient sous l'angle du **patient participatif**, le patient devient alors l'élément clé et se trouve au cœur de son propre traitement. S'il ne suit pas sa prescription de médicament ou d'activités physiques (par exemple prendre des marches), le traitement ne donnera pas l'effet escompté.

Le patient est le « principe actif » de tout traitement. Les professionnels de la santé doivent le **guider** tout au long de son cheminement et de son changement d'attitude afin de **déclencher une amélioration** de sa condition de santé.

Le succès de tout traitement dépend des efforts du patient.

3. AU CŒUR DE L'ÉQUIPE SOIGNANTE ET DU PLAN DE TRAITEMENT : LE PATIENT

Le traitement de la douleur chronique doit être multidisciplinaire et s'adapter aux besoins physiques, psychologiques et sociaux de chaque patient. Puisque plusieurs facteurs doivent être pris en charge pour contourner la complexité du phénomène douloureux, plusieurs professionnels de la santé doivent s'engager auprès du patient tout au long de son traitement. Il est important de prendre en note, que dans toute équipe soignante, composée, entre autres, de médecins, de physiothérapeutes, de psychologues, d'ergothérapeutes et de pharmaciens, le patient est au cœur du plan de traitement. Toutes les stratégies et les techniques thérapeutiques sont prescrites selon ses besoins individuels.

Le patient au cœur d'un processus dynamique

Cette centralisation sur le patient ne doit pas être vue dans un contexte statique. Le processus de guérison est loin d'être statique et les prescriptions ne sont pas l'unique élément de solution à la condition douloureuse. **Vous en avez fait l'expérience, comme patient : lorsque les comprimés prescrits n'ont aucun effet bénéfique si vous ne les prenez pas.** Puisque le patient est au cœur du plan de traitement, faisons une analogie du patient avec cet organe si important : le cœur.

LE CŒUR

Les mouvements du cœur sont primordiaux pour maintenir le corps en vie : il reçoit du sang et il le fait avancer en le distribuant à toutes les cellules de notre corps.	*Si le patient ne collabore plus...*	Si le cœur s'arrête, **nul besoin de nouveau sang** puisqu'il n'a plus de corps à maintenir en vie.

LE PATIENT

Le « sang » se traduit, pour le patient, par des stratégies et des prescriptions de médicaments ou d'activités physiques.	*Si le patient ne collabore plus...*	Si le patient ne collabore plus à son plan de traitement, de nouvelles prescriptions seraient inutiles. Le « sang » se traduit par de nouvelles prescriptions. Donc, nul besoin de recevoir de nouvelles stratégies, médicaments et thérapies si nous ne passons pas à l'action.

Une attitude statique est contraire à l'évolution, que ce soit l'évolution de la vie ou de notre traitement. La guérison est la fin d'un processus dynamique qui implique la collaboration de toute l'équipe soignante : le patient et les professionnels de la santé.

4. MOTIVATION SOUS CONTRÔLE

Pour que le traitement soit un succès, il faut **passer à l'action**. Une attitude statique ne vous permettra pas d'avancer. Depuis notre petite enfance, tout notre développement moteur s'est fait par des observations du monde et par une bonne dose d'activités d'essai-erreur. Passer à l'action n'est donc pas une nouveauté. Par contre, si vous êtes conscients de l'importance des différentes prescriptions que vous donne votre équipe soignante, pourquoi est-ce si difficile les suivre?

« Est-ce moi le problème? Est-ce un manque de motivation de ma part? Pourtant, je veux tellement améliorer ma condition de santé. »

Afin de bien répondre à ces questions, regardons le problème sous trois angles :

- **celui qui donne les prescriptions;**
- **la prescription d'activités physiques;**
- **celui qui passe à l'action.**

Celui qui donne les prescriptions (soit, généralement, le professionnel de la santé ou le praticien)

Pour donner la bonne prescription, il faut que le praticien dispose d'informations adéquates sur la santé de son patient. Il doit aussi connaitre les objectifs du patient (le patient étant au cœur du plan de traitement), soit ses objectifs personnels, réalistes et mesurables face à sa condition médicale. Muni de toutes ces informations, le praticien pourra mieux choisir l'activité physique à prescrire à son patient. Il pourra l'aider directement à améliorer sa qualité de vie à court ou à moyen terme, tout en favorisant l'atteinte de ses objectifs initiaux. De plus, le praticien peut favoriser la motivation du patient en choisissant des activités physiques adaptées à ses gouts et à ses valeurs, favorisant la réalisation de certains de ses objectifs personnels réalistes et mesurables (établis au départ).

La prescription d'activités physiques

Comme nous venons de le voir, la prescription d'activités physiques doit s'adapter aux gouts et aux valeurs de chaque patient. Elle doit respecter les capacités physiques et mentales du patient, ses loisirs et ses besoins. Par exemple, des dizaines d'études de recherche scientifique démontrent l'effet bénéfique de l'exercice physique dans l'eau (hydrogymnastique ou hydrothérapie) pour les personnes qui souffrent de douleur chronique. Malgré ces résultats, on doit cependant réaliser que dans la vraie vie, il y a des patients qui apprécient l'exercice physique dans l'eau tandis que d'autres n'aiment pas la routine d'entrer et sortir d'une piscine à raison d'une ou deux fois par semaine. C'est un choix personnel. La décision de faire de l'hydrogymnastique (exercices dans l'eau) ne revient qu'au patient. Mais, attention! Cela ne veut par dire faire un choix entre faire ou ne pas faire des exercices, mais bien entre les lieux où faire ces exercices (soit dans l'eau, à la maison, dans un centre de gymnastique ou ailleurs).

En tant que patient participatif, vous devez discuter avec votre médecin et tout praticien qui vous suivent afin d'identifier les activités qui vous plaisent et qui vous conviennent.

Celui qui passe à l'action (vous!)

Celui qui passe à l'action, c'est vous, le patient. **Vous êtes l'unique garantie du succès de votre traitement.**

Avant de passer à l'action, il vous faut bien comprendre les éléments suivants : votre prescription d'activités physiques, le fonctionnement des activités, leurs bienfaits, leurs effets secondaires possibles et finalement, les surdosages d'activités qui seraient potentiellement néfastes ou dangereux pour vous.

Voici maintenant quelques questions et réponses qui pourraient vous aider à mieux comprendre votre rôle de patient participatif dans la prescription d'activités physiques qui vous a été donnée.

L'EFFET DE LA PRESCRIPTION D'ACTIVITÉS PHYSIQUES ET COMMENT VOUS MOTIVER

Comment cette stratégie pourra-t-elle m'aider?	Quelques fois, comprendre le « pourquoi » peut vous motiver.
Comment vais-je m'organiser pour passer à l'action?	Faites un plan d'action, choisissez le meilleur moment pour suivre les prescriptions d'activités physiques et les intégrer à votre routine.
Quand est-ce que je vais prendre des marches? Après un repas? Quand est-ce que je vais faire mes étirements? Au réveil ou au retour du travail? Quand est-ce que je vais écouter de la musique pour me détendre et où vais-je faire ma relaxation? Dans le salon? Dans ma chambre? Au sous- sol?	Votre plan d'action doit répondre à chacune de ces questions.

La motivation est l'élément déterminant qui vous permettra de passer à l'action, mais elle présente un danger. Une motivation excessive peut vous entrainer à en faire trop, et trop c'est comme pas assez! L'exercice physique est un cas classique. Quand on prend la décision de commencer à pratiquer nos activités physiques prescrites, on veut rattraper le temps perdu, on veut atteindre notre but rapidement, et tout cela nous mène inévitablement à une surcharge d'exercices, une douleur intense et un manque de motivation pour persévérer.

Voici quelques conseils qui vous aideront à vous motiver tout en ne versant pas dans l'excès de zèle.

Premièrement : Vous ne rattraperez pas le temps perdu.

Deuxièmement : Si vous en faites trop, vous aurez tout simplement favorisé la douleur et l'abandon de l'activité prescrite. Par exemple, si vous faites 60 minutes de marche, 4 fois par semaine, tandis qu'avant, vous ne preniez aucune marche. Prendre la décision de suivre la prescription d'activités physiques, c'est aussi prendre la décision d'avancer lentement : **vous devez contrôler votre motivation!** Si la prescription d'activités physiques vous dit 20 minutes de marche, 3 fois par semaine, il ne faut pas en faire 40 minutes, ni 4 fois semaine. Le but n'est pas de dépasser la prescription et d'en faire plus. Votre but est à long terme : vous voulez persévérer et inclure l'activité physique à votre routine. Votre période d'activités physiques doit être facile et agréable!

Troisièmement : Faites le choix le plus simple : faites seulement ce qui vous a été prescrit et avancez lentement sans sauter d'étape.

5. TOUJOURS PARTICIPER! OUI, MAIS COMMENT FAIRE?

Vivre avec une douleur chronique n'est pas une tâche simple. Le cheminement de la recherche d'aide est souvent long pour les patients faisant face à la douleur chronique. Ils doivent avoir un horaire et se rendre à de multiples consultations médicales, essayer des dizaines de médicaments, subir plusieurs traitements et affronter, seuls ou avec leurs proches, les couts en temps, en argent et en énergie afin d'entrevoir la possibilité de soulager leurs symptômes et leurs douleurs. Ces patients subissent plusieurs traitements, parfois de longue durée, pour n'obtenir souvent que des résultats discrets. Les couts ne sont pas toujours proportionnels aux bénéfices qu'ils reçoivent.

Participer, c'est communiquer!

Participer, c'est aussi chercher de l'aide! Afin d'obtenir un service approprié et satisfaisant, il est important de bien communiquer avec votre équipe soignante et de passer à l'action!

La communication entre vous et votre professionnel de santé ou votre équipe soignante est, sans aucun doute, la meilleure stratégie pour éviter la multiplicité de traitements tant que les bénéfices décevants. Par exemple, le meilleur indice pour mesurer l'efficacité d'un médicament est votre perception du soulagement de vos symptômes.

Sans votre participation, ni le médecin, ni le psychologue et ni le physiothérapeute ne seront en mesure d'évaluer la réduction de votre douleur. La douleur est une perception subjective que vous êtes le seul à ressentir et à pouvoir mesurer.

Toujours participer veut dire partager vos expériences

Afin de toujours bien communiquer avec votre médecin ou votre équipe soignante, il est important de tenir compte des quelques recommandations qui suivent.

N'oubliez jamais de rapporter de façon claire et objective la mesure de votre douleur. Vous êtes la personne la mieux placée pour le faire. Vous devez apprendre à bien décrire votre douleur et vos symptômes aussi bien que votre soulagement. Bien que les chercheurs développent des façons indirectes de mesurer la douleur, par exemple par la sudation ou par la fréquence cardiaque, ces mesures demeurent indirectes. La mesure directe, c'est la vôtre.

- Tenez votre médecin ou tout professionnel de la santé de votre équipe soignante au courant de vos difficultés à suivre le traitement d'activités physiques ou de médicaments prescrits. Il sera ainsi en mesure de vous aider.
- Pourquoi ne prenez-vous pas vos marches? Pourquoi ne prenez-vous pas les pilules telles que prescrites? Y avez-vous déjà pensé?
- Identifiez vos limites et allez chercher de l'aide précise avec votre équipe soignante. Par exemple le psychologue pourrait vous aider à retrouver la motivation.
- Échangez des idées avec vos proches et vos amis : ils peuvent vous aider à vous souvenir de prendre de longues respirations pendant la journée, de vous détendre ou de prendre une petite marche. À deux, c'est souvent plus motivant et plus agréable! Mais attention à votre rythme! Celui ou ceux qui vous accompagnent doivent aller à votre rythme, lentement et progressivement. Changez de partenaire au besoin et avancez toujours lentement.

Participer, c'est passer à l'action!

Pour cheminer dans un processus de gestion des symptômes et passer à l'action, il faut changer vos habitudes de vie.

- Rapportez aux professionnels de la santé l'intensité de vos symptômes.
- Suivez les prescriptions d'activités ou de médicaments.
- Adaptez votre routine : prenez des marches, prenez de longues respirations, observez-vous au quotidien.
- Prenez de nouvelles habitudes.
- Racontez vos expériences et discutez-en.
- Pratiquez vos techniques.
- Choisissez le bon moment de la journée et le bon endroit pour mettre en pratique vos nouvelles habitudes.

Les changements d'habitudes de vie ne sont pas faciles à effectuer. Ils exigent votre engagement et de la discipline. Même si quelques tâches vous semblent faciles, n'hésitez pas à en parler avec vos proches. Par exemple, respirer et relaxer semblent être des tâches faciles, mais elles sont loin d'être simples. **C'est un apprentissage.** Discutez avec des gens de votre entourage qui pratiquent la relaxation ou la méditation. Les bienfaits viendront au fur et à mesure que vous pratiquez chaque nouvelle technique. De plus, il faut bien choisir le moment de la journée pour ne pas être dérangé, le petit coin tranquille et agréable de la maison où vous êtes à l'aise. Songez à fermer votre portable ou à brancher le téléphone sur le répondeur. Développez votre propre rituel; il faut le pratiquer et l'adapter à vos besoins.

6. COMMENT PUIS-JE AMÉLIORER MON ÉTAT?

Le processus d'apprentissage de la gestion de votre douleur et de vos symptômes demande un engagement discipliné de votre part. L'équipe soignante joue un rôle de guide où des stratégies sont proposées et adaptées à chaque patient. **Le but commun est celui d'augmenter la capacité de gestion des symptômes.**

De quelle manière puis-je participer activement dans le processus de la gestion de ma douleur et de mes symptômes? Que faire? Est-ce que mon attitude est vraiment importante dans mon rétablissement?

Quelques patients nous racontent leur cheminement d'autogestion de la douleur chronique et ils nous aident ainsi à mieux comprendre le rôle du patient participatif. On constate que ces patients nous font part d'être réaliste face à nos capacités et à nos limites, sans avoir peur de faire un changement. Les patients participatifs ont le courage de passer à l'action et s'embarquent dans un long processus de changement, et ce, à petits pas. Peu importe depuis combien de temps vous souffrez, vous êtes capable d'apprendre à gérer vos symptômes et soulager votre mal. Vous allez adapter vos activités et vos loisirs au fur et à mesure, sans devoir les abandonner.

« Quand j'avais des crises de douleur je n'étais plus capable de marcher en lignes droites, j'avais honte. Les autres me pointaient du doigt et pensaient que j'étais ivre. J'ai appris à faire des exercices d'équilibre qui m'ont permise d'augmenter mon endurance et maintenant je peux prendre des marches. J'ai appris à gérer mes capacités et mes limites pour réduire l'intensité de mes crises. »

Patiente de 47 ans, atteinte de douleur chronique depuis 5 ans

« Maintenant que je suis plus à l'écoute de mon corps, je suis plus positive et plus motivée. J'ai le gout de me prendre en main. Depuis que je prends mes marches régulièrement, mon conjoint est davantage sensibilisé à la maladie et m'encourage encore plus. J'ai beaucoup plus d'assurance et j'ai moins de crainte de dire « oui » à une sortie. Je m'amuse plus. Je planifie mes sorties, je me repose le lendemain. »

Patiente de 45 ans, atteinte de douleur chronique depuis 15 ans

« En écoutant mon corps, les signes de fatigue, douleur et sommeil, j'ai appris à démystifier la fibromyalgie. Maintenant j'ai une meilleure compréhension de la maladie. Cela m'a aidé à reprendre une certaine confiance en moi. J'ai appris des trucs différents pour pouvoir combattre ma douleur (bien manger, avoir des pensées positives, m'amuser, écouter de la musique, rire, prendre des marches dans la nature, prendre des respirations...). J'ai une meilleure qualité de vie présentement qu'il y a quelques mois. Cela m'a permis d'apprendre à faire plus d'attention à moi. J'ai pu expliquer un peu plus les symptômes à ma famille et leur faire comprendre que je n'ai plus la même énergie qu'auparavant. J'ai recommencé à sortir un peu plus, mais à mon rythme à moi et selon mon énergie. J'ai augmenté ma patience, car je réussis à contrôler mes douleurs et je respecte un peu plus mes limites et celui des autres aussi. Je suis moins fatigué après une journée de travail. »

Patient de 40 ans, atteint de douleur chronique depuis 5 ans

Le premier pas : envisagez des objectifs réalistes

Convenir d'un objectif réaliste et mesurable offre au praticien et au patient une occasion unique de moduler les attentes de ce dernier face aux traitements. Le **tableau 1** rapporte quelques objectifs réalistes et mesurables de patients.

À titre d'exemple, prenons l'objectif de la marche. Une patiente fibromyalgique qui souffre de douleur chronique depuis plus de six ans nous présente son objectif : **faire des randonnées pédestres de 2 à 3 heures, 1 fois par semaine.**

Est-ce réaliste? Elle ajoute qu'elle faisait des randonnées de ce genre il y a 10 ans! En ce moment, elle parvient à peine à marcher 15 minutes consécutives. Son but n'est peut-être pas réalisable au cours du traitement (de 3 ou 4 mois). Puisque personne ne se plaint de dépasser un objectif personnel, et après discussion, la patiente et sa praticienne conviennent d'une cible atteignable au cours de la période du traitement (et que la patiente pourra dépasser si elle le peut), soit : **d'effectuer à travers un entrainement progressif, des marches de 30 minutes, trois fois par semaine.**

On rappelle aussi à la patiente que les randonnées pédestres de deux à trois heures restent un but possible à atteindre plus tard, si elle poursuit son entrainement.

TABLEAU 1 : Objectifs réalistes et mesurables

OBJECTIFS RÉALISTES ET MESURABLES	
TYPE D'OBJECTIF	OBJECTIFS PERSONNELS
Physique	• Marcher 30 minutes, 3 fois par semaine • Pouvoir jouer avec mes petits-enfants durant 30 minutes (accroupie) • Faire une randonnée d'une heure, une fois par mois • Conduire une automobile durant une heure, sans devoir m'arrêter à cause de la douleur • Être capable de faire une sortie par mois (souper, visiter des amies) • Recevoir des amis ou la famille, une fois par semestre
Mental / cognitif	• Lire un paragraphe de 8 lignes sans devoir le relire pour comprendre • Raconter un bref évènement (ex. : partager une nouvelle entendue à la télé) • Planifier un voyage

Le deuxième pas : suivez vos prescriptions!

Passer à l'action, est-ce un choix qui vous convient? Si vous avez cherché de l'aide, êtes-vous prêt à vous engager au processus? De simples consultations avec votre praticien ne peuvent pas vous soulager **si vous ne passez pas à l'action.** Prenez-vous au sérieux, essayez les nouvelles prescriptions, changez de détails dans votre routine : **vous êtes l'élément actif du traitement. Sans votre participation, les résultats seront discrets et peu durables.**

Prescription de nutrition

Si l'on vous prescrit des conseils de nutrition pour que vous puissiez avoir un gain d'énergie tout au long de la journée, que ferez-vous? Il y a deux options simples : essayer ou ne pas essayer. C'est à vous de choisir.

La prescription est la suivante : *manger des protéines 3 fois par jour (environ 15g/repas : matin, midi et soir)*. Est-ce simple? Réaliste? Oui. Surtout quand il faut manger de tout, et rajouter des protéines aux repas. Pourquoi? Les neurotransmetteurs, les enzymes, les muscles, entre autres, ce sont des protéines! Donc, il nous en faut, et en bonne quantité! De plus, la digestion des protéines est un processus plus lent que celui des hydrates de carbone (ex. : riz, pomme de terre, pain, etc.), ce qui entraine une libération de l'énergie à plus long terme et vous aidera à maintenir un niveau optimal d'énergie toute la journée.

Et alors? Allez-vous passer à l'action? Essayez!

Le troisième pas : observez-vous!

Chaque jour, vous cheminez vers l'amélioration de votre état. Vous êtes la personne la mieux placée pour évaluer l'effet d'un traitement et pour évaluer l'intensité des activités au cours d'une journée. **S'auto-observer et faire un bilan de votre journée est une stratégie rentable!** Avez-vous remarqué que les patients participatifs parlent souvent de « l'écoute de leur corps »? Pour évaluer vos capacités et vos limites, il faut que vous vous observiez, que vous observiez votre environnement et que vous essayiez toujours d'adapter votre journée en conséquence. **Ne vous en demandez pas trop!** Mieux vaut trois journées d'activités modérées qu'une journée excessive suivie de deux jours d'épuisement. Qu'en dites-vous?

7. POURQUOI PERSISTER?

Trois aspects sont des plus importants dans l'amélioration de votre état et dans votre participation pour y arriver : la prescription d'activités physiques, la respiration et la relaxation, ainsi que la nutrition.

La prescription des exercices

L'activité physique est essentielle dans le traitement de la douleur chronique. Cette importance se justifie par ses effets sur la fonctionnalité physique des patients (Valim 2003), sur l'humeur, avec notamment une réduction de la dépression et de l'anxiété (North, 1990) ainsi que sur le plan neurophysiologique grâce au phénomène d'analgésie induite par l'exercice (Koltyn, 2002). Pour que le patient puisse bénéficier de ces bienfaits, l'exercice doit être d'intensité modérée (Souza et al. 2007) et respecter son niveau de douleur et ses limites afin de favoriser son adhérence (Jones et al. 2002).

La respiration et la relaxation

La gestion de la douleur chronique est bonifiée par la pratique de techniques mentales, comme la relaxation et la méditation. Plusieurs techniques de respiration et de relaxation existent et leurs effets bénéfiques varient selon les consignes, le plaisir éprouvé et le niveau d'expérience du patient dans la pratique des différentes techniques. À cet effet, la pratique de techniques respiratoires, avec des respirations lentes et profondes, favorise elle aussi la réduction de l'anxiété, de la dépression, du stress et de la douleur (Meuret 2005). De plus, tel que constaté en clinique, les patients perçoivent une amélioration de leur état de santé après les exercices de respirations lentes et profondes (Villien et al. 2005) et ceux-ci peuvent favoriser l'activité mentale et la capacité pulmonaire (Fluge et al. 1994).

La nutrition

Le volet nutritionnel est rarement décrit dans le traitement et la gestion de la douleur chronique. En effet, la douleur chronique semble inhiber l'appétit des patients, réduisant ainsi l'ingestion des nutriments et leur apport énergétique. Aussi, deux messages importants à communiquer aux patients quant au gain d'énergie durant le traitement. D'une part à l'importance de manger des protéines régulièrement (15 g/repas) et, d'autre part, à l'importance d'absorber quotidiennement du fer, à la fois pour le transport d'oxygène dans le sang et pour réduire la carence en fer tant répandue chez les femmes.

8. DES GROUPES D'INTERVENTION (FIBROMYALGIE, DOULEUR CHRONIQUE)

La participation du patient est donc l'élément principal de l'intervention! Sans son engagement, il ne verra aucun changement à sa condition.

Le traitement de la douleur chronique demande une approche multifactorielle où le patient est évalué et traité sous plusieurs angles afin de répondre à ses besoins biopsychosociaux. Les approches multifactorielles se caractérisent par l'association d'au moins deux thérapeutiques. Les exercices physiques sont les plus populaires, étant souvent associés à la relaxation, aux stratégies de gestion du stress (éducation) et à la psychothérapie. Ces programmes se font souvent en groupe (de 6 à 25 participants), avec plusieurs intervenants (de 3 à 20 participants). Ces programmes sont dispendieux en temps et argent, puisqu'ils demandent plusieurs intervenants et plusieurs heures de rencontre. De plus, on note, malgré les résultats satisfaisants prouvés, une faible participation des patients, justement à cause du temps requis pour les rencontres et les activités à entreprendre à la maison. Pour essayer de résoudre ce problème et de garantir l'interdisciplinarité des programmes, on a proposé, il y a quelques années, des traitements en groupe, où en plus des échanges entre les patients et les professionnels de la santé, chaque patient peut également échanger des idées et des expériences avec les autres patients du groupe. Ces programmes obtiennent une plus grande participation des patients, surtout quand les programmes s'adaptent aux objectifs des patients, comme le modèle des Écoles interactionnelles.

Liens :
École interactionnelle de lombalgie (École du dos) : http://ecoledudos.uqat.ca/ http://web2.uqat.ca/lombalgie/examens/ecoledosliste.htm
École interactionnelle de fibromyalgie : http://www.springerlink.com/content/627r0jl65677w022/fulltext.pdf?page=1

Plusieurs douleurs chroniques sont traitées au Québec par le modèle des Écoles interactionnelles, comme la lombalgie, la fibromyalgie, la cervicalgie, la douleur abdominale et le cancer du sein. Ces écoles ont pour but d'apprendre aux patients des stratégies pour gérer leurs symptômes. Elles consistent en rencontres hebdomadaires en groupe de huit patients accompagnés de deux intervenants. Chacune des rencontres dure deux heures et se déroule comme suit :

- accueil, pratique d'une routine motrice adaptée à chaque patient (15 à 20 minutes), retour sur l'activité prescrite la semaine précédente, début de la présentation d'un nouveau thème et discussion de groupe, entrecoupés par une pause. La rencontre se termine par un exercice de relaxation, la synthèse de la rencontre et prescription d'une nouvelle activité à intégrer durant la semaine qui suivra les rencontres sont organisées autour de certains thèmes. Dans le cas de la fibromyalgie, les thèmes sont les suivants :
- signer un contrat thérapeutique (patient et intervenants) pour établir des objectifs réalistes et mesurables;
- identifier des stratégies utilisées par les participants pour soulager la douleur, la fatigue, le stress et le sommeil;
- discuter de l'importance de l'activité physique et prescrire la marche et la routine motrice adaptées aux besoins de chacun;
- discuter et prescrire des techniques de relaxation ou médiation;
- discuter des stratégies de gestion des capacités et des limites;
- discuter de l'importance de la nourriture dans le combat de la fatigue et la douleur
- discuter de l'impact de la douleur chronique dans la vie (sexualité et conséquences indésirables de la « guérison »);
- discuter de l'effet des médicaments;
- discuter du cheminement parcouru par les membres du groupe.

Que devriez-vous faire pour retrouver votre état initial, celui qui prévalait avant de débuter l'École interactionnelle?

Les résultats des Écoles interactionnelles démontrent que les stratégies thérapeutiques qu'on y utilise comme outils d'intervention sont efficaces pour apprendre aux patients à s'autotraiter. Des améliorations significatives sont obtenues au niveau du seuil de douleur aux points de sensibilité, de la douleur clinique, de la qualité de vie et de la perception de la capacité à gérer les symptômes et elles se maintiennent à court et à long terme.

9. CONCLUSION

Votre rôle de patient dans le traitement de la douleur chronique est simple, mais très exigeant. Le traitement est un long cheminement dynamique qui dépend directement de votre participation. Tout ce processus est influencé par votre motivation. Pour passer à l'action et persister, il faut être motivé. Avoir des objectifs réalistes à court terme peut être une excellente stratégie pour vous aider à persévérer. Quelques exemples d'objectifs ont été proposés et vous en trouverez d'autres. N'oubliez simplement pas de bien moduler vos attentes, ne soyez pas pressé pour atteindre de grands objectifs. Avancez lentement et vous serez gagnant!

CHAPITRE

26

LE SOMMEIL ET **LA DOULEUR CHRONIQUE**

Sarah Whitman, M.D., psychiatre, Philadelphie, Pennsylvanie, États-Unis

RÉSUMÉ

Malheureusement, les difficultés de sommeil vont souvent de pair avec la douleur chronique. Même chez les personnes qui n'ont pas de douleur, les troubles du sommeil occasionnels sont fréquents : 75 % des personnes en éprouvent. Par contre, ces troubles peuvent être plus importants chez les personnes atteintes de douleur chronique. Certaines modifications de base peuvent cependant les aider à mieux dormir.

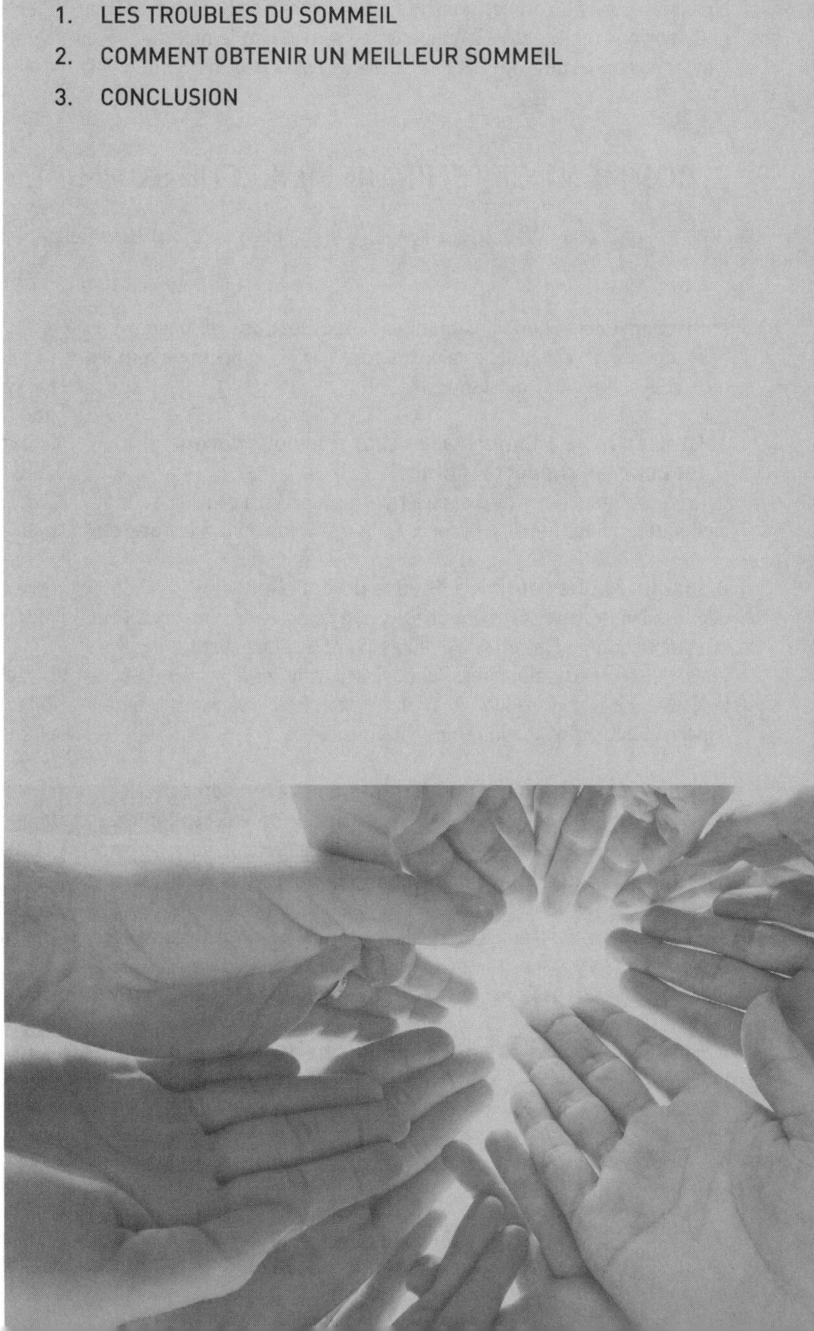

1. LES TROUBLES DU SOMMEIL

Lien : http://www.howtocopewithpain.org/resources/sleep-issues.html (en anglais seulement)

Si vous êtes atteint de douleur chronique, les troubles du sommeil peuvent être plus importants pour plusieurs raisons.

La douleur

S'endormir peut être difficile, car la douleur vous tient éveillé ou encore, vous réveille au milieu de la nuit.

La diminution de l'activité physique

Si vous n'êtes pas en mesure de faire grand-chose pendant la journée, vous pourriez ne pas être fatigué le soir venu.

L'anxiété et l'inquiétude

Ces deux coupables notoires peuvent rendre l'endormissement difficile au coucher. Si vous vous réveillez au cours de la nuit, vous pourriez commencer à vous préoccuper de toutes sortes de choses et ne pas pouvoir vous rendormir. Malheureusement, pendant la nuit ou avant l'aube, les choses ont souvent l'air pires qu'elles ne le sont. Enfin, vous pourriez vous réveiller plus tôt que vous le souhaiteriez et ne pas être en mesure de vous rendormir (éveil précoce).

La dépression

La dépression s'accompagne souvent d'anxiété et d'inquiétude. En effet, les troubles de sommeil font partie des symptômes servant à diagnostiquer la dépression, en particulier l'éveil précoce.

Les troubles du sommeil propres à votre condition douloureuse

Par exemple la difficulté à dormir ou un sommeil non réparateur fait partie de la fibromyalgie.

Les médicaments

Bien que la plupart des médicaments utilisés pour traiter la douleur chronique soient des sédatifs, certains d'entre eux peuvent entrainer des troubles du sommeil.

2. COMMENT OBTENIR UN MEILLEUR SOMMEIL

Link : http://www.howtocopewithpain.org/resources/how-to-get-better-sleep.html (en anglais seulement)

Pour commencer, apporter quelques modifications de base à vos habitudes peut vous aider à mieux dormir. On les appelle souvent les techniques d'hygiène du sommeil.

1. Utilisez votre chambre à coucher que pour dormir (et pour les rapports intimes)

Cette technique vous aide à associer votre chambre à coucher au sommeil plutôt qu'au travail, à l'écoute de la télévision ou à la lecture, etc.

2. Instaurez une routine à l'heure du coucher

Ceci aussi aide votre corps et votre esprit à comprendre que vous vous préparez à dormir. Une ou deux heures avant le coucher, faites des activités, relaxantes et calmantes. Puis, brossez-vous les dents, lavez-vous le visage et éteignez les lumières. Simplement faire les mêmes activités dans le même ordre chaque soir peut vous aider.

3. N'allez vous coucher que lorsque vous êtes somnolent

Il est ainsi plus probable que vous serez capable de vous endormir, et vous éviterez de vous tourner d'un bord et de l'autre dans votre lit parce que vous n'avez pas sommeil. Rappelez-vous que vous devez ralentir votre corps et votre esprit pendant une heure ou deux avant de vous coucher pour avoir sommeil naturellement. Il est peu probable que vous commenciez à vous sentir somnolent si vous êtes plongé dans la lecture d'un livre ou si vous faites une recherche en ligne à l'ordinateur, etc.

4. Si vous n'arrivez pas à dormir, sortez du lit

Le temps moyen d'endormissement est de 5 à 30 minutes. Afin de conserver l'association chambre à coucher et sommeil, ne restez pas au lit si vous ne dormez pas : vous pourriez alors commencer à vous inquiétez du moment où vous allez vous endormir. Donc, si vous ne parvenez pas à vous endormir après 20 minutes, sortez du lit et faites une activité calmante - peut-être un exercice de relaxation ou de la lecture tranquille - puis retournez au lit quand vous commencez à vous sentir endormi. Vous pourriez alors vous endormir, mais sinon, sortez du lit, et cela autant de fois que vous ne parvenez pas à vous endormir. Encore une fois, les premières nuits que vous passez ainsi, vous pourriez ne pas dormir beaucoup ou pas du tout, mais persévérez. Vous travaillez à établir de bonnes habitudes de sommeil! La nuit suivante, vous serez plus susceptible de vous endormir plus tôt.

5. Levez-vous à la même heure chaque matin

Cela aide à établir une routine de sommeil. Vous serez peut-être fatigué, voire très fatigué les premiers jours de cette nouvelle routine, mais vous serez alors tout à fait prêt à dormir la nuit venue. Pendant le week-end et les vacances, vous pouvez modifier un peu votre routine, mais ne vous lever pas plus d'une heure plus tard que d'habitude, et n'essayez pas de le faire avant d'avoir retrouvé une bonne qualité de sommeil.

6. Pas de sieste

Les siestes en cours de journée nuisent à la routine que vous tentez d'établir afin de dormir la nuit, et elles rendent votre corps confus à cet égard. Si vous vous sentez fatigué, essayez de faire de l'exercice, de prendre l'air ou toute autre activité qui vous tiendra éveillé. Si vous dormez bien et que vous êtes encore fatigué, une sieste de 30 minutes en après-midi peut convenir, surtout chez les adultes plus âgés.

7. Pas d'alcool avant le coucher, pas de caféine huit heures avant le coucher, pas de tabac trois heures avant le coucher

Cette partie de la routine n'a pas pour but de vous priver de choses que vous appréciez - c'est parce qu'elles perturbent votre sommeil! La caféine et la nicotine sont des stimulants - ce dont vous n'avez pas besoin à l'heure du coucher. L'alcool perturbe vos cycles de sommeil, en particulier le sommeil profond. Bien qu'il puisse vous aider à trouver le sommeil, vous vous réveillerez plus souvent au cours de la nuit.

8. Faites de l'exercice régulièrement, sauf avant le coucher

Faire de l'exercice physique fatigue le corps et diminue l'anxiété, en plus des autres effets positifs. N'en faites pas avant de vous coucher, car cela pourrait vous tenir éveillé.

9. Faites de votre chambre un bon endroit pour dormir

Assurez-vous que l'air dans votre chambre n'est pas trop chaud ou froid. Assurez-vous qu'il fait assez sombre, même lorsque le soleil se lève. Et assurez-vous que les sons ne perturbent pas votre sommeil - vous pouvez faire fonctionner un ventilateur ou utiliser une machine à «bruit blanc».

3. CONCLUSION

Rappelez-vous ceci : chacun éprouve occasionnellement des troubles du sommeil. Si vous en souffrez régulièrement, essayez toutes les techniques à la fois. Si vous éprouvez encore des difficultés, discutez de nouvelles options avec votre médecin. Un bon sommeil est très important pour l'humeur, pour la guérison et pour réduire votre douleur.

ABATTUE PAR LA DOULEUR, JE ME RELÈVE...

Janice Sumpton, R. Ph., B. Sc. Pharm., London, Ontario, Canada

(Voir autres témoignages, pages 194 et 358. Voir chapitre 31, page 247.)

Je veux partager avec vous les frustrations de vivre avec la douleur chronique comme fidèle compagne, comment elle m'affecte chaque jour, quel est son impact sur ma famille et quels moyens j'ai trouvés pour faire face à sa présence persistante et envahissante.

Au moment d'écrire ces lignes, j'ai 50 ans. J'avais 38 ans lorsque la douleur est apparue et on ne m'a diagnostiquée avec la fibromyalgie que 7 ans plus tard. Je suis heureuse en ménage et j'ai deux enfants, âgés de 17 et 19 ans. J'exerce la profession de pharmacienne en milieu hospitalier depuis plus de 27 ans.

Les frustrations liées à la douleur chronique sont nombreuses. La douleur est toujours présente. Je ne peux pas y échapper. L'aspect le plus frustrant de la douleur, c'est qu'elle demeure invisible pour les autres.

Les années d'attente pour un diagnostic sont frustrantes. Pourquoi ai-je mal? Suis-je «folle»? La douleur et la fatigue écrasante sont réelles. En tant que professionnelle de la santé, je savais qu'il n'y avait pas toujours de réponse, mais en tant que patiente, j'avais besoin de réponse. J'étais soulagée de recevoir un diagnostic, malgré le fait que cette douleur serait là pour le reste de ma vie. Je pouvais maintenant mettre mon chapeau de pharmacienne et en apprendre le plus possible sur la fibromyalgie afin de mieux composer avec elle.

La douleur constante est frustrante. Il est très difficile d'expliquer précisément comment nous ressentons la douleur. La douleur est celle que le patient dit qu'elle est. Au niveau des muscles, c'est comme si j'avais la pire des grippes. La douleur est lancinante, elle brule; je ressens des picotements ou encore, c'est comme si on tournait une lame dans un muscle ou comme si le muscle se tordait. Parfois, c'est comme si un insecte ou serpent rampait sous ma peau et je le sens bouger.

La stigmatisation de la fibromyalgie est frustrante. Malgré de grands progrès dans la compréhension des causes de la fibromyalgie, et deux ou trois médicaments spécifiques à son traitement au Canada et aux États-Unis, plusieurs ne croient toujours pas que la fibromyalgie existe. Cette incrédulité est répandue dans le milieu de la santé. Il y a un manque d'éducation sur la fibromyalgie. Elle affecte principalement les femmes. Beaucoup de gens croient que les personnes qui en sont atteintes sont «une bande de pleurnichardes». Cette attitude fait mal.

Il est frustrant de constater combien la douleur affecte ma vie sociale et mes activités familiales. Ma famille est la principale victime de ma douleur et de mon épuisement après une journée de travail, surtout quand j'ai juste besoin de m'allonger sur le canapé. Je suis irritable et ce n'est pas juste pour eux. Ma mémoire défaillante est source de frustration pour moi, et mes enfants doivent me répéter les mêmes choses fois après fois. Mon mari est très patient. Je ne peux pas marcher aussi vite qu'avant. J'étais terrassée lorsqu'au cours d'une sortie dans un centre commercial, un de mes enfants m'a dit «j'aimais bien mieux quand tu marchais comme avant». J'aimais mieux ça aussi.

Le caractère imprévisible de la douleur est frustrant. Est-ce que ce sera une « bonne » ou une « mauvaise » journée? Je ne peux rien planifier à l'avance. Une « mauvaise » journée peut survenir n'importe quand et me tenir à l'écart.

Un sommeil de piètre qualité est frustrant. Je ne me sens ni reposée ni rétablie après une nuit de sommeil. Les troubles du sommeil aggravent la douleur. C'est parfois difficile de trouver une position confortable pour dormir.

Les restrictions professionnelles sont frustrantes. Je suis devenue pharmacienne pour venir en aide aux gens. Maintenant, à cause de la douleur et du sommeil non réparateur, il y a des tâches que je ne suis plus en mesure d'accomplir. Je me sens coupable de ne pas faire ma part, même si je fais de mon mieux. Plus l'environnement est stressant, plus grand en est l'impact sur ma douleur, sur mes capacités cognitives et sur ma fatigue. La douleur augmente dans un environnement de travail bruyant, animé et exigeant. La fibromyalgie augmente ma sensibilité aux bruits, aux odeurs et aux changements de température, si fréquents en milieu hospitalier.

Mon incapacité à être multitâche est frustrante. Je ne peux plus exécuter plusieurs tâches à la fois comme dans le passé. La fibromyalgie m'a privée de cette capacité. J'aime à être occupée. C'est donc frustrant lorsque mon corps défaille et que je doive m'allonger sur le sofa et ne rien faire. Je ne peux pas accomplir tout ce que je veux faire parce que j'ai trop mal. J'ai l'impression d'avoir laissé tomber ma famille, mes amis et mes collègues de travail. Je ne m'aime pas lorsque je suis irritable à cause de la douleur.

Toutes ces frustrations ont fait en sorte que j'ai développé différentes stratégies d'adaptation qui me permettent de faire de mon mieux. (Voir page 194.)

CHAPITRE

27

LES EXERCICES DE RESPIRATION, **DE RELAXATION ET DE VISUALISATION**

Sarah Whitman, M.D., psychiatre, Philadelphie, Pennsylvanie, États-Unis

RÉSUMÉ

Les personnes atteintes de douleur chronique peuvent faire l'apprentissage de plusieurs compétences psychologiques afin de réduire leur douleur et apprendre à y faire face. Parmi ces compétences, plusieurs types d'exercices de relaxation peuvent être bénéfiques. La respiration, la relaxation de base et la visualisation peuvent les aider à se détendre et à réduire leur anxiété, à réduire leur réponse au stress associé à la douleur, à avoir une meilleure qualité de sommeil et, indirectement, à réduire leur douleur.

Ce chapitre présente des techniques de base de respiration, de relaxation et de visualisation et vous invite à découvrir des liens vers d'autres exercices sur le site *How to Cope with Pain* (en anglais seulement) à http://www.howtocopewithpain.org / (en anglais seulement)

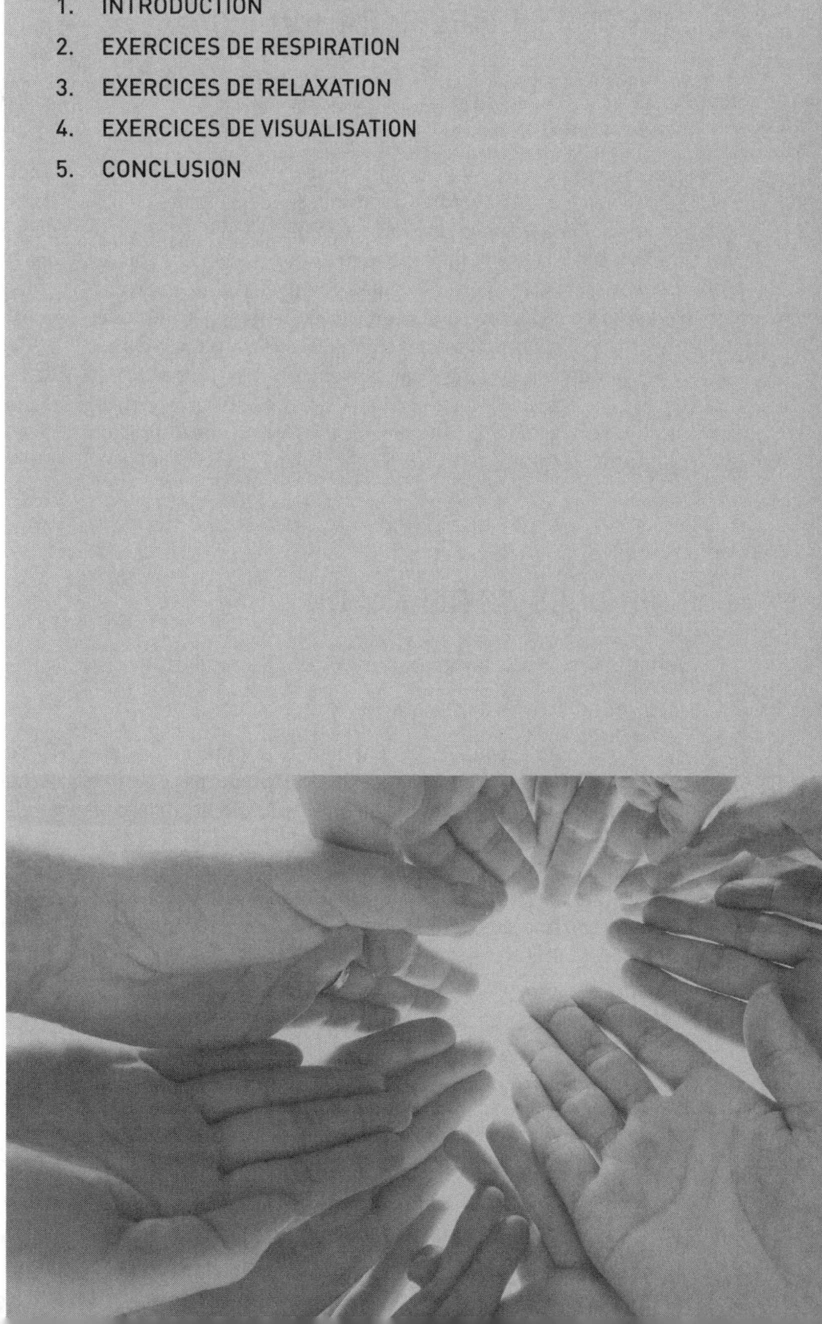

1. INTRODUCTION

Quelles compétences psychologiques pouvez-vous apprendre pour réduire votre douleur et apprendre à y faire face? Il existe de nombreux types d'exercices de relaxation que vous pouvez apprendre.

La respiration, ainsi que la relaxation et la visualisation de base peuvent vous aider:

- à vous détendre et à réduire votre anxiété;
- à réduire la réponse au stress associé à la douleur;
- à avoir une meilleure qualité de sommeil:
- indirectement, à réduire leur douleur.

Les exercices de respiration et de relaxation ont pour but de vous aider à vous détendre. Vous pourriez vous sentir plus à l'aise physiquement lorsque votre anxiété et votre tension diminueront. Les compétences en gestion de douleur et les exercices sont plus utiles lorsqu'ils sont utilisés régulièrement. La pratique régulière donne de meilleurs résultats!

Vous pouvez utiliser ces exercices de plusieurs manières:

- lisez l'exercice et ensuite, faites-le de mémoire. Faites-le à votre façon!;
- enregistrez l'exercice et écoutez-le en le pratiquant;
- demandez à quelqu'un de lire l'exercice pour vous.

Si vous enregistrez un exercice de relaxation ou si vous demandez à quelqu'un de vous le lire, essayez aussi éventuellement de le faire seul. Vous pourrez ainsi le pratiquer à tout moment, et partout - c'est une grande compétence à avoir dans votre coffre à outils!

Chaque exercice dure environ 20 minutes et vous aidera à détendre votre corps et votre esprit.

2. EXERCICES DE RESPIRATION

Lien: http://www.howtocopewithpain.org/resources/breathing-exercises-2.html (en anglais seulement)

Plusieurs exercices de respiration sont présentés sur le site *How to Cope with Pain* (en anglais seulement), portant tous sur des rythmes de respiration, et sur l'image que la guérison est en train de se faire et de se synchroniser avec la respiration. Ces exercices peuvent être pratiqués à tout moment, les yeux ouverts ou fermés, et être de courte ou de plus longue durée. Vous pouvez en faire un seul ou les faire les uns après les autres. En vous concentrant sur votre respiration, vous pouvez aider votre corps à se détendre, ce qui réduit souvent la douleur. Ces exercices peuvent également réduire l'anxiété qui accompagne souvent la douleur. Lorsque l'exercice vous invite à respirer profondément, une respiration moins profonde est également acceptable afin d'éviter l'hyperventilation.

Recommandations

Pratiquez les exercices de respiration en autant que vous êtes à l'aise de les faire. Si vous commencez à ressentir des étourdissements ou des fourmillements, recommencez simplement à respirer normalement et réduisez le nombre de respirations profondes la prochaine fois que vous ferez l'exercice.

Vous pouvez ajouter des odeurs douces, agréables et naturelles à votre environnement tout en faisant ces exercices de respiration: des fleurs fraîches, des agrumes ou des odeurs agréables. L'utilisation de n'importe lequel de vos cinq sens - la vue, le gout, l'ouïe, le toucher et l'odorat - peut vous aider à vous détendre. Il y a de nombreuses façons d'arriver à votre «destination-détente».

3. EXERCICES DE RELAXATION

Lien: http://www.howtocopewithpain.org/resources/relaxation-exercises.html (en anglais seulement)

Utilisez toute imagerie mentale qui vous plait pour vous aider à imaginer que votre inconfort ou votre inquiétude diminue, par exemple un champ verdoyant nimbé de la rosée du matin, le brouillard se dissipant lentement avec les premiers rayons du soleil, ou d'un château de sable sur une plage, lentement emporté par les vagues.

Au coucher, n'utilisez pas la fin du compte à rebours et l'expression «avec l'énergie de continuer votre journée», et au lieu, continuez simplement à vous concentrer sur votre respiration.

Recommandations

Maintenez la tension dans vos muscles pendant au moins sept secondes, afin de percevoir un plus grand contraste entre la tension et la détente. Si vous êtes sujet à des spasmes musculaires, ou si vous sentez un spasme survenir, vous pouvez en réduire la durée.

Si vous pratiquez l'exercice souvent, votre corps apprendra à se détendre plus rapidement, et ce, dès le début. Vous pourriez en arriver au point où vous serez très détendu juste à commencer l'exercice. Une fois que vous aurez appris à faire l'exercice, vous trouverez également que de ne faire que certaines parties de l'exercice vous détendra aussi. Par exemple lors d'une réunion où vous ne pouvez pas fermer les yeux, vous concentrer uniquement sur votre respiration pendant quelques instants vous apportera calme et détente.

4. EXERCICES DE VISUALISATION

Lien : http://www.howtocopewithpain.org/resources/relaxation-visualization-exercise.html (en anglais seulement)

Cet exercice prendra environ 20 minutes et aidera à détendre votre corps et votre esprit. Beaucoup de gens trouvent que d'imaginer un endroit spécial et relaxant leur permet de se détendre plus facilement. Pour cet exercice, j'ai utilisé l'imagerie mentale de la plage. Vous pouvez par contre utiliser n'importe quel de vos endroits préférés.

1. Pour commencer, asseyez-vous bien droit dans un fauteuil confortable, les pieds sur le plancher. Prenez une autre position plus confortable si nécessaire. À moins de vouloir vous endormir, faites l'exercice assis. Au coucher, vous pouvez rester au lit et simplement vous endormir à l'aide de cet exercice. Si vous n'êtes pas à l'aise avec une des étapes de l'exercice, que ce soit physiquement ou psychologiquement, concentrez-vous uniquement sur votre respiration pendant cette étape.

2. Fermez lentement les yeux ou concentrez-vous sur un endroit en particulier du plancher ou du mur si cela vous aide. Invitez votre corps et votre esprit à commencer à se détendre. Si vos inquiétudes ou vos préoccupations vous reviennent en tête à ce point-ci ou au cours de l'exercice, imaginez qu'elles sont des nuages voguant à la dérive dans le ciel. Vous remarquerez peut-être ces nuages au cours de leur dérive, mais vous n'avez pas à vous attardez aux pensées qu'ils représentent. Lentement, votre esprit se calmera et commencera à se sentir plus détendu et confortable.

3. Commencez à vous concentrer sur votre respiration. Prenez deux respirations lentes, détendues et profondes, prenant conscience de l'inspiration, puis de l'expiration. Ensuite, revenez à votre respiration normale et à sa profondeur habituelle, tout en continuant à être conscient de votre respiration. Imaginez qu'à chaque inspiration, vous respirez du confort et de la détente, et qu'à chaque expiration, vous expirez un inconfort ou une inquiétude.

4. Ensuite, je vous demande de porter votre attention à d'autres régions de votre corps, contractant d'abord les muscles pour ensuite les laisser se détendre.

5. Pour commencer, je vous demande de vous concentrer sur vos mains. Serrez les poings fermement ... et à 3, relaxez : 1, 2, 3. Laissez toute tension ou tout inconfort s'échapper par le bout de vos doigts.

6. Maintenant, je vous demande de vous concentrer sur les muscles de votre visage. Contractez les muscles en fermant les yeux bien fort et serrez les mâchoires... et à 3, relaxez. 1, 2, 3. Relaxez votre front et laissez vos mâchoires s'ouvrir légèrement.

7. Maintenant, je vous demande de vous concentrer sur vos pieds. Contractez les muscles de vos pieds en les poussant au sol... et à 3, relaxez : 1, 2, 3. Laissez toute tension ou tout inconfort s'échapper par le bout de vos orteils.

8. Imaginez une vague de détente qui part du sommet de votre tête, qui coule sur votre visage et à l'arrière de votre tête... qui coule sur votre cou de l'avant à l'arrière... qui descend sur vos épaules... qui descend sur votre poitrine et votre ventre... dans votre dos... puis, le long de vos jambes jusqu'au bout de vos orteils.

9. Maintenant, prenez deux grandes respirations par le nez et expirez par la bouche. Ensuite, respirez normalement. Maintenant, je vais vous décrire une scène dans laquelle vous allez vous imaginer. Imaginez que vous marchez sur du sable en vous dirigeant vers une plage. Vous pouvez imaginer retirer vos chaussures et ressentir la chaleur et le confort du sable. Remarquez comme il est bon de sentir le sable entre les orteils. Pendant que vous marchez vers la mer, imaginez que votre regard plane au-desus de l'eau jusqu'à l'horizon. Remarquez les différentes couleurs de l'eau, toute la gamme de bleu pâle et de bleu foncé de la mer. Vous pourriez même voir un nuage se refléter sur l'eau. Vous pouvez voir la crête blanche de quelques vagues loin du rivage. Puis, regardez le mouvement de l'eau qui arrive sur le rivage et retourne au large. Vous pouvez également regarder le ciel et les nuages, remarquant le nombre de nuages, et s'ils ont une apparence ouateuse.

10. En vous approchant du bord de l'eau, imaginez-vous en train d'étendre une couverture sur le sable et vous y asseoir. Portez attention à la chaleur réconfortante du soleil sur votre visage et vos épaules. Imaginez que vous prenez du sable dans vos mains et que vous le laissez couler entre vos doigts, remarquant combien il est doux. Vous pouvez de nouveau laisser votre regard planer sur l'eau et regarder les vagues arriver et repartir... arriver et repartir.

11. Imaginez maintenant que vous êtes allongé sur votre couverture, et fermez les yeux. Remarquez les sons que vous entendez... peut-être le cri des mouettes... peut-être des enfants qui jouent au loin. Écoutez le bruit de l'eau alors que les vagues arrivent et repartent sur le rivage. Et prenez une profonde inspiration, tout en remarquant les odeurs qui vous proviennent... l'odeur fraiche et pure de l'air du grand large... peut-être l'odeur de noix de coco d'une crème solaire. Profitez de ce moment de repos sur la plage pendant plusieurs minutes, portant attention à ce que perçoit chacun de vos sens. **(Pause de plusieurs minutes à ce point-ci.)**

12. Puis, imaginez que vous vous assoyez, regardant vers le large, puis, que vous vous mettez debout et vous éloignez du rivage. Vous pouvez enlever le sable de vos pieds à l'aide de votre couverture et remettre vos chaussures. Alors que nous nous apprêtons à terminer cet exercice, vous savez que vous pouvez revenir à cet endroit à n'importe quel moment. Invitez votre corps et votre esprit à continuer à se sentir à l'aise et détendus, même si votre attention se porte ailleurs.

13. Maintenant, en terminant l'exercice, je vais compter à rebours de 10 à 0, et à zéro, vous pouvez ouvrir les yeux lentement.

14. 10... 9... 8... 7... 6... 5...

15. Continuez à vous sentir à l'aise et détendu, avec l'énergie nécessaire pour continuer votre journée.

16. 4... 3... 2... 1... 0.

17. Ouvrez lentement les yeux, prenez une profonde respiration et expirez, remuez doucement les doigts et les orteils. Vous êtes prêt à continuer votre journée.

Alternatives

Lorsque vous utilisez vos propres endroits préférés pour cet exercice d'imagerie mentale, imaginez ce que chacun de vos sens perçoit. Plus vous utilisez de sens dans vos imagerie mentale, les plus réelles seront les images. Des lieux réels ou encore imaginaires sont tout à fait indiqués.

Comme pour les exercices de relaxation de base, si vous faites cet exercice au coucher, n'utilisez pas la fin du compte à rebours et l'expression « avec l'énergie de continuer votre journée », au lieu, continuez simplement à visualiser la scène de plage ou toute autre image que vous utilisez.

5. CONCLUSION

Vous pouvez faire l'apprentissage de plusieurs compétences psychologiques pour réduire votre douleur et apprendre à mieux y faire face. Les exercices de respiration, de relaxation de base et de visualisation sont des stratégies efficaces grâce auxquelles vous pouvez devenir plus actif dans le processus de guérison et dans la prise en charge de votre douleur. Une participation active à ces exercices est bonne pour vous, et peut vous aider à vous détendre et réduire votre réponse au stress associé à la douleur; elle peut vous aider à avoir une meilleure qualité de sommeil et, indirectement, à réduire votre douleur.

Des articles et de nouveaux exercices sont fréquemment ajoutés sur le site *How to Cope with Pain* (en anglais seulement) pour aider les personnes atteintes de douleur chronique à avoir une meilleure qualité de vie et une vie plus satisfaisante.

CHAPITRE

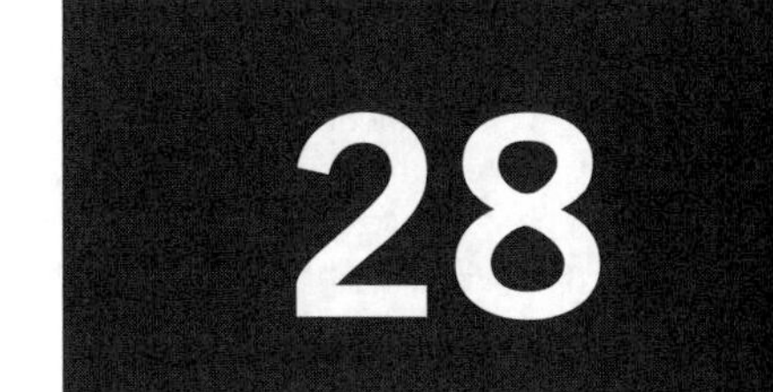

L'ACTIVITÉ PHYSIQUE : UN OUTIL **ET UNE NÉCESSITÉ POUR LE PATIENT**

Pierre Beaulieu, M.D., Ph.D., FRCA
Professeur agrégé, Département d'anesthésiologie
Centre hospitalier de l'Université de Montréal (CHUM), Pavillon Hôtel-Dieu, Montréal, Québec, Canada

RÉSUMÉ

L'activité physique régulière n'est pas une pratique universelle. Ainsi, 25 % des adultes aux États-Unis sont sédentaires contre 22 % au Canada et 29 % à Montréal (Québec, Canada). Par ailleurs, 40 % des personnes de plus de 65 ans sont elles aussi sédentaires. En parallèle, le lien entre la sédentarité et la douleur est intéressant à faire puisque **la plupart des études indiquent que les personnes ayant des douleurs chroniques sont sédentaires ou peu actives**. Intuitivement, les personnes atteintes de douleur chronique pensent que l'activité physique peut aggraver leur douleur et elles ont alors tendance à diminuer leurs activités. Autant cette attitude est justifiée suite à un traumatisme aigu (par exemple une fracture ou une entorse), autant la prise en charge de la douleur chronique passe par **une remise en activité progressive** des personnes; celles-ci font alors l'expérience des bénéfices qui y sont liés autant sur le plan de la douleur que sur leur qualité de vie : par exemple elles ont un meilleur moral, vivent une plus grande sociabilité et voient leur sommeil amélioré.

La condition physique des personnes atteintes de douleur chronique peut être améliorée par un programme d'entrainement comprenant divers types d'exercices incluant des activités d'endurance et de musculation spécifique, des étirements, etc. Grâce à ce programme, la reprise du travail est généralement plus rapide, même s'il est vrai que la perception de la douleur par ces personnes (autoévaluation) ne s'en trouve pas nécessairement modifiée.

Dans ce chapitre, nous présenterons d'abord le modèle de compréhension de la douleur chronique sur lequel se base ce chapitre : l'approche globale de la personne. **Nous écarterons ensuite certains des préjugés sur l'activité physique en signalant brièvement les méfaits de la sédentarité.** Nous montrerons comment l'activité physique peut être un outil de prévention et de soulagement de la douleur chronique, dans le cas de différentes pathologies. À fin du chapitre, nous suggérerons des programmes d'activité physique adaptés à ces pathologies.

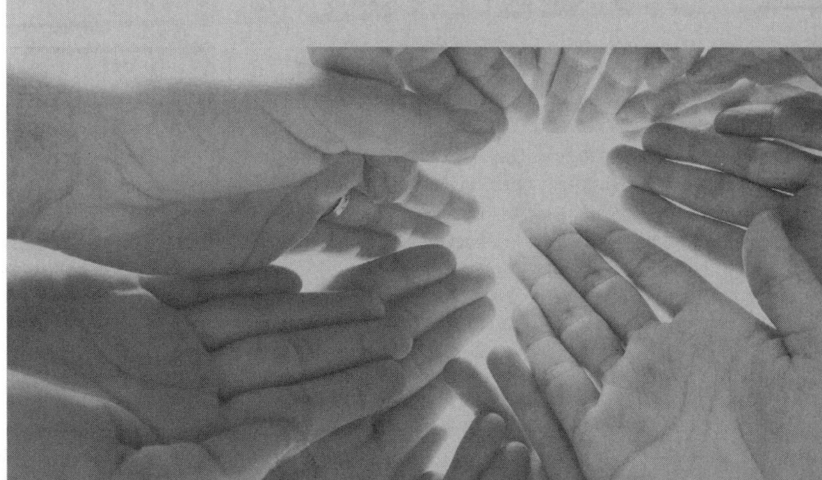

1. LES FACTEURS DE RISQUE LIÉS À LA RÉDUCTION DE L'ACTIVITÉ PHYSIQUE

Le développement et le maintien de la douleur chronique, suite à une blessure ou un accident, est un processus complexe dans lequel interviennent de nombreux facteurs. Ces facteurs interagissent à plusieurs niveaux et peuvent conduire la personne atteinte d'un syndrome de douleur chronique à une forme de handicap physique et moral. En effet, les risques pour cette personne sont de se retrouver dans un cercle vicieux qui aboutit à une réduction de l'activité physique, souvent et rapidement renforcée par la peur du mouvement. Si tel est le cas, la personne pourrait bientôt voir s'ajouter la frustration et la colère à sa condition, émotions engendrées par différents facteurs, par exemple sa situation socioéconomique, un arrêt du travail ou l'inquiétude familiale. L'ensemble de ces conditions peut amener la personne à se retirer des activités de tous les jours, à vivre une dépression, à subir un « désentrainement ou déconditionnement » et/ou à faire une fixation sur les symptômes douloureux. La **figure 1** (modifiée, d'après Main et al. 2000) démontre les multiples facteurs qui peuvent intervenir lors d'un déconditionnement physique (immobilisation et inactivité physique) et d'une dépression chez une personne présentant un syndrome de douleur chronique, et qui peuvent contribuer **à maintenir ce syndrome**.

FIGURE 1 : Facteurs impliqués dans la survenue d'un déconditionnement physique et d'une dépression suite à la survenue d'un événement douloureux

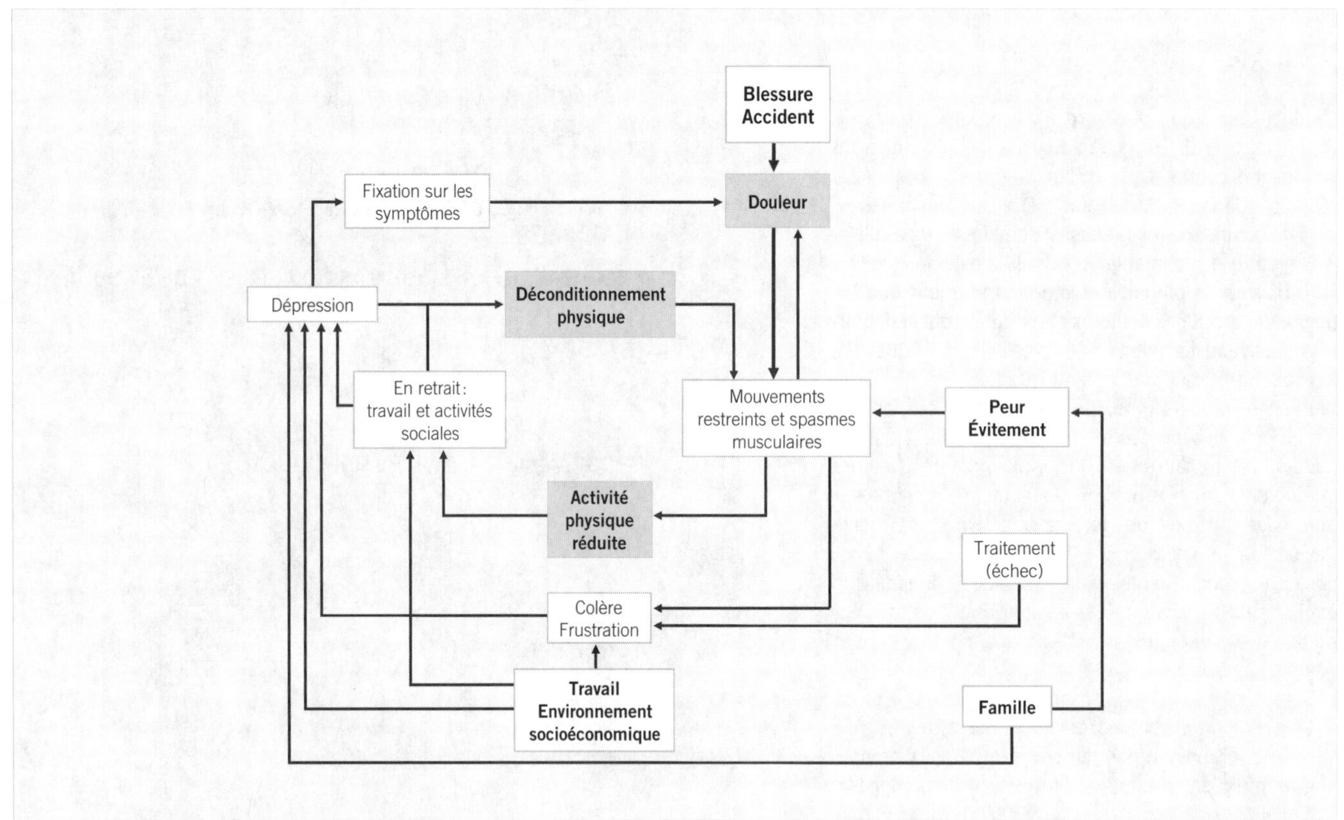

2. LES MÉFAITS DE LA SÉDENTARITÉ

Depuis le siècle dernier, les personnes vivant dans les pays dits développés sont progressivement devenues physiquement moins actives. Cette situation est due aux changements profonds intervenus dans la nature du travail qu'elles effectuent ainsi qu'à l'utilisation des machines-outils en remplacement de la main-d'œuvre. À cette sédentarité ou inactivité physique est associée une plus grande incidence de maladies chroniques, par exemple l'obésité, le diabète de type II, l'ostéoporose et les maladies cardiovasculaires.

L'inactivité physique est plus spécifique aux mécanismes de la douleur et s'accompagne, sur le plan musculosquelettique, d'une diminution de la densité osseuse (et donc d'une augmentation du risque de fracture), d'une détérioration de certaines structures (tissu conjonctif et cartilages articulaires), d'une diminution de la fonction articulaire, de la force et de l'endurance musculaire (fatigabilité du muscle) et finalement, d'un affaiblissement global de la capacité physique, tel que le démontre le **tableau 1** à la page suivante (modifié d'après Gifford et coll. 2006).

TABLEAU 1 : Principaux effets néfastes de l'immobilisation et de l'inactivité physique en lien avec le maintien de la douleur

• Fonte musculaire, faiblesse et perte d'endurance • Dégénérescence et atrophie musculosquelettique avec perte de force et d'élasticité des muscles • Proprioception altérée, perte d'équilibre • Raideur articulaire et ralentissement des mouvements • Moins bonne capacité à utiliser les substituts énergétiques • Modifications du système nerveux autonome (sudation, œdème, changements cutanés, etc.)	• Douleur et sensibilité augmentées (allodynie) • Troubles de la mémoire et de la concentration • Baisse de vitalité et d'énergie • Trouble du rythme circadien (rythme veille-sommeil) • Augmentation des risques de blessure au travail • Plus grande incidence de lombalgies (maux de dos) • « Désentrainement » ou « déconditionnement » cardiovasculaire

3. ACTIVITÉ PHYSIQUE ET PRÉVENTION DE LA DOULEUR CHRONIQUE

À l'inverse de la sédentarité, l'activité physique est associée à des effets bénéfiques tant au niveau du système nerveux, par exemple l'humeur et l'anxiété, qu'au niveau du système immunitaire lui-même, impliqué dans la lutte contre les agressions extérieures et dans les mécanismes de défense de l'organisme (par exemple la diminution de l'incidence de certains cancers). La **figure 2** démontre les bienfaits de l'activité physique.

Chez la personne atteinte de douleur chronique, une grande partie des effets bénéfiques de l'activité physique sont d'autant plus intéressants à obtenir qu'ils pourront aider à prévenir le phénomène douloureux. Ainsi, concrètement, l'activité physique améliore l'humeur et le sommeil, diminue l'anxiété, la dépression et le stress. Sur le plan musculosquelettique, de larges groupes musculaires sont mobilisés par l'activité physique et la nutrition des tissus s'en trouve facilitée. Par ailleurs, la fonction de proprioception des ligaments et des capsules articulaires est optimalisée. **Dans leur ensemble, ces effets positifs de l'activité physique contribuent à une diminution du nombre de blessures, par exemple au travail, et plus globalement, à une diminution des couts de santé associés à leur prise en charge.**

Ainsi, l'intégration d'un entrainement simple - mais motivant et stimulant - à sa routine - et si possible à l'extérieur - est vivement recommandée. La marche, la course à pied (jogging), le ski de fond, la natation ou la danse représentent autant d'exemples d'activités idéales pour la prévention des douleurs chroniques. Longtemps oubliée, l'activité physique constitue en quelque sorte un type d'intervention de grande pertinence dans la prévention d'un handicap et d'une médicalisation parfois excessive (consultations médicales et médicaments), particulièrement dans le traitement de la douleur chronique. (Voir **chapitre 24**.)

Contrairement à la croyance populaire, l'augmentation progressive de l'activité physique n'est pas associée à une augmentation des douleurs, mais bien, dans la grande majorité des cas, à une réduction des douleurs.

FIGURE 2 : Les bienfaits de l'activité physique

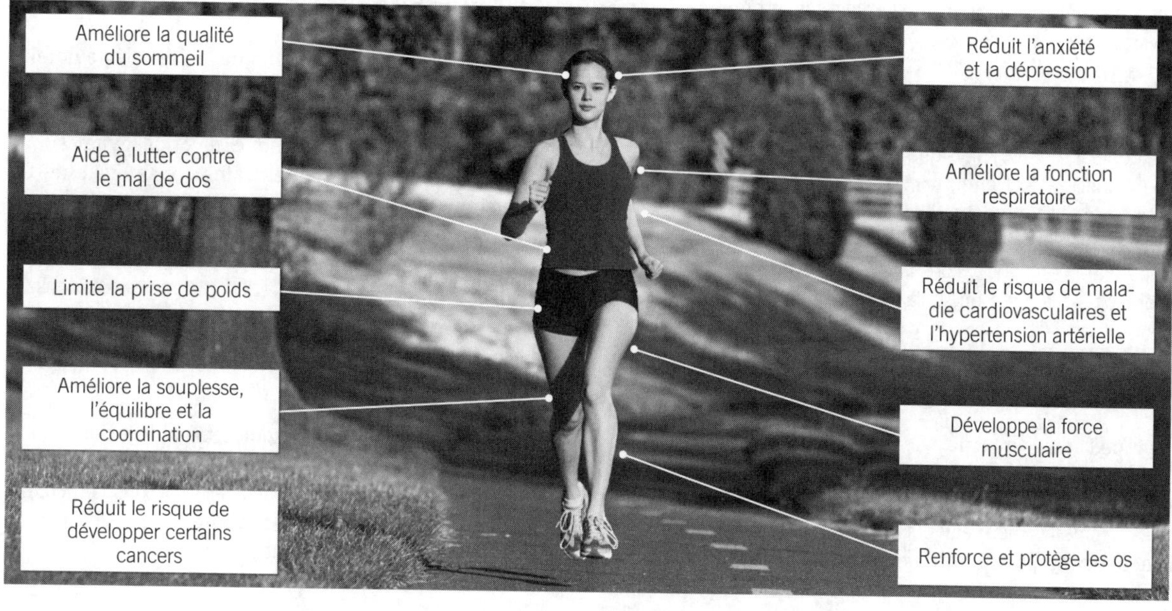

4. RÉÉDUCATION PHYSIQUE ET SOULAGEMENT DE LA DOULEUR CHRONIQUE

La douleur peut conduire une personne à réduire sa mobilité et donc à un enraidissement (raideur), lui-même source de douleur.

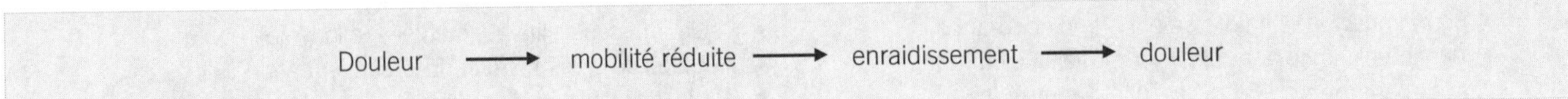

FIGURE 3 : Relation hypothétique entre activité physique, douleur et intégrité tissulaire en fonction du temps (d'après Ljunggren & Bjordal, 2003.)

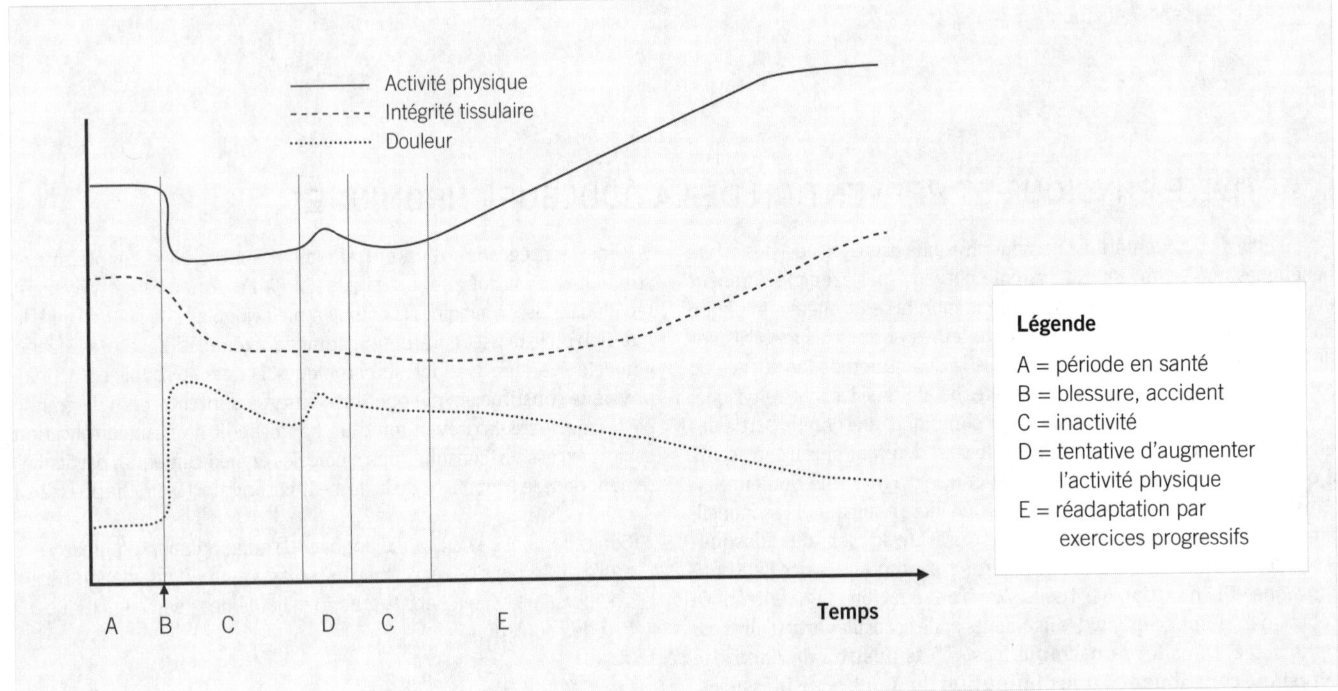

Les maladies musculosquelettiques, par exemple l'arthrose, sont le plus souvent le résultat d'une atteinte progressive des tissus mous comme le collagène. Ainsi, suite à une blessure ou un accident, la vulnérabilité des tissus mous peut être mise en évidence. De plus, l'inactivité ou l'hyperactivité physique peut être reliée à l'apparition de douleurs chroniques et d'autres symptômes.

De nombreuses études suggèrent qu'en plus de contribuer au soulagement de la douleur, l'activité physique permet une meilleure récupération fonctionnelle. À cet effet, il existe un ensemble de moyens qui peuvent être utilisés isolément ou en combinaison par une personne atteinte de douleur chronique : la physiothérapie antalgique, les massages, les mobilisations articulaires passives et actives, la récupération de la force musculaire, la balnéothérapie (thérapie par les bains) et l'ergothérapie. Des modalités de traitement passif comme l'application de chaud ou de froid, le *TENS*, le biofeedback ou l'automassage sont également possibles dans le cas d'exacerbation de la douleur chronique.

Pour le soulagement de la douleur chronique, on privilégie notamment, les étirements, un choix d'exercices physiques de renforcement musculaire (de type isométrique ou isotonique), une activité d'endurance (aérobie) ou une pratique aquatique (natation, gymnastique en piscine). Néanmoins, le rôle de l'entrainement physique (ou rééducation physique) dans le traitement de la douleur chronique dépend, dans le cas d'une blessure ou d'un accident, du stade de consolidation ou de cicatrisation ou de la phase évolutive dans le cas d'une maladie.

SOULAGEMENT DE LA DOULEUR AIGÜE PAR L'ACTIVITÉ PHYSIQUE

Dans le soulagement de la douleur aigüe, l'activité physique est également privilégiée. De façon générale, la rééducation fonctionnelle précoce, par exemple après une chirurgie, aide au rétablissement des fonctions naturelles (comme les mouvements articulaires et le transit intestinal), ce qui permet une reprise plus facile et assurée des activités quotidiennes de la personne. En plus du soulagement de la douleur par l'administration de médicaments et le recours éventuel à des techniques d'anesthésie locorégionale (par blocage des nerfs), la prise en charge optimale des patients passe donc, aussi souvent que possible, par la mise en place rapide d'une physiothérapie.

Dans les cas plus spécifiques de douleurs ostéoarticulaires ou musculosquelettiques, la prise en charge de la personne atteinte fait appel à des modalités d'intervention physique (par exemple l'application de chaud ou de froid sur le site douloureux et l'électrostimulation) et à des exercices de mobilisation adaptés (par exemple des exercices de mobilisation active ou passive, *voir p. 233*). À court terme, la survenue d'adhérences musculo-tendineuses (les adhérences sont des bandes fibreuses qui relient des surfaces tissulaires normalement isolées : on parle ici d'adhérences des tissus musculaires et ligamentaires) se trouve limitée et la fonte musculaire (amyotrophie ou diminution de volume des muscles) est moins importante; à moyen terme, la récupération secondaire de la fonction musculaire ou articulaire atteinte est améliorée.

Il reste néanmoins que cette récupération fonctionnelle dépend, comme on l'a vu, de nombreux autres facteurs chez la personne atteinte, par exemple la relation de dépendance avec l'entourage et l'arrêt de toute activité physique (repos), qui, à leur tour, pourraient entrainer un déconditionnement physique et devenir la source d'un handicap plus définitif.

Finalement, il faut bien se rappeler que le traitement inadéquat ou insuffisant de la douleur aigüe prédispose à la douleur chronique.

Traiter adéquatement toute douleur aigüe pour prévenir le développement secondaire des douleurs chroniques devient donc un impératif absolu.

SOULAGEMENT DE LA DOULEUR CHRONIQUE PAR L'ACTIVITÉ PHYSIQUE

Le soulagement de la douleur chronique par l'activité physique repose sur certains principes présentés ci-dessous. Mais, attention! Au préalable, il faut s'assurer que cette application de l'activité physique en rééducation fonctionnelle s'appuie sur une pratique clinique basée sur les preuves. **Autrement dit, il est primordial de s'assurer, <u>avant d'entreprendre un programme d'activité physique</u>, que les études de recherche aient démontré que les méthodes d'intervention envisagées pour les personnes atteintes de douleur chronique sont efficaces et sans danger pour elles.** Toutefois, selon l'objectif final qui est celui d'améliorer la qualité des soins offerts à ces personnes, ce critère du soin par la preuve serait incomplet sans faire intervenir l'expertise du clinicien (intervention au cas par cas) et les valeurs des personnes à traiter. En un mot, il s'agit de créer une culture scientifique par la priorisation d'objectifs, priorisation déterminée en collaboration avec les autres intervenants et par le dialogue avec les personnes atteintes de douleur chronique.

Avant d'entreprendre un programme d'activité physique envisagé :

1. prioriser des objectifs de la personne avec l'équipe soignante;
2. s'assurer que des études démontrent son efficacité et sa sécurité;
3. faire valider le programme par le praticien;
4. adapter le programme aux valeurs de la personne à traiter.

Principe 1

En règle générale, toute amélioration fonctionnelle en contexte ostéoarticulaire ou musculotendineux nécessite l'évaluation ergonomique de l'environnement du patient (maison, travail), la mise en œuvre d'un programme de conditionnement physique et la recherche de normalisation du niveau d'activité physique. De plus, il est important de définir la performance de base de la personne dans différentes activités, par exemple le nombre de répétitions possibles d'un exercice tout en tenant compte des points limites que sont la douleur, la faiblesse ou la fatigue. **À partir de là, la prescription d'un programme d'exercices quotidiens et d'activités physiques basée sur la performance de base avec progression régulière est possible.**

Principe 2

Pour que ce type d'approche réussisse, l'établissement d'objectifs est primordial en collaboration active avec la personne à traiter (par exemple pour son retour au travail). Il faut fixer le temps requis pour atteindre les objectifs et identifier les déficiences actuelles de la personne, ses éventuelles incapacités physiques et sociales ou encore ses incapacités reliées au travail.

Principe 3

L'éducation de la personne à traiter est également un élément clé de sa réussite. Elle doit faire la différence entre douleur aigüe et douleur chronique, clarifier la relation entre la nature du diagnostic et la possibilité d'un traitement, et enfin, reconnaitre la nature multidimensionnelle de la douleur. Par ailleurs, elle doit avoir recours à un entrainement systématique, être consciente du risque de déconditionnement et de l'importance de l'activité physique. Finalement, il lui faut faire part de ses attentes par rapport à la douleur.

Pour résumer, les éléments d'une **approche active** comprennent, pour chaque personne à traiter :

1. des mouvements fonctionnels choisis selon ses besoins;
2. une concentration sur les incapacités limitant son fonctionnement normal;
3. une normalisation de son bilan articulaire, de sa force musculaire et de son endurance (travail aérobie) ainsi que de sa capacité de travail physique (forme aérobie);
4. une progression graduelle des exercices prescrits.

En complément, une thérapie cognitivocomportementale pourra permettre de modifier, chez la personne atteinte de douleur chronique, les croyances et les comportements au sujet de l'activité physique en particulier, à l'aide des stratégies suivantes :

- dédramatiser (peur du mouvement, catastrophisme); et
- renforcer la conviction de réussite dans son entreprise de réhabilitation.

D'autres stratégies peuvent s'y ajouter, (conditionnement opérant) lui permettant de réduire l'accent mis sur la douleur.

Afin d'illustrer ce propos, les grandes lignes de prise en charge du phénomène douloureux chronique propres à des pathologies spécifiques sont à présent abordées.

PRISE EN CHARGE DU PHÉNOMÈNE DOULOUREUX CHRONIQUE : EXEMPLES DE PROCESSUS DE RÉADAPTATION

Douleurs lombaires chroniques

Environ 70 % de la population canadienne souffrira de douleurs lombaires (lombalgies) et 30 % des gens développeront des lombalgies chroniques. De cette façon, le mal de dos, syndrome parmi le plus fréquent en douleur chronique, sera prévenu par la pratique d'activités physiques régulières, par des exercices de renforcement de groupes musculaires et par un certain nombre de conseils pratiques de base (flexion des jambes pour ramasser un objet, éviter de longs trajets en voiture ou prévoir des pauses régulières).

L'objectif des programmes de reconditionnement à l'effort (ou de réadaptation, de restauration fonctionnelle) dans la prise en charge de la lombalgie chronique s'appuie sur une approche globale de la personne et consiste à corriger les composantes physiques, fonctionnelles, psychiques et sociales chez des personnes lourdement handicapées qui sont atteintes de douleur chronique. L'originalité de ces programmes de restauration fonctionnelle revient à ne pas mettre l'accent sur la douleur, mais plutôt sur les performances physiques du patient.

Dans ce même sens, une étude assez récente portant sur un programme de remise en forme (« *Back to Fitness* ») pour les patients atteints de lombalgie a démontré des effets positifs persistants à long terme avec deux découvertes importantes :

1. un programme d'exercice mené par un physiothérapeute communautaire a aidé les personnes atteintes à mieux gérer leur douleur et leur fonctionnement;
2. les personnes atteintes dans le groupe recevant cette aide utilisaient moins de ressources de santé et se sont moins absentées de leur travail que les autres membres du groupe qui ne bénéficiaient pas de ce programme.

En clinique, l'approche recommandée diffère selon que le stade de lombalgie soit aigu ou subaigu et chronique.

- **Au stade aigu de la pathologie**, certains médicaments (par exemple des anti-inflammatoires non stéroïdiens ou des relaxants musculaires) sont efficaces au même titre que le fait de demeurer actif et de pratiquer des exercices d'extension alors que des exercices spécifiques ne seraient pas efficaces. De nombreux exercices de stabilisation sont proposés et présentés dans ce chapitre.
- **Aux stades subaigu et chronique de la pathologie**, on recommande une approche multidisciplinaire avec pratique d'exercices thérapeutiques spécifiques associés à une thérapie comportementale.

TABLEAU 2 : Lignes directrices pour le traitement des lombalgies de moins de trois mois

Pour le traitement des lombalgies de moins de trois mois, il est recommandé de :

- rassurer les patients (donner un bon pronostic);
- déconseiller le repos au lit;
- conseiller le maintien de l'activité;
- prescrire des exercices généraux;
- ne pas prescrire des traitements passifs;
- prescrire une médication anti-inflammatoire ou acétaminophène;
- ne pas prescrire des radiographies, des tests de laboratoire ou une consultation spécialisée.

Arthrose du genou

Les douleurs chroniques du genou sont très fréquentes et l'arthrose du genou est la cause principale de ces douleurs. Dans le peu d'études cliniques basées sur la preuve et publiées dans la littérature scientifique, on note un avantage clinique aux exercices et l'utilisation du *TENS* auprès des personnes atteintes, mais un manque de preuves concernant les massages, l'application de chaleur, d'ultrasons ou de stimulations électriques.

Le but, pour la personne atteinte, est d'améliorer ou de maintenir son indépendance fonctionnelle par une meilleure éducation (enseignement), par le contrôle de la douleur (médicaments antalgiques), par la modification des activités pour réduire le stress (ou tension) mécanique, par l'amélioration de la fonction biomécanique du genou (injections articulaires) et par l'utilisation d'aides techniques (canne, orthèses).

TABLEAU 3 : Exemple de traitement dans l'arthrose du genou

Pour le traitement de l'arthrose du genou, voici les recommandations :

- continuer à utiliser la canne;
- acétaminophène et glace pour la douleur;
- physiothérapie pour améliorer la capacité de stabilisation des muscles périarticulaires du genou;
- viscosuppléance (injection de gel dans l'articulation);
- orthèse de décompression du compartiment médial du genou;
- débuter un programme d'exercices aquatiques;
- souliers stables pour la marche.

Douleurs cervicales

Les douleurs au niveau du cou (cervicalgies) sont la deuxième plus grande cause d'absence au travail. Elles sont le plus souvent le résultat de blessure ou d'accident (« *whiplash* » ou coup de fouet ou coup du lapin). Lorsqu'elles sont devenues chroniques, les cervicalgies font l'objet de recommandations prônant l'utilisation d'exercices proprioceptifs et également d'exercices thérapeutiques de renforcement et d'étirement.

Il existe peu de preuves pour supporter ou exclure l'utilisation de la thermothérapie, de massages thérapeutiques, de traction mécanique, d'ultrasons thérapeutiques, de *TENS* ou de stimulation électrique.

Fibromyalgie

Le traitement de la fibromyalgie (ou syndrome musculaire chronique) fait appel à une approche interdisciplinaire. Il sera basé sur une éducation (prise en charge de la douleur et du stress), des exercices aérobies, une thérapie cognitivocomportementale et des médicaments. Ainsi, en ce qui concerne les données basées sur les preuves dans l'utilisation de l'activité physique dans le traitement de la fibromyalgie, les exercices aérobies y tiennent une place importante. Ils permettent une amélioration de la capacité aérobie de la personne atteinte, une augmentation du seuil de douleur au niveau des points douloureux (« *tender points* ») et une diminution de la douleur en général. À noter que cette efficacité n'est pas maintenue en cas d'arrêt du programme d'exercices.

L'utilisation d'exercices anaérobies, de l'hydrothérapie, de thérapeutiques manuelles, de massages, d'électrothérapie ou d'ultrasons ne reçoivent, dans la littérature, qu'un support faible ou modéré.

5. PROGRAMME D'ACTIVITÉ PHYSIQUE

Il existe deux grands types d'exercices : anaérobies et aérobies. **Les exercices anaérobies** concernent des activités de courte durée et de haute intensité mettant en jeu des réserves d'énergie et les glucides (sucres). Une course rapide de quelques secondes, un saut et la levée d'un poids font partie de ce type d'exercice. **Les exercices aérobies**, à l'inverse, sont des activités de durée moyenne ou de longue durée mobilisant les glucides, mais aussi les lipides et les protéines. Par exemple, une course ou une nage au-delà de trois à cinq minutes entrent dans cette catégorie.

Les données de la littérature nous montrent que les étirements et une activité d'endurance et de renforcement musculaire sont associés à une diminution de la douleur chronique sans que les mécanismes exacts sous-tendant ces effets ne soient complètement élucidés.

Les exercices d'étirement

Les exercices d'étirement (de souplesse) constituent la première étape d'un programme d'exercice. La souplesse est la capacité à mobiliser une articulation de façon fluide dans toutes ses amplitudes de mouvement. Elle peut être limitée par des atteintes musculaires ou tendineuses de la capsule articulaire, mais aussi par la condition neurologique sous-jacente (hypertonie musculaire) et l'excès de poids. Des étirements bien conduits et réguliers permettent de prévenir les blessures d'origine musculaire ou tendineuse.

Ainsi, il faut favoriser deux techniques d'étirement :

étirement passif : étirement progressif d'un groupe musculaire jusqu'à un certain inconfort (par exemple, créer une tension de 4 sur une échelle de 10) et conserver la position pendant 30 secondes et répéter cet exercice idéalement trois fois avec 30 secondes de repos entre chaque série;
contracté-relâché par facilitation neuromusculaire : contraction maximale d'un muscle ou groupe musculaire pendant 10 secondes puis relaxation et étirement progressif couplé à une contraction des muscles antagonistes (opposés). Attention : cet exercice, bien qu'excellent pour gagner en amplitude de mouvement et en souplesse, nécessite un bon échauffement.

Des étirements lents et progressifs pendant quelques minutes sont meilleurs que la répétition d'étirements brefs et rapides.

Le développement de la force musculaire

Avec les exercices d'étirement, le **développement de la force musculaire** ou renforcement musculaire est également crucial. La force musculaire peut se développer par la levée de poids (membres inférieurs ou supérieurs) jusqu'au point de fatigue musculaire. En général, 10 à 15 répétitions sont recommandées et constituent un bon compromis entre développement de la force musculaire et de l'endurance. La fréquence de ces séances est idéalement de trois fois par semaine. Il a été démontré qu'un entrainement de musculation des jambes (cuisses) 5 fois par semaine était associé à une augmentation de 40 % de la force musculaire après 10 semaines. Quand un poids peut être soulevé aisément 15 ou 20 fois de suite, il est recommandé d'augmenter la charge de 10 %.

Les exercices d'endurance

Les exercices d'endurance, c'est-à-dire des exercices aérobies, consistent en la contraction rapide et alternée d'un large groupe musculaire à faible résistance et pour une durée soutenue. Ces exercices incluent la marche, la course, le vélo, la natation, le ski de fond, etc. Il convient de rappeler certaines notions propres aux exercices aérobies dans ce contexte de douleur chronique.

Les exercices aérobies sont :

1. des exercices dynamiques, des mouvements libres, basés sur la respiration;
2. d'une intensité modérée sous le seuil respiratoire de fatigue ou d'essoufflement;
3. d'une durée idéalement d'au moins 30 minutes, mais avec des intervalles ou des pauses au besoin (par exemple 3 périodes de 10 minutes au minimum);
4. d'une fréquence de 3 à 5 fois par semaine, mais s'ils sont d'une durée de moins de 30 minutes, il est recommandé de les faire au moins une fois par jour. Idéalement, l'intensité de la pratique doit s'effectuer pour obtenir une fréquence cardiaque entre 60 et 85 % de la fréquence maximale pour l'âge du patient. La fréquence cardiaque maximale est calculée aisément par la formule : 220 – âge. Ainsi pour une personne de 50 ans, sa fréquence cardiaque maximale théorique est de 170 battements par minute; un exercice physique à 70 % de cette fréquence devrait s'effectuer à une fréquence cardiaque d'environ 120 battements par minute.

EXEMPLES DE PROGRAMMES

A. Programme d'exercices pour lombalgies basses

Un programme progressif de réadaptation comprenant la marche et la pratique du vélo pendant six semaines est associé à une amélioration de la performance de sujet souffrant de lombalgies chroniques. Par ailleurs, le thérapeute établit un contrat avec le patient, et les exercices programmés deux à trois fois par semaine doivent être menés à leur terme malgré les douleurs. Tout au long du programme, l'activité physique est augmentée de façon progressive en fonction des performances physiques du patient et non de la douleur. Il s'agit de proposer l'étirement des muscles lombaires et carrés des lombes et des exercices de souplesse des membres inférieurs incluant le tenseur du fascia lata, les muscles ischiojambiers et les fessiers. (Voir **photo 1**.)

Le renforcement musculaire pourra s'effectuer grâce à des exercices spécifiques du bassin (travail de bascule) et des muscles lombaires (« écrasement » et extension). (Voir **photo 2**.)

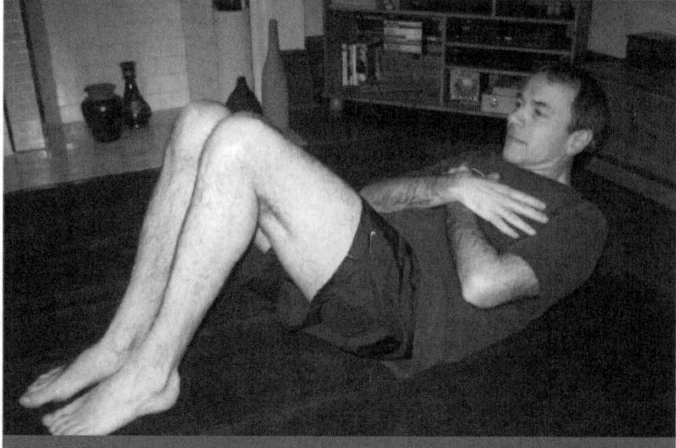

Photo 1 : Redressement avec genoux et hanches fléchis, talon à plat sur le sol; les bras sont croisés sur la poitrine et seules la tête et les épaules sont soulevées

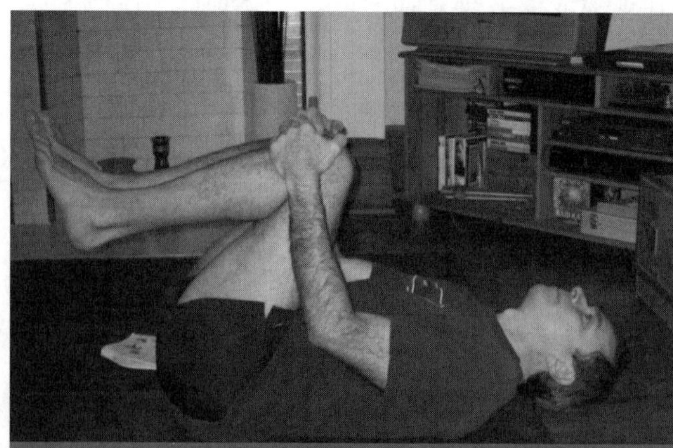

Photo 2 : Genoux sur la poitrine et étirement des muscles fessiers. Peut être réalisé une jambe à la fois, l'autre restant étendue.

B. Programme d'exercices pour arthrose du genou

Des étirements soutenus des muscles ischiojambiers sont tout d'abord conseillés. (Voir **photo 3**.) Le renforcement musculaire portera sur un travail isométrique du muscle quadriceps (muscle de la cuisse) dans un premier temps. (Voir **photo 4**.)

Ensuite, des exercices en mouvement autour du genou de type proprioceptifs seront pratiqués avec assistance au début puis, seul. Des exercices d'endurance avec impact faible pour le genou seront pratiqués, par exemple des exercices de marche en piscine avec immersion jusqu'à la taille. Idéalement, l'eau de la piscine est d'environ 32 à 36° C. À côté de l'activité de marche aérobie, des exercices d'étirement, de renforcement musculaire et des mouvements articulaires variés peuvent être pratiqués en piscine. En dehors de la piscine, des activités physiques avec physiothérapeute sont à pratiquer trois jours par semaine ainsi qu'un travail à la maison deux fois par jour, trois jours par semaine.

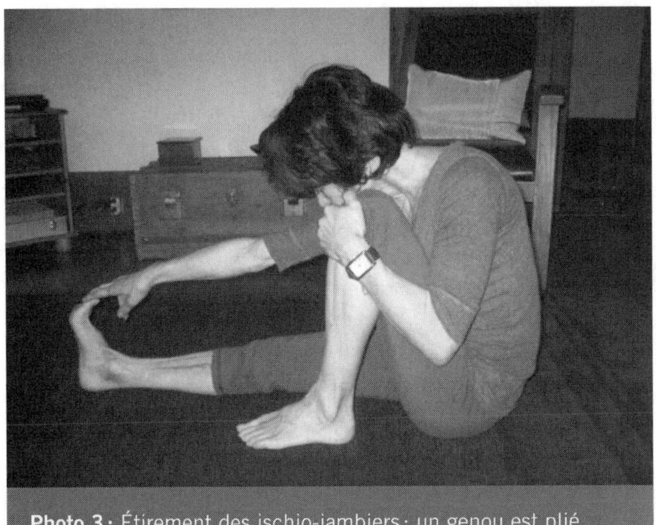

Photo 3 : Étirement des ischio-jambiers : un genou est plié et l'autre en extension en essayant de toucher ses orteils.

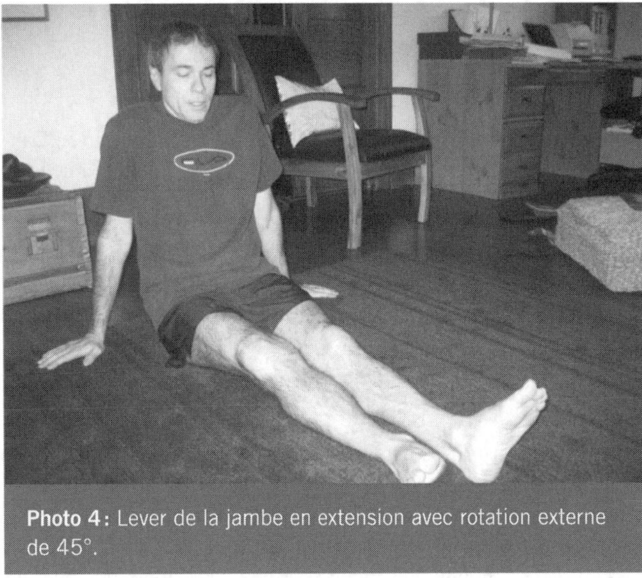

Photo 4 : Lever de la jambe en extension avec rotation externe de 45°.

C. Programme d'exercices pour la fibromyalgie

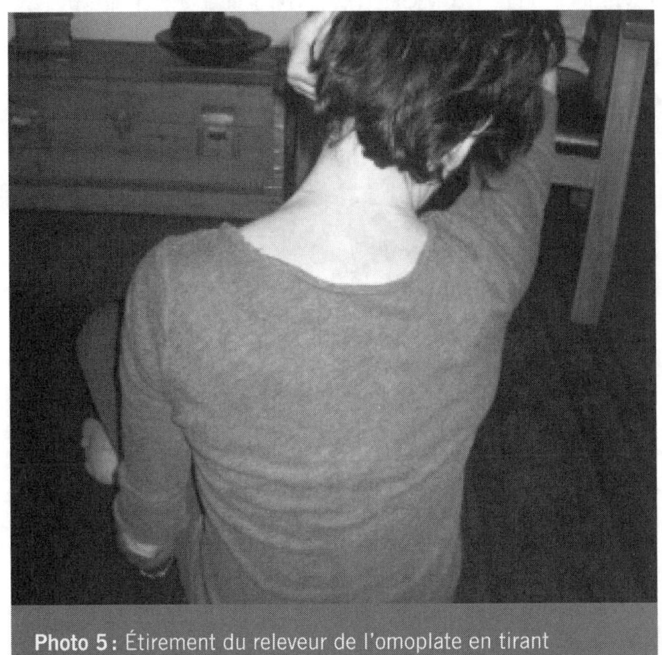

Photo 5 : Étirement du releveur de l'omoplate en tirant la tête en avant et sur le côté.

L'importance de l'activité physique dans le traitement de la douleur associée à la fibromyalgie est bien démontrée. L'activité physique inclut des exercices d'étirement, des mobilisations des articulations, de la marche, de la natation ou du vélo.

Les exercices d'étirement concernent les releveurs de l'omoplate (voir **photo 5**), les muscles pectoraux et la capsule postérieure de l'épaule. Ces exercices seront associés à des exercices de souplesse des membres inférieurs. Une activité d'endurance régulière (2 ou 3 fois par semaine) de 30 à 60 minutes entrainant une augmentation de la fréquence cardiaque au-delà de 70 % de la valeur maximale prédite est également bénéfique.

CONCLUSION

Les patients doivent se fixer des buts qui sont atteignables, pertinents pour eux, intéressants, mesurables et qui touchent trois sphères différentes : physique (programme d'exercices), fonctionnelle (tâches associées aux activités de tous les jours) et sociale (plaisir à participer à des activités sociales). Ainsi, pour conclure sur l'importance de l'activité physique dans la prise en charge de la douleur chronique, nous rapporterons une citation de Watson (2000) :

« L'activité physique est peut-être l'aspect le plus important dans les programmes de prise en charge de la douleur. L'augmentation de la capacité physique est importante non seulement pour lutter contre le déconditionnement, mais encore, en donnant au patient un signal fort, celui qu'il est en train de retrouver un certain degré de contrôle sur son système musculosquelettique. C'est extrêmement important à la fois d'un point de vue physique, mais aussi psychologique. »
Traduction libre de l'auteur, Watson (2000)

RÉFÉRENCES

- Bartels EM, Lund H, Hagen KB, Dagfinrud H, Christensen R, Danneskiold-Samsøe N. Aquatic exercise for the treatment of knee and hip osteoarthritis. Cochrane Database of Systematic Reviews, 2007, Issue 4. Art. No. : CD005523.
- Bonnin-Koang HY, Richard D, Luigi A, Villy J, Alméras N, Pélissier J. Mobilisation des raideurs articulaires et gestion de la douleur induite. In : Pélissier J, Viel E (eds) Douleur et Soins en médecine physique et de réadaptation. Sauramps Médical, Montpellier, 2006, p. 66-74.
- Busch AJ, Barber KA, Overend TJ, Peloso PMJ, Schachter CL. Exercise for treating fibromyalgia syndrome. Cochrane Database of Systematic Reviews 2007, Issue 4. Art. No. : CD003786.
- Chapman EC. Pathophysiologie de l'intolérance à l'activité physique. Réadaptation de la douleur : approches physiothérapiques. Dans le cadre du cours PHT-2321 — Physiothérapie de la douleur. Hiver 2008. Université de Montréal.
- Feldman D. Pratique centrée sur les preuves et normes de pratiques cliniques en réadaptation des douleurs musculosquelettiques. Dans le cadre du cours PHT-2321 — Physiothérapie de la douleur. Hiver 2008. Université de Montréal.
- Klaber Moffett JA, Frost H. Back to fitness programme : 'the manual for physiotherapists to set up the classes'. Physiotherapy 2000; 86 : 295-305.
- Liddle SD, Gracey JH, Baxter GD. Advice for the management of low back pain : a systematic review of randomized controlled trials. Man Ther 2007; 12 : 310-327.
- Ljunggren AE, Bjordal JM. Physiotherapy. In : Breivik H, Campbell W, Eccleston C (eds) Clinical Pain Management – Practical applications and procedures. Arnold, London, 2003, p. 179-193.
- Main CJ, Spanswick CC, Watson P. The nature of disability. In : Main CJ, Spanswick CC (eds) Pain management : an interdisciplinary approach. Churchill Livingstone, Edinburgh, 2000, p. 89-106.
- Pedersen BK, Saltin B. Evidence for prescribing exercise as therapy in chronic disease. Scand J Med Sci Sports 2006; 1 : p. 3-63.
- Rannou F, Macé Y, Poiraudeau S, Revel M. Douleur et réentrainement à l'effort du lombalgique. In : Pélissier J, Viel E (eds) Douleur et Soins en médecine physique et de réadaptation. Sauramps Médical, Montpellier, 2006, p. 81-83.
- Schramm-Bloodworth D, Grabois M. Physical medicine and rehabilitation. In : Warfield CA, Bajwa SH (eds) Principles and practice of pain medicine. McGraw-Hill, New York, 2004, p. 792-810.
- Watson P. Physical activities programme content. In : Main CJ, Spanswick CC (eds) Pain management : an interdisciplinary approach. Churchill Livingstone, Edinburgh, 2000. p. 285-301.
- Wittink H, Cohen LJ, Michel TH. Pain rehabilitation : Physical therapy treatment. In : Wittink H, Michel TH (eds) Chronic management for physical therapists. Butterworth Heinemann, Boston, 2002. p 127-59.

CHAPITRE

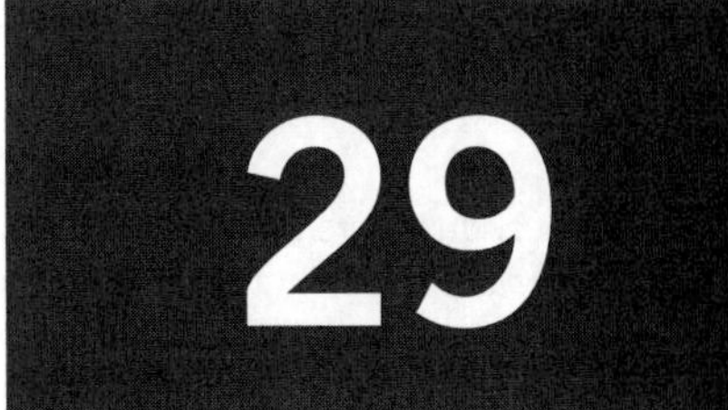

LA DOULEUR CHRONIQUE **ET L'HYPNOSE CLINIQUE**

Gaston Brosseau, psychologue,
Saint-Lambert, Québec, Canada

RÉSUMÉ

La douleur chronique et l'hypnose clinique traitent de façon succincte certaines questions que les gens se posent par rapport à une approche thérapeutique qui contient encore son auréole de mystères. Depuis quelques années à peine, l'hypnose clinique est passée du monde de la croyance au monde de la science suite aux travaux de recherche expérimentale en imagerie cérébrale fonctionnelle. L'effet hypnotique suppose la conjugaison du lâcher prise et l'abandon des résistances chez la personne. Alors, comment y parvenir?

Les caractéristiques et la démarche d'accompagnement propres à l'hypnothérapie sont abordées dans le processus de savoir contrer la douleur, en offrant un lieu de parole au sujet pour qu'il puisse « nommer » sa douleur et aussi mettre à profit ses propres ressources.

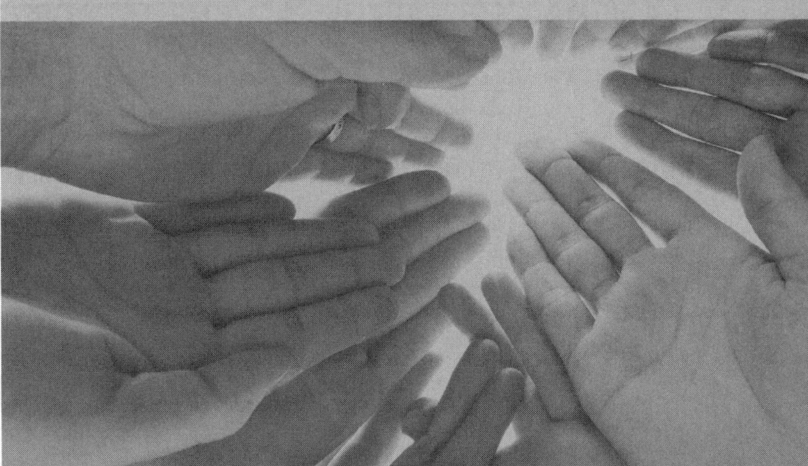

1. L'HYPNOSE EXISTE-T-ELLE VRAIMENT ET EN QUOI SE DISTINCTE-T-ELLE DE L'EFFET PLACÉBO?

Au risque de rendre perplexes certains spécialistes de l'hypnose, je me rallie à la définition des docteurs Jean-Roch Laurence, Ph.D., et Campbell Perry, Ph.D., deux psychologues de l'Université Concordia qui se sont illustrés par leurs recherches expérimentales en hypnose. Ils arrivent à la conclusion, comme Hippolyte Bernheim[1] que **« L'hypnose n'existe pas. Ce qui existe en fait, c'est l'interaction entre un contexte donné et l'aptitude du sujet à répondre à ce contexte. »** Qui plus est, j'avoue utiliser l'effet dit « hypnotique » sans pour autant en saisir l'essence même du phénomène. Personnellement, ce genre de questions sémantiques ne m'embête pas vraiment, et je continue à enseigner l'hypnose depuis plus de 25 ans. Je reprends à mon crédit cette citation formulée surement par un pédagogue averti qui disait : « Si vous ne connaissez pas quelque chose, enseignez-la », et c'est ce que je fais depuis plus de deux décennies.

2. MA DÉFINITION DE L'HYPNOSE CLINIQUE

Tout au plus, j'ose proposer une définition personnelle de l'hypnose clinique comme étant la « réinitialisation des cinq sens en vue d'un mieux-être ». Avant tout, l'hypnose est la conjugaison du lâcher prise et l'abandon des résistances chez la personne. L'hypnose agirait donc à titre de médiateur ou de connexion entre le conscient et l'inconscient. Les travaux de recherche expérimentale en imagerie cérébrale fonctionnelle à la compréhension de l'hypnose du docteur Pierre Rainville, Ph.D., neuropsychologue, de l'Université de Montréal, ont permis de positionner, pour la première fois, l'hypnose sur l'échiquier scientifique, en démontrant l'activité spécifique de certaines régions de l'hémisphère droit lors d'inductions hypnotiques. L'hypnose est ainsi passée du monde des croyances au monde du savoir. Cette distinction est capitale et la différencie de l'effet placébo. On parle d'effet placébo lorsque l'on observe quelque chose dans les faits, mais qui ne devrait pas exister. Il est logique de penser que si on enlève la cause, l'effet est supprimé. Sauf, en ce qui a trait à l'effet placébo où l'on doit constater qu'un effet se produit sans cause. Les récentes publications sur l'effet placébo mettent en évidence une réponse significativement plus élevée chez les enfants. Dire que la « maman » est l'effet placébo par excellence est, à mon avis, chose évidente. Elle vaut bien des remèdes et son efficacité est proverbiale.

Je vous laisse réfléchir sur cette conclusion de François Roustang[2], extraite de son livre : **La fin de la plainte**.

> « La conclusion s'impose : c'est le placébo et son effet irritant qui circonscrivent le domaine proprement scientifique. Le placébo ne relève pas de la science médicale et cependant c'est lui seul qui est capable de la valider. Comme un au-delà ou un en deçà de cette science, c'est lui qui en définit les limites. Si la science pharmacologique se laissait aller à rejeter le placébo pour des raisons morales, elle se détruirait donc elle-même, parce qu'elle ne pourrait plus établir sa propre scientificité. Bref, le placébo non scientifique fonde la scientificité de tout médicament. »

3. EST-CE QUE L'HYPNOSE EST UN ÉTAT ALTÉRÉ DE LA CONSCIENCE OU PLUTÔT UN ÉTAT DE CONSCIENCE EFFICIENTE?

Les personnes qui me consultent m'argumentent : vous nous amenez à faire quoi au juste? De la visualisation, de la méditation, de la concentration ou quoi d'autre encore? Moi, ça ne me dérange pas comment vous interprétez cela. Avant tout, je m'assure que vous allez pouvoir « réinitialiser votre vie par l'hypnose clinique » et tout à fait comme elle vous plait. Contrairement à la conception de l'hypnose qui est perçue comme un état altéré de la conscience, je pense qu'il serait plus juste de parler de mobilisation en temps réel de la conscience efficiente (élément que je définirai plus loin) du sujet. Alors, je ramène tout le crédit de la guérison à l'aptitude du sujet à utiliser ses propres ressources.

4. LA DÉMARCHE D'ACCOMPAGNEMENT PROPRE À L'HYPNOTHÉRAPIE

La qualité de l'alliance thérapeutique est reconnue comme l'élément déterminant du succès de toute thérapie. Impérativement, elle doit demeurer le pôle de gravité de toute consultation psychologique. Pour y parvenir, le rapport hypnotique (sous-tendu par la capacité de lâcher prise et l'abandon des résistances) nous fournit l'outil privilégié pour galvaniser la relation d'aide. Exploitant une des caractéristiques de l'hypnose, soit de créer de façon subite un contact maternant (les gens nous font souvent la réflexion d'avoir l'impression de nous connaitre depuis longtemps après seulement une ou deux rencontres), j'invite d'abord le patient à « NE RIEN FAIRE » lui épargnant même la tâche angoissante ou fastidieuse de déballer son histoire personnelle (anamnèse). L'hypnose clinique que je pratique suppose que je dois amener le sujet à vivre impérativement des réussites à chacune des rencontres pour contrebalancer ses constats d'échec accumulés antérieurement chez ses spécialistes. L'impasse sera alors dénouée. Pour ce faire, j'aime introduire, dès la première consultation, entre autres, un exercice qui est à l'épreuve de tout échec. J'utilise depuis plus de sept ans un exercice simple qui se résume à NE RIEN FAIRE que j'ai mentionné précédemment. Il a le mérite de libérer le sujet de toute contrainte, éliminant ainsi sa crainte d'être incapable de parvenir à atteindre son objectif personnel visé. Cette induction paradoxale figure dans le livre **«L'hypnose aujourd'hui»**, sous la direction du Dr Jean-Marc Benhaiem (2005)[3].

Ensuite, j'utilise la compétence du sujet à trouver lui-même une induction instantanée en regard de son degré de créativité pour le mobiliser en temps réel et lui permettre d'accéder à l'univers sensoriel de sa conscience efficiente (se dit d'une cause qui produit un effet par soi-même). Cette réinitialisation sensorielle lui procure le sentiment de se réapproprier son corps et de se «nommer» dans l'immédiat, d'où une spectaculaire économie de temps et d'énergie qui distingue par exemple l'hypnothérapie de l'approche analytique. Ces dernières lignes peuvent soulever plein de questions et méritent quelques précisions. Pour amener le patient à savoir gérer sa douleur par hypnose, je l'invite à trouver une induction simple à partir de l'identification d'un élément sensoriel qui lui vient spontanément à l'esprit soit: ce qu'il entend, voit, sent, goute ou touche, et cela toujours axé dans l'instant présent. Dans mon vocabulaire spécifique, je désigne cela comme étant la capacité de se retrouver à «zéro». Mes nombreuses observations cliniques me permettent d'avancer que lorsque le patient arrive à vivre ce moment, il ne ressent plus la douleur et la souffrance. Il n'est plus dans l'anticipation de son futur ou dans la rumination de son passé, il est là, à «zéro», complètement dans l'instant présent. Et c'est le patient qui fait tout ce travail. Il le constate par lui-même et il retrouve alors sa confiance en soi et sa motivation pour arriver enfin à se sortir de sa douleur chronique et aussi de sa fatigue chronique. D'ailleurs, cette façon de procéder s'avère très aidante chez les personnes souffrant de fibromyalgie.

5. CARACTÉRISTIQUE PARTICULIÈRE DE L'HYPNOTHÉRAPIE

Au passage, je désire préciser que la pratique de l'hypnothérapie se caractérise aussi par rapport à d'autres formes de prise en charge par le rôle actif du sujet dès sa première visite. Il y a quelque chose de tangible et de physique dans l'expérience hypnotique qui lui est particulière, se distinguant ainsi de la majorité des autres approches psychologiques. Cette dimension est capitale et elle est trop souvent passée sous silence. L'hypnose permet cette unification des composantes somatiques et psychiques qui sont souvent dissociées chez l'être humain et qui peuvent causer son mal-être.

6. LE SUJET EST SOUVENT ÉTONNÉ QU'IL N'AIT PAS À RACONTER TOUTE SON HISTOIRE PERSONNELLE

Dans ma pratique, j'invite le sujet à utiliser ses cinq sens, à se déplacer physiquement et à poser des actions. De plus, le sujet n'a pas à raconter son histoire, et à ce titre, j'aime décontenancer mon patient en lui disant que je n'écoute pas vraiment ce qu'il me «dit», mais plutôt ce qu'il «est». Je me plais à dire que je ne reçois pas un mal de dos, un migraineux, un colon irritable ou un insomniaque dans mon bureau, mais avant tout une «personne». Et ça, le sujet le ressent et le constate rapidement. Cette façon de procéder diminue rapidement l'anxiété du sujet à se raconter en détail et de ne plus avoir le sentiment d'avoir oublié un élément important à nous faire connaitre. Conséquemment, son niveau de culpabilité s'estompe. Nous devons donc l'amener à se déculpabiliser de son état, que je qualifie de «sclérose en place». Cet élément est souvent observé comme un facteur aggravant dans le ressenti de la douleur. Autres caractéristiques à signaler sont l'efficacité ainsi que la rapidité de la méthode pour obtenir des résultats tangibles. Puisque le sujet vit dès la première séance des expériences sensorielles, il est en mesure d'évaluer par lui-même son type de fonctionnement et d'en déterminer les résultats attendus.

7. SAVOIR CONTOURNER LES ZONES DE RÉSISTANCE DU SUJET

À noter que du fait que le sujet utilise son propre vocabulaire à partir de sa propre culture, il ne présente ordinairement aucune forme de résistance et il est ainsi amené à lâcher prise tout naturellement. Il devient crucial qu'il soit en mesure d'identifier ses zones de résistance pour qu'il puisse espérer retrouver le cas échéant sa mobilité et sa flexibilité. Le support apporté est voué à l'échec si nous passons outre les messages de résistance du sujet. C'est ce qu'on désigne par «l'art du thérapeute» s'éloignant ainsi des recettes établies par trop de praticiens de l'hypnose qui se bornent à utiliser des techniques d'induction classiques qui ne tiennent pas vraiment compte de la personnalité du sujet. Le sujet doit arriver à s'extraire de sa problématique s'il veut accéder à ses propres ressources.

8. SAVOIR OFFRIR AU SUJET UN LIEU DE PAROLE POUR QU'IL PUISSE «NOMMER» SA DOULEUR

Oui, c'est possible de faire échec à la douleur chronique par hypnothérapie si nous savons écouter la douleur ou la souffrance du sujet, car: «Savoir écouter, c'est posséder, outre le sien, le cerveau des autres.» (Leonardo da Vinci). D'abord, entendons-nous sur le concept même de la douleur qui est une expérience subjective, c'est-à-dire modulée au vécu du sujet. Chacun interprète la douleur à sa façon. Chacun a son code personnel d'enregistrement de la douleur. Nous devons offrir au sujet un lieu de parole pour exprimer sa détresse. Notre qualité d'écoute est déterminante pour l'accompagner dans sa façon de «nommer» sa douleur. La compréhension commune qui en résulte influence directement l'évolution du traitement. Le fait de s'entendre sur un vocabulaire commun sort le sujet de sa torpeur quant à sa douleur, et de sa détresse personnelle. Il n'a plus l'impression d'être seul. Il a trouvé un appui en nous. J'utilise au besoin le **Questionnaire de McGill-Melzack** (1975)[4], traduit en 12 langues et maintenant utilisé dans le monde entier. Ce questionnaire facilite la tâche du sujet à «nommer» sa douleur. Nous devons savoir prendre le temps nécessaire pour que le sujet puisse exprimer ses schèmes de référence, ses croyances, ses convictions personnelles. Nous sommes en terrain glissant lorsqu'on aborde les convictions de chacun. C'est un foyer de résistance conscient et inconscient qu'il ne faut pas négliger. Nietzche, réfléchissant sur la recherche de la vérité, disait que le contraire de la vérité, pire que le mensonge, ce sont nos convictions. Pensons seulement un instant aux convictions religieuses, toutes religions confondues, qui ont justifié depuis des siècles et continuent de justifier les pires atrocités humanitaires. Je vous suggère la lecture d'un livre décapant sur nos croyances populaires sous la plume de Gérard Zwang (1975) «Lettre ouverte aux mals baisants» chez Albin Michel[5].

9. SAVOIR METTRE À PROFIT LA PARTIE SAINE DU SUJET

Il faut bannir de notre langage: «Désolé, la science ne peut plus rien faire pour vous.» Alors, à quoi sert tout notre savoir si nous sommes en panne d'imagination et de créativité pour soulager le sujet de sa douleur chronique ou de sa souffrance? Pour moi, c'est exactement où notre appui en terme de thérapeute commence. Il faut savoir mettre à profit le potentiel du sujet pour améliorer sa qualité de vie. La différence entre le monde médical et le monde de la psychologie réside dans l'approche du patient. Le médecin ou le psychiatre va s'occuper du mal fonctionnement physique ou psychique du patient. Il va s'attarder à la partie pathologique du patient en utilisant au besoin le traitement pharmacologique approprié ou par la chirurgie, tandis que le psychologue va miser sur le potentiel du sujet, puisqu'il n'a aucun outil à sa disposition sauf les ressources de ce dernier. Le psychologue s'occupe de l'actualisation de la partie saine du sujet. C'est Albert Einstein qui disait: «l'imagination est plus importante que le savoir». Contrairement à la pensée populaire, je prétends que toute personne peut profiter de l'hypnose si on prend le temps de lui montrer qu'elle peut avoir accès à ses ressources personnelles. Le succès de notre intervention dépend de notre capacité à écouter et saisir là où la personne est rendue. Notre qualité de l'accompagnement est donc primordiale dans le traitement de la douleur chronique.

RÉFÉRENCES

1. Godin, J. La nouvelle hypnose, 1992 Albin Michel, Paris.
2. Roustang, F. La fin de la plainte, 2001, Odile Jacob.
3. Benhaiem, JM. L'hypnose aujourd'hui, 2005, IN PRESS. (Ne rien faire : l'induction paradoxale).
4. Melzack, R. & P. Wall. Le Défi de la douleur, Chenelière & Stanké.
5. Zwang, G. Lettre ouverte aux mals baisants, 1975, Albin Michel.

CHAPITRE

LES **MÉDICAMENTS**

Aline Boulanger, M.D., FRCPC, M.Ph., anesthésiologiste, Montréal, Québec, Canada
Directrice, Clinique antidouleur, Centre hospitalier de l'Université de Montréal, CHUM-Hôtel-Dieu;
Clinique de la douleur, CHUM-Hôpital du Sacré-Cœur de Montréal, Québec, Canada

RÉSUMÉ

Le traitement médicamenteux de la douleur chronique est utile lorsqu'il accompagne une prise en charge globale de la personne impliquant la réadaptation physique et le support psychologique, et ce, avec la collaboration d'une équipe soignante.

Les analgésiques appartiennent à différentes familles de médicaments. Ils atténuent la douleur en diminuant la transduction (acheminement de l'information du site de lésion vers la corne postérieure de la moelle épinière) et la transmission (acheminement de l'information de la moelle épinière vers le cerveau) ou en changeant la modulation (mécanismes par lesquels le message douloureux peut être modifié à la hausse ou à la baisse) et la perception de la douleur (intégration de l'information au niveau du cerveau). Ils peuvent être utilisés seuls ou en combinaison selon le problème de base de la personne, ses antécédents médicaux et sa médication courante.

Dans les pages qui suivent, vous trouverez un résumé concernant les analgésiques les plus souvent prescrits. Toutefois, il est important de se rappeler que le traitement de la douleur chronique ne se résume pas uniquement à la prise de comprimés ou de pilules, et que la médication ne représente qu'une partie de la solution. Pour plusieurs personnes, les médicaments sont même contre-indiqués.

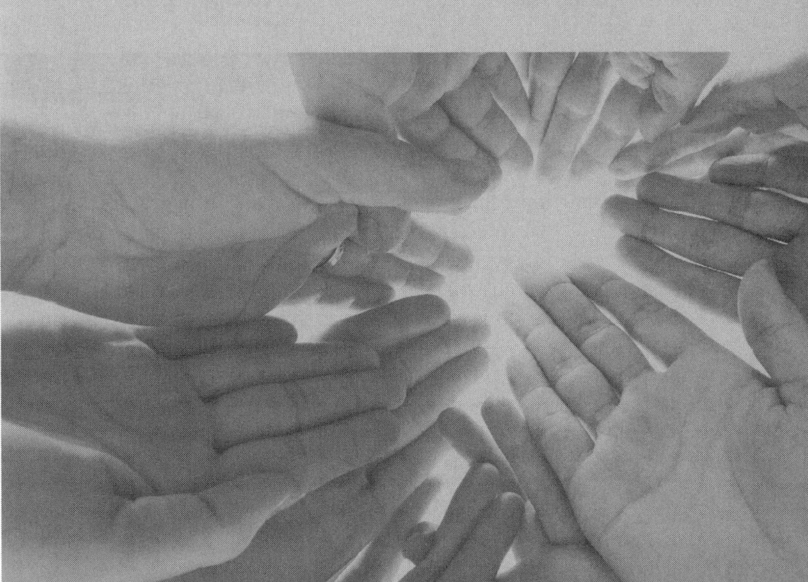

1. LES ANALGÉSIQUES NON OPIOÏDES

L'ACÉTAMINOPHÈNE

L'acétaminophène est un médicament utilisé pour diminuer la fièvre, soulager les maux de tête et traiter la douleur. C'est un médecin allemand, Josef Von Mering, qui l'a prescrit le premier en 1893. Plus d'un siècle s'est écoulé et pourtant, le mécanisme d'action de l'acétaminophène demeure encore incertain. L'acétaminophène est le produit le plus utilisé de par le monde pour traiter les douleurs de faibles à modérées. Les faibles risques de complications associés au traitement par l'acétaminophène justifient qu'il soit prescrit quasi systématiquement comme traitement analgésique de base. Il faut toutefois s'en tenir aux doses recommandées par le médecin ou le fabricant. Lorsque consommé à plus forte dose, l'acétaminophène peut causer des dommages irréparables au foie.

LES ANTI-INFLAMMATOIRES NON STÉROÏDIENS (AINS)

Les anti-inflammatoires non stéroïdiens (AINS) inhibent l'enzyme cyclo-oxygénase. Cette enzyme est impliquée dans la production des prostaglandines. Les prostaglandines jouent un rôle important dans l'apparition de la douleur, de la fièvre et de l'inflammation. En empêchant l'enzyme cyclooxygénase de produire des prostaglandines, les AINS diminuent la douleur, abaissent la fièvre et réduisent l'inflammation.

Les AINS sont une grande famille de médicaments qui comprennent divers agents appartenant à des classes chimiques différentes, par exemple les salicylates (aspirine), les dérivés de l'indole (indométhacin: Indocid), les oxicams (piroxicam: Feldène, méloxicam: Mobicox)), les arylacétates (diclofenac: Voltaren et Arthrotec) et les dérivés de l'acide propionique (ibuprofène: Advil, kétoprofène: Orudis, naproxène: Naprosyn).

Les AINS sont utilisés dans le traitement des maladies rhumatismales et inflammatoires lors de douleurs faibles à modérées (dysménorrhées, traumatismes, douleurs dentaires, douleurs postopératoires), seuls ou en association avec d'autres analgésiques.

Les AINS ont des doses maximales à ne pas dépasser et au-dessus desquelles, l'effet analgésique n'augmente pas et les effets secondaires sont importants. Les AINS sont responsables de beaucoup d'effets secondaires. Lorsque pris régulièrement, ils peuvent causer des ulcères d'estomac, des saignements digestifs, des troubles de coagulation et de l'insuffisance rénale. La commercialisation des inhibiteurs de la cyclo-oxygénase-2 (rofécoxib: Vioxx, célécoxib: Celebrex, valdécoxib: Bextra, lumiracoxib: Prexige) avait pour but de diminuer le risque d'effets indésirables par rapport aux AINS. Effectivement, les inhibiteurs sélectifs de la COX-2 causent moins de dommage à l'estomac et n'interfèrent pas avec la coagulation du sang. Toutefois, leurs effets négatifs sur les reins sont les mêmes que les AINS traditionnels, et des études nous ont appris que leurs impacts sur la fonction cardiaque pouvaient conduire à des infarctus, à des accidents vasculaires cérébraux et à de la haute pression. Depuis la publication de ces études, le rofécoxib et le valdécoxib ont été retirés du marché à cause de leur impact négatif sur la fonction cardiovasculaire et le lumiracoxib a été retiré du marché à cause d'un risque d'insuffisance hépatique, lorsque consommé à haute dose. Seul le célécoxib est encore disponible en pharmacie.

2. LES ANALGÉSIQUES OPIOÏDES

L'opium, provenant de la plante Papaver somniferum, contient de nombreux alcaloïdes naturels dont la morphine et la codéine. L'organisme produit des molécules, soit des endorphines, qui ressemblent aux alcaloïdes de l'opium. Les endorphines, les alcaloïdes de l'opium et les produits synthétiques qui s'y apparentent, diminuent la douleur en réduisant par différents mécanismes, l'excitabilité neuronale. **Les opioïdes sont à la base du traitement de la douleur suite à une chirurgie, de la douleur cancéreuse et dans certains cas de douleurs chroniques.** Les médicaments opioïdes couramment utilisés sont la morphine (Statex, MS Contin, M-Eslon, Kadian, etc.), la codéine (Codéine Contin), l'hydromorphone (Dilaudid, Hydromorph Contin), l'oxycodone (Supeudol, Oxycontin) et le fentanyl (Duragésic). La codéine est aussi disponible en combinaison avec l'acétaminophène (Empracet) et il en est de même pour l'oxycodone (Percocet). Le choix d'un opioïde est souvent arbitraire. Aucun opioïde n'a fait la preuve de sa supériorité par rapport aux autres quant à son efficacité analgésique, à ses effets secondaires ou à la satisfaction des patients. Toutefois, pour différentes raisons pharmacologiques, certains opioïdes semblent plus avantageux que d'autres pour certaines personnes.

Deux opioïdes ont des propriétés particulières: la méthadone et le tramadol. La méthadone est prescrite depuis plusieurs années pour le maintien ou le sevrage des toxicomanes. Il a été découvert qu'elle a la capacité de bloquer certains récepteurs impliqués dans le maintien de la douleur neuropathique. Cet avantage explique sa récente popularité dans le traitement de la douleur chronique. Le tramadol est qualifié d'analgésique central atypique. Cette molécule est à la fois un opioïde et un antidépresseur. Il est particulièrement utile lorsque la personne présente des douleurs d'origine neuropathique. Le tramadol est disponible sous formulation à libération lente (Zytram XL, Ralivia, et Tridural) ou en combinaison avec l'acétaminophène (Tramacet).

LES EFFETS SECONDAIRES DES OPIOÏDES

Comme tout autre médicament, les opioïdes provoquent des effets secondaires. Pour plusieurs de ces effets secondaires (nausées et vomissements, prurit et rétention urinaire), un phénomène de tolérance s'installe, et avec le temps, les effets secondaires diminuent et peuvent disparaitre. Pour ce qui est de la constipation, les symptômes persistent malgré l'usage prolongé des opioïdes. Il faut la prévenir et la traiter. La somnolence est aussi un effet secondaire préoccupant des opioïdes. Des doses uniques d'opioïdes administrées à des individus qui n'en n'ont jamais pris ont des effets notables sur le temps de réaction, la coordination musculaire, l'attention et la mémoire à court terme. Lorsque ces agents sont pris régulièrement, la plupart des personnes développent une tolérance à cet effet sédatif. Il existe toutefois une petite proportion de la population chez qui la persistance de la somnolence pourra perturber son habileté à effectuer adéquatement ses activités professionnelles ou à conduire son automobile, et ce, malgré un usage à long terme d'opioïdes. Les personnes qui ont de tels effets à long terme ne devraient pas conduire ou manœuvrer d'objets dangereux. Il a été récemment démontré qu'une consommation prolongée d'opioïdes peut modifier l'équilibre hormonal. La concentration de cortisol, de testostérone et d'œstrogène peut diminuer, alors que celle de la prolactine peut augmenter. Il peut en résulter une baisse de la libido et une aménorrhée (arrêt des menstruations). Enfin, les opioïdes ont une action à la fois inhibitrice et stimulatrice sur le système nerveux central. Ils peuvent donner un soulagement significatif à des doses faibles ou modérées. Toutefois, à hautes doses, ils peuvent augmenter la douleur ressentie par un individu. Il n'est pas possible de déterminer à l'avance la dose maximale à administrer à une personne sans risquer de provoquer une augmentation de la douleur. **À ce sujet, il est important que chaque individu auquel on a prescrit un opioïde suive la posologie de son médecin traitant et ne tente pas d'autogérer la prise du médicament.**

LES RISQUES DE DÉPENDANCE

Une des grandes inquiétudes associées à l'usage des opioïdes est le risque de dépendance. Il est toutefois important de définir des termes qui sont fréquemment confondus.

Tolérance

La tolérance est un processus normal de l'organisme qui se manifeste par une diminution de l'effet d'un médicament à la suite d'une utilisation à long terme. En clinique, elle se traduit par un besoin d'augmenter les doses pour maintenir le même effet thérapeutique. La tolérance ne se manifeste pas chez tout le monde et elle ne signifie pas qu'il y ait une dépendance psychologique (toxicomanie ou « addiction »).

Dépendance physique

La dépendance physique est une réponse physiologique normale, découlant de l'administration continue d'un opioïde. Elle se caractérise par un syndrome de sevrage (sensation de malaise général, rhinorrhée, tremblements, sudation, frissons, crampes abdominales, myalgies, etc.) si l'on cesse ou diminue brusquement la prise d'un opioïde ou si l'on administre un antagoniste des opioïdes. La dépendance physique s'installe chez presque tous les patients qui doivent prendre des opioïdes de façon régulière. La réaction de sevrage peut être évitée en diminuant graduellement les doses de médicaments. La dépendance physique ne signifie pas qu'il y ait une dépendance psychologique (toxicomanie ou « addiction »).

Dépendance psychologique (toxicomanie ou « *addiction* »)

La dépendance psychologique est un trouble biopsychosocial caractérisé par une utilisation inappropriée des opioïdes. On peut noter chez l'individu un ou plusieurs des éléments suivants :

- une perte de contrôle quant à l'utilisation;
- une utilisation compulsive;
- un désir irrépressible de consommer (« *craving* »); et
- une consommation continue malgré des conséquences négatives d'ordre physique, émotionnel, social ou économique.

Des facteurs génétiques, psychosociaux et environnementaux influencent le développement de la dépendance psychologique. Le risque de dépendance psychologique associée à l'usage médical d'opioïdes n'est pas connu. Ce risque est probablement faible. Toutefois, un patient ayant déjà présenté des problèmes d'abus (dépendance à l'alcool ou à des drogues illicites) est plus susceptible que celui n'ayant pas d'antécédents.

3. LES MÉDICAMENTS COANALGESIQUES OU ADJUVANTS

Les coanalgésiques ou adjuvants sont des médicaments développés pour traiter d'autres pathologies, mais chez qui on a découvert les propriétés analgésiques. Les coanalgésiques peuvent moduler l'intensité des douleurs d'origine musculosquelettiques et viscérales, toutefois leur principale indication est le traitement des douleurs neuropathiques chroniques. **Les principaux coanalgésiques utilisés en clinique sont les antidépresseurs et les anticonvulsivants.**

LES ANTIDÉPRESSEURS

Presque tous les antidépresseurs ont la capacité de moduler la douleur. Ils agissent sur la douleur en améliorant la capacité de modulation par deux neurotransmetteurs : la sérotonine et la noradrénaline. Les plus anciens, les antidépresseurs tricycliques (ADT), sont les plus efficaces, mais provoquent beaucoup d'effets secondaires. Les antidépresseurs tricycliques sont entre autres l'amitriptyline (Elavil), la désipramine (Norpramin), la doxépine (Sinéquan), et la nortriptyline (Aventyl). Lorsque pour des raisons médicales, un patient ne peut pas prendre d'antidépresseur tricyclique ou s'il présente une dépression sévère, les antidépresseurs de nouvelle génération sont utilisés. Les deux principaux antidépresseurs de nouvelle génération utilisés pour le traitement de la douleur sont la venlafaxine (Effexor) et la duloxétine (Cymbalta). En général, une personne sur trois notera une amélioration de sa douleur avec les antidépresseurs.

Les antidépresseurs provoquent beaucoup d'effets secondaires : sécheresse de la bouche, constipation, somnolence, hypotension, gain de poids, arythmies, etc. De plus, ils sont contre-indiqués chez les patients atteints de glaucome, qui souffrent de prostatisme, qui présentent des arythmies graves ou chez qui on a identifié un risque élevé de suicide. Les antidépresseurs peuvent entrer en interaction avec d'autres médicaments, dont les inhibiteurs de la monoamine - oxydase (IMAO).

LES ANTICONVULSIVANTS

- Presque tous les anticonvulsivants ont la capacité de diminuer la douleur. Ils ont plusieurs modes d'action contre la douleur. Ils peuvent stabiliser l'irritabilité de la membrane des nerfs périphériques et de la moelle (transduction et transmission) et améliorer la modulation (par le gaba, un neurotransmetteur).
- Les principaux anticonvulsants prescrits pour la douleur sont la gabapentine (Neurontin), la prégabaline (Lyrica), la carbamazépine (Tégrétol), la lamotrigine (Lamictal), le topiramate (Topamax) et l'acide valproïque (Épival).
- Puisque la plupart ont des mécanismes d'action différents, il ne faut pas se surprendre si une des molécules non efficaces pour une personne, soit remplacée par une autre. Il est aussi possible de combiner deux anticonvulsivants pour bénéficier de deux modes d'action différents et améliorer le contrôle de la douleur. Tout comme les antidépresseurs, les anticonvulsivants ne sont pas efficaces pour toutes les personnes. En général, un anticonvulsivant peut réduire la douleur chez une personne sur trois.
- Les anticonvulsivants provoquent des effets secondaires généraux de somnolence et d'étourdissement, mais certains d'entre eux peuvent provoquer, chez une faible proportion de patients, des effets néfastes qui nécessitent une surveillance médicale, par exemple : une toxicité hépatique (carbamazépine, acide valproïque), une toxicité hématologique (carbamazépine) et une toxicité pour la peau (lamotrigine).

4. LES CANNABINOÏDES

Le cannabis a été utilisé à des fins thérapeutiques pendant des millénaires. Au début du 20e siècle, son emploi a beaucoup diminué à cause du risque de dépendance et de la popularité grandissante des médicaments produits en laboratoire. Toutefois, la recherche a mis en évidence les propriétés analgésiques des cannabinoïdes et réanimé l'intérêt clinique pour ces produits. **Les cannabinoïdes agissent sur la douleur en diminuant la transmission de la douleur et en améliorant la capacité de modulation.**

Plus de 60 cannabinoïdes sont connus dont les principaux sont : le delta-9-tétrahydrocannabinol (THC), le cannabidiol, etc. Les cannabinoïdes produits en laboratoire peuvent être tout aussi puissants et efficaces que la morphine.

Trois préparations sont actuellement disponibles sur le marché canadien. Deux d'entre eux sont des dérivés des cannabinoïdes produits en laboratoire :

- la nabilone (Césamet);
- le dronabinol (Marinol);

et le troisième est un vaporisateur comprenant principalement deux dérivés cannabinoïdes naturels le THC et le cannabidiol (Sativex).

Enfin, le 30 juillet 2001, le Canada a adopté un règlement sur l'accès à la marijuana à des fins médicales permettant à certains malades l'usage du cannabis. Pour y avoir accès, le patient doit remplir des formulaires établis par Santé-Canada, mentionner la dose quotidienne consommée, et un médecin spécialiste doit confirmer que cette personne n'a pas éprouvé de soulagement adéquat avec les médicaments courants. De plus, puisqu'il ne s'agit pas d'un médicament à proprement parler, la personne qui en consomme par le service d'accès à la marijuana médicale gouvernementale doit signer une décharge reconnaissant qu'elle ne poursuivra pas le médecin qui a rempli les documents, advenant une complication associée à l'usage de la marijuana.

Les effets secondaires principalement rapportés avec les cannabinoïdes sont la somnolence et la diminution de la vigilance. Les dérivés cannabinoïdes sont contre-indiqués chez les patients qui présentent une importante insuffisance hépatique ou rénale, qui souffrent d'une maladie cardiovasculaire grave (cardiopathie ischémique, arythmie, hypertension mal maitrisée ou insuffisance cardiaque grave), chez les patients qui ont des antécédents de schizophrénie ou de tout autres troubles psychotiques, qui ont moins de 18 ans et pour les femmes enceintes ou qui allaitent.

L'évaluation des effets à long terme des cannabinoïdes nécessite des études supplémentaires. Entre autres, il faut documenter davantage les bienfaits analgésiques chez l'humain, identifier les populations qui peuvent en bénéficier le plus, explorer l'impact sur la capacité de concentration et mieux détecter les risques de dépendance psychologique.

5. LES FORMULATIONS

LA MÉDICATION PAR LA BOUCHE

Les comprimés

Bien acceptés par les patients, **les comprimés** sont généralement préférés à cause de leur simplicité et de leur efficacité. Il en existe deux formulations : à courte durée d'action et à libération lente.

Les comprimés à courte durée d'action sont indiqués pour soulager la douleur aigüe et de courte durée, soulager la douleur chronique se manifestant uniquement à l'effort, déterminer la dose nécessaire au soulagement d'un patient souffrant d'une douleur chronique persistante lorsque l'on veut substituer son traitement par une médication à longue durée d'action et maitriser les accès de douleur chez un patient prenant une médication à longue durée d'action.

Les comprimés à libération lente ou à longue durée d'action ont l'avantage de fournir des concentrations sanguines stables. Ils sont indiqués chez les patients présentant des douleurs constantes.

LES ÉLIXIRS ET LES SUPPOSITOIRES, LES TIMBRES ET LES INJECTIONS

Les élixirs et les suppositoires sont peu prescrits, mais peuvent être utiles chez les patients qui ont des difficultés à avaler. Certains opioïdes (exemple le fentanyl et la buprénorphine) sont bien absorbés à travers la peau. Des timbres que l'on peut appliquer sur la peau sont disponibles pour ces deux analgésiques. Les injections (sous-cutanée, intramusculaire et intraveineuse) sont rarement prescrites chez les patients présentant des douleurs chroniques non cancéreuses. Elles sont réservées aux patients qui sont incapables de prendre des opioïdes sous d'autres formulations.

LES PRÉPARATIONS TOPIQUES

La médication par la bouche peut causer des effets secondaires significatifs. Puisque l'absorption systémique est faible et ses effets secondaires minimes, l'usage de crème peut être efficace et plus sécuritaire.

La préparation topique la plus fréquemment utilisée contient des anesthésiques locaux. Il a également été rapporté que des crèmes à base d'antidépresseurs, d'anticonvulsivants et de kétamine (une molécule qui bloque la douleur par un récepteur localisé au niveau de la moelle épinière : le récepteur NMDA) ont été utiles dans certains cas. Les douleurs neuropathiques localisées, par exemple la névralgie suite à un zona, sont les principales maladies justifiant l'usage de crème.

6. LES RÈGLES DE PRESCRIPTION DES MÉDICAMENTS

Certains principes de prescription permettent d'obtenir de meilleurs résultats avec ces produits.

1. INDIVIDUALISER LA POSOLOGIE
Personne ne répond de la même façon à un médicament. Il ne faudra pas être surpris que deux personnes présentant une douleur d'intensité comparable prennent des médicaments à des doses différentes.

2. AUGMENTER PROGRESSIVEMENT LES DOSES
La majorité des médicaments prescrits pour soulager la douleur provoque des effets secondaires. Pour éviter les effets secondaires, il est recommandé de commencer le traitement à petites doses et d'augmenter progressivement.

3. PRÉVENIR ET TRAITER LES EFFETS SECONDAIRES
Les effets secondaires causés par les analgésiques peuvent devenir tout aussi problématiques que la douleur elle-même. La prescription d'analgésiques s'accompagne généralement d'un protocole de traitement des effets indésirables.

4. RECOURIR À UNE ANALGÉSIE MULTIMODALE
L'analgésie multimodale désigne la combinaison de différents médicaments, par exemple, l'acétaminophène, les anti-inflammatoires, les opioïdes et les médicaments adjuvants ou coanalgésiques (antidépresseurs, anticonvulsivants et autres), prescrits ensemble pour soulager la douleur. En utilisant des médicaments de différentes familles, un soulagement supérieur peut être obtenu tout en administrant de plus petites doses de chacun des produits.

5. PERSÉVÉRER
L'acétaminophène, les anti-inflammatoires, les opioïdes et les cannabinoïdes donnent généralement des effets rapides sur la douleur. Toutefois, puisqu'ils provoquent des effets secondaires, il faut augmenter lentement les doses. Pour ce qui est des coanalgésiques, il est généralement nécessaire d'administrer l'agent de façon continue pendant deux à trois semaines pour voir apparaitre les effets cliniques. Bref, quel que soit le type de médicaments prescrits, il faudra être patient et persévérer en suivant les recommandations du médecin.

6. ARRÊTER LES MÉDICAMENTS
Après un essai valable, lorsqu'un médicament ne semble pas procurer de soulagement significatif, ou encore lorsque les effets secondaires sont trop importants, la médication sera cessée. Pour la plupart de ces produits, et dans le but d'éviter un sevrage, il sera important de diminuer progressivement les doses en suivant les recommandations du médecin.

L'HISTOIRE DE MORRIS

Morris K., Montréal, Québec, Canada

(Voir autres témoignages, pages 100, 300, 310, 372 et 382.)

Morris K. a survécu à un accident d'avion, et a subi des fractures à la mâchoire et à une cheville ainsi que des fractures de compression à la colonne vertébrale.

Lors d'une visite de routine chez mon médecin de famille, celui-ci m'a posé de nombreuses questions sur la façon dont les choses se passaient pour moi. Il ne voulait pas que je porte seul tout le fardeau de la tragédie que j'avais vécue, ni que je refoule mes émotions et mes souvenirs. J'avais besoin de parler de l'accident. J'ai vu une psychologue qui, après trois ou quatre mois, m'a recommandé de voir un psychiatre. Elle m'avait aidé à « vider mon sac », dans ce cas-ci un énorme sac d'émotions et d'histoires. Elle estimait que j'avais besoin de médication pour m'aider à faire face à l'anxiété et à la dépression, ce qu'elle ne pouvait pas me prescrire en temps que psychologue.

Mon épouse a pris l'initiative de me chercher le « bon » psychiatre à même le système de soins de santé public. Ce fut souvent frustrant, mais elle a réussi. Le premier psychiatre nous a d'abord rencontrés ensemble, mon épouse et moi. Puis, il nous a vus séparément un certain nombre de fois, et finalement, il m'a vu seul sur une base régulière. À un certain moment, il m'a prescrit des anxiolytiques et des antidépresseurs. Ce fut toute un périple! Nous avons procédé par essai et erreur jusqu'à ce que nous ayons trouvé la médication la plus appropriée. Maintenant, 22 ans et demi après la tragédie, je vois encore mon psychiatre pour une évaluation annuelle, et il me prescrit la médication dont j'ai besoin.

CHAPITRE 31

LES MÉDICAMENTS POUR LE TRAITEMENT **DE LA DOULEUR CHRONIQUE CHEZ L'ENFANT**

Janice Sumpton, R. Ph., B. Sc. Phm., London, Ontario, Canada
relu par **Roxane Therrien**, B. Pharm., M. Sc., pharmacienne,
Centre hospitalier universitaire Ste-Justine, Montréal, Québec, Canada

RÉSUMÉ

Les mesures non pharmacologiques devraient toujours accompagner les médicaments dans le traitement de la douleur chronique. La douleur chronique chez les enfants a des conséquences considérables sur la qualité de vie de l'enfant et sur le fonctionnement de la famille. Elle touche la capacité de l'enfant à fréquenter l'école, à performer au meilleur de sa capacité et à développer ses capacités sociales[1,2,3]. Cependant, les médicaments utilisés pour traiter la douleur peuvent aussi affecter la capacité de l'enfant à fonctionner.

Nous discuterons, dans ce chapitre, des défis posés par la gestion de la douleur chronique chez les enfants et nous examinerons les médicaments utilisés pour les traiter. Les problèmes les plus fréquents de douleur chronique en pédiatrie et l'approche pharmacologique seront exposés brièvement.

Le contenu de ce chapitre ne remplace pas l'avis d'un pharmacien.
Avant d'administrer une médication à un enfant ou d'en changer le dosage, consultez votre pharmacien.

1. INTRODUCTION

La douleur chronique chez les enfants est répandue et affecte à la fois l'enfant et sa famille. L'incidence rapportée dans la documentation varie et il s'agit probablement d'un estimé conservateur. Ainsi, une étude canadienne portant sur 495 enfants, âgés de 9 à 13 ans, a démontré que 57 % rapportaient un épisode de douleur récurrente ou plus, et que 6 % déclaraient souffrir de douleur chronique[1]. Une enquête hollandaise effectuée sur plus de 5 000 enfants d'âge scolaire éprouvant de la douleur durant plus de trois mois a établi une incidence de 25 %[1]. L'incidence de la douleur chronique chez les adolescents est semblable à celle rapportée chez les adultes[2].

2. LES DÉFIS INHÉRENTS À LA PHARMACOLOGIE PÉDIATRIQUE

LES CHANGEMENTS DÉVELOPPEMENTAUX ET LEURS EFFETS SUR LES RÉACTIONS AUX MÉDICAMENTS

Les changements développementaux ont un impact sur la réponse aux médicaments chez les enfants. La maturation des organes évolue rapidement après la naissance. Les effets des médicaments changent avec ces transformations physiques, entrainant des changements de la dose des médicaments selon l'âge et le poids. Il faut savoir que la fonction rénale se développe à partir du premier jour de la vie, rapidement durant le premier mois, pour atteindre la capacité de l'adulte au bout de 24 mois. Comme plusieurs médicaments sont éliminés par les reins dans l'urine, cela affecte leur posologie chez l'enfant. Aussi, à partir de la naissance, la variation du pourcentage d'eau dans le corps et de protéines disponibles pour la fixation des médicaments modifie continuellement la quantité de médicament actif disponible. Tous ces processus qui évoluent rapidement ont une influence sur la dose et sur la fréquence de l'administration du médicament[1,4,5]. Cela ajoute à la complexité du soulagement adéquat de la douleur chronique pédiatrique.

FORMES POSOLOGIQUES INADÉQUATES

VÉRIFIEZ TOUJOURS LES DOSES ET L'ADMINISTRATION DE MÉDICATION AVEC VOTRE PHARMACIEN.

Certains médicaments contre la douleur sont vendus sous forme orale solide uniquement (ex. : en comprimés) et ne conviennent pas nécessairement aux doses requises par un enfant. Si l'on doit couper un comprimé par exemple pour obtenir une plus petite dose, cela peut entrainer une dose inexacte. Certains médicaments sont disponibles en solution orale fabriquée par les compagnies pharmaceutiques, mais lorsque cette formulation n'est pas disponible, il existe des recettes que le pharmacien peut utiliser pour préparer une dose sous forme liquide pour certains médicaments.

- Lorsqu'on coupe un suppositoire en deux, il est plus précis de le fendre à partir de l'extrémité vers la pointe, plutôt que d'effectuer une coupure transversale.
- Jusqu'à ce jour, la plus petite dose disponible d'un timbre de fentanyl était de 25 mcg/heure. Un timbre de 12,5 mcg/heure est présentement vendu dans plusieurs pays. Si une dose partielle est nécessaire, ne coupez PAS le timbre. Si la moitié de la dose est requise, il faut appliquer un pansement occlusif (par exemple, Tegaderm®) sur la peau en premier, puis appliquer le timbre de fentanyl, avec la moitié sur le dessus du pansement (cette portion ne sera pas absorbée par la peau6).

DILEMMES DANS LA RECHERCHE PÉDIATRIQUE

Idéalement, dans cette ère de la médecine basée sur la preuve, il serait souhaitable d'avoir suffisamment de données publiées pour concevoir des directives pour l'usage des analgésiques en pédiatrie. Cependant, comme le traitement de la douleur chronique est une spécialité à l'intérieur de la spécialité de la pédiatrie, il s'agit d'une tâche extrêmement difficile.

Des considérations éthiques, des outils d'évaluation de la douleur appropriés à l'âge et le petit nombre de patients ajoutent au défi[7]. Souvent, le dosage doit être extrapolé à partir des données pour les adultes, bien que cela soit inapproprié compte tenu des particularités pédiatriques[1].

PRÉCAUTIONS D'EMPLOI

Lorsqu'elle est connue, la dose en mg/kg devrait être utilisée chez les enfants. Mais elle ne devrait jamais excéder la dose habituelle pour un adulte (ce qui est important chez les enfants plus âgés qui sont de la taille d'un adulte). On devrait choisir la plus petite dose entre les deux. On ne devrait jamais dépasser **la dose quotidienne** totale recommandée lorsqu'on donne un médicament contre la douleur chronique d'après un horaire régulier.

LES ERREURS DE DOSE

Des erreurs involontaires de dose (pas assez ou trop forte) se produisent fréquemment avec les formes liquides des médicaments. L'acétaminophène est disponible sous différentes concentrations. Les parents sont habitués d'administrer la dose selon un certain volume (nombre de millilitres ou de cuillerées à thé), mais si un médicament ayant une concentration différente que celle utilisée habituellement est acheté par erreur et administrée à l'enfant, celui-ci risque de s'intoxiquer ou de prendre une dose qui n'est pas efficace. Il est toujours préférable de vérifier auprès du pharmacien, la dose exacte à administrer à l'enfant. Il est nécessaire d'utiliser un outil à mesurer précis, comme une seringue orale ou un gobelet avec des graduations. La cuillère à thé de la cuisine est très inadéquate pour mesurer les médicaments.

Une surdose involontaire d'acétaminophène peut se produire quand l'enfant consomme d'autres produits contenant de l'acétaminophène, comme les produits habituels contre le rhume et certains analgésiques (y compris Percocet® et Tramacet®).

Une étude réalisée sur 100 fournisseurs de soins a démontré que seulement 30 % d'entre eux étaient capables d'indiquer la dose exacte d'acétaminophène à administrer à leur enfant et de mesurer adéquatement la dose qu'ils avaient l'intention de donner[8].

3. LES PRINCIPES DE BASE DE LA MÉDICATION PÉDIATRIQUE CONTRE LA DOULEUR

Les principes de base de l'administration des médicaments contre la douleur chez les enfants sont les suivants :

- La voie orale est la voie préférée pour les bébés et les enfants.
- La voie rectale est une alternative si l'enfant est incapable de tolérer l'administration orale et que la forme rectale est disponible.
- Les injections intramusculaires devraient être évitées, à cause de la douleur que cause l'injection et de la masse musculaire variable des enfants qui a des conséquences sur la quantité de médicament absorbé.
- Les voies sous-cutanée et intraveineuse nécessitant l'installation d'un accès veineux sont des options pour les patients souffrant de douleur grave.
- L'analgésie contrôlée par le patient (ACP) pour les enfants de six ans et plus est soutenue par la documentation[5] et donne au patient un certain contrôle sur sa propre gestion de la douleur.
- L'acide acétylsalicylique (Aspirin®, AAS) est réservé aux enfants ayant des maladies rhumatismales ou qui ont besoin d'un traitement pour l'inhibition de l'agrégation plaquettaire. Cette réserve est le résultat du risque potentiellement fatal du syndrome de Reye possiblement associé à l'usage de l'AAS chez les personnes âgées de moins de 18 ans[5].

Des directives générales pour la douleur chronique ont été adaptées à partir de l'approche de la douleur du cancer pédiatrique[9] de l'Organisation mondiale de la santé (OMS). Un résultat numérique de 0 pour aucune douleur et de 10 pour la pire douleur est utilisé.

GRAVITÉ DE LA DOULEUR	CHOIX D'ANALGÉSIQUES
Légère (résultat 1 à 3)	Acétaminophène, anti-inflammatoires non stéroïdiens (AINS)
Modérée (résultat 4 à 6)	AINS, acétaminophène en combinaison avec des opiacés
Grave (résultat 7 à 10)	Opiacés (évitez la mépéridine)

L'ACÉTAMINOPHÈNE

L'acétaminophène est utilisé couramment pour les bébés et les enfants, et il a l'avantage de présenter de multiples choix de formes posologiques. Son absorption est retardée et erratique lors de l'administration par voie rectale[5]. La posologie pour les enfants est de 10 à15 mg/kg/dose aux 4 à 6 heures, pour un maximum de 60 à 75 mg/kg/jour. Il ne faut pas excéder la posologie pour un adulte de 1 g aux 6 heures (ou 4 g par jour)[5,6,10,11]. Certains experts recommandent 2 à 2,5 g par jour comme dose maximale (plutôt que 4 g) lorsque pris chaque jour pour la douleur chronique en raison du risque de toxicité au foie. L'acétaminophène agit d'une manière multifactorielle contre la douleur. Il bloque les influx nerveux et inhibe les produits chimiques dans le cerveau et dans la colonne vertébrale qui sont responsables de la perception de la douleur[12].

Une toxicité a été rapportée chez les enfants qui absorbent une dose thérapeutique d'acétaminophène lorsqu'elle est prise à répétition[11,12]. La toxicité est issue du métabolisme de l'acétaminophène[11,12]. Un des produits obtenus au cours du métabolisme est toxique et il se lie à une substance qui le rend non toxique[11]. S'il n'y a pas assez de cette substance, la forme toxique qui tue alors les cellules du foie, ce qui résulte en une insuffisance hépatique[6,11]. Une insuffisance rénale aigüe a été rapportée après une dose thérapeutique d'acétaminophène[13,14]. Plusieurs rapports d'insuffisance hépatique suite à une dose suprathérapeutique (plus forte que celle recommandée) d'acétaminophène existent chez les enfants[15,16].

Les facteurs de risque de toxicité comprennent une posologie inappropriée d'acétaminophène dans 15% des cas selon un rapport[17]. D'autres facteurs contribuant à la toxicité sont le jeûne, une diminution de la substance pour rendre le métabolite non toxique, des interactions médicamenteuses avec les médicaments concomitants rivalisant dans le métabolisme du foie, la fièvre chez l'enfant et des facteurs génétiques modifiant la quantité d'enzymes du foie[11,12].

L'IBUPROFÈNE

L'ibuprofène est fréquemment utilisé comme analgésique pour les bébés et les enfants. Il fait partie de la classe de médicaments appelée anti-inflammatoires non stéroïdiens (AINS). D'autres médicaments font partie de ce groupe, comme le naproxène le diclofénac et le piroxicam. Les AINS agissent en réduisant la production des prostaglandines, des substances qui causent de l'inflammation. La diminution de l'inflammation entraine une diminution de la douleur[6,10,12]. Ce médicament traite aussi la fièvre[12].

L'ibuprofène a les avantages, comparativement à l'acétaminophène, d'avoir une durée d'action plus longue, de nécessiter des doses moins fréquentes et d'avoir un effet direct sur la diminution de l'inflammation[6]. La posologie pour les bébés et les enfants âgés de plus de 6 mois est de 5 à 10 mg/kg/dose aux 6 ou 8 heures, pour un maximum de 40 mg/kg/jour. Ne dépassez pas la dose usuelle pour un adulte, qui est de 1 200 mg à 2 400 mg par jour, dépendant de la raison de son utilisation[5,6,10,18]. L'ibuprofène et l'acétaminophène peuvent être utilisés ensemble contre la douleur[10,18]. Cependant, on n'a trouvé dans la documentation sur le sujet aucun avantage accru au fait de traiter la fièvre en employant des doses alternatives d'acétaminophène et d'ibuprofène, comparativement à l'usage de chaque médicament seul. En réalité, il y a alors plus de risques de faire du mal à l'enfant, parce que les différentes fréquences selon lesquelles donner les deux médicaments sont compliquées à suivre, ce qui peut résulter en une dose insuffisante ou un surdosage[19].

L'ibuprofène est généralement bien toléré. Les maux d'estomac sont l'effet secondaire le plus fréquent. On peut le prévenir en administrant l'ibuprofène avec de la nourriture. L'usage de l'ibuprofène pour les enfants peut causer de l'insuffisance rénale aigüe. La diminution des prostaglandines entrainée par les AINS diminue le flot sanguin vers les reins, sinon, l'inflammation dans les régions fonctionnelles des reins peut entrainer de l'insuffisance rénale[12]. Il faut utiliser l'ibuprofène avec prudence chez les enfants de moins de 6 mois ou pesant moins de 10 kg, et chez ceux qui ont des antécédents médicaux d'ulcère d'estomac, une déficience rénale, qui souffrent de déshydratation, d'allergie à l'AAS ou qui prennent des anticoagulants[6,10,18].

4. LA DOULEUR MUSCULOSQUELETTIQUE CHRONIQUE

Une étude effectuée sur des enfants d'âge scolaire a trouvé que 30,8 % d'entre eux éprouvaient de la douleur qui durait pendant plus de 6 mois. La même étude indiquait que 64 % de toutes les douleurs rapportées étaient des douleurs musculosquelettiques[3]. Les types de douleur chez les enfants et les adolescents comprennent le syndrome polyalgique idiopathique diffus (fibromyalgie juvénile), le syndrome douloureux régional complexe (SDRC), l'hypermobilité juvénile douloureuse, la dorsalgie et les maladies d'enfance ayant des caractéristiques de la douleur chronique[3].

Il y a peu de documentation qui compare l'usage des médicaments pour la douleur musculosquelettique au placébo (pilule de sucre) pour évaluer scientifiquement l'efficacité et les effets secondaires des médicaments chez les enfants et les adolescents. Selon le type de douleur musculosquelettique, différents médicaments ont été utilisés avec un certain succès. Ce sont les antidépresseurs (pour leurs effets analgésiques), les AINS, les opiacés, les blocs nerveux et les anticonvulsivants (pour leur effet analgésique pour la douleur au niveau des nerfs)[3]. Les spécificités de chacun de ces médicaments sont décrites dans les autres parties de ce chapitre.

5. LA DOULEUR MENSTRUELLE

Les menstruations douloureuses (ou dysménorrhée) sont fréquentes chez les adolescentes, on estime l'incidence de ce type de douleur de 20 à 90 %. La douleur commence habituellement immédiatement avant ou au début des menstruations et elle continue pendant 12 à 48 heures[20]. La douleur est causée par les prostaglandines, qui provoquent la contraction et des spasmes de l'utérus.

Les AINS aident beaucoup à diminuer ce genre de douleur, étant donné qu'ils réduisent la quantité de prostaglandines dans le corps. Ils sont pris pour une courte durée pendant les menstruations, ce qui aide à limiter les effets secondaires. Un soulagement significatif de la douleur est atteint de 60 à 90 % avec les AINS[20]. L'ibuprofène, le naproxène et d'autres médicaments ont été très efficaces, mais certaines femmes présentent un problème d'estomac et d'autres symptômes gastrointestinaux[6,20].

En ce qui concerne l'ibuprofène, la dose recommandée pour la douleur menstruelle est de 200 à 400 mg/dose aux 4 ou 6 heures, mais elle ne doit pas excéder un maximum de 1 200 mg pendant une période de 24 heures. La posologie de naproxène est de 500 mg, puis de 250 mg aux 6 ou 8 heures, tout en ne dépassant pas un total de 1 250 mg pendant les 24 premières heures, par la suite, un maximum de 1 000 mg par jour[6].

Les contraceptifs oraux sont fréquemment utilisés pour diminuer les douleurs menstruelles, et des rapports ont indiqué un soulagement complet de la douleur dans 50 % des cas[20]. Les contraceptifs oraux ont des avantages et des inconvénients, mais qui dépassent le cadre de ce résumé.

6. L'ARTHRITE JUVÉNILE IDIOPATHIQUE (AJI)

Les enfants qui souffrent d'arthrite éprouvent souvent de la douleur. Sur une période de 2 mois, les enfants atteints d'arthrite dans plus d'une articulation ont déclaré ressentir de la douleur environ 73 % du temps. À peu près le tiers ont décrit leur douleur comme forte[21].

L'approche de la gestion de la douleur chronique chez les patients atteints d'arthrite a traditionnellement consisté à soigner l'arthrite en elle-même[21]. Malgré des médicaments comme le méthotrexate et d'autres médicaments spécifiques au traitement de l'arthrite, 66 % des enfants continuent à éprouver de la douleur[21].

Une enquête effectuée auprès des rhumatologues nord-américains n'a trouvé aucun consensus sur l'usage des opiacés chez les enfants atteints de fortes douleurs arthritiques[22]. La douleur résulte de différents facteurs, y compris des changements dans le système nerveux central et périphérique. Elle peut être présente, malgré l'absence de dommage tissulaire[23].

Les anti-inflammatoires non stéroïdiens (AINS) sont les médicaments les plus utilisés chez les patients atteints d'arthrite. Malheureusement, ces médicaments ont un «effet plafond», ce qui signifie qu'une fois la posologie optimale atteinte, elle ne soulagera pas davantage la douleur. Par contre, l'augmentation de la dose entrainera plus d'effets secondaires[23]. Nous avons mentionné précédemment dans ce chapitre la dose habituelle d'ibuprofène[6] recommandée. La dose usuelle de naproxène pour l'arthrite juvénile idiopathique (AJI) est de 10 à 15 mg/kg/jour divisés en deux doses, n'excédant pas 1000 mg par jour[6,24].

Le prednisone est un corticostéroïde ayant des effets anti-inflammatoires. Il est donné en doses de 0,05 à 2 mg/kg/jour, pour une dose habituelle maximale de 60 mg/jour pris avec de la nourriture, une fois par jour ou en doses séparées[6]. Le prednisone à long terme a de nombreux effets secondaires. Parmi les effets secondaires sérieux, on trouve la diminution de la masse osseuse et le ralentissement de la croissance. La prise de poids et un plus grand risque d'infection sont fréquents[6,22].

Des agents biologiques plus récents spécifiques au traitement de l'arthrite, comme l'étanercept et l'infliximab, ont été donnés sous forme intraveineuse avec plus de risques d'infections, de maux de tête et d'effets secondaires sur le sang, entre autres[22,23].

Les opiacés ont des effets analgésiques qui peuvent réduire la douleur arthritique. Les antidépresseurs et les anticonvulsivants peuvent avoir de bons effets sur la douleur neuropathique (douleur des nerfs)[23].

7. LE MAL DE TÊTE CHRONIQUE

On a établi que les céphalées chroniques quotidiennes chez les enfants sont aussi fréquentes que 1,5 %. Elles se produisent chez les jeunes enfants (moins de 6 ans) de même que chez les adolescents. Une revue Cochrane a trouvé que les migraines affectent 10 % des enfants de 6 à 20 ans, ce qui a des conséquences importantes sur leur capacité à fréquenter l'école : les enfants qui en sont atteints manquent en moyenne 1 ½ semaine d'école par année de plus que leurs compagnons en santé[26]. Les types de maux de tête les plus fréquents chez les enfants sont les céphalées de tension et les migraines (avec ou sans aura)[27].

La céphalée chronique quotidienne est définie comme un mal de tête qui dure plus de 15 jours par mois, s'il ne s'agit pas d'une céphalée tensionnelle ou d'une migraine, ou si elle n'est pas causée par un état médical sous-jacent[25,27].

LES PRINCIPES GÉNÉRAUX DU TRAITEMENT DU MAL DE TÊTE

Pour obtenir de meilleurs résultats, il est important de débuter le traitement aussitôt que le mal de tête commence[25]. Un abus de médicaments doit être évité, car il peut entrainer des céphalées d'origine médicamenteuse. Si l'enfant a des maux de tête deux fois ou plus par semaine qui nécessitent la prise de médicaments, il risque davantage l'abus de médicaments[25,27]. Les céphalées d'origine médicamenteuse sont insidieuses par nature et elles constituent un pattern de maux de tête cycliques difficiles à éliminer[28].

LE TRAITEMENT DES MIGRAINES

L'acétaminophène, les AINS et les «triptans» ont été utilisés chez les enfants comme traitement d'urgence[25,28,29]. Une étude comparant l'acétaminophène à l'ibuprofène et au placébo chez 88 enfants âgés de 4 à 15 ans[8] a démontré que l'ibuprofène était 2 fois plus efficace que l'acétaminophène, et 3 fois plus que le placébo pour faire cesser le mal de tête en moins de 2 heures[29].

Le sumatriptan est un médicament spécifique au traitement de la migraine qui soulage en effectuant la constriction (rétrécissement) des vaisseaux sanguins dilatés, diminuant ainsi l'inflammation causant la migraine. Une seule dose orale de 25 à 100 mg a été utilisée chez les enfants de 12 à 17 ans. Les effets secondaires étaient plus habituels chez les jeunes enfants. Le médicament commence à être efficace après une 1 à 1 ½ heure, atteignant son effet maximal au bout de 2 à 4 heures. Les effets secondaires sont les suivants : hypertension artérielle, serrements de poitrine (et rarement une crise cardiaque), bouffées vasomotrices, vertiges, somnolence, mal de tête, nausées et vomissements[6].

LA PRÉVENTION DES MIGRAINES

Un traitement préventif est envisagé lorsque les maux de tête se produisent fréquemment[25]. Il est important d'avoir des attentes raisonnables face au traitement préventif. Son but est de réduire la récurrence des maux de tête plutôt que sa gravité. Un essai adéquat d'au moins un mois d'un médicament donné devrait être fait, s'il est toléré, avant d'essayer un autre agent médicamenteux. Il existe quelques études bien faites comparant les médicaments pour le traitement des migraines chez les enfants. En retour, il n'y a aucune ligne directrice pour savoir quel médicament essayer en premier ou sur les doses pédiatriques spécifiques[28].

Une étude a démontré que le propranolol est plus efficace qu'un placébo pour prévenir les migraines chez les enfants[26]. Il diminue les maux de tête d'au moins 60 %[30]. Les doses de propranolol sont de 0,6 à 1,5 mg/kg, divisées en trois fois par jour[6]. Il est toutefois contre-indiqué chez les enfants asthmatiques ou ayant une affection respiratoire réactionnelle, certaines maladies cardiaques ou le diabète[6,28].

Plus d'études scientifiques sont nécessaires sur les médicaments utilisés pour la prévention de la migraine chez les enfants. Suivent ci-dessous les médicaments qui ont été utilisés, leur posologie suggérée ainsi que leurs effets secondaires habituels. Si l'enfant a d'autres problèmes médicaux, le choix du médicament doit être guidé par les bénéfices qu'il en retire pour ces autres problèmes[28].

L'amitriptyline (un antidépresseur tricyclique) a eu du succès chez les enfants et il a le bénéfice d'être un sédatif pour la nuit. La dose est donnée au souper ou quelques heures avant le coucher[28]. Dans une étude réalisée sur 192 enfants âgés de 9 à 15 ans ayant des maux de tête 3 fois ou plus par mois, de l'amitriptyline a été donné à une dose initiale de 0,25 mg/kg/jour. Elle était augmentée de 0,25 mg/kg aux deux semaines, jusqu'à un maximum de 1 mg/kg/jour. L'amitriptyline a diminué la fréquence, la gravité et la durée du mal de tête, tout en étant bien toléré[31]. Il peut cependant causer de la constipation, de la sècheresse de la bouche, augmenter la fréquence cardiaque, entrainer des vertiges et un gain de poids[6,28]. Il faut l'utiliser avec prudence chez les adolescents qui prennent d'autres antidépresseurs. Lorsqu'on choisit quel médicament donner[6,25], on devrait toujours considérer les risques possibles d'idées de suicide chez les adolescents en dépression, causée par la douleur chronique ou ayant une autre cause.

Certains anticonvulsivants ont été utilisés pour les enfants, y compris l'acide valproïque à des doses de 10 à 30 mg/kg/jour, divisées en deux doses par jour. Il est recommandé de commencer par une dose au coucher et d'augmenter la dose une fois par semaine si elle est tolérée[24,27]. Les effets secondaires habituels sont le gain de poids, la somnolence et des nausées (prendre avec de la nourriture). Rarement toutefois, l'acide valproïque peut causer un dysfonctionnement grave du foie et une pancréatite. Le topiramate a été utilisé à une dose initiale de 0,5 à 1 mg/kg/jour ou à 12,5 mg par jour, et augmenté tel que toléré chaque semaine, jusqu'à 50 mg 2 fois par jour (ou à un maximum de 200 mg/jour). Ses effets secondaires les plus fréquents sont la perte de poids, des problèmes de raisonnement, des paresthésies (fourmillements), une diminution de la transpiration et la somnolence. Il faut boire beaucoup de liquide avec ce médicament, afin de prévenir la déshydratation et les pierres aux reins. Il faut aussi faire attention aux températures élevées durant les exercices, étant donné la transpiration moindre et l'incapacité à maintenir une température corporelle normale[6,25,28].

La cyproheptadine a été utilisée pendant plusieurs années pour les enfants. La posologie est de 4 mg deux ou trois fois par jour avec de la nourriture ou du lait. En général, elle est bien tolérée, mais elle peut causer un gain de poids et de la somnolence[6,25,28].

8. LA DOULEUR ABDOMINALE

La douleur abdominale répétitive se retrouve chez 10 à 20 % des enfants. Bien que souvent bénigne, elle est très perturbatrice pour l'enfant, sa formation scolaire et pour sa famille entière[32]. La douleur abdominale chronique est responsable de 2 à 4 % des visites chez les pédiatres[33]. Elle peut être causée, entre autres, par la constipation, par une gastrite ou par des infections intestinales[9].

Les migraines abdominales chez les enfants ont été traitées avec du pizotifène[33,34,35]. Une étude réalisée sur 14 enfants a utilisé une dose de 0,25 mg 2 fois par jour. Il en a résulté moins de journées avec de la douleur abdominale et une douleur moins forte. Ses effets secondaires peuvent être la somnolence, des vertiges et un gain de poids[31].

La famotidine diminue la quantité d'acide sécrétée par l'estomac[6]. Des doses de 0,5 mg/kg/dose 2 fois par jour, jusqu'à une dose quotidienne maximale de 40 mg, ont été étudiées chez 25 enfants. Bien qu'on ait constaté une amélioration générale, il n'y a eu aucune différence dans les résultats de la douleur, comparativement au groupe placébo. Il peut y avoir un sous-groupe ayant des symptômes à la partie supérieure du tube digestif qui peut bénéficier de la famotidine[36]. Il est difficile de faire une affirmation générale sur l'efficacité : plus d'études sont nécessaires.

9. LA DOULEUR NEUROPATHIQUE

La douleur neuropathique provient d'un dommage causé au nerf lui-même, et non d'un tissu endommagé qui entoure le nerf, et suscitant de la douleur. La douleur neuropathique est difficile à traiter. Elle peut être sous-diagnostiquée et sous-traitée parce qu'elle est difficile à décrire, particulièrement pour les jeunes enfants[9]. La douleur neuropathique peut être consécutive à une chirurgie, à un traumatisme ou à divers traitements contre le cancer[1]. Une enquête effectuée sur des enfants âgés jusqu'à 14 ans a démontré que l'incidence de divers types de douleur neuropathique (douleur du membre fantôme, névralgie faciale, névralgie postherpétique [NPH]) augmentait avec l'âge. Aucun enfant âgé de moins de 14 ans ne souffrait de neuropathie diabétique[37].

L'amitriptyline (un antidépresseur) est employé pour ses effets sur la douleur au niveau des nerfs et il a l'avantage d'être administré en une dose quotidienne au coucher, bénéficiant ainsi de ses effets sédatifs[38]. Il agit en augmentant les neurotransmetteurs (des produits chimiques dans le cerveau) qui diminuent la perception de la douleur. La dose initiale est petite (0,1 mg/kg au coucher) et elle est augmentée lorsqu'elle est tolérée, au bout de 2 à 3 semaines, à 0,5 à 2 mg/kg au coucher (ne pas dépasser une dose pour adulte)[6]. Ses effets secondaires sont décrits ci-dessus, dans la section sur le mal de tête.

La gabapentine (un anticonvulsivant) a été utilisée avec succès pour traiter la douleur neuropathique[38]. La dose initiale suggérée est de 5 mg/kg au coucher le premier jour, de 5 mg/kg deux fois par jour, le deuxième jour, ensuite une dose de 5 mg/kg trois fois par jour, en augmentant la dose telle que tolérée jusqu'à 8 à 35 mg/kg/jour, divisés en trois fois par jour. Certains patients peuvent avoir besoin d'une dose divisée en quatre fois par jour[18]. Les capsules peuvent être ouvertes, et leur contenu saupoudré et mélangé à de la nourriture légère (sauce aux pommes) ou à des breuvages (jus d'orange)[6,18]. Les effets secondaires les plus fréquents sont la somnolence, des vertiges, des maux de tête, des nausées (prendre pendant les repas pour les diminuer) et de la diarrhée[6,39].

Le tramadol est très utilisé pour la douleur chronique. Il est considéré comme un analgésique de « force moyenne ». Il a une très faible activité opioïde et il augmente aussi certains des neurotransmetteurs qui réduisent la perception de la douleur[40]. Les formes posologiques disponibles limitent son usage aux enfants plus âgés. Les études sur les enfants sont limitées, mais jusqu'ici, ses effets secondaires sont considérés comme semblables à ceux retrouvés chez l'adulte. Une étude postopératoire chez les enfants a trouvé que ses effets secondaires les plus habituels étaient des nausées, des vomissements, des démangeaisons et des rougeurs[41]. Dans une étude, le tramadol a été utilisé contre la douleur chronique pendant 30 jours chez 113 enfants âgés entre 7 et 16 ans. Les doses utilisées étaient de 1 à 2 mg/kg/dose aux 4 à 6 heures, pour un maximum de 8 mg/kg/jour (ne dépassant pas 400 mg/jour). Le soulagement de la douleur allait de « très bon » à « excellent » dans 69% des cas, tel qu'évalué par les parents. Les enfants souffraient de divers types de douleur chronique. Le tramadol était bien toléré; 12 patients ont cessé l'étude prématurément à cause des effets secondaires[42]. Il faut utiliser ce médicament avec prudence chez les patients à risque de crises d'épilepsie et pour ceux qui prennent des antidépresseurs[6].

10. LE SYNDROME DOULOUREUX RÉGIONAL COMPLEXE (SDRC)

Le syndrome douloureux régional complexe (SDRC) est une douleur constante dans une partie d'un membre; et est souvent consécutive à un traumatisme. La douleur persiste souvent après l'inflammation du tissu ou la blessure[9]. Elle est plus fréquente chez les adolescentes, et un membre inférieur est beaucoup plus susceptible d'être touché comparé à un membre supérieur. Le traitement chez les enfants est extrapolé à partir de celui des adultes[1]. (Voir **chapitre 4**.)

11. CRISE D'ANÉMIE FALCIFORME (DRÉPANOCYTOSE)

Les crises vaso-occlusives constituent un évènement très douloureux chez les patients atteints d'anémie falciforme. La douleur est provoquée par l'ischémie (mauvaise circulation sanguine ou manque d'oxygène dans une partie du corps). Les cellules rouges difformes collent aux vaisseaux sanguins et le flux sanguin diminue. La douleur peut durer des jours comme des semaines et elle est imprévisible[43].

Une approche progressive est conseillée pour choisir l'analgésique selon la gravité de la douleur de l'enfant. Pour la douleur légère, l'acétaminophène ou des AINS sont indiqués. Pour la douleur modérée, on administre des AINS et un opiacé faible. Pour la douleur forte, on utilise un opiacé plus fort. Dans certains cas, il est nécessaire de combiner l'acétaminophène à un AINS et à un opiacé. Les cas extrêmes (environ 10%) exigent une hospitalisation pour de fortes doses de médicaments qui nécessitent une surveillance médicale ou des opiacés intraveineux, pour un contrôle optimal de la douleur[43].

12. LE CANCER

La douleur chez les enfants atteints du cancer provient des procédures, des traitements, de la tumeur elle-même, de sa propagation ou de la combinaison de ces facteurs[38]. L'incidence de la douleur chez les enfants au moment de leur diagnostic de cancer est estimée à 50 %[44]. Dans les stades plus avancés du cancer, 89 % des enfants nécessitent une médication régulière contre la douleur[45]. Ils peuvent aussi ne pas exprimer leur douleur, essayant ainsi d'éviter des traitements plus éprouvants[44]. Des études indiquent que le risque d'effets secondaires et d'une accoutumance aux opiacés chez les enfants ressentant de la douleur forte est faible[46]. L'accoutumance aux opiacés se produit chez moins de 1 % des patients éprouvant de la douleur, et habituellement, elle s'installe chez les patients qui ont une anamnèse d'abus de drogues[9]. Une étude sur des enfants atteints de tumeur solide en phase terminale a démontré que tous avaient besoin d'opiacés[47]. Une fois que les bébés atteignent l'âge de trois à six mois, l'efficacité des opiacés et leurs effets secondaires, comme la diminution de la respiration, sont les mêmes lorsqu'on leur donne de la morphine ou du fentanyl (deux opioïdes courants) que les adultes[5].

L'usage de suppositoires est habituellement à éviter chez les patients cancéreux, à cause du risque de blessure des muqueuses qui peuvent se produire lors de l'insertion, ce qui peut entrainer des saignements, particulièrement lorsque le nombre de plaquettes est bas[44].

L'utilisation de tout médicament pour réduire la fièvre (acétaminophène, AINS) est à éviter jusqu'à ce qu'un médecin soit contacté, étant donné que la fièvre est un signe très important d'infection. Masquer la fièvre et ne pas traiter l'infection pourraient avoir des conséquences graves, particulièrement chez un patient ayant très peu de globules blancs pour lutter contre l'infection.

Le «*Guidelines for Cancer Pain Management*» de l'Organisation mondiale de la santé (OMS) est une approche progressive du traitement de la douleur[9,45,48]. Ses lignes directrices ont été exposées brièvement auparavant dans le chapitre. Des médications adjuvantes sont ajoutées si nécessaire pour prévenir les nausées, les vomissements et la constipation, et pour soigner la douleur neuropathique et l'anxiété[48].

LES OPIACÉS POUR LA DOULEUR CANCÉREUSE

Le terme «opiacés» fait référence à toute substance ayant une action semblable à celle de la morphine[27]. Les opiacés utilisent plusieurs mécanismes d'action pour atteindre les signaux de la douleur, afin de réduire la souffrance[24,48]. D'habitude, un opiacé faible comme la codéine est utilisé pour la douleur modérée. Pour la douleur forte, un opiacé plus fort comme la morphine, le fentanyl ou l'hydromorphone est nécessaire. Les opiacés n'ont pas d'effet plafond. Les effets secondaires d'un opiacé limitent la dose qui peut être tolérée[27]. Ses effets secondaires comprennent la somnolence, une respiration ralentie, des nausées, des vomissements et de la constipation, des effets sur l'humeur, des démangeaisons, de la rétention urinaire et des pupilles contractées[27,48]. Le corps développe de la tolérance à la plupart des effets secondaires des opiacés (le corps s'y habitue) lors d'un traitement continu, sauf pour la constipation et le myosis (diminution de la taille de la pupille des yeux)[27].

Lorsqu'un opiacé fort est requis pour le traitement d'une douleur forte, il doit être donné à doses régulières sur 24 heures[18,45]. La dose initiale devra être plus petite chez un patient naïf aux opiacés[18] (n'ayant jamais consommé d'opiacés). Par contre, une dose plus forte est nécessaire lorsque l'enfant a déjà pris des opiacés. Quand la douleur n'est pas contrôlée par la dose régulière d'opiacés, une «entredose» (dose donnée lorsque la douleur se produit entre la dernière et la prochaine dose prévue) est prescrite. La dose d'opiacé utilisée pendant 24 heures est étroitement surveillée pour être efficace et pour les effets secondaires possibles. Si plus de quelques entredoses (nombre déterminé par le médecin) sont nécessaires, alors, la dose régulière est réévaluée[18,45]. Lorsque vous changez d'opiacé, administrez la nouvelle dose à 25 % de moins que la dose équivalente. Cela compte pour la tolérance obtenue avec le premier opiacé, qui n'est pas présente lorsqu'on commence l'opiacé alternatif[45].

La **codéine** est utilisée essentiellement pour la douleur modérée. Elle doit être transformée en morphine dans le foie pour être efficace. Dix pour cent des individus n'ont pas l'enzyme qui convertit la codéine en médicament actif[24,48,49]. De plus, certaines personnes transforment la codéine en médicament actif plus rapidement que normalement[49], ce qui rend la prévisibilité du dosage difficile et peut entrainer une importante toxicité.

La **morphine** est l'opiacé standard auquel les autres de ce groupe sont comparés[24,44,45]. C'est l'opiacé qui a été le plus étudié chez les enfants[45]. Il est disponible sous forme orale, en comprimés à action immédiate ou prolongée, sous forme liquide ou en injection. Les capsules de M-Eslon® et de Kadian® peuvent être ouvertes et saupoudrées dans une cuillérée à table de nourriture molle[49] La dose orale initiale habituelle est de 0,2 à 0,4 mg/kg aux 3 à 4 heures pour le comprimé à action immédiate[5,27]. Si l'enfant pèse au moins 50 kg, commencez par 10 à 15 mg aux 3 ou 4 heures[48]. Une fois que le patient est stabilisé par les comprimés à action immédiate, la dose quotidienne totale peut être changée pour une forme à action prolongée aux 12 heures si cela est nécessaire. Pour certains enfants à qui on administre de la morphine à libération contrôlée, une dose aux 8 heures est nécessaire. Les effets secondaires sont semblables à ceux qu'on rencontre chez les adultes (décrits précédemment). Néanmoins, il est moins habituel chez les enfants d'avoir besoin d'un antiémétique (antivomissement) pour contrer les effets secondaires des opiacés. La constipation est répandue, et parce que l'opiacé entraine une diminution de la motilité (mouvement) de l'intestin, un laxatif stimulant peut être nécessaire (par exemple le séné). Les enfants semblent plus aptes à manifester de la rétention urinaire (la vessie n'est pas complètement vide après avoir uriné). Lorsque c'est le cas, il pourrait s'avérer nécessaire de changer pour un autre opiacé[45].

L'**hydromorphone** est disponible en comprimés oraux à action immédiate et à action prolongée, sous forme liquide ainsi qu'en injection. La dose orale initiale est habituellement de 0,03 à 0,08 mg/kg/dose aux 3 à 4 heures pour la dose à action immédiate[5,7,48]. Les enfants qui pèsent au moins 50 kg commencent par 2 à 4 mg aux 3 ou 4 heures[5]. Cette dose est environ 5 fois plus puissante que la morphine pour les adultes[45]. Elle agit comme la morphine, mais on a moins d'expérience avec ce médicament chez les enfants[48].

L'**oxycodone** est disponible en comprimés oraux à action immédiate et à action prolongée. Il est de 1,5 à 2 fois plus puissant que la morphine prise oralement[48]. Ce médicament agit comme la morphine, mais on a moins d'expérience avec son utilisation pour la douleur chronique chez les enfants[45,48].

Le **fentanyl** est disponible sous forme de timbre transdermique (absorbé par la peau) et en injection. Le timbre a l'avantage de constituer une alternative à l'administration orale. Lorsque la voie orale est impossible, cela évite d'utiliser la voie sous-cutanée (injection sous la peau) ou intraveineuse (injection dans une veine), qui sont plus invasives[44,45]. Le timbre a également l'avantage de fournir une absorption constante de fentanyl 24 heures par jour. La dose absorbée du timbre peut varier d'un enfant à l'autre, à cause de la différence d'épaisseur de la peau et du débit sanguin dans la peau. Plus la peau est mince, plus le sang alimente la région du corps en question, donc plus l'effet du fentanyl est fort[50]. Chez les enfants, il est préférable d'appliquer le timbre dans le dos, dans un endroit où l'enfant ne l'enlèvera pas. Le fentanyl ne devrait être utilisé que chez les enfants qui ont déjà reçu des opiacés[48,51]. Afin de diminuer le risque d'un ralentissement respiratoire, le timbre devrait être employé seulement chez les enfants stabilisés à au moins 30 mg de morphine orale par jour (l'équivalent d'un timbre de fentanyl de 12,5 mcg)[52]. Le fentanyl peut causer moins de démangeaisons, de rétention urinaire et de constipation que la morphine[45]. Des études réalisées sur des enfants indiquent que les enfants entre 1 et 5 ans éliminent plus rapidement le fentanyl lorsque le timbre est dosé selon le poids. Les enfants plus âgés (7 à 16 ans) ont mis plus de temps à obtenir un soulagement efficace avec des timbres de fentanyl que les adultes. Certains enfants ont eu de la difficulté avec le timbre, qui ne restait pas collé à la peau, entrainant moins d'absorption de médicament. Un groupe a constaté que 40 % des enfants avaient besoin d'adhésif supplémentaire pour conserver le timbre en place. Il peut être nécessaire chez certains enfants de remplacer leur timbre aux 48 heures, plutôt qu'aux 72 heures habituelles[52].

La **méthadone** est disponible en comprimés et sous forme liquide. Elle est unique dans le groupe des opiacés, parce qu'en plus d'avoir l'action habituelle d'un opiacé, elle agit aussi par un autre mécanisme pour diminuer la douleur. Son action dure très longtemps dans le corps, mais son action analgésique en tant que telle est de beaucoup plus courte durée. Son dosage et son effet peuvent être imprévisibles[48]. Peu de données ont été publiées sur l'utilisation de la méthadone contre la douleur chronique chez les enfants[45].

La **mépéridine** (péthidine) n'est pas utilisée contre la douleur chronique chez les enfants. Elle soulage moins la douleur que la morphine, et son absorption est très variable[45]. De plus, son métabolite peu causer des crises d'épilepsie[5].

13. CONCLUSION

Plus de recherches sur la douleur chronique chez les bébés et les enfants sont nécessaires. Cette population vulnérable a besoin de lignes directrices sur la gestion de la douleur. Cela fait fondamentalement partie des « Droits de l'enfant » de ne pas avoir à endurer la douleur.

En tant que communauté médicale, nous avons besoin de plus d'avancement dans notre compréhension et notre gestion de la douleur chronique. Le dosage spécifique des médicaments pour les nourrissons et les enfants souffrant de douleur chronique exigent de nouvelles études. Dans bien des cas, le dosage du médicament et le profil de ses effets secondaires sont encore extrapolés à partir des données pour les adultes. Or, les bébés et les enfants ne sont pas de « petits adultes »; ils réagissent différemment par rapport aux médicaments. La règle d'or qui s'applique est la suivante : « D'abord, ne pas nuire. »

RÉFÉRENCES

1. WALKER, SM. Pain in children: recent advances and ongoing challenges. Br J Anaesth, 2008; 101:101-10.
2. ECCLESTON, C., J. Clinch. Adolescent chronic pain and disability: A review of the current evidence in assessment and treatment. Paediatr Child Health 2007; 12(2): 117-20.
3. CLINCH, J., C. Eccleston. Chronic musculoskeletal pain in children: assessment and management. Rheumatology, 2009; 48: 466-74.
4. ATIYEH, BA, SS Dabbagh, AB Gruskin. Evaluation of renal function during childhood. Pediatrics in Review, 1996; 17(5):175-80.
5. BERDE, C., NF Sethna. Analgesics for the treatment of pain in children. N Engl J Med, 2002; 347(14): 1094-1103.
6. TAKETOMO, CK, JH Hodding, DM Kraus. Pediatric Dosage Handbook. 15th ed.© 2008. Lexi-Comp Inc. Hudson, Ohio.
7. BIRENBAUM, D., DR Mattison. Letter to editor, Analgesics for the treatment of pain in children. N Engl J Med, 2003; 348(10): 959-60.
8. SIMON, HK, DA Weinkle. Over-the-counter medications. Do parents give what they intend to give? Arch Pediatr Adolesc Med, 1997; 151(7): 654-6.
9. DAABISS, M. Management of chronic pain conditions in pediatric population. The Internet Journal of Health, 2008; 7(1): 1-13.
10. REGIER, L., B. Jensen, B. Kessler. Pediatric pain: Treatment considerations, Q&As. 2008 Apr. © RxFiles, Saskatoon Health Region, www.RxFiles.ca
11. KOZER, E. et al. Repeated supratherapeutic doses of paracetamol in children – a literature review and suggested clinical approach. Acta Paediatrica, 2006; 95: 1165-71.
12. ONAY, OS et al. Acute, reversible nonoliguric renal failure in two children associated with analgesic-antipyretic drugs. Pediatr Emer Care 2009; 25: 263-6.
13. SATIRAPOJ, B., P. Lohachit, T. Ruamvang. Therapeutic dose of acetaminophen with fatal hepatic necrosis and acute renal failure. J Med Assoc Thai 2007; 90(6): 1244-7.
14. SHAHROOR, S. et al. Acetaminophen toxicity in children as a "therapeutic misadventure". Harefuah 2000; 138(8): 654-7,710.
15. HEUBI, JE, MB Barbacci, HJ Zimmerman. Therapeutic misadventures with acetaminophen: hepatotoxicity after multiple doses in children. J Pediatr, 1998;132(1): 22-7.
16. MILES, FK et al. Accidental paracetamol overdosing and fulminant hepatic failure in children. Med J Aust, 1999; 171(9): 472-5.
17. CROCETTI, M, .N Moghbeli, J. Serwint. Fever phobia revisited: have parental misconceptions about fever changed in 20 years? Pediatrics, 2001; 107(6): 1241-6.
18. CURRIE, JM. Management of chronic pain in children. Arch Dis Child Ed Pract, 2006; 91: ep111-14.
19. SHORTRIDGE, L, V. Harris. Alternating acetaminophen and ibuprofen. Paediatr Child Health, 2007; 12(2): 127-8.
20. TZAFETTAS, J. Painful Menstruation. Ped Endocrinol Rev, 2006; 1: 160-3.
21. SCHANBERG, LE et al. Daily pain and symptoms in children with polyarticular arthritis. Arthritis Rheum, 2003; 48(5): 1390-7.
22. KIMURA, Y. et al. Treatment of pain in juvenile idiopathic arthritis: a survey of pediatric rheumatologists. Arthritis & Rheumatism (Arthritis Care & Research) 2006; 55(1): 81-5.
23. KIMURA, Y, Walco GA. Treatment of chronic pain in pediatric rheumatic disease. Nature Clinical Practice Rheumatology 2007; 3(4): 210-8.
24. CHAMBLISS, CR et al. The assessment and management of chronic pain in children. Pediatr Drugs, 2002; 4(11): 737-46.
25. HERSHEY, AD, MA Kabbouche, SW Powers. Chronic daily headaches in children. Current Pain and Headache Reports, 2006; 10: 370-6.
26. VICTOR, S, SW Ryan. Drugs for preventing migraine headaches in children. Cochrane Database of Systematic Reviews 2003, Issue 4. At. No.: CD2761. DOI: 10.1002/14651858.CD002761.
27. Managing pain in children: A clinical guide. Ed. Twycross, A., SJ Dowden, E. Bruce . © 2009. Blackwell Publishing Ltd, Oxford, United Kingdom.
28. MACK, KJ, J. Gladstein. Management of chronic daily headache in children and adolescents. Paediatr Drugs, 2008; 10(1): 23-9.
29. HAMALAINEN, ML et al. Ibuprofen or acetaminophen for the acute treatment of migraine in children: a double-blind, randomized, placébo-controlled crossover study. Neurology, 1997; 48: 103-7.
30. LUDVIGSSON, J. Propranolol used for prophylaxis of migraine in children. Acta Neurologica Scandinavica, 1974; 50: 109-15.
31. HERSHEY, AD et al. Effectiveness of amitriptyline in the prophylactic management of childhood headaches. Headache, 2000; 40: 539-49.
32. ROSE, JB. Pharmacologic interventions for chronic pain in children, an evidence based review. SPA 20th Annual meeting, Chicago, IL, 2006.
33. CAMPO, JV. Coping with ignorance: exploring pharmacologic management for pediatric functional abdominal pain. J of Pediatric Gastroenterology and Nutrition, 2005; 41: 569-74.
34. SYMON, DN, G. Russell. Double-blind, placébo-controlled trial of pizotifen in the treatment of abdominal migraines. Arch Dis Child, 1995; 72: 48-50.

35. Subcommittee on Chronic Abdominal Pain, American Academy of Pediatrics, Technical report. Pediatrics, 2005; 115: e370-e381.
36. SEE, MC et al. Double-blind, placébo-controlled trial of famotidine in children with abdominal pain and dyspepsia. Dig Dis Sci, 2001; 46: 985-992.
37. HALL, GC et al. Epidemiology and treatment of neuropathic pain: the UK primary care perspective. Pain, 2006; 122: 156-62.
38. ANDERSON, BJ, GM Palmer. Recent developments in the pharmacological management of pain in children. Curr Opin Anaesthesiol, 2006; 19: 285-92.
39. REGIER, L. Table 2: Overview of drugs used in treatment of chronic non-malignant pain (CNMP), p. 47, 2007 Feb.© RxFiles, Saskatoon Health Region. www.RxFiles.ca
40. BOZKURT, P. Use of tramadol in children. Pediatric Anesthesia 2005; 15: 1041-7.
41. FINKEL, JC et al. An evaluation of the efficacy and tolerability of oral tramadol hydrochloride tablets for the treatment of postsurgical pain in children. Anesth Analg, 2002; 94: 1469-73.
42. ROSE, JB et al. Oral tramadol for the treatment of pain of 7-30 days' duration in children. Anesth Analg, 2003; 96: 78-81.
43. STINSON, J, B. Naser. Pain management in children with sickle cell disease. Pediatr Drugs, 2003;5(4): 229-41.
44. MERCADANTE, S. Cancer pain management in children. Palliative Medicine, 2004; 18: 654-62.
45. HAIN, RDW et al. Strong opioids in pediatric palliative medicine. Pediatr Drugs, 2005; 7(1): 1-9.
46. DESPARMET, J, P. Guelen, L. Brasseur. Opioids for the management of severe pain in children and infants. Clin Drug Invest, 1997; 14 Suppl.1: 15-21.
47. SIRKIA, K et al. Pain medication during terminal care of children with cancer. J Pain Symptom Manage, 1998; 15: 220-6.
48. FRIEDRICHSDORF, SJ, TI Kang. The management of pain in children with life-limiting illnesses. Pediatr Clin N Am, 2007; 54: 645-72.
49. REGIER, L. Opioid analgesic: Comparison chart. P49, 2007 Feb. © RxFiles, Saskatoon Health Region. www.RxFiles.ca
50. Committee on Drugs, American Academy of Pediatrics. Alternative routes of drug administration- advantages and disadvantages. Pediatrics, 1997; 100(1): 143-52.
51. New Indication. Fentanyl patch for stable chronic pain in children. Translated from Rev Prescrire, 2008; 28(292): 101.
52. ZERNIKOW, B, E. Michel, B. Anderson. Transdermal fentanyl in childhood and adolescence: a comprehensive literature review. The Journal of Pain, 2007; 8(3): 187-207.

CHAPITRE

LE RÔLE DU PHARMACIEN **EN DOULEUR CHRONIQUE**

32

Andrée Néron, B. Pharm., D.P.H. pharmacienne; Équipe de pelvi-périnéologie;
Équipe de soins palliatifs du Centre hospitalier universitaire de Sherbrooke (CHUS), Sherbrooke, Québec, Canada
relu par Janice Sumpton, R. Ph., B. Sc. Pharm., pharmacienne, London, Ontario, Canada

RÉSUMÉ

Une formation universitaire unique et spécialisée fait du pharmacien le professionnel de la santé « expert du médicament ». Le pharmacien est probablement le professionnel de la santé avec lequel monsieur et madame Tout-le-monde a le plus de contact; il est accessible quasi en tout temps et sert régulièrement de trait d'union entre le patient et le médecin ou avec les autres professionnels de la santé.

Sa compétence s'exerce quant à la surveillance de la pharmacothérapie, c'est-à-dire l'anticipation, la détection, la prévention et le traitement des problèmes reliés à l'utilisation des médications (notion d'efficacité et de sécurité). Ses interventions se font souvent dans l'ombre, derrière le comptoir, et donc sans que nécessairement le patient se rende compte que pour sa sécurité, le pharmacien entre en contact avec le médecin pour modifier une ordonnance.

Les activités de soins pharmaceutiques comprennent la surveillance des médicaments, mais permettent aussi au pharmacien d'entreprendre ou d'ajuster la thérapie médicamenteuse selon une ordonnance, en recourant, le cas échéant, aux analyses de laboratoires appropriées (au Québec, Loi 90).

Dans les milieux spécialisés (mais aussi parfois en milieu communautaire), le pharmacien devient un membre à part entière de l'équipe de douleur. Il peut également collaborer à la recherche clinique pour la douleur.

Le rôle du pharmacien est de conseiller, recommander ou suggérer des traitements médicamenteux au médecin, en fonction de l'évaluation qu'il a faite, en fonction des symptômes exprimés par le patient ou les proches de celui-ci, de l'âge du patient, de sa condition physique (cœur, foie, rein, estomac, etc.) et de son histoire avec les médicaments. Il aide au suivi des patients et s'assure, avec le médecin ou autres membres de l'équipe, que le traitement analgésique agit (efficacité, effets secondaires, interactions médicamenteuses, allergies, etc.).

Le pharmacien s'assure que le malade, l'aidant naturel, les autres professionnels qui gravitent autour du malade ont bien compris l'idée maitresse du plan de soins.

Avec les équipes de soins, le pharmacien peut réévaluer le plan de match régulièrement afin de vérifier que les bienfaits persistent dans le temps et que l'équilibre est maintenu entre les bienfaits, les effets indésirables, la qualité de vie et la fonctionnalité.

Douleur et souffrance sont deux partenaires indissociables d'une algie qui persiste au-delà d'une mission d'alarme.

Quand les yeux sont tristes, le cœur est chagrin.

1. UN PHARMACIEN DANS MON ENVIRONNEMENT – D'OÙ VIENT-IL ET QUE FAIT-IL?

Une formation universitaire unique et spécialisée fait du pharmacien le professionnel de la santé « expert du médicament ». Avec le nouveau cursus universitaire les étudiants en pharmacie seront d'autant plus près du malade et prêts à exercer leur compétence en prodiguant des soins pharmaceutiques de qualité. Le nouveau programme de doctorat en pharmacie (Pharm. D.) permet aux étudiants en cours de formation d'acquérir des compétences cibles.

Les compétences communes avec les autres professionnels de la santé sont le professionnalisme, la communication, le travail en équipe et interdisciplinarité, le raisonnement scientifique et pensée critique, l'autonomie dans l'apprentissage et le leadership.

Les compétences spécifiques à la profession de pharmacien sont les soins pharmaceutiques, les services à la communauté et la gestion de la pratique et des opérations.

2. MILIEUX DE PRATIQUE DU PHARMACIEN

LE PHARMACIEN D'ÉTABLISSEMENT DE SANTÉ

Peu de personnes savent qu'il y a des pharmaciens dans les établissements de santé (d'ailleurs, monsieur Tout-le-monde ne sait jamais comment l'interpeller: docteur, garde, monsieur, madame, monsieur le pharmacien, madame la pharmacienne, etc.) et la population en général est toujours surprise de savoir que ce professionnel y occupe une place très importante. On doit distinguer la pratique du pharmacien d'établissement de celle du pharmacien en milieu privé notamment par les éléments suivants: la plupart des pharmaciens d'établissement possèdent une formation additionnelle de deuxième cycle ou surspécialité en pharmacie d'hôpital (les études sont plus longues). Le pharmacien d'établissement ne vend pas de médicaments au public; il est responsable (seul ou en collaboration) de tout ce qui gravite autour du médicament dans le centre hospitalier.

Le pharmacien d'établissement consacre près de 40 à 60 % de son temps à des soins directs aux patients, indépendamment des activités de distribution; on le retrouve sur les unités de soins et dans les cliniques externes où il exerce ses activités en collaboration étroite avec les médecins et les autres professionnels de la santé. Le pharmacien pratique dans certains champs de compétence, et on peut le voir par exemple au centre d'information, au sein de l'équipe de douleur, de médecine interne, de soins intensifs, de cardiologie, de néphrologie, du diabète, de l'asthme, suivi des anticoagulants, de l'infectiologie, suivi des dosages sanguins des médicaments, de la psychiatrie, de la pédiatrie, de l'équipe de transplantation, etc.

Le pharmacien d'établissement participe aux tournées médicales et émet ses conseils quant aux choix des médicaments pour un patient concerné (sélection de la dose, formulation, régime posologique, etc.). Il analyse les dossiers-patients (prend connaissance de l'histoire médicale, des notes d'évolution au dossier, des analyses de laboratoire, des ordonnances, etc.), rencontre les malades (spontanément ou sur demande de consultation) et oriente le traitement.

La pratique pharmaceutique en établissement est très différente de la pratique pharmaceutique hors établissement parce qu'elle est plus variée, plus complexe et plus spécialisée.

LE PHARMACIEN EN MILIEU COMMUNAUTAIRE

Le pharmacien communautaire développe lui aussi ses champs d'expertise, par exemple la préparation des antibiotiques à domicile, la contraception orale d'urgence, les préparations magistrales, l'implication directe dans les maisons d'hébergement, le suivi intégral de la pharmacothérapie des patients en soins de longue durée, les conférences thématiques pour le grand public, le suivi des anticoagulants par voie orale, etc. Hors des murs de l'hôpital, c'est probablement le professionnel de la santé avec lequel vous avez le plus de contact. Il est accessible quasi en tout temps et sert régulièrement de trait d'union entre le patient et le médecin ou avec les autres professionnels de la santé comme le dentiste, l'infirmière, le travailleur social, le nutritionniste, le psychologue ou le physiothérapeute.

3. LE PHARMACIEN PRODIGUE DES SOINS PHARMACEUTIQUES: QU'EST-CE QUE C'EST?

Au Québec, la Loi 90 reconnait l'évolution du rôle du pharmacien au cours des dernières années, notamment sa compétence quant à la surveillance de la pharmacothérapie, c'est-à-dire l'anticipation, la détection, la prévention et le traitement des problèmes reliés à l'utilisation des médications (notion d'efficacité et de sécurité). Les patients affectés par des problèmes de santé graves ou chroniques reçoivent des pharmacothérapies de plus en plus complexes pour des indications qui demandent compétences, connaissances et accessibilité de la part du pharmacien.

Au Canada, on observe qu'en moyenne un nouveau médicament est commercialisé tous les 10 jours; le pharmacien agit comme expert d'une pharmacopée qui compte plus de 20 000 entités pharmaceutiques médicamenteuses.

4. LE PHARMACIEN ET LA DOULEUR

L'objectif du pharmacien face à une personne atteinte de douleur est de définir une stratégie thérapeutique adaptée et visant l'amélioration globale de sa qualité de vie et de sa fonctionnalité.

Dans sa prestation des soins pharmaceutiques, le pharmacien a la préoccupation d'apporter un bienfait pharmacothérapeutique tout en demeurant fidèle aux principes de l'éthique.

LES ACTIVITÉS DU PHARMACIEN AVEC LES ÉQUIPES DE DOULEUR

Dans les milieux spécialisés, mais aussi parfois en milieu communautaire, le pharmacien devient un membre à part entière de l'équipe de douleur. Il peut également collaborer à la recherche clinique pour la douleur. Le pharmacien qui veut développer un intérêt particulier a accès à toute une variété d'informations sur le sujet ainsi qu'à différents programmes de formation.

Le pharmacien est un partenaire indissociable du médecin. Son rôle est de conseiller, de recommander ou de suggérer des traitements médicamenteux ou des changements au médecin. Les suggestions du pharmacien se font en foncton de l'évaluation qu'il a faite, des symptômes exprimés par le patient ou ses proches, de l'âge du patient, de sa condition physique (cœur, foie, rein, estomac, etc.), de ses vulnérabilités et de son histoire avec les médicaments. Il aide au suivi des patients et s'assure, avec le médecin ou les autres membres de l'équipe soignante, que le traitement analgésique agit (efficacité, effets secondaires, interactions médicamenteuses, allergies, etc.).
La douleur chronique n'est pas une vue de l'esprit, mais parce qu'elle est pérenne, elle devient indissociable de la souffrance. Les facteurs biopsychosociaux interviennent et viennent compliquer cette « maladie » perfide. Le pharmacien soutient la personne atteinte dans ses démarches avec les autres intervenants de l'équipe de soins. Parce que la douleur est un tout, le tout thérapeutique inclut non seulement les médicaments, mais aussi une approche concertée pouvant éviter les écueils d'une montée des doses ou des entités médicamenteuses. Le rôle du pharmacien est aussi de suggérer le retrait ou la diminution des doses d'un agent thérapeutique lorsque tout porte à croire que les bienfaits ont plafonné ou ont disparu.
Le pharmacien aime apprendre, avancer, découvrir, recréer et innover. Son étroite collaboration avec ses collègues, avec les patients et leurs familles lui inspire également ses suggestions et ses choix qu'il adapte aux besoins du patient. D'abord humain et donc faillible, il est à la recherche du bienfait clinique sans mal fait (« *primum non nocere* » - d'abord ne pas nuire).

À L'ÉCOUTE DE LA PERSONNE ATTEINTE DE DOULEUR CHRONIQUE

À l'écoute de son patient, le pharmacien est toujours à son poste, prêt à réajuster, à recommencer, à comprendre et à chercher des solutions. Héritier séculaire de cet art qu'est la pharmacologie, le pharmacien offre sa connaissance et son intuition pharmaceutique. Son objectif : abattre la disharmonie que la douleur « maladie » apporte dans la vie des patients aux prises avec cette intrigante. Le pharmacien ne peut pas faire n'importe quoi. Il doit respecter les lignes directrices (avec souplesse), les normes et lois locales, provinciales et fédérales qui régissent la gestion des médicaments. Ce qui n'est pas toujours chose facile…

Dès le départ, le pharmacien tente d'établir une relation honnête et d'expliquer les enjeux et les attentes par rapport aux chances de succès; il peut vérifier avec le patient quelles sont ses propres attentes afin de limiter les dégâts d'une déception profonde si les bienfaits obtenus sont en deçà de ce qu'il avait espéré en silence. Le pharmacien doit accueillir et croire le patient et avoir la noblesse de référer le malade à un autre professionnel si le plan de match du départ ne cadre pas avec ses convictions personnelles.

Le pharmacien s'assure que le patient, l'aidant naturel et les autres professionnels qui gravitent autour du patient ont bien compris l'idée maitresse du plan de soins.

Avec l'équipe soignante, le pharmacien peut réévaluer le « plan de match » régulièrement afin de vérifier que les bienfaits persistent dans le temps et que l'équilibre est maintenu entre les bienfaits, les effets indésirables, la qualité de vie et la fonctionnalité.

Le pharmacien s'assure que le patient interprète bien le message qui a été transmis quant à la raison de prescription et la façon de prendre la médication (ceci est particulièrement important si le médicament est administré par voie non conventionnelle, par exemple une préparation de médicaments à injecter sous la peau).

Le pharmacien peut également revalider avec le patient et le prescripteur le plan de traitement lorsque le patient a obtenu un soulagement optimal pour une longue durée (3 à 6 mois) afin d'éviter de poursuivre des médicaments qui n'ont peut-être plus leur utilité (douleur évanescente, douleur changeante.) **Le pharmacien est donc en charge du juste équilibre du plan de traitement (figure 1).**

FIGURE 1 : Équilibre entre l'ajustement des doses de médicaments dans le temps et l'intensité de la douleur ou la survenue d'effets secondaires

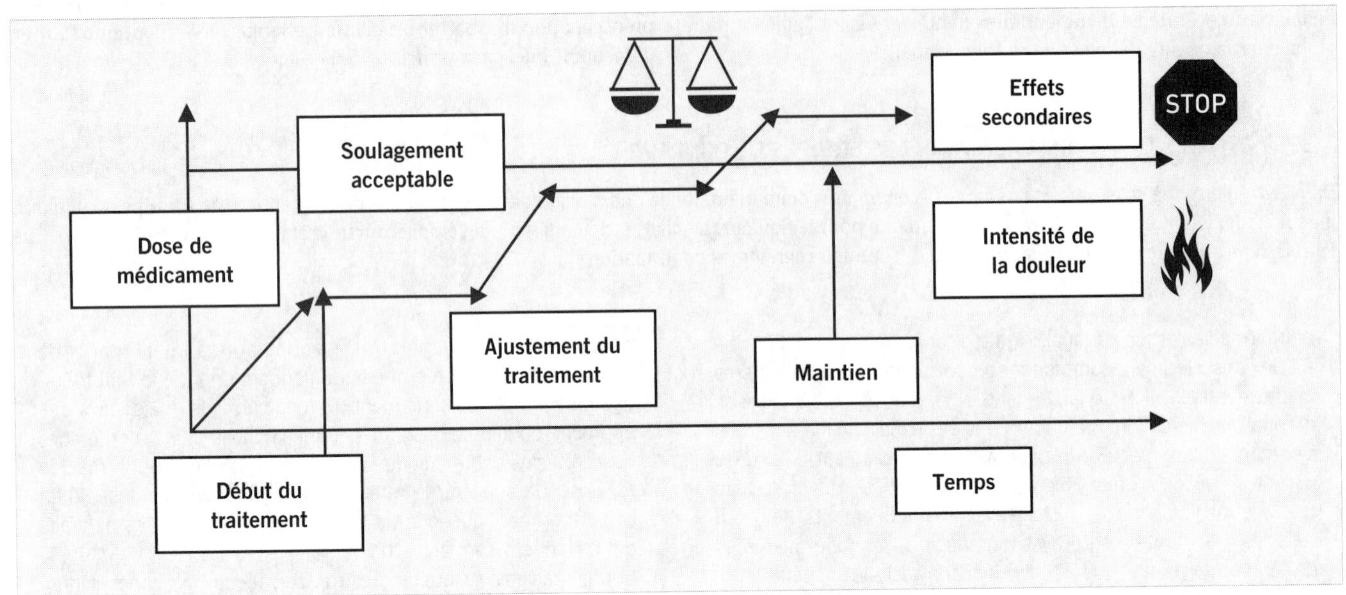

Les grands principes qui gouvernent les activités du pharmacien qui travaille directement ou indirectement avec les équipes de douleur sont les principes généraux du soulagement et les principes du soulagement de la douleur et du traitement analgésique.

PRINCIPES GÉNÉRAUX DU SOULAGEMENT (POUR TOUS LES PROFESSIONNELS DE LA SANTÉ)

- Respecter le patient et sa douleur (caractère unique et relativité);
- Savoir quand suggérer un traitement;
- Traiter la cause sous-jacente ou la douleur maladie en fonction de l'ordonnance et de son savoir;
- Réévaluer régulièrement et adapter le traitement (efficacité, innocuité).

PRINCIPES DU SOULAGEMENT DE LA DOULEUR ET DU TRAITEMENT ANALGÉSIQUE

- Intégrer l'analgésie dans un plan global d'évaluation et de traitement;
- Considérer et traiter les aspects émotifs et cognitifs;
- Ne pas sous-traiter la douleur; elle est plus souvent sous-traitée que l'inverse;
- « Individualiser » le soulagement;
- Considérer l'approche multimodale en faisant appel au traitement pharmacologique et non pharmacologique;
- Optimiser l'administration du médicament en sélectionnant la voie et le produit appropriés au contexte, lorsqu'un traitement pharmacologique est envisagé;
- Anticiper et pallier les effets indésirables;
- Discuter avec le malade de ses inquiétudes en regard de l'analgésie par opiacés ou avec les autres agents employés pour soulager la douleur (ex. : les antidépresseurs prescrits pour leur propriété analgésique);
- ÉVITER à tout prix l'emploi du « placébo » pour traiter la douleur.

INDIVIDUALISATION DU TRAITEMENT

L'individualisation du traitement implique que le pharmacien doit considérer les éléments suivants :

- l'histoire du traitement analgésique et autres médicaments (médicaments d'ordonnance, en vente libre, drogues de rue, alcool, tabac…);
- la forme pharmaceutique appropriée;
- les couts;
- les effets indésirables, les allergies;
- les contre-indications relatives et absolues;
- les effets des médicaments concomitants – qui peuvent parfois être bienfaiteurs (interactions);
- le désir du patient : degré de soulagement visé vs effets secondaires;
- la considération de la réponse antérieure aux médicaments et préférence du patient;
- les informations à transmettre en fonction de l'état général, de l'autonomie, de la complexité du traitement;
- l'instauration d'un traitement à la fois si possible (selon l'ordonnance médicale) et maximiser l'effet;
- la cessation progressive si échec (avec l'autorisation du médecin); la combinaison si plafonnement de l'effet (selon l'ordonnance médicale).

APPROCHE PHARMACOLOGIQUE

L'approche pharmacologique comprend :

- l'instauration du régime le plus simple pour le patient, ses proches, les aidants naturels, le personnel soignant;
- la voie orale (par la bouche) lorsque possible;
- un horaire fixe, mais permettant un ajustement flexible adapté à la réalité des patients;
- la fréquence d'administration adaptée d'abord au patient, mais vivable pour les aidants naturels ou le personnel soignant;
- le respect de la philosophie des lignes directrices des sociétés savantes (lorsqu'opportun);
- la prescription individualisée;
- la collaboration du patient.

SUGGESTIONS DU PHARMACIEN À SON PATIENT

Que peut suggérer à son patient le pharmacien qui participe plus spécifiquement au suivi du soulagement de la douleur?

1. Un journal de bord *(voir page suivante)*
Attention : Ce journal de bord doit servir de guide pour le patient et le clinicien afin de trouver des moyens de mieux cerner la nature et le comportement de la douleur; la tenue du journal ne doit pas devenir une obsession qui finit par envahir la vie au quotidien.

2. Une dosette, un pilulier ou un système hebdomadaire de type « dispill »
Il est primordial que tous se comprennent dans la dynamique de la prise de médicaments. Si le patient n'a pas bien compris les instructions et que le pharmacien et le médecin s'imaginent autre chose que ce que le patient prend en réalité, il peut y avoir mésentente et danger pour la sécurité du patient. Bien qu'elles ne règlent pas tous les problèmes, les boites à médicaments (préparées par le pharmacien) sont des outils facilitateurs pour la prise des médicaments qui doivent être avalés régulièrement et au bon moment. La prise régulière des agents analgésiques est capitale pour un soulagement soutenu de la douleur. Si le patient ne prend pas la médication comme prévue ou pensée ou s'il ne se souvient pas de la façon dont il la consomme ou de la régularité avec laquelle il l'avale, il devient alors difficile de réajuster le plan de soins.

3. Une seule pharmacie le plus possible

Les pharmaciens des différents milieux communiquent ensemble pour les suivis plus difficiles (dans le respect du secret professionnel et avec l'accord des malades). Cela est aussi très aidant. On ne peut qu'insister sur l'importance d'être fidèle à son pharmacien et de faire une bonne histoire de médicament lorsqu'il vous pose des questions; **ceci pourrait vous sauver la vie**. En voici un exemple.

Lors de son hospitalisation, Philippe a apporté de la maison tous les médicaments qu'il prenait. Certains produits venaient de différentes pharmacies, mais ont tout de même été prescrits parce que Philippe a tout apporté de la maison sans mentionner ce qui était encore actif et ce qui ne l'était plus. Philippe est devenu agité et confus jusqu'à ce que le pharmacien de l'équipe de douleur soit demandé au renfort et se rende compte de la situation. Le pharmacien a recommandé immédiatement la cessation des médicaments inutiles et rapidement Philippe a récupéré. La situation aurait pu être plus tragique.

EXEMPLE DE JOURNAL DE LA DOULEUR

PARAMÈTRES DE LA DOULEUR À ÉVALUER				
	Date : 24 sept.	Date : 25 sept.	Date :	Date :
Où?	Ex. : sacrum	Ex. : fesse et cuisse		
Quand?	Ex. : toujours	Ex. : matin		
Comment?	Ex. : profonde	Ex. : picotement, élancement		
Durée	Ex. : 10 heures	Ex. : 3 minutes		
Facteurs de soulagement				
Facteurs d'aggravation	Ex. : mouvement	Ex. : mouvement		
Irradiation		Oui		

ÉCHELLE NUMÉRIQUE DE LA DOULEUR DE 0 À 10				
	Date : 24 sept.	Date : 25 sept.	Date :	Date :
Intensité en moyenne dans la dernière semaine	Ex. : 3			
Intensité dans les 24 dernières heures	Ex. : 2	Ex. : 3		
Intensité à son pire moment	Ex. : 5	Ex. : 5		
Intensité à son meilleur moment	Ex. : 1	Ex. : 0		

Commentaires : (Inscrire les particularités, la survenue d'effets secondaires, l'impact sur votre vie et inscrire la date de vos remarques) :

____

____

____

____

EN PRÉSENCE D'UNE DOULEUR CHRONIQUE, UN PLAN DE TRAITEMENT

En présence d'une douleur chronique, s'il y a soulagement, il est habituel de conserver le même régime pour quelques mois. S'il y a un soulagement optimal pour une période continue de quelques mois, il peut être suggéré de tenter un arrêt progressif (retirer un médicament à la fois). S'il y a un échec avec le retrait d'un des médicaments, on peut suggérer de tenter une diminution progressive avec un des autres médicaments du patient. S'il s'avère impossible de sevrer complètement un médicament, il est important de maintenir le minimum toléré par le patient et de penser à faire une autre tentative dans un an ou plus. Il est essentiel de viser la qualité de vie et la fonctionnalité de la personne traitée.

Il n'y a pas de solution magique. Le taux de succès est variable selon les situations; au-delà des efforts pour soulager, un contrôle parfait n'est pas toujours réalisable.

5. RATIONNEL DE LA POLYPHARMACOLOGIE

Est-il logique qu'il faille prendre plus d'un médicament pour soulager la douleur? La situation particulière du patient douloureux et souffrant peut nécessiter une polypharmacologie. Le rationnel de la polypharmacologie est présenté aux **figures 2** et **3**.

FIGURE 2 : Rationnel de la polypharmacologie I

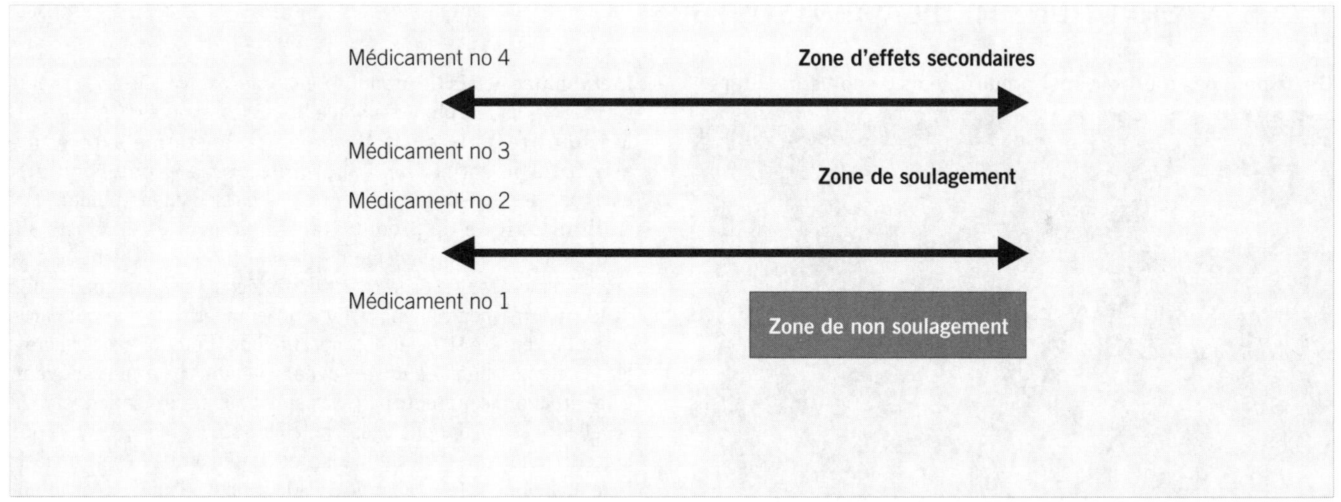

FIGURE 3 : Rationnel d'une polypharmacologie II

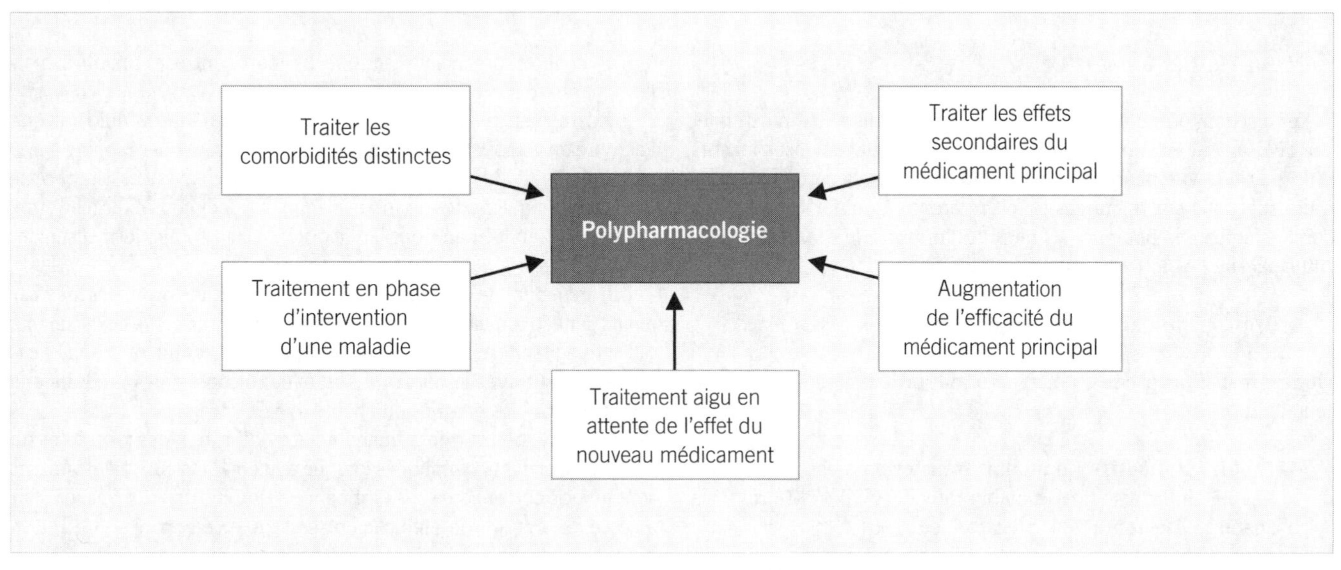

LA DOULEUR MALADIE : UNE COMBINAISON MÉDICAMENTEUSE JUDICIEUSE

Hormis les raisons mentionnées dans la **figure 3**, particulièrement pour une douleur « maladie », le médecin peut opter pour une combinaison de médicaments (polypharmacologie) lorsque :

- la réponse au traitement de première ligne à dose optimale ou tolérée est partielle et non satisfaisante;
- l'appréciation du type de douleur ou l'intensité de la douleur fait qu'il est préférable d'envisager une combinaison de médicaments du moins pour un certain temps;
- l'on considère les mécanismes d'action complémentaires sur le corps humain.

Le médicament agit sur :
- un récepteur (ex. : un opiacé comme la morphine vient s'ancrer sur des récepteurs à opiacé du corps humain pour agir);
- un canal (ex. : infiltration avec un anesthésique local – vient bloquer un certain type de canaux à sodium; en diminuant leur fréquence de décharge entraine un soulagement de la douleur);
- des monoamines (ex. : les antidépresseurs court-circuitent la douleur en augmentant la disponibilité de la sérotonine et la noradrénaline);
- des peptides (ex. : la capsaïcine joue sur la substance P—P pour *pain*/douleur);
- un système (ex. : les cannabinoïdes comme la nabilone et le dronabinol viennent s'ancrer sur les récepteurs spécifiques du corps humain);
- des substances dérivées des membranes (ex. : anti-inflammatoires sur les prostaglandines impliquées dans la douleur et l'inflammation).

LES INCONVÉNIENTS D'UNE POLYPHARMACOLOGIE

Les inconvénients d'une **polypharmacologie** sont les suivants : les risques d'interactions médicaments-médicaments, médicaments-nourriture, médicaments-tabagisme, médicaments-alcool, médicaments-produits naturels et médicaments-drogues.

6. LES INTERACTIONS MÉDICAMENTEUSES

On ne peut pas tout voir, tout prédire, mais on doit surveiller!

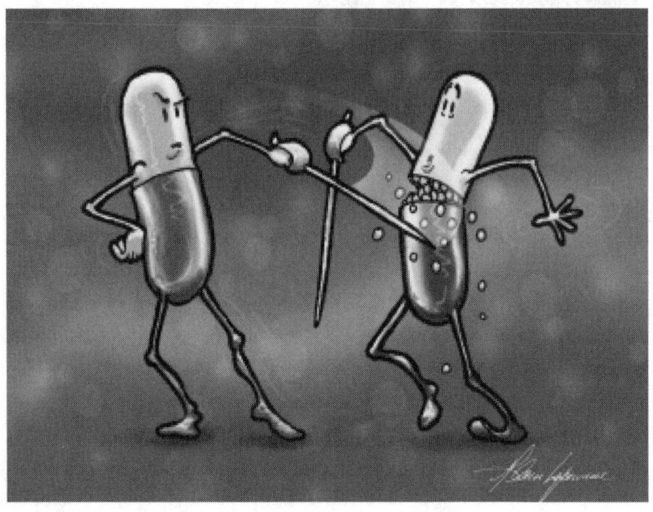

LA BIOTRANSFORMATION

Les réactions de métabolisme permettent à l'organisme de transformer un médicament en substances encore actives ou en composés inactifs d'un point de vue pharmacologique. Pour ce faire, le corps fait appel à des réactions enzymatiques et fait référence à de nombreux tissus comme la peau, le poumon, les reins, les intestins, le cerveau, etc. Le principal site de biotransformation est le foie.

LES CONSÉQUENCES DU MÉTABOLISME

Qu'arrive-t-il au produit de transformation par le corps (appelé métabolite)?

- **Métabolites inactifs** (le produit transformé n'est plus actif) : ex. : les anti-inflammatoires (ex. : ibuprofène : Advil [Md], Motrin [Md]; la gabapentine : Neurontin[Md]; la prégabaline : Lyrica [Md]).
- **Métabolites actifs** (le produit transformé exerce une action sur le corps) : ex. : la morphine; la venlafaxine : Effexor XR [Md].
- **Métabolite plus actif** (le produit transformé exerce une action sur le corps plus importante que le produit initial) : ex. : codéine (transformée en partie par le corps en morphine).
- **Action toxique** (le produit transformé peut être néfaste s'il s'accumule dans l'organisme du patient; le plus souvent cela se produit si la dose sécuritaire est dépassée, s'il y a une interaction avec un autre médicament, s'il y a prise importante d'alcool par le patient ou encore si le patient présente une condition particulière) : ex. : acétaminophène à dose élevée : Tylenol [Md]. Le plus souvent, cette situation se présente parce le patient oublie de mentionner qu'il achète de l'acétaminophène en vente libre sur les tablettes alors que le médecin lui a prescrit un médicament qui contient également de l'acétaminophène (ex. : Empracet - 30 contient 325 mg d'acétaminophène et 30 mg de codéine).

LES CONSÉQUENCES D'UNE INTERACTION AVEC LES MÉDICAMENTS

L'objectif de l'organisme est de se défendre contre les toxiques, mais il n'y parvient pas toujours.

Il existe chez les individus des variations génétiques qui font que l'activité de leur système métabolique est différente par rapport à une majorité d'individus. Lors de la prise d'un médicament nécessitant cette voie métabolique pour la transformation, ces individus expriment une réponse inattendue parce que leur capacité à transformer le médicament est différente.

Différemment, la capacité qu'a le corps pour transformer les médicaments peut être modifiée lorsqu'un patient prend plusieurs médicaments qui interagissent ensemble; ceci peut aussi se produire si un médicament interagit avec la nourriture ou avec l'alcool ou des produits dits « naturels » ou des drogues ou encore avec le tabac.

Une interaction survient quand il y a modification des propriétés du ou des médicaments impliqués lorsque deux ou plusieurs médicaments sont associés ou encore sous l'influence d'une substance que le patient a cessé de prendre (le médicament cessé exerce encore son effet en raison d'une élimination très lente). La modification peut être immédiate ou retardée et entrainer un changement de la réponse thérapeutique globale.

Une interaction peut également avoir lieu et entrainer une modification de la réponse pharmacologique globale (effet recherché, effet indésirable ou effet toxique) lorsque deux médicaments (ou plus) qui agissent sur un même système, un même transmetteur ou un même récepteur, sont associés. L'interaction peut être rapide et prévisible (ex. : effets indésirables similaires) ou imprévisible, rare, voire très grave. Un choix thérapeutique judicieux permettra d'éviter l'administration concomitante de médicaments transformés par une même voie afin de diminuer les risques d'interactions reliées au métabolisme par ce circuit métabolique.

Il faut retenir qu'une interaction ne va pas toujours survenir chez un individu, et ce, même si elle est rapportée dans la documentation scientifique. Il faut aussi savoir que même si cette situation est plutôt rarissime, on pourrait vouloir tirer avantage d'une interaction (effet désiré d'une interaction médicamenteuse). On peut encore une fois ici mettre en exergue l'importance de toujours (autant se faire que peut) fréquenter la même pharmacie, se confier au pharmacien et donner le maximum d'information pour identifier tous les médicaments d'ordonnance ou non (médicaments de vente libre, homéopathie, etc.).

Il faut aussi faire attention aux patients qui naviguent sur Internet et font leur propre interprétation – le pharmacien reste toujours le professionnel à consulter pour juger de la pertinence d'une interaction puisqu'il est à même de considérer et d'analyser tous les éléments d'une situation spéciale (il tient compte des déterminants des interactions médicamenteuses).

Au chapitre des interactions, le pharmacien est proactif pour éviter ou débusquer ce type de problème.

Dans la pharmacopée des médicaments analgésiques, la codéine, la méthadone, le fentanyl, les antidépresseurs (à vertu analgésique), le dextrométhorphane, le tramadol (Tramacet^{Md}, Tridural ^{Md}, Zytram^{Md}, Ralivia^{Md}), les antiarythmiques (prescrits pour soulager la douleur), le jus de pamplemousse et le millepertuis sont plus à risque d'être impliqués dans des interactions médicamenteuses.

7. LES VOIES D'ADMINISTRATION DES MÉDICAMENTS

Le pharmacien possède les connaissances nécessaires pour penser à un autre scénario de voie d'administration lorsque la voie orale (par la bouche) n'est pas possible ou n'est pas désirée. Dans le domaine de l'analgésie, lorsque le problème est localisé et accessible, l'application d'une préparation pouvant pénétrer les muqueuses ou les tissus cutanés peut permettre une activité ciblée du médicament prescrit, remédiant ainsi aux inconvénients d'une administration par la bouche. Les mesures locales peuvent être perçues comme visant la source de la douleur, et comportent généralement moins de risques comparativement aux mesures utilisées par la voie générale. Par exemple, le pharmacien pourra suggérer la réalisation d'une crème ou d'un gel analgésique à mettre sur la peau au site de la douleur si la surface d'application n'est pas trop importante (ex. : préparation de baclofène, d'anti-inflammatoire, de kétamine, etc.).

Lors du choix ou de changement de voie d'administration, le pharmacien doit considérer certaines données telles que les facteurs suivants :

- les propriétés du médicament;
- le médicament pouvant être administré par cette nouvelle voie, (si non homologué pour cette voie, le pharmacien va à la cueillette d'informations scientifiques pour s'assurer que certaines données nous permettent de le faire);
- la préférence du patient;
- la collaboration du patient et de ses proches;
- l'expertise et temps requis pour l'administration;
- les options pharmacologiques potentielles;
- la présence de nausées et vomissements;
- la difficulté à avaler;
- l'obstruction de l'œsophage ou de l'intestin;
- le niveau de conscience et la condition psychiatrique;
- l'urgence du soulagement des symptômes;
- la possibilité et facilité d'administration;
- le cout du médicament;
- la possibilité de continuer le traitement à domicile si le patient était hospitalisé.

8. CONCLUSION

Votre pharmacien est donc un allié; il n'a pas la prétention de tout savoir, mais a les connaissances pour vous accompagner en matière de médicament. Faites-lui confiance!

JE VOUS PARDONNE

Louise O'Donnell-Jasmin, B. Ed., Laval, Québec, Canada

(Voir autre témoignage, p. 84 et 328. Voir chapitre 1, p. 3.)

Là où la justice ne saura jamais remédier à tous les torts qui m'ont été faits, ainsi qu'à tous les miens, seuls le pardon et la vérité sauront nous libérer tous les deux de ce cauchemar. L'acte médical qui m'a menée à la douleur chronique aurait pu être évité... Comme il est impossible de changer le passé, je peux au moins changer le moment présent et tous les autres jours de ma vie. Et ce renouveau passe par le pardon.

Je n'ai ni rancune, ni désir de vengeance à votre égard. Je pose le geste le plus courageux de toute ma vie : vous pardonner. La libération du sentiment de culpabilité que vous éprouvez sans doute ne saurait être réalisée que par mon pardon. Cet ouvrage que vous tenez entre vos mains est le résultat de ma promesse d'aider les autres personnes vivant avec une douleur chronique. C'est la conséquence de mon pardon à votre égard, de mon élan vers le futur, et de ma foi dans la vie.

Je vous pardonne de m'avoir blessée, de ne pas m'avoir référée à un spécialiste immédiatement, et d'avoir ainsi nui à mes chances d'avoir un traitement d'urgence pouvant diminuer l'impact de la blessure. Je vous pardonne de ne pas avoir noté la blessure à mon dossier, pour vous protéger. Je vous pardonne de ne pas m'avoir assistée lorsque j'étais en danger. Je vous pardonne de ne pas avoir eu le courage de vous informer de ma condition au cours des mois qui ont suivi, d'avoir manqué de courage pour affronter les conséquences de vos gestes, de vos erreurs professionnelles autant que votre peur devant l'ampleur du problème que vous aviez créé. Je vous pardonne de ne jamais vous être excusé, de ne pas avoir admis les faits que nous connaissons tous les deux.

Suite à cette blessure, la maladie a progressivement détruit ma qualité de vie, autant sociale que familiale, et la vie de toutes les personnes qui évoluaient à mes côtés. Bien que vous soyez responsable de tout ce que cette maladie a changé dans ma vie, alors que vous en étiez informé et entièrement conscient, je vous pardonne.

Le plus difficile à pardonner est ce qui suit: les conséquences émotives de la douleur sur les personnes que j'aime et qui m'aiment. La douleur chronique qui s'est installée pendant de très longues années leur a fait vivre de nombreuses situations dramatiques. Elles m'ont vue souffrante, transformée par la prise de médicaments et par l'emprise de la douleur, méconnaissable. Mes enfants ont été privés d'une relation normale avec leur mère, mais jamais privés de mon amour. La douleur a vu naitre leur détresse et leur terreur de me perdre. Elle a détruit une importante partie de leur enfance et de leur jeunesse. Ils ont été privés de paix d'esprit, et ont connu la menace constante de ma souffrance autant que l'impuissance face à mon état. Ma vie de couple a longtemps été handicapée par les effets pervers de la douleur sur la personnalité, par la dépression engendrée par la douleur et par les effets secondaires de nombreux médicaments. Nous avons passé par le gel des émotions pour survivre, par une longue attente teintée d'espérance, celle qui voulait que je revienne un jour à la normale. Être privée d'une vie amoureuse normale a été lourd de conséquences. Nous avons fait de notre mieux. Un jour, ces blessures seront guéries pour de bon, mais jamais nos souvenirs... Au nom de ces personnes qui m'aiment inconditionnellement, je vous pardonne.

Servez-vous de cette nouvelle chance à la vérité, à l'intégrité et à la poursuite de l'idéal médical, qui est de soulager la souffrance et prévenir la maladie. Je vous souhaite un jour de trouver la paix dans votre âme, puis de trouver et de prendre tous les moyens possibles pour ne plus blesser personne. Le reste du chemin vers la paix de votre âme, vous devrez le faire seul. Je vous souhaite d'être entouré de beaucoup d'amour pour affronter ce chemin, et arriver un jour à vous pardonner vous-même.

CHAPITRE

GESTION DE LA DOULEUR CHRONIQUE : **LE RÔLE DE L'INFIRMIÈRE**

Patricia Bourgault, Inf., Ph. D., Sherbrooke, Québec, Canada. Professeure agrégée, École des sciences infirmières, Faculté de médecine et des sciences de la santé, Université de Sherbrooke, Québec, Canada
Dave Bergeron, Inf., B. Sc. Inf., Sherbrooke, Québec, Canada. Étudiant, Maitrise en sciences cliniques, Université de Sherbrooke, Québec, Canada

RÉSUMÉ

Puisque sa gestion demande une approche interdisciplinaire, chaque professionnel peut avoir un impact positif auprès de la personne atteinte de douleur chronique et ainsi favoriser son bien-être. De par leur formation et l'expertise qu'il développe, le personnel infirmier peut intervenir concrètement auprès des personnes atteintes de douleur chronique afin d'optimiser leur soulagement. Compte tenu de sa proximité avec la personne atteinte de douleur ainsi qu'avec sa famille et grâce à sa vision globale des soins, l'infirmière ou l'infirmier est en mesure d'offrir des interventions reposant sur une approche holistique impliquant à la fois une approche médicale traditionnelle ainsi qu'une approche alternative comprenant des interventions psychosociales et non pharmacologiques. Cette spécificité de la profession infirmière favorise la continuité des soins, l'autonomisation (*empowerment*) du patient et augmente ainsi le bien-être et la qualité de vie des personnes aux prises avec un problème de santé chronique.

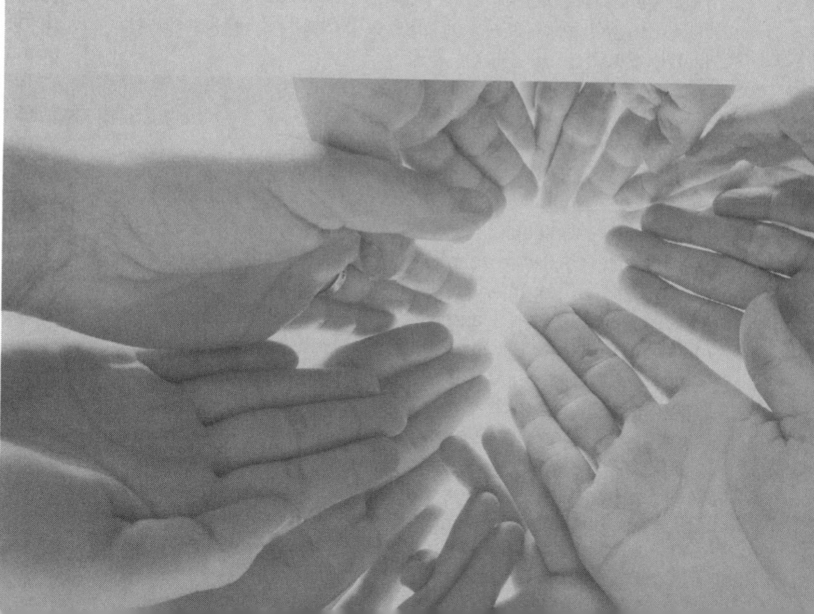

1. INTRODUCTION

Au Québec, suite à l'adoption de la Loi 90 modifiant le Code des professions, le rôle de l'infirmière ou de l'infirmier a été rehaussé. Le personnel infirmier est maintenant imputable de l'évaluation de la condition physique et mentale des personnes dont il prend soin. Cette évaluation consiste à recueillir et à analyser les données relatives à la situation de santé de la personne, comprenant entre autres, une évaluation de la dimension sociale et du potentiel de prise en charge. Une fois l'évaluation initiale effectuée, le personnel infirmier doit assurer le suivi des personnes présentant un problème de santé complexe tel que le diabète, l'hypertension artérielle et la maladie pulmonaire obstructive chronique.

Au cours des deux dernières années, ce rehaussement du rôle se traduit concrètement par l'introduction du plan thérapeutique infirmier (PTI). Dans ce plan, l'infirmière ou l'infirmier doit déterminer des directives infirmières en fonction des éléments de surveillance ou des problèmes de santé qu'elle ou qu'il considère comme prioritaires. Le PTI permet aussi au personnel infirmier de consigner les rajustements effectués en fonction de l'évolution de l'état de la personne et de l'efficacité des approches qui auront été préalablement déterminées (OIIQ, 2006).

Au Québec, le rôle du personnel infirmier dans l'évaluation et la gestion de la douleur aigüe et chronique, est déterminé par l'Ordre des infirmières et infirmiers du Québec (OIIQ). L'ordre indique que le personnel infirmier doit évaluer la douleur chez le client, qu'il soit suivi dans les services de premières lignes tels que les centres locaux de services communautaires (CLSC), en milieu hospitalier ou en soins de longue durée (OIIQ, 2009; 2004; 2003; 2000; 1996). En présence de douleur, le personnel infirmier doit alors administrer un analgésique en accord avec l'ordonnance médicale et enseigner par la suite à la personne ainsi qu'à ses proches comment gérer la douleur tout en respectant et en considérant ses propres capacités.

2. ÉVALUATION DE LA DOULEUR

L'évaluation effectuée par l'infirmière ou l'infirmier doit se faire, entre autres, à l'aide d'outils de mesures standardisés comme les échelles unidimensionnelles mesurant l'intensité de la douleur (OIIQ, 2009). Il est aussi de mise de rappeler que l'évaluation de la douleur est de plus en plus reconnue comme le cinquième signe vital que le personnel infirmier doit évaluer auprès des patients, les autres étant la tension artérielle, la fréquence cardiaque, la respiration et la température corporelle (Fishman, 2005).

Globalement, l'évaluation de la douleur, autant la douleur aigüe que chronique, effectuée par le personnel infirmier doit inclure les éléments suivants que l'on regroupe communément sous l'acronyme PQRSTU (voir plus bas).

PQRSTU :
[P] ce qui provoque ou soulage la douleur;
[Q] la qualité et les caractéristiques de la douleur;
[R] la région et l'irradiation de la douleur;
[S] la sévérité et les symptômes associés à la douleur;
[T] le temps, la durée et l'apparition de la douleur;
[U] la compréhension et la signification de la douleur pour la personne (Jarvis, 2009).

ÉCHELLES DE DOULEUR

Afin de mesurer rapidement et systématiquement l'intensité de la douleur, plusieurs échelles standardisées et validées, dont l'échelle visuelle analogique, l'échelle numérique, l'échelle verbale descriptive et l'échelle des visages sont offertes. L'ensemble de ces échelles est rapide et simple d'utilisation et permet également de noter relativement facilement l'effet des mesures thérapeutiques mises en place pour soulager la douleur. Toutes ces échelles souscrivent à l'idée que la personne est l'autorité en matière d'évaluation de sa propre douleur. Voir page 118.

Toutefois, il y a perte de fiabilité pour la plupart de ces échelles auprès des personnes d'âges extrêmes (enfants et personnes âgées), chez les personnes ne pouvant pas communiquer et présentant des problèmes auditifs, visuels ou cognitifs. Pour remédier à cette problématique, l'hétéroévaluation (évaluation faite par une autre personne grâce à l'observation du comportement) de la douleur peut être utilisée. À ce titre, plusieurs échelles existent et permettent de standardiser l'évaluation des clientèles ne pouvant pas utiliser les outils unidimensionnels énumérés précédemment. À titre d'exemple, chez les personnes âgées, le *Pain Assessment Checklist for Seniors with Limited Ability to Communicate (PACSLAC)* (voir page 121), l'*Abbey Pain Scale (APS)* et l'échelle Doloplus-2 ont déjà subi un processus de validation avancé et sont des outils prometteurs pour cette clientèle. Chez les enfants ayant des difficultés à communiquer, l'Échelle Douleur Enfant San Salvadour (Collignon, Giusiano, Boutin, & Combes, 1997; http://www.pediadol.org/echelle-douleur-enfant-san-salvadour.html) permet d'estimer la douleur chez les enfants présentant un polyhandicap alors que l'Échelle douleur enfants Gustave-Roussy (Gauvain-Piquard, Rodary, Rezvani, & Lemerle, 1988; http://www.pediadol.org/IMG/pdf/DEGR.pdf) a été développée pour évaluer la douleur oncologique pédiatrique. Enfin, la Grille d'observation comportementale de la douleur est un autre outil dont le personnel infirmier peut se servir auprès des personnes hospitalisées aux soins intensifs et intubées (Gélinas & Johnston, 2007). Ce ne sont que quelques exemples d'outils de mesure qui s'appliquent autant en douleur aigüe que chronique et qui doivent faire partis de toute évaluation de la douleur chez des clientèles particulières.

ÉVALUATION ET ANALYSE DE TOUTES LES COMPOSANTES DE LA DOULEUR CHRONIQUE

Il est important de prendre en considération qu'en présence de douleur chronique, une évaluation unidimensionnelle peut négliger d'autres aspects importants de ce problème de santé, dont le statut fonctionnel et la qualité de vie. Il peut donc en résulter une prise en charge non optimale (Gottrup & Jensen, 2008). En pareille situation, il est primordial pour le personnel infirmier d'assurer une évaluation et une analyse détaillées de toutes les composantes de la douleur chronique. Pour ce faire, d'autres paramètres dont la connaissance de la maladie et des traitements, les perceptions et les attentes de la personne et des proches, les répercussions de la douleur sur les sphères biopsychosociales culturelles et spirituelles, l'occurrence d'événements qui ont un impact sur la vie du client ainsi que les réactions du client et de sa famille face aux traitements doivent être consignés par le personnel infirmier. Certains outils multidimensionnels ainsi que des outils de mesures connexes à la douleur peuvent alors être très pertinents et utilisés par le personnel infirmier. Notons le *Beck Depression Inventory* (Bourque & Beaudette, 1982; http://mediatheque.parisdescartes.fr/doc/racine/f/flandinf/107768Beck.PDF) qui est utilisé pour mesurer la dépression, un problème de santé étroitement relié à la douleur chronique et l'Inventaire d'anxiété situationnelle et de traits d'anxiété (Gauthier & Bouchard, 1993; http://www.rqrv.com) qui mesure l'état et le trait anxieux, des composantes courantes chez les personnes dont la cause de la douleur est incertaine (ASPMN, 2002; Lebovits, 2008). Pour sa part, le Questionnaire sur les Stratégies de Coping (Coping *Strategies Questionnaire*) aide le personnel infirmier à mieux saisir les stratégies cognitives et comportementales que la personne utilise pour gérer sa douleur (Irachabal, Koleck, Rascle, & Bruchon-Schweitzer, 2008; Lebovits, 2008). Le Questionnaire concis sur les douleurs (version française du *Brief Pain Inventory*; Cleeland & Ryan, 1994) aborde quant à lui plusieurs dimensions de la douleur incluant les croyances du patient en lien avec son problème douloureux ainsi que l'effet de la douleur sur la qualité de vie et le niveau fonctionnel (ASPMN, 2002). Précisons que ces questionnaires assureront une évaluation globale des répercussions de la douleur chronique chez la personne souffrante et serviront à orienter le traitement. Les résultats pourront également confirmer la nécessité de référer à d'autres professionnels ou encore faire l'objet d'une directive dans le plan thérapeutique infirmier.

PRISE EN CHARGE PHARMACOLOGIQUE

Le personnel infirmier, en collaboration avec l'équipe médicale, joue aussi un rôle important dans la prise en charge pharmacologique de la douleur chronique. En accord avec l'ordonnance médicale, il pourra choisir l'analgésique, la voie d'administration ainsi que le dosage le plus approprié à la condition du client. Ensuite, en plus d'anticiper et de prévenir les effets secondaires des mesures pharmacologiques retenues, il doit faire un suivi étroit de la sécurité et de l'efficacité du traitement (RNAO, 2002). En contexte de soins de première ligne, l'infirmière ou l'infirmier peut, toujours selon l'ordonnance médicale émise, ajuster le traitement pharmacologique, contacter le médecin pour faire modifier l'ordonnance ou encore l'aviser de certaines réactions du client face au traitement (OIIQ, 2003a). Néanmoins, afin d'accomplir correctement ce rôle, le personnel infirmier se doit d'avoir une solide compréhension de la pharmacocinétique et de la pharmacodynamie de l'ensemble des analgésiques et coanalgésiques utilisés en gestion de la douleur chronique (RNAO, 2002).

ENSEIGNEMENT EN GESTION DE LA DOULEUR

L'enseignement est l'un des rôles principaux du personnel infirmier. Ainsi, en regard de la gestion de la douleur, l'OIIQ rappelle que l'infirmière ou l'infirmier doit montrer au patient comment optimiser le traitement pharmacologique prescrit par le médecin et enseigner des méthodes non pharmacologiques de soulagement de la douleur tels les techniques de respiration, les massages, les techniques de visualisation, l'application de chaleur ou de froid, les techniques de relaxation, etc. (OIIQ, 2000, 2003a). Or, l'enseignement ne doit pas s'effectuer en récitant une liste d'information, mais doit être basé sur les connaissances du patient, prendre en considération son désir d'apprendre et être en lien avec les objectifs de traitement, ce qui permettra ultimement d'établir un réel partenariat entre l'infirmière ou l'infirmier et la personne atteinte de douleur chronique (Gottlieb & Feeley, 2007). De plus, l'enseignement doit se faire tant auprès de cette personne que de sa famille ou les proches importants pour elle. Ce partenariat assure une concertation des actions en vue de gérer la douleur, et est conforme aux recommandations de la Société québécoise de la douleur (2005) qui insiste sur l'implication des familles dans le processus de gestion de la douleur. Le personnel infirmier se doit ainsi de mobiliser la famille et l'entourage de la personne atteinte de douleur chronique, car leur soutien est vu comme un élément facilitateur dans la prise en charge du patient (Bair et coll., 2009; Sylvain & Talbot, 2002). Il est aussi important pour le personnel infirmier d'assurer une communication fluide avec la famille ou les proches afin d'être en mesure d'évaluer leur adhésion et leur satisfaction face au plan de traitement de la personne atteinte (RNAO, 2002).

SURVEILLANCE CLINIQUE

Chez les patients qui reçoivent des opiacés ou tout autre médicament ayant un effet dépressif sur le système nerveux central tels les anxiolytiques, les antiémétiques, les relaxants musculaires, etc., la surveillance clinique est primordiale (OIIQ, 2009). Celle-ci inclut une évaluation de la sédation et de l'état respiratoire des patients recevant des opiacés ou tout autre médicament ayant un effet dépressif du système nerveux central, et est d'une importance capitale pour l'infirmière ou l'infirmier. Plus spécifiquement, le niveau de sédation et l'état respiratoire doivent être évalués en fonction du pic d'action de l'opiacé administré et de la voie d'administration retenue. Le pic d'action d'un opiacé représente le moment où la personne est la plus à risque de subir une dépression du système nerveux central. Il est aussi nécessaire de porter une attention particulière aux personnes les plus à risque de présenter une dépression respiratoire, dont les personnes âgées, les patients souffrants d'insuffisance rénale ou hépatique, de maladie pulmonaire obstructive chronique, d'apnée du sommeil ou d'obésité ou celles prenant un autre médicament ayant un effet dépresseur sur le système nerveux central (OIIQ, 2009; Gélinas, 2004). Cette surveillance ne touche pas que les patients hospitalisés; elle s'applique également aux patients vus en clinique ambulatoire et, en douleur chronique, lors de la modification du dosage ou de l'introduction d'un nouvel opiacé.

3. POUR LE DÉVELOPPEMENT D'UNE APPROCHE GLOBALE ET INTÉGRÉE EN DOULEUR CHRONIQUE

En comparaison avec les directives canadiennes, étasuniennes et britanniques, le rôle du personnel infirmier québécois en gestion de la douleur chronique pourrait être davantage élargi et mieux défini, ce qui, ultimement, favoriserait le développement d'une approche globale et intégrée qui faciliterait la prise en charge de la clientèle souffrant de douleur chronique. À travers le monde, la gestion de la douleur chronique suscite un intérêt marqué dans les institutions, ce qui a permis l'émergence de plusieurs recommandations visant l'amélioration de gestion de ce problème de santé. En raison de l'omniprésence du discours médical dans l'élaboration des pratiques exemplaires en gestion de la douleur, peu de lignes directrices sur la gestion de la douleur s'adressent spécifiquement au personnel infirmier (Price & Cheek, 1996). Néanmoins, quelques-unes de ces lignes directrices offrent des balises intéressantes pour les interventions effectuées par l'infirmière ou l'infirmier en gestion de la douleur, et permettent ainsi de mieux circonscrire son rôle (JCAHO, 2000; VHA, 1998; RNAO, 2002). Le **tableau 2** permet de résumer les interventions issues de ces lignes directrices.

TABLEAU 2 : Résumé des interventions infirmières dans le suivi et le traitement de la douleur chronique

RÉSUMÉ DES INTERVENTIONS INFIRMIÈRES DANS LE SUIVI ET LE TRAITEMENT DE LA DOULEUR CHRONIQUE
1) Dépistage de la douleur
2) Présence d'une douleur nécessitant une évaluation plus détaillée a) Évaluer la douleur avec des outils standardisés b) Évaluer la douleur de façon continue
3) Documentation et communication a) Avoir une documentation systématique, concise et claire de la douleur b) S'assurer de communiquer avec le patient, sa famille et les autres professionnels de la santé
4) Plan de traitement a) Mettre en application des mesures pharmacologiques (selon les ordonnances médicales ou les protocoles) b) Mettre en application des mesures non pharmacologiques i. Optimiser le soulagement du patient ii. Assurer la sécurité du patient (surveillance clinique en lien avec les opiacés) iii. Gérer efficacement les effets secondaires des analgésiques iv. Évaluer l'adhésion, la réponse, et la satisfaction du patient et de sa famille
5) Collaboration avec le patient et à sa famille
6) Enseignement adapté et personnalisé au patient et à sa famille
7) Vérification de la satisfaction du patient et de sa famille face au processus d'intervention
8) Interventions accomplies durant toute l'épisode de soins du patient

MODÈLES DE PRISE EN CHARGE PAR LE PERSONNEL INFIRMIER

Malgré des écrits québécois rapportant l'importance d'une approche interdisciplinaire concernant plusieurs professionnels de la santé, dont le personnel infirmier, ce dernier semble effectivement peu impliqué dans la gestion et l'évaluation de la douleur chronique en clinique interdisciplinaire de douleur (AÉTMIS, 2006; SQD, 2005). Quelques initiatives québécoises révèlent tout de même la valeur ajoutée des infirmières et des infirmiers en clinique interdisciplinaire et en première ligne auprès des patients dans la gestion de la douleur chronique, particulièrement en proportion avec le soutien et l'enseignement qui leur sont offerts, ainsi qu'à leur famille ou à leurs proches. Ailleurs dans le monde, plusieurs modèles de prise en charge des personnes atteintes de douleur chronique accordent une importance marquée au rôle des infirmières et des infirmiers. Notons l'introduction des *Nurse Led Pain Clinics* au Royaume-Uni (http://www.nursingtimes.net/nursing-practice-clinical-research/nurse-led-community-pain-management-clinic/207737.article) et des *Nurse Pain Clinics* de la *Veteran Health Administration* (*VHA*) aux États-Unis.

En général, les infirmières et infirmiers œuvrant dans ces cliniques assument le rôle d'intervenant pivot en effectuant l'évaluation complète des patients, en participant à l'ajustement et l'évaluation de leurs traitements pharmacologiques et non pharmacologiques ainsi que les suivis subséquents, tout en mettant en place un plan d'enseignement individualisé pour chaque patient, ce qui rejoint le rôle attendu par l'OIIQ.

INTERVENTIONS DU PERSONNEL INFIRMIER EN CLINIQUE DE DOULEUR

Les interventions du personnel infirmier en clinique de douleur ont d'abord pour objectif d'aider le patient à apprendre à vivre avec la douleur et de s'y adapter, ce qui permet ultimement d'augmenter le sentiment de contrôle de la personne, de diminuer le catastrophisme et la sévérité de la douleur, sans toutefois la guérir. Avec l'aide d'un psychologue, l'infirmière ou l'infirmier peut également initier auprès du patient une thérapie cognitivocomportementale qui inclut le développement de nouvelles stratégies d'adaptation telles que la gestion du stress, la relaxation, la restructuration cognitive, la distraction, la résolution de problème et l'établissement d'objectifs. Ces techniques favorisent le développement de l'auto-efficacité du patient dans la gestion de sa condition douloureuse.

SOUTIEN DU PERSONNEL INFIRMIER : UN ÉLÉMENT FACILITATEUR DANS LA GESTION DE LA DOULEUR

La présence de ces infirmières et infirmiers auprès de personnes atteintes de douleur chronique a globalement pour effet de diminuer l'intensité de leur douleur, de les aider à mieux gérer les augmentations de douleur, d'augmenter leur satisfaction face à leur prise en charge et d'améliorer leur qualité de vie ainsi que leur niveau de fonctionnement. De plus, les personnes atteintes qui en bénéficient décrivent le personnel infirmier comme étant un élément facilitateur pour eux dans la gestion de leur douleur chronique.

4. CONCLUSION

En conclusion, l'infirmière ou l'infirmier peut jouer un rôle accru dans la prise en charge de personnes atteintes de douleur chronique. De par sa formation et son expertise, le personnel infirmier possède la compétence pour évaluer globalement la personne souffrante et travailler de concert avec elle, sa famille ou ses proches et les autres professionnels de la santé, à une gestion optimale de la douleur. Ce rôle est en développement au Québec; les prochaines années devraient ainsi confirmer la « valeur ajoutée » du personnel infirmier dans la gestion de la douleur chronique et ce, pour le mieux-être des patients.

RÉFÉRENCES

1. Abbey, J., N. Piller, A. De Bellis, A. Esterman, D. Parker, L. Giles et coll. (2004). The Abbey pain scale : A 1-minute numerical indicator for people with end-stage dementia. International Journal of Palliative Nursing, 10(1), 6.
2. Agence d'évaluation des technologies et des méthodes d'intervention en santé (AÉTMIS). (2006). Prise en charge de la douleur chronique (non cancéreuse) : Organisation des services de santé. Montréal : AÉTMIS.
3. American Society of Pain Management Nurses (ASPMN). (2002). Core curriculum for pain management nursing. Philadelphia, Pennsylvania : Elsevier Science W.B. Saunders Company.
4. Aubin, M., A. Giguère, T. Hadjistavropoulos et R. Verreault. (2007). L'évaluation systématique des instruments pour mesurer la douleur chez les personnes âgées ayant des capacités réduites à communiquer. Pain Research & Management, 12(3), 195-203.
5. Aubin, M., R. Verreault, M. Savoie, S. Lemay, T. Hadjistavropoulos, L. Fillion et coll. (2008). Validité et utilité clinique d'une grille d'observation (PACSLAC-F) pour évaluer la douleur chez des aînés atteints de démence vivant en milieu de soins de longue durée. Canadian Journal on Aging, 27(1), 45-55.
6. Bair, MJ, MS Matthias, KA Nyland, MA Huffman, D. Stubbs, K. Kroenke et coll. (2009). Barriers and facilitators to chronic pain self-management : A qualitative study of primary care patients with comorbid musculoskeletal pain and depression. Pain Medicine, 10(7), 1280-1290.
7. Boulard, M. et S. Le May. (2009). Pratique avancée en gestion de la douleur chronique : exploration d'un modèle de rôle anglais en sciences infirmières. L'infirmière clinicienne, 5(1), 11-18.

8. Bourque, P., et D. Beaudette. (1982). Étude psychometrique du questionnaire de dépression de Beck auprès d'un échantillon d'étudiants universitaires francophones. Canadian Journal of Behavioural Science/Revue Canadienne Des Sciences Du Comportement, 14(3), 211-218.
9. Brooks, E. et J. Younce. (2007). A case management model for the ambulatory care patient experiencing chronic pain. AAACN Viewpoint, 29(1), 3-5.
10. Cleeland, CS et KM Ryan. (1994). Pain assessment : Global use of the brief pain inventory. Annals of the Academy of Medicine, Singapore, 23(2), 129-138.
11. Collignon, R., B. Giusiano, AM Boutin et J. Combes. (1997). Utilisation d'une échelle d'hétéro-evaluation de la douleur chez le sujet sévèrement polyhandicapé. Douleur et analgésie, 10(1), 27-32.
12. Courtenay, M. et N. Carey. (2008). The impact and effectiveness of nurse-led care in the management of acute and chronic pain : A review of the literature. Journal of Clinical Nursing, 17(15), 2001-2013.
13. Fishman, SM (2005). Pain as the fifth vital sign. Journal of Pain & Palliative Care Pharmacotherapy, 19(4), 77-79.
14. Gauthier, J., & S. Bouchard (1993). Adaptation canadienne-française de la forme révisée du State–Trait anxiety inventory de Spielberger. Canadian Journal of Behavioural Science/Revue Canadienne Des Sciences Du Comportement, 25(4), 559-578.
15. Gauvain-Piquard, A., C. Rodary, A. Rezvani, et J. Lemerle. (1988). La douleur chez l'enfant de 2 à 6 ans : Mise au point d'une échelle d'évaluation utilisant l'observation du comportement. Douleur et analgésie, 1(3), 127-133.
16. Gélinas, C. (2004). Prévenir la dépression respiratoire liée à certains médicaments. Perspective infirmière, 2(2), 1-5.
17. Gélinas, C., et C. Johnston. (2007). Pain assessment in the critically ill ventilated adult : Validation of the critical-care pain observation tool and physiologic indicators. The Clinical Journal of Pain, 23(6), 497-505.
18. Gottlieb, LN, et N. Feeley. (2007). La collaboration infirmière-patient : un partenariat complexe (MC Désorcy, trad.). Montréal, Beauchemin.
19. Gottrup, H., et TS Jensen. (2008). Assessment of the patient with neuroptahic pain. In PR Wilson, PJ Watson, JA Haythornthwaite & TS Jensen (Eds.), Clinical pain management : Chronic pain, 2e édition, Londres : Hodder Arnold, 132-144.
20. Loi modifiant le Code des professions et d'autres dispositions législatives dans le Domaine de la santé. Projet de Loi 90, Chapitre 33, Québec (2002).
21. Irachabal, S., M. Koleck, N. Rascle & M. Bruchon-Schweitzer. (2008). Stratégies de coping des patients douloureux : Adaptation française du coping strategies questionnaire (CSQ-F). L'Encéphale : Revue de psychiatrie clinique biologique et thérapeutique, 34(1), 47-53.
22. Jarvis, C. (2009). Évaluation de la douleur : autre signe vital. In C. Jarvis (Ed.), L'examen clinique et l'évaluation de la santé (C. Gélinas Trad.). Montréal : Beauchemin, 189-208.
23. Joint Commission on the Accreditation of Healthcare Organisations (JCAHO). (2000). Pain assessment and management : An organisational approach. Oakbrook Terrace, IL : JCAHO.
24. Lamb, L., JX Pereira & Y. Shir. (2007). Nurse case management program of chronic pain patients treated with methadone. Pain Management Nursing, 8(3), 130-138.
25. Lebovits, A. (2008). The psychological assessment of pain in patients with chronic pain. In P. R. Wilson, P. J. Watson, J. A. Haythornthwaite & T. S. Jensen (Eds.), Clinical pain management : Chronic pain, 2e édition, Londres : Hodder Arnold, 122-131.
26. Metzger, C., M. Schwetta et C. Walter. (2007). Évaluation de la douleur. In A. Muller, C. Metzger, M. Schwetta et C. Walter (Eds.), Soins infirmiers et douleur, Paris : Masson, 3e édition, 174-195
27. Ordre des infirmières et infirmiers du Québec (OIIQ). (1996). L'exercice infirmier en soins critiques. Montréal : OIIQ.
28. Ordre des infirmières et infirmiers du Québec (OIIQ). (2000). L'exercice infirmier en soins de longue durée. Au carrefour du milieu de soins et du milieu de vie. Montréal : OIIQ.
29. Ordre des infirmières et infirmiers du Québec (OIIQ). (2003a). L'exercice infirmier en santé communautaire. Soutien à domicile. Montréal : OIIQ.
30. Ordre des infirmières et infirmiers du Québec (OIIQ). (2003b). Notre profession prend une nouvelle dimension - des pistes pour mieux comprendre la loi sur les infirmières et infirmiers et en tirer avantage dans notre pratique. Montréal : OIIQ.
31. Ordre des infirmières et infirmiers du Québec (OIIQ). (2004). Avis sur la surveillance clinique des clients qui reçoivent des médicaments ayant un effet dépressif sur le système nerveux central (SNC). Montréal : OIIQ.
32. Ordre des infirmières et infirmiers du Québec (OIIQ). (2006). Le plan thérapeutique infirmier : La trace des décisions cliniques de l'infirmière. Montréal : OIIQ.
33. Ordre des infirmières et infirmiers du Québec (OIIQ). (2009). Surveillance clinique des clients qui reçoivent des médicaments ayant un effet dépressif sur le système nerveux central. Montréal : OIIQ.
34. Price, K. et J. Cheek. (1996). Exploring the nursing role in pain management from a post-structuralist perspective. Journal of Advanced Nursing, 24(5), 899-904.
35. Registered Nurses Association of Ontario (RNAO). (2002). Nursing best practice guideline - assessment and management of pain. Toronto : RNAO.
36. Richardson, C., N. Adams et H. Poole. (2006). Psychological approaches for the nursing management of chronic pain : Part 2. Journal of Clinical Nursing, 15(9), 1196-1202.
37. Richardson, C. et H. Poole. (2001). Chronic pain and coping : A proposed role for nurses and nursing models. Journal of Advanced Nursing, 34(5), 659-667.
38. Société québécoise de la douleur (SQD). (2005). Projet de développement d'un programme national d'évaluation, de traitement et de gestion de la douleur chronique. Montréal : SQD.
39. Stanos, S. et TT Houle. (2006). Multidisciplinary and interdisciplinary management of chronic pain. Physical Medicine & Rehabilitation Clinics of North America, 17(2), 435-450.
40. Sylvain, H. et LR Talbot. (2002). Synergy towards health : A nursing intervention model for women living with fibromyalgia, and their spouses. Journal of Advanced Nursing, 38(3), 264-273.
41. Veillette, Y., D. Dion, N. Altier et M. Choinière. (2005). The treatment of chronic pain in Quebec : A study of hospital-based services offered within anesthesia departments. Canadian Journal of Anaesthesia, 52(6), 600-606.
42. Veterans Health Administration (VHA). (1998). VHA national pain management strategy. Washington, D.C. : VHA.
43. Wary, B. et C. Doloplus. (1999). Doloplus-2, une échelle pour évaluer la douleur. Soins Gérontologie, (19), 25-27.
44. Watson, J. (1998). Le caring : Philosophie et science des soins infirmiers (J. Bonnet Trad.). Paris : Seli Arslan.

CHAPITRE

TECHNIQUES INVASIVES : NEUROMODULATION

Christian Cloutier, B. Sc., M.D., FRSC(C), neurochirurgien, Professeur agrégé, Département de chirurgie du Centre hospitalier universitaire de Sherbrooke (CHUS), Président, Société québécoise de la douleur, Responsable médical, Centre d'expertise de douleur du RUIS Sherbrooke, Sherbrooke, Québec, Canada

RÉSUMÉ

Il y a de multiples approches à la douleur : médicamenteuses, physiques, psychologiques, les médecines alternatives et complémentaires, etc. Parfois, ces approches, prises individuellement ou en combinaison, ne peuvent parvenir à soulager certaines affections douloureuses, surtout de type neuropathique. C'est pourquoi il est nécessaire de référer à un médecin interventionniste pour offrir un traitement dit invasif. Parfois, une chirurgie curative est indiquée (hernie discale, boucle vasculaire créant un tic douloureux, etc.) ou parfois l'implantation d'appareil de neuromodulation, tel qu'un neurostimulateur ou une pompe intrathécale, est indiquée dans certains cas de douleurs réfractaires et chez des patients bien sélectionnés et préparés. Ces traitements peuvent apparaitre risqués, mais comme ils sont reconnus efficaces, ils peuvent être moins dangereux qu'une surutilisation des approches conventionnelles. Ils peuvent surtout être très bénéfiques pour la personne aux prises avec une douleur sévère, incapacitante et qui détruit sa vie.

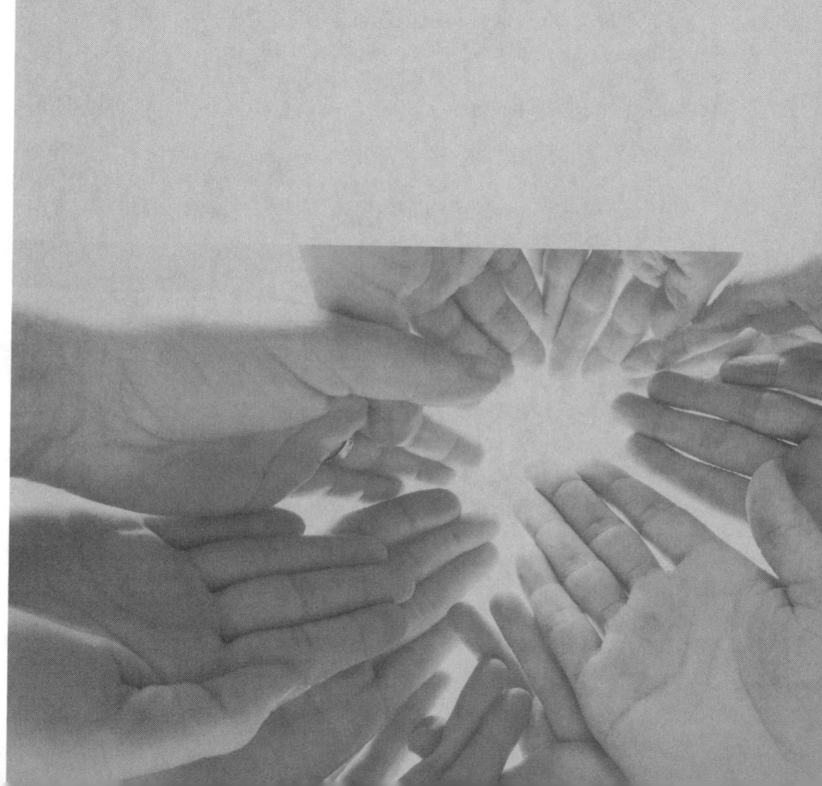

1. INTRODUCTION

Nous avons pu lire jusqu'à maintenant une panoplie d'approches médicales avec médication, intervention physique, approche psychologique, technique anesthésique, etc., tout cela selon une échelle de traitement que l'on pourrait qualifier… du plus simple au plus complexe.

Lorsque le traitement médical, souvent appelé conservateur, échoue, il est parfois possible et nécessaire d'avoir recours à des techniques thérapeutiques dites invasives, c'est-à-dire chirurgicales. Il ne faut pas oublier que le traitement de la douleur chronique doit être multimodal. Santé Canada avait déjà émis cet avertissement en 1990 :

« … aucune spécialité ou intervention thérapeutique n'est capable à elle seule de remédier à ce problème. Ce n'est qu'en faisant appel aux compétences de spécialistes dans plusieurs disciplines qu'on parviendra à en venir à bout… »

Dans certaines situations de douleur sévère, rebelle et réfractaire, il faudra référer à un médecin chirurgien interventionniste. Le plus souvent, il s'agira d'un neurochirurgien.

2. LES APPROCHES CHIRURGICALES

Les approches chirurgicales se divisent en trois catégories : curatives, destructives ou augmentatives.

Les approches chirurgicales curatives

Parfois, il y a indication chirurgicale claire pour corriger la cause de douleur telle qu'une hernie discale, une sténose lombaire (compression des racines nerveuses au niveau de la colonne), une masse tumorale, une boucle vasculaire compressant le nerf trijumeau (créant la douleur faciale en décharge électrique du tic douloureux), etc. Ces possibilités de traitement chirurgical permettent de remédier à l'anomalie, mais aussi, le plus souvent, d'éliminer la douleur complètement (d'où la désignation d'approche curative).

Les approches chirurgicales destructives

Auparavant, il était courant d'avoir recours à des interventions chirurgicales de type destructives. Pendant longtemps, on croyait que de couper l'influx nerveux douloureux était la seule solution efficace. Par exemple, on sectionnait le nerf ou le faisceau dans la moelle qui correspondait à la zone douloureuse. Maintenant, on reconnait que le système nerveux central réagit très mal à une telle insulte, que la douleur réapparait en deçà de 6 à 12 mois, et est souvent amplifiée, sans oublier la conséquence dévastatrice d'une perte de fonction. Ces approches sont rarement utilisées sauf dans les cas de soins palliatifs chez des patients en phase terminale, avec espérance de vie inférieure de trois à six mois. Cependant, certains types d'intervention qui créent des lésions (destructives) sont très utiles dans certaines situations. Comme l'irradiation du ganglion de Gasser du nerf sensitif facial (le nerf trijumeau), à l'aide du Gamma Knife **(figure 1)**.

FIGURE 1 : Gamma Knife ou appareil à irradiation Gamma focalisée

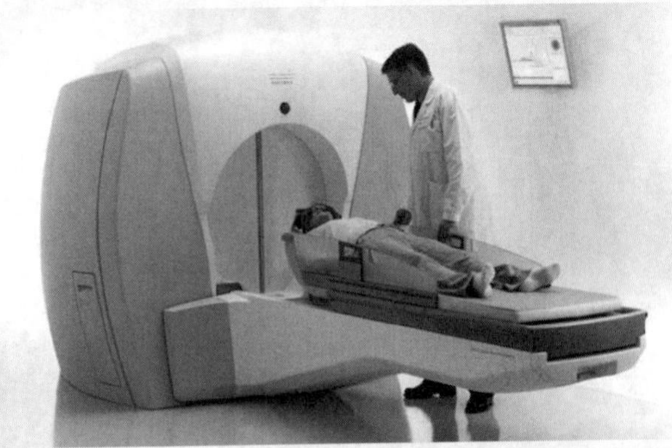

Reproduit avec la persmission de Elekta

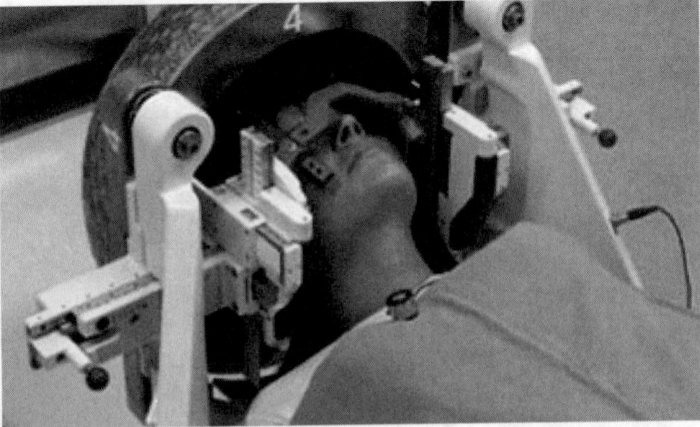

Reproduit avec la persmission de Elekta

Cet appareil crée une lésion partielle par irradiation ionisante gamma concentrée sur le ganglion. Aussi pour soulager une douleur facettaire (une des causes de cervicalgie et de lombalgie non spécifique), on peut procéder à une thermolésion de la branche postéromédiane du nerf innervant l'articulation zygoapophysaire (l'articulation postérieure des vertèbres que l'on nomme la facette). Une telle procédure est indiquée pour les patients qui ont eu un soulagement adéquat, mais temporaire (quelques semaines seulement) à une infiltration (xylocaïne et cortisone). La thermolésion permet un effet prolongé mais très variable, soit de quelques mois à années.

Les approches chirurgicales augmentatives

Finalement, il y a les approches chirurgicales augmentatives, appelées ainsi parce qu'il s'agit de rajouter un système (du matériel spécialisé). Si on n'obtient aucun effet bénéfique analgésique, on enlève le matériel et ni vu ni connu, il n'y a habituellement aucune conséquence pour le patient et surtout aucune atteinte du système nerveux.

3. NEUROMODULATION

Le terme neuromodulation fait référence à un traitement médical spécialisé, utilisé pour moduler le fonctionnement (et non altérer l'anatomie) du système nerveux et ainsi alléger la douleur. Cela est réalisé par l'implantation chirurgicale d'un dispositif qui stimule électriquement ou inhibe chimiquement la transmission du signal et/ou l'activité neuronale, pour produire un effet thérapeutique. Deux systèmes très différents sont utilisés.

- Le premier système consiste à stimuler de façon électrique certaines parties du système nerveux (la moelle épinière ou le cerveau), la neurostimulation.
- Le deuxième système consiste à infuser des substances dans le liquide céphalorachidien de la colonne vertébrale à l'aide d'une pompe intrathécale. Comparativement aux techniques destructives, les systèmes de neuromodulation sont nettement plus avantageux sur le plan clinique.

Avant de procéder à l'installation d'un système interne de neuromodulation, il faut s'assurer que la pathologie médicale soit bien identifiée, que le patient soit un bon candidat pour cette approche chirurgicale invasive (indication et risques), qu'il soit psychologiquement prêt à subir ce genre d'intervention (son profil, ses attentes) et qu'il comprenne très bien les conséquences de la chirurgie.

Neurostimulation, moelle épinière et cerveau

Les mécanismes exacts de la neuromodulation par la stimulation des cordons postérieurs de la moelle épinière demeurent inconnus : effet sur le portillon ou sur les neurotransmetteurs de la corne postérieure ou activation de longs faisceaux ascendants et/ou descendants **(figure 2)**.

FIGURE 2 : Neurostimulation des cordons postérieurs de la moelle épinière

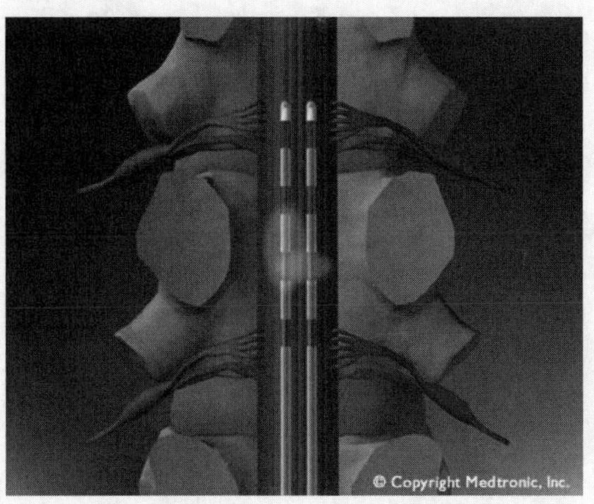

L'effet est-il à l'étage spinal, là où est placé l'électrode, ou supra spinal, à distance au niveau cérébral? Des travaux de recherche pour essayer de comprendre les mécanismes de l'action électrique thérapeutique seront publiés prochainement à l'Université de Sherbrooke (Sherbrooke, Québec, Canada), dans le cadre d'une maitrise entreprise par l'auteur de ce chapitre (Dr Christian Cloutier) en collaboration avec Dr Serge Marchand, neurophysiologiste.

Classiquement, d'anciens articles faisaient état de preuves que la stimulation n'avait qu'une efficacité de 50 % à long terme[1]. Un groupe de chercheurs, l'*European Federation of Neurological Societies* (*EFNS*), a publié en 2007 une revue complète de la littérature des articles les plus récents, fondée sur les preuves[2]. Cette revue attribue à la neurostimulation une efficacité de niveau B, soit une efficacité probable, pour:

- les cas de lombosciatalgie réfractaire (*Failed Back Surgery Syndrome* c.-à-d. pour les patients ayant eu une, mais surtout plusieurs chirurgies lombaires);
- pour les cas de syndrome de douleur régionale complexe (SDRC ou algodystrophie et en anglais, *Complex Regional Pain Syndrome* ou *CRPS*) de type 1, ce qui signifie que le syndrome est sans lésion neurologique.

La revue reconnait une efficacité de niveau D, c'est-à-dire fondée sur des études descriptives et non comparatives, pour soulager la douleur causée par:

- un SDRC de type 2 (présence d'une lésion nerveuse);
- une neuropathie traumatique, diabétique ou postherpétique;
- une plexopathie;
- une amputation (membre fantôme);
- une lésion spinale partielle.

En résumé, l'efficacité est reconnue avec les lésions neuropathiques, surtout périphériques, qui créent des douleurs neuropathiques, bien identifiées au questionnaire du DN4[3] et chez qui on doit retrouver un déficit sensitif, un état de déafférentation. En contrepartie, les douleurs nociceptives pures (somatiques et viscérales, donc non neurologique) ne répondent pas à cette technique. Sauf si la cause est vasculaire telle une ischémie chronique aux membres inférieures et de l'angine cardiaque réfractaire importante. Encore une fois, le mécanisme est encore inconnu, probablement géré par interaction via le système sympathique autonome, car la neurostimulation permet d'améliorer la vascularisation. Ces patients ont des résultats qui sont excellents, les meilleurs, mais dans un contexte qu'ils aient une maladie progressive. Donc, la condition s'améliore initialement, mais se détériore à long terme, mais avec beaucoup moins de douleur.

Il est difficile d'effectuer des études comparatives avec placébo sur des traitements chirurgicaux avec implantation de matériel. Par conséquent, de telles études randomisées se font plutôt rares. Mais n'oublions pas qu'une absence de preuve ne signifie pas nécessairement une absence d'efficacité. Le taux de soulagement est de 70 à 85 % pour les cas bien sélectionnés. Dans la revue de 101 patients, de votre auteur, l'efficacité est de 85 % (article en préparation). Il ne faut pas oublier que nous sommes au sommet de l'échelle du traitement de la douleur. Il s'agit donc de cas réfractaires sélectionnés, difficiles à traiter.

Ces interventions sont dites invasives, car il y a un risque de complications. La plus redoutée est l'hématome épidural (rare: 1 chance sur 700) avec paraparésie et même paraplégie, ce qui signifie une paralysie des membres inférieures avec incontinence urinaire. Elle est le plus souvent réversible par l'exérèse de l'accumulation de sang, mais il reste une infime possibilité d'une atteinte irréversible.

Dans les situations les plus réfractaires, il est possible de placer l'électrode au niveau du cerveau dans la région épidurale motrice corticale, pour les douleurs neuropathiques ou d'introduire l'électrode dans le thalamus pour les douleurs nociceptives. La stimulation du cortex moteur ou SCM, la plus utilisée actuellement, a de bons résultats[4] pour les douleurs neuropathiques, du visage et du bras, et pour les douleurs secondaires à un accident vasculaire cérébral (AVC), anciennement appelé syndrome thalamique. Les douleurs neuropathiques du membre inférieur sont exclues, car il y a un problème d'accessibilité et de procédure à pouvoir mettre l'électrode sur la ligne médiane, au niveau de la faux du cerveau.

Pompe intrathécale

La pompe intrathécale **(figure 3)** fait preuve d'une efficacité exceptionnelle dans les cas de spasticité (en utilisant du baclofen) et d'une efficacité significative dans les cas de douleurs réfractaires, surtout neuropathiques (en utilisant un anesthésique, un opiacé ou de la clonidine). L'implantation du cathéter dans la colonne et de la pompe sous la peau au niveau de l'abdomen se fait sans trop de risque. L'inconvénient principal pour le patient est la nécessité de revenir continuellement à la clinique externe pour remplir la pompe avec le médicament aux trois mois, sauf pour le baclofen qui peut attendre six mois si la quantité à infuser n'excède pas la capacité du réservoir de la pompe. Cette pharmacothérapie localisée et ciblée[5] permet un gradient de 100:1, en moyenne, pour la dose que le patient a à recevoir. Ce qui permet de réduire considérablement les effets secondaires systémiques, sauf pour ce qui est des opiacés qui dérèglent l'axe hypothalomo-hypophysaire, c'est-à-dire que l'on peut créer un ensemble de troubles endocriniens, dont principalement l'hypogonadisme qui se fait ressentir principalement pour la fonction sexuelle chez les hommes.

FIGURE 3 :
Pompe intrathécale et son cathéter placé au niveau spinal

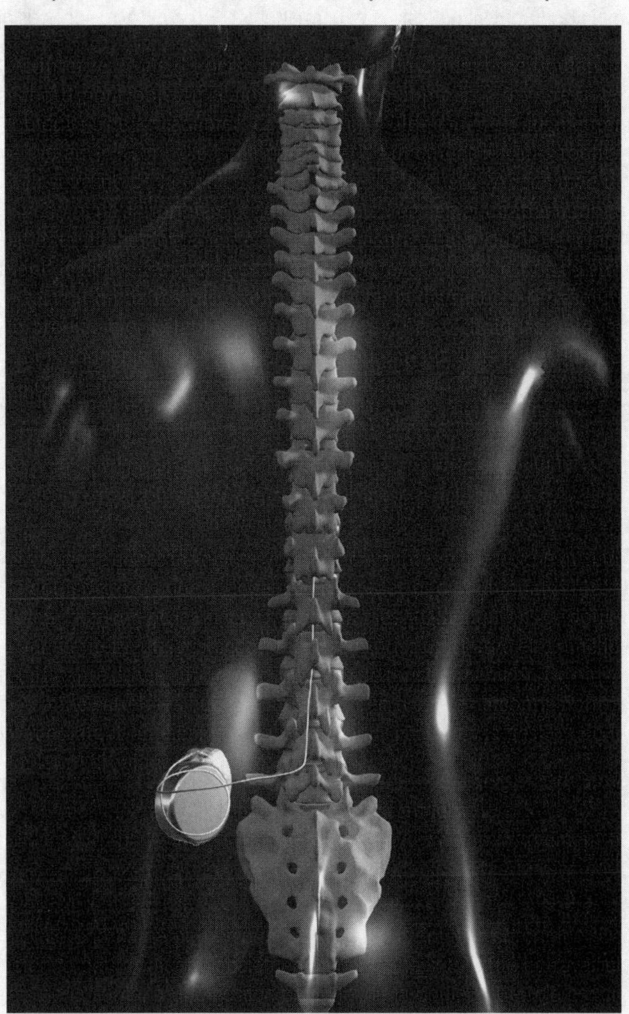

4. CONCLUSION

Comme toute intervention chirurgicale, ces techniques invasives peuvent entrainer des complications, qui sont pour la plupart périopératoires mais rarement significatives et permanentes. Pour cette raison, ces approches invasives sont réservées à des conditions cliniques bien sélectionnées, dont le patient nécessite une évaluation des plus complètes. Mais dans un contexte thérapeutique parfois difficile et lourd, cette approche permet de diminuer non seulement la douleur, mais aussi d'augmenter les activités de la vie quotidienne et de diminuer la prise de médicaments qui à eux seuls ont leurs lots de complications.

RÉFÉRENCES

1. Day, *M. Neuromodulation : spinal cord and peripheral nerve stimulation.* Current Review of Pain. 2000; 4(5) : 374-382.
2. Bouhassira D et al. *Comparison of pain syndromes associated with nervous or somatic lesions and development of a new neuropathic pain diagnostic questionnaire (DN4).* Pain, 2005; 114 : 29-36.
3. Cruccu G, Aziz TZ, Garcia-Larrea L, Hansson P, Jensen TS, Lefaucheur JP, Simpson BA, Taylor RS. *EFNS guidelines on neurostimulation therapy for neuropathic pain.* Eur J Neurol, 2007; 14(9) : 952-970.
4. Richard K. Osenbach, M.D. Motor Cortex Stimulation for Intractable Pain, Neurosurgical Focus, Published : 2007-02-05.
5. Polyanalgesic Consensus Conference 2007. *Recommendations for the Management of Pain by Intrathecal (Intraspinal) Drug Delivery : Report of an Interdisciplinary Expert Panel.* Deer, Timothy MD et al; *Neuromodulation.* 10(4) : 300-328, October 2007.

CHAPITRE 35

FAIRE ÉQUIPE EN RÉADAPTATION PHYSIQUE... **FACE À LA DOULEUR CHRONIQUE**

Lucette Chabot, Pht., Québec, Québec, Canada
Marie-Josée Gobeil, Erg., Québec, Québec, Canada
Institut de réadaptation en déficience physique de Québec, Québec, Canada

RÉSUMÉ

Au cours des années, nous observons l'évolution des connaissances et philosophies face au phénomène de la douleur. Nous découvrons une problématique complexe qui se modifie progressivement et nécessite des ajustements pour la personne atteinte et pour les professionnels de la santé. Ainsi, une meilleure compréhension de ce phénomène permettra au clinicien et à la personne atteinte de remplacer le sentiment d'impuissance générant frustration et colère par des stratégies actives pouvant influencer les conséquences parfois désastreuses de cette problématique. Ce chapitre se veut d'abord un regard sur la pratique clinique en réadaptation physique dont les principes sont par la suite illustrés par des vignettes cliniques.

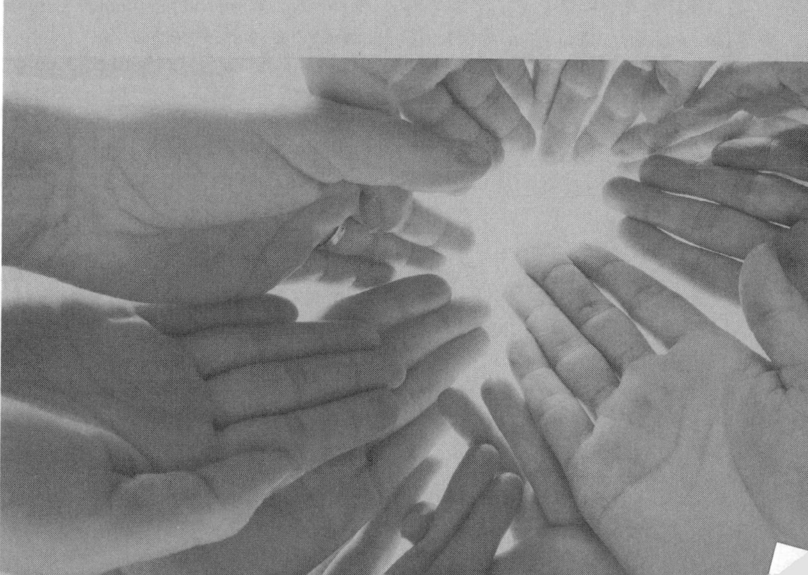

1. INTRODUCTION

Pour la personne atteinte de douleur chronique, la réadaptation physique se vit en complicité avec son équipe de cliniciens. C'est à ce titre que nous avons été invitées à collaborer à l'écriture de cette section de livre où le travail en équipe est à l'honneur (Faire équipe face à la douleur chronique). Dans ce chapitre, nous décrirons notre quotidien à l'intérieur d'un processus de réadaptation interdisciplinaire[1], en tant que coordonnatrice clinique et clinicienne impliquées dans une équipe dédiée à la douleur chronique depuis plusieurs années à l'**Institut de réadaptation en déficience physique de Québec** (PERT, en place depuis 1989).

Chacun d'entre nous fera l'expérience d'une douleur au cours de sa vie. Certains seront malheureusement aux prises avec une déficience physique pouvant engendrer des incapacités liées à cette douleur. Que ce soit en raison d'une maladie, d'un accident, d'un traumatisme ou d'une chirurgie, la personne atteinte éprouvera, à divers degrés, des difficultés, voire une incapacité à reprendre ses habitudes de vie et parfois à réintégrer son milieu. Lorsque cette personne se retrouve en situation de handicap, la réadaptation peut alors la soutenir dans un processus d'adaptation-réadaptation visant un retour à l'autonomie, la récupération optimale de ses capacités et la réduction des obstacles environnementaux qui entravent la reprise de ses activités courantes et de ses différents rôles sociaux (vie familiale et communautaire, éducation, travail, loisirs, relations interpersonnelles).

2. LA RÉADAPTATION ET DOULEUR CHRONIQUE, UNE RÉALITÉ QUI ÉVOLUE

La réadaptation physique pour les personnes atteintes de douleur persistante ou chronique d'origine non cancéreuse est un phénomène relativement récent comparativement aux autres approches de gestion de la douleur (repos, chirurgie, médication ou autres). En effet, la notion de douleur chronique en réadaptation a beaucoup évolué au cours des dernières décennies. Les cliniciens travaillant auprès d'une clientèle présentant cette problématique ont dû modifier leur vision, ajuster leurs connaissances et leurs habiletés au fur et à mesure que les données scientifiques se développaient. Alors que les interventions se concentraient auparavant à trouver et traiter la structure musculosquelettique responsable de la douleur d'origine, les professionnels de la santé interviennent maintenant autant sur le plan de la prévention de la chronicité que sur le traitement de l'incapacité associée à la douleur persistante. L'expérience des cliniciens et les recherches scientifiques ont démontré, au cours des dernières années, que la persistance de la douleur et les incapacités qui en découlent sont reliées à de multiples facteurs. En effet, l'aspect biologique de la blessure n'est pas le facteur le plus important dans le maintien de la douleur. Malgré la cicatrisation et le remodelage des tissus initialement lésés, la douleur persiste et il faut alors considérer d'autres aspects pour expliquer cette persistance.

3. LES DÉBUTS

Au cours des années 80, considérant la prévalence de la **lombalgie**, la disparité des traitements et les couts associés, des experts[2] se sont penchés sur l'analyse de la prise en charge de cette problématique chez les travailleurs afin d'en dégager les lignes directrices et d'émettre des recommandations. Par la suite, ces études se sont également intéressées à la **cervicalgie** persistante. Les études liées à ces pathologies demeurent actuellement des références lorsque l'on parle de douleur persistante. L'évolution des connaissances en réadaptation était alors principalement supportée par la *Commission de la santé et de la sécurité au travail* (CSST). Dans un second temps, la *Société de l'assurance automobile du Québec* (SAAQ, au Québec) a également participé à cet avancement. Leur intérêt commun était le désir de développer des services permettant de limiter les pertes sociales et économiques découlant des atteintes cervicales et lombaires.

Tous ces travaux ont amorcé le développement d'une nouvelle **prise en charge de la lombalgie et de la cervicalgie**; ils ont fait évoluer les perceptions à l'égard de l'incapacité au travail et de la chronicité. Ils ont aussi permis l'évaluation des différentes modalités thérapeutiques en validant leur efficacité et leur pertinence selon l'impact réel obtenu sur l'évolution de la condition de la personne atteinte. C'est également dans cette optique et dans le but de diminuer les risques de chronicisation que différents arbres décisionnels et guides cliniques ont vu le jour. Prenons comme exemple le guide CLIP[3] s'adressant aux cliniciens pour le traitement de la lombalgie. Il a été conçu et diffusé en 2005-2006. Ce guide est un exemple de pratique basée sur les données probantes (PBDP) ainsi que sur l'expertise clinique et le savoir-faire des différents professionnels de la santé. Le CLIP se veut un outil clinique pour le professionnel de la santé traitant la personne atteinte de lombalgie, quelle que soit sa discipline. Il facilite la communication entre les différents professionnels de la santé et favorise la continuité des soins. Ce guide permet aux premiers intervenants du milieu privé ou du réseau de la santé et des services sociaux d'identifier les clients à risque de chronicisation et, par conséquent, d'orienter leur intervention de façon judicieuse. La notion de durée est déterminante en ce qui concerne la douleur. C'est un facteur qui influencera le raisonnement clinique et les décisions qui en découleront.

- En ce qui a trait à la lombalgie, **une première période charnière se manifeste à la quatrième semaine d'incapacité** et délimitera le passage de la douleur d'une phase aigüe à une phase subaigüe. Lorsque la personne atteinte ne peut reprendre ses activités et qu'elle ne décrit pas d'amélioration significative de sa perception d'incapacité, le clinicien devrait considérer qu'il y a risque de chronicisation. Il est alors indiqué de rechercher, avec la personne, les éléments pouvant contribuer à la persistance des symptômes et à l'incapacité, dans le respect de règles ou de protocoles, afin d'éviter l'évolution de sa condition vers la lombalgie chronique. Si le clinicien et son client se sentent capables d'intervenir sur les facteurs de chronicisation, il n'y a pas d'indication de référence à une équipe interdisciplinaire.

- **La deuxième période charnière se situe à trois mois après l'apparition des premiers symptômes.** Il s'agit alors du passage de la phase subaigüe à chronique pour la lombalgie.
- Dans tous les cas, l'état chronique se définit comme **une douleur lombaire persistant au-delà du délai normal de guérison des tissus qui est généralement fixé à trois mois**, mais qui peut aussi varier selon la pathologie. À cette étape, si la condition de la personne atteinte de douleur n'a pas évolué bien qu'elle ait reçu les soins recommandés dans les guides (par exemple le CLIP) s'appuyant sur la pratique basée sur les données probantes, il est alors suggéré au clinicien de discuter avec celle-ci de la possibilité d'une référence à une équipe interdisciplinaire spécialisée dans le traitement de la douleur chronique.

4. LA RÉADAPTATION EN DOULEUR CHRONIQUE

Le modèle biomédical est très efficace pour traiter les conditions de douleurs aigües dans les premiers temps, voire les premiers jours, suivant une blessure. Son mode de pensée est centré sur le modèle suivant et y est tout à fait adapté :

les signes et symptômes de la condition aigüe ⟶ le diagnostic ⟶ le traitement ⟶ la guérison

LE SYNDROME DOULOUREUX

Par contre, les recherches ont permis de mettre en évidence l'échec de ce modèle dit conventionnel pour la réadaptation d'une clientèle souffrant de douleur chronique. Elles ont également conduit à l'identification des facteurs autres que biologiques pouvant contribuer à la persistance de la douleur. Ces différentes études permettaient de constater que pour un trouble musculosquelettique, lorsque la douleur persistait plus de six mois, **le phénomène douloureux devenait une entité en elle-même que l'on nommera le syndrome douloureux.**

En effet, la complexité des symptômes et l'incapacité observée chez la personne atteinte de douleur chronique ne s'expliquent plus par la condition d'origine, mais par différents facteurs étroitement liés, facteurs à la fois biologiques, psychologiques et sociaux. La personne souffrant de douleur rebelle aux différents traitements développe un vécu douloureux de plus en plus complexe qui se répercute sur son entourage et qui influence ses façons d'interagir. Simultanément, les différents types de réponses de l'environnement influenceront en retour l'adaptation de la personne atteinte et risqueront de soutenir malencontreusement la chronicisation d'attitudes et de comportements mal adaptés. **Il s'agit vraiment d'une interaction complexe qui concerne l'individu et son environnement.**

Compte tenu de ces facteurs, différents modèles théoriques d'intervention biopsychosociale ont vu le jour et ont guidé la réadaptation des personnes atteintes de douleur chronique. Dans cette voie, les approches cognitivocomportementales[4] ont pris leur essor, visant davantage la gestion de la douleur, l'augmentation du niveau d'activité physique et fonctionnelle plutôt que la disparition des symptômes. Le but ultime devient donc la diminution des incapacités chez la personne souffrant de douleur chronique pour lui permettre de retrouver une vie plus satisfaisante où la douleur n'occupera pas toute la place. C'est la personne elle-même qui aura le contrôle sur sa douleur et non plus la douleur qui aura le contrôle sur sa vie.

C'est en accord avec cette vision que se sont développés différents modèles théoriques ou de prise en charge tels que : École interactionnelle du dos[5], Modèle de Sherbrooke[6], Programme d'évaluation et de rééducation des travailleurs aux prises avec des maux de dos chroniques (PERT)[7] et bien d'autres — ayant tous en commun une approche globale de la personne avec une équipe concertée — qui permettent la réadaptation physique, cognitive et comportementale pour des clientèles spécifiques (lombalgie, cervicalgie, fibromyalgie, migraines, etc.).

L'approche PRÉVICAP[8] démontre l'importance d'une démarche environnementale pouvant appuyer le travailleur directement dans son milieu. Cette approche tient compte de l'interaction globale de la personne avec son environnement dans les diverses facettes de sa vie.

Le programme PEGAP[9] s'adresse également aux personnes ayant développé une incapacité à la suite d'un problème de douleur. Ce programme a été un pionnier en offrant une formation aux intervenants et aux organismes référents (SAAQ, CSST) afin qu'ils puissent cibler puis intervenir sur les facteurs de risque d'ordre psychologique comme la pensée catastrophique, la peur de bouger (kinésiophobie), les incapacités perçues et les éléments dépressifs. Cette approche unidisciplinaire implique des intervenants universitaires de différentes disciplines formés à ce modèle. Le programme PEGAP vise à faciliter le retour au travail par la diminution des facteurs de risque d'incapacité prolongée, la gestion progressive de l'activité et l'amélioration du fonctionnement.

5. LA VISION ACTUELLE

Afin d'harmoniser les services offerts à la clientèle souffrant de douleur chronique ou persistante et dans une continuité des travaux débutés au cours des années 1980, des recommandations plus récentes (mai 2006) ont été émises par l'*Agence d'évaluation des technologies et des modes d'intervention en santé* (AETMIS)[10] au regard de la prise en charge de la douleur chronique non cancéreuse. La prise en charge de la douleur chronique[11] devrait impliquer les pièces maitresses suivantes : un savoir-faire professionnel, des services hiérarchisés et organisés, des soins interdisciplinaires, une évaluation continue de la qualité des soins et de leurs résultats, le tout en partenariat avec la personne atteinte de douleur.

À la suite d'une maladie, d'un traumatisme ou d'un accident, la personne bénéficie des services courants, de consultations médicales et de traitements appropriés. S'il y a échec de ces traitements et persistance de la problématique, la continuité se fait en services spécialisés où l'on peut retrouver des services de réadaptation spécifiques. Les services offerts s'adapteront évidemment en fonction de l'évolution et de la résolution des facteurs qui faisaient obstacle à la reprise des habitudes de vie de cette personne.

Comme pour toute autre forme de déficience physique, la réadaptation en douleur chronique s'attaquera d'abord à la **perte d'autonomie** et aux **incapacités** qui découlent de la condition douloureuse. Les professionnels de la réadaptation en douleur chronique guideront la personne vers l'atteinte de ses objectifs et la récupération des différents potentiels qu'elle présente. D'ailleurs, l'ajustement de l'intervention pour cette clientèle nous démontre l'importance de l'implication et de la responsabilisation de la personne dans sa réadaptation. Des approches dites actives faciliteront l'apprentissage et l'autoprise en charge par la personne, ce qui lui permettra ensuite de poursuivre de façon autonome, le travail amorcé pendant sa réadaptation.

La participation de la personne et son adhésion au plan d'intervention élaboré avec l'équipe de réadaptation sont une condition essentielle à l'atteinte des résultats escomptés dans un tel processus.

La réadaptation nécessitera, de la part des intervenants de ce domaine, une connaissance à la fois du phénomène de la douleur chronique et du fonctionnement humain (tant sur le plan physique que psychologique et à l'intérieur de son environnement). Étant donné l'importance de cette vision globale, on conçoit facilement la **pertinence d'un travail** d'équipe associant des professionnels de la santé de différentes disciplines afin de remplir ces conditions et d'intervenir sur les diverses problématiques spécifiques liées aux rôles de vie de la personne.

Aussi, selon les contextes, la vocation de l'établissement et les besoins spécifiques de la personne à soigner, les équipes de réadaptation physique seront constituées de représentants de plusieurs disciplines (ergothérapeute, physiothérapeute, technicien en réadaptation, éducateur physique, kinésiologue, conseiller en orientation, ergonome, infirmier ou infirmière, pharmacien et autres) qui s'ajouteront aux professionnels médecins et psychologues traditionnellement impliqués dans la résolution du problème de la douleur chronique. Actuellement, on peut également retrouver différents programmes à l'intérieur desquels les intervenants travaillent au sein d'une équipe dédiée à une clientèle présentant une douleur chronique. Selon les régions, ces équipes œuvrent dans un centre hospitalier, dans un centre de réadaptation ou dans une clinique privée.

6. LE CONTEXTE DE TRAVAIL EN RÉADAPTATION PHYSIQUE

À la suite d'une déficience du système musculosquelettique, la personne atteinte de douleur chronique ou persistante et admis en réadaptation physique présente des incapacités physiques et des difficultés d'adaptation dans plusieurs activités courantes de sa vie (vie familiale, travail, loisirs, entretien de la maison, soins personnels). Cette personne a vécu plusieurs échecs thérapeutiques et se retrouve devant le fait qu'il ne peut plus assumer ses responsabilités. C'est dans ce contexte que peuvent alors apparaitre différents troubles associés au syndrome douloureux, tels que les troubles du sommeil, les éléments anxieux ou dépressifs, qui devront également être considérés par une approche biopsychosociale concertée.

L'admission au programme de réadaptation socioprofessionnelle en douleur chronique de l'Institut de réadaptation en déficience physique de Québec (IRDPQ)[12] combinant la **désensibilisation et le réentrainement à l'effort** demandera au préalable l'autorisation du médecin. Un déconditionnement cardiovasculaire ou toute autre condition associée non contrôlée peut nuire à une remise en activité (haute tension artérielle, diabète, toxicomanie, non-compliance au traitement médicamenteux prescrit, etc.).

À son arrivée en réadaptation, la personne atteinte d'une douleur chronique sera d'abord évaluée afin de bien cerner tous les aspects de sa problématique, ses besoins et ses objectifs. Chaque professionnel, selon son champ de compétence, devra évaluer le potentiel de récupération ou d'amélioration de façon réaliste, car bien souvent, le désir légitime exprimé par la personne atteinte est de ne plus avoir mal et de redevenir comme avant. **L'attente d'un soulagement complet sera souvent une exigence de la personne atteinte avant la reprise des activités habituelles. Cette attente ou ce réflexe humain d'évitement de la douleur, bien que compréhensible, contribue à la chronicité et à l'incapacité persistante en favorisant l'évitement de l'activité en général.** Une douleur persistant pendant des mois ou des années pourra prendre plusieurs mois et même plusieurs années à disparaitre.

Ainsi, l'un des enjeux majeurs sera que l'usager soit en mesure d'analyser judicieusement, avec l'équipe, son contexte de santé au regard de l'importance de la reprise graduelle d'activité malgré la persistance d'une douleur.

7. LA RELATION THÉRAPEUTIQUE PATIENT-CLINICIEN

1. ÉCOUTER POUR BIEN IDENTIFIER LA CONDITION

L'écoute de l'histoire de la personne atteinte permettra d'évaluer les symptômes, d'identifier les perceptions et représentations (connaissances, compréhension et croyances) pouvant contribuer au maintien de la chronicité. Cette écoute active servira d'abord à connaitre la représentation de la maladie de cette personne puis, elle offrira au clinicien la possibilité de réassurer et de rectifier progressivement les éléments de connaissance et de compréhension faisant obstacle à la reprise d'activité.

2. ÉVALUER POUR MIEUX COMPRENDRE L'EXPÉRIENCE DOULOUREUSE

Les cliniciens tenteront d'abord de **faire une évaluation juste de la personne, de son environnement et de ses habitudes de vie** afin de bien comprendre sa situation. Les outils d'évaluation utilisés à ce moment devront posséder des qualités métrologiques suffisantes (fiabilité et validité) afin de limiter les interprétations ou perceptions propres au clinicien.

L'évaluation psychologique identifiera dans un premier temps, les attentes de la personne atteinte et sa disponibilité à collaborer à ce type d'approche. Cette entrevue permettra de valider le fait que la personne désire retrouver une vie plus active malgré la présence d'une douleur persistante. Dans un second temps, le psychologue évaluera dans quelle proportion les éléments de détresse psychologique contribuent à la persistance de la douleur. Par exemple, nous retrouverons ici la recherche d'éléments dépressifs et anxieux, d'un trouble du sommeil, une perte d'intérêt et de motivation, les stratégies et les difficultés d'adaptation, des problèmes familiaux et conjugaux, un processus de deuil non résolu, des éléments de stress posttraumatique toujours actifs et autres.

Les autres membres de l'équipe de réadaptation aideront à déterminer le pronostic d'amélioration des capacités physiques et la reprise des activités significatives (habitudes de vie, loisirs, travail, etc.). L'ensemble des professionnels impliqués devra également se prononcer sur le potentiel de changement de la personne (habitudes, attitudes) afin qu'elle puisse rencontrer les exigences de son environnement de travail ou de vie.

3. IDENTIFIER DES OBJECTIFS ATTEIGNABLES À COURT TERME

L'évaluation approfondie de l'expérience douloureuse par des cliniciens compréhensifs permettra à la personne d'identifier des objectifs atteignables à court terme. Cet aspect est important. Une supervision étroite sera donnée au début du processus par les cliniciens afin que la personne ne connaisse pas un nouvel échec thérapeutique. Les objectifs seront révisés et gradués tout au long de la réadaptation et s'inscriront dans l'atteinte du projet de vie ou du but poursuivi à moyen et à long terme. Ce but peut être par exemple la reprise de son travail antérieur, un retour sur le marché du travail dans un autre secteur ou la reprise de ses autres habitudes de vie. En expérimentant de nouvelles stratégies et surtout en intégrant de nouveaux outils dans un contexte sécuritaire, la personne pourra acquérir plus de confiance dans ses mouvements et sera plus en mesure de développer son plein potentiel à partir d'une succession d'évènements positifs.

Ces évaluations serviront à identifier les éléments physiques, les perceptions, les émotions, les comportements et le contexte associés au syndrome douloureux. Elles guideront les choix de l'équipe de réadaptation et de la personne atteinte, car elle devra être exposée à des gestes, des activités ou d'autres éléments qu'elle a appris à éviter. Ces expositions et le développement de l'agir (comportement) sont nécessaires à l'atteinte des objectifs.

8. LE PLAN D'INTERVENTION

La mise en commun des différentes pistes d'amélioration permettra d'élaborer un **plan d'intervention interdisciplinaire** individualisé tenant compte du contexte de la personne atteinte de douleur chronique. Le plan d'intervention sera élaboré à partir des attentes et des objectifs de la personne à l'égard de son processus de réadaptation. Il permettra également une discussion entre la personne atteinte et l'équipe de réadaptation au regard des pronostics d'améliorations et des moyens proposés pour les atteindre.

Les principaux défis seront, pour la personne atteinte, de conserver la motivation, de persévérer et de démontrer une capacité de changer parfois radicalement afin d'atteindre ses objectifs.

L'adhésion au plan d'intervention est un facteur indispensable. L'usager doit être satisfait de son plan et en accord avec les modalités qui lui sont proposées. Il ne doit pas subir les interventions, mais sentir qu'il est responsable de l'évolution de sa condition. Il signalera la direction où il veut aller et les intervenants lui indiqueront les paramètres et les actions à mettre en place pour que son expérience de réadaptation devienne une réussite. Cette réussite sera souvent la plus belle expérience de prise en charge qu'il aura connue. Elle repose sur une approche d'équipe cohérente et concertée qui est dédiée à cette clientèle spécifique.

9. LES INTERVENTIONS

Les connaissances actuelles valident le fait suivant : lorsqu'une personne souffre de douleur persistante, la reprise de ses activités et d'un mode de vie plus actif la conduira à développer un meilleur contrôle de sa douleur.

Dans la continuité du plan d'intervention discuté en équipe, les interventions mises en place viseront initialement à instruire la personne atteinte au regard de sa condition, des mécanismes impliqués dans sa douleur et dans ses incapacités. Cette nouvelle compréhension lui permettra ensuite de cheminer graduellement vers une gestion efficace et une autoprise en charge en tenant compte des objectifs fixés. **La participation à différents types d'interventions comme des séances de formation, des périodes individualisées d'entrainement physique, un programme d'exercices spécifique pour la condition douloureuse, l'entrainement à la relaxation, des mises en situation supervisées, permettra à la personne de mieux se connaitre face à sa condition douloureuse et de développer ses capacités et compétences.**

Ainsi, certaines personnes identifieront qu'elles doivent modifier des habitudes de vie ou patrons de mouvement contribuant au maintien de leur douleur. Pour d'autres, une meilleure connaissance de leur condition, le dosage de l'activité et l'apprentissage d'une saine gestion de leur énergie leur feront retrouver graduellement une vie plus satisfaisante. **Elles pourront ainsi briser le cycle continuel du « trop d'activités » au « repos complet pour plusieurs jours ».**

Plusieurs éléments ont été identifiés comme facteurs clés de la réussite d'un processus de réadaptation. Parmi eux se trouvent une communication et un encadrement constant qui se veulent rassurants, bien qu'ils confrontent parfois, mais qui supportent toujours la personne atteinte pendant tout le processus, afin de favoriser sa collaboration et son cheminement. On trouve également la nécessité de la cohérence du vocabulaire entre tous les professionnels grâce à une philosophie partagée, des objectifs communs et des échanges cliniques quotidiens.

10. LE TRAVAIL EN ÉQUIPE : LES ÉLÉMENTS CLÉS DE SON SUCCÈS

Depuis le début de cette grande aventure vers l'interdisciplinarité pour le traitement et la gestion de la douleur chronique, le travail d'équipe nous a démontré l'importance des éléments suivants considérant la complexité de cette problématique.

- Collaboration et complicité entre tous les acteurs, incluant la personne atteinte;
- Partage de valeurs et finalités communes en ce qui concerne la réadaptation;
- Coordination de nos interventions cliniques;
- Communication constante (réunion clinique quotidienne);
- Cohérence dans l'enseignement et l'information donnée (un même vocabulaire);
- Encadrement des apprentissages;
- Confiance en soi et en l'autre;
- Respect du champ d'expertise de l'autre;
- Actualisation des connaissances;
- Créativité et ouverture.

Tous ces éléments sont majeurs, voire fondamentaux. En outre, dans les cas complexes de syndrome douloureux, la créativité et l'ouverture prennent une part encore plus significative pour le clinicien qui sera appelé à évoluer et à se dépasser dans cette complexité. Ces éléments clés font ressortir les forces de chacun, la complémentarité faisant la puissance de l'équipe (tous pour un, un pour tous). **L'intervention concertée est plus que la somme de chacune des disciplines impliquées.**

Le membre le plus important de l'équipe

Le membre le plus important de l'équipe a toujours été la personne atteinte de douleur chronique. C'est grâce à elle que nous évoluons constamment dans l'interdisciplinarité. Lorsque nous la perdons de vue, il est facile de reprendre les automatismes associés à notre secteur professionnel. C'est alors que nous pouvons retourner à la valorisation que procure notre champ d'expertise professionnelle en nous donnant l'illusion que nous sommes seuls à détenir le pouvoir de « guérir » une condition très complexe. Généralement, la réalité nous ramènera vite à l'ordre et à un peu plus de modestie.

Le travail en équipe demande une assurance professionnelle fondée sur la connaissance et l'expérience, mais aussi sur l'humilité de reconnaitre que seuls, nous ne parviendrons pas à résoudre un problème de douleur complexe. Tout comme la personne atteinte, les professionnels ont besoin d'un regard extérieur et de la collaboration des autres cliniciens pour sortir de l'impasse. C'est une interaction constante impliquant l'ensemble des professionnels, soit le médecin traitant, l'omnipraticien, le physiatre, le psychologue, l'ergothérapeute, le physiothérapeute, le kinésiologue, le conseiller d'orientation et la coordonnatrice clinique, qui nous permettra d'envisager toutes les solutions possibles.

Afin de rendre plus concrètes les notions expliquées jusqu'ici, nous ferons le récit de trois parcours thérapeutiques représentatifs de notre clientèle. Ils décriront le processus de réadaptation socioprofessionnelle dans un contexte de douleur chronique ou persistante.

11. TROIS PARCOURS THÉRAPEUTIQUES

MONSIEUR JULES

Note des auteures : Ce premier cas décrit une situation critique. Vous pourrez y découvrir un cheminement exceptionnel en matière d'éléments physiques, psychologiques et sociaux.

Monsieur Jules a 39 ans. Marié depuis 15 ans, il est le père de deux enfants. Ce soudeur-opérateur de machinerie est en arrêt de travail depuis cinq ans à la suite de la manipulation d'une plaque d'acier. Il éprouve une douleur dorsale et un engourdissement au bras gauche. Voici les impressions diagnostiques au dossier.

- Séquelles d'entorse cervicale;
- Hernie discale C5-C6 gauche, D1-D2 gauche, sans compression radiculaire;
- Diminution de la sensibilité au 5e doigt gauche;
- Dégénérescence multiétagée de D4-D5 à D10-D11;
- Myalgie trapèze gauche;
- Antécédent de lombalgie, déconditionnement musculaire et cardiaque, vertige;
- Dépression majeure traitée.

Voici les traitements qu'il avait reçus à son arrivée : 202 traitements de physiothérapie, ostéopathie, de multiples consultations avec de nombreux spécialistes (orthopédistes, neurologue, neurochirurgien, physiatre). Il a essayé plusieurs médicaments remplacés récemment par de la méthadone. Monsieur se dit moins soulagé par ce médicament. À son arrivée, il bénéficiait encore d'un suivi en psychothérapie.

Questionnement de l'équipe de réadaptation physique

Peut-on encore l'aider? La voie facile serait de lui dire : « Apprends à vivre avec ta douleur. » L'équipe de réadaptation s'assurera d'avoir tout tenté avant de suggérer cette avenue.

Identification des problèmes

Un processus de réadaptation a été entrepris avec les évaluations interdisciplinaires. Les différentes évaluations physiques nous permettaient d'observer une bonne collaboration et d'identifier les problèmes qui suivent.

- Douleur cervicodorsale sévère irradiant jusqu'au 5e doigt de la main gauche;
- Attitude de surprotection au bras gauche et en cervical, sous-utilisation du bras gauche, car monsieur Jules indique que son médecin lui a recommandé de ne plus utiliser son membre supérieur gauche;
- Atteinte fonctionnelle importante en cervical, à l'épaule gauche et au bras gauche, diminution de la mobilité par l'évitement et douleur persistante;
- Début d'un transfert de dominance vers le membre supérieur droit (était gaucher);
- Déficit postural sévère en position assise, debout et à la marche;
- Hygiène posturale déficiente, techniques de travail non sécuritaires;
- Déconditionnement sévère au test à l'effort maximal sur tapis roulant qui se situe dans le plus bas percentile pour son groupe d'âge;
- Sédentarité ++ depuis l'accident, absence de loisirs, malgré un passé sportif;
- Interférence sévère avec ses activités, il se couche pendant la journée;
- Craintes élevées d'aggravation lors de la réactivation physique;
- Sensation de fatigue aux quatre membres;
- Faible endurance, difficulté à manipuler les charges de niveau léger;
- Difficulté à accomplir les activités de la vie domestique;
- Détérioration marquée de sa vie de couple;
- N'a plus de travail, perte de lien d'emploi, incertitude face à l'avenir +++;
- Méconnaissance de sa condition et de son pronostic de récupération;
- Gestion passive axée sur le repos couché, la médication et la chaleur;
- Sommeil perturbé par la douleur, il dort deux heures par nuit et couche sur son côté gauche.

Condition psychologique

L'évaluation psychologique mettait en évidence un criant besoin d'aide et une apparence peu dynamique. On notait des éléments de détresse psychologique (forts éléments dépressifs et anxieux), la présence de colère vis-à-vis de la situation; il se décrivait comme un passionné de son travail avant son accident. Les indices de kinésiophobie, de pensées catastrophiques, l'impression d'incapacité et de dépression étaient tous très élevés.

Interventions

Notre première intervention a eu lieu lors de la période d'évaluation, car elle nous apparaissait prioritaire. Nous lui avons suggéré la modification de sa position de sommeil (positionnement et oreiller adéquats) et fourni les équipements nécessaires. Monsieur s'est montré attentif à l'enseignement; il a mis en application les recommandations le soir même. Monsieur a ainsi pu constater un changement radical tant dans la durée que la qualité de son sommeil, ce qui a amené un premier succès thérapeutique et contribué à la relation de confiance avec l'équipe. Pendant toute la durée de son séjour de six semaines, il a démontré une grande motivation et une excellente collaboration.

Programme intensif de désensibilisation et de réentrainement à l'effort

Il a intégré son programme intensif de désensibilisation et de réentrainement à l'effort à raison de 35 heures par semaine, selon un horaire de 8 h à 16 h comprenant deux pauses par jour et une heure pour le diner. Il s'est rapidement investi. Il a démontré une participation régulière, respecté l'intensité, les quotas d'exercices et la progression demandés. Il a acquis les connaissances lui permettant d'agir sur les facteurs influençant sa douleur. De plus, il a intégré ses moyens de gestion dans les différents secteurs d'activité pendant son séjour.

Résultats et évaluations finales

Monsieur Jules avait conservé une quantité importante de médicaments qu'il comptait utiliser comme moyen éventuel d'en finir s'il ne trouvait pas l'aide pour s'en sortir. Il a remis ces médicaments au milieu du programme en expliquant qu'il ne voulait plus en finir et qu'il reprenait gout à la vie. Il a appris à contrôler sa douleur par des exercices et la relaxation. Il a compris l'importance de la reprise graduelle de ses activités. Il a interprété ses nombreux succès comme « plus je bouge et mieux je me sens ». En fin de programme, les résultats obtenus aux différents tests évaluant la kinésiophobie, le catastrophisme, l'index d'incapacité relié à la douleur et les éléments dépressifs — qui étaient sévères à son arrivée — sont devenus non significatifs. Les évaluations finales ont démontré les améliorations qui suivent.

- Disparition des comportements de protection et d'évitement;
- Amélioration marquée de l'attitude posturale au repos et en activité;
- Mobilité et force musculaire au membre supérieur gauche près de la norme, disparition de l'irradiation au bras gauche;
- Persistance d'un ralentissement au bras gauche, mais schème de mouvement normal;
- Il ne se perçoit plus comme étant limité dans ses activités quotidiennes et ses loisirs;
- L'évaluation de la condition cardiovasculaire présente une condition physique améliorée de façon significative (percentile 10 d'une population saine);
- Il a développé une gestion active et efficace (exercices, détente musculaire cervicale et épaules, relaxation);
- Il décrit une reprise importante de ses activités;
- Sa vie de couple s'est grandement améliorée;
- Il a des projets précis de réinsertion au marché du travail;
- Il s'est inscrit dans un centre de conditionnement physique et désire reprendre ses activités sportives de façon progressive en respectant certains paramètres.

Ses succès répétés ont contribué au développement d'un sentiment d'efficacité personnelle élevé au regard de la reprise de ses habitudes de vie. **En fin de processus, monsieur Jules s'est dit prêt à reprendre le contrôle de sa vie et se sentait capable de le faire.**

MADAME LUCIE

Note des auteurs : Cette deuxième histoire vous fera voir l'importance de l'adhésion au plan d'intervention sans laquelle il ne peut y avoir de processus thérapeutique conduisant aux changements comportementaux attendus.

Madame Lucie a 42 ans et habite en région (environ 8 heures de route de Québec). En couple depuis 23 ans, elle a trois enfants qui demeurent avec elle. Victime d'un accident d'automobile qui s'est produit il y a trois ans, elle n'est jamais retournée au travail par la suite. Elle avait occupé plusieurs emplois comme travailleuse autonome. Lors de son accident, elle était réceptionniste depuis deux ans. Madame est droitière.

L'histoire ne décrit pas de perte de conscience lors de l'accident. Les diagnostics au dossier indiquaient alors une entorse cervicale avec fracture de l'humérus droit (réduction ouverte). Les examens par imagerie ont démontré par la suite une discopathie dégénérative cervicale. Compte tenu de la persistance de son incapacité à lever son bras et la douleur sévère qu'elle décrivait au niveau de son épaule droite et à la région cervicale, Madame a rencontré cinq spécialistes (orthopédie, physiatrie), consultations en anesthésie (clinique de la douleur). Elle a également été vue en expertise à deux reprises et la recommandation émise était de ne pas soulever plus de 5 kg avec le bras droit. Elle a reçu plusieurs infiltrations à l'épaule droite et en cervical sans aucun soulagement. Elle a mentionné que les différents thérapeutes ne pouvaient la toucher, car elle ressentait trop de douleur, ce qui limitait la portée des interventions.

Questionnement de l'équipe de réadaptation physique

Madame est-elle adaptée à sa situation? Pourra-t-elle s'éloigner de sa famille et s'investir dans le contexte de réadaptation qui lui est proposé?

Identification des problèmes

Madame bénéficie d'un service d'aide à la maison pour les tâches domestiques. Elle se perçoit incapable de faire les repas et toute autre tâche d'entretien. Son objectif à son arrivée était de redevenir la personne d'avant l'accident. Le diagnostic d'admission était le suivant: syndrome de douleur chronique postfracture de l'humérus droit. Les évaluations et entrevues ont fait ressortir les problèmes suivants.

- Attitude de protection marquée au membre supérieur droit;
- Absence de signes vasomoteurs ou trophiques au bras droit;
- Détérioration posturale importante, diminution de la mise en charge sur tout le côté droit en position assise, debout et à la marche;
- Elle décrit un passé sportif et sa condition physique au test à l'effort maximum (tapis roulant) la situe dans le 45e percentile des femmes de son âge;
- Elle ne décrit pas de peur du mouvement dans les tests spécifiques, mais à l'activité, elle présente des craintes élevées à l'égard des activités sportives;
- Elle se décrit actuellement inapte à tout emploi et rapporte un impact très sévère (invalidant) de la douleur sur ses activités fonctionnelles;
- Colère importante contre son ancien employeur;
- Elle démontre un ralentissement sévère lors d'un circuit fonctionnel d'activité, sous-utilise le bras droit, bloque la respiration, utilise de mauvaises techniques corporelles à l'effort;
- L'évaluation des facteurs psychologiques indique que Madame est encore en attente d'un traitement miracle, absence d'élément anxieux ou dépressifs dans les évaluations spécifiques;
- Elle veut démontrer un tableau positif, nie les aspects psychologiques de sa douleur, déclare qu'elle n'a pas de problème personnel et que tout va bien dans son environnement.

Malgré toute l'information qu'elle a reçue au cours des premières journées d'intervention sur la douleur chronique et la réadaptation, Madame indiquait ne pas se sentir concernée par celle-ci. Son manque d'ouverture par rapport à l'analyse de sa situation psychosociale a grandement limité les possibilités de réadaptation. De plus, Madame est restée en attente d'une solution « miracle » qui lui permettrait de revenir à ce qu'elle était sans avoir à s'impliquer davantage dans son processus de réadaptation et sans modifier des habitudes.

Résultats et évaluations finales

Le seul soutien que nous avons pu lui offrir a été la recommandation de certaines adaptations telles qu'un oreiller adéquat pour lui faciliter le sommeil, et un « support sportif » pour l'épaule droite pouvant la rendre légèrement plus fonctionnelle en diminuant l'attitude de protection au bras. Elle a donc mis fin à son processus après une semaine. Elle était heureuse de retourner auprès des siens. Madame Lucie n'était pas disposée à faire de la réadaptation.

MADAME SUZANNE

Note des auteurs: Nous verrons ici que le suivi étroit de cette dame lui a permis de poursuivre son processus de réadaptation malgré l'apparition d'une nouvelle condition douloureuse aux genoux. En effet, une consultation et un suivi ponctuel ont amené des ajustements à son programme afin qu'elle le suive avec succès et termine son processus.

Madame Suzanne a 51 ans. Mariée depuis 32 ans, elle a deux enfants et deux arrière-petits-enfants. Madame est infirmière en centre d'hospitalier depuis 25 ans. Il y a 18 mois, elle a présenté une lombalgie subite lors d'un transfert au lit d'un bénéficiaire qui s'est agrippé à elle pour ne pas tomber. Elle a été en arrêt de travail pour deux semaines en raison d'une entorse lombaire. Elle a entrepris par la suite une assignation temporaire à deux jours par semaine. Elle n'a pas été capable d'augmenter ses heures de travail à cause d'une douleur lombaire. Au moment de la prise en charge, elle présente une douleur lombaire gauche avec irradiation à la jambe gauche persistante depuis plus d'un an. Madame est dirigée vers un programme de réadaptation au travail de neuf semaines qui vise une intégration durable et la reprise à temps complet de ses tâches d'infirmière auxiliaire de soir. L'attente principale de Madame est de revenir physiquement en forme pour reprendre son travail.

Questionnement de l'équipe de réadaptation physique

Le contexte nous apparait favorable à la réadaptation. Le déconditionnement physique est-il le seul facteur impliqué dans l'incapacité à reprendre ses tâches? Y a-t-il des obstacles environnementaux? Le milieu de travail sera-t-il ouvert à accueillir l'équipe de réadaptation dans une approche écologique?

Identification des problèmes

Les entrevues et les évaluations en début de processus nous permettent d'identifier les problèmes suivants liés à la douleur et l'incapacité persistantes.

- Antécédent d'origine musculosquelettique ayant conduit à un arrêt de travail de plus de six mois;
- L'intensité de sa douleur varie de modérée à sévère;
- Altération posturale, diminution de la mise en charge sur la jambe gauche en position debout;
- Diminution de la mobilité à la région lombaire et au membre inférieur gauche, diminution du contrôle musculaire au membre inférieur gauche;
- Syndrome douloureux persistant et incapacitant depuis plus d'un an irradiant en bas du genou;
- Diminution de son équilibre en position accroupie;
- Difficulté à exécuter un soulèvement de charge, compensations biomécaniques lors de la manipulation d'une charge;
- Test à l'effort sur tapis roulant (percentile 55 par rapport aux femmes de son âge);
- Diminution de sa tolérance assise et debout;
- Méconnaissance de sa condition et des moyens de gestion principalement avec les irradiations qu'elle ressent, peu de stratégies actives de gestion;
- Elle a abandonné plusieurs tâches domestiques intérieures et extérieures (jardinage, pelletage);
- Ses activités de loisir et familiales sont grandement perturbées;
- Crainte élevée d'une rechute ou d'une aggravation associée à la reprise d'activité;
- Difficultés conjugales et familiales;
- Sommeil perturbé et non récupérateur à cause de la douleur;
- Absence prolongée dans ses tâches régulières au travail;
- Absence d'éléments anxieux ou dépressifs.

Programme d'entrainement physique

Madame a été suivie pendant deux semaines en milieu clinique. Durant cette période, elle a bénéficié d'un programme d'entrainement physique visant la remise en forme progressive et la reprise graduée des efforts et tolérances posturales. Une visite de son poste de travail a eu lieu, en collaboration avec l'agent payeur et son superviseur immédiat. Cette rencontre a servi à identifier les obstacles présents dans son environnement de travail et à préparer la phase de reprise progressive de ses tâches.

Au cours du réentrainement, Madame a démontré une bonne intégration des techniques de travail et modifié les mouvements fautifs associés à son problème vertébral. Elle a rapporté des douleurs aux deux genoux. Un syndrome fémoropatellaire a été diagnostiqué par le médecin de l'équipe. Elle a été traitée en physiothérapie dans les jours suivants et a poursuivi un programme de renforcement musculaire spécifique pour cette condition, en plus de sa réadaptation du rachis qu'elle a intégrée en milieu clinique et par la suite à ses activités de travail.

Résultats et évaluations finales

Une diminution progressive des douleurs aux deux genoux a été rapportée et fut contrôlée après deux semaines. Au terme de cette réadaptation en clinique, elle a entrepris un retour supervisé en emploi. Plusieurs visites ont eu lieu dans cette période et une amélioration de sa condition a été notée dès les premières semaines. Elle démontrait une bonne intégration des principes de posture et de protection vertébrale adéquate enseignés, de même que des principes de gestion active de ses symptômes au travail. Après plusieurs expositions réussies dans des situations plus à risque, elle se percevait en mesure de reprendre les services auprès des résidents à caractère imprévisible ou à risque élevé de chute. Progressivement, Madame a pu effectuer un horaire de quatre jours consécutifs, ce qui correspondait à son poste régulier. Elle a également repris toutes les tâches associées à sa charge de travail.

Madame a noté une douleur occasionnelle à la hanche gauche qu'elle a réussi à contrôler avec les mécanismes de gestion qui lui ont été donnés. Pour la soutenir dans cette gestion, elle a eu une relance en physiothérapie afin de vérifier l'irritabilité de sa condition et lui enseigner les mécanismes de gestion adéquats. Pendant cette période, elle a aussi demandé la collaboration de ses collègues afin de ne pas compromettre sa présence au travail. Elle a contrôlé cette douleur en trois jours. Elle a également repris ses sports extérieurs, la raquette et le ski de fond. Elle mentionne que ses relations familiales se sont améliorées du fait qu'elle reprenait ses loisirs. Elle rapporte se sentir confiante en l'avenir professionnel et se perçoit capable d'effectuer ses tâches de travail.

À la fin se son processus de réadaptation au travail, Madame Suzanne a donc démontré des améliorations significatives des principaux facteurs qui faisaient obstacle à son retour au travail (intensité de ses symptômes, gestion de ses symptômes et facteurs psychosociaux).

COMMENT ANALYSONS-NOUS CES RÉSULTATS?

Les trois cas présentés plus haut illustrent soit un succès spectaculaire, soit un succès plus modeste. Certains processus de réadaptation peuvent apporter des résultats mitigés lorsque la personne atteinte perçoit plus d'inconvénients que d'avantages à se mobiliser vers le changement, ou lorsqu'elle demeure en attente d'une solution extérieure ou d'un nouveau traitement médical. Ainsi, pour chacun, les objectifs, le cheminement et les résultats obtenus seront très différents. **Mais il demeure que la clé du succès repose sur la collaboration et la complicité de l'usager et des professionnels de la réadaptation, et sur une action concertée avec les différents partenaires impliqués dans sa réadaptation.**

RÉFÉRENCES

1. Tel que vécu à l'Institut de réadaptation en déficience physique de Québec, au Programme de réadaptation socioprofessionnelle (volet douleur chronique).
2. Rapport Walter O. Spitzer. Les aspects cliniques des affections vertébrales chez les travailleurs, février 1986.
3. Rossignol, Michel, Bertrand Arsenault. Clinique de lombalgie interdisciplinaire de première ligne 2006. Ce guide pratique a été fait en collaboration avec 5 organismes représentant les professionnels de la santé de première ligne. www.santepub.mtl.qc.ca/dep/index.html
4. Waddell, G., Vlaeyen, J.W.S., Kori, S.H.
5. http://ecoledudos.uqat.ca/
6. Loisel, P., Durand, P., Abenhaim, I. Management of occupational back pain: the Sherbrooke model. Results of a pilot and feasibility study. Occup. Environ. Med. 1994, 51: 597-602.
7. http://www.irdpq.qc.ca/services_clientele/programmations/adultes/integration_scolaire_professionnelle.html
8. http://www.previcap.com/, www.caprit.ca
9. PEGAP: Programme de gestion de l'activité progressive (PDP-PGAP.com)
10. Agence d'évaluation des technologies et des modes d'intervention en santé (AETMIS). Document sur la prise en charge de la douleur chronique (non cancéreuse), Organisation des services de santé, mai 2006: volume 2, numéro 4.
11. Douleur chronique: douleur persistante au-delà de 3 à 6 mois et rebelle au traitement.
12. http://www.irdpq.qc.ca/services_clientele/programmations/adultes/integration_scolaire_professionnelle.html

BIBLIOGRAPHIE

- Bradley, K. & MD Weiner. The Biopsychosocial Model and Spine Care. Spine Update. Spine, 2008; 33 : 219-223.
- Butler, David S. & Lorimer G. Moseley. Explain Pain, Noigroup publications, 2004.
- Charest, Jacques, Jean-René Chenard, Benoît Lavignolle & Serge Marchand. Lombalgie, École interactionnelle du dos, Masson, Paris, 1996.
- Chown, Marjorie, Lynne Whittamore, Mark Rush, Sally Allan, David Stott & Archer Mark. A prospective study of patients with chronic back pain randomised to group exercise, physiotherapy or osteopathy. Physiotherapy, 94, 2008; 21-28.
- Core Curriculum for Professional Education in Pain, edited by Edmond Charlton. Physical Medicine and rehabilitation. IASP Press, Seattle, 2005 (22).
- Duval, Luc & Alain Dubois. La douleur et l'expression du vécu douloureux vers une approche globale. L'orientation Professionnelle, volume 21, numéro 1, 1985 : 97-119.
- Duplan, B. & JM Guillet. Approches multidisciplinaires de la douleur lombaire: l'expérience française. Du conditionnement à l'effort à l'approche psychosomatique. Rev Rhum, 2001; 6, 8 (2) : 170-174.
- Gross, AR., C. Goldsmith, JL Hoving et al. Conservative Management of Management of Mechanical Neck Disorders: A Systematic Review. J Rheumatol, 2007; 34 (30) : 1083-1102.
- Godges, JJ, MA Anger, G. Zimmerman & A. Delitto (2008). Effects of education on return-to-work status for people with fear avoidance beliefs and acute low back pain. American physical therapy, 88(2) :231-239.
- Guzmán, Jaime, R. Esmail, K. Karjalainen, A. Malmivaara, E. Irvin & C. Bombardier (2007). Multidisciplinary biopsychosocial rehabilitation for chronic low-back pain. Cochrane Database Syst, Rev, 2007, Jul 18; (2) : CD000963.
- Hildebrandt, Jan, Michael Pfingsten, Petra Saur & Jürgen Jansen. Prediction of Success from a Multidisciplinary Treatment Program for Chronic Low Back Pain. Spine, May 1997 (22)-9, 990-1001.
- Hlobil, H., JB Stall, J. Twisk, J. KÖke, A. Arl¸ G. Ens, T. Smid & W. Van Meclelen (2005). The effects of a graded activity intervention for Low-back-pain in occupational health on sick-leave, functional status and pain: 12 months result of a randomised controlled trial. Journal of Occupational Rehabilitation, 15(4,) 569-579.
- Hurwitz, EL, EJ Carragee, G. Van Der Velde, LJ Carroll, M. Nordin, J. Guzman, PM Peloso, LW Holm, P. Côté, S. Hogg-Johnson, JD Cassidy & S. Haldeman. Bone and Joint Decade 2000-2010 Task Force on Neck Pain and its Associated Disorders. J. Manipulative Physiol Ther, 2009 Feb; 32 (2 suppl) : S141-175.
- Keer, M.S., JW Frank, HS Shannon, RWK Norman, RP Wells, WP Neumann & C. Bombardier (2001). Biomechanical and psychosocial risk factors for low back pain. American journal of public health, 91(7), 1069-1075.

BIBLIOGRAPHIE (SUITE)

- Kori, SH, RP Miller & DD Todd. Kinesiophobia a new view of chronic pain behavior. Pain Management, Jun/Feb; 1990 : 35-43.
- Loisel, P., MJ Durand, D. Berthelette, N. Vézina, R. Baril, D. Gagnon, C. Larivière & C. Tremblay (2001). Disability Prevention - New Paradigm for the Management of Occupational Back Pain. Disease Management and Health Outcomes, 9 (7), 351-360.
- Loisel, P. & MJ Durand. La douleur persistante : un défi pour la réinsertion socioprofessionnelle. La Lettre de l'institut UPSA de la douleur. Septembre 2006, (24).
- Loisel, P., MJ Durand et al. From evidence to community practice in work rehabilitation: The Quebec experience. The Clinical Journal of Pain, (2003) 19, 105-113.
- Loisel P., QN Hong, D. Imbeau, K. Lippel , J. Guzman, E. Maceachen, M. Corbière, BR Santos & JR Anema. The work Disability Prevention CIHR Strategic Training Program: Program Performance after 5 years of implantation. J Occup Rehabil, March 2009; 19 (1) : 1-7.
- McWilliams, LA, BJ Cox & MW Enns. Mood and anxiety disorders associated with chronic pain: An examination in a nationally representative sample. Pain, 2003; 106(1-2) : 127-133.
- Morel-Fatio, M. & F. Boureau. Aspects comportementaux de la douleur chronique, implications pour la prise en charge en rééducation. J Réadapt Med, 1997; 17(3) : 112-116.
- Moseley, Lorimer G. I can't find it! Distorted body image and tactile dysfunction in patients with chronic back pain. Pain, 140, 2008; 239-243.
- Nicholas, M., A. Molloy, L. Tonkin & L. Beeston. Manage your pain. Practical and positive ways of adapting to chronic pain. Sydney, Australia: ABC Books; 2000.
- O'Sullivan, Peter. Diagnosis and classification of chronic low back pain disorders: Maladaptive movement and motor control impairments as underlying mechanism. Manual Therapy, 10, 2005 : 242-255.
- Ostelo, RW, MW Tulder, JW Vlaeyen, SJ Linton, SJ Morley & WJ Assendelft. Behavioural treatment for chronic low-back pain. Cochrane Database Syst Rev, 2005; (1) : CD002014.
- Perreault, Kadija & Clermont E. Dionne. Does patient-physiotherapist agreement influence the outcome of low back pain? A prospective cohort study. BMC Musculoskeletal Disorders, 2006, 7:76.
- Philips, H.C. Avoidance behaviour and its role in sustaining chronic pain. Behav Res Ther, 1987; (25) : 273-279.
- Selander, J., SU Mametoff, & M. Asell (2007). Predictors for successful vocational rehabilitation for clients with back pain problems. Disability and Rehabilitation, 29(3), 215-220.
- Shaw WS, SJ Linton & G. Pransky (2006). Reducing sickness absence from work due to low back pain: how well do interventions strategies match modifiable risk factors? Journal of Occupational Rehabilitation, 16, 591-605.
- Swanson, David W, MD. Clinique Mayo, La douleur Chronique, Approche Globale. Bibliothèque nationale du Québec, 1er trimestre 2000.
- Udermann, BE, KF Spratt, RG Donelson, J. Mayer, JE Graves & J. Tillotson. Can a patient educational book change behaviour and reduce pain in chronic low back pain patients? Spine J, 2004; 4(4) : 425-435.
- Veillette, Y. L'interdisciplinarité dans la gestion de la douleur chronique. Congrès annuel de la Société québécoise de la douleur, Montréal, 22 octobre 2004. Montréal, Québec : OPPQ; 2004.
- Vlaeyen, JWS, AMJ Kole-Snijders, GB Boeren & H. Van Eek. Fear of movement/(re)injury in chronic low back pain and its relation to behavioural performance. Pain, 1995; (62) : 363-372.
- Waddel, G. A new clinical model for treatment of low back pain. Spine, 1987, (12), 632-644.

CHAPITRE

LA PLACE DE LA PHYSIOTHÉRAPIE **EN DOULEUR NOCICEPTIVE, NEUROPATHIQUE ET CHRONIQUE**

Paul Castonguay, Pht., M. Sc., FCAMT, ISTP,
Formateur et consultant, Montréal, Québec, Canada.

Courriel : paulcastonguay@bellnet.ca
paulcastonguay2009@hotmail.com

RÉSUMÉ

Le physiothérapeute pose un diagnostic physiothérapique suite à l'évaluation des déficiences et des incapacités de l'individu. L'évaluation de la douleur est l'une des composantes de ce diagnostic et la physiothérapie demeure une approche incontournable dans le traitement de la condition douloureuse. Les agents physiques, par leurs effets moléculaires, peuvent compléter ou remplacer la médication anti-inflammatoire ou analgésique. Le soulagement partiel ou complet de la douleur par ces formes d'énergies invasives permettra dans la plupart des cas d'améliorer la qualité de vie, mais aussi de pouvoir entreprendre une rééducation fonctionnelle qui permettra de restaurer les pertes fonctionnelles pour que l'individu puisse atteindre son rendement fonctionnel maximum et de consolider les acquis physiques d'une vie active et enrichissante.

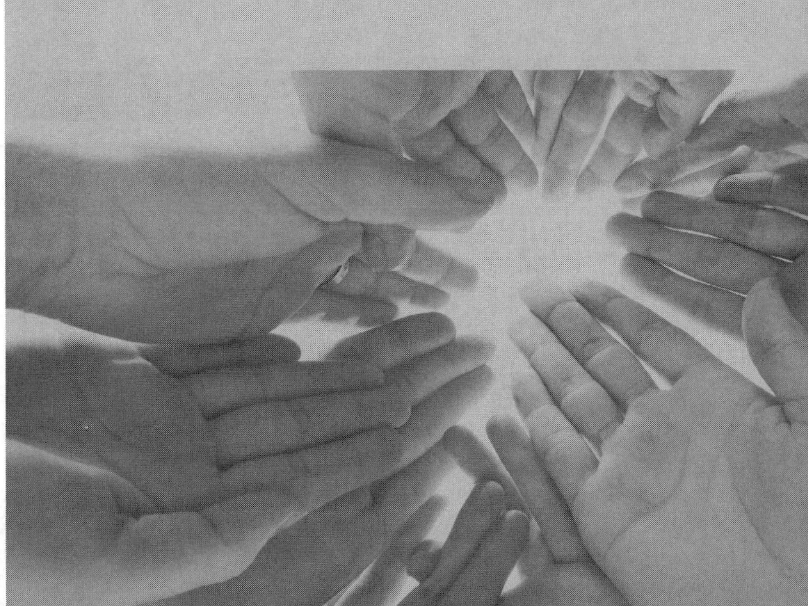

1. RÔLES DE LA PHYSIOTHÉRAPIE ET LE TRAITEMENT DE LA DOULEUR

Les indications de traitement de physiothérapie sont diversifiées, nombreuses et souvent méconnues de la population et des professionnels de la santé. En physiothérapie, nous savons qu'une des indications majeures et des raisons de consultation les plus fréquentes est le traitement de la douleur, et ce, dans toutes les étapes du processus pathologique, de la phase posttraumatique à la phase chronique. Dans toutes les phases, le physiothérapeute se doit d'arrimer son traitement avec ceux de l'équipe soignante, certaines modalités de traitement pouvant aller à l'encontre de la médication ou des objectifs.

Le traitement et le soulagement de la douleur permettront de commencer un programme de rééducation fonctionnelle et de traiter les déficiences et les incapacités physiques. **Il est primordial de comprendre que le contrôle de la douleur est utilisé pour minimiser et restaurer les pertes fonctionnelles découlant notamment de faiblesse, de déséquilibre musculaire, de perte d'amplitude articulaire et pour assouplir le tissu cicatriciel ou les adhérences.** Certaines cliniques de douleur possèdent une offre de traitement relativement complète incluant une approche en physiothérapie et en psychologie. Le patient a l'obligation de participer à l'ensemble de l'approche offerte, du soulagement de la douleur par médication à la rééducation du corps et de l'esprit.

Plusieurs publications d'articles et de volumes documentent l'aspect scientifique d'une approche physiothérapique[1, 2, 3]. Cependant, il est reconnu qu'il n'y ait pas d'évidences scientifiques à l'utilisation exclusive des agents physiques ou de la médication dans un but de rééducation.

Pour le physiothérapeute, le soulagement de la douleur devrait donc être employé dans l'optique d'une approche globale de réadaptation incluant, selon le cas, des techniques manuelles, des conseils ergonomiques, des exercices généraux ou spécifiques et une reprise des activités fonctionnelles.

2. EFFETS PHYSIOLOGIQUES DES DIFFÉRENTS AGENTS PHYSIQUES

Plusieurs recherches documentent les effets physiologiques observés permettant d'expliquer les applications thérapeutiques des différents agents physiques. La physiothérapie et les agents physiques peuvent agir sur la douleur par différents mécanismes au même titre ou en complément d'une médication. Ce chapitre ne permet pas d'entrer profondément dans le détail des effets physiologiques ou moléculaires des agents physiques. Le **tableau 1** énumère ceux qui sont le plus souvent proposés dans la littérature.

TABLEAU 1 : Effets physiologiques proposés des différents agents physiques

EFFETS PHYSIOLOGIQUES	AGENTS PHYSIQUES
Augmentation ou diminution d'activité des récepteurs sensitifs et dépolarisation nerveuse des fibres sensitives : • Fermeture du portillon de Melzack et Wall • Stimulation des organes tendineux de Golgi • Inhibition du fuseau neuromusculaire	Thermothérapie Stimulations vibratoires Courants électriques comme le TENS et les autres courants apparentés Cryothérapie Endermothérapie
Relâchement de neurotransmetteurs comme les endorphines et les enképhalines	Cryothérapie et bains alternés chaud froid TENS Ondes de choc extracorporelles et radiales
Ralentissement de la conduction nerveuse	Cryothérapie
Action sur le recrutement moteur par : • Dépolarisation nerveuse • Diminution de l'inhibition douloureuse • Effet de stimulation directe du muscle sans l'intermédiaire du motoneurone • Prise de conscience de la contraction musculaire	Stimulateur neuromusculaire de basse ou de moyenne fréquence (ex. : courant russe) Cryothérapie, électroanalgésie (ex. : TENS et techniques apparentées) Stimulateur musculaire de basse fréquence à large durée d'impulsion Biofeedback

TABLEAU 1 : Effets physiologiques proposés des différents agents physiques (suite)

EFFETS PHYSIOLOGIQUES	AGENTS PHYSIQUES
Action sur le métabolisme cellulaire : • Augmentation • Diminution	Thermothérapie Cryothérapie
Activation de facteurs de croissance (cytokines)	Ultrasons Courants électriques polarisés (ex. : MET-microcourant, HVPC-courants à haut voltage) Laser Ondes de choc radiales et extracorporelles
Rétablissement du potentiel électrique des cellules endommagées nécessaire à la guérison tissulaire (courant de blessure)	Courants polarisés : HVPC, MET, CEMP (champs électromagnétiques pulsés), courant monophasique.
Augmentation de la production d'ATP (adénosine triphosphate)	Techniques à faible énergie : laser, MET, CEMP
Accroissement des échanges ioniques transmembranaires : effet direct (ex. : mécanique) ou indirect (ex. : par augmentation locale d'ATP)	Ultrasons MET Diathermies (échauffement des tissus par un courant de haute fréquence) CEMP
Reproduction d'un courant semblable à celui produit par l'effet piézo-électrique présent dans les différents tissus collagènes	Les appareils produisant des contraintes mécaniques (ultrasons) Les courants électriques de faible intensité comme les MET et les CEMP reproduisent ce type de courant
Modification de la vascularisation (pour l'ensemble des modalités) : • Vasodilatation • Vasoconstriction • Augmentation de la circulation de retour	Thermothérapie Électroanalgésie : TENS et courants apparentés Cryothérapie Appareils à compression intermittente Endermothérapie Stimulation neuromusculaire rythmique incluant les appareils de type TENS à fréquence lente ou pulsés à fréquence lente
Migration des particules ou des cellules ionisées : • Migration vers la cathode : fibroblastes • Migration vers l'anode : albumine, cellules épithéliales, macrophages, leucocytes	Courant électrique polarisé (MET, HVPC)
Modification des propriétés viscoélastiques du tissu collagène	Ultrasons, diathermie avant ou pendant les étirements Cryothérapie pour un tissu de collagène en position allongée après les exercices de mobilité Endermothérapie
Modification de la forme d'une protéine, par exemple un enzyme, par la résonance entre cette protéine et l'énergie dispensée de façon à activer ou inhiber cette protéine	Ultrasons Laser
Pénétration cutanée de substance médicamenteuse (ex. : dexaméthasone, AINS topique)	Iontophorèse : courant continu constant Phonophorèse : ultrasons
Modulation de l'efficacité médicamenteuse (ex. : agents chémothérapeutiques, thrombolytiques, à base d'ADN)	Ultrasons

3. LES EFFETS THÉRAPEUTIQUES

La douleur débute par une hyperalgésie primaire au site de la lésion. Cette hyperalgésie est la conséquence d'une lésion tissulaire, d'une hémorragie ou d'une réaction inflammatoire. Un contrôle inadéquat de la douleur, dès le départ, entrainera une cascade d'événements menant parfois à la douleur chronique. Une lésion chronique peut repasser par une phase aigüe lors d'une rechute. C'est pourquoi, nous présentons les effets thérapeutiques les plus probants pour le soulagement de la douleur, obtenus par les thérapies utilisant des agents physiques en fonction des stades de guérison.

LA PHASE POSTTRAUMATIQUE IMMÉDIATE

Lors de la phase posttraumatique immédiate, les effets thérapeutiques recherchés sont la réduction de l'hémorragie, la restriction du développement de l'œdème et la prévention des lésions hypoxiques secondaires à la compression causée par l'œdème, les bris vasculaires ou les débris tissulaires [4].

Tôt après le traumatisme, survient une altération de l'état des capillaires. Cette altération est un processus nécessaire à l'activation des mastocytes responsables de la libération des médiateurs chimiques de l'inflammation. L'application de glace et d'une modalité de compression agissent sur l'état vasculaire. Un contrôle de l'état vasculaire, à ce stade est nécessaire pour limiter à la fois l'hémorragie et l'inflammation. La glace ralentit également le métabolisme cellulaire, protégeant ainsi les tissus contre une lésion hypoxique secondaire. Plus la glace est appliquée tôt, plus le ralentissement du métabolisme sera bénéfique.

En pratique

Pour une efficacité optimale, on recommande un délai maximum de 30 minutes entre les applications, pour les premières 4 heures suivant le traumatisme. Pour la cryothérapie commune, une application de 20 à 30 minutes de traitement pour les structures plus profondes est requise alors qu'une application de 10 à 15 minutes suffit pour les structures superficielles [5, 6, 7].

LA PHASE AIGÜE (0 À 4 SEMAINES)

Les buts du traitement sont les mêmes qu'à la phase posttraumatique immédiate. À cela, s'ajoutent la nécessité de contrôler efficacement la douleur et les spasmes musculaires, de favoriser le nettoyage de la région blessée et, jusqu'à une certaine limite, de prévenir les changements trophiques. Après les 4 premières heures suivant la blessure, il est recommandé de continuer les applications de froid, à toutes les heures ou aux 2 heures, pour les premières 24 à 48 heures. L'application de froid, lors de cette période aigüe, par exemple suite à une chirurgie articulaire, pourrait lever l'inhibition musculaire due à l'effusion et même faciliter la contraction du muscle inhibé[8] et hâter le retour fonctionne[9, 10].

En pratique

En phase aigüe, la thermothérapie superficielle, notamment les enveloppements chauds, est beaucoup moins utilisée que la cryothérapie. Il est cependant possible que certaines formes de thermothérapie superficielle peu couteuses soient efficaces pour traiter la douleur, les spasmes et la sensation de raideur [11,12], même en phase aigüe.

Le TENS peut aussi être efficace pour diminuer la douleur et la consommation d'analgésiques, si les paramètres sont adéquats [13]. Il en va de même suite à certaines blessures récentes, telles les fractures des côtes. Dans ces cas, le TENS semble efficace pour le contrôle des douleurs, et ce, même comparé aux anti-inflammatoires non stéroïdiens [14]. De plus, pour hâter le retour fonctionnel – pourvu que la contraction ne mette pas de tension excessive sur les structures blessées – les stimulations électriques des muscles adjacents à la structure blessée peuvent être employées dès la phase aigüe ou suite à une chirurgie, comme lors d'une arthroplastie totale du genou [15].

LA PHASE SUBAIGÜE (4 À 12 SEMAINES)

Lors de la phase subaigüe, les buts de traitement visent le contrôle de la douleur pour permettre de reprendre, le plus rapidement possible, un programme actif de physiothérapie et des activités fonctionnelles. Les agents physiques doivent aussi favoriser la réabsorption liquidienne et protéique, agir sur les spasmes musculaires persistants, de façon à limiter les rétractions musculaires, accélérer la guérison tissulaire, prévenir l'atrophie et les déséquilibres musculaires, lutter contre l'inhibition douloureuse, prévenir la formation d'adhérences ou les rétractions des tissus mous et, finalement, prévenir les douleurs chroniques.

En pratique

Il est possible que l'utilisation conjuguée de la cryothérapie et des exercices, pour atteindre ces buts, soit efficace lors de cette phase[5]. Le biofeedback pourrait être utile à ce stade pour augmenter le recrutement ou améliorer la coordination musculaire. Le réchauffement des structures profondes avant leur étirement, parfois suivi d'un refroidissement des tissus en position allongée, permet probablement des gains durables d'amplitude articulaire en comparaison à l'étirement seul[16, 17].

Certains agents physiques sont utilisés pour leur pouvoir d'accélération de la guérison du tissu collagène, notamment, les ultrasons, les courants polarisés comme le haut voltage ou les microcourants, le laser, la diathermie et les champs électromagnétiques pulsés.

LES PHASES DE REMODELAGE TISSULAIRE ET DES GAINS FONCTIONNELS

Lors de ces phases, on vise à contrôler la douleur liée aux tensions musculaires persistantes, à l'affaiblissement tissulaire ainsi qu'à l'élimination des œdèmes résiduels qui ont tendance à produire une fibrose du tissu conjonctif. Il faut alors lutter contre les rétractions et la faiblesse tissulaire, contre les asynchronismes musculaires et favoriser une reprise des activités fonctionnelles normales. Un programme de rééducation musculaire devrait évoluer en intensité et prévoir du recrutement musculaire isométrique, concentrique et excentrique, si les besoins fonctionnels du patient le nécessitent. Pour cela, les techniques utilisées lors de la phase subaigüe peuvent continuer à être utilisées pourvu qu'elles permettent une progression d'intensité dans le programme de rééducation ou qu'elles diminuent les douleurs ressenties pendant ou après le traitement de physiothérapie.

LA PHASE CHRONIQUE

Lorsque la lésion est dans une phase chronique, il est indispensable d'identifier et de réduire voire d'éliminer, si possible, l'agent causal douloureux. Ainsi, les agents physiques lutteront contre la dégénérescence tissulaire, l'absence de guérison complète ou l'élimination de la calcification tissulaire. Parallèlement, il convient de mettre tous les moyens en œuvre pour contrer la douleur chronique, rendre le patient autonome face au contrôle des douleurs, et surtout, agir sur les effets pervers de la douleur menant à l'inactivité du patient. Lors de cette phase, les agents physiques peuvent aider à atteindre nos objectifs pourvu qu'ils s'intègrent dans un plan d'autocontrôle des douleurs et que les traitements actifs soient favorisés.

En pratique

La chaleur superficielle présente un bon rapport cout-bénéfice et certains types de chaleur superficielle semblent efficaces à court terme pour le traitement de diverses conditions comme les douleurs du poignet[18]. Le TENS présente également un bon rapport cout-bénéfice[19] et a été démontré efficace dans quelques conditions chroniques comme l'ostéoarthrite du genou[20] et les lombalgies[21].

Le biofeedback a été utilisé avec succès pour de nombreux types de douleur chronique[22] en aidant à contrôler les spasmes et les tensions musculaires, en favorisant un travail actif des déficits d'activation ou de contrôle musculaire ou en agissant sur plusieurs éléments biopsychosociaux impliqués dans la douleur chronique.

Bien qu'encore controversée, selon ce que démontrent quelques études bien contrôlées, la thérapie par ondes de choc extracorporelles peut être utile dans plusieurs cas de tendinopathies chroniques[23], et plusieurs modèles d'appareils ont été approuvés aux États-Unis par la *Food and Drug Administration* pour le traitement des épicondylites et des fasciites plantaires.

Certains agents physiques sont utilisés pour leur action sur le tissu de collagène, notamment les ultrasons, les courants polarisés comme le haut voltage ou les microcourants, le laser, la diathermie et les champs électromagnétiques pulsés. Plusieurs de ces techniques démontrent des effets positifs chez l'humain, pour le traitement des retards de consolidation osseuse ou de plaies chroniques. Cependant, elles n'ont pas encore été démontrées utiles pour les lésions dégénératives ou chroniques des tissus ligamentaires et tendineux chez l'humain. Néanmoins, ces techniques semblent efficaces pour diminuer certains signes et symptômes de l'arthrite rhumatoïde[24, 25, 26, 27, 28]. Le laser pourrait jouer aussi un rôle positif dans le traitement de la douleur des atteintes articulaires chroniques si le dosage est adéquat[29] ou dans les cas de capsulite à l'épaule[30]. Des effets positifs ont aussi été notés pour la thérapie par champ électromagnétique pulsé dans les cas d'ostéoarthrite[31, 32].

4. LA PHYSIOTHÉRAPIE ET LA MÉDICATION

La médication des douleurs chroniques se divise en différentes familles :

- les analgésiques simples et les anti-inflammatoires non stéroïdiens;
- les opioïdes;
- les coanalgésiques tels que les antidépresseurs et les anticonvulsivants.

Ces médications et leurs effets sont décrits dans des chapitres antérieurs, entre autres au **chapitre 30**.

LES TRAITEMENTS DE PHYSIOTHÉRAPIE

Les effets physiologiques et moléculaires[1, 2, 3] des traitements de physiothérapie s'arriment très bien avec la médication en étant complémentaire ou parfois possiblement en substitution à celle-ci. Par contre, par mégarde, la méconnaissance ou un mauvais diagnostic physiothérapique, un traitement de physiothérapie pourrait avoir des effets contraires à ceux visés par la médication. Dans le contexte médical, il est primordial que toutes les informations et les décisions thérapeutiques circulent d'un professionnel à l'autre et, comme dans toute équipe, que les objectifs soient revus et partagés régulièrement.

Lorsque le patient est déjà sous médication, à titre de physiothérapeute, je dois savoir quelles médications sont utilisées et quels sont les effets bénéfiques ou non que le patient en retire. Par exemple, pour un patient recevant une médication analgésique efficace, je pourrai orienter mon traitement vers d'autres objectifs sans nuire à l'analgésie prescrite. Par contre, si l'analgésie semble insuffisante, je pourrai ajouter des agents physiques à visées analgésiques en complément de sa médication.

LES ANALGÉSIQUES SIMPLES ET LES ANTI-INFLAMMATOIRES NON STÉROÏDIENS

Les modalités décrites aux **tableaux 2** et **3** ont démontré des effets analgésiques et anti-inflammatoires [1, 2, 3, 4, 13, 14,15]. Les effets analgésiques sont obtenus en grande partie par une stimulation au niveau du système neural. Les effets anti-inflammatoires sont le résultat d'un effet concret sur la vascularisation. Les agents physiques peuvent être appliqués en complément ou substitution de certaines médications.

TABLEAU 2 : Agents physiques ayant des effets analgésiques

EFFETS PHYSIOLOGIQUES	AGENTS PHYSIQUES
Augmentation ou diminution d'activité des récepteurs sensitifs et dépolarisation nerveuse des fibres sensitives : • Fermeture du portillon de Melzack et Wall • Stimulation des organes tendineux de Golgi • Inhibition du fuseau neuromusculaire	Thermothérapie Stimulations vibratoires Courants électriques comme le TENS et les autres courants apparentés Cryothérapie Endermothérapie
Action sur le recrutement moteur par : • Dépolarisation nerveuse • Diminution de l'inhibition douloureuse • Effet de stimulation directe du muscle sans l'intermédiaire du motoneurone • Prise de conscience de la contraction musculaire	Stimulateur neuromusculaire de basse ou de moyenne fréquence (ex. : courant russe) Cryothérapie, électroanalgésie (ex. TENS et techniques apparentées) Stimulateur musculaire de basse fréquence à large durée d'impulsion Biofeedback

TABLEAU 3 : Agents physiques ayant des effets anti-inflammatoires

EFFETS PHYSIOLOGIQUES	AGENTS PHYSIQUES
Action sur le métabolisme cellulaire : • Augmentation • Diminution	Thermothérapie Cryothérapie
Modification de la vascularisation : • Vasodilatation • Vasoconstriction • Augmentation de la circulation de retour	Thermothérapie TENS et courants apparentés Cryothérapie Appareils à compression intermittente Endermothérapie Stimulation neuromusculaire rythmique incluant les appareils de type TENS à fréquence lente ou pulsés à fréquence lente
Pénétration cutanée de substance médicamenteuse (ex. : dexaméthasone, AINS topique)	Iontophorèse : courant continu constant Phonophorèse : ultrasons

LES OPIOÏDES

Les modalités décrites au **tableau 4** ont démontré des effets opioïdergiques[1, 2, 3]. Les effets opioïdergiques sont obtenus en grande partie par une stimulation du système médullaire et du système inhibiteur descendant. Ces deux systèmes stimulent la production d'endorphines et d'enképhalines endogènes.

Lorsque le patient est sous médication opioïdergique efficace dans le traitement de la douleur, le physiothérapeute n'a probablement pas besoin d'ajouter des agents physiques du même type. Il pourrait orienter son traitement sur des modalités anti-inflammatoires ou une coanalgésie par anticonvulsivants. Il pourrait compléter l'analgésie obtenue en visant un autre mécanisme de la douleur, sachant qu'il y a déjà une modalité efficace sur les récepteurs opioïdes. Par contre, si le patient n'a pas de médication opioïdergique, le physiothérapeute pourrait faire un essai thérapeutique d'un agent physique et démontrer ou non l'efficacité de cette modalité dans le traitement de la douleur.

TABLEAU 4 : Agents physiques ayant des effets opioïdergiques

EFFETS PHYSIOLOGIQUES	AGENTS PHYSIQUES
Relâchement de neurotransmetteurs comme les endorphines et les enképhalines	Cryothérapie et bains alternés chaud froid TENS Ondes de choc extracorporelles et radiales

LES COANALGÉSIQUES TELS QUE LES ANTICONVULSIVANTS ET LES ANTIDÉPRESSEURS

Les anticonvulsivants.

Les modalités décrites au **tableau 5** ont démontré des effets anticonvulsivants[1, 2, 3]. Les effets anticonvulsivants sont obtenus en grande partie par une réduction de conduction neurale et du seuil de sensibilité des récepteurs de la douleur.

Lorsque le patient reçoit une médication de la famille des anticonvulsivants, le physiothérapeute n'a probablement pas besoin d'ajouter des agents physiques du même type. Il pourrait orienter son traitement sur des modalités anti-inflammatoires ou opioïdergiques. Il pourrait compléter l'analgésie obtenue en visant un autre mécanisme de la douleur sachant qu'il y a déjà une modalité efficace sur la conduction neuronale. Par contre, si le patient n'a pas de médication coanalgésique sur ce mécanisme, le physiothérapeute pourrait faire un essai thérapeutique d'un agent physique et démontrer ou non l'efficacité de cette modalité dans le traitement de la douleur.

TABLEAU 5 : Agents physiques ayant des effets anticonvulsivants

EFFETS PHYSIOLOGIQUES	AGENTS PHYSIQUES
Diminution d'activité des récepteurs sensitifs et dépolarisation nerveuse des fibres sensitives : • Fermeture du portillon de Melzack et Wall • Stimulation des organes tendineux de Golgi • Inhibition du fuseau neuromusculaire	Thermothérapie Courants électriques comme le TENS et les autres courants apparentés Cryothérapie
Ralentissement de la conduction nerveuse	Cryothérapie
Action sur le recrutement moteur par : • Dépolarisation nerveuse • Diminution de l'inhibition douloureuse	Stimulateur neuromusculaire de basse ou de moyenne fréquence (ex. : courant russe) Cryothérapie, électroanalgésie (ex. : TENS et techniques apparentées)

Les antidépresseurs

La prescription d'un antidépresseur a pour objectif le traitement de la douleur. Les mécanismes d'action sont décrits au **chapitre 30**. À titre de physiothérapeute, nous savons que l'exercice physique a un effet sur l'humeur et la perception générale de bien-être. La stimulation du système inhibiteur descendant, la libération d'endorphines et d'enképhalines sont décrites par tous ceux qui font un exercice intense régulièrement par une sensation d'euphorie.

Les patients souffrant de douleurs chroniques se présentent pour la plupart dans un état de déconditionnement général consécutif. Pour cette raison, l'approche globale en physiothérapie, tout comme celle des « cliniques de la douleur », incorpore un programme général de conditionnement physique. Le physiothérapeute, suite à son évaluation diagnostique des déficiences et des incapacités, commencera le plus tôt possible un programme en respect de la douleur du patient et de ses capacités.

Il est important dans tous les types de douleur de stimuler le système neural par des influx variés en provenance de toutes les parties du corps. Plusieurs moyens sont à notre disposition pour une rééducation cardiovasculaire. Par un maintien ou une remise en forme, le patient sentira qu'il a encore des capacités physiques pouvant s'améliorer et constater que la douleur ne le limite pas dans toutes les sphères de sa vie.

5. CONCLUSION

Les douleurs nociceptives, neuropathiques et chroniques sont des raisons fréquentes de consultation en physiothérapie. Nos outils thérapeutiques dans le traitement de la douleur notamment les agents physiques ont des effets comparables à la médication. Cependant, tout comme pour la médication, il n'existe pas de modalités spécifiques pour le traitement d'une douleur particulière. Nous devons faire des choix basés sur les évidences scientifiques et procéder par essais thérapeutiques. Comme professionnel, je dois faire des ajustements constants pour atteindre un soulagement acceptable par le patient. Ce soulagement aura pour objectif dans la plupart des cas d'améliorer la qualité de vie, mais aussi de pouvoir entreprendre une rééducation fonctionnelle qui permettra de consolider les acquis physiques d'une vie active et enrichissante.

RÉFÉRENCES

1. BÉLANGER, AY. Evidence-Based. Guide to Therapeutic Physical Agents. Lippincott Williams & Wilkins, Baltimore, Philadelphie, 2002.
2. BUSSIÈRES, P, et J. Brual. Les agents physiques en réadaptation : Théorie et pratique. Les Presses de l'Université Laval, Québec, 2001.
3. KAHN, J. Principles and Practice of Electrotherapy, 4e edition. Elsevier - Health Sciences Division, 2000.
4. MERRICK, MA. Secondary injury after musculoskeletal trauma : a review and update. J Athl Train, 2002 (37), 209-17.
5. BLEAKLEY, C, and S. McDonough. The use of ice in the treatment of acute soft-tissue injury. A systematic review of randomized controlled trials. The American Journal of Sports medicine, 2004 (32), 251-61.
6. MACAULEY, D. Ice therapy : How good is the evidence? Int J Sports Med, 2001 (22), 379-84.
7. HO, SSW, RL Illgen, RW Meyer, PJ Torok, MD Cooper and B. Reider. Comparison of various icing times in decreasing bone metabolism and blood flow in the knee. Am J Sports Med, 1995 (23), 74-6.
8. HOPKINS, JT, CD Ingersoll, J. Edwards and TE Klootwyk. Cryotherapy and Transcutaneous Electric Neuromuscular Stimulation Decrease Arthrogenic Muscle Inhibition of the Vastus Medialis after Knee Joint Effusion. J Athl Train, 2002 (37), 25–31.
9. HUBBARD, TJ, SL Aronson and CR Denegar. Does cryotherapy hasten return to participation? A systematic review. J Athl Train 2004 (39), 88-94.
10. HUBBARD, TJ, CR Denegar. Does cryotherapy improve outcomes with soft tissue injury? J Athl Train, 2004 (39), 278-9.
11. NADLER, SF, DJ Steiner, SR Petty, GN Erasala, DA Hengehold and KW Weingand. Overnight use of continuous low-level heatwrap therapy for relief of low back pain. Arch Phys Med Rehabil 2003(84), 335-42.
12. NADLER, SF, DJ Steiner, G Erasala, DA Hengehold, S Abeln and KW Weingand. Continuous low-level heatwrap therapy for treating acute non-specific low back pain. Arch Phys Med Rehabil, 2003 (84), 329-34.
13. BJORDAL, JM, MI Johnson and AE Ljunggreen. Transcutaneous electrical nerve stimulation (TENS) can reduce postoperative analgesic consumption. A meta-analysis with assessment of optimal treatment parameters for postoperative pain. Eur J Pain, 2003 (7), 181-8.
14. ONCEL, M, S Sencan, H Yildiz, N Kurt. Transcutaneous electrical nerve stimulation for pain management in patients with uncomplicated minor rib fractures. Eur J Card Thor Surg, 2002 (22), 13-7.
15. AVRAMIDIS, K, PW Strike, PN Taylor, ID Swain. Effectiveness of electric stimulation of the vastus medialis muscle in the rehabilitation of patients after total knee arthroplasty. Arch Phys Med Rehabil, 2003 (84), 1850-3.
16. KNIGHT, CA, CR Rutledge, ME Cox, M Acosta and SJ Hall. Effect of superficial heat, deep heat, and active exercise warm-up on the extensibility of the plantar flexors. Phys Ther 2001 (81), 1206-14.
17. PERES, SE, DOP Draper, KL Knight and MD Ricard. Pulsed shortwave diathermy and prolonged long-duration stretching increase dorsiflexion range of motion more than identical stretching without diathermy. J Athl Train, 2002 (37), 43-50.
18. MICHLOVITZ, S, L Hun, GN Erasala, DA Hengehold and KW

Weingand. Continuous low-level heat wrap therapy is effective for treating wrist pain. Arch Phys Med Rehabil, 2004 (85), 1409-16.
19. CHABAL, C, DA Fishbain, M Weaver and LW Heine. Long-term transcutaneous electrical nerve stimulation (TENS) use : Impact on medication utilization and physical therapy costs. Clin J Pain, 1998 (14), 66-73.
20. OSIRI, M, V Welch, L Brosseau, B Shea, J McGowan, P Tugwell, et al. Transcutaneous electrical nerve stimulation for knee osteoarthritis (Review). The Cochrane Database of Systematic Reviews, 2000 (Issue 4).
21. WILSON, I, AS Lowe-Strong and DM Walsh. Evidence for transcutaneous electrical nerve stimulation in the management of low back pain? Phys Ther Rev, 2002 (7), 259-65.
22. PULLIAM, CB and RJ Gatchel. Biofeedback 2003. Its role in pain management. Critical Reviews in Physical and Rehabilitation Medicine, 2003 (15), 65-82.
23. ROMPE, JD, J Decking. Repetitive low-energy shock wave treatment for chronic lateral epicondylitis in tennis players. Am J Sports Med, 2004 (32), 734-43.
24. BROSSEAU, L, V Welch, G Wells, R DeBie, A Gam, K Harman, et al. Low level laser therapy (Classes I, II and III) for treating rheumatoid arthritis. The Cochrane Database of Systematic Reviews, 1998 (Issue 4).
25. CASIMIRO, L, L Brosseau, V Robinson, S Milne, M Judd, G Well, et al. Therapeutic ultrasound for the treatment of rheumatoid arthritis. Cochrane Database Syst Rev, 2002 (Issue 3).
26. Ottawa Panel Evidence-Based Clinical Practice Guidelines for Electrotherapy and Thermotherapy Interventions in the Management of Rheumatoid Arthritis in Adults. Phys Ther, 2004 (84), 1016-43.
27. PELLAND, L, L Brosseau, L Casimiro, V Robinson, P Tugwell and G Wells. Electrical stimulation for the treatment of rheumatoid arthritis (Review). The Cochrane Database of Systematic Reviews, 2002 (Issue 2).
28. BJORDAL, JM, C Couppé, RT Chow, J Tunér, EA Ljunggren. A systematic review of low level laser therapy with location-specific doses for pain from chronic joint disorders. Austr J Physioth, 2003 (49), 107-16.
29. GREEN, S, R Buchbinder, S Hetrick. Physiotherapy interventions for shoulder pain (Review). The Cochrane Database of Systematic Reviews, 2003 (Issue 2).
30. Agence d'évaluation des technologies et des modes d'interventions en santé (AÉTMIS). Thérapie du signal pulsé et traitement de l'ostéoarthrite. Rapport préparé par Alicia Framarin. (AÉTMIS 01-02 RF). Montréal, AÉTMIS 2001 : xiii-33 p.
31. HULME, J, V Robinson, R DeBie, G Wells, M Judd, P Tugwell. Electromagnetic fields for the treatment of osteoarthritis. The Cochrane Database of Systematic Reviews, 2002 (Issue 1).
32. MAJLESI, J, H Ünalan. High-power pain threshold ultrasound technique in the treatment of active myofascial triggers points : A randomized, double-blind, case-control study. Arch Phys Med Rehabil, 2004 (85), 833-6.

L'HISTOIRE DE MORRIS

Morris K., Montréal, Québec, Canada

(Voir autres témoignages, pages 100, 246, 310, 372 et 382.)

Morris K. a survécu à un accident d'avion, et a subi des fractures à la mâchoire et à une cheville ainsi que des fractures de compression à la colonne vertébrale.

On doit faire beaucoup pour s'aider soi-même.

Au cours de ma convalescence, je n'arrêtais pas de poser des questions aux médecins au sujet des nouvelles douleurs que je ressentais. J'ai rarement obtenu des réponses. Puis, j'ai entrepris de prendre en note mes questions; j'ai découvert qu'une fois mes questions sur papier, je pouvais mieux me concentrer sur les aspects positifs et éviter de me noyer dans la négativité.

Je me suis ainsi embarqué sur un carrousel pendant plusieurs années, passant d'un médecin à un autre en quête de réponses. J'ai vu des neurologues, des neurochirurgiens, des orthopédistes, des chirurgiens, et toutes sortes de spécialistes. La plupart ont été réticents à poser un diagnostic. Certains chirurgiens m'ont dit qu'ils ne pouvaient pas me promettre de me guérir et que ma condition pourrait empirer.

J'ai écrit d'innombrables pages de questions sans réponse. J'ai appris à écouter mon corps. Bien que mes décisions et mes gestes n'aient pas toujours été recommandés, c'est ce qui a fonctionné pour moi. J'ai imaginé des stratégies en utilisant la logique ou du moins des stratégies qui m'apparaissaient logiques. Elles m'ont permis de mieux fonctionner pendant de nombreuses années au cours desquelles j'ai fini par comprendre qu'en général, les médecins ne savaient pas quoi faire pour aider les patients souffrant de douleur chronique. Garder une attitude positive fait des merveilles.

Un jour, au cours d'une conversation banale, quelque 18 ans après l'écrasement d'avion, j'ai entendu parler d'une clinique de la douleur. Lors de mon premier rendez-vous à une clinique de douleur, j'ai été étonné d'enfin rencontrer un médecin qui comprenait la douleur, un médecin qui pouvait presque sentir ma douleur, me semblait-il, un médecin qui me dit que la douleur est une maladie. J'ignorais alors qu'un tel médecin existait. La douleur n'était surtout pas considérée comme une maladie par des médecins autres que les spécialistes de la douleur. Quelle révélation ce fut après 18 années passées à me cogner la tête contre les murs et à me cogner le nez sur la porte des médecins, à parcourir une route ne menant nulle part! Ce furent 18 années passées dans un tunnel très sombre, où j'avais perdu tout espoir de trouver de l'aide pour faire face à mes douleurs. La douleur était tout simplement une maladie qu'en général, on ne savait pas traiter.

À la clinique de douleur, un plan d'intervention a été établi et un médecin m'en a ensuite fait part. Nous avons commencé le traitement par une médication dont je devais ensuite décrire l'efficacité. Le médecin décidait alors de la prochaine étape. Nous n'apportions qu'un changement à la fois afin de me donner suffisamment de temps pour en évaluer l'impact. Au fil du temps, nous sommes passés de changements de médication à l'ajout de traitements peu invasifs et non chirurgicaux. La médication en cours était toujours inscrite à mon dossier et l'effet escompté évalué. Toute action fait encore partie à ce jour d'un processus d'essai et d'erreur, et nous continuons à aller de l'avant. J'ai noté un certain soulagement de la douleur, mais nous essayons d'en obtenir encore plus.

Ma propre stratégie a été, et est encore, de vivre au jour le jour tout en gardant une attitude positive. Je pense qu'il est très important de maintenir cette attitude. Chaque pas en avant est un résultat positif. J'ai la même approche face à toute nouvelle procédure : elle sera couronnée de succès. Ensuite, je n'y pense plus. C'est ma façon d'éviter d'être déçu. La première règle est d'écouter mon corps, la seconde est de ne jamais oublier la première règle

CHAPITRE

37

ERGOTHÉRAPIE ET **DOULEUR CHRONIQUE**

Lucie Bouvrette Leblanc, B. Sc. Erg., MAP (candidate),
Montréal, Québec, Canada

RÉSUMÉ

L'ergothérapeute est un professionnel de la santé. Il peut travailler dans plusieurs secteurs de la santé avec des personnes de tout âge. La douleur chronique est l'un des secteurs d'activité de l'ergothérapeute.

Ce chapitre explique brièvement l'ergothérapie et décrit quelques-unes des interventions ergothérapiques auprès des personnes atteintes de douleur chronique.

Ce chapitre ce veut informatif. Toute personne désirant intégrer ces principes, en partie ou en totalité, devrait avant tout être évaluée par un ergothérapeute ou consulter son médecin, et suivre leurs recommandations.

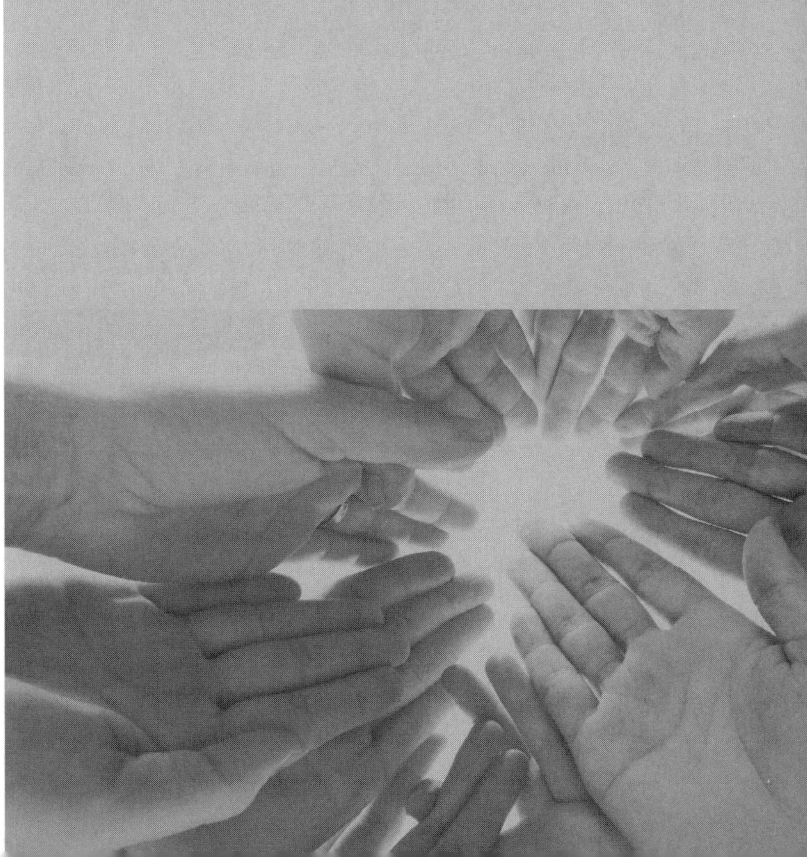

1. L'ERGOTHÉRAPIE

L'ergothérapeute est un professionnel de la santé. Il a l'opportunité de pouvoir travailler auprès des enfants, des adultes et des personnes âgées dans le domaine de la santé physique et/ou mentale. L'ergothérapeute travaille afin de promouvoir la santé, de prévenir les déficiences et de favoriser l'autonomie et l'intégration sociale de la personne dans l'accomplissement de ses tâches, de ses activités et de ses occupations. L'ergothérapie a connu ses débuts surtout suite à la Première et la Deuxième Guerre mondiale (Friedland & al, 2000). Les soldats qui revenaient de la guerre avec des blessures physiques et/ou problématiques de santé mentale devaient réapprendre à vivre avec leur nouvelle condition. Les ergothérapeutes aidaient donc les soldats à retrouver une certaine autonomie et une qualité de vie.

2. LA DOULEUR CHRONIQUE ET L'ERGOTHÉRAPIE

Au niveau de la douleur chronique, l'ergothérapeute aide la personne à maintenir ou améliorer sa capacité fonctionnelle au niveau des activités et des tâches de la vie quotidienne telles les soins personnels, les loisirs et la productivité (école, travail, bénévolat, travaux ménagers, etc.) afin d'améliorer sa qualité de vie. L'ergothérapeute évalue et traite la personne peu importe où se situe sa douleur.

Plusieurs des interventions ergothérapiques mettront l'emphase sur les principes d'autogestion de la douleur chronique, par exemple les principes de conservation d'énergie, de mécanique corporelle, d'hygiène posturale, d'hygiène du sommeil, de techniques de relaxation et bien d'autres, ceci en tenant compte du milieu de vie de la personne. Au besoin, l'ergothérapeute évaluera la possibilité de modifier l'environnement physique de la personne et lui enseignera de nouvelles façons d'accomplir ses activités, afin de faciliter l'accomplissement d'activités quotidiennes et le retour au travail.

Souvent, les personnes sont référées en ergothérapie lorsque la douleur interfère avec leur capacité à accomplir certaines activités de la vie quotidienne. Toutefois, les différents niveaux administratifs et gouvernementaux du système de santé travaillent de plus en plus au niveau de la prévention de la chronicité de la douleur. Par exemple, on réfère les personnes atteintes en ergothérapie et vers d'autres disciplines avant que la douleur soit chronique, et ceci afin de diminuer le taux d'invalidité et les pertes au niveau de la productivité et de l'autonomie dans l'accomplissement des activités de la vie quotidienne.

Les points suivants aborderont certains principes d'autogestion de la douleur chronique. Il ne faut pas oublier que l'ergothérapeute accompagne la personne à travers le processus de réadaptation, mais que le capitaine du bateau n'est pas l'ergothérapeute, mais bien la personne. L'ergothérapeute peut lui fournir des outils, mais c'est à elle d'utiliser ces outils et de les intégrer dans sa vie quotidienne. De plus, l'emphase des traitements en douleur chronique n'est pas mise sur le traitement de la douleur, mais sur l'autogestion de la douleur chronique et l'amélioration des capacités fonctionnelles et de la qualité de vie.

L'ÉDUCATION SUR SA CONDITION

Afin de favoriser une participation active de la personne, celle-ci doit comprendre ce qu'est la douleur chronique en relation avec sa condition et en quoi consistera son plan d'intervention en ergothérapie au niveau de l'équipe multidisciplinaire.

LES PRINCIPES DE CONSERVATION D'ÉNERGIE

Il y a quatre principes de conservation d'énergie : la planification, la priorisation, la prise de pauses et la posture. Un des outils indispensables aux trois premiers principes est l'utilisation d'un agenda.

La planification

La planification consiste à organiser les activités de la journée, de la semaine et du mois. Elle implique la notion de temps. Lorsqu'une activité est planifiée, il est important d'évaluer les différents aspects de la planification : qui, quoi, où, quand, comment et combien.

Qui : allez-vous déléguer la tâche, la compléter avec une autre personne, ou la faire seule?
Quoi : qu'avez-vous besoin pour compléter cette activité?
Où allez-vous compléter cette activité?
Quand allez-vous compléter cette activité?

Comment allez-vous compléter cette activité? Est-ce qu'il y a des parties de cette activité qui peuvent être éliminées?
Est-ce que l'activité peut-être simplifiée? Est-ce que les séquences des tâches à compléter peuvent être réarrangées afin de simplifier l'activité?
Combien de temps pensez-vous que cela va prendre pour compléter l'activité?

Voici quelques exemples de moyens pour conserver son énergie.

- Vous faites le lavage. Avez-vous vraiment besoin de ranger tous les vêtements pour la famille ou est-ce que chaque membre de la famille peut ranger lui-même ses vêtements? Ceux-ci peuvent être mis sur le lit de chacun des membres de la famille pour être rangés.
- Vous complétez un repas. Préparez tous les ingrédients ainsi que les plats et les ustensiles avant de commencer.
- Vous pouvez utiliser des aliments congelés afin de vous simplifier la tâche.
- Lorsque vous cuisinez, vous pouvez en faire une plus grande quantité et la faire congeler.
- Vous pouvez mettre un panier sur un meuble dans le bas et le haut des marches des escaliers pour y mettre les objets qui doivent être montés ou descendus. Lorsqu'une personne doit monter ou descendre les marches, elle peut apporter le panier ou les quelques objets. Cela prévient de monter et de descendre les marches à répétition. Si vous ne pouvez pas monter ou descendre certains objets, n'hésitez pas pour demander de l'aide.
- Planifiez assez de temps pour compléter une tâche. Faire une tâche à toute vitesse prend plus d'énergie.

Il est également important d'avoir un équilibre entre le travail et les tâches domestiques, le repos et les loisirs. Souvent, les loisirs et le temps pour soi-même sont les premiers aspects à être négligés. L'équilibre entre ces trois niveaux permet de mieux gérer son niveau d'énergie. Pour favoriser cet équilibre, il est important de planifier une activité intéressante chaque jour et de se garder du temps pour les imprévus. Un aspect à considérer est de commencer par inscrire les rendez-vous ou activités qui doivent se faire absolument à une journée et à une heure précises avant de planifier le reste de son horaire.

De plus, les personnes atteintes de douleur chronique rapportent souvent avoir des journées où elles ressentent un taux d'énergie supérieur au niveau d'énergie ressenti sur une base quotidienne. Elles se lèvent un matin avec un regain d'énergie et se mettent à compléter des tâches l'une après l'autre. Finalement, le lendemain ou le surlendemain, elles sont vidées d'énergie. Elles restent au lit ou se reposent jusqu'à ce qu'elles retrouvent un niveau d'énergie pour pouvoir compléter leurs activités. Survient un autre gain d'énergie, et la même situation se reproduit. Selon les principes de conservation d'énergie, il faut pouvoir gérer son niveau d'énergie en planifiant des activités quotidiennes tout en maintenant un horaire occupationnel équilibré pour éviter ces fluctuations importantes.

Une façon d'évaluer l'utilisation de son énergie au courant de la journée et de la semaine est d'utiliser un horaire comprenant les sept jours de la semaine et les heures d'éveil de la journée, puis d'y inscrire les activités complétées à chaque jour. Par la suite, vous pouvez prendre trois marqueurs (rose, jaune et vert), et utiliser le marqueur rose pour surligner les tâches demandant plus d'énergie, le jaune pour celles demandant moyennement d'énergie et le vert pour les activités à faible taux d'énergie. Par la suite, regardez votre horaire et évaluez la distribution des couleurs au courant de la semaine. Si une journée est majoritairement surlignée en rose, et que les journées du lendemain et du surlendemain sont majoritairement surlignées en vert parce que vous n'aviez plus d'énergie, il serait peut-être bénéfique d'évaluer la distribution des tâches d'une journée à l'autre pour avoir un peu des trois couleurs à chacune des journées.

De plus, si vous avez le sentiment de courir une bonne partie de la journée sans presque rien avoir accompli, vous pouvez dresser la liste des tâches à accomplir et des choses à faire pendant la journée, et rayer celles-ci au fur et à mesure qu'elles sont complétées. Cela procure à certaines personnes un sentiment d'accomplissement.

Plusieurs personnes se demandent comment planifier leur horaire en ne sachant pas comment elles se sentiront ce jour là. Il ne faut pas oublier que la planification doit être flexible. Si une journée, vous planifiez faire l'épicerie, et que vous sentez que vous n'avez pas l'énergie nécessaire pour le faire, vous pouvez toujours compléter une activité demandant moins d'énergie, par exemple faire une brassée de lavage, et remettre l'épicerie au lendemain. Il faut toutefois faire une activité et ne pas remettre toutes les activités à plus tard ou à un autre jour. Si tel était le cas, vous pourriez vous sentir dépassé par la liste des choses à faire.

La priorisation

La priorisation peut également être faite au quotidien, pour la semaine et pour le mois.

Il s'agit de faire la liste des tâches à accomplir en ordre d'importance (prioriser). Il est également important d'évaluer si les tâches sont obligatoires et si elles peuvent être réduites, éliminées ou déléguées à d'autres personnes. De plus, s'il est financièrement possible pour vous d'engager des professionnels pour accomplir certaines tâches, par exemple des services d'entretien ménager, de déneigement ou de soins du gazon, vous pourriez garder votre énergie pour accomplir d'autres activités.

La prise de pauses

Afin de conserver son énergie, il est préférable de prendre une pause avant d'être fatigué. Une activité peut-être divisée en différentes parties afin de se permettre des pauses. Par exemple :

- pour faire la vaisselle, les chaudrons peuvent tremper dans l'eau savonneuse du lavabo, et si vous écoutez la télévision, vous pouvez utiliser les pauses publicitaires pour aller nettoyer les chaudrons, les laisser sécher jusqu'à la prochaine pause, et ainsi de suite;
- vous pouvez également faire le ménage dans une pièce de la maison, du condo ou de l'appartement, et prendre une pause avant de nettoyer une autre pièce. C'est important de prendre une pause avant de se sentir fatigué;
- vous pouvez également utiliser une minuterie pour ne pas oublier de prendre des pauses. Par exemple, si vous travaillez à l'ordinateur, vous pouvez mettre la minuterie pour vous assurer de prendre une pause selon votre tolérance, au moins une fois par heure, et faire quelques exercices d'étirement.

De plus, une pause n'est pas nécessairement l'arrêt complet d'une activité pour aller se coucher, relaxer ou encore écouter la télévision. C'est également un changement d'activité pour permettre à votre système musculosquelettique de se reposer. Par exemple, si vous faites une activité en position debout, vous pouvez, après un certain temps, poursuivre votre activité ou une autre activité en position assise. Il est important de varier ses activités et de ne pas faire la même activité, de la même manière, pendant une période de temps prolongée.

La posture

La posture est un autre principe de conservation d'énergie. Compléter une tâche en position assise au lieu de debout demande moins d'énergie. Toutefois, que ce soit en position assise ou debout, un alignement postural est important afin de conserver son énergie. Par exemple, si une personne s'assoit avec le dos courbé vers l'avant et la tête penchée, la force de gravité exercera une force sur sa tête, et les muscles du dos auront besoin de plus d'énergie pour maintenir cette position que si la personne était assise avec un alignement postural adéquat. Lorsque la tête est alignée avec le tronc, cela prend moins d'énergie pour maintenir la position.

L'HYGIÈNE POSTURALE

L'hygiène posturale est l'un des éléments des principes de conservation d'énergie. Elle fait référence à la position debout, couchée ou assise par laquelle les muscles et les ligaments soutenant la posture exercent le moins de tension et d'effort.

Un alignement postural permettra de:

- garder l'alignement des os et des articulations afin d'utiliser les muscles le plus efficacement possible;
- prévenir l'usure anormale des os au niveau de l'articulation;
- diminuer le stress sur les ligaments;
- diminuer le stress au niveau du dos ou autres articulations;
- prévenir la fatigue et/ou conserver son énergie;
- gérer la douleur.

(Source: Cleveland Clinic)

L'hygiène posturale répond à des besoins individuels. Par exemple, si une personne a une posture cyphotique (mauvaise posture) et souffre d'arthrose au niveau de la colonne vertébrale, l'ergothérapeute fera des recommandations pour répondre à ses besoins et à sa condition. Certaines recommandations peuvent répondre aux besoins d'une personne et ne pas répondre aux besoins d'une autre. C'est pourquoi il est important d'obtenir une évaluation en ergothérapie avant de commencer à vouloir changer sa posture et/ou son poste de travail. **Les principes qui suivent sont d'ordre général, et ne devraient donc pas être appliqués sans avoir été évalués par un ergothérapeute**.

Un alignement postural requiert:

- de la flexibilité;
- de la force musculaire;
- un équilibre entre la force musculaire des muscles agonistes et antagonistes;
- une perception et une prise de conscience de sa posture actuelle afin de pouvoir améliorer celle-ci;
- des connaissances sur le sujet de l'hygiène posturale.

(Source: Cleveland Clinic)

Un manque de flexibilité, de force musculaire ou d'équilibre entre la force musculaire des muscles agonistes et antagonistes influencera la posture.

Posture en position debout

- Le lobe des oreilles devrait être aligné avec le centre des épaules.
- La colonne vertébrale devrait être droite, c'est-à-dire ne pas être inclinée vers la droite, la gauche, l'avant ou l'arrière, tout en maintenant ses courbes naturelles: cervicale, thoracique et lombaire.
- Visualisez qu'un fil situé sur la partie supérieure de la tête la tire vers le plafond.
- Contractez légèrement les abdominaux profonds afin de ne pas basculer le bassin trop vers l'avant ou vers l'arrière. La contraction des muscles abdominaux profonds permet de ne pas entraver la respiration.
- Gardez les pieds séparés un peu moins que la largeur des épaules.
- Gardez les genoux légèrement pliés.
- Portez des souliers confortables, sans talons hauts, avec un support au niveau de l'arche du pied.
- Il est important d'équilibrer le poids du corps de façon égale sur les deux jambes ou de basculer le poids d'une jambe à l'autre (droite - gauche) soit d'un côté à l'autre ou d'avant-arrière tout en maintenant un certain poids sur chacune des jambes.

(Source: Cleveland Clinic)

Posture à la cuisine

En position debout, à la cuisine, on peut ouvrir une armoire sous le comptoir afin de mettre un pied sur le bord de l'armoire et au besoin, changer de pied. Cela permet de changer la mise en charge d'une jambe à l'autre et de maintenir un alignement corporel. Il faut toutefois faire attention pour ne pas s'accrocher dans la porte de l'armoire qui est ouverte.

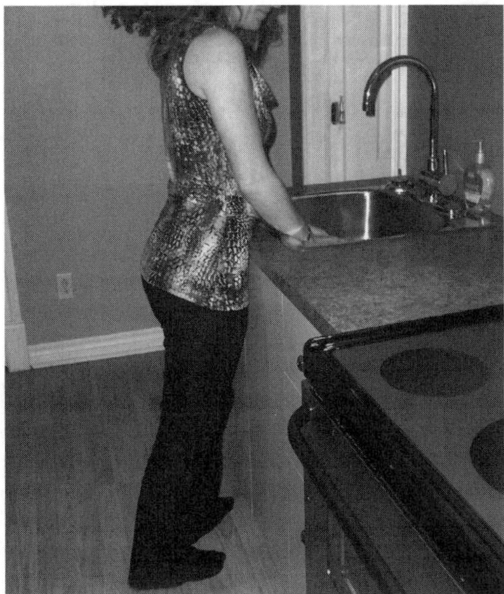

Non-alignement postural

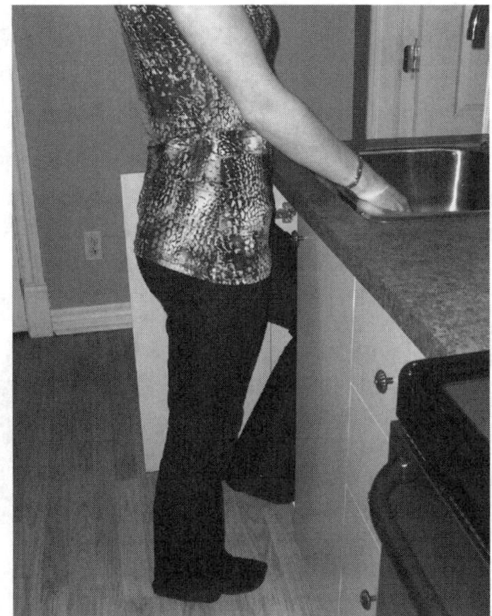

Alignement postural

Vous pouvez mettre un aide-mémoire sur le comptoir de votre cuisine, par exemple un ruban après le porte-savon pour vous souvenir d'utiliser une posture adéquate.

Posture en position assise

La première partie du corps à positionner en position assise est le bassin. Si le bassin bascule vers l'arrière ou l'avant, la position de votre tronc et de votre tête changera et pourrait influencer l'amplitude articulaire au niveau des épaules.

Il est donc important d'avoir un support au niveau lombaire afin de soutenir la courbe lombaire et favoriser un meilleur alignement postural. Vous pouvez utiliser un coussin lombaire ou rouler une petite serviette et l'utiliser comme coussin lombaire. De plus, si vous êtes assis dans une chaise sans appuie-bras, par exemple dans une salle d'attente, vous pouvez utiliser votre manteau ou votre sac à main pour supporter vos bras.

Assis à l'ordinateur

L'ergonomie a comme objectif principal de faciliter le travail et d'assurer la sécurité du poste de travail de la personne. Bien qu'il y ait des principes généraux d'ergonomie, le poste de travail doit être adapté aux caractéristiques physiologiques et psychologiques, aux mesures anthropométriques ainsi qu'aux capacités et besoins du travailleur.

Un moyen qui répond aux besoins d'une personne peut ne pas répondre aux besoins d'une autre. C'est pourquoi il est important d'obtenir une évaluation en ergothérapie avant de commencer à vouloir changer sa posture et/ou son poste de travail. Les principes qui suivent sont d'ordre général et ne devraient donc pas être appliqués sans avoir été évalués par un ergothérapeute.

Au travail ou à la maison, lorsque vous êtes assis à l'ordinateur vous devriez avoir une chaise ergonomique :

- avec cinq roulettes;
- ajustable en hauteur;
- avec un support lombaire au niveau du dossier;
- avec un dossier ajustable en hauteur afin de pouvoir ajuster la hauteur du support lombaire;
- avec des appuie-bras ajustables en hauteur;
- si nécessaire, avec des appuie-bras ajustables en largeur afin de pouvoir augmenter ou diminuer l'espace entre les deux appuie-bras pour qu'ils ne soient pas trop près ou trop loin de votre corps.

Pour ajuster la chaise

- Ajustez la hauteur du dossier afin que le support lombaire supporte votre courbe lombaire.
- L'espace entre l'arrière de vos genoux et le siège devrait être de deux ou trois largeurs de doigt afin de ne pas créer de pression à l'arrière des genoux et de supporter les cuisses.
- Lorsque vous êtes assis, l'angle au niveau de vos hanches devrait être de 90 degrés avec une possibilité pouvant aller jusqu'à 110 degrés.
- L'angle au niveau des genoux devrait être entre 90 et 130 degrés.
- La hauteur des appuie-bras devrait supporter vos bras lorsque vos coudes sont pliés à 90 degrés.
- Lorsque vous relaxez vos bras de chaque côté de votre corps, vos appuie-bras devraient se situer sous vos avant-bras. Dans le cas contraire, il faut ajuster la distance entre vos appuie-bras afin de la diminuer ou de l'augmenter.
- Par la suite, positionnez votre chaise en face de votre ordinateur et ajustez la hauteur de votre chaise pour que vos poignets soient en position neutre au-dessus de votre clavier. Si vos pieds ne touchent plus au sol, il faut ajouter un appuie-pied tout en maintenant l'angle au niveau des hanches.

Pour ajuster la hauteur de votre écran

- Le dessus de l'écran devrait être à la hauteur de vos yeux lorsque vous regardez directement droit devant vous.
- Lorsque vous relaxez les yeux, votre vision tombera automatiquement au centre de l'écran.
- Toutefois, si vous portez des lunettes bifocales, la hauteur de l'écran devrait être un peu plus basse.
- Si vous utilisez un ordinateur portatif, vous pouvez positionner votre ordinateur sur un support fait spécialement pour ce type d'ordinateur afin de le surélever et de pouvoir positionner l'écran à la bonne hauteur. Vous pouvez également ajouter un clavier et une souris externes ou sans fil. Cela vous permet de vous positionner de manière plus adéquate.
- Ceci représente seulement quelques éléments en lien avec l'ergonomie. L'ergonomie à l'ordinateur comprend encore plusieurs autres éléments.

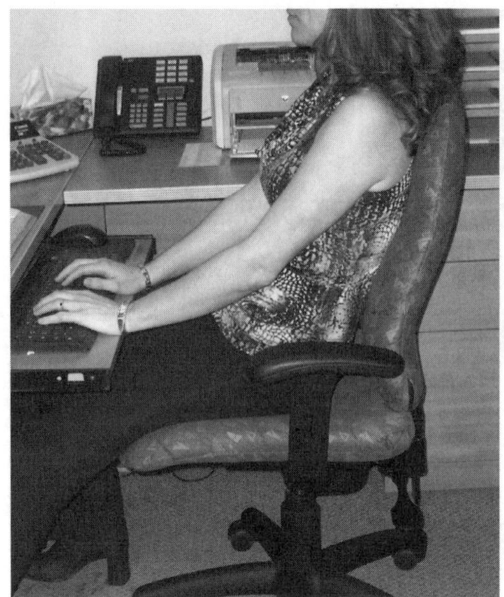

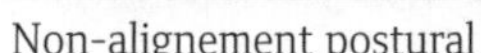
Non-alignement postural

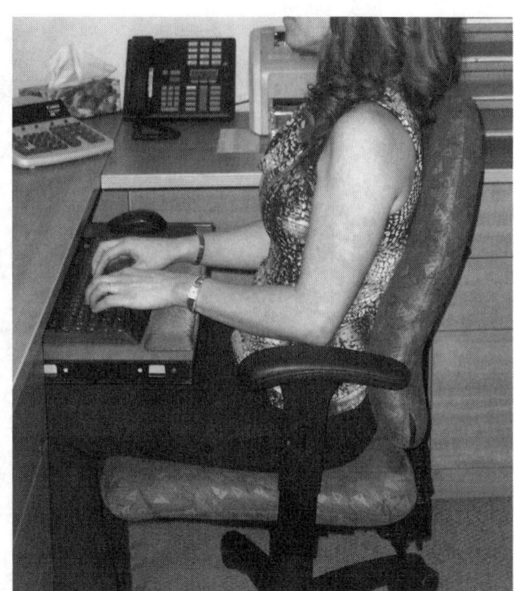

Alignement postural

Posture en position couchée

Afin de faciliter le sommeil, il est important d'avoir une posture adéquate. Tout d'abord, un oreiller cervical aidera à maintenir l'alignement de la colonne vertébrale au niveau cervical. Le choix d'un oreiller est personnel. Un oreiller en latex fera peut-être le bonheur d'une personne, mais une autre préfèrera un oreiller en mousse contour.

Souvent les oreillers cervicaux ont une courbe plus élevée d'un côté de l'oreiller que de l'autre afin de répondre à des besoins individuels. Si vous avez une petite stature et une courbe cervicale qui n'est pas très accentuée, vous utiliserez probablement le côté de l'oreiller avec la plus petite courbe. Si vous êtes de plus grande stature ou si votre courbe cervicale est plus accentuée, vous utiliserez probablement le côté de l'oreiller avec la courbe la plus élevée afin de vous procurer le support nécessaire. De plus, si vous dormez sur le côté, vous aurez probablement besoin d'utiliser le côté de l'oreiller cervical avec la courbe la plus élevée.

Si vous avez des problèmes au niveau de la colonne lombaire, il est important de bien la supporter pour diminuer les tensions musculosquelettiques. Pour ce faire, placez un oreiller sous les genoux lorsque vous êtes couché sur le dos. Si vous avez de la douleur au niveau des épaules, vous pouvez également mettre des oreillers sous vos bras lorsque vous êtes couché sur le dos. En position couchée sur le côté, vous pouvez utiliser un oreiller de corps pour supporter votre bras et votre jambe. Cela vous permettra de prévenir la rotation de la colonne vertébrale et de supporter votre bras au besoin. Votre bras opposé au matelas sera supporté par l'oreiller de corps, et votre bras faisant contact avec le matelas ne devrait pas être placé sous votre tête. Toutefois, vous pouvez le placer sous l'oreiller devant votre tête.

Il est préférable, si possible, d'éviter de dormir sur le ventre puisque cette position cause beaucoup de tension à la colonne vertébrale (cou et dos).

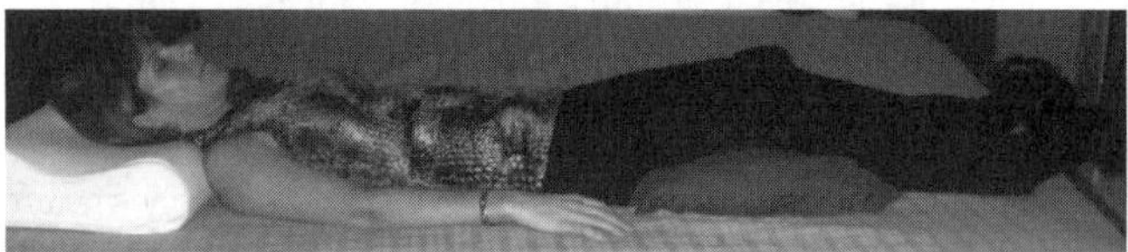

Sur le dos

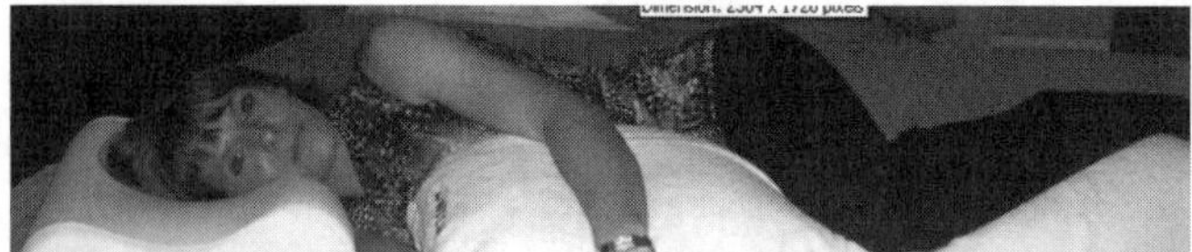

Sur le côté

L'HYGIÈNE DU SOMMEIL

Le sommeil est un besoin essentiel. Ce n'est pas seulement une phase passive, mais un moment où il y a réparation des tissus, consolidation des apprentissages, ménage émotionnel, évacuation du stress, activation du système immunitaire et bien d'autres évènements importants.

La douleur chronique interfère avec la qualité du sommeil. Avec un sommeil souvent moins réparateur, l'humeur et les fonctions cognitives telles que l'attention et la concentration peuvent être affectées. Certains moyens peuvent aider à améliorer le sommeil. Ces moyens seront divisés en deux parties: la modification des comportements et la modification de l'environnement.

Parmi les moyens pour modifier ses comportements afin de favoriser un meilleur sommeil, on trouve les suivants:

- développer une routine du sommeil, par exemple compléter ses soins personnels et prendre un bain et/ou faire une technique de relaxation;
- se coucher à la même heure tous les soirs, même les fins de semaine;
- en soirée, ne pas boire de café, ne pas prendre de stimulants ou d'alcool;
- faire de l'exercice aérobie à basse intensité, mais pas en soirée;
- gérer son stress et ses tracas avant de faire sa routine du sommeil;
- utiliser des techniques de relaxation en se couchant;
- ne pas prendre de repas copieux le soir;
- ne pas prendre de sieste de plus de 20 à 30 minutes, sauf si vous devez conduire et que vous avez besoin de plus de sommeil.

Parmi les moyens pour modifier l'environnement afin de favoriser un meilleur sommeil, on trouve les suivants:

- la chambre à coucher devrait être un endroit paisible pour l'intimité, pour se reposer et pour dormir;
- ne pas mettre son bureau dans la chambre à coucher: c'est un endroit pour se détendre;
- ne pas mettre de télévision dans la chambre. La lumière que produit la télévision fait diminuer le taux de mélatonine. La mélatonine est une hormone produite par la glande pinéale lorsqu'il y a noirceur, et elle favorise le sommeil;
- mettre un verre d'eau sur la table de nuit afin de ne pas avoir à se lever durant la nuit si on a soif;
- mettre un crayon et du papier sur la table de nuit afin d'inscrire ce qu'on a peur d'oublier et ainsi apaiser la crainte de ne pas s'en souvenir le lendemain matin;
- garder la chambre à coucher sombre, à une température ni trop chaude, ni trop froide;
- avoir des couvertures légères. Une couverture en duvet d'oie est souvent appréciée;
- avoir un matelas ni trop ferme ni trop mou.

LES TECHNIQUES DE RELAXATION

Plusieurs techniques de relaxation existent: la Jacobson, la visualisation, la Schultz, la respiration, etc. Toutefois, il ne faut pas oublier les techniques personnelles que chaque individu utilise afin de gérer son stress. Pour certains, ce sera d'écouter de la musique, de prendre une marche dans le bois, d'aller voir un film, de parler au téléphone avec un ami ou de prendre un bain avec des chandelles. Plus souvent qu'autrement, ces moyens sont mis de côté, et l'attention est portée sur la liste de choses à faire. Il ne faut pas oublier qu'afin de conserver son énergie, il doit y avoir un équilibre entre le travail, les loisirs et le repos.

Vous pouvez mettre une liste de moyens personnels de relaxation sur le réfrigérateur pour ne pas oublier de prendre du temps pour vous détendre. La relaxation aide à gérer la douleur.

Pour effectuer la technique de golfeur, l'individu doit prendre appui sur une pièce de mobilier stable avec une main. Par exemple, si vous prenez appui à la pièce de mobilier stable avec votre main gauche, le pied droit reste sur le sol pendant que vous levez la jambe gauche vers l'arrière et fléchissez légèrement au niveau de la hanche et du genou pour ramasser un objet sur le plancher à l'aide de votre main droite. La personne peut également s'assoir sur une chaise et se pencher vers l'avant en gardant le dos droit et en fléchissant au niveau des hanches. Finalement, il y a aussi la position du skieur: sortir les fesses vers l'arrière pour maintenir la courbe lombaire, fléchir au niveau des hanches et un peu au niveau des genoux, vous penchez tout en gardant votre dos droit pour rejoindre l'objet au sol.

LA MÉCANIQUE CORPORELLE

La mécanique corporelle est le mouvement du corps lors d'accomplissement d'activités de la vie quotidienne. Voici quelques principes.

Pousser au lieu de tirer

L'un des principes de mécanique corporelle est de pousser au lieu de tirer pour déplacer un objet en le faisant glisser ou rouler, par exemple pousser un charriot au lieu de le tirer.

Prendre un objet sous le niveau des genoux

Un autre principe de mécanique corporelle est de garder le dos droit et de fléchir les genoux afin de prendre un objet sous le niveau des genoux. Toutefois, si la personne a de la douleur au niveau des genoux ou est incapable de compléter ces mouvements, l'ergothérapeute devra trouver d'autres moyens. Si l'objet est léger et que la personne n'a pas de problèmes de pression artérielle, la technique du golfeur est une autre possibilité.

Éviter la combinaison de certains mouvements durant l'accomplissement des activités quotidiennes

Plusieurs personnes prennent l'habitude de faire de mauvais mouvements (flexion, torsion et extension) du dos lors de l'accomplissement d'activités quotidiennes. Un mouvement combinant une flexion et une torsion peut être dommageable pour le dos. La personne doit donc réapprendre à bouger en utilisant une mécanique corporelle adéquate durant l'accomplissement des activités pour prévenir une autre blessure et gérer sa douleur. La personne doit en premier lieu prendre conscience de sa mécanique corporelle et de sa posture pour pouvoir les améliorer.

L'accomplissement des activités quotidiennes

L'ergothérapeute travaille également avec les personnes atteintes de douleur chronique qui ont perdu de leur autonomie dans l'accomplissement de leurs activités quotidiennes. Il travaillera avec la personne à améliorer son niveau d'autonomie et de productivité en utilisant des principes de mécanique corporelle, d'hygiène posturale, d'hygiène du sommeil, des méthodes compensatoires, des aides techniques si nécessaire, et la réactivation.

LA RÉACTIVATION ET LE RETOUR AU TRAVAIL

La réactivation est intégrée aux interventions en ergothérapie. Plus souvent qu'autrement, les personnes atteintes de douleur chronique réagissent en minimisant leurs activités, et deviennent ainsi déconditionnées. Le déconditionnement fait en sorte que la personne se fatigue plus rapidement. Le déconditionnement et la fatigue affectent sa productivité et son état psychologique. Le tout augmente le niveau de stress, ce qui augmente les tensions musculaires et par conséquent, augmente le niveau de douleur et les troubles du sommeil. Ce cercle vicieux continue à tourner tant et aussi longtemps qu'on ne modifie pas la situation.

La réactivation est un élément important afin de briser le cercle vicieux de la douleur et pour gérer les symptômes de douleur chronique. L'exercice aérobie à basse intensité aide à gérer la douleur et à améliorer la productivité, la qualité du sommeil, la force musculaire, la flexibilité, la capacité cardiovasculaire et le bien-être. De plus, en favorisant le sommeil profond, il favorise également la réparation des tissus.

Plusieurs personnes atteintes de douleur chronique utilisent la marche ou la natation comme activité aérobie à basse intensité. Toutefois, toute autre activité non contrindiquée peut être utilisée. L'important, c'est que vous ayez du plaisir à faire cette activité.

Toutefois, la réactivation ne comprend pas seulement l'exercice. Il peut s'agir de réactivation dans le but d'un retour au travail ou pour améliorer les capacités et l'endurance de la personne dans l'accomplissement d'activités quotidiennes. L'un des moyens utilisés en ergothérapie est à l'aide d'objectifs périodiques. Il peut s'agir de faire un horaire quotidien avec la personne, avec des objectifs quotidiens et des objectifs hebdomadaires. Par exemple, la personne peut avoir à se lever à 7 h tous les jours comme si elle allait au travail et de faire des activités simulant une partie de son travail ou des tâches plus simples et demandant moins d'énergie. Ceci l'aidera à progresser vers des tâches plus difficiles et plus longues afin d'arriver à des mises en situation similaires aux tâches et aux activités dans son milieu de travail. Il est important d'entreprendre la réactivation un petit pas à la fois pour que le corps s'habitue graduellement à l'activité. De plus, la personne doit faire ses activités sur une base quotidienne pour se reconditionner.

LE CONGÉ ET LE SUIVI

Lors du congé, la personne aura à continuer d'incorporer les différents outils appris tout au long des services reçus. Au besoin, la personne pourra contacter l'ergothérapeute pour un suivi si celle-ci a des questions ou pour réviser certains programmes d'exercices ou autre ou si le clinicien désire voir la personne en suivi selon les besoins.

3. L'HISTOIRE DE MADAME LEDUC

Madame Leduc est une femme de 42 ans avec un diagnostic de fibromyalgie. Elle a été diagnostiquée il y a neuf mois. Elle demeure avec son mari et ses deux enfants, Gabrielle 12 ans et Simon 16 ans. Elle est en arrêt de travail depuis deux mois. Elle travaillait quatre jours par semaine comme orthophoniste dans un hôpital. Elle adore son travail. Elle désire retourner au travail, mais elle a de la difficulté à gérer ses symptômes : douleur, fatigue et troubles du sommeil.

Madame Leduc a reçu des services multidisciplinaires de réadaptation. Ces services ont mis l'emphase sur l'éducation, la réactivation et le retour au travail. Au niveau de l'éducation, elle a reçu de l'information sur ce qu'est la fibromyalgie, la gestion du stress, l'hygiène du sommeil, les principes de conservation d'énergie, l'hygiène posturale, l'ergonomie au travail et les ressources communautaires qu'elle peut utiliser afin de continuer à faire des exercices aérobies à basse intensité et ainsi maintenir ses acquis après l'obtention de son congé. Elle a également reçu de l'information et a pratiqué et intégré différentes techniques de relaxation dans l'accomplissement de ses activités quotidiennes. En plus d'avoir reçu de l'information sur l'hygiène du sommeil, les principes de conservation d'énergie et l'hygiène posturale, Mme Leduc a pratiqué, a fait des mises en situation et a intégré une partie de ces principes au niveau de ses activités quotidiennes.

Afin de favoriser un meilleur sommeil, Mme Leduc a changé sa routine de sommeil. Elle va maintenant se coucher à 22 h tous les soirs. Quarante-cinq minutes avant d'aller se coucher, elle complète ses soins personnels et utilise une technique de relaxation. Elle rapporte une amélioration de la qualité de son sommeil lorsqu'elle relaxe en prenant un bain ou en utilisant une technique de relaxation par la visualisation. De plus, elle gère maintenant ses tracas et son horaire en fin de journée, et non plus dans le lit lorsqu'elle va se coucher. Elle a également réorganisé sa chambre à coucher pour en faire une oasis de relaxation et d'intimité, en plus d'avoir retiré le téléviseur de la chambre.

De plus, au niveau de l'hygiène posturale, Mme Leduc utilise désormais un oreiller cervical et un oreiller de corps afin de maintenir son alignement postural lorsqu'elle se couche.

Le fait de faire des exercices aérobies à basse intensité 45 minutes 3 fois par semaine a également permis d'améliorer la qualité de son sommeil. Elle s'est jointe à un groupe de personnes ayant la fibromyalgie pour faire, une fois par semaine, des exercices aérobies à basse intensité, de la marche à l'extérieur ou à l'intérieur d'un centre commercial et de la natation. Elle rapporte avoir plus d'endurance depuis qu'elle fait des exercices.

Lorsqu'elle travaille dans la cuisine, elle utilise maintenant le bas de l'armoire pour mettre son pied afin de maintenir son alignement postural. Elle utilise également de l'antidérapant sous les bols à mélanger pour les stabiliser lorsqu'elle fait la cuisine. Finalement, elle a intégré des principes de mécanique corporelle dans ses activités de la vie quotidienne.

La réactivation et la préparation pour un retour au travail progressif ont également fait partie des traitements que Mme Leduc a reçus. Une évaluation de son poste de travail a été complétée afin d'évaluer et de recommander les modifications environnementales et l'équipement nécessaire pour favoriser son retour au travail.

Au niveau du travail, elle a également intégré des principes d'ergonomie, et son milieu de travail a été modifié pour répondre à ses besoins. Mme Leduc anticipait avec crainte son retour au travail, mais y a fait un retour progressif. Elle travaille à nouveau quatre jours par semaine, et rapporte une amélioration de sa qualité de vie personnelle, familiale et professionnelle.

4. CONCLUSION

L'ergothérapeute aide les personnes atteintes de douleur chronique à améliorer leurs capacités à autogérer leur condition et leur niveau d'autonomie et de productivité. De plus, l'ergothérapeutre aide à réintégrer les personnes au niveau social dans l'accomplissement de leurs loisirs et de leurs occupations afin d'améliorer leur qualité de vie et demeurer des membres actifs de la société.

RÉFÉRENCES

- Ask Dr. Weil, Polaris Health (Ed). Health Conditions – Insomnia Treatment, DrWeil.com. [Consulté le 03 janvier 2010]. http://www.drweil.com
- Canadien Association of Occupational Therapy [Consulté le 31 décembre 2009]. http://www.caot.ca/default.asp?ChangeID=279&pageID=286&francais=1
- Cleveland Clinic, [Consulté le 02 janvier 2010]. http://my.clevelandclinic.org/spine/posture.aspx
- Friedland, J.; I. Robinson & T. Cardwell (2001). L'histoire de l'ACE de 1926 à 1939, Actualités ergothérapiques, Vol. 3, No. 1. http://www.caot.ca/otnow/jan01-fr/jan01-history.cfm
- Montreuil, S. & A. Lajoie (2008). Ergonomie : travail de bureau avec écran de visualisation : guide de formation, 4e édition, 1-76.
- Passeport santé, [Consulté le 03 janvier 2010]. http://www.passeportsante.net/fr/Maux/Problemes/Fiche.aspx?doc=insomnie_pm
- Travail Sécuritaire Nouveau Brunswick. (2010). Guide d'ergonomie travail de bureau Guide pour la prévention des lésions musculosquelettiques, Travail sécuritaire NB, 1-16.

L'HISTOIRE DE MORRIS

Morris K., Montréal, Québec, Canada

(Voir autres témoignages, pages 100, 246, 300, 372 et 382.)

Morris K. a survécu à un accident d'avion, et a subi des fractures à la mâchoire et à une cheville ainsi que des fractures de compression à la colonne vertébrale.

Pendant ma convalescence, mon épouse et moi avons remarqué que nous avions perdu des amis, ceux qui ne pouvaient pas faire face à l'évènement tragique que j'avais vécu. Ce n'est pas ça pour moi, un bon ami. Une autre raison qui aurait pu les éloigner est l'importante adaptation que j'ai dû faire à mon mode de vie. Par exemple, nous n'allons plus au cinéma parce que je ne peux pas m'assoir sur un siège rembourré et mou. J'évite encore les foules de crainte d'être poussé ou bousculé, ce qui pourrait accentuer mon traumatisme. La tension que je ressens lorsque je traverse une foule à pied fait que la sortie n'en vaut pas la peine, peu importe quelle vedette est en spectacle. Je suis toujours sur mes gardes quand je m'approche de quelqu'un ou lorsque quelqu'un vient vers moi pour me saluer. Une simple tape amicale sur le dos ou l'épaule est un traumatisme important. Je me suis aperçu que je ne peux pas compter sur le fait que les autres s'en souviennent. Ce nouveau mode de vie a donc pu éloigner des vieux amis. En rétrospective, aucun de ceux qui étaient nos amis avant l'accident n'est présentement notre ami.

Certaines portes se fermaient alors que de nouvelles portes s'ouvraient. Le plus important pour moi était de continuer à vivre ma vie! Cela voulait dire que je devais faire les choses à ma manière et aller seulement aux endroits où j'étais à l'aise.

Heureusement pour moi, ma meilleure amie et épouse est toujours là. Dans ma nouvelle vie, nous nous sommes fait un nouveau groupe d'amis, des amis qui m'ont accepté d'emblée avec mes limites.

CHAPITRE

ACUPONCTURE **ET DOULEUR**

Sylvain Cardinal, Ac., Rimouski, Québec, Canada
pour l'Ordre des acuponcteurs du Québec

RÉSUMÉ

Notre instinct nous pousse à nous méfier de tout ce qui pique. Ainsi, dans la nature, la riposte d'une guêpe qu'on dérange dans son labeur ou la rencontre brutale avec un buisson épineux constitue pour nous des moments plus ou moins traumatisants.

Dans cette perspective, l'acuponcture apparait déroutante. **Comment imaginer qu'elle puisse soulager la douleur, voire la guérir? Comment concevoir, si notre esprit critique pousse un tant soit peu la réflexion, qu'on puisse obtenir un effet bienfaisant avec de simples aiguilles ne contenant aucun médicament?**

Pourtant, c'est de cette singularité même que provient la force de l'acuponcture. Introduites judicieusement et à des endroits stratégiques, ces fines aiguilles peuvent avoir des effets profonds et durables sur le système nerveux et l'appareil musculosquelettique, entre autres.

C'est aussi ce que la neurophysiologie tente d'expliquer grâce à des récentes études, l'effet de cette thérapie plus que millénaire qu'est l'acuponcture : agir grâce à la dynamisation des voies de contrôle de la douleur, stimuler la réparation tissulaire et rétablir un équilibre dans le système nerveux central.

Les notions employées en acuponcture traditionnelle et qui semblaient, jusqu'à récemment, déconcertantes ou mystérieuses pour notre entendement d'Occidentaux, sont maintenant expliquées progressivement par la physiologie contemporaine. Des concepts tels que le *QI*, les méridiens, le *yin* et le *yang*, se révèlent des notions précieuses qui permettent à l'acuponcteur de déterminer un traitement optimal.

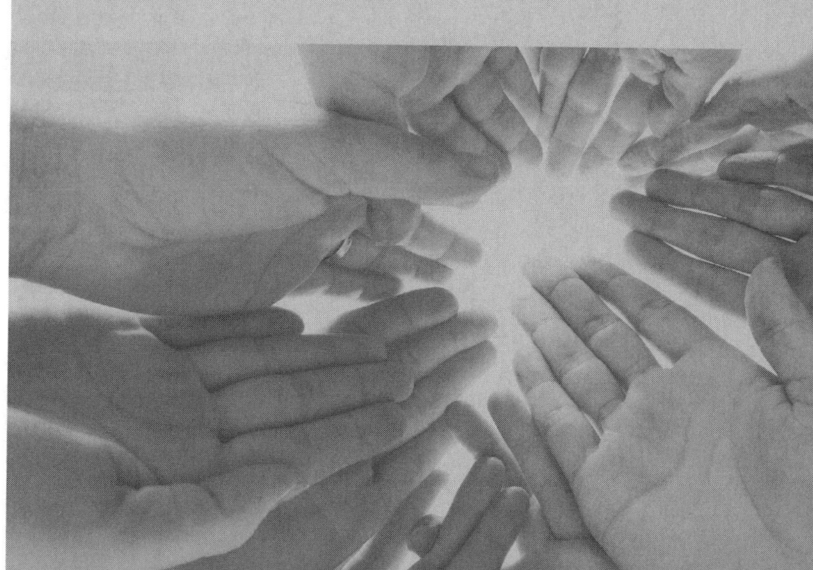

1. LE MILIEU MÉDICAL REDÉCOUVRE L'ACUPONCTURE

Concernant le traitement de nombreux syndromes douloureux comportant une composante musculaire, le milieu médical s'est d'abord rendu compte par une expérimentation clinique maintes fois répétée que la douleur myofasciale[1] pouvait être traitée efficacement par l'injection d'anesthésiques locaux dans les points détente responsables de cette douleur.

Puis, on a expérimenté plusieurs solutions injectables afin de déterminer quel était l'agent pharmacologique le plus efficace. On s'est alors aperçu avec stupéfaction qu'une simple solution saline – donc de l'eau et du sel – s'avérait tout aussi efficace que la plupart des agents pharmacologiques étudiés[2].

À l'évidence, une conclusion s'imposait: la nature de la solution injectée n'a que peu d'effet sur l'efficacité thérapeutique; par contre, c'est la poncture précise du point détente associée à la douleur, qui détermine le résultat clinique. **En d'autres mots, la recherche médicale venait de «redécouvrir» l'usage de l'aiguille dans le traitement de la douleur myofasciale, ce que l'acuponcture pratiquait depuis longtemps.**

La pensée traditionnelle chinoise décrit en effet qu'une obstruction de la circulation de *QI* et de sang se manifeste par des points douloureux à la palpation, les points *ahshi*, c'est-à-dire les points détente de la médecine contemporaine, et que la poncture de ces points *ahshi* constitue une des méthodes pour traiter la douleur musculosquelettique.

Le milieu médical a donc redécouvert à sa façon ce que des études cliniques effectuées sur d'importantes cohortes de patients démontrent, soit que l'acuponcture est efficace pour le soulagement de la douleur musculaire chronique[3].

2. LES MÉRIDIENS D'ACUPONCTURE ET LE TRAITEMENT À DISTANCE DE LA ZONE DOULOUREUSE

Supposons qu'un patient souffrant d'une céphalée consulte un acuponcteur pour la première fois. Ne sachant pas trop à quoi s'attendre, il peut constater à son grand étonnement, que le thérapeute commence son traitement par l'insertion d'une aiguille dans le pied! Se trompe-t-il de patient? Non, bien évidemment. Il faut simplement savoir que l'acuponcteur a recours ici à une stratégie que le monde médical tente d'expliquer, entre autres, par les voies de contrôle de la douleur. C'est-à-dire que la nouvelle stimulation – causée par l'aiguille – va en quelque sorte attirer l'attention du système nerveux central et inhiber le signal douloureux en provenance de la tête. Ce mécanisme analgésique implique différentes structures de la moelle épinière et du cerveau spécialisées dans le traitement des signaux nociceptifs[4]. Les systèmes d'inhibition descendants – c'est ainsi qu'on appelle ces signaux nerveux, parce qu'ils redescendent le long de la moelle épinière – opèrent de façon automatique, à l'insu de notre conscience. Ces influx nerveux vont bloquer les messages de douleur au portillon, c'est-à-dire à la porte d'entrée des influx sensitifs de la moelle épinière. En acuponcture, les courants d'énergie ou méridiens rappellent au praticien quels sont les points efficaces pour soulager la douleur, selon sa localisation. C'est par ces points que les systèmes d'inhibition descendants peuvent être déclenchés ou du moins accentués même si les points choisis sont situés à distance de la zone douloureuse. **Fait à noter, l'effet s'installe progressivement d'un traitement à l'autre – on parle d'effet cumulatif – ce qui explique la nécessité de traiter à quelques reprises pour produire un effet optimal[5].**

3. LA DÉSACTIVATION DU SYSTÈME LIMBIQUE ET L'ARRIVÉE DU *QI*

Dans le cas d'une douleur chronique dont on ne peut éliminer la source, l'acuponcture permettra de réduire la souffrance occasionnée par la lésion qui afflige la personne.

Parfois, la douleur éprouvée n'est pas très intense, mais elle n'en demeure pas moins pénible, en particulier si elle persiste longtemps; c'est que cette douleur comporte une composante affective. En effet, si la douleur n'était pas pénible, nous ne serions pas déterminés à agir pour l'éviter. Certaines structures cérébrales situées dans le système limbique entrent en jeu dans la composante affective de la douleur; elles sont donc particulièrement actives quand une personne est souffrante. Or, il a été démontré par imagerie cérébrale que le traitement d'acuponcture pourrait désactiver le système limbique responsable de l'aspect pénible de la douleur[6]. La stimulation d'un certain type de fibres nerveuses – les fibres A-delta – peut produire une inhibition du système limbique, et les aiguilles d'acuponcture ont justement la propriété de stimuler spécifiquement ces fibres. Aux endroits où seront implantées les aiguilles, le patient éprouvera des picotements, de la lourdeur ou un engourdissement, sensations caractéristiques de la stimulation des fibres A-delta; c'est ce que l'on appelle, en acuponcture, l'arrivée du *QI*.

Le praticien pourra moduler la douleur en ajustant les aiguilles méticuleusement de façon à obtenir ces sensations. L'arrivée du *QI* est souvent le signe annonciateur d'un traitement efficace.

4. LA RÉÉQUILIBRATION ÉNERGÉTIQUE

L'un des principaux changements qu'éprouve le patient après un traitement d'acuponcture est **une profonde sensation de bien-être**, qui provient de la rééquilibration de l'activité des forces énergétiques appelées *yin* et *yang*. Certains comparent cet état de sérénité au sentiment de paix intérieure ressentie pendant la pratique de la méditation. Ces témoignages mettent ainsi en relief l'effet régulateur de l'acuponcture sur l'état psychologique, lequel est influencé par l'état du système nerveux central. Des études en laboratoire tendent à appuyer ces observations cliniques. Elles suggèrent que l'acuponcture agirait sur l'hypothalamus, le chef d'orchestre des activités régulatrices du système nerveux central[7].

Traiter le patient et non la maladie, telle est la philosophie de l'acuponcteur. Celui-ci examine en détail l'ensemble des symptômes de la personne souffrante et non seulement la lésion à l'origine de la douleur. Le traitement qui s'ensuit a pour but de recréer chez le patient l'équilibre énergétique nécessaire à la bonne santé, effet qui se traduit par un sentiment de bien-être associé au traitement.

Plusieurs stratégies de traitement s'offrent à l'acuponcteur pour soulager une personne souffrante. Ce qui explique que, pour deux problèmes en apparence identiques, deux patients vont recevoir des traitements très différents.

5. L'EFFICACITÉ DE L'ACUPONCTURE TESTÉE PAR LES *GERAC* (*GERMAN INSURANCE COMPANY STUDIES*)

Au début des années 2000, plusieurs compagnies d'assurances allemandes se sont regroupées afin de parrainer des études cliniques visant à vérifier l'efficacité et la sécurité de l'acuponcture pour le traitement de diverses conditions douloureuses. L'efficacité de l'acuponcture a même été comparée avec les meilleurs soins usuels disponibles. Ces études cliniques, appelées *GERAC*, portaient sur d'importantes cohortes de patients et visaient trois syndromes douloureux, soit la migraine[8], la lombalgie chronique[9] et l'arthrose du genou[10].

Leurs conclusions sont résumées ici :

- l'acuponcture est équivalente aux meilleurs soins médicaux usuels pour la prophylaxie (prévention) de la migraine;
- l'acuponcture est supérieure aux meilleurs soins médicaux usuels pour la lombalgie chronique et l'arthrose du genou.

6. QUELQUES CONSIDÉRATIONS PRATIQUES

Les aiguilles d'acuponcture sont stériles et à usage unique. Leur insertion se fait généralement sans douleur quoique l'on puisse ressentir une légère piqure suivie d'un engourdissement, de picotements ou d'une lourdeur, sensations que l'acuponcteur cherche parfois à obtenir pour la pleine efficacité de son traitement.

Certaines techniques complémentaires peuvent aussi être utilisées par l'acuponcteur.

Parmi les techniques traditionnelles les plus courantes on retrouve :

- la moxibustion, consistant à faire bruler de l'armoise (une plante herbacée) au-dessus de l'aiguille ou du point d'acuponcture afin de créer une chaleur bienfaisante;
- l'application d'une ventouse sur un point d'acuponcture ou son glissement le long d'un méridien.

Parmi les techniques contemporaines :

- l'électrostimulation des aiguilles;
- le laser, lequel peut même remplacer l'aiguille.

7. ORDRE DES ACUPONCTEURS DU QUÉBEC

Tout acuponcteur exerçant au Québec doit être membre de l'Ordre des acuponcteurs du Québec (OAQ). Comme tous les autres ordres professionnels du Québec, l'OAQ a reçu de l'État le mandat de réglementer la pratique de l'acuponcture au Québec dans le but de protéger le public. Pour en savoir plus sur l'OAQ ou vérifier le statut officiel de son acuponcteur, on contacte le **514-523-2282** ou le **1-800-474-5914**.

L'Association des acuponcteurs du Québec (AAQ) est un organisme privé sans but lucratif composé d'acuponcteurs du Québec. La mission de l'AAQ est de diffuser et de promouvoir la médecine chinoise au Québec et de défendre les intérêts socioéconomiques de la profession.

On rejoint l'AAQ au **514-982-6567** ou au **1-800-363-6567** ou par internet au **www.acupuncture.com**.

Un seul établissement est autorisé à enseigner l'acuponcture au Québec, il s'agit du Collège de Rosemont. Pour des renseignements sur la formation d'acuponcteur, on contacte le Département d'acuponcture du Collège de Rosemont au **514-376-1620**, poste 353.

RÉFÉRENCES

1. La douleur myofasciale est d'origine musculaire, et elle est causée par des points détente, c'est-à-dire des zones hyperirritables situées au sein du muscle atteint.

2. T. M. CUMMING, et A. R. WHITE, 2001. « Needling therapies in the management of myofascial trigger point pain : a systematic review », Archives of Physical Medecine and Rehabilitation, 82 (7), p. 986-992.

3. C. M. WITT, B. BRINKHAUS, T. REINHOLD et coll., 2006a. « Efficacy, effectiveness, safety and costs of acupuncture for chronic pain - results of a large research initiative », Acupuncture in medecine, 24 (Suppl) : p. S33-S39.

4. La nociception est l'enregistrement par le système nerveux d'un signal potentiellement dangereux pour l'intégrité corporelle. La nociception peut conduire ou non à une expérience de douleur.

5. A. WHITE, M. CUMMINGS et J. FILSHIE, 2008. An Introduction to Western Medical Acupuncture, Churchill Livingstone, p. 43-47.

6. K. K. HUI, J. LIU, N. MAKRIS et coll., 2000. « Acupuncture-modulates the limbic system and subcortical gray structures of the human brain : evidence from MRI studies in normal subjects », Human Brain Mapping, 9 (1) : p.13-25.

7. A. WHITE, M., CUMMINGS et J. FILSHIE, 2008. An Introduction to Western Medical Acupuncture, Churchill Livingstone, p. 54.

8. H. C. DIENER, K. KRONFELD, G. BOEWING et coll., 2006. « Efficacy of acupuncture for the prophylaxis of migraine : a multicenter randomised controlled clinical trial », Lancet Neurology 5 (4) : p. 310-316.

9. C. M. WITT, S. JENA, D. SELIM et coll., 2006c. « Pragmatic randomised trial evaluating the clinical and economic effectiveness of acupuncture for chronic low back pain », American Journal of Epidemiology 164 (5) : p. 487-496.

10. H. P. SCHARF, U. MANSMANN, K. STREITBERGER et coll., 2006. « Acupuncture and knee osteoarthritis – a three arm randomized trial », Annals of Internal Medecine 145 (1) : p.15-20.

CHAPITRE

ACUPONCTURE, OSTÉOPATHIE ET YOGA : **UNE PENSÉE DIFFÉRENTE FACE À LA DOULEUR CHRONIQUE**

Pierre Beauchamp, Ac., D. O., Lorraine, Québec, Canada

RÉSUMÉ

Au cours de mes 20 années de pratique en acuponcture et en ostéopathie, en tai-chi et en yoga, 80 % des personnes qui sont venues pour un traitement vivaient une condition de douleur soit aigüe soit chronique. Mon expérience clinique, mes réflexions et mes recherches m'ont mené à considérer l'ostéopathie, l'acuponcture et le yoga comme des compléments parfaits à toute volonté d'un individu à prendre en main son corps et son âme face à la douleur chronique. Ce chapitre vous offre un regard sur l'acuponcture et l'ostéopathie, et plus particulièrement sur la manière d'aborder la douleur chronique selon ces deux approches thérapeutiques.

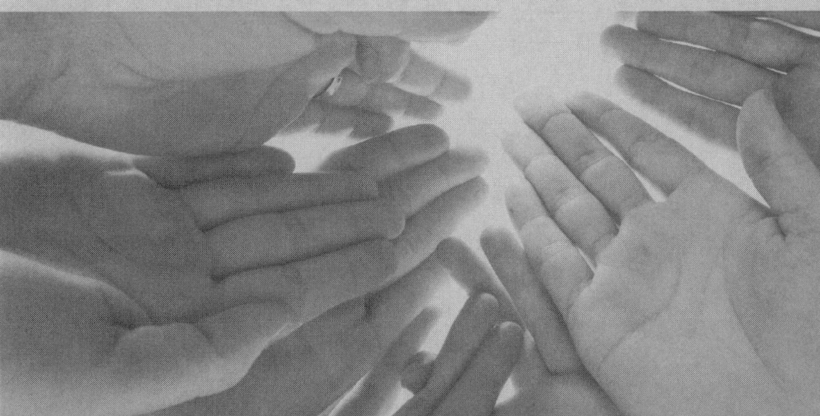

1. INTRODUCTION

Le corps est plus que la somme de ses parties. C'est l'une des premières leçons que j'ai apprises au cours de ma formation en acuponcture. La force des arts thérapeutiques que je pratique repose sur la prévention et la prise en charge de l'ensemble du corps, et non seulement de la région où la douleur est localisée.

Mon rôle en tant que clinicien est d'abord de bien faire valoir et comprendre mon interprétation de la douleur à mon patient : le macrocosme de sa douleur, c'est-à-dire les influences sociales et culturelles, les changements météorologiques, les climats de travail et familiaux, les chutes et les accidents. Le microcosme est l'interprétation faite par notre cerveau et la façon dont il a su tisser nos souvenirs, expériences et émotions liés à la douleur.

2. COURANTS DE PENSÉE OCCIDENTAUX

En latin, le mot « douleur » se dit pœna qui signifie « châtiment, punition ».

Dans la Bible, l'histoire de Job relate la vie d'un homme touché non seulement par la douleur, mais aussi par la perte de ses biens, de sa famille et d'êtres chers. Ce que Job trouvait encore plus difficile que la souffrance corporelle, c'était une souffrance d'ordre psychologique, car des gens bienfaisants venaient le réconforter durant cette période troublée. Il croyait avoir fait quelque chose de répréhensible pour que Dieu le punisse ainsi.

L'histoire de Job n'est pas unique, car même de nos jours les gens aux prises avec une douleur chronique croient en partie qu'ils se font punir d'une façon quelconque. Cela fait partie de leur façon de penser et de leur système de croyances.

COURANT DE LA PSYCHOLOGIE TRANSPERSONNELLE ET DE LA PSYCHOLOGIE JUNGIENNE

Phineas Parkhurst Quimby a vécu aux États-Unis au début du 19e siècle. Il pratiquait le magnétisme et une forme d'hypnose. Il est le père de ce que nous appelons la Nouvelle Pensée, qui peut facilement se résumer par la prise de conscience de ce qu'une personne veut dans la vie (prospérité, santé, harmonie) et de ce qu'elle ne veut pas (maladie, pauvreté, disharmonie). La personne atteint ses objectifs en travaillant à travers Dieu pour créer ce qu'elle désire. C'est le courant de la psychologie transpersonnelle et de la psychologie jungienne.

LE POUVOIR MENTAL DU PATIENT

Pendant le traitement de l'un de ses collègues, Lucius Burkmar a fait une observation qui allait changer son approche clinique pour le reste de sa carrière. Burkmar avait prescrit un thé pour l'un de ses patients, prescription qui avait produit peu de résultats. Avec le même patient, il a procédé à une séance d'hypnose. Durant cette séance, Burkmar a demandé au patient de reprendre le même thé en lui disant que l'infusion allait le guérir. Cette fois, il obtint des résultats. Quimby avait remarqué que le pouvoir curatif n'était pas dans le thé, mais dans **le pouvoir mental du patient**. Il en a conclu « Va, ta foi t'a sauvé. ». (Marc 10 :52)

LA FOI ET LE TRAITEMENT

La foi (conjointement avec une méthode de guérison) qui mène à la guérison est reconnue comme étant un placébo.

Le docteur Andrew Weil, médecin et botaniste de l'Université Harvard, a étudié l'effet placébo dans plusieurs études de recherche. Il en est venu à la conclusion que c'est le subconscient qui contrôle la réaction à l'effet placébo. La foi n'a pas d'effet si elle reste au niveau de la compréhension verbale ou intellectuelle. Elle doit être plus profondément enfouie dans les strates du cerveau et dans le champ de la conscience pour communiquer directement avec le système nerveux.

LA RELATION ENTRE LE CORPS ET L'ÂME

Un courant de pensée met de l'avant que toutes les maladies sont psychosomatiques, car elles ont des composantes physiques et psychologiques. On ne peut plus dire où commence le corps et où il se termine. C'est ce qui a amené de nombreux médecins à parler de la relation entre le corps et l'âme.

Dans son livre *«Réinventer le corps, l'âme renait»*, le docteur Deepak Chopra nous raconte une expérience réalisée auprès de personnes souffrant de céphalée lorsqu'elles utilisent leur téléphone cellulaire. Dans un milieu contrôlé, les participants se sont fait remettre un téléphone cellulaire. Pour certains d'entre eux, dès que le téléphone cellulaire s'approchait de leur tête, ils ressentaient de la douleur. Une résonance magnétique a démontré que la partie du cerveau qui contrôle la zone de douleur indiquée par ces participants était plus vascularisée, indiquant une certaine irritation. Pourtant, tous les téléphones remis aux participants étaient des faux. La douleur n'était pourtant pas imaginaire.

3. LE MÉCANISME NEUROLOGIQUE DE LA DOULEUR

Pour bien comprendre le mécanisme neurologique de la douleur, nous devons remonter à plus de 300 ans à La Haye, en Touraine (France), aux écrits du mathématicien, scientifique et philosophe René Descartes. Dans ses recherches sur l'union de l'âme et du corps, Descartes a observé et documenté la façon dont le système nerveux fonctionne par le biais d'un schéma où l'on voit un petit garçon assis sur une chaise avec un pied près d'un feu. Descartes a tracé une ligne (stimulus nerveux) à partir du pied du garçon, allant le long de sa jambe jusqu'à son dos, pour poursuivre son chemin à la colonne vertébrale pour enfin arriver au cerveau. Ainsi, le garçon pouvait éloigner son pied du feu au moment où la chaleur devenait trop intense.

Pour comprendre la biologie et la façon dont le corps contrôle et interprète la douleur, retournons en 1973 aux recherches de Ronald Melzack, psychologue, et de Patrick Wall, biologiste. Melzack et Wall ont élaboré **la théorie du portillon**. Cette théorie nous permet de comprendre comment le corps reçoit et contrôle la douleur.

Après s'être frappé le doigt avec un marteau, Martin ressent une douleur aigüe. Au moment du contact, les récepteurs de la douleur (récepteur à conduction rapide) de la région atteinte envoient un message vers la colonne vertébrale qui l'achemine à la formation réticulaire (SRA) du bulbe rachidien qui le transmet par la suite à l'endroit approprié du cerveau (cortex préfrontal, thalamus) qui interprète alors le signal pour déclencher la réaction appropriée. Après quelques injures et une danse peu gracieuse, la douleur de Martin change. Elle devient moins aigüe, la zone reste toujours sensible, mais pas nécessairement lors de mouvements ou du toucher.

Le signal des récepteurs de la douleur (rapide) est remplacé par un signal plus lent des récepteurs sensoriels. Un mécanisme différent du premier est utilisé, un mécanisme qui aide à modérer ou à contrôler la douleur.

D'après Melzack, ces fibres nerveuses plus grosses pourraient inhiber la douleur ou diminuer son intensité. Le cerveau interprète alors la douleur en utilisant différents souvenirs et émotions qui l'aident à reconnaitre sa forme particulière. C'est la partie du bulbe rachidien que l'on appelle « formation réticulaire » qui filtre et achemine l'information en fonction de nos expériences passées et de nos habitudes de pensée.

Si vous n'avez jamais fait l'expérience de brulure ou vu du feu, vous n'aurez pas le réflexe de ne pas y toucher. Cependant, une fois que vous en aurez fait l'expérience et que votre cerveau en aura retenu le souvenir, vous aurez le réflexe d'éviter tout contact futur avec cette forme de stimulus. Mais le jour où vous vous brulerez par accident, votre cerveau fouillera dans sa mémoire pour se connecter au souvenir et savoir comment réagir. Dans le cas de Martin : son cerveau a fait le même exercice en déterminant l'importance de sa blessure afin de réagir de la façon appropriée.

Si je me blesse en jouant au hockey, mon cerveau fait de nouveau l'exercice pour déterminer si accorder de l'importance à ma douleur est plus important que de compter un but. La douleur ou la réaction pourrait se manifester plus tard. C'est ce que j'appelle une association neurologique.

Note personnelle :
Quand mon père est décédé, ce fut une période très difficile pour moi. Au salon funéraire, des amis et des membres de la famille défilaient pour me présenter leurs condoléances, la majorité d'entre eux joignant à leur message verbal une petite tape sur mon épaule droite. Plusieurs années plus tard, lors d'une fête entre amis, on me serre la main et on me donne une petite tape à l'épaule droite. Pour des raisons que je ne pouvais comprendre à l'époque, je me suis mis à penser à mon père. Après avoir lu « *Personal Power* » d'Anthony Robbins, j'ai compris comment mon cerveau avait interprété le stimulus de la tape à l'épaule. Robbins y décrit mon expérience telle que je l'avais vécue. Mon cerveau avait parcouru l'ensemble de mes souvenirs et de ma mémoire par rapport à l'épaule et la tape reçue pour provoquer ma réaction… exactement de la manière dont Melzack décrit la relation à la douleur.

Le cerveau crée son propre monde. C'est un point de vue avancé par Melzack, qui tout en étant très philosophique, recoupe ce qui est représenté par le monde qui nous entoure, nos expériences et la façon dont nous les intégrons et les utilisons dans notre vie. C'est ici la part du subconscient, où toute expérience de vie se retrouve. **L'un des mystères de la douleur chronique, et qui en est un bon exemple, est la douleur fantôme, celle que les amputés expérimentent tous les jours.**

Le subconscient serait responsable de 96 à 98 % de nos réactions en fonction de notre monde externe. Selon John Assaraf (*The Answer*), ce sont les idéologies sociales qui sont à la source de la souffrance physique et émotive chez l'humain.

4. STATISTIQUES

La docteure Angela Mailis-Gagnon, directrice de la clinique de la douleur à l'Hôpital Western, à Toronto, explique que tout le monde souffre d'une forme de douleur, qu'elle soit d'origine neuropathique (dommages au système nerveux et qui est la plus difficile à traiter) ou soit nociceptive (qui découle d'une blessure ou d'une maladie des tissus osseux ou musculaires comme l'arthrite ou une pierre aux reins). La façon dont notre expérience de la douleur se manifeste dépend d'influences et de facteurs génétiques, de notre personnalité, de nos expériences de vie et de notre état psychologique.

Bien des gens souffrent de douleur chronique. Il y a ceux pour qui la douleur est présente de manière quotidienne, mais n'est pas incapacitante, et d'autres qui ressentent de la douleur chaque minute de la journée, et qui est incapacitante. Selon la docteure Angela Mailis-Gagnon, un tiers de la population canadienne souffre de douleur chronique ou autre. Cela représente 9 millions de Canadiens et, sur ces 9 millions, 2 millions souffrent de douleur neuropathique. Puisque la population est vieillissante, ce nombre risque de grimper au cours des prochaines décennies.

Une étude menée dans la clinique de la docteure Mailis-Gagnon révèle que trois patients sur quatre souffrant de douleur chronique neuropatique avaient aussi des problèmes d'anxiété et de dépression. Les deux tiers d'entre eux étaient sans emploi. La douleur neuropatique touche 30 % plus d'hommes que de femmes, et le groupe d'âge le plus atteint est celui des 35 à 49 ans.

La docteure Mailis-Gagnon a conclu qu'il n'y avait pas de traitement pouvant guérir cette forme de douleur. Il n'existe que des traitements pour contrôler son niveau d'intensité et sa durée. Elle recommande un mélange d'arts thérapeutiques comme l'exercice, l'acuponcture, le massage, l'ostéopathie, la chiropraxie, la psychologie, la chirurgie et, si nécessaire, les médicaments.

5. COMPRENDRE LES SYMPTÔMES LIÉS À LA DOULEUR CHRONIQUE

« La douleur est dans le cerveau » est la conclusion à laquelle Carl Jung et Sigmund Freud sont arrivés dans les années 1920. Une personne en état de douleur chronique n'est pas seulement constamment en douleur, mais elle souffre souvent de troubles du sommeil, de dépression, d'anxiété, elle a de la difficulté à prendre de simples décisions et elle a des troubles de mobilité.

Le professeur Dante Chialvo, de la *Northwestern University Feinberg School of Medecine*, à Chicago, fait de la recherche sur la douleur chronique depuis plusieurs années. En février 2008, il a travaillé avec des patients souffrant de douleur chronique au dos ou ailleurs, et a su ouvrir, à l'aide de la résonance magnétique, une voie dans la compréhension des symptômes liés à la douleur chronique.

Chialvo a concentré ses efforts sur l'endroit du cerveau où le signal neurologique des patients souffrant de douleur chronique est altéré. Tous ses patients souffraient de lombalgie chronique. Ses recherches ont indiqué que lorsque le cerveau est en santé, toutes les régions coexistent en un état d'équilibre, c'est-à-dire qu'au moment où une région est active, les autres diminuent leurs échanges. Dans un cerveau atteint de douleur chronique, les autres régions continuent leur niveau d'activité. Les neurones poursuivent leurs mouvements tout en s'épuisant et en modifiant leurs liens avec les autres neurones. Cette première observation de l'état du cerveau est en relation directe avec la façon dont le cerveau régit la douleur.

Le docteur A. Vania Apkarian, de la même université (*Northwestern University Feinberg School of Medecine*, à Chicago), parle du rétrécissement de la masse du cerveau, d'une mesure de 11 %, correspondant à une perte équivalente à l'effet du vieillissement d'un cerveau normal sur une période de 10 à 20 ans. Après avoir examiné avec la résonance magnétique le cerveau de 26 patients souffrant ou non de douleur chronique, il observe une perte de 1,3 centimètre cube de matière grise chaque année. Les recherches du docteur Apkarian n'indiquent pas si ces dommages sont permanents ou non. Cette dégénérescence ne se limite pas seulement au cerveau, mais aussi au chemin qu'emprunte le signal de la région où la douleur est localisée (par exemple le pouce) jusqu'aux nerfs qui acheminent le signal à la colonne vertébrale et au cortex frontal. Avec des années de surmenage, le signal est altéré par la transformation des nerfs qu'il emprunte. Malgré toutes ces années de recherche, nous ne savons toujours pas comment cela se produit, et encore moins comment y remédier.

6. UNE VISION DE L'ENSEMBLE DU CORPS

Changer notre vision du corps est une théorie avancée en premier, selon la tradition de la mythologie grecque, par Asclépios, un héros de l'épopée homérique et dieu de la médecine et de la guérison. Selon plusieurs historiens, Asclépios était un humain connu pour ses connaissances et sa bonté, et qui fut divinisé par la suite. Les Asclépieions, des lieux où les gens pouvaient venir trouver refuge pour se refaire une santé, seraient basés sur des enseignements attribués à Asclépios. L'art de la médecine et de la guérison détenu par Asclépios a été perpétué par ses descendants, les Asclépiades, dont le plus connu est Hippocrate, le père de la médecine moderne.

Au cours des dernières années, de grands pas ont été faits afin d'intégrer une approche plus holistique dans la vision de l'ensemble du corps, approche endossée par une bonne partie du corps médical. **Le corps étant un tout, il faut le voir et le traiter comme tel**. Si vous avez mal au pouce, cela ne signifie pas que votre pouce est à l'origine de votre douleur.

Bien avant Asclépios, des Incas, les taoïstes, les bouddhistes et les hindouistes avaient avancé leurs propres théories qui décrivent l'homme et l'univers comme un tout. Ce qui existe entre le ciel et la terre existe aussi en nous : un mouvement d'énergie vitale, le QI, perpétuel et continu, qui vibre à travers nous et en tout ce qui nous entoure. Durant l'une des missions spatiales d'Apollo (NASA, États-Unis) dans les années 1970, les astronautes avaient déployé un filet pour capter les particules de matière stellaire qui flottaient dans l'espace. L'analyse du contenu de ce filet a révélé que les particules retrouvées étaient les mêmes éléments qui constituent notre planète et qui se retrouvent dans tous les êtres qui y vivent.

Au siècle dernier, les découvertes de la science viennent appuyer les écrits anciens datant de plusieurs milliers d'années. À la fin de l'ère newtonienne, la science présentait une vision différente de celle qui existait auparavant. Neil Bohm, David Eisenberg et Max Planck annonçaient l'arrivée de l'ère de la physique quantique. $E=mc^2$ est une formule mathématique d'Albert Einstein, qui avançait l'idée que tout était énergie, et que toute matière autour de nous était constituée de particules d'énergie vibrant à une certaine fréquence qui lui permettait de prendre forme, que ce soit une table, une fleur, de l'eau, etc.

Selon ces théories, nous pourrions changer notre approche et notre façon de percevoir la douleur, puisque celle-ci ne serait qu'un changement dans la fréquence des vibrations de notre corps à un moment précis, que la douleur soit chronique ou aigüe.

Le corps a une capacité extraordinaire d'autoguérison. Dans mon approche clinique, mon but est de renforcer le corps dans son énergie vitale pour qu'il puisse mieux faire face à toute éventualité de changement dans cette énergie vitale, que ce changement soit d'origine interne (émotif ou subconscient) ou externe (environnemental, alimentaire, accidentel ou conscient).

7. ACUPONCTURE

Le 19 septembre 1991, à 3 200 mètres d'altitude, à la frontière entre l'Italie et l'Autriche dans les Alpes de l'Ötztal, non loin des dolomites italiennes, des randonneurs ont fait une découverte des plus intéressantes : une momie. Ils l'ont nommée Ötzi. Selon la datation au carbone 14, l'homme aurait vécu durant la période comprise ente 3 500 et 3 100 avant J.-C. Prisonnier de la glace, le corps était bien préservé. Sur la peau d'Ötzi, on a pu distinguer 57 tatouages formés de petits groupes de traits parallèles ou disposés en croix, sur la région lombaire, les genoux et les chevilles, à des endroits précis où se trouvent plusieurs points d'acuponcture. Des radiographies de ces régions nous révèlent qu'Ötzi souffrait d'arthrose. Les anthropologues avaient déjà noté que ce genre de marques était fréquent dans diverses sociétés anciennes. On peut en conclure que les gens de l'époque avaient recours à quelqu'un dans leur tribu ou leur village qui pouvait les aider avec leurs problèmes de santé. On attribue à ces découvertes la première forme de traitements en acuponcture.

Une légende chinoise vieille de plus de 3 000 ans raconte l'histoire d'un général bien connu pour ses douleurs lombaires. Il avait reçu une flèche à la cheville, juste sous la malléole externe, un point d'acuponcture sur le méridien de la vessie 62, utilisé aujourd'hui pour les douleurs au dos. Une fois cette blessure guérie, ses douleurs au dos ont disparu.

La base de la médecine chinoise est la dualité de deux énergies appelées le *yin* et le *yang*. Le *yin* est représenté par le repos, le froid, l'interne et le sang, et le *yang* par le mouvement, la chaleur, l'externe et le QI. En équilibre, ces deux énergies sont synonymes de santé. Le QI est le mouvement du *yang*, le sang celui du *yin*. Le QI et le sang circulent partout dans le corps par l'intermédiaire des méridiens.

Chaque organe est représenté par un groupe de méridiens couvrant le corps comme un circuit électrique. Ils sont reliés les uns aux autres. Le corps est divisé en organes *yin* (foie, cœur, rate, reins et poumons) et en organes *yang* (vésicule biliaire, intestin grêle, estomac, vessie et gros intestin). Chaque organe a des fonctions bien précises et est lié à une seule énergie : le mouvement du QI (*yang*) et du sang (*yin*) maintiennent une circulation fluide de cette énergie dans le but de soutenir l'équilibre de l'énergie vitale du corps. **Sur chaque méridien se situe une série de points, sur lesquels les acuponcteurs corrigent le mouvement de l'énergie en y insérant des aiguilles. Les points sont choisis en fonction du diagnostic énergétique chinois.**

ACUPONCTURE ET DOULEUR

Dans le cas de douleur aigüe ou chronique, la région du corps endolorie est bien souvent parsemée de points sensibles.

En acuponcture, nous procédons à l'évaluation de l'équilibre et du mouvement par des questions sur les raisons de la consultation, bien sûr, mais aussi sur la fonction des organes :

- respiration;
- digestion;
- sommeil;
- élimination (selles, urine, transpiration);
- gynécologie;
- douleurs;
- sens (toucher, odorat, ouïe, vue et gouter);
- état émotif;
- observation;
- posture;
- mouvement et forme corporelle;
- visage (couleur, éclat, rides, forme) où tous les organes sont représentés;
- langue (forme, mouvement, tension, enduit lingual, marques, fissures et indentations).

Le pouls énergétique chinois, pris au poignet, indique l'état du mouvement de l'énergie du corps. Chaque organe y est représenté. La maladie résulte d'une altération de l'énergie vitale, les symptômes et les signes constituant le visage de la maladie.

La douleur d'une blessure

À la suite d'une blessure musculaire, le corps prend normalement environ huit semaines pour se rétablir (selon l'âge, le sexe, l'état de santé et l'hygiène de vie de la personne). Dans les premiers jours, la douleur est très présente et intense, mais avec le temps, elle s'atténue. Après quelques semaines, la douleur ne se manifeste qu'à l'occasion. Après un mois, il n'y a aucune douleur dans les mouvements quotidiens, mais une certaine faiblesse demeure lors d'une activité sportive, quand les membres sont sollicités de façon intense. Finalement, la douleur disparait complètement.

La douleur amie

Ce mécanisme de réparation est très simple. À la suite de la chute, notre corps doit procéder au drainage des déchets causés par les tissus endommagés et une fois cette tâche accomplie, il doit réparer ces mêmes tissus. Tout au long de ce cycle, le système nerveux communique au cerveau le progrès de la réparation. **La douleur devient alors notre meilleure amie**. Elle nous communique ce que nous pouvons et ne pouvons pas faire. Elle nous dicte la limite de nos mouvements. Quand nos mouvements s'apprêtent à solliciter des tissus encore endommagés ou en phase de réparation, le cerveau nous envoie un signal de douleur de l'intensité appropriée. Dans tout ce cycle, l'énergie vitale voit à se défaire de son blocage pour reprendre son cours normal, soit un cours fluide et sans obstruction.

La douleur chronique

« Humpty Dumpty sur un muret perché.
Humpty Dumpty par terre s'est écrasé.
Ni les sujets du roi, ni ses chevaux
Ne purent jamais recoller les morceaux. »
Publié en 1810

Voilà une comptine qui représente bien la définition de la douleur chronique. Avec le temps, la douleur ne semble pas se résorber. Elle demeure constante et régulière dans sa nature, son intensité et sa fréquence. L'énergie du corps est insuffisante pour voir à corriger son mouvement.

En médecine chinoise, c'est le foie qui est responsable de la chair, c'est-à-dire des muscles et des tendons. Quand une douleur passe de la phase aigüe à la phase chronique, le foie et ses acolytes, le QI et le sang, n'arrivent pas à rectifier la circulation. En plus d'être responsable des muscles et des tendons, le foie gouverne le mouvement fluide et constant de l'énergie à travers les méridiens.

8. OSTÉOPATHIE

« Il existe une chose plus puissante que toutes les armées du monde, c'est une idée dont l'heure est venue. »
Victor Hugo

L'ostéopathie est définie comme un système diagnostique et thérapeutique complet, basé sur l'interrelation de l'anatomie et de la physiologie, pour l'étude, la prévention et le traitement de la maladie. L'ostéopathie conçoit l'organisme humain comme un tout, une mécanique en relation avec son milieu liquidien interne aussi bien qu'avec son environnement externe. L'ostéopathie suggère que l'organisme, alimenté sainement, fonctionne de façon à se maintenir, à se réparer et à se guérir du mieux possible quand sa structure et sa physiologie sont en bon ordre.

HISTORIQUE DE L'OSTÉOPATHIE

L'origine de la pratique des manipulations vertébrales est très imprécise. Il y a tout lieu de supposer qu'elle fut contemporaine des premiers hommes, car toujours et partout dans l'histoire de l'humanité, on retrouve la mention de « rebouteux » remettant en place les os ou les nerfs. Il n'est donc pas difficile d'imaginer qu'au cours de ces séances, il leur soit arrivé de faire des manipulations vertébrales.

Les écrits les plus anciens à mentionner un tel sujet sont ceux d'Hippocrate (dans le chapitre « Periarthron » - des articulations), ceux d'un médecin de l'Antiquité, Galien, dont les écrits feront autorités jusqu'au 18e siècle, ceux du sophiste Pausanias, originaire de la Syrie et ayant vécu à Rome, ainsi que ceux d'Ambroise Paré, chirurgien français de la Renaissance, ayant consacré le 16e chapitre de son traité aux luxations, ainsi que l'un des grands chirurgiens anglais du 19e siècle, Sir James Paget, qui invitait ses confrères à s'intéresser aux faits et gestes des « rebouteux ».

L'ostéopathie est un art thérapeutique élaboré par Andrew Taylor Still, un médecin américain ayant vécu à Kirksville, au Missouri (États-Unis). En 1874, après 10 années de recherche et de travail clinique, le docteur Still commençait sa nouvelle pratique en ostéopathie. Pratique reçue tièdement par ses collègues médecins, mais appréciée par ses patients et les citoyens de Kirksville. Sa réputation et sa nouvelle médecine gagnèrent rapidement en popularité dans toute la région. À la fin des années 1880, Dr Still ouvrit son école d'ostéopathie.

LE STRUCTUREL, LE VISCÉRAL ET LE CRÂNIEN

L'ostéopathie se divise en trois parties : le structurel, le viscéral et le crânien.

Le structurel

Le structurel est l'observation de la posture et du mouvement du corps, une analyse des muscles, ligaments, tendons et os.

L'ostéopathe utilise des techniques de mobilisation visant à rétablir l'équilibre non seulement de la région problématique, mais aussi de l'ensemble du corps. C'est la circulation entre le signal électrique qui parcourt le nerf, le mouvement sanguin, le système lymphatique et le mouvement respiratoire primaire qui assure la santé des tissus mous du corps. C'est dans cette approche que réside la santé à long terme.

Le viscéral

L'être humain est un tout : un ensemble d'os, de muscles et d'articulations lui permettant de se déplacer. Les viscères, quant à eux, garantissent le fonctionnement de cet ensemble tout au long de sa vie. Les cavités abdominales, pelviennes, thoraciques et crâniennes contiennent des ensembles de viscères mobiles. Quand le corps est atteint d'une pathologie, les viscères deviennent fixes. Ils perdent leur mobilité dans la cavité à laquelle ils appartiennent et se soumettent à une autre structure. Si le corps n'arrive pas à s'adapter à cette nouvelle situation, il développera un trouble fonctionnel qui à son tour, si l'adaptation est inadéquate, entrainera un trouble structurel.

Le rôle de l'ostéopathe consiste à mettre en évidence la fixation viscérale, car une perte de mobilité entraine une perte de mobilité. Chaque organe a sa propre mobilité par rapport à l'axe du mouvement, espace qui lui est alloué pour sa mobilité. Le but de l'ostéopathie est de redonner à l'organe une mobilité continue pour qu'il reprenne son fonctionnement maximal.

Le crânien (crâniothérapie)

La crâniothérapie a été développée en 1932 par un ostéopathe du nom de William Garner Sutherland. Toujours avec les principes ostéopathiques, les techniques crâniennes consistent à mobiliser les os du crâne ainsi que ceux du visage. En médecine ayurvédique (yoga), nous travaillons avec les chakras, en médecine chinoise avec le QI et en ostéopathie avec le mouvement respiratoire primaire (MRP), tous des termes différents pour désigner le même mouvement énergétique.

Le mouvement respiratoire primaire (MRP) est à son plus fort au niveau crânien, mais il est facilement perceptible sur tout le corps. L'encéphale, le cervelet, le bulbe rachidien, la moelle épinière et toutes les ramifications nerveuses qui quittent la moelle épinière forment un ensemble.

C'est dans la circulation du liquide céphalorachidien que le MRP est plus facilement palpable et manipulable et où l'ostéopathe fait la correction. Selon le docteur John E. Upledger, le liquide céphalorachidien agit comme une pompe, un système hydraulique. C'est en mobilisant ce système que l'ostéopathe corrige le mouvement respiratoire primaire ainsi que les malaises corporels.

Pour les techniques crâniennes, l'ostéopathe place les mains au niveau des os de la voute crânienne ou sur le visage, et parfois même dans la bouche. Le toucher est léger, d'une pression d'à peine une à deux onces. C'est probablement l'une des techniques les plus relaxantes et plaisantes. De nombreux patients se sentent très détendus et reposés après une séance.

10. LE YOGA

« Existe-t-il un cancer britannique, un cancer italien et un cancer indien? Les souffrances humaines sont les mêmes, que l'on soit Indien ou Occidental. Les maladies sont communes à tous les êtres humains, et le yoga nous est donné pour guérir ces maladies ».
B.S.K. Iyengar

Le yoga est une des six écoles de philosophie indienne Astika. C'est aussi une discipline visant, par la méditation, l'ascèse morale et les exercices corporels, à réaliser l'unification de l'être humain dans son aspect physique, psychique et spirituel.

Le yoga n'exclut pas le plan métaphysique du plan physique et du plan mental. Il ne se sépare pas fondamentalement la matière de la pensée. Sa méthode englobe tout la connaissance, la structure du monde apparent, la formation des pensées, le rôle de l'énergie qui donne naissance à l'un et à l'autre, et au-delà, la puissance énergétique et la création dont le monde est issu. Par la méthode de la réintégration, il permet de percevoir la nature des représentations mentales et de la conscience, et d'arriver à l'union avec la forme subtile de l'être.

Le yoga se pratiquait déjà vers le troisième millénaire avant notre ère, mais sa pratique est relativement récente dans le paysage occidental, et y est fort bien établi. Il favorise presque instantanément la détente mentale et musculaire. À moyen terme, il développe la souplesse et aide à régler plusieurs problèmes musculosquelettiques. Une pratique régulière du yoga peut soulager des problèmes de santé sérieux et favoriser une meilleure santé générale. Bien que le yoga s'inscrive, à la base, dans une pratique spirituelle, il peut être pratiqué par n'importe quel individu comme outil de santé et de guérison.

APPLICATIONS THÉRAPEUTIQUES

Le yoga est probablement la forme d'exercice la plus complète. Il peut permettre de grands changements. Une séance de yoga se compose de trois étapes.

Étape 1 Le prana et le pranayama

Le prana, simplement traduit, est la respiration. Le pranayama est une respiration à un rythme variable. La respiration est le premier contact entre l'âme et le physique. Le mouvement respiratoire en soi est un grand pas vers la relaxation.

Exercice

Fermez les yeux, prenez une grande respiration par le nez en gonflant le ventre. Maintenant, relâchez votre souffle par le nez et répétez.

Étape 2 Les asanas

Les asanas sont les postures utilisées dans la pratique du yoga. Variées, elles comportent souvent un certains degrés de difficulté au début. Le but est d'entretenir le corps physique et d'équilibrer les énergies sur les sept niveaux de l'être. Par la contraction et le relâchement des fibres musculaires, le corps reçoit un massage interne. À leur origine, les asanas étaient des postures statiques pour favoriser la méditation. Plus que de simples étirements, les asanas ouvrent les canaux énergétiques (les chakras) et aident à centrer l'énergie psychique. Les asanas purifient et renforcent le corps, et elles contrôlent la concentration de la conscience.

Une asana doit être exécutée de façon stable, confortable, ferme, mais aussi détendue. Tout au long d'une posture, la respiration joue un rôle important pour harmoniser le corps, l'âme et la conscience.

Étape 3 La méditation

C'est pendant la méditation que vous apporterez les changements à la perception de votre douleur.

Le terme méditation (du latin *meditatio*) désigne une pratique mentale ou spirituelle. La méditation consiste à porter notre attention sur une seule pensée ou sur soi.

La méditation est une pratique visant à produire la paix intérieure, la vacuité de l'esprit, des états de conscience modifiés ou l'apaisement progressif du mental, voire une simple relaxation, en se « familiarisant » avec un objet d'observation extérieur (comme un objet réel ou un symbole) ou intérieur (comme l'esprit ou un concept, voire l'absence de concept). La méditation, c'est le lâcher prise. C'est ici que nous contrôlons et chassons nos pensées compulsives égocentriques, et que nous ouvrons nos horizons spirituels. Notre passé est de l'histoire ancienne, le futur est un mystère, mais le présent est un cadeau.

11. CONCLUSION

La science fait de grands progrès pour trouver une solution à la douleur chronique. Mais, selon le docteur Weil, les médecins ont un pourcentage de réussite de 85 % dans le traitement de la douleur aigüe et de 35 % dans le traitement de la douleur chronique. Souvent, la seule ressource qu'ils possèdent est la médication.

L'acuponcture et l'ostéopathie sont des outils qui peuvent vous aider à rééquilibrer votre musculation, votre posture et tout blocage des mouvements sanguin, nerveux, lymphatique et énergétique. Ces traitements vont aussi entrainer une grande relaxation au niveau des tissus mous de votre corps et calmer l'esprit. Complétés par le yoga (la pratique de la respiration, des postures et de la méditation), ils ont la capacité de vous amener à changer vous-même quelques-unes de vos croyances limitatives.

> « Quand vous changez le regard que vous portez sur les choses, les choses que vous regardez changent! »
> Dr Wayne W. Dyer

Au moment de votre évaluation en acuponcture et en ostéopathie, vous recevrez les ajustements nécessaires pour rééquilibrer le corps, mais ce ne sera pas suffisant. Il vous faudra aller un peu plus loin. L'approche demandera de vous investir, car en réalité ce n'est que vous qui pouvez vraiment faire la différence.

Dans un cadre clinique, je sépare mes traitements en quatre étapes.

Première étape : l'acuponcture

Une fois les évaluations complétées, un diagnostic énergétique est établi, un plan de traitement est approfondi et des points sont sélectionnés.

Deuxième étape : le prana (respiration)

Une fois les aiguilles en place, elles y resteront pendant 20 minutes. Pendant ce temps, je demande à la personne de pratiquer un simple exercice de respiration. Cette étape approfondit la détente, le lâcher prise et le mouvement du QI dans son corps.

Troisième étape : l'ostéopathie

Les techniques d'ostéopathie choisies ont pour but de corriger et renforcer les faiblesses et le déséquilibre détectés au moment de l'évaluation. Pendant le traitement crânien, une petite méditation guidée est rajoutée.

La quatrième étape : les « devoirs »

J'assigne régulièrement des « devoirs » ou exercices à faire à la maison. Cette étape représente 40 à 50 % du succès des traitements. Ils consistent en un ou plusieurs exercices qui apporteront quelques modifications dans la manière dont vous percevez votre santé et douleur. En voici un exemple.

- Créez une nouvelle vision mentale et physique de ce que vous voulez pour votre santé (incluant la douleur).
- Créez de nouvelles affirmations et déclarations qui vont supporter cette nouvelle vision.
- Créez des matériaux écrits ou visuels, des exercices physiques, subliminaux ou audios qui vont être empreints de votre nouvelle vision.
- Pratiquez votre reconditionnement 3 fois par jour à raison de 10 à 30 minutes par jour pendant un minimum de 30 jours.
- Faites de la méditation.

Lorsque vous apprenez quelque chose de nouveau, que ce soit sur le plan intellectuel ou moteur, il faut plus ou moins 30 jours pour que votre corps s'y adapte et l'accepte comme une activité régulière et constante.

> « Un voyage de mille lieues commence toujours par un premier pas. »
> Lao-Tseu (Tao Te King)

C'est maintenant à vous de faire le premier pas.

CHAPITRE

LE TRAITEMENT DE LA DOULEUR NON CANCÉREUSE – **EST-CE LE MOMENT DE CHANGER NOS FAÇONS DE FAIRE?**

Yoram Shir, M.D., Directeur, Unité de gestion de la douleur Alan Edwards
Centre université de santé McGill (CUSM), Montréal, Québec, Canada

1. INTRODUCTION

La douleur non cancéreuse (DNC), décrite comme une douleur associée à une condition non maligne ou à une maladie présente depuis plus de six mois, est devenue une cause importante de souffrance humaine, d'invalidité et de recours aux soins de santé. La prévalence de la DNC, indépendamment de son étiologie, augmente constamment. On prévoit qu'elle doublera au cours des deux prochaines décennies. Les statistiques de la douleur chronique sont renversantes quant à sa prévalence, aux couts occasionnés à la personne atteinte et à la société, et la perte de jours de travail est stupéfiante. Malgré tout, les statistiques ainsi que le nombre de personnes atteintes ne reflètent pas les souffrances physiques et émotives endurées tant par ces personnes que par leurs proches.

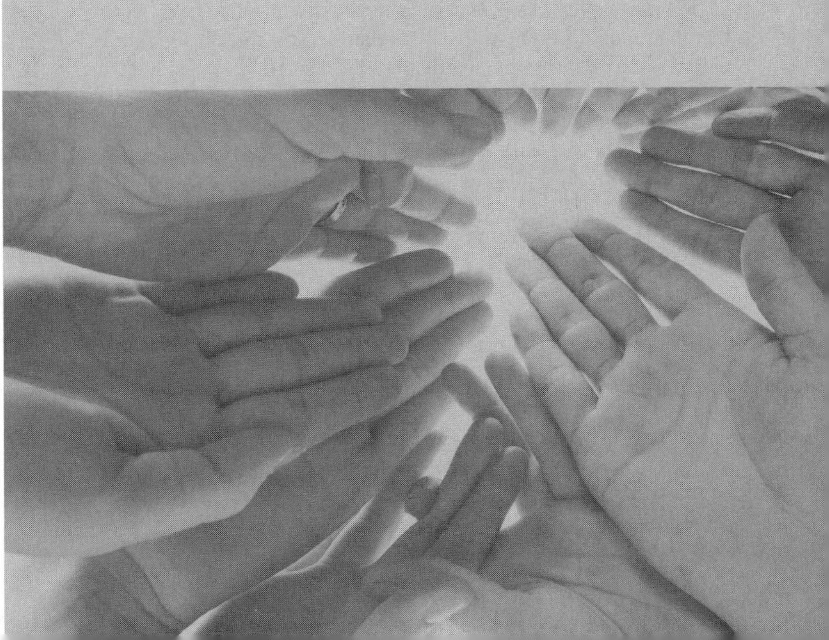

Prenons par exemple le cas d'un de mes patients, M. K., 68 ans, souffrant de névralgie postherpétique (NPH — zona chronique) sur la partie gauche de sa poitrine depuis plus de 5 ans. Sa condition médicale douloureuse comprend, dans la région touchée, des sensations de brulure ininterrompues, de la douleur au toucher ainsi que des épisodes de décharges électriques s'assimilant de près à de la douleur. Bien qu'il soit en bonne santé, outre son zona chronique, ce malheureux patient est presque complètement invalide puisque même les tâches les plus simples aggravent sa douleur d'une façon importante.

Une multitude d'approches thérapeutiques ont été mises en place au fil du temps par notre équipe de douleur multidisciplinaire, y compris l'administration de médicaments oraux non opioïdes et opioïdes, des interventions envahissantes comme des perfusions de lidocaïne et des blocs nerveux, des thérapies comportementales et diverses interventions en médecines alternatives et complémentaires (MAC).

Malheureusement, aucune de ces mesures ne lui a procuré un soulagement considérable ou de longue durée de sa douleur, une situation qui ne devrait pas changer non plus à court terme. M. K. fréquente encore régulièrement notre clinique, et trouve quelques consolations dans le soutien et les encouragements de toute notre équipe soignante.

Des efforts pour guérir la DNC échouent souvent pour une multitude de raisons, une discussion qui s'étend bien au-delà du champ d'application du présent chapitre (voir Brennan F. et al, Anesth Analg 2007; 105, 205-2211 pour l'étude complète). Des autorités en DNC prévoient maintenant que même si nous disposions de ressources médicales illimitées, nous ne serions capables de guérir que peu des patients atteints de DNC. Puisque des ressources illimitées ne sont pas disponibles, nous sommes essentiellement confrontés à une maladie incurable. En effet, la guérison est rarement mentionnée chez les patients atteints de DNC, pour lesquels un soulagement des symptômes est souvent le principal objectif. Même avec les meilleurs outils disponibles, les chances de guérison sont minces pour des maladies de DNC comme les névralgies postherpétiques (NPH), la douleur fantôme, la fibromyalgie, les lombosciatalgies réfractaires (*failed back surgery*), le syndrome de douleur régional complexe, les syndromes de douleur chronique et même les lombalgies bénignes. Par exemple, une récente étude canadienne réalisée auprès des personnes atteintes de douleur neuropathique chronique depuis deux ans montre que même lorsque celles-ci sont traitées dans des centres de traitement multidisciplinaire de la douleur, elles ne se portent pas beaucoup mieux. Ceci contraste fortement avec les résultats obtenus avec d'autres maladies graves comme le cancer, où le taux actuel de guérison pourrait dépasser 50 %.

Même si nous nous concentrons plutôt sur le soulagement des symptômes liés à la douleur et une amélioration des capacités des patients atteints de DNC, en acceptant qu'il ne soit pas réaliste de penser tous les guérir, la réalité n'est pas nécessairement plus brillante. Prenons par exemple les efforts visant à développer de nouveaux médicaments antidouleur. Des investissements de plusieurs milliards de dollars dans de nouveaux produits prometteurs ont effectivement mené à de nouveaux médicaments avec des effets analgésiques clairement prouvés pour une variété de conditions de DNC. Par exemple, une étude sur l'effet de la prégabaline sur la douleur chez les patients avec fibromyalgie a démontré, statistiquement, qu'environ 50 % des patients ont rapporté une diminution significative de leur douleur (Arnold L. M. et al, J Pain 9; 792 : 2008[2]). Cette diminution de la douleur était cependant de l'ordre de 2/10 sur une échelle de douleur numérique de 0 à 10. Ces personnes vivaient donc encore avec d'importantes douleurs et souffrances. Pourtant, l'amitriptyline, un antidépresseur bon marché et non spécifique, est encore considéré par certains cliniciens comme le médicament de choix chez les personnes atteintes de fibromyalgie. Par conséquent, on peut se demander si l'investissement substantiel dans la recherche et le développement de nouveaux médicaments, dont l'effet palliatif n'est que modéré, est justifié. Pourrait-il être plus avantageux de tenter de diriger certains de ces fonds vers de nouvelles approches thérapeutiques? Puisque notre approche thérapeutique actuelle dans le traitement de la DNC est loin d'être satisfaisante, je crois que nous devrions changer notre approche relativement à cette maladie et allouer des ressources en conséquence. Continuer à mettre en application nos traditionnelles habitudes thérapeutiques ne nous conduira pas, selon moi, à une amélioration significative dans la vie des patients atteints de DNC.

2. UN BESOIN DE CHANGEMENT

Le présent chapitre passe en revue mes pensées quant à une approche thérapeutique différente à la DNC. Avant de continuer, je voudrais préciser que la nécessité impérieuse pour d'autres changements liés à la douleur chronique (par exemple des changements de politiques gouvernementales et d'autres politiques officielles, le budget des gouvernements fédéral et provinciaux et la promotion de l'éducation dans le domaine de la douleur, pour n'en citer que quelques-uns) sont au-delà du champ de ce chapitre et ne seront donc pas abordés.

Les modifications que je propose s'inscrivent dans deux principaux domaines :

1. se concentrer davantage sur la prévention de la DNC dans les pays en développement, plutôt que sur les moyens traditionnels de soins palliatifs;
2. explorer le volet des mesures analgésiques palliatives puisque les moyens traditionnels actuels utilisés pour traiter la DNC échouent fréquemment.

3. PRÉVENTION DE LA DOULEUR NON CANCÉREUSE

Une fois en place, la douleur chronique est difficile à traiter. Se pourrait-il qu'il vaille mieux, par conséquent, investir davantage dans la prévention de la DNC plutôt que de se concentrer principalement sur son soulagement? Ce n'est pas une mince tâche puisque la plupart des êtres humains sont incapables de prédire si, quand et dans quelles circonstances ils pourraient développer la DNC. On pourrait prétendre alors que la seule façon de prévenir la DNC pourrait être par vaccination préventive, une idée qui, jusqu'aux toutes dernières années, pouvait être considérée comme irréaliste. Toutefois, un groupe de recherche aux États-Unis a publié, en 2005, les résultats d'une nouvelle étude sur le rôle de la vaccination en matière de prévention du zoster d'herpès aigüe et des névralgies postherpétiques.

Cette étude, réalisée auprès de plus de 40 000 personnes âgées, a permis de constater que, par rapport aux personnes non vaccinées, la prévalence du zona chronique a diminué de 66 % dans le groupe de personnes vaccinées (Oxman MN, et al, N Engl J Med 352; 2271 : 2005[3]). À ma connaissance, aucune des mesures palliatives pour le zona ou d'autres maladies de DNC, ne s'est révélée être aussi efficace. Toutefois, la vaccination a ses limites. Bien que l'expérimentation animale montrent des résultats préliminaires prometteurs pour un autre vaccin – un vaccin pouvant limiter les lésions nerveuses après un traumatisme – il est peu probable qu'un vaccin puisse être développé pour les autres types de douleur chronique.

Une autre façon d'aborder la prévention de la DNC découle d'un de ses plus grands mystères, à savoir le fait que ce ne sont pas toutes les personnes ayant subi le même traumatisme, la même blessure ou le même processus inflammatoire qui développeront de la DNC. Par exemple, sur 10 hommes autrement en bonne santé subissant une chirurgie élective de réparation d'hernie inguinale, 1 ou 2 d'entre eux développeront de la douleur chronique postchirurgicale. Cela se produira bien que le même chirurgien effectue toutes les interventions chirurgicales utilisant la même technique chirurgicale. **Il nous manque actuellement des outils pour identifier les individus à risque de développer la DNC. Toutefois, si nous apprenons à repérer ces personnes lorsqu'elles sont encore en bonne santé, nous pourrions les préparer en conséquence**. Par exemple, une médication analgésique agressive pourrait être prise soit avant une chirurgie pour tenter d'empêcher le développement de la douleur postopératoire chronique ou immédiatement après un traumatisme pour tenter d'empêcher la douleur chronique posttraumatique.

L'identification des personnes à risque de développer une DNC pourrait se faire de deux façons:
1. trouver les particularités génétiques associées à la tendance accrue à développer la DNC;
2. l'identification de caractéristiques individuelles associées à la tendance à développer la DNC (c.-à-d. identifier les personnes phénotypes).

1. Trouver les particularités génétiques associées à la tendance accrue à développer la DNC

Nos connaissances actuelles sur les gènes vs la douleur sont le résultat d'expériences avec des rongeurs, 30 à 70 % de ceux-ci ayant démontré une tendance génétique à développer de la douleur après une blessure. Bien que la recherche sur la génétique vs la DNC chez les êtres humains soit encore à ses débuts, il existe des données montrant une forte association entre les deux. Par exemple, les personnes dont les parents ont souffert de douleur chronique possèdent moins de capacités internes de lutte contre la douleur au moyen de leur système d'opioïde endogène naturel comparées à des personnes ayant des parents en santé (Bruehl S, et al, Pain 124; 287 : 2006[4]). Les variations génétiques spécifiques sont associées à une meilleure réponse à la médication par opioïdes et à la tendance à développer des conditions de douleur chronique comme le syndrome douloureux régionale complexe de type I (Mailis UN, et al, Clin J douleur 10; 210 : 1994[5]), de la douleur lombaire et de la douleur articulaire temporomandibulaire. Grâce aux rapides avancées dans le domaine, il est possible que le génotypage joue un rôle plus central dans l'avenir des thérapies pour traiter et soulager la douleur chronique non cancéreuse.

2. L'identification de caractéristiques individuelles associées à la tendance à développer la DNC (c.-à-d. identifier les personnes phénotype)

Les données préliminaires chez les individus en santé montrent qu'il est possible d'identifier des conduites prédictives liées à l'augmentation de la douleur aigüe et chronique. En d'autres mots, nous pourrions avoir la capacité d'identifier ceux d'entre nous qui possèdent un phénotype de « prédisposition à la douleur chronique ». Les éléments de preuve appuyant cette idée proviennent des observations suivantes :

Une exposition précoce à la douleur pourrait définitivement changer notre comportement face à la douleur.

Des études ont démontré que la douleur de la circoncision modifie la réponse à la douleur de la vaccination plusieurs mois plus tard (Taddio UN, et coll., Lancet 349; 599 : 1997[6]); la douleur néonatale, vécue par exemple par de nouveau-nés en unité de soins intensifs, pourrait prédire un comportement exagéré face à la douleur plus tard dans la vie (Grunau RV, et al., Pain 56; 353 : 1994[7]) et une blessure au début de la vie peut modifier l'intégration de la douleur à l'âge adulte (Fitzgerald M, Nat Neurosci Rev 6; 507 : 2005[8]).

La sensibilité des individus en santé à des stimuli de douleur expérimentale bénigne avant une chirurgie élective corrèle de façon significative avec leur niveau de douleur immédiatement après une chirurgie et en phase postopératoire tardive.

Cette observation a été validée pour les stimuli à la chaleur douloureuse, au froid et à la pression (Strulov L, et al., J douleur 8; 273 : 2007[9]). Bien qu'elle soit spéculative pour l'instant, on avance l'idée qu'on pourrait trouver d'autres stimuli, pas nécessairement douloureux, qui différencieraient les individus « normaux » en santé des individus ayant une « prédisposition à la douleur chronique » (par exemple une sensibilité aux odeurs âcres, le toucher de divers matériaux, etc.).

Je prétends que même avec nos connaissances actuelles, bien que limitées, nous pouvons commencer à catégoriser les patients selon leur risque de développer une douleur aigüe et de la DNC. En effet, une première étape vers la création d'une échelle de risque pour la DNC a déjà été entreprise en 2006 pour la douleur postopératoire aigüe (Pan PH, et al, Anesthesiology 104; 417 : 2006[10]). L'échelle de risque de DNC pourrait inclure les critères de notation des milieux culturels, ethniques et sociaux, l'historique des antécédents en douleur, l'historique familial de douleur, la situation psychologique et la réponse à des stimuli douloureux ou désagréables en particulier. Il est à espérer que les futures études de recherche permettront d'améliorer le système de critères de notation de l'échelle de risque de DNC en ajoutant des facteurs de risque environnementaux (voir ci-dessous), en précisant le profil génétique pour « les gènes de douleur » et en trouvant des associations plus sophistiquées entre le phénotype d'individu et une tendance accrue à la douleur.

Il est peu probable que la DNC puisse être éradiquée simplement en prenant des mesures préventives, aussi efficaces qu'elles puissent être. Parmi les nombreux outils qui pourraient s'ajouter à l'arsenal palliatif de la DNC, j'aimerais en mentionner deux : l'environnement et les médecines alternatives et complémentaires (MAC).

4. EXPLORER LES DIFFÉRENTS OUTILS PALLIATIFS

A. L'ENVIRONNEMENT

Il est bien reconnu que les déterminants environnementaux sur la santé jouent un rôle central dans le développement de grands maux comme la maladie coronarienne et le cancer. Par conséquent, on ne peut ignorer la possibilité que l'environnement joue un rôle dans la DNC, ce qui est confirmé par des études de recherche préliminaires chez les animaux et les humains. Chez les rongeurs, les facteurs tels que le site expérimental, l'identité des compagnons de cage, le niveau de la congestion des installations, les conditions météorologiques (par exemple la température ambiante et la pression barométrique) et les constituants alimentaires peuvent tous contribuer à faire augmenter ou diminuer les comportements douloureux. Chez les êtres humains, on note des indices démontrant que des facteurs tels que les conditions précaires du milieu de vie, l'exposition antérieure à la douleur, les constituants alimentaires, les conditions météorologiques et les toxines environnementales peuvent aggraver la douleur. Parmi ces facteurs, les conditions météorologiques et les constituants alimentaires se sont avérés être particulièrement fascinants pour moi.

Les conditions météorologiques

Les patients passent souvent des commentaires sur l'effet des conditions météorologiques sur leur DNC. Tout comme de vieux marins qui peuvent sentir arriver une tempête longtemps à l'avance, de nombreux patients atteints de DNC peuvent effectivement prévoir des changements météorologiques avant qu'ils ne surviennent grâce aux modifications dans leur niveau de douleur. D'autres patients rapportent que leur douleur est partiellement dépendante des conditions météorologiques. Je suis persuadé que plusieurs lecteurs conviendront que le temps humide tend à aggraver certaines DNC. Par conséquent, on s'attendrait à que cette variable universelle fasse l'objet d'importantes études de recherche sur la douleur. La triste réalité est que la communauté médicale a presque totalement ignoré la question : moins de cinq études sur ce sujet ont été menées. Toutefois, elles ont démontré une association directe entre la douleur et les conditions météorologiques. Par exemple, au cours d'une étude de recherche récente effectuée aux États-Unis, on a constaté que la pression atmosphérique et la température sont indépendamment associées à des niveaux de douleur chronique de l'arthrose du genou (MAClindon T, et al, Am J Med 120; 429-34 : 2007[11]).

Le régime alimentaire

À ce jour, plusieurs études de recherche ont démontré que certains constituants alimentaires sont bénéfiques pour des personnes atteintes de cancer, de maladies cardiovasculaires, de dépression et de maladies rhumatismales. Bien qu'on s'attarde moins sur les effets des constituants alimentaires sur la douleur, des données préliminaires indiquent que certains types de graisses alimentaires, les glucides et aminoacides, possèdent des propriétés analgésiques. Par exemple, les liquides sucrés diminuent la douleur procédurale chez les nourrissons (Akman I, et al, J Pain 3; 199 : 2002[12]) et les acides gras polyinsaturés oméga-3 sont associées à une diminution de la douleur inflammatoire (Cleland LG, et al, Drugs 63 : 845 : 2003[13]). Pourtant, des études de recherche sérieuses sur les propriétés analgésiques de l'alimentation sont presque inexistantes. À ma connaissance, notre groupe de recherche est un des rares à explorer ce domaine et à tester les propriétés analgésiques des constituants alimentaires comme de la protéine de soja chez les patients atteints de DNC.

Même s'ils affectent directement la DNC, ce ne sont pas tous les facteurs environnementaux qui peuvent être changés; la plupart d'entre nous devront faire face à nos conditions météorologiques locales et aux conditions de logement qui prévalent. Cependant, nous pourrions contrôler d'autres conditions environnementales dommageables s'il s'avère qu'elles contribuent à augmenter la DNC. Il nous manque une preuve scientifique solide mettant en cause des paramètres environnementaux spécifiques considérés comme modificateurs ou amplificateurs de douleur. Il est toutefois peu probable, dû à la rareté des études de recherche actuelles, que les changements environnementaux puissent jouer un rôle important dans le traitement des patients atteints de DNC dans un avenir rapproché.

B. LES MÉDECINES ALTERNATIVES ET COMPLÉMENTAIRES

L'absence de preuves scientifiques soutenant l'utilisation des médecines complémentaires et alternatives (MAC) par les patients atteints de DNC contraste grandement avec leur popularité et leur usage très répandu. La proportion des utilisateurs de MAC parmi la population générale en Amérique du Nord est en croissance constante, dépassant les 50 %. Tandis que la moitié des consultations chez les professionnels en MAC se font chez les chiropraticiens et les massothérapeutes, plusieurs autres MAC gagnent en popularité. Des études préliminaires montrent que les patients atteints de DNC utilisent les MAC plus souvent que la population générale (Boisset et al, J Rheumatol 21; 148-52 : 1994[14]). À l'heure actuelle, les MAC sont les traitements les plus fréquemment utilisés pour les maladies avec une composante douloureuse, et les traitements en MAC sont probablement choisis plus fréquemment que les traitements classiques pour la DNC. Il est étonnant de constater cette situation, bien que nous disposions d'un minimum de preuves scientifiques justifiant l'utilisation de MAC dans le traitement de la DNC. Même si des données scientifiques hautement probantes n'existent pas pour la plupart des MAC, les observations cliniques de leur efficacité ne peuvent être ignorées. Par exemple, un récent sondage allemand a évalué l'effet de l'acuponcture chez près de 500 000 patients souffrant de maux de tête chroniques, d'arthrose et de lombalgie. L'efficacité de l'acuponcture a été évaluée par les médecins traitants : elle s'est révélée être très efficace chez 22 % des patients et modérément efficace chez 54 % des patients (Weidenhammer W, et al, Complement Ther Med 15; 238 : 2007[15]).

Ce n'est pas seulement à cause de l'absence de données scientifiques solides que l'utilisation de MAC dans le milieu médical en général et particulièrement pour la DNC demeure controversée. Les médecins oublient souvent de demander si les patients ont eu recours à des MAC et ceux-ci oublient de leur en parler. De plus, ils sont souvent en désaccord sur la validité et l'efficacité des thérapies propres aux MAC.

Les préoccupations de sécurité sont aussi importantes pour certaines thérapies en MAC comme la manipulation, l'administration de suppléments d'herbes, de mégavitamines et de remèdes populaires. **Certains de ces remèdes pourraient contenir des ingrédients toxiques ou causer d'importants effets indésirables lorsque pris de concert avec les médicaments prescrits par un médecin.**

À la lumière des limites de la médecine conventionnelle à apporter des mesures palliatives appropriées aux nombreuses personnes atteintes de DNC, les MAC pourraient être une alternative valable. Toutefois, il nous manque des preuves scientifiques concrètes de leur efficacité, de leur sécurité et de leurs limites.

5. CONCLUSION

Il n'y a presque aucune étude épidémiologique rapportant les résultats à long terme chez les patients atteints de la DNC. Néanmoins, je doute que ces patients obtiennent de meilleurs résultats aujourd'hui qu'il y a une décennie ou deux, une situation frustrante autant pour les patients que pour les prestateurs de soins. Cette stagnation survient malgré les grands efforts déployés pour améliorer les résultats des traitements de la DNC, par exemple les avancées en recherche fondamentale ciblant de nouveaux médicaments. Malheureusement, seulement quelques-uns des médicaments ciblés se sont concrétisés en nouvelles thérapies, et ce, dû à un manque de résultats cliniques probants ou à des effets secondaires indésirables ou intolérables. Je crois, par conséquent, que le moment est venu de tourner notre attention des domaines thérapeutiques traditionnels vers de nouvelles directions, parfois moins lucratives. Je ne prétends pas qu'on doive négliger les approches traditionnelles; l'exploration de nouveaux types d'interventions pharmacologiques, et, par exemple un ciblage plus précis des mécanismes de la douleur dans des conditions plus précises de DNC, pourraient s'avérer être très efficaces. Je suggère plutôt la combinaison de ces efforts avec différentes approches et différents types de thérapie qui pourraient prévenir le développement de la DNC ou en améliorer l'issue.

RÉFÉRENCES

1. Brennan, F, DB Carr & M. Cousins. Pain management : a fundamental human right. Anesth Analg, 2007; 105 : 205-221.
2. Arnold, LM, IJ Russell, EW Diri, WR Duan, JP Young, U. Sharma,SA Martin, JA Barrett & G. Haig. A 14-week, randomized, double-blind, placébo-controlled monotherapy trial of pregabalin in patients with fibromyalgia. The Journal of Pain, 2008, 9(9) : 792-805.
3. Oxman, MN et al. A vaccine to prevent herpes zoster and postherpetic neuralgia in older adults. New England Journal of Medicine, 2005, June 2; 352(22) : 2271-2284.
4. Bruehl, S. et al. Parental history of chronic pain may be associated with impairments in endogenous opioid analgesic systems. Pain, 2006, Volume 124, Issue 3, 124; 287.
5. Mailis A. et al. Etiology, clinical manifestations, and diagnosis of complex regional pain syndrome in adults. Clinical Journal of Pain, 1994,10; 210.
6. Taddio A. et al. Effect of neonatal circumcision on pain response during subsequent routine vaccination. Lancet, 1997, 349; 599.
7. Grunau RV et al. Pain, plasticity, and premature birth : a prescription for permanent suffering? Pain, 1994, 56; 353.
8. Fitzgerald, M. The development of nociceptive circuits. Nature Reviews Neuroscience 6, 2005; 507-520.
9. Strulov L. et al. Pain Catastrophizing, Response to Experimental Heat Stimuli, and Post–Caesarean Section Pain. Journal of Pain, Volume 8, Issue 3, 2007; 273-279.
10. Pan, PH et al. Survey of the Outcome Measures Used in Postoperative Pain Research. Anesthesiology, Volume 104, 2006; 417-425.
11. MAClindon, T. et al. Changes in Barometric Pressure and Ambient Temperature Influence Osteoarthritis Pain. American Journal of Medicine, Volume 120, Issue 5, 2007; 429-434.
12. Akman I, et al. Sweet solutions and pacifiers for pain relief in newborn infants. Journal of Pain, Volume 3, Issue 3, 2002; 199-202.
13. Cleland, LG et al. The Role of Fish Oils in the Treatment of Rheumatoid Arthritis. Drugs, Volume 63, Issue 9, 2003; 845-853.
14. Boisset et al. Complementary and alternative medicine in rheumatology. Journal of Rheumatology, Volume 21, 1994; 148-152.
15. Weidenhammer W, et al. Acuponcture for chronic pain within the research program of 10 German Health Insurance Funds—Basic results from an observational study. Complementary Therapies in Medicine, Volume 15, Issue 4, 2007; 238-24.

LA TRAVERSÉE

Louise O'Donnell-Jasmin, B. Ed., Laval, Québec, Canada

(Voir autre témoignage, p. 84 et 266. Voir chapitre 1, p. 3.)

Une petite silhouette gravissait le haut des dunes, son long manteau noir semblant flotter entre les longues herbes, les pans de ce vêtement usé et élimé s'élevant telles des ailes noires au-dessus d'elle. Un long manteau noir, couleur de sa désespérance. Seules les impassibles bécassines couraient le long de la berge picorant une invisible nourriture, ignorant l'invisible présence sur les dunes. La silhouette d'une femme à peine vivante.

Combien d'années resta-t-elle ainsi. immobile, sur les dunes de la douleur, au seuil de sa vie?

La mer se figea, autant de la peur que la femme n'aille pas à elle que de la crainte qu'elle ne s'effondre avant d'arriver.

La femme d'une seule quête reconnut enfin cette musique hantant ses soleils et ses lunes : le roulement et le grondement des vagues mourant sur le rivage, la musique de la vie. Ce grondement incessant qu'elle suivait et cherchait à atteindre, était là, majestueux, à sa portée. La femme sut qu'elle pourrait marcher d'une infinité à l'autre de ses berges, rafraichir son corps et son âme, se laisser traverser par cette essence de vie.

La vie s'était arrêtée. Dans les ruines de son monde, là où le désert rencontre la mer, la femme marcha vers le seuil, vers la toute dernière porte, hantée par les ténèbres de la douleur et des souvenirs. Le vent avait des ailes pour l'aider à voler à nouveau. Pour vivre à nouveau. Elle prendrait le vent comme allié pour la traversée. C'était sa seule chance. Le vent n'était-il pas l'amour qui la poussait en avant pour franchir les limites qu'elle s'était fixées? Le vent n'était-il pas l'amour qui la poussait le long du chemin quand elle ne se sentait plus la force de continuer? N'était-ce donc pas ce qu'était le vent?

La femme suivit le doux appel de la mer. Il y avait de l'espoir, il y avait la Vie, avec ou sans douleur. Elle choisit de vivre et d'aimer. Elle trouverait maintenant le moyen de s'en sortir.

CHAPITRE

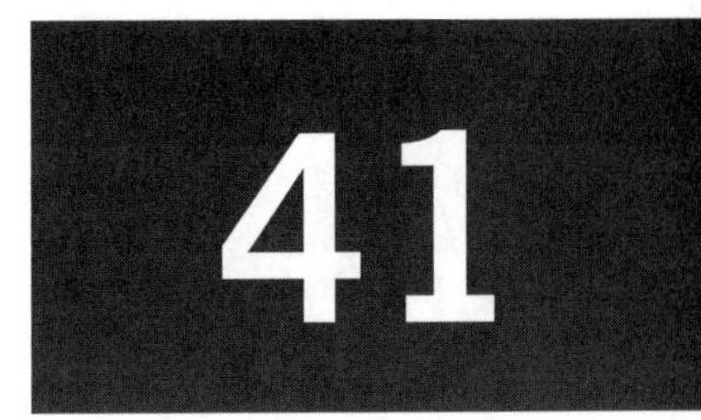

VIVRE AVEC LA DOULEUR : DES OUTILS D'AUTOGESTION DE **LA DOULEUR - UN TÉMOIGNAGE**

Penney Cowan, Rocklin, Californie, États-Unis, Directrice exécutive
Association américaine de la douleur chronique (American Chronic Pain Association - ACPA)

www.theacpa.org

RÉSUMÉ

Une personne atteinte de la douleur est comme une voiture avec quatre crevaisons. Lorsqu'elle trouve le bon médicament, elle peut regonfler un de ses pneus; cependant, elle a encore trois crevaisons, et est incapable d'avancer. Pour beaucoup d'entre nous, nous attendons à ce que les médicaments nous permettent de résoudre notre problème de douleur. Au lieu de regarder d'autres domaines de gestion de la douleur, nous continuons à chercher des médicaments pour soulager notre douleur. Le présent chapitre présente ce qu'une personne atteinte de douleur doit connaitre pour passer de « patient » à « personne ». Nous discuterons des prémisses de la gestion de la douleur à l'aide des 10 étapes de « patient » à « personne » de l'*American Chronic Pain Association* (*ACPA*) (Association américaine de la douleur chronique).

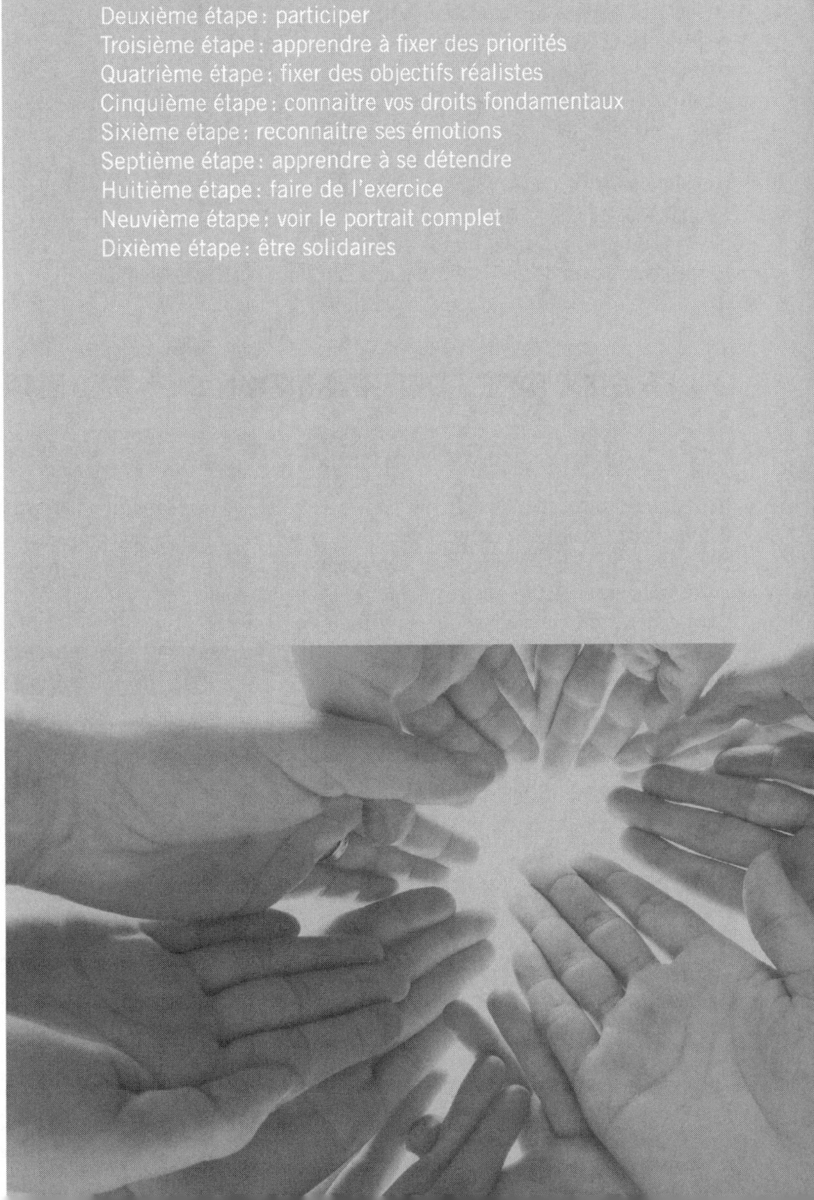

1. INTRODUCTION

Chercher une solution simple pour gérer la douleur devient souvent un périple sans fin d'examens, de traitements, et d'espoir afin de trouver la formule magique qui permettra d'éliminer la douleur. Nous croyons que si nous trouvons le bon médicament ou le bon traitement, notre douleur partira et que nous pourrons continuer à suivre le cours de notre vie. Ce que nous ne réalisons pas, c'est qu'il existe peut-être un médicament qui nous procurera le meilleur soulagement possible, mais un certain niveau de douleur demeurera. Une douleur avec laquelle nous devrons apprendre à vivre..., si nous le pouvons.

Ce chapitre présente les 10 étapes mises de l'avant par l'*American Chronic Pain Association* (*ACPA*) (Association américaine de la douleur chronique) pour aider les personnes atteintes de douleur chronique à apprendre à vivre avec cette dernière. (Voir **chapitre 48**.)

Pour plusieurs d'entre nous, le problème réside dans le fait que la douleur devienne notre identité. Bien que je me sois battue, après six ans passés à chercher une solution à ma douleur, je me suis perdue et me suis moi-même définie par ma douleur ou plutôt par les capacités que me permettait ma douleur. J'étais tellement habitée par ma douleur que toutes mes énergies étaient centrées sur elle et sur la façon de débarrasser mon corps de sa présence sans relâche, pour que je puisse retourner à la vie telle qu'elle était auparavant. Le problème était le suivant : comme tant d'autres avant moi, j'ai cherché la solution rapide, le tour de magie qui ferait disparaitre mes douleurs instantanément. Je ne comprenais pas que malgré tous les miracles de la médecine moderne, il n'y avait aucun moyen de soulager ma douleur. Ce que je n'avais pas compris, c'était la complexité de la douleur chronique, et combien de différentes parties de ma vie - et celle de ma famille - la douleur avait envahies.

Au cours des six ans passés à chercher un soulagement, je ne réalisais pas à quel point j'avais renoncé à moi-même dans ma douleur. La solution ne pouvait pas être toute simple; elle ne pouvait pas être aussi simple que prendre une pilule ou découvrir une cure « miracle ». Non, la solution serait d'adopter une approche qui m'était totalement étrangère, comme elle le serait pour toutes les personnes qui avaient pris ce même chemin. La meilleure façon de décrire comment je suis finalement passée d'une personne handicapée à une personne fonctionnelle est peut-être par une simple analogie.

Une personne atteinte de la douleur est comme une voiture avec quatre crevaisons. Quand on trouve la bonne médication, on peut regonfler un de nos pneus, mais il y a encore trois crevaisons, et nous sommes incapables d'avancer. La solution est beaucoup plus exigeante que prévu. Elle exige que nous nous demandions ce qu'il nous faut pour regonfler nos trois autres pneus afin de pouvoir reprendre le cours de notre vie. Contrairement à la médecine traditionnelle où le « patient » participe passivement, vivre pleinement avec la douleur exige que nous ayons un rôle actif dans le processus de rétablissement. Nous devons travailler avec nos professionnels de la santé pour trouver ce dont nous avons besoin pour regonfler nos trois autres pneus. Pour chacun de nous, ce dont nous aurons besoin sera différent selon nos besoins médicaux et personnels. Le biofeedback, la physiothérapie, le counseling, la gradation (*pacing*), le counseling en nutrition et une multitude de traitements médicaux ne sont que quelques-uns des choix.

L'*ACPA* a mis au point les 10 étapes de transition de patient à personne, en quelque sorte une carte de routes pour aider une personne atteinte de douleur chronique tout le long de son périple. Ces étapes ne sont pas prévues pour être suivies dans un ordre particulier, mais plutôt en fonction des besoins personnels. Voici un aperçu de chacune de ces étapes. Cependant, il faut beaucoup plus pour continuer le voyage. Travailler avec votre prestateur de soins de santé guidera votre cheminement au cours du périple.

2. LES DIX ÉTAPES DE TRANSITION DE « PATIENT » À « PERSONNE » DE L'*ACPA*

PREMIÈRE ÉTAPE : ACCEPTER LA DOULEUR

Renseignez-vous autant que vous le pouvez au sujet de votre condition douloureuse. Vous devez comprendre qu'il n'existe peut-être pas encore de traitement et accepter que vous devrez composer avec la douleur dans votre vie. Cela ne veut pas dire pas que vous deviez abandonner votre vie à la douleur et laisser la douleur devenir votre identité; la douleur est tout simplement une partie qui fait de vous la personne que vous êtes. Votre douleur ne vous définit pas!

DEUXIÈME ÉTAPE : PARTICIPER

Jouez un rôle actif dans votre propre rétablissement. Suivez les conseils de votre médecin et demandez-lui ce que vous pouvez faire pour passer d'un rôle passif à un rôle de partenaire dans vos propres soins de santé. Dans le rôle traditionnel de patient, vous comptez sur le milieu de la santé pour prendre soin de vous. Vivre avec la douleur chronique modifie la donne. Vous êtes un membre important de l'équipe soignante. Demandez à votre prestateur de soins de santé ce que vous pouvez faire pour rendre votre rôle actif dans la transition de patient à personne.

TROISIÈME ÉTAPE : APPRENDRE À FIXER DES PRIORITÉS

Regardez au-delà votre douleur vers les choses qui sont importantes dans votre vie. À mesure que la douleur a lentement pris le dessus sur votre vie, beaucoup de vos activités sont tombées à l'eau. Lorsque vous regardez en arrière, vous êtes envahi par la quantité de choses qui se sont entassées. Il est temps pour vous de trier toutes ces choses-là et de vous demander quelle est la chose la plus importante dans votre vie en ce moment. Une des façons d'identifier vos priorités est de lister tout ce qui est significatif pour vous. Inscrivez ensuite chaque élément séparément sur une fiche, facilitant ainsi le tri. Quand vous avez terminé, prenez chaque fiche et posez-la sur une table, face visible, afin de constater tous les problèmes que vous avez sur les épaules. Maintenant, demandez-vous quel est le problème le plus important parmi ceux que vous avez identifiés, et prenez cette fiche. Vous avez maintenant identifié votre priorité et défini un point de départ.

QUATRIÈME ÉTAPE : FIXER DES OBJECTIFS RÉALISTES

Nous avons tous marché avant de pouvoir courir. Pourtant, comme tant de personnes atteintes de douleur, nous avons de bonnes et de mauvaises journées. Malheureusement, lors d'une bonne journée, nous essayons d'en accomplir autant que possible afin de nous rattraper pour tous les jours où nous n'avons pu accomplir grand-chose. Nous apprenons bien vite que d'être trop actifs fait augmenter notre douleur, alors nous éliminons toutes les activités, qui, selon nous, la font augmenter. Le problème est que nous sommes tellement déconditionnés depuis l'apparition de la douleur, que peu importe ce que nous faisons, nous aurons sans doute encore plus de douleur. L'essentiel est d'être réaliste; ne vous placez pas en situation d'échec. Si vous avez une bonne journée, pourquoi ne pas ralentir le rythme de vos activités à vos capacités afin d'en profiter et ne pas en souffrir par la suite.

Un des problèmes importants des personnes atteintes de douleur chronique est qu'elles ne peuvent pas constater leurs progrès du jour au lendemain. C'est un peu comme regarder pousser ses cheveux. Nous ne voyons pas qu'en dépit du fait que nous ayons encore un certain niveau de douleur, nous sommes plus actifs, nous profitons de la vie de plus en plus et que nos capacités peuvent avoir augmenté. Fixer des objectifs et faire le suivi de vos progrès vous permettront de voir des améliorations au fil du temps. L'*American Chronic Pain Association* offre un journal de douleur (*ACPA Pain Log*) afin d'aider une personne atteinte de douleur à se fixer des objectifs et à suivre son progrès de semaine en semaine.

CINQUIÈME ÉTAPE : CONNAITRE SES DROITS FONDAMENTAUX

Nous avons tous des droits fondamentaux. Parmi ceux-ci, le droit d'être traités avec respect, de dire «non» sans culpabiliser, d'en faire moins qu'humainement possible, de faire des erreurs, et de ne pas avoir besoin de justifier nos décisions avec des mots ou par la douleur. La douleur ne change rien au fait que nous avons toujours des droits. Pourtant, nous avons tendance à nous forcer à essayer de retrouver une certaine «normalité» dans notre vie. Nous avons besoin de nous affirmer et de réaliser que nous n'avons pas besoin d'être parfaits. Ci-dessous sont présentés les droits fondamentaux mis de l'avant par l'*American Chronic Pain* Association pour aider les personnes dans leur cheminement de patient à personne. Nous vous suggérons de les appliquer autant que possible.

VOS DROITS FONDAMENTAUX SELON L'*AMERICAN CHRONIC PAIN ASSOCIATION*

1. Le droit d'agir de manière à renforcer votre dignité et le respect de soi.
2. Le droit d'être traités avec respect.
3. Le droit à l'erreur.
4. Le droit d'en faire moins qu'humainement possible.
5. Le droit de changer d'avis.
6. Le droit de demander ce que vous voulez.
7. Le droit de ralentir et de réfléchir avant de répondre.
8. Le droit de ne pas avoir à justifier ce que vous faites et ce que vous pensez.
9. Le droit de dire «non» sans culpabiliser.
10. Le droit de demander de l'information.
11. Le droit de se sentir bien dans sa peau.
12. Le droit de demander de l'aide ou de l'assistance.
13. Le droit de ne pas être d'accord.
14. Le droit de demander «pourquoi».
15. Le droit d'être écoutés et d'être pris au sérieux lorsque vous exprimez vos sentiments.

SIXIÈME ÉTAPE : RECONNAITRE SES ÉMOTIONS

Nos corps et nos esprits ne font qu'un, il est impossible de les séparer. Ce que nous vivons émotionnellement aura un effet physique et vice versa. Un excellent livre a été écrit à ce sujet : «*The Angry Book*» (Le livre de la colère), de Theodore Rubin. L'auteur traite de toutes les différentes formes de colère. Toutefois, le message clé du livre est ce que nous faisons de notre colère. Au lieu de reconnaitre les émotions à mesure qu'elles se présentent, beaucoup d'entre nous ont tendance à les enterrer de peur d'être perçus comme «en colère» ou négatifs. Le problème ici est que ces émotions ne disparaitront pas. Elles s'accumulent en nous jusqu'à ce qu'elles deviennent tout simplement trop puissantes pour être retenues. Nous avons alors tendance à exploser, libérant toutes nos émotions à un moment souvent inapproprié et avec la mauvaise personne. Si nous pouvions simplement reconnaitre les émotions et les traiter au fur et à mesure que nous les ressentons, notre vie serait un peu plus facile à gérer. Il faut une énorme quantité d'énergie pour les refouler. Gardez à l'esprit qu'il n'existe pas de mauvaises émotions, seulement des réactions inappropriées. Exprimer ses émotions est correct! Les émotions affectent directement notre bien-être physique. En reconnaissant et en gérant vos émotions, vous pouvez réduire votre stress et diminuer votre douleur.

SEPTIÈME ÉTAPE : APPRENDRE À SE DÉTENDRE

La douleur augmente en période de stress. Les exercices de relaxation sont un moyen de reprendre le contrôle de votre corps. Essayez de compter de 1 à 25 et réciter votre alphabet en même temps. Essayez vraiment de le faire. Vous ne pouvez pas le faire, n'est-ce pas? Pourquoi? Parce que nous ne pouvons pas penser à deux choses à la fois. Donc, si vous pouvez rediriger votre pensée vers autre chose que votre douleur, vous trouverez peut-être que vous pouvez réduire celle-ci. La respiration profonde, la visualisation et d'autres techniques de relaxation peuvent vous aider à mieux gérer votre douleur. Cependant, gardez à l'esprit que vous devez acquérir ces compétences et les mettre en pratique régulièrement.

HUITIÈME ÉTAPE : FAIRE DE L'EXERCICE

La plupart des personnes atteintes de douleur chronique ont peur de l'exercice. Les muscles qui ne servent pas ressentent plus de douleur que les muscles flexibles qui ont du tonus. Avec votre médecin, identifiez un programme d'exercices modérés que vous pouvez faire en toute sécurité. Pour plusieurs d'entre nous, le problème est que nous voulons nous sentir mieux que la journée précédente. Si nous croyons que l'exercice nous aidera, et que nous sommes encouragés par notre médecin pour entreprendre un programme, nous pourrions y sauter à pieds joints pour ainsi dire. Nous devons garder à l'esprit le concept d'adapter le rythme de nos activités à nos capacités. Rappelez-vous que nous ne devons pas nous mettre en situation d'échec. Nous devons commencer lentement, à une allure d'escargot, et ajouter progressivement le nombre de répétitions et d'exercices. À mesure que vos forces augmenteront, votre douleur pourrait diminuer et vous vous sentirez également mieux dans votre peau.

NEUVIÈME ÉTAPE : VOIR LE PORTRAIT COMPLET

Tout en apprenant à fixer vos priorités, à atteindre vos objectifs, à faire valoir vos droits fondamentaux, à faire face à vos émotions, à relaxer et à reprendre le contrôle de votre corps, vous verrez que la douleur n'a pas lieu d'être au centre de votre vie. Vous pouvez choisir de vous concentrer sur vos capacités et non sur vos incapacités. Vous renforcerez votre conviction que vous pouvez vivre une vie normale en dépit de la douleur chronique. Vous devez aussi réaliser que votre douleur ne vous a pas seulement affecté, mais a aussi affecté tous ceux qui vous entourent, en particulier votre famille. Ces personnes vivront en fait les mêmes changements que vous. La seule vraie différence entre vous et les membres de votre famille quand il s'agit de douleur chronique, est qu'ils ne ressentent pas la douleur physique. Gardez cela en tête tout au long de votre périple. Partagez ce que vous apprenez avec votre famille afin de l'aider à faire face aux changements qui ont eu lieu depuis l'apparition de votre douleur.

DIXIÈME ÉTAPE : ÊTRE SOLIDAIRES

On estime qu'une personne sur trois souffre d'une forme ou une autre de douleur chronique. Aux États-Unis, on estime à 250 milliards de dollars par année les couts directs et indirects relatifs à la douleur chronique. Il s'agit d'une épidémie et elle ne peut être ignorée. Il y a des millions de gens comme vous qui ont besoin de savoir qu'ils ne sont pas seuls. Ils ont besoin de savoir que leur souffrance est réelle, que quelqu'un comprend ce que c'est que de vivre dans un corps qui a l'air « normal », mais qui est entièrement sous l'emprise de la douleur. Il appartient à chacun de nous d'aller vers les autres pour les inviter à nous accompagner le long du chemin de la transition de patient à personne. Nous n'avons pas toutes les réponses, nous ne pouvons leur enlever leur douleur, mais nous pouvons espérer les aider à s'aider eux-mêmes afin de réduire leur souffrance et améliorer leur qualité de vie. Vivre avec la douleur chronique est une expérience d'apprentissage continu. Nous nous épaulons tous et apprenons les uns des autres.

CHAPITRE

42

VIVRE AVEC LE SYNDROME DOULOUREUX RÉGIONAL COMPLEXE (SDRC) : **UN TÉMOIGNAGE**

Helen Small, B.A., B.Ed., St. Catharines, Ontario, Canada
Directrice exécutive, PARC : Promoting Awareness of RSD/CRPS in Canada
www.rsdcanada.org

« L'autoguérison est le privilège de tout être humain. »
Yogi Bhajan

RÉSUMÉ

Être atteint du syndrome douloureux régional complexe (SDRC) peut être effrayant, déroutant et tout simplement difficile. Ce chapitre se veut un guide pour trouver votre chemin une fois que vous avez été diagnostiqué. On en sait peu sur la façon de traiter avec succès cette mystérieuse maladie. En tant que vétérante d'une guerre menée depuis plus de 20 ans contre le SDRC, je propose de précieux conseils aux personnes atteintes du SDRC et aux membres de leur famille qui ont du mal à comprendre les changements déroutants de leur proche. Diverses thérapies alternatives, l'exercice physique, les problèmes relatifs à la douleur et des stratégies d'adaptation sont abordés, de même que mon cheminement personnel par rapport à la douleur comme patiente jusqu'à mon rôle de directrice exécutive de *PARC* (*Promoting Awareness of RSD/CRPS in Canada,* lienen anglais seulement : www.rsdcanada.org). Mon plus grand espoir est que ce chapitre bénéficie aux personnes atteintes du SDRC et à tous les lecteurs souffrant d'un type de douleur, dont la détermination m'a montré le potentiel et la puissance de l'esprit humain.

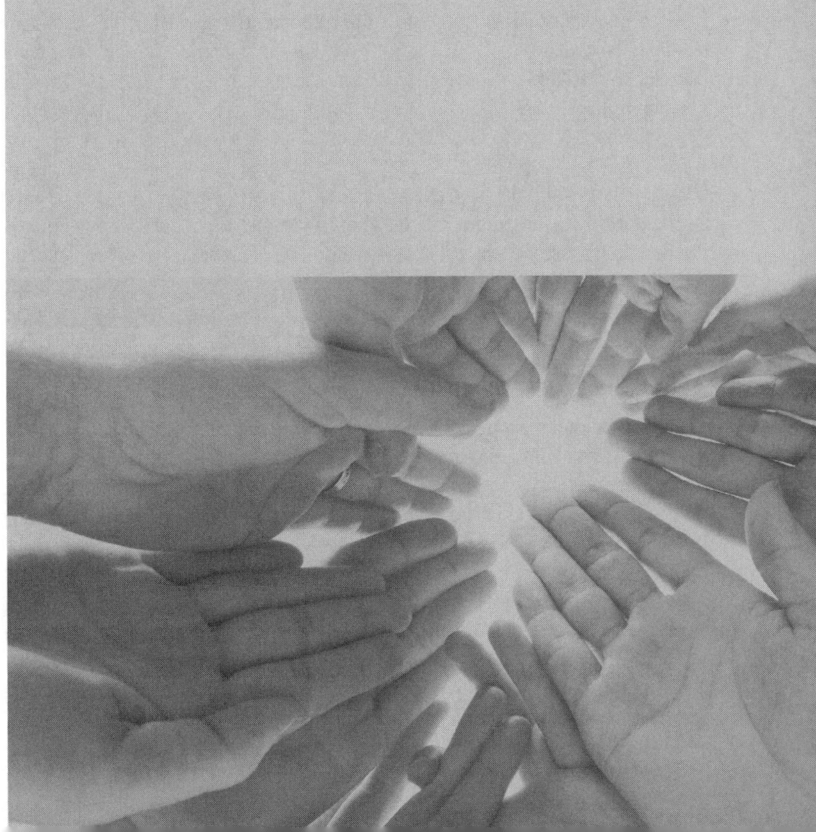

1. INTRODUCTION AU SYNDROME DOULOUREUX RÉGIONAL COMPLEXE

La médecine conventionnelle n'a pas toutes les réponses sur le syndrome douloureux régional complexe (SDRC); celui-ci révèle lentement ses mystères. Ainsi, nous ne savons pas pourquoi certaines personnes développent le SDRC, alors que d'autres non. Pourquoi certains cas se résolvent-ils spontanément? Pourquoi certaines personnes présentent-elles des symptômes très graves, en dépit des meilleurs traitements? Pourquoi certaines personnes sont-elles frappées de ce syndrome suite à une blessure, alors que d'autres, non? (Voir **chapitre 4**.)

Un certain progrès a été réalisé dans différents domaines : les critères du diagnostic, les traitements et la découverte de nouveaux tests. Il n'en reste pas moins plusieurs mystères à résoudre. Pendant ce temps, comment nous, en tant que patients, devons-nous affronter et gérer la maladie chaque jour?

Ce chapitre présente des suggestions pour trouver de l'aide médicale, pour choisir les thérapies vous convenant le mieux, se concentrant sur votre cas et trouvant des stratégies d'adaptation. Plusieurs questions sur la douleur y seront également traitées.

La vie ne consiste pas seulement à exister, mais à vivre, et vous pouvez continuer à avoir une vie, même en souffrant du SDRC. Il se produit un bouleversement majeur dans votre vie lorsque vous souffrez d'une telle maladie. Plusieurs changements se produisent au point de vue médical, social et émotionnel. Des problèmes financiers et légaux apparaissent, et la situation à la maison et au travail dégénère. Ce n'est pas facile; souvent, vous trébuchez et tombez. Les changements se font rapidement ou pas assez rapidement. Il y a tellement de choses à assimiler lorsque vous venez d'être diagnostiqué, et tellement de personnes avec qui traiter. Voir **chapitre 4**.

2. TROUVER DE L'AIDE MÉDICALE

La première chose à faire est de trouver un omnipraticien qui vous écoutera et qui sera ouvert à s'informer sur le SDRC. Les médecins généralistes vous aideront, même s'ils ne connaissent pas le syndrome douloureux régional complexe (SDRC). Les autres pourront prendre le temps d'apprendre. Malheureusement, tous les médecins n'ont ni le temps ni le désir d'apprendre. Si vous ne vous sentez pas à l'aise ou si le médecin ne tient pas compte de vos questions, changez de médecin. Trouvez-en un avec lequel vous vous sentirez bien et qui sera disposé à travailler avec vous. Les médecins sont nos quart-arrières. Ils dirige l'attaque. Il est essentiel d'instaurer une bonne relation avec eux. S'engager dans la relation fait partie d'une importante collaboration entre vous. Travaillez ensemble.

Très souvent, les patients apporteront une grande quantité d'information à leur médecin, qui n'aura vraiment pas le temps de tout lire. Commencez par un résumé sur le SDRC. À chaque visite, vous pourrez apporter une autre page correspondant à votre situation. Demandez-vous ce que vous voulez retirer de votre rendez-vous médical. Planifier d'avance chaque rendez-vous vous aidera à retirer le maximum de votre visite. Voici quelques suggestions d'ordre général.

PLANIFIER UNE VISITE MÉDICALE

- Tenez un journal de la douleur.
- Dressez une liste de médicaments et de traitements comportant les résultats de chacun.
- Donnez les résultats de vos tests à votre médecin avant votre rendez-vous ou apportez-les.
- Répondez aux questions sur la douleur.

Début : Quand la douleur a-t-elle commencé?
Déclencheur : Qu'est-ce qui la soulage ou l'aggrave?
Qualité : Que ressentez-vous? Décrivez la douleur.
Rayonnement : Quel est le parcours de la douleur?
Endroit : Où ressentez-vous la douleur?
Temps : Quand souffrez-vous? (matin, après-midi, soirée)
Combien de temps cela dure-t-il?

- Respectez le temps alloué par votre médecin. Révisez votre histoire : mentionnez les symptômes et inscrivez-y les informations pertinentes.
- Écrivez les questions à poser lors de votre rendez-vous. Laissez le temps à votre médecin d'y répondre. Ayez un ami qui consigne vos réponses.

Source : Dillard, J. MD. The Chronic Pain Solution, 2002.

Ensuite, ce qui est plus difficile, c'est de trouver un bon médecin gestionnaire de la douleur ou un médecin qui s'intéresse au syndrome douloureux régional complexe (SDRC). Vérifiez auprès de votre faculté de médecine locale, de la Société canadienne de la douleur, de votre hôpital local, de votre clinique de la douleur ou téléphonez à *PARC* pour obtenir cette information. Vérifiez les compétences des médecins auprès des associations médicales ou dans les sites Web médicaux officiels. Assez souvent, le groupe de soutien local peut également vous donner quelques noms de médecin. Il est utile que le spécialiste de la douleur soit ouvert à une médecine intégrative, qui combine la médecine traditionnelle avec les traitements alternatifs.

Au Canada, les études sur la douleur sont fragmentées. La Société canadienne de la douleur a constaté que les médecins bénéficiaient en moyenne d'un entrainement de 19 heures sur la douleur à l'école de médecine, alors que les vétérinaires en avaient 98! Néanmoins, des spécialités comme l'anesthésie, la réadaptation (physiatrie), la neurologie et la psychiatrie s'occupent de la douleur. Assurez-vous que votre médecin soit détenteur d'un certificat de spécialiste et qu'il traite spécifiquement la douleur.

Personne n'en connait vraiment beaucoup sur le syndrome douloureux régional complexe (SDRC) lorsqu'il est diagnostiqué. C'est donc votre devoir de faire des recherches sur cette maladie. Remplacez la peur de l'inconnu entourant le SDRC par des connaissances concrètes sur ce qu'est le SDRC, sur la façon dont il agit et affecte votre personnalité. Il touche chaque personne différemment, et expliquer efficacement aux membres de votre famille ce que vous avez appris les met immédiatement dans le coup. Souvent les conjoints ne comprennent pas cette maladie, tout simplement parce qu'on ne leur a jamais expliquée. Obtenir le soutien et le secours de la famille dépend d'une bonne communication et de la compréhension de la maladie. La famille peut éviter le sujet, les mariages peuvent être mis à l'épreuve et les relations peuvent se détériorer. Le soutien initial est donc la clé de tout progrès du patient nouvellement diagnostiqué. Il est le fondement sur lequel le patient construit son programme d'autogestion.

3. LES THÉRAPIES

La douleur est souvent un phénomène trop complexe pour être traitée par une seule thérapie. Utilisez une combinaison de thérapies qui peuvent agir ensemble. Formez votre propre équipe de soutien médical. La douleur vous affecte physiquement, mentalement et émotionnellement, c'est pourquoi différentes thérapies peuvent s'occuper de chacun des aspects de la douleur. Certaines thérapies concourent à créer un effet synergique.

Les thérapies suivantes se sont avérées utiles. Étant donné que chaque personne est différente, les thérapies auront de bons résultats chez certaines personnes et chez d'autres, non. Utilisez ce qui est bon pour vous.

- Acuponcture
- Diète et nutrition adaptées
- Aquathérapie
- Entrainement autogène : rétroaction biologique
- Chiropraxie
- Thérapie cognitivocomportementale (TCC)
- Massage craniosacral
- Programme d'exercices graduel
- Homéopathie
- Massage
- Méditation
- Thérapie au miroir
- Musique
- Soulagement myofascial (*Trigger Point Therapy)*
- Médecine neuropathique
- Physiothérapie
- Thérapie par photons (laser)
- Pilates
- Soutien psychologique
- Chi kung
- Relaxation
- Hygiène du sommeil
- Étirement
- Groupe de soutien ou réseau
- Yoga

Discutez avec votre médecin des thérapies que vous aimeriez essayer. Soyez ouvert à toute thérapie raisonnable, sécuritaire et non invasive.

Vous pouvez commencer par une thérapie facile, déterminer son efficacité et ajouter graduellement une autre thérapie. Allez-y progressivement. Visez de lentes améliorations et ne vous attendez pas à une cure miracle. Vous pouvez essayer une combinaison de thérapies. Différentes thérapies de différentes intensités et fréquences peuvent s'avérer très utiles. Adaptez, improvisez ou ajustez les thérapies, si nécessaire.

TENEZ UN JOURNAL DE THÉRAPIE ET D'ACTIVITÉS

Il s'agit ensuite de tenir un journal de thérapie et d'activités. Dans un cahier, tracez quatre colonnes verticales sur chaque page, pour y inscrire l'heure et la date, le niveau de douleur, les activités récentes, les actions entreprises et les résultats. Ce journal est un bon outil pour lutter contre la douleur.

Tenir un journal vous aide à réfléchir et à découvrir les patterns de votre douleur. Il vous aidera à identifier les déclencheurs, ce qui diminue votre douleur et ce qui l'aggrave. Il contribuera à déterminer quand vous êtes bien et pourquoi, de même que lorsque vous vous sentez mal et pourquoi, ce que vous pouvez y faire, quelle action vous avez entreprise et son résultat.

Faites un tableau de sept colonnes verticales avec les titres suivants.

- Thérapie
- But de la thérapie
- Dose prise ou fréquence d'utilisation
- Durée de l'essai
- Résultats
- Effets secondaires
- Cela vaut-il la peine de poursuivre cette thérapie?

Source : Dillard, James MD, The Chronic Pain Solution, Bantam 2002, p. 76.

EXERCICE

Si une personne souffrant de douleur chronique ne fait pas d'exercice, les conséquences ne seront pas aussi importantes que s'il s'agit d'un patient atteint du SDRC. Par ailleurs, pour le patient atteint du SDRC, faire de l'exercice est particulièrement difficile, non seulement à cause de la douleur, mais comme l'ont découvert les études sur le sujet, à cause du manque d'oxygène dans le muscle squelettique, qui rend l'exercice difficile pour certains. De plus, des problèmes graves de mouvements (dystonie) qui sont uniques aux patients atteints du SDRC peuvent survenir s'ils ne s'adonnent à aucun exercice. Voir **chapitres 23, 24, 25, 28, 35, 36, 37 et 42.**

La plupart des personnes atteintes de SDRC de longue date trouvent l'exercice physique bénéfique, et un important facteur de leur bien-être.

4. SE CONCENTRER SUR SOI

« Vous êtes l'artisan de votre propre vie. »
E. Covington, Cleveland Clinic

C'est vous qui dirigez votre vie, et même si les médecins sont des experts de soins médicaux, vous avez le pouvoir de prendre des décisions par vous-même en considérant l'apport médical dont vous avez besoin. Votre médecin est le partenaire de vos soins médicaux. Faites des choix éclairés de soins médicaux en vous renseignant sur les options possibles. Pour autogérer une maladie, vous avez besoin de vous prendre en main, d'être proactif et de faire des choix éclairés. Le SDRC est un combat mental pénible à surmonter.

Après avoir été diagnostiqué et avoir lu sur le SDRC, vous pouvez tomber dans le piège de croire tout ce que vous avez lu : que le SDRC progresse continuellement et que toutes les personnes qui en sont atteintes deviennent complètement déficientes et très malades. La vérité, c'est qu'il y a des cas de SDRC légers, modérés et graves, et que chaque personne est différente à cet égard. La maladie progresse chez certaines personnes, alors qu'elle demeure stable chez d'autres. Si cette inquiétude est présente dans votre vie quotidienne, elle vous causera plus de stress chaque jour et augmentera votre douleur. Pourquoi vous angoisser davantage?

Changer votre façon de penser est essentiel à votre succès. Penser positivement est vraiment nécessaire au début de votre périple vers la guérison. Vous concentrer sur vos buts et sur vos rêves est plus stimulant que vous fixer sur votre douleur. La douleur demeure présente, mais elle sera mise de côté si vous vous concentrez sur vos buts. Les personnes atteintes de douleur chronique sont portées à penser négativement. Si vous le pouvez, reconnaissez quel est votre modèle de pensée négative et apprenez à diriger vos pensées différemment. Si les autres constatent ce processus de pensée négative chez vous ou si vous savez que vous ne pouvez vous empêcher de broyer du noir, un psychologue pourra vous guider à l'aide d'une thérapie cognitivocomportementale (TCC), qui réussit bien dans les cas de douleur chronique comme le SDRC.

« Ce que vous pensez peut vous handicaper. »
E. Covington, Cleveland Clinic

5. LES PROBLÈMES LIÉS À LA DOULEUR

Les personnes qui souffrent du SDRC sont aux prises avec plusieurs problèmes liés à la douleur, et elles ressentent souvent que personne ne comprend les défis qu'elles ont à relever. Mais plusieurs d'entre elles ont partagé leur expérience sur les problèmes suivants.

Trouver un certain équilibre

Lorsque vous souffrez, vous fonctionnez en mode de survie, et vous faites votre possible pour arriver à passer à travers chaque journée. Vous êtes contraint à vous concentrer sur votre diagnostic, sur vos traitements, sur la gestion de votre douleur et sur vos visites médicales. Le mode de survie est souvent interprété comme de l'égoïsme, comme l'oubli des autres membres de la famille. Il est difficile de trouver l'équilibre entre s'occuper de soi et prendre soin des autres. Faites un effort pour penser aux autres autant qu'à vous-même.

Comprendre la douleur

Certaines personnes ne comprendront jamais ce que c'est de souffrir. D'autres comprendront si vous avez le temps et la patience de leur expliquer. Comme certaines ne prennent jamais le temps d'écouter, elles n'ont aucun cadre de référence. La plupart des commentaires sont faits par ignorance ou à cause de la peur.

Les relations

Souffrir du syndrome douloureux régional complexe (SDRC) transforme toutes vos relations. Pour certains, la relation principale avec le conjoint ou le partenaire se renforce, si elle repose déjà sur des fondements solides. Pour d'autres, une relation déjà houleuse peut se détériorer et s'effriter. Un conseiller peut aider les deux parties à comprendre ce qu'est le fait de composer avec la douleur et les incapacités.

La plupart d'entre nous avons quelques bons amis sur lesquels nous pouvons compter pour de l'aide et du soutien. Ces amis nous comprennent et ils nous croient lorsque nous disons que nous souffrons. Avoir quelqu'un pour nous aider est essentiel à la gestion de la maladie, étant donné qu'elle exige plus de temps à gérer que n'importe quoi d'autre.

L'incrédulité sociale

Parfois, les gens ne croient pas que la douleur est réelle. La douleur est invisible. Plusieurs personnes ne croiront pas que vous souffrez autant que vous le dites. Si les membres de votre famille ne croient pas que votre douleur est réelle, vous devez clarifier la situation.

Le droit de ne pas souffrir

Dans un monde parfait, personne ne souffrirait, mais la vie est injuste. Les gens souffrent, et à un moment donné de notre vie, nous ressentons tous de la douleur. Probablement que nous méritons tous mieux que cela, mais c'est ainsi.

Se faire des reproches

Vous pouvez croire que vous devriez être en mesure de beaucoup mieux contrôler votre douleur. Or, si vous prenez vos médicaments contre la douleur tel qu'indiqué et que vous participez activement aux traitements, vous n'avez aucunement à vous blâmer.

Du blâme à la guérison

Blâmer les autres pour votre maladie vous permet de continuer à vous concentrer sur votre maladie, sur vos incapacités et sur votre douleur. Le blâme vous permet de transférer la responsabilité de vous occuper de votre maladie sur une autre personne ou sur une autre situation. Vous pouvez être fâché de ce qui est arrivé. Néanmoins, la colère prolongée met un stress indu sur votre corps, et vous n'avancez pas. Dans ce sens, le blâme est un obstacle à la guérison. Si vous mettez la faute sur quelqu'un ou quelque chose, vous ne guérissez pas.

Mesurer votre progrès par rapport à celui des autres

Mesurer votre progrès par rapport à celui des autres est improductif et frustrant. Du moment que vous progressez lentement et que vous vous fixez des buts réalistes, vous avancez.

L'hyperactivité

Les personnes concluent souvent que leur niveau d'activité est lié à la gravité de leur douleur. Elles poursuivent jusqu'à ce qu'elles ressentent de la douleur, et doivent arrêter. Ensuite, à cause de la douleur, elles ne font plus rien. C'est le cycle hyperactivité/inactivité, un piège dans lequel nous pouvons tous tomber. Trop de personnes parmi nous utilisons la théorie du « tout ou rien » : nous faisons tout et souffrons ou nous ne faisons rien. Bouger et doser son effort font partie de la solution.

L'inactivité

Ne pas bouger et protéger la partie douloureuse de son corps sont des solutions à court terme pour éviter la douleur. Néanmoins, l'immobilité prolongée cause des problèmes. Souvent, faire ce qui nous fait du bien maintenant peut entrainer plus de difficultés à long terme. Le manque de mouvements contribuera à la faiblesse, à l'amyotrophie, à plus de douleur et à moins de mobilité à long terme. L'absence régulière de mouvements peut mener à l'immobilité ou à la perte de fonction du membre entier. Parvenue à un certain point, la fonction pourrait ne pas être restaurée.

La personnalité et la douleur

Chaque personne gère sa douleur différemment, selon son type de personnalité et ses traits de caractère. Si vous connaissez vos forces, vous pouvez vous en servir pour affronter votre douleur avec plus d'efficacité. Une fois la faiblesse identifiée, elle peut devenir votre défi. La consultation peut aussi vous aider à mieux affronter votre douleur.

La solution magique

Il n'y a aucune pilule ni aucun traitement miracle pour soigner la douleur. Perdre du temps à chercher **la** solution magique est de l'énergie que vous pourriez utiliser pour vous rétablir. Les solutions à la douleur se trouvent par une approche d'essais et erreurs.

Se blesser à nouveau

Pour les patients atteints du SDRC, se blesser à nouveau constitue une réalité. Cependant, éviter de se livrer à certaines activités parce que vous craignez une nouvelle blessure peut vous mener à l'incapacité. De plus, si vous croyez que l'activité en question vous causera une blessure, cela pourra aggraver votre douleur. Lorsque la douleur augmente, vous continuez à éviter l'activité et vous devenez physiquement déconditionné. Ce que vous pensez peut vous handicaper physiquement et émotionnellement. S'inquiéter, être anxieux par rapport à la possibilité d'une nouvelle blessure et la pensée négative peuvent contribuer à la douleur. Non seulement ces patterns de pensée sont-ils négatifs, mais ils peuvent interférer avec vos capacités à faire face à la vie quotidienne et à transiger avec les situations réelles de la vie.

6. LES STRATÉGIES D'ADAPTATION

Certaines stratégies d'adaptation présentées ici traitent du problème de douleur et des activités quotidiennes. Vous pouvez créer vos propres stratégies, après avoir commencé à rechercher des solutions.

Acceptez la situation

L'acceptation est une question primordiale. Êtes-vous un patient du SDRC ou un patient atteint du SDRC? Quelle est la différence? Un patient atteint du SDRC est une personne dont la maladie est toute sa vie. Un patient qui est atteint du SDRC est une personne dont la vie comporte la maladie, mais pour qui vivre sa vie au meilleur de sa capacité constitue sa préoccupation principale, et non la maladie.

S'adapter au SDRC est un processus. Avoir le SDRC ressemble beaucoup aux étapes du deuil.

Le déni : nier que vous avez une maladie.
Le blâme : trouver quelqu'un à blâmer.
La colère : envers le monde, les gens
ou la maladie elle-même.
Le marchandage : faire un pacte avec vous-même ou avec Dieu.
L'acceptation : acceptation définitive de ce que vous avez.

Identifiez les déclencheurs de la douleur

Tenir un journal quotidien vous aidera à identifier tous les déclencheurs. Certains déclencheurs sont très subtils et difficiles à trouver, à moins qu'un pattern n'émerge du fait d'écrire et de lire votre journal.

Si une douleur augmente soudainement, arrêtez-vous, évaluez la situation et reposez-vous. Il n'est pas prudent de continuer une activité malgré la douleur, puisque votre corps vous lance un signal d'alarme. Parvenir à terminer ce que vous avez entrepris n'entrainera que plus de souffrance. Si vous pouvez trouver la source de votre douleur, il s'agit peut-être d'un déclencheur qui peut être éliminé.

Contrôlez votre douleur

Il est plus facile de contrôler la douleur que d'essayer de la contrôler.

La douleur est mieux contrôlée si vous prenez votre médicament contre la douleur comme prescrit. C'est la meilleure façon de savoir si cette médication fonctionne bien dans votre cas. Il est beaucoup plus difficile de parvenir à contrôler la douleur lorsqu'elle se situe à 8 ou 9 sur 10 sur l'échelle de la douleur que de prendre régulièrement votre médicament contre la douleur.

Affrontez les crises de douleur

Inévitablement, les personnes souffrant du SDRC ont des crises de douleur. Prévoyez un plan pour les crises de douleur. Se ménager est souvent le secret pour éviter ces crises. Planifier ses activités et doser ses efforts peut améliorer la situation et vous aider à minimiser l'effet des déclencheurs connus.

Déjouez la douleur avec vos pensées

Détournez votre attention de la douleur, par exemple en écoutant de la musique ou en méditant.

Économisez votre énergie

Nous gaspillons souvent notre temps à faire des choses qui ne sont pas importantes. Les personnes atteintes du SDRC n'ont pas une grande réserve d'énergie. Il est donc important de déterminer ce qui est vraiment essentiel et ce qui peut attendre. Séparez les tâches que vous devez faire en plusieurs moments de la journée ou en plusieurs jours. Trouvez des façons de vous reposer durant la journée, comme après le repas du midi ou avant le souper. Même si vous ne dormez pas, votre corps reste calme et au repos.

Connaissez vos limites

En tenant un journal de la douleur, vous découvrirez vos limites, et apprendre à ne pas les dépasser vous évitera des crises de douleur. Si vous écoutez votre corps, vous recevrez sans doute des signaux d'alarme avant une crise de douleur.

Planifiez et ménagez-vous

Lorsque vous prenez part à une activité spéciale, décidez si elle en vaut la peine. Si oui, prévenez une crise de douleur en ayant des médicaments de plus ou des médicaments sous la main. Organisez à l'avance votre temps. Ménagez-vous autant que possible en suivant le cycle activité/repos/activité/repos. Essayez d'anticiper et évitez tous les problèmes possibles en divisant vos activités en plusieurs petites étapes. Fixez-vous un but et travaillez-y graduellement. Souvenez-vous d'être flexible. Si votre douleur est plus importante un certain jour, reposez-vous davantage et soyez moins actif. Variez le cycle activité/repos selon comment vous vous sentez ce jour-là. Ce qui est important de se souvenir, c'est de bouger chaque jour.

Joignez-vous à un groupe de soutien

L'encouragement peut provenir d'un groupe de soutien dans des séances de clavardage ou des groupes de discussion ou même d'une réunion d'un groupe local. Les participants apprennent les uns des autres et discutent entre eux des traitements et des thérapies. Ils sont réconfortés par le sentiment que quelqu'un les comprend vraiment. Demeurer positif et travailler à de meilleurs résultats de traitement est le but du groupe. L'humour est également apprécié.

Il est essentiel de partager avec les autres ce qui est efficace pour vous. En retour, les autres acquerront des connaissances et partageront également avec vous. Il se produit ici une certaine réciprocité qui crée un lien d'amitié. Il est réconfortant de savoir que quelqu'un comprend ce qu'est la douleur. Ces liens sont forts et ils ne peuvent se rompre.

Mettez la colère à votre service

Il est bon de se fâcher quand on éprouve de la douleur. Au lieu de retourner votre colère contre votre famille ou contre vos amis, servez-vous-en à votre avantage et d'une manière constructive. Par exemple, canalisez-la dans une activité, dans un programme d'exercices ou calmez-la au moyen de techniques de relaxation.

Apprenez de vos erreurs

Nous commettons tous des erreurs dans notre vie et nous pouvons apprendre des erreurs des autres : ce sont des avertissements pour nous tous. Vous allez rencontrer d'autres personnes qui éprouvent de la douleur et vous verrez comment elles gèrent cette douleur, ce qui fonctionne pour elles, comment vous apprenez de leurs erreurs et ce que vous pouvez retirer de vos propres erreurs.

Choisissez vos batailles

Se battre contre tous les obstacles qui se présentent à une personne atteinte du SDRC draine son énergie. Choisissez les batailles qui sont importantes pour vous, celles que vous devez gagner, et concentrez votre énergie sur ces situations.

Restez positif

Quand tout ce que vous ressentez, c'est de la douleur, il est difficile de toujours rester positif.

Voici certaines idées pour vous aider :

- **Soyez reconnaissant de cinq choses chaque jour.**
- **Trouvez un élément positif qui accompagne la douleur.** Par exemple : Avoir plus de compassion envers les autres ou être plus à l'écoute, apprendre à être patient, rencontrer de nouvelles personnes qui sont compréhensives et d'un grand soutien ou vous faire de nouveaux amis.
- **Ayez un monologue intérieur positif.**
- **Aidez les autres.** Vous pouvez aider les autres qui souffrent.
- **Donnez de votre temps à votre communauté ou à une organisation caritative.**
- **Trouvez un réseau de soutien positif.**
- **Restez concentré.** Vos buts sont le bien-être et une meilleure qualité de vie.

Ne lâchez pas!

C'est probablement le concept le plus important dans le combat contre la douleur. Reposez-vous, « rechargez vos batteries » et repartez frais et dispo le lendemain. Le soutien de la famille et des amis est essentiel lorsque vous avez envie de tout abandonner.

Demandez de l'aide

La plupart des gens ont de la difficulté à faire face à la douleur, aux limitations et aux changements dans leur vie. Ils refusent donc souvent de demander de l'aide. Demander de l'aide contribue cependant à conserver un intérêt positif.

Partagez votre histoire

Votre histoire a un pouvoir. Elle peut retenir l'attention du public et contribuer à apporter du changement. Votre témoignage peut être un catalyseur de changement. En partageant votre expérience personnelle de la douleur vous pourrez ainsi contribuer à éclairer ceux qui n'ont jamais éprouvé de douleur.

7. CONCLUSION

Vivre avec le SDRC constitue un défi. Nous apprenons par essais et erreurs, et nous devons nous attendre à ne pas toujours réussir. Cependant, l'échec ne doit pas nous détourner de notre but. Nous changeons d'approche, modifions notre pensée et trouvons un autre but. Nous devons nous relever, recommencer et construire sur de petits succès. Souvenez-vous « Tant qu'il y a de la vie, il y a de l'espoir! »

MON HISTOIRE

Helen Small, B.A., B.Ed., St. Catharines, Ontario, Canada

Directrice exécutive, *PARC : Promoting Awareness of RSD/CRPS in Canada*
www.rsdcanada.org

(Voir autre témoignage, page 386. Voir chapitre 46, page 353.)

À l'été 1989, j'étais en vacances à ma roulotte lorsque j'ai ouvert une porte d'armoire au-dessus de ma tête. Tout à coup, un pot de café est tombé sur mon pied gauche. J'ai oublié cet incident, jusqu'à ce que je me réveille une semaine plus tard ne pouvant plus marcher. Ce n'était qu'un pot de café! Comment pouvez-vous éprouver autant de douleur pour une telle bagatelle?

La douleur était disproportionnée avec ma blessure. Mon pied enflait, ma peau changeait de température et de couleur, je transpirais abondamment. J'étais désormais sensible au bruit et à la lumière et ne pouvais supporter le moindre poids. Mon médecin de famille n'avait aucune idée de ce que j'avais. Il m'a dirigée vers un orthopédiste. Celui-ci n'a rien trouvé d'anormal et m'a conseillée de consulter un rhumatologue, qui a diagnostiqué une dystrophie sympathique réflexe, maintenant appelée le syndrome douloureux régional complexe (SDRC).

J'ai reçu une série d'injections douloureuses entre les orteils et dans l'os du pied ; je ne pouvais toujours pas marcher. Le traitement a aggravé mon état. Je ne savais pas alors que ce n'était pas le bon traitement, et j'ai perdu un temps précieux. J'avais l'intuition que cela n'allait pas, puisque je ne constatais aucune amélioration. J'ai convaincu mon médecin de me diriger vers la clinique d'un important hôpital universitaire, où l'on a confirmé le diagnostic. On m'a fait voir un physiatre qui se spécialisait dans le SDRC. J'ai rapidement reçu un traitement, mais il était trop tard pour que je guérisse complètement, parce que trop de temps s'était écoulé.

J'ai dû cesser d'enseigner, un emploi que j'adorais, mais que je ne pouvais garder puisque je ne pouvais plus marcher. J'avais des béquilles et je souffrais constamment. J'étais handicapée. J'avais alors le temps de me renseigner sur cette maladie, quels médicaments et quels traitements étaient disponibles. J'ai appris qu'il faut avoir un diagnostic précoce, c'est-à-dire dans les trois premiers mois, et recevoir le bon traitement pour guérir complètement.

J'ai demandé une pension et j'ai passé plusieurs heures à téléphoner, à télécopier et à envoyer des lettres, pendant presque un an sans résultat. Je n'avais ni emploi ni argent. Un jour, j'ai décidé que ç'en était assez : j'ai conduit 120 km, tout en souffrant énormément et en colère, jusqu'au bureau des pensions avec tous mes papiers, et je leur ai affirmé que je ne partirais pas tant que mon cas ne serait pas réglé! Ils ont tergiversé pendant trois heures, jusqu'à ce que je finisse par les menacer de la lettre « A » pour « avocat ». Finalement, j'ai reçu de l'argent une semaine plus tard.

J'ai vérifié sur l'Internet, et à ma grande surprise, il n'y avait aucun organisme au Canada qui s'occupait du SDRC. Mais comment était-ce possible? En 1995, j'ai commencé à assister à des conférences pour en apprendre davantage sur cette mystérieuse maladie. Les gens se sont passé le mot et ils m'appelaient pour obtenir des conseils. J'ai finalement parlé à plus de 500 personnes atteintes du SDRC; je me suis rendue compte que souvent, on ne les croyait pas, et qu'elles étaient traitées comme des malades mentaux. C'était scandaleux!

> La phrase « Mon médecin ne connait pas cela », je l'entendais à chaque téléphone que je recevais. Pourquoi en était-il ainsi? J'ai entendu plusieurs histoires à propos d'incrédulité, de douleur, de colère, d'incapacité et de mauvais traitements. J'étais furieuse et j'ai décidé de m'en mêler.

J'en ai appris davantage en assistant à des conférences à Tampa, San Diego, Chicago, Orlando, Phoenix, en Hollande et au Canada : 14 conférences en 20 ans au cours desquelles j'ai créé un réseau avec les dirigeants des groupes sur le SDRC, éminents médecins et chercheurs.

En 2002, avec Barbara, une amie atteinte du SDRC, j'ai créé une organisation caritative sans but lucratif appelée *Promoting Awareness of RSD/CRPS in Canada* (*PARC*). L'organisation caritative a aménagé un site Web (www.rsdcanada.org), a créé un bulletin d'information appelé *PARC* ainsi qu'un programme d'autogestion du SDRC. Je sais que ce qui est efficace pour une personne ne l'est pas nécessairement pour une autre, mais la liste d'idées et de conseils est pratique et elle se base sur 20 années d'expérience.

Une enquête a confirmé que ce que j'avais entendu dans les 500 appels téléphoniques : les deux tiers des patients consultent trois médecins ou plus avant d'être diagnostiqués, et seulement 40 % recoivent un diagnostic précoce. Il reste beaucoup de travail à accomplir…

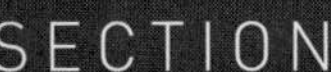

SECTION

4

LES REGROUPEMENTS ET ASSOCIATIONS DE PATIENTS AU QUÉBEC, AU CANADA ET AUX ÉTATS-UNIS

CHAPITRE

43

LA COALITION CANADIENNE **CONTRE LA DOULEUR (CCD)**

Lynn Cooper, B. Es, Oshawa, Ontario, Canada
Présidente, Coalition canadienne contre la douleur

La Coalition canadienne contre la douleur
CC

1. HISTORIQUE

La Coalition canadienne contre la douleur (CCD) est un partenariat qui associe des groupes de personnes éprouvant de la douleur, des professionnels de la santé spécialisés dans le traitement de la douleur et des scientifiques qui étudient de meilleures façons pour la soulager. Gérée par des bénévoles, elle a commencé ses activités en 2002 et a reçu le statut d'organisme sans but lucratif en 2004.

2. MISSION DE LA CCD

La CCD s'est donnée pour mission d'être la porte-parole des personnes qui éprouvent de la douleur et de les représenter auprès des organismes gouvernementaux. Elle établit des partenariats avec des professionnels de la santé et les groupes représentant ces personnes, tout en contribuant à l'éducation sur la douleur et son traitement.

3. VISION DE LA CCD

La vision de la CCD est la suivante :

- Aider les personnes qui éprouvent de la douleur à avoir une meilleure qualité de vie en leur donnant de l'information qui leur permet de prendre des décisions éclairées pour mieux traiter cette douleur et prendre soin d'elles-mêmes.
- Faire en sorte que la douleur soit reconnue par les autorités compétentes à l'échelon national et les amener à la considérer comme un important trouble de la santé qui est possible à traiter.
- Faire participer les personnes qui éprouvent de la douleur à l'établissement de priorités dans les domaines de la recherche et de l'éducation en matière de santé, et s'impliquer elle-même dans les processus de prise de décision.

La CCD s'emploie aussi à offrir des outils éducatifs sur la douleur et son traitement grâce à des activités qu'elle commandite et anime et à la distribution des documents, ainsi que par le truchement de son Pain Resource Center (centre de ressources sur la douleur), à l'adresse http://prc.canadianpaincoalition.ca/en/ Ce centre, qui est le fruit d'une action concertée de la CCD et de la Société canadienne pour le traitement de la douleur, est destiné à servir de source de référence sur le Web à l'intention des Canadiens qui désirent s'informer sur la douleur et son traitement.

4. SENSIBILISATION À LA DOULEUR

Depuis sa création, la CCD se consacre à la sensibilisation à la douleur et aux problèmes que celle-ci suscite au Canada. En 2003, elle a élaboré une charte pour les personnes qui souffrent, un document qui revêt une grande importance dans une perspective de sensibilisation à la douleur. En 2004, la CCD et le Sénat canadien ont déclaré la première semaine de novembre Semaine nationale de sensibilisation à la douleur, au cours de laquelle la CCD anime de nombreuses activités à cette fin. En 2007, elle a établi un partenariat avec la Société canadienne pour le traitement de la douleur et la *Canadian Pain Foundation* afin de mettre sur pied une campagne nationale de sensibilisation à la douleur qui porte le même nom que son site Web, à savoir douleurexpliquée.ca.

5. SOUTIEN AUX MEMBRES

La CCD soutient les groupes qui sont membres en leur versant des subventions éducatives et en leur fournissant de l'information à jour par le truchement de ses bulletins imprimés et électroniques.

La CCD soutient aussi les Canadiens qui éprouvent de la douleur chronique en les représentant en toute connaissance de cause dans les processus de prise de décision et d'élaboration de politiques relatifs au traitement de ce trouble de la santé.

6. BÉNÉVOLES ACTIFS AU SEIN DE LA CCD

Les bénévoles de la CCD, dont plusieurs sont également touchés par la douleur chronique, consacrent temps et énergie à promouvoir l'amélioration du diagnostic, du traitement et du soulagement de tout type de douleur au Canada. Pour de plus amples renseignements sur la CCD, prière de consulter son site Web à l'adresse www.canadianpaincoalition.ca, ou de lui transmettre un courriel à l'adresse : office@canadianpaincoalition.ca.

7. COORDONNÉES

1143, rue Wentworth Ouest
Bureau 202
Oshawa (Ontario) L1J 8P7
Tél. : (905) 404-9545
Téléc. : (905) 404-3727

CHAPITRE

44

L'ASSOCIATION QUÉBÉCOISE DE LA DOULEUR CHRONIQUE (AQDC)

Jacques Laliberté, St-Bruno, Québec, Canada
Administrateur fondateur et président bénévole, AQDC
Line Brochu, Québec, Québec, Canada
Administratrice fondatrice et secrétaire bénévole du conseil d'administration, AQDC

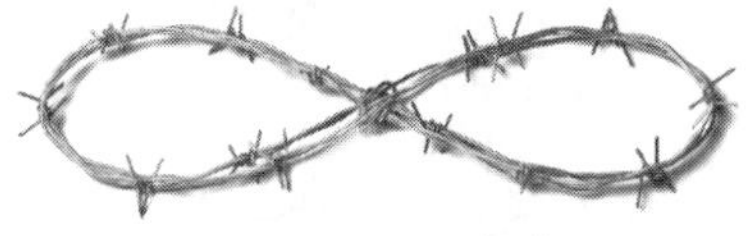

ASSOCIATION QUÉBÉCOISE DE LA DOULEUR CHRONIQUE

1. L'ASSOCIATION QUÉBÉCOISE DE LA DOULEUR CHRONIQUE

HISTORIQUE

L'Association québécoise de douleur chronique (AQDC) a tenu sa première réunion en janvier 2004, grâce à la vision et au dévouement de la Dre Aline Boulanger. Elle est l'instigatrice de la première réunion de ceux qui allaient devenir les administrateurs fondateurs de l'AQDC. Neuf des membres fondateurs de l'association, parmi les douze administrateurs et administratrices du conseil d'administration, étaient des personnes atteintes de douleur chronique. Ces administrateurs et administratrices représentaient, comme patients et patientes, les plus grandes cliniques de douleur au Québec. Tous les membres fondateurs étaient des bénévoles qui voulaient faire une différence pour les personnes atteintes de douleur chronique.

Depuis 2005, l'AQDC représente les personnes atteintes de douleur chronique du Québec à la Coalition canadienne contre la douleur (CCD) dont elle est un groupe membre et également membre du comité aviseur.

L'AQDC est incorporée depuis le 23 septembre 2004 et reconnue comme organisme de bienfaisance depuis le premier trimestre 2005. (N/E 860295633RR0001)

Après quatre ans de vie publique, en 2010, l'AQDC comptait plus de 4 000 membres. Plus de 1,5 million de pages de son site Internet (www.douleurchronique.org) sont maintenant consultées chaque année.

2. LA MISSION DE L'AQDC

Améliorer la condition et réduire l'isolement des personnes atteintes de douleur chronique au Québec.

3. LES OBJECTIFS DE L'AQDC

- Rassembler les personnes atteintes de douleur chronique de toutes les régions du Québec au sein d'une même association énergique et influente.
- Sensibiliser la population à la douleur chronique et l'éduquer sur les conséquences extrêmement néfastes qu'elle peut avoir sur la personne atteinte, ses proches et la société.
- Faire reconnaitre par le public et les professionnels de la santé que la douleur chronique est une maladie.
- Faire en sorte que la douleur soit ciblée comme une priorité dans notre système de santé et accroitre de façon substantielle le financement qui lui est dédié.
- Créer différents outils d'information pour communiquer avec nos membres et faciliter la diffusion de nouvelles connaissances dans le domaine de la douleur.
- Communiquer auprès des instances politiques dans le but d'améliorer les services des personnes atteintes de douleur chronique.

LES OBJECTIFS À LONG TERME DE L'AQDC

- Accroitre au sein des institutions d'enseignement le contenu dédié à l'évaluation, à la gestion et au traitement de la douleur de sorte que ces notions soient systématiquement enseignées à tous les professionnels de la santé œuvrant dans le domaine (ex. : médecin, infirmière, psychologue, physiothérapeute, etc.).
- Améliorer les soins de santé de première ligne en matière de douleur chronique notamment auprès des médecins œuvrant en pratique générale.
- Augmenter de façon substantielle le nombre de centres et de cliniques spécialisés dans l'évaluation et le traitement multidisciplinaire de la douleur chronique.
- Augmenter de façon substantielle le financement accordé à la recherche dans le domaine de la douleur afin d'identifier de nouvelles stratégies pour non seulement mieux traiter les douleurs chroniques rebelles, mais également les prévenir.
- Organiser des campagnes de souscription pour soutenir les activités de l'association et apporter un soutien financier à la recherche sur la douleur.

VISION D'AVENIR

- L'AQDC est reconnue par tous les intervenants comme l'association qui représente toutes les personnes atteintes par la douleur chronique au Québec. Son leadership est incontesté, et elle sert même de modèle à d'autres associations. Si le passé est garant de l'avenir, ses autres projets verront le jour dans un futur rapproché. L'association répond déjà à chacun des courriels reçus. Dans un proche avenir, l'AQDC offrira des séminaires sur la douleur chronique et formera des groupes de soutien dans les régions du Québec.

4. LES ACTIVITÉS PUBLIQUES DE L'AQDC

L'AQDC a répondu à ses objectifs au cours des dernières années, entres autres par ses activités publiques, notamment sa participation au Réseau universitaire intégré en santé (RUIS) et au Programme ACCORD, son site Internet et en octroyant des bourses de recherche clinique.

SA PARTICIPATION AU RÉSEAU UNIVERSITAIRE INTÉGRÉ POUR LA SANTÉ (RUIS)

Depuis 2008, des administrateurs de l'AQDC, représentant les usagers, participent aux rencontres des différents groupes du Réseau universitaire intégré pour la santé (RUIS) afin de participer à la rédaction de la première démarche d'accréditation de chacun de ses centres d'expertise en douleur chronique, dont les RUIS Université McGill, RUIS Université de Montréal, RUIS Université de Sherbrooke et RUIS Université Laval.

En 2010, le ministre de la Santé et des Services sociaux du gouvernement du Québec signait les lettres de désignation des quatre établissements qui constitueront les Centres d'expertise en douleur chronique associés aux RUIS de l'Université de Montréal, de l'Université Laval, de l'Université de Sherbrooke et de l'Université McGill.

SA PARTICIPATION AU PROGRAMME ACCORD

Tout au long de l'année 2008, l'AQDC a collaboré à l'élaboration du Programme ACCORD, présidé par Dre Manon Choinière, Ph. D. qui siège comme administratrice au conseil d'administration de l'AQDC. Le Programme ACCORD se veut un programme de recherche axé sur le transfert des connaissances dont l'objectif est d'améliorer la condition des individus atteints par la douleur chronique au Québec. Le Programme ACCORD regroupe les efforts de plus de 50 chercheurs québécois qui assureront une meilleure gestion concertée de la douleur chronique au Québec. L'AQDC représente les personnes atteintes de douleur chronique dans chaque volet de cet important chantier de recherche.

SON SITE INTERNET

Le site Internet de l'AQDC ainsi qu'un dépliant ont été créés au cours de l'année 2005 et 2006. Depuis 2010, le site Internet de l'AQDC est devenu le portail de plusieurs autres sites sur la douleur chronique au Québec. Il offre, entre autres, un centre de documentation sur la douleur et un grand nombre de vidéoconférences.

Des nouvelles dans le domaine de la douleur sont régulièrement mises en ondes sur le site.

LES BOURSES DE RECHERCHE CLINIQUE

Afin de mener sa mission à bien, l'AQDC favorise, entre autres, la formation clinique des intervenants dans le domaine de la santé par un programme annuel de bourses de formation clinique. Ce programme offre des bourses d'études afin que des professionnels de la santé (médecins, infirmières, physiothérapeutes, ergothérapeutes, psychologues, pharmaciens ou autres) puissent parfaire leur formation dans le domaine de la douleur.

5. LES AVANTAGES DE DEVENIR MEMBRE DE L'AQDC

Un des premiers avantages d'être membre de l'AQDC est d'éviter l'isolement et de savoir qu'il y a une association qui travaille pour vous et avec vous. Plus ses membres seront nombreux, plus ils contribueront collectivement à l'influence de l'association avec tous les intervenants et les parties prenantes de la douleur chronique au Québec et, ailleurs.

L'adhésion est gratuite.

Les membres de l'AQDC sont:

- Toute personne souffrant de douleur chronique, peu importe l'origine, et intéressée à promouvoir nos objectifs;
- Les membres de la famille et les proches d'une personne souffrant de douleur chronique;
- Les membres des communautés médicales et paramédicales ou toute autre personne ayant un intérêt pour le domaine de la douleur chronique;
- Tout groupe, collectivité ou association incorporée ou enregistrée, toute personne morale souhaitant promouvoir nos objectifs, ayant des objectifs similaires aux nôtres et désirant être reconnu comme appuyant l'AQDC.

6. CONCLUSION

Les personnes atteintes de douleur chronique ne doivent pas demeurer inactives face à leur douleur, et l'autogestion de leur douleur est possible. Le temps où on arrivait dans les bureaux de médecin et où l'on disait «Docteur, j'ai mal! Soignez-moi!» est révolu. Au besoin, les personnes atteintes peuvent composer leur propre équipe soignante, à défaut d'en avoir une à leur portée dans un centre multidisciplinaire de traitement de la douleur.

Comme patients, nous devons participer à notre guérison, et notre façon de réagir face à la douleur est très importante. Plus nous aurons peur d'avoir mal, et plus nous aurons mal, parce que nous cesserons de bouger, et c'est à partir de ce moment-là, que notre corps sera moins alerte, perdra des forces, et que l'isolement et la dépression deviendront omniprésents dans nos vies.

Il est donc très important de continuer de faire des exercices et de s'investir et s'engager dans des activités qui nous font le plus grand bien: marche, même de courte durée avec de petits objectifs d'augmentation réalisables, lecture, yoga, visualisation, le bénévolat auprès de personnes qui ont besoin de nous, quel que soit notre état, etc. La douleur ne doit pas devenir notre centre d'intérêt, car c'est à partir de ce moment qu'entre autres, nos problèmes de santé et notre détresse psychologique augmenteront.

À cause du vieillissement de la population, une augmentation de 70% de l'incidence de la douleur ou du malaise chronique est prévue au cours des 20 prochaines années. En 2010, plus de 1 500 000 personnes souffraient de douleur chronique au Québec.

L'AQDC n'est pas habilitée à donner des conseils médicaux, mais conseille aux personnes atteintes de douleur chronique de prendre leur douleur en main, de ne pas accepter qu'on ne les croie pas, de refuser qu'on leur dise non, d'accepter l'aide qui leur est proposée et de ne jamais lâcher tant qu'elles ne sont pas satisfaites des traitements qui leur sont proposés. Les personnes atteintes de douleur ne doivent pas attendre pour être évaluées et soignées.

LE MOMENT PRÉSENT

Lucie Moisan, St-Eustache, Québec, Canada

(Voir autres témoignages, pages 136 et 174.)

« Le moment présent est une frêle passerelle. Si tu le charges des regrets d'hier, de l'inquiétude de demain, la passerelle cède et tu perds pied. »
Soeur Odette Prévost, petite soeur de Charles de Foucault, assassinée en Algérie le 10 novembre 1995
http://blogdelapaix.over-blog.com

Plus le temps avance, plus je comprends et plus je grandis. Je voulais me battre pour un passé terminé et un futur qui n'existait pas. Je regardais en arrière, en avant, cependant j'avais oublié la chose la plus importante c'est-à-dire le moment présent. Certains disent qu'aujourd'hui est un cadeau et c'est pourquoi il est appelé le présent. Dire au revoir au passé n'est jamais facile, mais quelquefois il est indispensable à notre épanouissement.

La vie m'a amenée pendant un certain temps sur un chemin très particulier. Cette période de mon existence m'a ouvert les yeux, m'a aidée à cheminer et à renforcer mes croyances sur mes priorités. Elle m'a fait découvrir comment il était apaisant de vivre dans le moment présent. Elle m'a aussi fait prendre conscience qu'être présent pour quelqu'un n'est pas monnayable, n'est pas palpable, que c'est constitué de sentiments purs, d'un don de soi. On peut trouver beaucoup de bonheur à rendre les autres heureux, malgré notre situation. Le chagrin que l'on partage atténue la douleur et la divise, tandis que le bonheur partagé ne fait que se multiplier. Si nous ne comptions que les choses qui ne s'achètent pas, nous nous sentirions immensément plus riches. On se sent tellement heureux lorsque l'on peut apporter un peu de chaleur et de réconfort autour de soi, lorsque l'on peut atténuer la souffrance ou la peine de quelqu'un. La beauté d'une personne n'est pas ce qu'elle reflète à l'extérieur, mais bien ce qu'elle possède à l'intérieur de son cœur.

Le temps est un cadeau inestimable, cependant j'ai compris que l'on devrait vivre et apprécier le moment présent. Personne ne peut prédire l'avenir, des changements arrivent sans s'annoncer donc, savourons toutes les secondes que la vie nous présente et n'oublions pas de les vivre pleinement.

CHAPITRE 45

ASSOCIATION DE LA DOULEUR CHRONIQUE AU CANADA

(CHRONIC PAIN ASSOCIATION OF CANADA - CPAC)

Barry D. Ulmer, Directeur exécutif, CPAC, Edmonton, Alberta, Canada

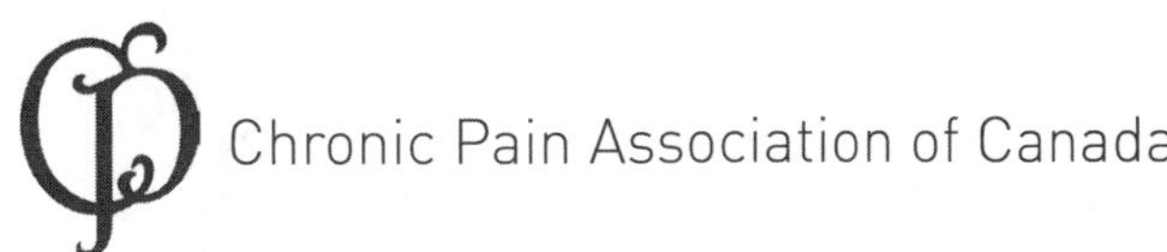

1. LA DOULEUR CHRONIQUE : UNE RÉALITÉ AU CANADA

Bien qu'il soit essentiel de traiter adéquatement la douleur d'une personne afin de réduire sa souffrance morale, les études démontrent que les personnes atteintes de douleur chronique ne sont souvent pas suffisamment soulagées. Le grand nombre de conditions douloureuses existantes, incluant les douleurs dues à une maladie, et le nombre d'expériences personnelles des personnes qui en souffrent indiquent que le problème de douleur chronique est beaucoup plus important que la perception que nous en avons dans notre société. Des études ont démontré une incidence de 16 à 44 % de la douleur chronique dans notre population, ce qui entraine des souffrances indicibles, et une charge financière énorme pour notre système de santé.

Même si la douleur est un problème reconnu mondialement, l'expérience de la douleur varie selon l'origine ethnique, le sexe, l'âge, la classe sociale et la condition physique. Les implications sont évidentes au niveau des soins de santé. Si la culture est un prisme à travers lequel le monde est perçu et compris, chaque réfraction dépend du prisme particulier utilisé. Les gens apportent leurs valeurs déterminées par la culture, leurs comportements et leurs préjugés à toutes leurs expériences, en particulier dans leurs relations interpersonnelles. Le sens de la douleur pour les personnes qui en sont atteintes et pour leurs proches détermine l'intensité avec laquelle la douleur est perçue, et la réponse qu'elle génère chez chacun d'eux. D'importantes différences dans la perception de la douleur et dans les réactions à la douleur chez les personnes atteintes, les familles et les soignants affectent l'expression de la douleur et la façon de demander du soulagement et de l'administrer.

L'importance de la prise de décision ne peut être plus frappante que dans le cadre des soins de santé. Les problèmes de contrôle et de choix, influencés par le contexte culturel, la maladie à traiter, les obligations perçues et l'éducation sont mis en relief lorsque des personnes ayant des points de vue différents sont aux prises avec des dilemmes émotionnels complexes. En fin de compte, l'expérience de la douleur doit être acceptée telle que le patient la décrit, et la compassion doit devenir le langage universel le plus puissant pour soulager cette douleur.

2. LES FAITS SUR LA DOULEUR

Des millions de Canadiens souffrent de douleur chronique. Des sondages indiquent que plus de 18 % des Canadiens souffrent de douleur chronique grave. La moitié des Canadiens feront l'expérience d'une forme de douleur à un moment ou à un autre de leur vie. Une majorité de Canadiens souffrent de maux de tête sur une base mensuelle. Les personnes souffrant de douleur chronique ne reçoivent pas un traitement adéquat. Alors que plus de 70 % des patients atteints de cancer souffrent d'une douleur modérée ou grave au cours de leur maladie, moins de la moitié d'entre eux bénéficient d'un soulagement suffisant. Une étude effectuée dans un grand centre médical a révélé que chez la majorité des patients souffrant de douleur modérée à grave, les médecins ou les infirmières ne s'étaient pas informés de la présence de douleur.

La douleur est dévastatrice pour les individus et les familles. La vie de la personne atteinte est entièrement affectée par une douleur persistante. Cette personne éprouve de la difficulté à se concentrer, à se souvenir des choses, à effectuer des tâches quotidiennes et à penser à autre chose qu'à la douleur. La perte de revenus et les frais médicaux sont souvent dévastateurs financièrement pour plusieurs. Une des raisons les plus courantes pour lesquelles les gens achètent des livres sur le suicide et le suicide assisté est la peur de vivre avec une douleur persistante grave. La douleur représente un cout élevé pour la société. Le cout annuel de la douleur chronique, comprenant les frais médicaux, la perte de revenus et la perte de productivité, mais en excluant les couts sociaux, est estimé à plus de 10 milliards de dollars.

La plupart des douleurs peuvent être traitées. Selon de nombreux experts, 90 % des douleurs cancéreuses peuvent être soulagées par des moyens relativement simples. La vérité est que moins de la moitié des patients atteints de cancer reçoivent un traitement adéquat pour leur douleur. Une enquête récente du *Medical Post* indiquait que 55 % des médecins au Canada estiment que leurs pairs ne font pas assez d'efforts pour traiter la douleur cancéreuse.

La plupart des douleurs sont sous-traitées. Une récente étude réalisée auprès de patients atteints de douleur chronique et impliqués dans des litiges a conclu que le taux global de diagnostics inexacts ou incomplets au moment de référer le patient était de 40 à 67 %. Un important sondage auprès des oncologues révèle que 86 % d'entre eux estiment que la majorité des patients souffrant de douleur ont été sous-traités. Une autre étude a révélé que seulement 30 % des neurologues croyait avoir la formation nécessaire pour traiter l'ensemble des conditions douloureuses. En général, le manque de formation médicale dans la prise en charge de la douleur et le malaise ressenti tant par les prestataires de soins de santé que les patients devant la douleur conduisent au sous-traitement généralisé de la douleur aigüe et de la douleur chronique.

La plupart des personnes souffrant de douleur sont médicamentées. Dans un sondage récent, 91 % des répondants croyaient que les médicaments d'ordonnance étaient efficaces pour soulager la douleur. Deux répondants sur trois disaient que même en présence d'une douleur « assez grave », ils évitaient de prendre des médicaments antidouleurs jusqu'à ce qu'ils ne puissent vraiment plus la supporter. La recherche indique clairement que cette pratique ne fait qu'aggraver la douleur.

La douleur est stigmatisée par la société. Les patients et les professionnels de la santé ressentent une certaine gêne face à la douleur et sont peu disposés à la reconnaitre et à en parler franchement. Cette situation laisse la porte ouverte aux jugements et à une gestion inefficace de la douleur. La société nous a enseigné que nous devrions « apprendre à vivre avec la douleur » ou que « la douleur fera de nous une meilleure personne ». Personne ne devrait jamais avoir à subir une douleur insoutenable, même pendant de courtes périodes.

3. L'ASSOCIATION DE LA DOULEUR CHRONIQUE DU CANADA (*CPAC*)

L'Association de la douleur chronique du Canada (*CPAC*) est un organisme de bienfaisance sans but lucratif dont les principaux objectifs sont de faire progresser le traitement et la gestion de la douleur chronique et d'encourager le développement de projets de recherche visant à favoriser la découverte d'un remède pour la guérir. L'éducation des patients, des professionnels de la santé et du grand public est le principal moyen pris par la *CPAC* pour atteindre ses buts.

4. HISTOIRE DE LA *CPAC*

Énoncé de position

La *CPAC* est née d'un besoin de changement et d'un besoin de soutien pour les personnes souffrant de douleur chronique. Au milieu des années '80, un petit groupe d'individus s'est rencontré dans le bureau d'un médecin, et après avoir découvert qu'ils étaient tous là pour la même raison, ils ont décidé de se rencontrer et se soutenir mutuellement dans leur lutte pour survivre au cauchemar de la douleur constante. Au fil des rencontres, il a été décidé qu'un changement devait s'opérer dans l'acceptation de la réalité de la douleur et dans le traitement de la douleur. Beaucoup d'efforts ad hoc ont été mis de l'avant au cours des années qui ont suivi. Comme la plupart des membres du groupe étaient atteints de douleur chronique, il était très difficile de travailler de manière régulière et productive.

En 1993, l'association décidait de s'incorporer en tant qu'organisme sans but lucratif et de s'inscrire comme organisme de bienfaisance et elle a réalisé ce projet avec l'aide des proches des membres du groupe. Des efforts ont été redoublés dans les communications avec différents professionnels de la santé et ministères ainsi que toute autre entité pouvant aider l'association à atteindre ses objectifs. Le travail a été en grande partie accompli par des bénévoles œuvrant pour la *CPAC*, pour la plupart des personnes souffrant de douleur chronique, et avec l'aide d'un directeur exécutif à plein temps. Certaines de leurs initiatives et de leurs réussites sont énumérées ci-dessous.

- Réussir à convaincre la Faculté de médecine et de santé buccodentaire de l'Université de l'Alberta à inclure le diagnostic et le traitement de la douleur chronique dans le nouveau programme d'études qui débutait en 1999.
- Écrire le « Manuel pour les groupes de soutien » utilisé par les groupes de soutien de l'association et ce, grâce à l'appui de la Fondation communautaire d'Edmonton (*Edmonton Community Foundation*).
- Organiser avec succès plus de 40 forums de sensibilisation et d'éducation à la douleur à Edmonton et dans ses environs, avec une participation de plus de 3 500 personnes.
- Réussir à bâtir un réseau avec d'autres groupes pour informer leurs membres de tous les moyens mis à leur disposition pour les aider à gérer leur douleur.
- Établir des liens avec des groupes de recherche médicale, des cliniciens et des praticiens du monde entier dans le but d'accroitre les connaissances sur la douleur chronique.
- Établir des liens avec Santé Canada afin d'élaborer des moyens pour inciter tous les établissements d'enseignement au Canada à adopter le nouveau programme d'études que l'Université de l'Alberta a mis en place.
- Établir des liens avec *Alberta Health* afin de travailler avec l'association dans le but d'améliorer l'éducation sur la douleur.
- Établir des liens avec les organismes de règlementation dans le but de créer un partenariat visant la sensibilisation du traitement adéquat des personnes atteintes de douleur chronique.
- Travailler à établir des cliniques multidisciplinaires de gestion de la douleur en région.

- Former une équipe de conférenciers qui fait régulièrement des présentations aux groupes qui ont besoin d'information sur la douleur chronique.
- Travailler avec les instances en formation médicale continue afin de développer des séminaires de formation pour répondre aux demandes des médecins voulant améliorer leurs connaissances en gestion de la douleur chronique.
- Travailler avec la Société canadienne de la douleur, laquelle a développé et publié un excellent énoncé de position sur le soulagement de la douleur. L'association a transmis ce document à tous les membres du *Medical Boards and Associations of Canada*. L'association les a encouragés à en faire part à leurs membres et à discuter de l'adoption des principes énoncés dans cette déclaration.

Énoncé de position de la *CPAC* sur le soulagement de la douleur

- Presque toutes les douleurs aigües et cancéreuses peuvent être soulagées, et beaucoup de patients atteints de douleurs chroniques non malignes peuvent être aidés. Ces patients ont droit au meilleur soulagement possible de leur douleur.
- La douleur aigüe non soulagée rend la récupération plus complexe. Une douleur postchirurgie ou postaccident non soulagée entraine plus de complications, un plus long séjour à l'hôpital, une plus grande incapacité et la possibilité d'une douleur persistante.
- Une évaluation de routine est essentielle pour une gestion efficace de la douleur. La douleur est une expérience subjective et varie selon les individus. Par conséquent, l'autoévaluation de la douleur par le patient devrait être utilisée dans la mesure du possible. Un mode d'évaluation non verbal doit être utilisé pour les patients qui ne peuvent pas exprimer leur douleur verbalement. Les professionnels de santé ont la responsabilité d'évaluer régulièrement la douleur, de croire l'autoévaluation qui en est faite par les patients, de documenter les rapports de douleur et d'intervenir afin de prévenir la douleur.
- La meilleure gestion de la douleur implique les patients, les familles et les professionnels de la santé. Les patients et les familles doivent être informés de leur droit au meilleur soulagement possible de la douleur et les patients doivent être encouragés à communiquer la gravité de leur douleur. Les patients, les familles et les professionnels de la santé doivent comprendre les stratégies de gestion de la douleur, y compris les techniques non pharmacologiques et l'utilisation appropriée des opioïdes.

Bien que l'association soit très fière de ces initiatives et de ces réalisations, elle sait qu'il reste encore beaucoup de travail à faire. La tendance à nier l'existence de la douleur chronique et de ses conséquences existe toujours. L'association continuera de travailler à l'atteinte de ses objectifs et à veiller à ce que la douleur chronique ne reste pas dans l'ombre, ne continue pas à détruire des vies, et que les personnes qui en souffrent puissent trouver l'aide dont elles ont besoin. En douleur chronique, on ne devrait pas être injuste envers les personnes qui sont à leurs plus vulnérables.

5. MISSION DE LA *CPAC*

La *CPAC* est une association sans but lucratif de consommateurs, visant deux objectifs principaux :

1. l'avancement dans le traitement et la gestion de la douleur chronique rebelle;
2. le développement de projets de recherche visant à favoriser la découverte d'un remède pour guérir la douleur chronique.

L'éducation à la fois du milieu de la santé et du public constituera le principal moyen d'accomplir la mission de l'association.

L'association ne recommande pas de traitement en particulier. Elle met de l'avant l'éducation de toutes les options en gestion de la douleur afin que le patient et son médecin puissent faire le meilleur choix pour le patient.

LES OBJECTIFS DE LA *CPAC*

- Faire progresser le traitement et la gestion de la douleur chronique;
- Améliorer la compréhension de l'effet de la douleur sur la vie des personnes qui en souffrent et utiliser cette compréhension pour améliorer leur qualité de vie;
- Éduquer toutes les personnes impliquées dans le domaine de la gestion de la douleur : les patients, les personnes qui les soignent, les familles, les amis, les employeurs et les collègues;
- Développer des partenariats de gestion de douleur entre les patients et les soignants;
- S'assurer que les patients réalisent quelles sont leurs responsabilités au sein de ce partenariat de gestion de la douleur.

LES PRINCIPALES ACTIVITÉS DE LA *CPAC*

- fournir un lieu de rencontre pour l'examen et la discussion de questions concernant la douleur et touchant les intérêts de la communauté;
- fournir des informations au grand public concernant le traitement des douleurs chroniques;
- travailler à la création de cliniques de douleur multidisciplinaires utilisant toutes les méthodes de traitement et la gestion de la douleur;
- améliorer la façon dont les professionnels de la santé sont éduqués au sujet du traitement et de la gestion de la douleur.

LES GROUPES DE SOUTIEN AUX PATIENTS

Déclaration d'intention

Les groupes de soutien de la *CPAC* offriront à toutes les personnes souffrant de douleur chronique la possibilité d'améliorer leur qualité de vie et leurs connaissances au sujet de tous les traitements disponibles pour les aider dans la gestion de leur douleur. Les groupes de soutien leur permettront de mettre fin à leur isolement en leur démontrant qu'elles peuvent compter sur l'aide et la compréhension de leurs pairs. Grâce à leurs connaissances et à leurs expériences personnelles, la collecte d'information et la promotion de l'éducation et de la recherche, les membres verront leur qualité de vie s'améliorer et au bout du compte, changeront la façon dont tous les patients sont traités. Ces groupes de soutien sont une clé pour promouvoir des traitements thérapeutiques autogérés pour les personnes atteintes de douleur chronique et leur permettre de faire partie de leur propre équipe de gestion de la douleur. La *CPAC* développe et supporte les groupes de soutien aux patients dans tout le Canada. (Voir **chapitre 50**.)

6. LE PROFIL DE LA *CPAC*

La *CPAC* est une organisation de base qui a grandi en raison de l'urgent besoin de soulagement de la douleur chronique. Des milliers d'êtres humains souffrent d'une douleur sans fin. L'éducation et un traitement de pointe aidant, nul besoin de tant souffrir.

Après tout, les patients ont le droit :

- **de faire traiter leur douleur;**
- **d'être crus;**
- **d'être traités avec respect;**
- **d'avoir accès aux meilleures technologies possible en gestion de douleur;**
- **de connaitre toutes les options de gestion de la douleur afin de prendre les meilleures décisions face à leur propre douleur;**
- **de vivre avec le moins de douleur possible.**

7. COORDONNÉES

***The Chronic Pain Association of Canada* (*CPAC*)**
10329, 61e Avenue - Suite 7
Edmonton, Alberta
Canada T6H 1K9

Adresse postale
PO Box 66017 Heritage Postal Station, #130
2323-111 Street Edmonton
AB, T6J 6T4
Canada

Pour toutes questions :
S.V.P. communiquer avec nous du lundi au vendredi, de 9 h à 16 h.
Tél : (780) 482-6727
Téléc. : (780) 435-8758
Courrier électronique : cpac@chronicpaincanada.com
Site web : www.chronicpaincanada.com
Directeur exécutif : Barry D. Ulmer

CHAPITRE

46

PARC : PROMOUVOIR LA SENSIBILISATION **DU SYNDROME DOULOUREUX RÉGIONAL COMPLEXE AU CANADA**

PARC : PROMOTING AWARENESS OF RSD AND CRPS IN CANADA

Helen Small, B. A., B. Ed., St. Catharines, Ontario, Canada
Directrice exécutive, PARC

Lien (en anglais seulement) : www.rsdcanada.org

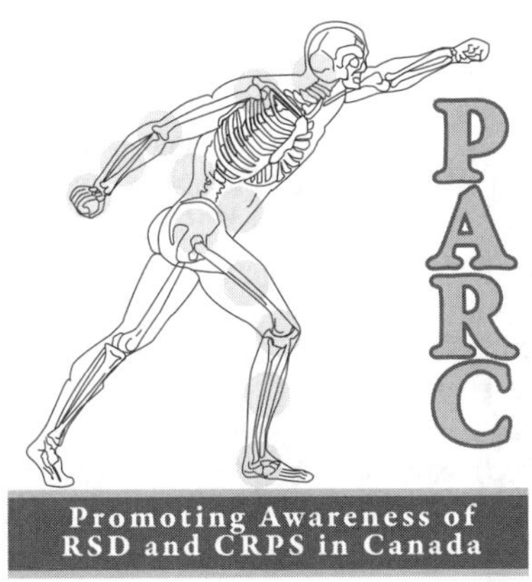

1. MISSION

La mission de *PARC* est de soutenir, éduquer et informer les personnes souffrant du syndrome douloureux régional complexe (SDRC) - aussi connu sous le nom d'algodystrophie - la communauté et les professionnels de santé qui la traitent, sur l'importance capitale d'un diagnostic et d'un traitement précoces. La souffrance des personnes qui en sont atteintes doit également être reconnue.

2. QUE FAIT *PARC*?

- Offrir du soutien, de l'information et des encouragements aux personnes atteintes du SDRC, leur famille et leurs amis;
- Promouvoir la sensibilisation au SDRC par l'éducation, la diffusion d'information par des évènements à caractère éducatif;
- Aider les patients à trouver des professionnels de la santé qui ont pris en charge et traité des personnes atteintes du SDRC;
- Soutenir la recherche sur les causes, les moyens de soulager et de guérir le SDRC.

3. LES PERSONNES ATTEINTES DU SDRC : DES VICTIMES DE L'IGNORANCE

PARC a d'abord été conçu par des deux Canadiens atteints du SDRC à la fin des années 90. Toutes deux étaient atteintes du SDRC depuis de nombreuses années et avaient une conscience aigüe d'un traitement injuste dont étaient victimes les patients comme eux. On leur répétait « Tout est dans votre tête ». Barbara Barry et moi connaissions déjà les attitudes négatives qui entouraient les problèmes psychologiques, le manque de sensibilisation et la croyance très répandue dans la communauté médicale que les SDRC n'existaient pas. De nombreux patients avaient du mal à convaincre leur médecin qu'il s'agissait d'une véritable maladie, que la douleur était intense, qui pouvait invalider la personne atteinte et qu'un traitement précoce était nécessaire. En outre, le diagnostic précoce permettrait de s'assurer que les patients avaient un bon pronostic. Toutefois, c'était chose rare à cause du manque de connaissances sur la maladie. Les personnes atteintes du SDRC ont été victimes de l'ignorance.

En outre, les réclamations d'assurance et de la Commission de la sécurité professionnelle et de l'assurance contre les accidents de travail (CSPAAT, Ontario, Canada) pour les SDRC passaient inaperçues. Les personnes ayant obtenu un diagnostic précoce étaient souvent sans traitement ou voyaient leur traitement retardé et arrivé trop tard pour être efficace.

Ces dernières années, il y a plus souvent de diagnostic précoce, mais pas encore assez souvent. La plupart des médecins ne savent pas qu'un traitement précoce est essentiel et efficace. Il demeure difficile de convaincre les médecins de la nécessité de commencer rapidement le traitement pour un cas nouvellement diagnostiqué. Un sondage effectué par *PARC* a révélé que seulement 50 % des patients ont été diagnostiqués dans la première année, et que 40 % ont été diagnostiqués au cours des trois premiers mois alors que le traitement avait le plus de chance d'être efficace.

4. SENSIBILISATION

La sensibilisation au SDRC a été le premier objectif de *PARC*, et demeure tout aussi important à ce jour. La diffusion d'information en continu est l'un des principaux moyens entrepris pour promouvoir la sensibilisation.

Afin de promouvoir la sensibilisation au SDRC, voici ce que *PARC* a à offrir :

- **une trousse d'information** pour chaque personne et professionnel de la santé qui en fait la demande;
- **une ligne d'écoute téléphonique**, où un bénévole de *PARC* répond à de nombreuses demandes d'information, de conseils et de soutien. On fournit aussi les coordonnées de médecins qui prennent en charge et traitent des personnes atteintes du SDRC ainsi que des conseils non médicaux pour faire face au SDRC chaque jour. Les nombreux appels reflètent les besoins de la communauté autant que le manque de formation en douleur des médecins de famille;
- **la carte format portefeuille** (*PARC Pocket Card*) expliquant le SDRC et présentant les signes avant-coureurs et les symptômes qui, une fois reconnus, permettent un diagnostic précoce;
- **un DVD** mettant en vedette le Dr. HFL Pollett, le Dr G. Rhydderch et le Dr David Shulman, trois excellents médecins en gestion de la douleur, traitant le SDRC. Le DVD, destiné en particulier aux professionnels de la santé, vise à éliminer la confusion entourant le diagnostic et le traitement du SDRC, et explique clairement la condition et son traitement;
- **un programme d'autogestion du SDRC** portant sur de nombreux aspects de la condition et de la vie des personnes atteintes, dont le traitement de la douleur, la combinaison de médecines alternatives et traditionnelles et les traitements qui se sont révélés efficaces. Le programme offre une base à partir de laquelle chaque personne peut développer ses propres stratégies pour faire face au SDRC;
- **un site Internet** a été mis en ondes en 1999. Il présente les plus récentes nouvelles sur le SDRC et la recherche, les évènements comme des conférences, des conseils de survie et des informations sur le SDRC provenant de tous les coins du monde. En 2002, lorsque *PARC* est officiellement devenu un organisme sans but lucratif, le site a reçu encore plus de visites, et un plus grand nombre de pages ont été visionnées. Grâce à son site, *PARC* a été en mesure d'atteindre des milliers de personnes diagnostiquées avec le SDRC, et de leur offrir l'aide dont elles ont besoin. Le site de *PARC* se veut le portail du SDRC;
- **des séminaires** sont offerts depuis 2005 dans différentes villes de l'Ontario dans le but de sensibiliser le public et les professionnels de la santé au SDRC;
- **la participation à des conférences nationales** et à divers évèvements de sensibilisation sur la douleur chronique et le SDRC. Depuis 1995, PARC a participé à 14 conférences et partage l'information qu'elle y obtient avec tous;
- **la contribution financière à la recherche sur le SDRC**. *PARC* a fait des dons à des chercheurs de l'Université McGill (Montréal, Québec) qui étudient le SDRC, et continuera à faire des dons chaque année;
- **le cyclo-défi** *RIDE TO CONQUER CRPS* a vu le docteur David L. Shulman, un spécialiste de la douleur chronique et adepte du triathlon, compléter un *par*cours en vélo de 3 767 km en 21 jours de l'Ontario jusqu'à St-Jean, Terre-Neuve (Canada) à sa première édition. Tout au long du chemin, il a sensibilisé la population au SRDC. En cours de route, il a participé à un séminaire à l'hôpital général de Montréal (Québec), Canada avec des chercheurs de l'Université McGill. Un don a pu être fait pour la recherche à l'Université McGill grâce au cyclo-défi;
- **son prochain objectif :** offrir de la formation continue aux professionnels de la santé.

Une étude récente a révélé que les patients voyaient en moyenne cinq médecins avant d'obtenir un diagnostic de SDRC. En outre, le délai moyen entre l'apparition du SDRC et son diagnostic est de 30 mois. La situation est inacceptable et démontre un flagrant manque d'éducation sur le SDRC dans la communauté médicale. Les manières de diagnostiquer, de traiter et de gérer le SDRC demeurent confuses pour de nombreux professionnels de la santé. Plusieurs cliniciens continuent de refuser d'y croire. C'est pourquoi *PARC* a comme objectif d'éduquer tous les médecins au Canada sur le SDRC, et de rendre la condition aussi facile à reconnaitre que le diabète ou les maladies cardiaques. *PARC* espère que dans un proche avenir, plus de patients reçoivent un diagnostic précoce, les empêchant de continuer à souffrir du SDRC et de la douleur toute leur vie.

***PARC* est un petit organisme de bienfaisance avec de grands rêves.**

CHAPITRE 47

L' ASSOCIATION QUÉBÉCOISE **DE LA FYBROMIALGIE (AFQ)**

Élisabeth Marion, AFQ, Québec, Canada

1. HISTORIQUE

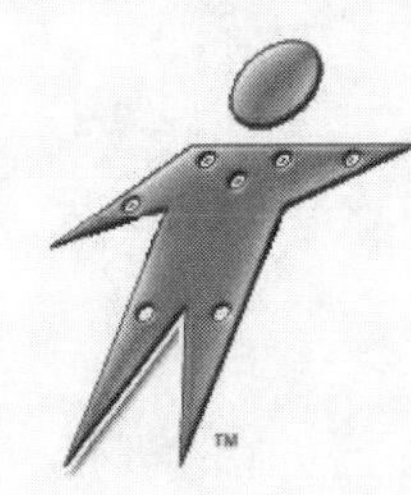

L'Association québécoise de la Fibromyalgie (AQF) a été constituée en 1989. Les premiers administrateurs furent : Mme Marguerite-Rose Pesant-Bédard, personne atteinte; Dr Paul-André Pelletier, rhumatologue; Mme Bernadette Picard, personne atteinte.

2. MISSION

Depuis sa création, l'AQF a pour mission principale la sensibilisation de la population face à la maladie par la défense des droits collectifs des personnes atteintes des différentes régions du Québec. Chacune des régions accréditées par l'association provinciale se donne comme mission le support aux personnes atteintes par des activités, de l'information écrite et visuelle, des conférences et toute autre activité pouvant répondre aux attentes des personnes atteintes.

L'AQF veut dans l'avenir créer une appartenance à la cause de la fibromyalgie par tous les moyens possibles et en unissant les efforts de toutes les associations autour de la mission de l'organisme.

3. RÔLE

Le rôle de l'association est de soutenir les personnes atteintes de fibromyalgie et de fournir l'information sur cette maladie et de préparer des activités pour les personnes atteintes.

4. CODE SPÉCIFIQUE

L'Association québécoise de la Fibromyalgie est un organisme qui travaille à la défense des droits collectifs des personnes atteintes de ce syndrome. Elle existe depuis avril 1989, date de son incorporation et présentement, elle regroupe à ce jour cinq régions au sein de son organisme.

Vous trouverez d'autres groupes de personnes atteintes de fibromyalgie à travers la province. Ces associations sont autonomes par choix mais apportent elles aussi une aide aux personnes atteintes de fibromyalgie.

Comme vous pouvez le constater, la fibromyalgie touche toutes les régions de la province de Québec. Elle touche également toutes les couches de la société et d'une manière toute spéciale les femmes puisque neuf femmes pour un homme sont diagnostiquées.

Ce syndrome entraine des conséquences grave à la personne atteinte allant jusqu'à la perte d'emploi, l'invalidité non reconnue, l'appauvrissement, la dépression, l'isolement, etc.

L'Association québécoise de la Fibromyalgie a entrepris une démarche auprès du ministère de la santé et des Services sociaux, la mise en place d'un CODE SPÉCIFIQUE pour le syndrome de la fibromyalgie complémentaire à la classification internationale des maladies (CM10) existante.

5. COORDONNÉES

Association québécoise de la Fibromyalgie
208-333, boul. Lacombe
Le Gardeur, Québec J5Z 1N2 (Canada)
Téléphone : 450 582-3075 ou 1-866-582-3075
Télécopieur : 450 582-0674
Courriel : aqf@aqf.ca
Site internet : www.aqf.ca

6. LIENS UTILES

Association québécoise de la fibromyalgie
333, boul. Lacombe, suite 208
Le Gardeur (Québec) J5Z 1N2
Téléphone : 450 582-3075 sans frais : 1-866-582-3075
Télécopieur : 450 582-0674
Courriel : aqf@aqf.ca
Site internet : www.aqf.ca

Association de la fibromyalgie de l'Estrie
1013, rue Galt Ouest
Sherbrooke (Québec) J1H 1Z9
Téléphone : 819 566-1067
Télécopieur : 819 566-0111
Courriel : fmestrie@aide-internet.org
Site internet : www.fibromyalgie.ca

Association de la fibromyalgie Manicouagan/ Haute-Côte-Nord
1250, rue Lestrat, bureau R-134
Baie Comeau (Québec) G5C 1T8
Téléphone : 418 589-2229
Télécopieur : 418 589-2229
Courriel : fibromyalgie.manicouagan@globetrotter.net

Association de la fibromyalgie Mauricie/Centre-du-Québec
109, rue Brunelle
Trois-Rivières (Québec) G8T 6A3
Téléphone : 819 371-1458
Télécopieur : 819 371-1736
Courriel : afmcq@videotron.ca
Site internet : www.info-fibro.com

Association de la fibromyalgie de la Montérégie
1278, rue Papineau
Longueuil (Québec) J4L 3L1
Téléphone : 450 928-1261
Sans frais : 1-888-928-1261
Télécopieur : 450 670-7667
Courriel : fibromyalgiemonteregie@bellnet.ca

Association fibromyalgie Saint-Eustache et Basses-Laurentides
184, rue Saint-Eustache
Saint-Eustache (Québec) J7R 2L7
Téléphone : 450 623-3574
Télécopieur : 819 797-8874
Courriel : lfortiers@videotron.ca

Association de la fibromyalgie de l'Abitibi-Témiscamingue
380, avenue Richard, bureau 208
Rouyn-Noranda (Québec) J9X 4L3
Téléphone : 819 797-0874
Télécopieur : 819 797-8874
Courriel : afat@cablevision.qc.ca

Association de la fibromyalgie du Bas-Richelieu
71, De Ramesay, bureau 209
Sorel-Tracy (Québec) J3P 3Z1
Téléphone : 450 730-0251

Association de la Fibromyalgie du Bas-Saint-Laurent
Case postale 252
Rimouski (Québec) G5L 7C1
Téléphone : 418 724-5613
Courriel : fibro_bsl@hotmail.com
Site internet : www.pages.globetrotter.net/fibro.bsl

Association de la fibromyalgie des Bois-Francs
Case postale 282
Victoriaville (Québec) G6P 6S9
Téléphone : 819 752-4616

Association de la fibromyalgie Chaudière/Appalaches
81, rue Saint-Antoine, bureau 127
Sainte-Marie-de-Beauce (Québec) G6E 4B4
Téléphone : 418 387-7379
Sans frais : 1-877-387-7379
Télécopieur : 418 387-7379
Courriel : afrca-@hotmail.com
Site web : www.afrca.ca

Association de la fibromyalgie de Duplessis
690, boul. Laure, bureau 222-E
Sept-Îles (Québec) G4R 4N8
Téléphone : 418 968-1999
Sans frais : 1-866-968-1999
Télécopieur : 418 968-1999
Courriel : ass.fib.dup@globetrotter.net

Association de la fibromyalgie Île-de-Montréal
1140, rue Jean-Talon Est, bureau 300
Montréal (Québec) H2R 1V9
Téléphone : 514 259-7306
Télécopieur : 514 259-2526
Courriel : afim_mtl@yahoo.ca
Site internet : www.afim.qc.ca

Association de la fibromyalgie de Lanaudière
144, rue Saint-Joseph, bureau 310
Joliette (Québec) J6E 5C4
Téléphone : 450 755-1184
Sans frais : 1-888-223-0227
Télécopieur : 450 755-1084
Courriel : arfl@citenet.net
Site internet : www.fibromyalgielanaudiere.com

6. LIENS UTILES (SUITE)

Association de la fibromyalgie des Laurentides
723, rue Labelle
Saint-Jérôme (Québec) J7Z 5M2
Téléphone : 450 569-7766
Télécopieur : 450 569-7769
Courriel : afl@videotron.ca
Site internet : www.fibromyalgie-des-laurentides.ca

Association de la fibromyalgie de Laval
1435, boulevard Saint-Martin ouest, bureau 301
Laval (Québec) H7S 2C6
Téléphone : 450 933-1123
Télécopieur : 450 933-1123
Courriel : info@fibromyalgielaval.org

Association de la fibromyalgie de Québec
840, Saint-Vallier Ouest, bureau 203
Québec (Québec) G1N 1C9
Téléphone : 418 667-2224
Courriel : fibro.qc@oricom.ca
Site internet : www.fibromyalgiequebec.info

Association de la fibromyalgie Saguenay Lac-Saint-Jean
605, rue Saint-Paul, bureau 309
Chicoutimi (Québec) G7J 3Z4
Téléphone : 418 543-4959
Courriel : fibrosaglac@hotmail.com

Association de la fibromyalgie Vaudreuil-Soulanges
418, avenue Saint-Charles, bureau 305
Vaudreuil-Dorion (Québec) J7V 2N1
Téléphone : 450 424-7722
Télécopieur : 450 424-4810
Courriel : info@afsfc-vs.org
Site internet : www.afsfc.vs-org

Fédération québécoise de la fibromyalgie
314, Chemin de la Côte-Sainte-Catherine
Outremont (Québec) H2V 2B4
Téléphone : 514 259-7306
Télécopieur : 514 259-2526
Courriel : fqf_@globetrotter.net
Site internet : www.pages.globetrotter.net/fibro.bsl/fqf.htm

Association québécoise de l'encéphalomyélite myalgique (AQEM)
(Syndrome de fatigue chronique)
7400, boul. Les Galeries d'Anjou, bureau 410
Anjou (Québec) H1M 3M2
Téléphone : 514 369-0386
Courriel : aqem@spg.qc.ca
Site internet : www.aqem.org

Association québécoise de la douleur chronique (AQDC)
Case postale 61, Maison de la poste
Montréal (Québec) H3B 3J5
Téléphone : 514 355-4198
Courriel : aqdc@douleurchronique.org
Site internet : www.douleurchronique.org

FAIRE SON DEUIL

Janice Sumpton, R. Ph., B. Sc. Pharm., London, Ontario, Canada

(Voir autres témoignages, pages 194 et 222. Voir chapitre 31, page 247.)

Accepter le « nouveau moi » prend du temps.
Je dois faire le deuil de l'« ancien moi ».
Je dois me rappeler que mon âme, elle, est la même.

CHAPITRE

48

L'ASSOCIATION AMÉRICAINE **DE DOULEUR CHRONIQUE**

(AMERICAN CHRONIC PAIN ASSOCIATION - ACPA)

Penney Cowan, Rocklin, Californie, États-Unis, fondatrice et directrice exécutive, ACPA

American Chronic Pain Association

1. HISTOIRE

L'*American Chronic Pain Association* (*ACPA* ou Association américaine de douleur chronique) a été fondée en 1980 à Pittsburgh (Pennsylvanie, États-Unis) par Penney Cowan, une personne atteinte de douleur chronique. L'*ACPA* est maintenant basée en Californie (États-Unis) et a une portée internationale.

2. MISSION

- Faciliter le soutien par les pairs et l'éducation pour les personnes souffrant de douleur chronique et leur famille, afin qu'elles puissent vivre plus pleinement, en dépit de leur douleur; et
- Sensibiliser le milieu de santé communautaire, les instances et le grand public sur les questions de vie au quotidien avec la douleur chronique.

3. LES CARACTÉRISTIQUES DISTINCTIVES DE L'*ACPA*

- L'*ACPA* est la « voix » de personnes atteintes de douleurs chroniques; la seule organisation ayant un contact direct avec les consommateurs;
- L'*ACPA* offre un large éventail de matériel pour apprendre les compétences de gestion de la douleur; créé par une personne atteinte de douleur pour les personnes atteintes de douleur;
- L'*ACPA* est focalisée sur l'amélioration de la qualité de vie et la diminution de la souffrance morale à travers l'éducation et la responsabilisation de l'individu.

4. LES SERVICES OFFERTS PAR L'*ACPA*

- Des groupes de soutien par les pairs : près de 300 groupes de soutien à travers les États-Unis et dans plusieurs autres pays; interaction par écrit pour les personnes qui ne peuvent pas participer à des groupes en personne; les groupes *Growing Pains* (douleurs de croissance) pour les jeunes souffrant de douleur;
- Des outils de gestion de la douleur : des cahiers d'activités pour les compétences de gestion de la douleur, un manuel pour la famille; des cassettes de relaxation, des vidéos, des revues, un calendrier de stratégies d'adaptation, et plus encore;
- Un bulletin trimestriel, *The Chronicle;*
- Un site web : www.theacpa.org qui fournit des informations de base en gestion de douleur, des nouvelles et des liens vers d'autres ressources; environ 700 000 visiteurs par mois (le record de tous les temps étant de 2 100 000 visites en un mois).

5. RÉCENTS PROJETS DE SENSIBILISATION À LA DOULEUR

- Les partenaires de *Partners for Understanding Pain* (pour comprendre la douleur) qui regroupent plus de 80 organismes travaillant ensemble afin de mettre la douleur à l'avant-plan de l'agenda national des soins de santé;
- Des conférences annuelles;
- La distribution de pochettes de sensibilisation aux infirmières et aux pharmaciens, d'affiches et de macarons;
- Le soutien au *Pain Care Act* (Loi sur les soins en douleur);
- La campagne d'information *Making Sense of Pain Relief* (donner un sens au soulagement de la douleur) pour aider le public à comprendre et à prendre des décisions éclairées au sujet des médicaments antidouleurs (septembre 2005);
- La campagne d'information *Managing Your Risk* (gérer vos risques) pour aider les gens à évaluer leurs propres facteurs de risque pour les ulcères et pour mieux les gérer (septembre 2005);
- La campagne de sensibilisation à la douleur neuropathique (2006) *It Takes Nerve* (il faut du cran ou il faut avoir du nerf);
- Le programme *Pain and the Emergency Department* (la douleur et les urgences), un partenariat avec le Collège américain des urgentologues (*American College of Emergency Physicians*) (2007);
- Le programme *Growing Well with Pain* (Bien pousser ou bien grandir avec la douleur) œuvrant auprès d'agriculteurs et d'éleveurs pour les aider à comprendre et à gérer une douleur persistante (2008).

6. COORDONNÉES

American Chronic Pain Association (ACPA)
PO Box 850
Rockling, CA 95677
États-Unis

Tél. : 1 800 533-3231
Téléc. : 916 632-3208
Courrier électronique : ACPA@pacbell.net
Site web : www.theacpa.org/contact.asp

CHAPITRE

RÉSEAU ENTRE-AIDANTS

49

Samuelle Fillion, Réseau entre-aidants,
Montréal, Québec, Canada
www.reseauentreaidants.com

RÉSEAU ENTRE-AIDANTS

AUCUN PROCHE AIDANT NE SERA OUBLIÉ

1. QUI SONT LES PROCHES AIDANTS?

Les proches aidants sont des membres de la famille ou des amis qui prennent soin d'un proche qui souffre d'un problème de santé physique, cognitif ou mental. Ces soins non rémunérés sont prodigués à court ou à long terme. Ce peut être nos parents, un frère, une sœur, un enfant, un grand-parent, un ami ou un voisin.

Prendre soin d'une personne est valorisant à bien des égards, mais comporte aussi des risques physiques, psychologiques, sociaux et économiques pour les familles et les amis qui assument ce rôle.

Le Réseau entre-aidants croit que prendre soin des proches aidants est essentiel à la santé de nos communautés.

2. QU'EST-CE QUE LE RÉSEAU ENTRE-AIDANTS?

Le Réseau entre-aidants est géré par le Centre de soutien aux aidants naturels du CSSS Cavendish (Montréal, Québec). Ce programme, gratuit et confidentiel, aide les proches aidants en leur donnant accès à de l'information et du soutien à travers des téléconférences interactives. Les proches aidants participent à des ateliers interactifs ou des séminaires sur des sujets les concernant, et ce, en se connectant par téléphone, soit à la maison, au travail ou sur la route, etc. Les téléconférences sont animées par des professionnels; elles durent environ une heure, et incluent une période de questions/réponses.

Fondé en 2004, le Réseau entre-aidants a aidé plus de 12 000 familles et animé plus de 225 téléconférences. Il est le réseau le plus vaste au Canada soutenant les proches aidants.

3. POURQUOI LES PROCHES AIDANTS ONT-ILS BESOIN DU RÉSEAU ENTRE-AIDANTS?

Des 3 millions de proches aidants au Canada, des centaines de milliers sont submergés par les tâches quotidiennes. L'épuisement, la détresse psychologique et émotionnelle, les maladies physiques, l'isolement, la perte d'emploi et les difficultés financières sont des expériences fréquemment vécues par les proches aidants.

Les téléconférences permettent d'accéder facilement à de l'information et à du soutien, tout en étant une ressource flexible. Les proches aidants qui obtiennent de l'aide sont en lien avec d'autres personnes vivant des situations similaires, ce qui leur permet de sociabiliser. Il s'agit d'un point de départ pour plusieurs proches aidants qui ne croyaient pas pouvoir obtenir de l'aide, ainsi qu'un moyen efficace pour leur transmettre de l'information pratique et concrète. Le Réseau entre-aidants vient en aide aux proches aidants en leur permettant d'avoir accès aux ressources dont ils ont besoin, et ce, par l'utilisation d'une technologie simple et facile d'accès.

4. LE RÉSEAU

Le Réseau entre-aidants a développé des partenariats avec des organismes communautaires et à but non lucratifs afin d'élargir son programme. C'est ainsi qu'un réseau de télécommunication s'est créé pour les familles proches aidantes à travers le Canada. Le Réseau entre-aidants a réuni près d'une vingtaine de partenaires dans son réseau. Ces partenaires conçoivent et animent les téléconférences offertes au sein du Réseau entre-aidants. À travers le programme du Réseau entre-aidants, ces partenaires peuvent mieux répondre aux besoins des familles proches aidantes en les assistant d'une manière plus flexible et plus simple.

Le Réseau entre-aidants met actuellement l'accent sur l'accroissement du réseau dans la province du Québec. Toutefois, une initiative nationale est en développement.

5. LES PROCHES AIDANTS QUI PARTICIPENT AUX TÉLÉCONFÉRENCES

Le Réseau entre-aidants offre gratuitement une ligne téléphonique d'information qui permet de s'inscrire aux téléconférences, en plus d'être un service de référence pour les proches aidants qui ont besoin d'accéder à des ressources. Les proches aidants peuvent également consulter le site Web du Réseau entre-aidants au www.reseauentreaidants.com pour accéder au programme.

6. COORDONNÉES

www.reseauentreaidants.com
Ligne d'info du Réseau entre-aidants :
1-866-396-2433

CHAPITRE

50

LES GROUPES DE SOUTIEN POUR **LES PERSONNES ATTEINTES DE DOULEUR CHRONIQUE**

Marie-Eve Richard, Longueuil, Québec, Canada
Membre du Groupe de soutien pour la douleur chronique de Montréal (GSDCM)
Gary Blank, Dollard-des-Ormeaux, Québec, Canada
Fondateur et animateur du Groupe de soutien pour la douleur chronique de Montréal (GSDCM)

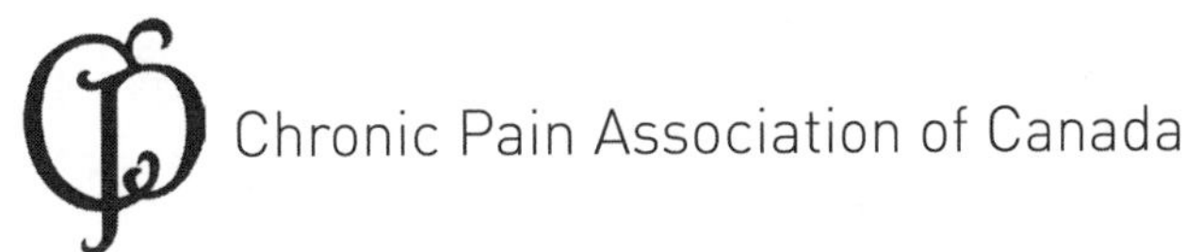

1. INTRODUCTION

Les groupes de soutien pour les personnes aux prises avec un problème de santé sont apparus à la fin du 20e siècle. Il s'agit d'une nouvelle forme d'entraide qui s'est développée avant tout dans le domaine de la santé. Cette entraide par les pairs est libre et gratuite. C'est par millions que se chiffrent actuellement les membres de ces différents types de groupes de soutien en Amérique du Nord.

Les personnes qui souffrent de douleur chronique sont souvent mal comprises, seules et isolées, d'où l'importance des groupes de soutien. La douleur est une expérience très solitaire. Il y a beaucoup de mythes, de malentendus et d'idées fausses qui lui sont associées. Personne ne peut ressentir ni juger la souffrance de l'autre. La douleur est une expérience unique, émotionnelle et physique, qui affecte chaque aspect de la vie de ceux qui en souffrent.

2. LES BESOINS DES PERSONNES ATTEINTES DE DOULEUR CHRONIQUE

Un groupe de soutien répond à de nombreux besoins d'une personne atteinte de douleur chronique : besoin de savoir qu'elle n'est pas seule et que d'autres souffrent comme elle, besoin de partager son désarroi, besoin d'être épaulée et soutenue, besoin de savoir comment les autres vivent leur quotidien, besoin de connaitre leurs stratégies de gestion de la douleur, besoin d'appartenance et besoin de savoir qu'elle peut compter sur d'autres personnes qui souffrent comme elle.

Les personnes atteintes se soutiennent mutuellement indépendamment des institutions de santé. Ces dernières n'offrent pas encore, dans la plupart des cas, de services organisés de soutien aux personnes atteintes de douleur chronique alors que le besoin est si pressant et les retombées si positives pour les patients. De plus, peu de psychologues sont formés pour traiter les personnes atteintes de douleur chronique, peu d'entre eux sont affiliés à une clinique de douleur, et leurs services privés sont souvent couteux. D'où l'importance de l'existence de groupes de soutien pour les personnes souffrant de douleur chronique ; pour qu'elles sachent qu'elles ne sont pas seules et qu'il y a de l'aide. L'acceptation et le partage d'un vécu commun par tous dans le groupe font que la dynamique est fort différente de celle qui peut exister avec la famille, les amis et les proches pour qui la répétition quotidienne de l'état de douleur peut être lassante et troublante.

3. LE GROUPE DE SOUTIEN POUR LA DOULEUR CHRONIQUE DE MONTRÉAL (GSDCM)

Le Groupe de soutien pour la douleur chronique de Montréal (GSDCM) est un groupe à but non lucratif administré par des bénévoles, affilié à l'organisme canadien Canadian Pain Association of Canada (CPAC – Association canadienne de douleur, http://www.chronicpaincanada.com).

LES BUTS DU GROUPE DE SOUTIEN

- Briser l'isolement et offrir du soutien moral par la discussion et le partage d'expériences et d'information.
- Apprendre que vivre avec la douleur chronique au quotidien, c'est possible.

LES MEMBRES

Ses organisateurs et animateurs sont bénévoles et souffrent également de douleur chronique. Le groupe est ouvert aux adultes, hommes et femmes, qui ont un vécu commun : la douleur chronique. Les membres sont âgés de 20 à 80 ans. Ils sont surtout anglophones, mais plusieurs sont bilingues et les francophones sont les bienvenus. La majorité d'entre eux ne peuvent plus exercer d'emploi en raison de la douleur chronique. Certains bénéficient d'un suivi médical régulier dans une clinique de la douleur. D'autres ont été placés sur une liste d'attente pour une telle clinique. D'autres encore ont obtenu leur congé de la clinique de la douleur et poursuivent leur traitement avec leur médecin de famille. Malheureusement, certains n'ont aucun suivi médical faute de ressources dans le système de santé au Québec.

LES ACTIVITÉS

Parmi les activités du groupe de soutien, on trouve une rencontre mensuelle gratuite de deux heures et quelques activités sociales au cours de l'année. De plus, une fois l'an, en novembre, dans le cadre de la Semaine nationale de sensibilisation à la douleur chronique, le groupe organise un évènement orienté vers les changements sociaux qui doivent s'opérer dans notre société face au phénomène épidémique de la douleur chronique et ses conséquences sur les personnes atteintes, leurs proches et leur amis.

LE DÉROULEMENT D'UNE RENCONTRE DU GROUPE

Au début de chaque réunion, le groupe accueille les participants avec compassion. Chaque nouveau participant se présente et s'il se sent à l'aise de le faire, parle de sa condition. Les membres écoutent et répondent aux questions et aux besoins des nouveaux. Il y a des échanges entre les participants. Différents sujets peuvent être abordés : la frustration, l'irritabilité, la dépression, les problèmes familiaux, les problèmes avec les réclamations aux assureurs ou au gouvernement.

Les animateurs remettent aux nouveaux membres différents documents d'information dont celui portant sur l'Atelier (http://mytoolbox.mcgill.ca). Des annonces sont faites, puis il y a une pause qui est suivie d'une discussion selon le sujet du jour. Par exemple : Comment gérez-vous l'irritabilité ou la fatigue? Êtes-vous inquiets à l'approche des Fêtes? Qu'est-ce qui a été le plus agréable pendant l'été? Qu'est-ce qui vous a fait sourire au cours du dernier mois?

4. CONCLUSION

Dans le groupe, chaque personne est acceptée et comprise. L'isolement est brisé. Chacun est aidé. Tous s'épaulent, pour faire face à leurs peurs et reprendre confiance en eux. On partage notre vécu librement, on échange des stratégies, des trucs et des idées pour passer de meilleures journées et mieux gérer la douleur au quotidien. On apprend à vivre avec la douleur chronique et à se prendre en main. Il y a des changements qui peuvent être apportés au niveau de notre corps, de nos pensées et de notre environnement qui peuvent rendre la douleur chronique supportable. Finalement, pour plusieurs membres la rencontre du groupe est leur seule sortie du mois en dehors des rendez-vous médicaux. Des amitiés sont formées et plusieurs participants gardent le contact en dehors des réunions mensuelles.

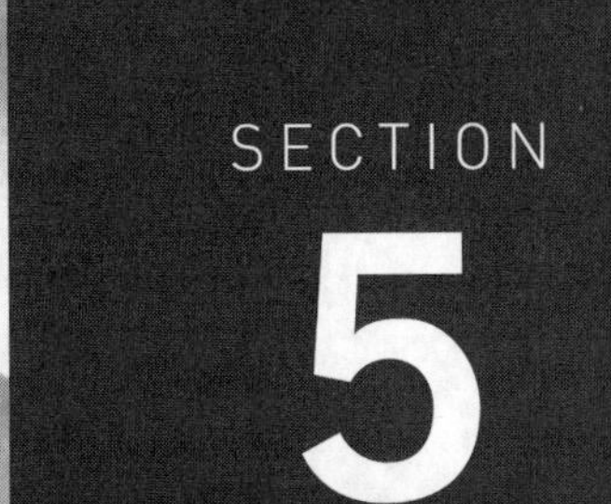

LES REGROUPEMENTS ET ASSOCIATIONS DE PROFESSIONNELS DE LA SANTÉ EN DOULEUR

CHAPITRE

51

L'ASSOCIATION INTERNATIONALE **POUR L'ÉTUDE DE LA DOULEUR ®**

INTERNATIONAL ASSOCIATION FOR THE STUDY OF PAIN ® (IASP ®)

Rédigé par : IASP ®, Seattle, Washington, États-Unis

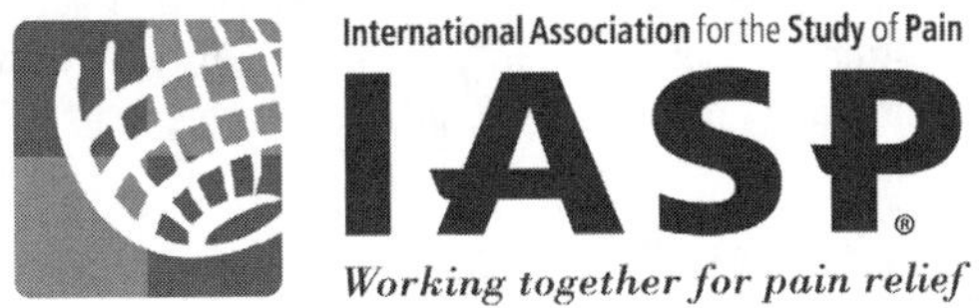

1. INTRODUCTION

L'Association internationale pour l'étude de la douleur (*IASP*) rassemble des scientifiques, des cliniciens, des prestataires de soins de santé et des décideurs politiques pour stimuler et soutenir l'étude de la douleur et pour appliquer ces connaissances à l'amélioration du soulagement de la douleur à travers le monde. L'énoncé de vision de l'association (*IASP*) est :

Travailler ensemble pour soulager la douleur dans le monde.

L'*IASP* compte actuellement plus de 6 500 membres provenant de plus de 120 pays et plus de 80 sections locales à travers le monde. Tous les deux ans, l'association accueille le plus grand rassemblement sur la douleur au monde : le Congrès mondial sur la douleur (*World Pain Congress®*). En 2010, le congrès a eu lieu à Montréal (Québec, Canada) du 29 aout au 2 septembre.

Le résumé qui suit donne un bref aperçu de l'*IASP*. Pour plus de détails, consultez le site de l'association à : www.iasp-pain.org (en anglais seulement).

2. HISTOIRE DE L'*IASP*

L'*IASP* a vu le jour en mai 1973 au cours d'une réunion interdisciplinaire réunissant des chercheurs et des cliniciens de 13 pays. Le professeur d'anesthésiologie de l'Université de Washington, John J. Bonica, avait alors invité 350 participants à cette réunion tenue à Issaquah, Washington (près de Seattle), aux États-Unis. Reconnaissant la nécessité d'un partage accru d'informations sur la douleur, les participants ont pris la décision de former une organisation professionnelle multidisciplinaire dédiée à la recherche sur la douleur et la gestion de la douleur; ils sont devenus les membres fondateurs de l'*IASP*. Ils ont également convenu de lancer une nouvelle revue, *Pain®*, éditée par le Dr Patrick D. Wall. *Pain®*, qui devait au départ être une revue trimestrielle, et publie son premier numéro en mars 1975. À ce jour, la revue *Pain®* est la revue sur la douleur la plus lue au monde. Lors de cette première réunion, le Dr Bonica a identifié la mission de l'*IASP* : fournir un forum équitable, interdisciplinaire et international pour améliorer les connaissances sur la douleur, la formation des prestataires de soins de santé et les soins apportés aux patients. Il a ensuite rédigé les règlements de l'association. L'*IASP* a été officiellement incorporée un an plus tard, soit le 9 mai 1974.

Tandis que d'autres organisations connexes vouées à la douleur ont vu le jour au cours des 35 années écoulées depuis la fondation de l'*IASP*, cette dernière a conservé son statut de « plus grande organisation vouée à la douleur au monde » et celui d'être la revue la plus respectée pour ses études sur la douleur.

3. MISSION

L'*IASP* est connue pour sa présence mondiale, pour la collaboration qu'elle favorise entre les chercheurs et les professionnels de la santé, et pour sa mission qui est de réunir des scientifiques, des cliniciens, des prestataires de soins de santé et des décideurs politiques pour stimuler et soutenir l'étude de la douleur et pour appliquer ces connaissances à l'amélioration du soulagement de la douleur à travers le monde.

4. ADHÉSION

Avec des membres dans plus de 120 pays et avec ses 80 sections à travers le monde - des effectifs en pleine croissance - l'*IASP* est un forum professionnel de premier plan pour la science, la pratique et l'éducation dans le domaine de la douleur. L'adhésion à l'association est ouverte à tous les professionnels impliqués dans la recherche, le diagnostic ou les méthodes de traitement. L'*IASP* compte actuellement plus de 6 500 membres et 14 groupes d'intérêts spéciaux (*Special Interest Groups - SIGs*) se concentrant sur des domaines spécifiques de recherche sur la douleur et le traitement de la douleur. Ses membres peuvent poser leur candidature pour des postes électifs au conseil de l'*IASP* (conseil d'administration), et plusieurs d'entre eux peuvent aussi siéger sur ses divers comités et groupes de travail (*Task forces, work groups*).

5. LES GROUPES D'INTÉRÊT SPÉCIAL (*SPECIAL INTEREST GROUPS - SIGs*)

Au fil du temps, la hausse spectaculaire de l'effectif de l'*IASP* à travers le monde reflète l'évolution rapide de la recherche sur la douleur et les méthodes de traitement. À mesure que s'élargit la base de connaissances dans le domaine de la douleur, il devient de plus en plus important pour les chercheurs et les professionnels de la santé ayant des intérêts spécifiques dans le domaine de la douleur d'avoir un forum leur permettant de discuter en profondeur de certains sujets relatifs à la douleur. Les groupes d'intérêt spécial de l'*IASP* (*SIGs)* offrent aux membres participants l'occasion de participer à des débats intenses et approfondis dans des domaines clés de la douleur, y compris la douleur aigüe, la douleur chez les enfants, la douleur chez les personnes âgées, la douleur et le mouvement, la douleur orofaciale, la douleur chez les espèces non humaines, ainsi que d'autres sujets. L'adhésion aux groupes d'intérêt spécial est ouverte exclusivement aux membres de l'*IASP*.

6. STRUCTURE ORGANISATIONNELLE

L'*IASP* est une organisation à but non lucratif régie par son conseil élu, composé de cinq membres du comité exécutif (le président, le président élu, le président sortant, le secrétaire et le trésorier) et 12 conseillers. Le président actuel (en 2010) est le Dr G. F. Gebhart (États-Unis) et le président élu est le Dr Eija Kalso (Finlande).

7. PROGRAMMES ET INITIATIVES

ANNÉE MONDIALE CONTRE LA DOULEUR

La douleur - la douleur chronique en particulier - est un grave problème qui affecte la qualité de vie des personnes qui en souffrent. Pour cette raison, l'*IASP* finance et promeut l'**Année mondiale contre la douleur**, une initiative annuelle visant à sensibiliser le monde entier à différents aspects de la douleur.

À mesure que l'espérance de vie augmente, les questions portant sur la douleur augmentent aussi. Dans les pays en voie de développement en particulier, et bien qu'il y existe de nombreuses maladies graves pouvant entrainer des douleurs intenses, on y trouve souvent peu ou pas de soulagement de la douleur pour les personnes qui en souffrent. Le contrôle de la douleur est un domaine, qui, dans le passé, a été relativement négligé par les gouvernements, malgré le fait que des méthodes efficaces de contrôle de la douleur sont disponibles. Bien que la douleur soit rarement fatale, des millions de personnes meurent dans la douleur, et un nombre encore plus grand d'entre elles vit avec la douleur. Par conséquent, les dirigeants et les membres de l'*IASP* croient qu'il est essentiel d'accroitre la visibilité de la douleur dans le monde et de promouvoir la reconnaissance de la douleur chronique comme un important problème de santé mondiale.

Le troisième lundi de chaque mois d'octobre, l'*IASP* lance une nouvelle campagne thématique d'**Année mondiale contre la douleur** sur un aspect de la douleur ou un type de douleur en particulier. Depuis 2004, les thèmes suivants ont été choisis :

- Le soulagement de la douleur est un droit de l'homme (*Pain Relief is a Human Right*) (2004-2005)
- Année mondiale contre la douleur chez les enfants (*Global Year Against Pain in Children*) (2005–2006)
- Année mondiale contre la douleur chez les personnes âgées (*Global Year Against Pain in Older Persons*) (2006–2007)
- Année mondiale contre la douleur chez les femmes (*Global Year Against Pain in Women*) (2007–2008)
- Année mondiale contre la douleur cancéreuse (*Global Year Against Cancer Pain*) (2008–2009) (2008-2009)
- Année mondiale contre la douleur musculosquelettique (*Global Year Against Musculoskeletal Pain*) (2009–2010)
- Année mondiale contre la douleur postopératoire (*Global Year Against Postoperative Pain*) (2010–2011)

Pour chacune de ces campagnes de 12 mois, l'*IASP* met à la disponibilité des professionnels de la santé, des décideurs et de la population mondiale en général des ressources et des outils de sensibilisation. Ces ressources comprennent une série de fiches d'information que l'*IASP* traduit en plusieurs langues et affiche sur son site internet. En outre, les sections locales de l'*IASP* à travers le monde organisent des réunions, des colloques, des évènements médiatiques, des camps (*Pain camps*) et des évènements de dépistage pour le grand public ainsi que d'innombrables autres activités visant à apporter davantage d'attention sur le domaine de douleur particulier dont l'**Année mondiale** fait la promotion.

De plus amples détails sur l'initiative de l'**Année mondiale** sont disponibles à : www.iasp-pain.org/GlobalYear (en anglais seulement).

SUBVENTIONS, PRIX ET BOURSES

L'*IASP* offre à ses membres une vaste sélection de subventions, de prix et de bourses pour appuyer les investigateurs travaillant en recherche fondamentale et en recherche clinique, et pour soutenir l'éducation sur la douleur dans les pays en voie de développement. Par exemple, ses subventions *Collaborative Research Grants* soutiennent la recherche collaborative et interdisciplinaire entre deux ou plusieurs groupes de recherche situés dans des pays différents.

L'association propose également le fellowship *John J. Bonica Trainee Fellowship*, nommé en l'honneur de son fondateur, et soutient la formation pour les professionnels de la douleur aux premiers stades de leur carrière. En outre, la *IASP Developing Countries Project* accorde un soutien éducatif pour améliorer l'éducation sur la douleur et son traitement dans les pays à faible revenu. De plus amples détails sur les diverses subventions, prix et bourses de l'*IASP* - et les travaux importants qu'ils soutiennent - sont disponibles à : www.iasp-pain.org/Grants (en anglais seulement).

8. ÉVÈNEMENTS

CONGRÈS INTERNATIONAL SUR LA DOULEUR (*WORLD PAIN CONGRESS*®)

À chaque deux ans, l'*IASP* accueille le Congrès mondial sur la douleur (*World Pain Congress*®) dans une ville différente du monde. Le congrès est le plus grand rassemblement en douleur au monde, et attire des chercheurs en douleur et des professionnels de la santé de plus de 100 pays. À l'image de l'effectif de l'*IASP*, le congrès reçoit une clientèle diversifiée et pluridisciplinaire, rassemblant sous un même toit les chercheurs fondamentaux et cliniques, les médecins, les infirmières, les dentistes, les chirurgiens, les physiothérapeutes et les ergothérapeutes, les vétérinaires, les chercheurs en sciences sociales et des professionnels issus de nombreux autres domaines, pour partager les plus récentes recherches et méthodes de traitement en douleur. Bien que leur origine et leur domaine de spécialisation varient, les participants au congrès se rallient autour du désir de mieux comprendre et de mieux soulager la douleur.

Des plénières, des ateliers, des sessions d'affiches (*poster sessions*) et des cours de formation continue sont à l'ordre du jour du Congrès. Les participants peuvent recevoir des crédits de formation continue pour les sessions auxquelles ils participent. De plus amples détails sur le congrès, y compris les congrès passés et futurs, sont disponibles à : www.iasp-pain.org/WorldCongress (en anglais seulement).

LE SYMPOSIUM DE RECHERCHE DE L'*IASP* (*IASP RESEARCH SYMPOSIA*)

L'*IASP* octroie des subventions pour financer des colloques sur la douleur portant sur des sujets d'intérêt pour les chercheurs fondamentaux et les chercheurs cliniques. L'association parraine un colloque tous les deux ans, en alternance avec le **Congrès mondial sur la douleur**. Les thèmes des symposiums passés incluent :

- Sensibilisation aux opiacés en douleur chronique non cancéreuse (*Opioid Sensitivity of Chronic Noncancer Pain*) (1998)
- Le syndrome douloureux régional complexe (SDRC) : la recherche en cours sur les mécanismes et le diagnostic (*Complex Regional Pain Syndrome : Current Research on Mechanisms and Diagnosis*) (2000)
- La douleur due à une blessure à la moelle épinière : le problème clinique et les études expérimentales (*Spinal Cord Injury Pain : The Clinical Problem and Experimental Studies*) (2001)
- Hyperalgésies : les mécanismes moléculaires et les implications cliniques (*Hyperalgesias : Molecular Mechanisms and Clinical Implication*) (2003)
- La douleur post-AVC : rétrospective et prospective (*Poststroke Pain : Retrospective and Prospective*) (2006)
- ICECAP Examens systématiques et méta analyses en douleur : les leçons du passé conduisant aux voies de l'avenir (*ICECAP Systematic Reviews and Meta-analyses in Pain : Lessons from the Past Leading to Pathways for the Future*) (2006)
- Fondements des douleurs musculosquelettiques (*Fundamentals of Musculoskeletal Pain*) (2007)
- Un problème mondial : la douleur cancéreuse au chevet du patient (*A Global Problem : Cancer Pain from the Laboratory to the Bedside*) (2009)

9. PUBLICATIONS ET RESSOURCES

LA REVUE *PAIN*®

PAIN® est la revue officielle de l'*IASP*, offrant 18 numéros par an portant sur des recherches originales sur la nature, les mécanismes et le traitement de la douleur. Cette revue, relue par des pairs - première au classement des revues les plus citées au sujet de la douleur - est une tribune pour la diffusion de la recherche fondamentale et la recherche clinique multidisciplinaire, et est citée dans *Current Contents* et *Index Medicus*. L'actuel rédacteur en chef de la revue *PAIN*® (2010) est Allan Basbaum.

LES PRESSES DE L'*IASP* ® (*IASP PRESS*®)

Les Presses de l'*IASP* (*IASP Press*®), une division de l'*IASP*, publient des ouvrages de grande qualité sur la douleur, et à prix raisonnable. Ces publications, écrites et éditées par d'éminents experts dans le domaine de la douleur, abordent des sujets tels que la douleur chronique, les douleurs musculosquelettiques, le syndrome douloureux régional complexe (SDRC), les douleurs neuropathiques, les aspects psychologiques de la douleur, la douleur due à une blessure à la moelle épinière.

Alors que la plupart des ouvrages des Presses de l'*IASP* ®(*IASP Press*®) sont essentiellement destinés aux chercheurs en douleur et aux cliniciens, l'un des titres les plus populaires est destiné aux patients : « La gestion de la douleur chez les ainés : un guide d'autotraitement » (*Pain Management for Older Adults : A Self-Help Guide*) (en anglais seulement). Cet ouvrage a été conçu spécifiquement pour les adultes d'âge mûr à la recherche de solutions pratiques pour gérer leur douleur chronique. Ce livre de 200 pages a été écrit par l'équipe mari et femme du docteur Thomas Hadjistavropoulos et Heather D. Hadjistavropoulos de l'Université de Régina (Saskatchewan, Canada) et leurs contributeurs, et offre des outils d'autoévaluation, des tableaux de progrès, des photos et des illustrations, ainsi que des instructions simples pour la gestion d'une douleur persistante. Le livre - lauréat de la Mention Honorable en 2009 de l'*American Medical Writers Association Medical Book Awards* - s'est révélé être un livre de « savoir-faire » essentiel, non seulement pour les adultes souffrant de douleur chronique, mais aussi pour les prestataires de soins de santé, les physiothérapeutes, les consultants en remise en forme, les aidants naturels et même les membres de la famille des personnes atteintes. De plus amples détails sont disponibles à : www.iasp-pain.org/OlderAdults (en anglais seulement).

BULLETIN D'INFORMATION CLINIQUE (CLINICAL NEWSLETTER)

Le bulletin d'information clinique de l'*IASP*, *Pain : Clinical Updates* (en anglais seulement), vise à présenter de l'information d'actualité pertinente et utile pour les cliniciens cherchant à pratiquer une gestion rationnelle et efficace de la douleur. En 2008, par exemple, les abonnés ont reçu sept numéros d'actualité (dont plusieurs étaient en lien avec l'Année mondiale contre la douleur des femmes de l'*IASP*) sur un éventail de sujets, notamment :

- sexes, douleur et cerveau (*Gender, Pain, and the Brain*)
- le dépistage des abus potentiels d'opiacés (*Screening for Opioid Abuse Potential*);
- différences entre les sexes dans les réponses aux médicaments et les effets secondaires des médicaments (*Gender Differences in Responses to Medication and Side Effects of Medication*);
- mise à jour sur le syndrome de fibromyalgie (*Update on Fibromyalgia Syndrome*).

10. COORDONNÉES

Association internationale pour l'étude de la douleur (*IASP*)
111, avenue Queen Anne Nord, Suite 501
Seattle, WA 98109-4955
États-Unis

Tél. : 206-283-0311
Téléc. : 206-283-9403
Courrier électronique : iaspdesk@iasp-pain.org
Site web : www.iasp-pain.org (en anglais seulement)

CHAPITRE

52

SOCIÉTÉ CANADIENNE DE LA DOULEUR (SCD)

SCD: **Barry Sessle,** MDS, Ph. D., D. Sc. (hc), FRSC,
Ellen Maracle-Benton, Canada

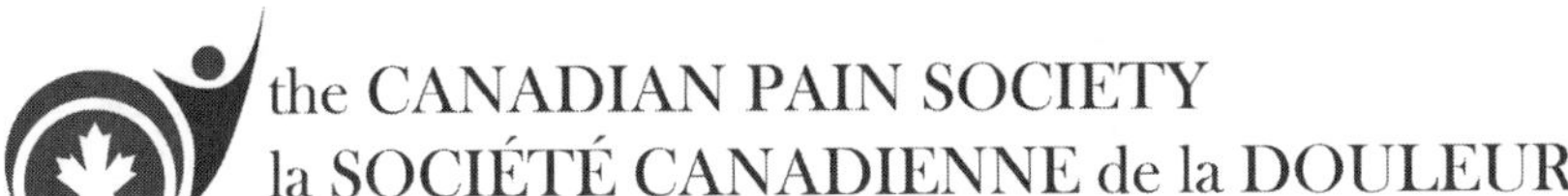

1. PRÉSENTATION

La Société canadienne de la douleur (SCD) est une division de l'*International Association for the Study of Pain* (*IASP*). Nous avons environ 850 membres répartis dans tout le Canada. La SCD regroupe des professionnels de la santé qui s'intéressent à la douleur, dont :

- des médecins, des dentistes, des infirmiers et infirmières, des physiothérapeutes, des psychologues et d'autres cliniciens engagés dans le traitement de la douleur;
- des scientifiques œuvrant pour l'amélioration des méthodes utilisées pour le traitement de la douleur et l'identification des mécanismes fondamentaux de la douleur et de l'analgésie;
- des professionnels engagés dans l'éducation et la formation, ainsi que dans la publication de nouvelles données dans le domaine de la douleur;
- des membres du public qui s'intéressent au domaine de la douleur.

2. MISSION

La mission de la Société canadienne de la douleur est la suivante.

- Favoriser et encourager la recherche sur les mécanismes et sur les syndromes de la douleur, et contribuer à améliorer le traitement de patients souffrant de douleurs aigües ou chroniques, par un rapprochement entre les chercheurs en sciences fondamentales et les professionnels de la santé de formations et de disciplines variées qui s'intéressent à la recherche et au traitement de la douleur;
- Soutenir l'éducation et la formation dans le domaine de la douleur;
- Promouvoir et parrainer des congrès régionaux scientifiques et éducatifs;
- Promouvoir et faciliter la diffusion de nouvelles connaissances dans le domaine de la douleur;
- Encourager l'usage d'une classification, d'une nomenclature et de définitions uniformes dans le domaine de la douleur et des syndromes qui s'y rattachent;
- Encourager la mise sur pied de banques de données locales et régionales, voire nationales et internationales, et l'instauration d'un système de collecte des données homogène en ce qui a trait à l'information reliée aux mécanismes, aux syndromes et au traitement de la douleur;
- Informer le public des résultats et des retombées des recherches en cours dans le domaine de la douleur;
- Conseiller les institutions et les organismes locaux, régionaux et nationaux sur les normes établies quant à l'emploi de médicaments, d'appareils et d'autres procédés pour le traitement de la douleur;
- S'engager dans toute activité qui s'inscrit en marge ou dans le sens des objectifs poursuivis;
- La Société canadienne de la douleur est incorporée depuis 2009 et est en voie d'étendre son mandat à la sensibilisation à la douleur, aux traitements et aux solutions au Canada.

3. COORDONNÉES

Canadian Pain Society Office
1143, rue Wentworth Ouest, Bureau 202
Oshawa, ON L1J 8P7
Tél. : 905-404-9545
Télec. : 905-404-3727
Site web : http://www.canadianpainsociety.ca

L'HISTOIRE DE MORRIS

Morris K., Montréal, Québec, Canada

(Voir autres témoignages, pages 100, 246, 300, 310 et 382.)

Je serai à jamais reconnaissant face aux médecins et aux autres membres de l'équipe soignante qui m'a aidé à la clinique de la douleur. Je remercie les spécialistes en douleur chronique pour leur dévouement!
Vous faites toute une différence!

CHAPITRE 53

SOCIÉTÉ QUÉBÉCOISE DE LA DOULEUR (SDQ)

Roderick Finlayson, M.D., FRCPC, anesthésiologiste, Montréal, Québec, Canada
Président de la Société québécoise de la douleur

Au moment d'écrire ces lignes, l'auteur était président de la SQD.
Christian Cloutier, B. Sc., M.D., FRSC(c) est le président de la SQD au moment de la publication de cet ouvrage.

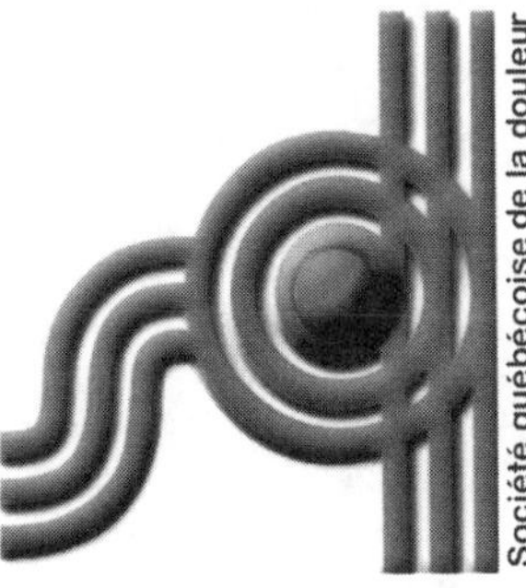

HISTORIQUE DE LA SOCIÉTÉ QUÉBÉCOISE DE LA DOULEUR

En 1990, monsieur Doucet, de la compagnie Astra, demandait au docteur Yves Veillette, anesthésiologiste à l'Hôpital Maisonneuve-Rosemont, s'il avait intérêt à recréer le «*Pain Club*» qui existait à Montréal dans les années 80. Il disposait d'un budget de 3 000 $ environ par année.

Le docteur Veillette proposa plutôt de créer une association québécoise de la douleur, car il connaissait assez bien les médecins de cette spécialité à Québec comme à Montréal. En effet, le docteur Veillette était diplômé de médecine de l'Université Laval et avait fait une partie de sa spécialité à Québec. Il connaissait donc les docteurs Truchon, Beauvais, St-Pierre, Dolbec, Montreuil, Parent, Buissières de Québec, ainsi que le docteur Laperrière de Trois-Rivières parce qu'il travaillait maintenant à Montréal. De plus, il connaissait les docteurs Catchlove, Germain, Blaise et Fugère.

À l'époque, on voulait d'un nom qui n'allait pas définir un groupe précis, mais plutôt le travail spécifique du traitement de la douleur. On opta alors pour l'Association des algologistes du Québec. Les buts définis dans la charte étaient d'unifier les principaux intervenants québécois en douleur au Québec, de promouvoir la multidisciplinarité, d'éduquer, par le biais de colloque annuel, de former de nouveaux experts et finalement, de faire reconnaitre les centres multidisciplinaires.

ALGO: douleur (grec)
LOGIE: étude (grec)

Fondée en 1993, l'Association débuta par un recrutement auprès des anesthésistes, psychologues et physiothérapeutes intéressés à la douleur. Une lettre trimestrielle apparut trois ans plus tard sous la direction du docteur Pierre Dolbec. Le nom ne prit jamais son envol et fût vite relié au monde des anesthésistes. Il fut changé en avril 2000 pour le nom de Société québécoise de la douleur, reflétant ainsi mieux la nature multidisciplinaire de l'approche thérapeutique.

La SQD maintient sa mission de promouvoir le traitement de la douleur chronique au Québec, et dans les dernières années, les membres de son exécutif ont été les principaux acteurs dans le comité consultatif québécois sur la douleur chronique, et les projets de centre d'expertise qui ont suivi. Le congrès annuel demeure également un évènement important dans les activités de formation continues au Québec.

COORDONNÉES:
Site Internet: www.sqd.ca
Information:
Société québécoise de la douleur
7400, boul. Les Galeries d'Anjou, Suite 410
Anjou, Québec H1M 3M2 (Canada)
Tél.: 514-355-8001
Téléc.: 514-355-4159
Courriel: sqd@spg.qc.ca

IL Y A UNE LUEUR D'ESPOIR QUELQUE PART

Terry Bremner, Stillwater Lake, Nouvelle-Écosse, Canada

Coordonnateur national des groupes de soutien, Chronic Pain Association of Canada (CPAC),
Président et animateur de groupe de soutien, Action Atlantic Pain Group, Chronic Pain Association of Canada (CPAC)

(Voir autre témoignage, page 110.)

Il y a toujours une lueur d'espoir quelque part. Il vous suffit de la trouver.

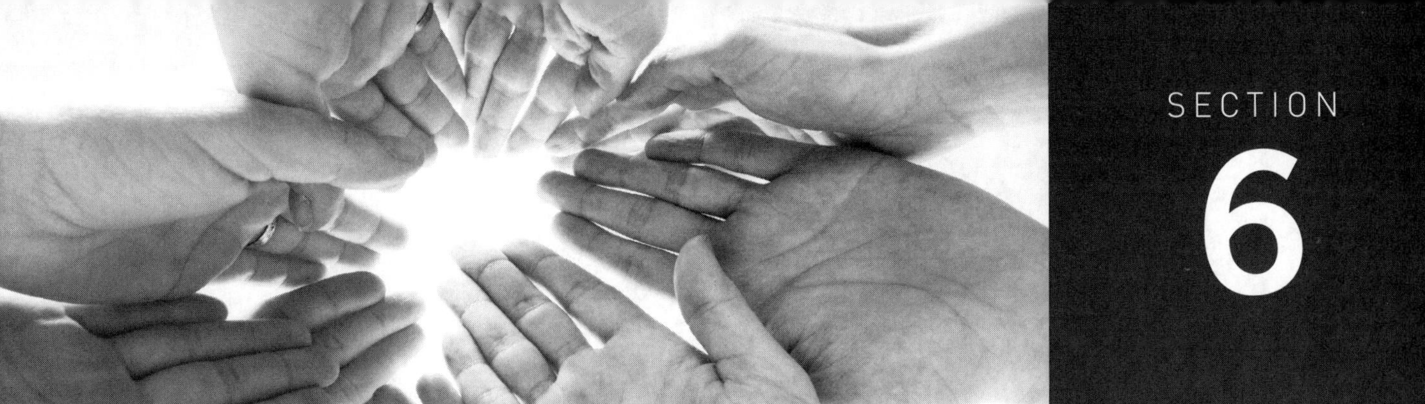

SECTION

6

LES CLINIQUES ET CENTRES DE TRAITEMENT DE LA DOULEUR

CHAPITRE 54

LES SERVICES DE LA CLINIQUE DE GESTION DE LA DOULEUR **DE L'HÔPITAL SAINTE-ANNE, ANCIENS COMBATTANTS CANADA (ACC)**

Monique Allard, B. Sc. Inf., infirmière coordonnatrice, Clinique de gestion de la douleur de l'Hôpital Sainte-Anne, Sainte-Anne-de-Bellevue, Québec, Canada.
Relu par Simon Laliberté Ph. D., Psychologue, Clinique de gestion de la douleur de l'Hôpital Sainte-Anne, Québec, Canada.

Depuis 2005, l'Hôpital Sainte-Anne offre des services spécialisés en gestion de la douleur aux anciens combattants de tout âge. Suivant l'analyse des besoins de notre clientèle, plusieurs initiatives ont été mises en place. Au fil des ans, les services offerts ont évolué pour finalement se regrouper sous la bannière de la Clinique de gestion de la douleur (CGD) telle qu'on la connait aujourd'hui.

1. INTRODUCTION

La douleur fait partie de l'expérience humaine et, plus particulièrement, de l'expérience de la maladie. Ses causes sont multiples, ses manifestations variées et ses effets souvent dévastateurs pour la personne, tant au point de vue physique que psychologique. Selon l'Association internationale pour l'étude de la douleur (*IASP,* 1979), la douleur se définit comme « une expérience sensorielle et émotionnelle désagréable associée à un dommage tissulaire réel ou potentiel, ou qui est décrite en termes d'un tel dommage ». Une douleur chronique pour sa part se définit par sa persistance au-delà du temps habituel de guérison d'une lésion (3 à 6 mois).

Jusqu'à 20 % des hommes et 24 % des femmes de la population canadienne vivraient avec une douleur chronique. Elle est la principale raison de consultation médicale et serait présente chez plus de 50 millions de personnes aux États-Unis. Plus de 100 milliards de dollars en soins de santé y sont attribués annuellement[1]. Pour certaines populations plus vulnérables, ces chiffres seraient encore plus importants. Les personnes âgées et les personnes ayant vécu des stress importants sont souvent plus vulnérables à la douleur.

LA PERSONNE ÂGÉE FACE À LA DOULEUR

Étant donné le vieillissement, la concentration de conditions médicales douloureuses, on retrouve un très grand nombre de personnes âgées aux prises avec des difficultés de douleur chronique. Le sous-traitement de ces douleurs demeure une préoccupation constante, particulièrement chez cette population plus vulnérable. Selon certaines données, plus de 50 % de cette population ne bénéficierait pas d'une qualité de vie optimale à cause de la douleur[1]. Selon Gloth (2004), dans un milieu de soins de longue durée, 50 à 80 % des résidents ressentiraient de la douleur, contre 25 à 40 % des personnes âgées vivant dans la communauté. (Voir **chapitre 13.**)

DOULEUR ET SANTÉ MENTALE

Plusieurs études démontrent qu'il existe chez certaines personnes un lien, dit de comorbidité, entre la présence de douleur chronique et de problèmes de santé mentale. La présence d'une douleur chronique non soulagée peut avoir un impact majeur sur la qualité de vie de ces personnes et contribuer de façon significative à leur détresse et à leur souffrance.

LES ANCIENS COMBATTANTS FACE À LA DOULEUR

Selon Poundja et coll. (2006), 86,9 % des 130 anciens combattants rencontrés au Centre national pour traumatismes liés au stress opérationnel (CNTSO) de l'Hôpital Sainte-Anne (Sainte-Anne-de-Bellevue, Québec, Canada) ont indiqué souffrir de douleurs significatives. Le maintien mutuel d'un état de stress posttraumatique et d'une douleur chronique est un phénomène très peu étudié jusqu'ici, malgré l'incidence élevée de cette concomitance, particulièrement chez les anciens combattants.

2. LES SERVICES DE L'HÔPITAL SAINTE-ANNE

À l'Hôpital Sainte-Anne, nous avons pour mission d'offrir aux anciens combattants et à nos autres clients, une gamme de programmes et un continuum de soins et de services de haute qualité, en respectant leur dignité et leur autonomie. Ces programmes d'avant-garde veulent répondre à leurs besoins ainsi qu'à ceux de leur famille. L'hôpital accueille les anciens combattants en soins prolongés ou de répit. Par le centre de jour, il offre à ceux d'entre eux qui vivent encore dans leur communauté des services de soutien. Le CNTSO offre aux anciens combattants et à ses autres clients des services en santé mentale et en hospitalisation de courte durée.

Puisque l'Hôpital Sainte-Anne offre des services à une clientèle variée ayant besoin de soins en douleur chronique, et considérant notre désir constant d'améliorer nos services et d'offrir des soins de qualité à notre clientèle particulière, nous avons mis en place plusieurs initiatives en matière de gestion de la douleur. Depuis octobre 2000, nous avons implanté une politique et une procédure particulière pour le soulagement de la douleur. De plus, nous avons créé des outils d'évaluation de la douleur, nous avons mis sur pied un comité consultatif sur le soulagement de la douleur et nous utilisons le concept de la douleur comme cinquième signe vital.

Malgré ces initiatives, l'analyse des besoins de la clientèle de la **Clinique pour traumatismes liés au stress opérationnel Sainte-Anne** (Clinique TSO Sainte-Anne) et des besoins de notre clientèle en soins de longue durée a démontré que celle-ci avait besoin d'un meilleur encadrement dans la gestion et le soulagement de la douleur. Compte tenu de la complexité de ces problèmes de santé, de leur lien avec certaines comorbidités telles que l'anxiété, la dépression et l'état de stress posttraumatique (ESPT), l'Hôpital Sainte-Anne a mis sur pied, en 2005, la **Clinique de gestion de la douleur** (CGD), qui permet de prendre en considération tous ces facteurs d'influence et pour tenter de les traiter conjointement.

3. LA CLINIQUE DE GESTION DE LA DOULEUR

NOTRE MISSION

La Clinique de gestion de la douleur (CGD) a pour mission de maximiser le soulagement de la douleur chronique et de la souffrance de ses clients. La mission de la clinique est fondée sur la conviction organisationnelle de l'hôpital qui fait du soulagement de la douleur un objectif thérapeutique légitime, essentiel à la qualité de vie des anciens combattants.

NOTRE APPROCHE

L'équipe interdisciplinaire de la **Clinique de gestion de la douleur** favorise une approche biopsychosociale, la prise en charge de la douleur par le client et le soutien de l'équipe dans ce processus. Nous croyons que le respect des choix de la personne, son implication, le soutien qu'elle reçoit de l'équipe interdisciplinaire et de ses proches sont des aspects importants du processus de traitement.

L'équipe croit aussi que le soulagement de la douleur requiert un **plan de traitement individualisé** (PTI) intégrant toutes les facettes de la douleur :

- physique;
- psychologique;
- social et spirituel.

Cette vision globale de la personne et de sa santé permet, selon nous, d'optimiser le soulagement de la douleur et de favoriser une amélioration de la qualité de vie des personnes aux prises avec une douleur persistante.

NOS OBJECTIFS

Nos objectifs sont les suivants :

- diminuer l'intensité de la douleur et de la souffrance;
- améliorer la qualité de vie du client;
- impliquer le client et ses proches dans l'élaboration et l'application de son plan de traitement.

NOS OBJECTIFS SPÉCIFIQUES

Nos objectifs spécifiques sont les suivants :

- optimiser les capacités fonctionnelles du client;
- diminuer la détresse émotionnelle et l'isolement social liés à la douleur;
- faire de l'enseignement auprès du client et de ses proches à propos de la gestion de la douleur;
- augmenter la capacité du client à prendre en charge la gestion de sa douleur après l'obtention de son congé de la clinique.

4. LES CLIENTÈLES DESSERVIES PAR LA CLINIQUE DE GESTION DE LA DOULEUR DE L'HÔPITAL SAINTE-ANNE

CLIENTÈLE INTERNE ET PROCESSUS DE RÉFÉRENCES

La **Clinique de gestion de la douleur** offre des services aux résidents de l'Hôpital Sainte-Anne, aux clients du **Centre de jour Liaison**, aux **anciens combattants** du **réseau de cliniques pour traumatismes liés au stress opérationnel**, aux clients admissibles du **Bureau de district d'ACC** et aux militaires actifs ou en voie de libération qui présentent une douleur chronique (de plus de trois mois) non soulagée par les traitements habituels.

Le processus de référence pour la CGD varie selon le type de clientèle. La personne-ressource à l'interne demeure le médecin traitant des unités de soins. Pour les personnes à l'extérieur de l'Hôpital Sainte-Anne, telles que les clients des **bureaux de district**, le conseiller de secteur/gestionnaire de cas se veut la personne-ressource. Les membres des **Forces canadiennes** (FC) doivent passer par leur gestionnaire de cas ou toute autre personne-ressource.

CLIENTÈLE EXTERNE ET PROCESSUS DE RÉFÉRENCE

Pour la clientèle externe, on demande :

- la requête du médecin traitant ou d'un autre spécialiste qui suit le client;
- que la requête soit d'abord traitée par le bureau de district ou par le gestionnaire de cas pour les FC;
- la fiche d'inscription à remplir;
- le dossier médical pertinent;
- la conformité aux critères d'admissibilité.

Une fois la personne admise à la CGD, il y a prise de rendez-vous pour participer à la journée d'évaluation. La personne présente pour la journée afin de rencontrer les différents professionnels.

Suivant l'évaluation du client, le plan de traitement individualisé est élaboré. Il est alors mis en place en collaboration avec nos partenaires. Différents traitements peuvent être offerts, soit à la CGD, soit dans la communauté du client :

- suivi en physiatrie;
- traitement en physiothérapie (activation, traction manuelle);
- ostéopathie;
- enseignement sur les diagnostics, les bonnes habitudes de vie, la gestion de la médication, etc.;
- thérapie brève en psychologie (gestion de la douleur, dosage des activités, relaxation, imagerie mentale);
- autres.

Une fois que la condition est stabilisée, que le client connait les outils de gestion de la douleur et qu'il dispose des ressources nécessaires dans sa communauté pour assurer un suivi si nécessaire, le congé de la CGD peut être donné.

5. CONCLUSION

Comme on peut le constater, la douleur chronique est très présente dans la population en général. Elle peut avoir un impact majeur sur plusieurs sphères de la vie de la personne souffrante, sur la société et le système de santé. Sa durée, sa complexité et ses facteurs d'influence ou de maintien mutuel doivent donc être pris en considération lors du traitement. On doit garder à l'esprit qu'elle n'est pas habituellement « guérissable ». À ce moment, on parle plutôt d'une gestion de la douleur par une approche multidimensionnelle, par l'implication de différents professionnels de la santé et le traitement de la comorbidité conjointement au traitement de la douleur chronique.

La population d'anciens combattants vit avec plusieurs comorbidités qui doivent être traitées conjointement, ce qui rend le traitement plus complexe. Très souvent, ces anciens combattants aux prises avec des troubles de stress opérationnel souffrent de douleurs physiques intenses, vivent une détresse émotive importante et font face à un niveau élevé d'interférence et d'incapacité au quotidien. Puisque la prévalence d'ESPT chez les personnes référées pour le traitement de la douleur se situe entre 20 et 34 %, soit significativement plus élevée que dans la population en générale (qui est de 9 % au cours d'une vie), il importe de porter une attention particulière à cette population et d'intervenir le plus rapidement possible.

Enfin, plus de 80 % des anciens combattants interrogés vivent avec une douleur chronique qui varie en intensité. La mise sur pied de la CGD répond donc aux besoins de cette clientèle spécifique et contribue activement à la haute qualité des soins. La Clinique de gestion de la douleur de l'Hôpital Sainte-Anne représente donc une innovation, en constante évolution, dans le domaine de la douleur chronique et de la santé mentale.

RÉFÉRENCES

1. Gloth M. Pain, Pain, Everywhere... Almost, In : Handbook of pain relief in older adults : an evidence-based approach. Édité par F. Michael Gloth III MD FACP. Publié par Humana Press, Totowa, NJ, É.-U., 2004, 264 pp.
2. Poundja J., D. Fikretoglu, A. Brunet. Co-occurrence of PTSD symptoms and pain : is depression a mediator? Journal of Traumatic Stress, 2006; 19 (5) : 747-751.
3. Sharp Timothy. The prevalence of post traumatic stress disorder in chronic pain patients. Current Pain and Headache Reports, 2004; 8 : 111-115.
4. Asmondsun G., S. Coons Taylor, J. Katz, PTSD and the experience of pain : research and clinical implications of shared vulnerability and mutual maintenance models. Can J Psychiatry, Dec. 2002; 47(10) : 930-937.
5. Otis J. D., T. M. Keane, R. D. Kerns. An examination of the relationship between chronic pain and Post-traumatic Stress Disorder. Journal of Rehabilitation Research & Development, 2003; 40(5) : 397-405.
6. Guay, S. et A. Marchand, Les troubles liés aux évènements traumatiques — Dépistage, évaluation et traitements, Montréal, PUM, 2006, p. 42.

TÉMOIGNAGE

André Léonelli, pour la Clinique de gestion de la douleur de l'Hôpital Sainte-Anne, Sainte-Anne-de-Bellevue, Québec, Canada

Mon nom est André Léonelli. Ma carrière militaire a débuté au sein des Forces canadiennes en septembre 1975 comme fantassin au sein du 3e bataillon du Royal 22e Régiment, à Valcartier (Québec, Canada). J'ai ensuite joint le 1er commando de parachutisme en 1976, à Edmonton (Alberta, Canada), puis je suis retourné à Valcartier en 1978, toujours au sein du 3e bataillon du Royal 22e Régiment.

J'ai fait partie d'un déploiement à Chypre (Europe), en 1979, pour le compte de l'ONU. En 1980, j'ai dû me tourner vers un métier dans le secteur de l'aviation, en raison de la détérioration de ma condition physique. Je souffrais déjà de douleur chronique à l'époque. Plus tard, en 1989, j'ai été déployé au Sinaï avec l'escadrille 430 ETAH de Valcartier pour la Force multinationale d'observation, à titre de technicien en système de sécurité. Puis, en 1992, j'ai à nouveau été déployé à Nairobi (Afrique) avec la base des Forces canadiennes de Trenton (Ontario, Canada) pour des fins d'aide humanitaire. J'ai quitté les Forces canadiennes régulières en 1994, pour ensuite joindre les Forces de réserve en 1995, à la base de Saint-Hubert (Québec, Canada), et ce, jusqu'en juin 2005.

Je suis suivi pour une condition de douleur chronique à la Clinique de gestion de la douleur de l'Hôpital Sainte-Anne. La clinique m'a permis non seulement d'apprendre à vivre avec ma douleur, mais également de l'apprivoiser, tout en conservant l'objectif d'améliorer grandement ma qualité de vie. L'approche personnalisée qui y prévaut nous permet d'avoir une meilleure relation avec les intervenants et de profiter d'un suivi efficace. L'empressement, l'écoute et l'humanisme des membres du personnel de la clinique font en sorte que nous nous y sentons comme des personnes à part entière et non comme de simples numéros. L'équipe soignante de la clinique et l'atmosphère qui y règne contribuent au meilleur rétablissement des personnes qui y sont traitées et à une récupération beaucoup plus rapide. J'ai été privilégié de bénéficier du service de qualité qu'offre l'Hôpital Sainte-Anne. Merci à toute l'équipe soignante!

Hôpital Sainte-Anne
305, boulevard des Anciens-Combattants
Sainte-Anne-de-Bellevue (Québec) H9X 1Y9
(514) 457-3440
1 800 361-9287
Courriel : steanne@vac-acc.gc.ca

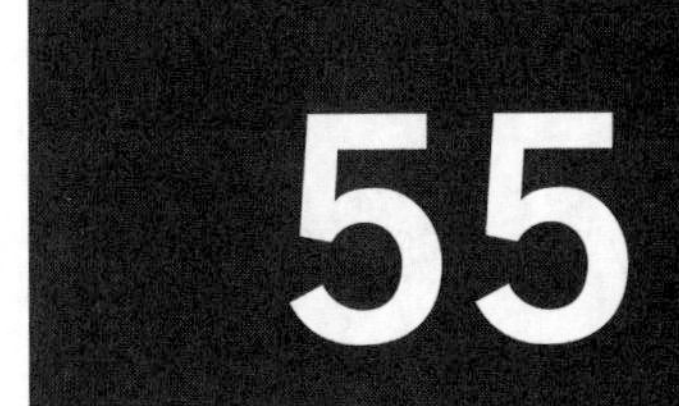

CHAPITRE 55

LA DOULEUR CHRONIQUE ET LA RÉADAPTATION

CENTRE DE RÉADAPTATION CONSTANCE-LETHBRIDGE

Geneviève Côté-Leblanc, Erg., chef des programmes
Geneviève Lefebvre, Directrice des programmes de réadaptation
Martine Leroux, Erg.
Centre de réadaptation Constance-Lethbridge (CRCL),
Montréal, Québec, Canada

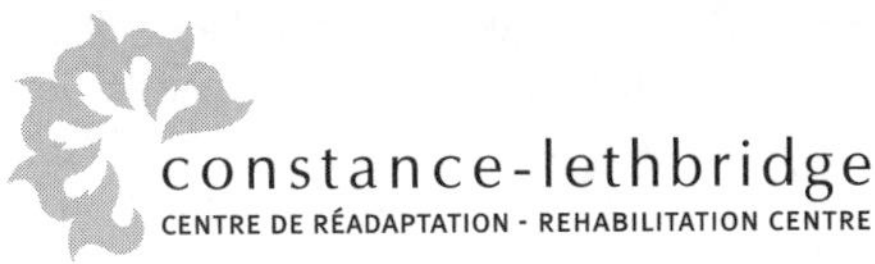

La douleur chronique entraine des incapacités tant au niveau physique que psychosocial. Par le fait même, les habitudes de vie et les rôles sociaux de la personne, que ce soit à la maison, aux études, dans la communauté et au travail, sont perturbés de façon considérable.

Le **Centre de réadaptation Constance-Lethbridge** (CRCL), à Montréal (Québec, Canada) offre des services de réadaptation spécialisés et surspécialisés visant à pallier ces difficultés d'intégration socioprofessionnelle.

Le programme de gestion de la douleur chronique du CRCL dessert une clientèle présentant une douleur chronique de différentes origines notamment d'atteintes neurologiques, arthritiques et musculosquelettiques. Ce programme est composé de deux ergothérapeutes, un physiothérapeute, deux psychologues, un travailleur social, un technicien en éducation spécialisée ainsi qu'un éducateur physique.

Les interventions du programme de gestion de la douleur chronique visent la reprise de l'ensemble des habitudes de vie en mettant l'accent sur des interventions ciblant spécifiquement les facteurs de risque de chronicité.

Plus spécifiquement, les interventions ont comme objectifs :

- la diminution de la peur face à la douleur et aux mouvements;
- la responsabilisation face à la condition (autogestion de la douleur);
- la réduction des comportements douloureux et la modification des cognitions;
- la gestion du stress, des émotions, de l'humeur et du sommeil;
- les stratégies de conservation de l'énergie, d'hygiène posturale et de mécanique corporelle;
- l'amélioration des capacités physiques et fonctionnelles;
- la réduction du syndrome de déconditionnement;
- l'amélioration des habitudes alimentaires;
- l'éducation sur la douleur chronique, l'importance d'une bonne condition physique et psychologique, en plus de la reprise des activités ainsi que l'utilisation appropriée de stratégies de gestion de la douleur;
- une intégration des acquis à travers des mises en situation en milieu clinique ainsi que dans la communauté;
- la planification et la supervision du retour progressif au travail.

Nos services, spécialisés ou surspécialisés, sont offerts individuellement ou en groupe. Les services spécialisés sont offerts aux clients dont plusieurs habitudes de vie sont perturbées en raison de leur syndrome de douleur chronique. Les services surspécialisés s'adressent aux clients qui présentent, en plus de leur syndrome douloureux, des conditions associées telles que la toxicomanie, les problèmes de santé mentale (dépression, anxiété, trouble de stress posttraumatique, etc.) ou les conditions médicales associées pouvant influencer le pronostic. Les interventions sont alors plus intensives et mettent à contribution tous les intervenants du programme.

La durée des interventions est ajustée aux besoins du client individuellement (par exemple, deux semaines intensives s'il demeure en région éloignée, deux jours/semaine si le client est au travail, etc.). Pour les interventions en groupe, la durée maximale est de 14 semaines (activités au centre en alternance avec activités dans la communauté et/ou au travail). L'avantage d'une telle structure est d'assurer le transfert des connaissances et la généralisation des acquis. De plus, nous offrons des rencontres de réévaluation, des séances d'informations ainsi que des rencontres en présence de la famille ou des proches.

Le CRCL est désigné par le **Ministère de la Santé et des Services sociaux** (MSSS) du Québec (Canada) pour l'accès aux services en anglais ainsi que l'accès pour les communautés culturelles. Ainsi, nos interventions sont offertes en français et en anglais; et nous faisons appel à des interprètes au besoin. Le CRCL est membre du RUIS McGill (Réseau universitaire intégré de santé de l'Université McGill), à Montréal (Québec, Canada) et participe activement au développement d'un continuum de services pour la douleur chronique. Ce continuum a pour objectif de favoriser la continuité des services et d'assurer que les services de réadaptation soient offerts au bon moment.

Le MSSS a récemment désigné (2010) le CUSM (Centre universitaire de santé McGill) et le CRCL comme centres d'expertise en douleur chronique.

L'HISTOIRE DE MORRIS

Morris K., Montréal, Québec, Canada

(Voir autres témoignages, pages 100, 246, 300, 310 et 372.)

Morris K. a survécu à un accident d'avion, et a subi des fractures à la mâchoire et à une cheville ainsi que des fractures de compression à la colonne vertébrale.

Dans un centre de réadaptation à Montréal (Québec, Canada), j'ai été vu par un médecin, un psychologue et un kinésithérapeute, qui m'ont chacun interviewé séparément afin d'évaluer mes besoins. Quelques semaines plus tard, j'étais sur leur liste d'attentes, et puis, finalement, j'ai été accepté dans un de leurs programmes de réadaptation.

J'ai suivi une série de séminaires sur les techniques à utiliser lorsque notre corps ne fonctionne que partiellement. J'ai appris toutes sortes de choses sur les stratégies de conservation de l'énergie, sur la douleur et la nutrition, la protection des articulations, la lessive et le séchage des vêtements, l'utilisation du balai, le dépoussiérage, le nettoyage, comment lever des objets, pour ne citer que quelques-unes des tâches quotidiennes que nous devons accomplir. J'ai réalisé que j'avais déjà mis au point plusieurs de ces techniques des propres années auparavant. Il est étonnant de constater tout ce que nous pouvons imaginer lorsque c'est une question de survie.

On m'initia ensuite à l'aquathérapie en eau chaude, l'eau étant maintenue de 34,4 à 35,5° C. C'était incroyable, et je me sentais si bien que j'aurais aimé jamais n'en sortir. La physiothérapeute m'a enseigné une suite d'exercices et a toujours été là pour répondre à mes questions. L'aquathérapie se faisait en groupe, chaque membre ayant un problème différent. La physiothérapeute gardait un œil sur chacun de nous et nous ajoutait de nouveaux exercices en fonction de nos progrès individuels. Mon corps se sentait si bien dans l'eau. J'ai vraiment été traumatisé de recevoir mon congé du programme.

Mon objectif était de pouvoir marcher 30 minutes sur un tapis roulant. Mes hanches me ralentissaient. Je ne pouvais plus marcher à la vitesse moyenne de 5,8 km/h d'il y a deux ans. Avec le temps, j'ai réussi à marcher 30 minutes sur le tapis roulant, mais à 4,8 km/h. J'augmenterai la vitesse quand mon corps me le permettra. Je fais aussi de 20 à 30 minutes de vélo stationnaire et 55 minutes d'aquaforme au sein d'un groupe. L'instructeure nous donne des exercices et je les adapte en fonction de ce que je pense être en mesure de faire et ce, en toute sécurité, sans nuire à mon corps. C'est difficile d'ainsi passer d'un exercice à un autre rapidement. Je n'ai pas le temps de m'assoir pour y réfléchir! Je termine parfois la séance en douleur, mais le prix à payer était connu à l'avance. Je mets alors ma «casquette de réflexion» et j'essaie de trouver le mouvement responsable de la douleur. Je modifie ensuite le mouvement fautif et je l'essaie de nouveau à la prochaine séance. Ma seule alternative serait d'être inactif, ce qui n'est pas une option acceptable.

CHAPITRE

LA CLINIQUE D'ADAPTATION À LA DOULEUR CHRONIQUE DU **CENTRE DE RÉADAPTATION LUCIE-BRUNEAU (CRLB)**

Jean-Marc Miller, M.Ps., Montréal, Québec, Canada
www.luciebruneau.qc.ca

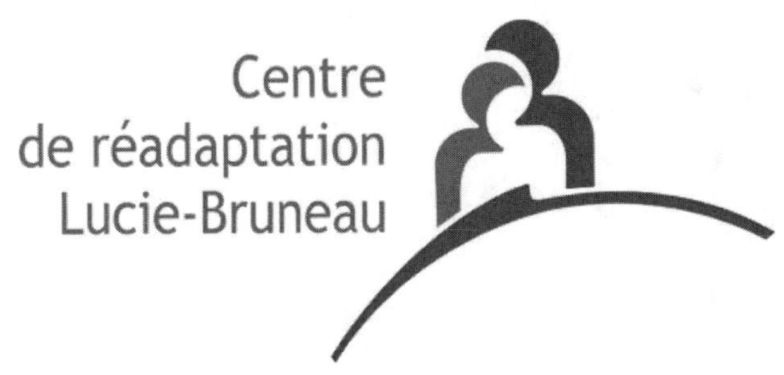

HISTORIQUE DU CENTRE DE RÉADAPTATION LUCIE-BRUNEAU

L'histoire du Centre de réadaptation Lucie-Bruneau (CRLB) repose sur la vision et la détermination de Mme Lucie Bruneau, une femme avant-gardiste pour son époque. En créant l'Association catholique de l'aide aux infirmes en 1926, Mme Bruneau revendique, pour les personnes ayant des limitations physiques, le droit de bénéficier d'une vie pleine et entière, que ce soit au niveau du travail, des loisirs ou de l'hébergement. Toute sa vie, Mme Bruneau ne ménage pas ses efforts pour améliorer la qualité de vie de ces personnes jusqu'à solliciter, auprès du gouvernement, l'obtention d'un terrain vacant en vue de bâtir une vaste résidence pour les personnes ayant une déficience physique.

Aujourd'hui, le Centre de réadaptation Lucie-Bruneau offre aux personnes ayant une déficience motrice ou neurologique des services personnalisés, spécialisés et surspécialisés en adaptation-réadaptation, en intégration sociale, résidentielle et professionnelle; des services de soutien à l'intégration, d'aide et d'accompagnement aux familles et aux proches; ainsi que des ressources résidentielles alternatives, le tout dans le but de permettre leur participation sociale et de maximiser leur qualité de vie.

CLINIQUE D'ADAPTATION À LA DOULEUR CHRONIQUE

Malgré les avancements au niveau de la recherche, suite à un accident ou à une maladie, la médecine n'arrive pas toujours à éradiquer complètement la douleur. Cette douleur qui perdure peut alors avoir un impact important sur l'intégration sociale, scolaire ou professionnelle de la personne tout en affectant la réalisation de ses activités. En réponse à cette problématique, le CRLB a développé, au cours des dernières années, une expertise dans l'accompagnement interdisciplinaire des personnes atteintes de douleur chronique.

La clinique d'adaptation à la douleur chronique du CRLB s'inscrit dans un consortium d'établissements affiliés à l'Université de Montréal (Québec, Canada). Les intervenants de cette clinique enseignent aux usagers dont la douleur n'est pas cancéreuse mais persistante, comment intégrer au quotidien des stratégies afin d'améliorer leur qualité de vie.

LE CERCLE VICIEUX DE LA DOULEUR

Il est connu que la douleur rebelle et persistante est fréquemment accompagnée d'autres problématiques telles qu'une humeur dépressive, des inquiétudes face à l'avenir, de l'insomnie, une utilisation inadéquate de la médication, une peur de bouger ou d'aggraver sa condition, et souvent des difficultés interpersonnelles reliées à une irritabilité accrue. Comme elles sont toutes interreliées, l'ensemble des problématiques associées à la douleur chronique est communément appelé le cercle vicieux de la douleur. (Voir page suivante.)

Via des interventions individuelles et de groupe, les cliniciens de la clinique d'adaptation à la douleur chronique du CRLB aident les individus à cibler les meilleures stratégies pour composer avec les conséquences néfastes de leur douleur. Puisqu'il existe une interrelation entre les différentes problématiques que l'on retrouve dans le cercle vicieux de la douleur, intervenir sur un aspect risque d'amener des bienfaits à bien d'autres niveaux. Une personne qui participe à ce programme doit donc apprendre à changer certaines habitudes et parfois apprendre à voir la vie différemment afin d'arriver à retrouver une meilleure qualité de vie. La tâche n'est pas toujours facile, mais avec une équipe composée de médecins, de psychologues, de physiothérapeutes, de kinésiologues, d'ergothérapeutes et de travailleurs sociaux qui travaillent en étroite collaboration et qui impliquent l'usager dans toutes les décisions le concernant, la personne souffrant de douleur chronique peut apprendre, avec de bons outils, à ne pas se laisser envahir par la douleur.

Toute personne voulant être admise à la clinique d'adaptation à la douleur chronique du CRLB doit fournir une référence médicale afin de confirmer qu'elle est atteinte d'une douleur continue depuis au moins six mois, qu'une investigation médicale en profondeur a été faite et que le traitement médical n'est plus en mesure de la soulager.

Avant de débuter le programme, la personne sera également évaluée afin de vérifier si sa motivation est suffisamment grande pour changer certains aspects de son fonctionnement et pour intégrer les stratégies appropriées d'autogestion de sa condition.

LE CERCLE VICIEUX DE LA DOULEUR

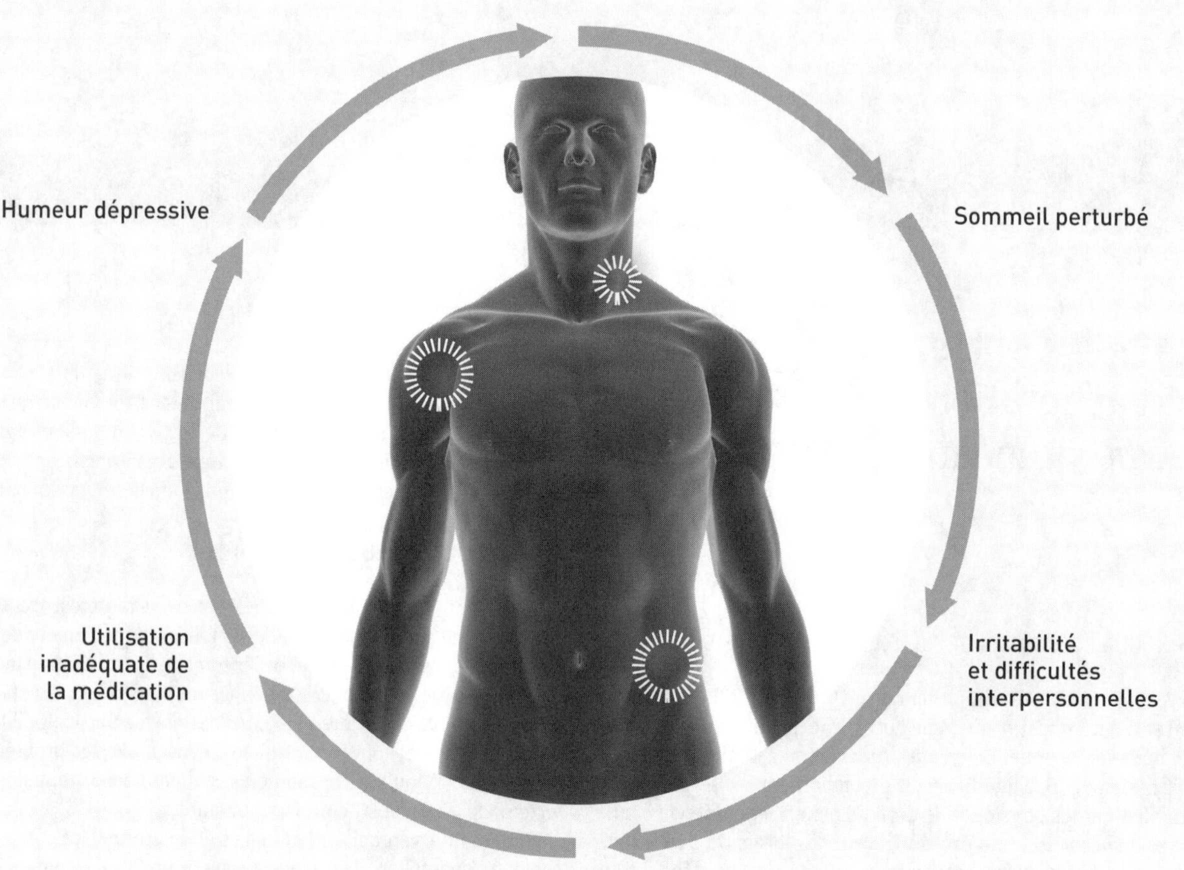

CHAPITRE

57

LA RÉADAPTATION PHYSIQUE ET LA DOULEUR CHRONIQUE
INSTITUT DE RÉADAPTATION EN DÉFICIENCE PHYSIQUE DE QUÉBEC (IRDPQ)

Marie-Josée Gobeil, Erg., IRDPQ, Québec, Canada

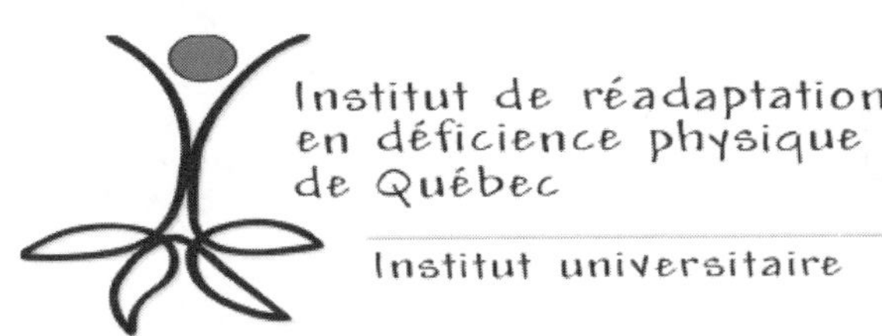

L'Institut de réadaptation en déficience physique de Québec (IRDPQ) est un établissement public de la catégorie « centre de réadaptation en déficience physique » selon la Loi sur les services de santé et les services sociaux. Il offre des services d'adaptation, de réadaptation et d'intégration sociale à des personnes de tout âge qui ont des incapacités et qui vivent des situations de handicap en raison de leur déficience auditive, motrice, visuelle, de la parole et de langage, de même que des services d'accompagnement et de soutien à l'entourage. L'institut sert la population de la région de Québec (03) et celle d'autres régions pour des services surspécialisés, nationaux ou supplétifs après entente avec les établissements régionaux de réadaptation.

L'Institut de réadaptation en déficience physique de Québec est affilié à l'Université Laval (Québec, Québec, Canada). Depuis 1995, il est désigné institut universitaire – le seul en réadaptation en déficience physique au Québec – en vertu de la Loi sur la santé et les services sociaux. Il est reconnu pour ses expertises de pointe, son organisation clinique par programmes ainsi que ses activités d'évaluation, d'enseignement, de formation et de recherche.

Depuis 1989, l'établissement possède une programmation de réadaptation particulièrement dédiée à la clientèle présentant de la douleur chronique. Recevant à l'origine des travailleurs aux prises avec des maux de dos chroniques, la programmation de services évolue graduellement pour recevoir une clientèle plus vaste aux prises avec les impacts fonctionnels d'une douleur persistante.

Pour plus de détails sur les services disponibles et pour connaitre les modalités pour nous joindre, nous vous référons au site Internet de l'institut **www.irdpq.qc.ca**

SE CONCENTRER SUR SOI

Helen Small, B.A., B. Ed., St. Catharines, Ontario, Canada

(Voir autre témoignage, page 340. Voir chapitre 42, page 333 et chapitre 46, page 353.)

C'est vous qui dirigez votre vie, et même si les médecins sont des experts des soins médicaux, vous avez le pouvoir de prendre des décisions pour vous-même en considérant l'apport médical dont vous avez besoin. Votre médecin est le partenaire de vos soins médicaux. Faites des choix éclairés de soins médicaux en vous renseignant sur les options possibles. Pour autogérer une maladie, vous avez besoin de vous prendre en main, d'être proactif et de faire des choix éclairés.

CHAPITRE

58

LES SERVICES EN DOULEUR CHRONIQUE DE L'HÔPITAL JUIF DE **RÉADAPTATION (HJR)**

Patricia Piché, Erg., coordinatrice PÉDIP*, Laval, HJR, Québec, Canada

*PÉDIP : Programme d'évaluation, de développement et d'intégration professionnelle

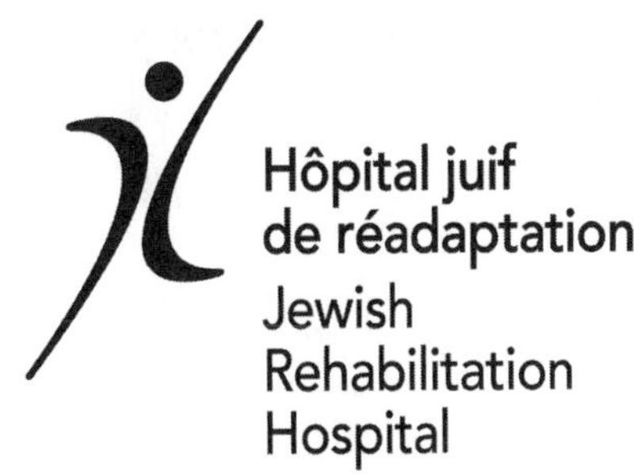

1. L'HÔPITAL JUIF DE RÉADAPTATION (HJR)

L'Hôpital juif de réadaptation (HJR) est un centre hospitalier de services généraux et spécialisés (CHSGS) voué à la réadaptation. C'est aussi le centre régional en déficience physique pour les clientèles adulte et pédiatrique de Laval (Québec, Canada). Il offre à des clientèles qui présentent des incapacités découlant de problèmes de santé physique, ou de déficience physique, des services spécialisés de réadaptation fonctionnelle intensive, d'intégration socioprofessionnelle, socriorésidentielle et communautaire, ainsi que d'hébergement dans des ressources résidentielles non institutionnelles et des services d'aides techniques. Ces services visent la récupération d'une autonomie optimale, ainsi que l'intégration et la participation sociale des clients.

Dans le contexte d'une atteinte de l'intégrité physique, les usagers sont régulièrement confrontés à la présence de douleur pouvant interférer au processus de réadaptation. Cette douleur doit être prise rapidement en considération afin d'en limiter les impacts. De par le fait même, les équipes interdisciplinaires ont développé une expertise pour adresser cette problématique dans leurs interventions. Les actions peuvent être de nature préventive ou curative selon les clientèles desservies dans les différents programmes de l'établissement.

Toutefois, lorsque la douleur devient la principale cause de limitation à la reprise des habitudes de vie, un plan d'interventions adaptées et spécifiques doit être mis en place. Dans l'objectif de répondre aux besoins des usagers vivant une telle situation, l'HJR a récemment mis en place des services sous la bannière du programme Activation. L'HJR offre également des services à la clientèle atteinte de fibromyalgie par l'intermédiaire d'un suivi de groupe au programme des services ambulatoires.

2. PROGRAMME ACTIVATION

Les cliniciens évaluent les barrières qui empêchent la reprise des habitudes de vie dont le travail, en tenant compte non seulement de la blessure principale mais de la globalité de la personne et de son environnement. L'équipe favorise une approche interdisciplinaire qui est centrée sur la personne et ses habitudes de vie.

Nos interventions ont notamment comme objectifs :

- d'améliorer la condition physique;
- de réinstaurer les routines de base (sommeil, alimentation, etc.);
- d'optimiser la gestion de la douleur et de l'énergie;
- d'augmenter la participation dans les différentes habitudes de vie (dont le travail);
- de diminuer la kinésiophobie;
- de diminuer les pensées catastrophiques;
- d'améliorer le sentiment d'efficacité personnelle;
- de diminuer la perception d'incapacité physique;
- de favoriser une conscience de soi et une régulation plus optimale des pensées, des émotions et des comportements afin de faciliter la gestion de la douleur et de l'énergie.

L'équipe préconise une approche active de gestion de douleur où le client y joue le rôle central. Des méthodes de gestion des symptômes et de techniques de résolution de problèmes sont enseignées et expérimentées afin de permettre au client de reprendre le contrôle sur sa problématique douloureuse. Les différents professionnels guident la personne dans la recherche de solutions qui auront un impact sur la réalisation des différentes habitudes de vie (préparation de repas, sommeil, entretien ménager). Le support offert tout au long du processus permet à la personne d'adresser ses peurs et ses croyances face à la douleur persistante et la reprise des habitudes de vie dont le travail. Les approches cognitives et comportementales sont favorisées afin d'aider la personne à apprendre à planifier et à gérer ses activités de manière à ce qu'elle ait une maitrise maximale et satisfaisante malgré la douleur. Les modalités ainsi que la durée des interventions varient en fonction des programmes et des clientèles.

3. PROGRAMME POUR FIBROMYALGIE

Ce programme a pour objectif d'offrir de l'enseignement aux usagers, de favoriser l'intégration de saines habitudes de vie et de développer leurs stratégies de gestion de la maladie.

L'équipe interdisciplinaire offre les activités du programme selon une modalité de regroupement des usagers (au nombre de 10) s'écoulant sur une période de 10 semaines.

Pour plus d'informations concernant nos services et leurs modalités d'accès, veuillez vous référer au site Internet de l'HJR au www.hjr-jrh.qc.ca